817565

Unter Mitarbeit von

**Sven Ackermann**
**Matthias W. Beckmann**
**Wolfgang Blaschek**
**Monika Brüggemann**
**Enno Christophers**
**Juraj Culman**
**Peter Dreger**
**Peter A. Fasching**
**Sylke Gellrich**
**Frank Gieseler**
**Jan Grimm**
**Torsten Haferlach**
**Axel Hauschild**
**Martin Heller**
**Rolf D. Issels**
**Walter Jonat**
**Bernhard N. Kimmig**

**Dieter Marmé**
**Heiner Mönig**
**J. Marcus Muche**
**Reza Parwaresch**
**Jacobus Pfisterer**
**Gero Rabenhorst**
**Karsten Ridwelski**
**Volker Rohde**
**Claudia Schoch**
**Carsten Schrader**
**Hubert Speidel**
**Wolfram Sterry**
**Clemens Stoffregen**
**Hans-Heinrich Wacker**
**Klaus Weichert-Jacobsen**
**Karl-Heinz Zurborn**

Bruhn ■ Fölsch ■ Kneba ■ Löffler

# Onkologische Therapie

# Onkologische Therapie
## Behandlung von Leukämien, Lymphomen und soliden Tumoren

**Mit diagnostischen Hinweisen**

Herausgegeben von

**Hans D. Bruhn**
**Ulrich R. Fölsch**
**Michael Kneba**
**Helmut Löffler**

Mit 76 Abbildungen und 145 Tabellen

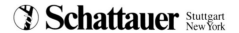

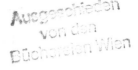

Bibliografische Information der Deutschen Bibliothek
Die Deutsche Bibliothek verzeichnet diese Publikation in der Deutschen Nationalbibliografie; detaillierte bibliografische Daten sind im Internet über <http://dnb.ddb.de> abrufbar.

**Besonderer Hinweis:**
Die Medizin unterliegt einem fortwährenden Entwicklungsprozess, sodass alle Angaben, insbesondere zu diagnostischen und therapeutischen Verfahren, immer nur dem Wissensstand zum Zeitpunkt der Drucklegung des Buches entsprechen können. Hinsichtlich der angegebenen Empfehlungen zur Therapie und der Auswahl sowie Dosierung von Medikamenten wurde die größtmögliche Sorgfalt beachtet. Gleichwohl werden die Benutzer aufgefordert, die Beipackzettel und Fachinformationen der Hersteller zur Kontrolle heranzuziehen und im Zweifelsfall einen Spezialisten zu konsultieren. Fragliche Unstimmigkeiten sollten bitte im allgemeinen Interesse dem Verlag mitgeteilt werden. Der Benutzer selbst bleibt verantwortlich für jede diagnostische oder therapeutische Applikation, Medikation und Dosierung.
In diesem Buch sind eingetragene Warenzeichen (geschützte Warennamen) nicht besonders kenntlich gemacht. Es kann also aus dem Fehlen eines entsprechenden Hinweises nicht geschlossen werden, dass es sich um einen freien Warennamen handelt.

Das Werk mit allen seinen Teilen ist urheberrechtlich geschützt. Jede Verwertung außerhalb der Bestimmungen des Urheberrechtsgesetzes ist ohne schriftliche Zustimmung des Verlages unzulässig und strafbar. Kein Teil des Werkes darf in irgendeiner Form ohne schriftliche Genehmigung des Verlages reproduziert werden. Das gilt insbesondere für Vervielfältigungen, Übersetzungen, Mikroverfilmungen und die Einspeicherung, Nutzung und Verwertung in elektronischen Systemen, dem Intranet und dem Internet.

© 2004 by Schattauer GmbH, Hölderlinstraße 3,
70174 Stuttgart, Germany
E-Mail: info@schattauer.de
Internet: http://www.schattauer.de
Printed in Germany

Lektorat: Dipl.-Biol. Danielle Flemming, Stuttgart
Satz: Burkhardt & Hagedorn GbR, Kapfenburgstraße 40a, 70469 Stuttgart
Druck und Einband: AZ Druck und Datentechnik GmbH, Heisinger Straße 14, 87437 Kempten/Allgäu
Gedruckt auf chlor- und säurefrei gebleichtem Papier.

ISBN 3-7945-2165-X

# Vorwort

Der vorliegende Leitfaden der onkologischen Therapie soll den onkologisch interessierten Kollegen im klinischen Alltag begleiten und ihm die Möglichkeit geben, sich anhand des Textes und der Therapieschemata rasch zu informieren sowie bei weiterführenden Fragestellungen die entsprechende Literatur nachzulesen.

Wesentliche Voraussetzungen der onkologischen Therapie sind exakte Diagnostik und Klassifizierung. Zytogenetik und Molekulargenetik sind dabei heute entscheidender Bestandteil der diagnostischen Maßnahmen bei verschiedenen Tumoren, vor allem bei den Hämoblastosen. Moderne bildgebende Verfahren und die Analyse der Tumormarker können zum Teil über das Ausmaß einer neoplastischen Erkrankung bessere Auskünfte vermitteln als in der Vergangenheit.

Der umfassende therapeutische Teil wird ergänzt durch die modernen Erkenntnisse der Zytokin-Forschung einschließlich der therapeutischen Auswirkungen bei Leukopenien und Anämien (Wachstumsfaktoren). Der psychosomatisch orientierte Beitrag (Kapitel 27) demonstriert die ganze Breite der heutigen antineoplastischen Maßnahmen, welche auch eine psychosoziale Betreuung umfassen.

Wenn auch die angegebenen Zytostatika-Dosierungen mehrfach anhand der Roten Liste und der Literatur nachgeprüft wurden, so werden dennoch alle Kollegen, welche dieses Buch bei der praktischen Arbeit einsetzen, gebeten, sich anhand der Packungsbeilagen und der zugänglich gemachten Fachliteratur jeweils ausreichend über die Richtigkeit der angegebenen Dosierung zu informieren.

Schließlich soll auch ein solcher kurzgefasster Leitfaden keinesfalls zum therapeutischen Schematismus verleiten. Die klinische Indikationsstellung und die Berücksichtigung der Kontraindikationen unterliegen in jedem Fall der spezifisch ärztlichen Entscheidung und Verantwortung. Die Dosierungsschemata gelten zwar für eine Mehrzahl von Fällen, sie können jedoch im Einzelfall unbrauchbar sein oder der individuellen Modifikation bedürfen. Anhand der klinischen Erfahrung müssen zudem für jeden einzelnen Patienten relevante Kontraindikationen, die ein bestimmtes therapeutisches Vorgehen verbieten, ausgeschlossen werden. Im Rahmen von kontrollierten kooperativen Therapiestudien, die meistens überregional konzipiert sind, werden Indikationen und Ausschlusskriterien festgelegt und so wird den Patienten die Möglichkeit geboten, unter optimalen Bedingungen frühzeitig vom therapeutischen Fortschritt zu profitieren. Es ist deshalb zu empfehlen, sich über laufende Studien bei den entsprechenden Fachgesellschaften zu informieren.

Frau Danielle Flemming (Lektorat Medizin), Frau Cristina Winter (Herstellung) und Herrn Dr. Bertram vom Schattauer-Verlag Stuttgart danken wir für die tatkräftige Hilfe bei der Fertigstellung dieses Buchs, das ohne diese Unterstützung nicht hätte realisiert werden können.

Kiel,
im Herbst 2003

**H. D. Bruhn, Kiel**
**U. R. Fölsch, Kiel**
**M. Kneba, Kiel**
**H. Löffler, St. Peter**

# Anschriften

## Herausgeber

**Prof. Dr. med. Hans D. Bruhn**
Universitätsklinikum Schleswig-Holstein,
Campus Kiel
I. Medizinische Klinik
Klinik für Allgemeine Innere Medizin
Schittenhelmstr. 12
24105 Kiel
hdbruhn@zentrallabor.uni-kiel.de

**Prof. Dr. med. Ulrich R. Fölsch**
Universitätsklinikum Schleswig-Holstein,
Campus Kiel
I. Medizinische Klinik, Direktor der
Klinik für Allgemeine Innere Medizin
Schittenhelmstr. 12
24105 Kiel
urfoelsch@1med.uni-kiel.de

**Prof. Dr. med. Dr. rer. nat. Michael Kneba**
Universitätsklinikum Schleswig-Holstein,
Campus Kiel
Direktor der II. Medizinischen Klinik und
Poliklinik im Städtischen Krankenhaus Kiel
Chemnitzstr. 33
24116 Kiel
sekretariat@med2.uni-kiel.de

**Prof. Dr. med. Helmut Löffler**
ehemaliger Direktor der II. Medizinischen
Klinik und Poliklinik im Städtischen
Krankenhaus Kiel
Seelgutweg 7
79271 St. Peter

## Autoren

**Dr. med. Sven Ackermann**
Friedrich-Alexander-Universität Erlangen,
Frauenklinik
Gynäkologische Onkologie
Universitätsstr. 21–23
91054 Erlangen
sven.ackermann@gyn.med.uni-erlangen.de

**Prof. Dr. med. Matthias W. Beckmann**
Friedrich-Alexander-Universität Erlangen,
Frauenklinik
Universitätsstraße 21–23
91054 Erlangen
direktion@gyn.med.uni-erlangen.de

**Prof. Dr. rer. nat. Wolfgang Blaschek**
Christian-Albrechts-Universität Kiel
Pharmazeutisches Institut,
Abteilung Pharmazeutische Biologie
Gutenbergstr. 76
24118 Kiel
wbla@pharmazie.uni-kiel.de

**Dr. med. Monika Brüggemann**
Universitätsklinikum Schleswig-Holstein,
Campus Kiel
II. Medizinische Klinik und Poliklinik im
Städtischen Krankenhaus Kiel
Chemnitzstr. 33
24116 Kiel
biomed@med2.uni-kiel.de

**Prof. Dr. med. Hans D. Bruhn, Kiel**
(s. o. unter „Herausgeber")

## Anschriften

**Prof. Dr. med. Dr. h.c. Enno Christophers**
Universitätsklinikum Schleswig-Holstein,
Campus Kiel
Klinik für Dermatologie, Venerologie und
Allergologie
Schittenhelmstr. 7
24105 Kiel
EChristophers@dermatology.uni-kiel.de

**Dr. med. MUDr. Juraj Culman**
Universitätsklinikum Schleswig-Holstein,
Campus Kiel
Institut für Pharmakologie
Hospitalstraße 4
24105 Kiel
juraj.culman@pharmakologie.uni-kiel.de

**Priv.-Doz. Peter Dreger**
Allgemeines Krankenhaus St. Georg, Haus G
Abteilung Hämatologie
Lohmühlenstraße 5
20099 Hamburg
peter.dreger@ak-stgeorg.lbk-hh.de

**Dr. med. Peter A. Fasching**
Friedrich-Alexander-Universität Erlangen,
Frauenklinik
Universitätsstraße 21–23
91054 Erlangen
peter.fasching@gyn.med.uni-erlangen.de

**Prof. Dr. med. Ulrich R. Fölsch**
(s. o. unter „Herausgeber")

**Dr. med. Sylke Gellrich**
Universitätsklinikum Charité, Medizinische
Fakultät der Humboldt-Universität zu Berlin
Klinik für Dermatologie, Venerologie und
Allergologie
10098 Berlin
sylke.gellrich@charite.de

**Prof. Dr. med. Frank Gieseler**
Universitätsklinikum Schleswig-Holstein,
Campus Kiel
Klinik für Allgemeine Innere Medizin,
Schwerpunkt Hämatologie/Onkologie
Schittenhelmstr. 12
24105 Kiel
gieseler@email.uni-kiel.de

**Dr. med. Jan Grimm**
Universitätsklinikum Schleswig-Holstein,
Campus Kiel
Klinik für Diagnostische Radiologie
Arnold-Heller-Str. 9
24105 Kiel
*gegenwärtige Anschrift:*
Center for Molecular Imaging Research
Massachusetts General Hospital &
Harvard Medical School
Bldg. 149, 13th street, room 5406
Charlstown, MA 02129
USA
jgrimm@helix.mgh.harvard.edu

**Prof. Dr. med. Dr. phil. Torsten Haferlach**
Klinikum der Universität München,
Medizinische Klinik und Poliklinik III –
Großhadern
Marchionistr. 15
81377 München
torsten.haferlach@med3.med.uni-muenchen.de

**Priv.-Doz. Dr. med. Axel Hauschild**
Universitätsklinikum Schleswig-Holstein,
Campus Kiel
Klinik für Dermatologie, Venerologie und
Allergologie
Schittenhelmstr. 7
24105 Kiel
ahauschild@dermatology.uni-kiel.de

**Prof. Dr. med. Martin Heller**
Universitätsklinikum Schleswig-Holstein,
Campus Kiel
Klinik für Diagnostische Radiologie
Arnold-Heller-Str. 9
24105 Kiel
martin.heller@rad.uni-kiel.de

**Prof. Dr. med. Dipl.-Biochem. Rolf D. Issels**
Klinikum der Universität München,
Medizinische Klinik und Poliklinik III –
Großhadern
*und:*
GSF – Institut für Molekulare Immunologie,
KKG Hyperthermie
Marchionistr. 15
81377 München
issels@med3.med.uni-muenchen.de

**Prof. Dr. med. Walter Jonat**
Universitätsklinikum Schleswig-Holstein,
Campus Kiel
Klinik für Gynäkologie und Geburtshilfe
Michaelisstr. 16
24105 Kiel
jonat@email.uni-kiel.de

**Prof. Dr. med. Dr. rer. nat.
Bernhard N. Kimmig**
Universitätsklinikum Schleswig-Holstein,
Campus Kiel
Klinik für Strahlentherapie (Radioonkologie)
Arnold-Heller-Str. 9
24150 Kiel
kimmig@onco.uni-kiel.de

**Prof. Dr. med. Dr. rer. nat. Michael Kneba**
(s. o. unter „Herausgeber")

**Prof. Dr. med. Helmut Löffler**
(s. o. unter „Herausgeber")

**Prof. Dr. rer. nat. Dieter Marmé**
Klinik für Tumorbiologie
Institut für Molekulare Onkologie
Breisacher Str. 117
79106 Freiburg i. Br.
marme@tumorbio.uni-freiburg.de

**Prof. Dr. med. Heiner Mönig**
Universitätsklinikum Schleswig-Holstein,
Campus Kiel
Klinik für Allgemeine Innere Medizin,
Schwerpunkt Endokrinologie/Diabetologie
Schittenhelmstr. 12
24105 Kiel
hmoenig@1med.uni-kiel.de

**Dr. med. J. Marcus Muche**
Universitätsklinikum Charité, Medizinische
Fakultät der Humboldt-Universität zu Berlin
Klinik für Dermatologie, Venerologie und
Allergologie
10098 Berlin
marcus.muche@charite.de

**Prof. Dr. med. Dr. med. h. c.
Reza Parwaresch**
Klinikum an der Christian-Albrechts-
Universität Kiel
Institut für Hämatopathologie und
Lymphknotenregister
Niemannsweg 11
24105 Kiel
rparwaresch@path.uni-kiel.de

**Prof. Dr. med. Jacobus Pfisterer**
Universitätsklinikum Schleswig-Holstein,
Campus Kiel
Klinik für Gynäkologie und Geburtshilfe
Michaelisstr. 16
24105 Kiel
E-mail: jpfisterer@email.uni-kiel.de

**Dr. med. Gero Rabenhorst**
Städtisches Krankenhaus Kiel
Pathologisch-Bakteriologisches Institut
Chemnitzstr. 33
24116 Kiel
pathologie@krankenhaus-kiel.de

# Anschriften

**Priv.-Doz. Dr. med. Karsten Ridwelski**
Städtisches Klinikum Dessau
Chirurgische Klinik
Auenweg 38
06847 Dessau
skd.ridwelski@t-online.de

**Dr. med. Volker Rohde**
Universitätsklinikum Gießen
Klinik und Poliklinik für Urologie und
Kinderurologie
Rudolf-Buchheim-Str. 7
35385 Gießen
vrohde@gmx.de

**Dr. med. Claudia Schoch**
Klinikum der Universität München,
Medizinische Klinik und Poliklinik III –
Großhadern
Labor für spezielle Leukämie-Diagnostik
Marchionistr. 15
81377 München
claudia.schoch@med3.med.uni-muenchen.de

**Dr. med. Carsten Schrader**
Universitätsklinikum Schleswig-Holstein,
Campus Kiel
II. Medizinische Klinik und Poliklinik im
Städtischen Krankenhaus Kiel
Chemnitzstr. 33
24116 Kiel
c.schrader@med2.uni-kiel.de

**Prof. Dr. med. Hubert Speidel**
Facharzt für Psychotherapeutische Medizin
und Psychoanalyse
Eichhofstr. 14
24116 Kiel
prof.h.speidel@t-online.de

**Prof. Dr. med. Wolfram Sterry**
Universitätsklinikum Charité, Medizinische
Fakultät der Humboldt-Universität zu Berlin
Klinik für Dermatologie, Venerologie und
Allergologie
10098 Berlin
wolfram.sterry@charite.de

**Dr. med. Clemens Stoffregen**
Lilly Deutschland GmbH
Medizinische Abteilung, Fachbereich
Onkologie
Saalburgstr. 153
61350 Bad Homburg
stoffregen_clemens@lilly.com

**Prof. Dr. med. Hans-Heinrich Wacker**
Klinikum an der Christian-Albrechts-
Universität Kiel
Institut für Hämatopathologie und
Lymphknotenregister
Niemannsweg 11
24105 Kiel
hwacker@path.uni-kiel.de

**Priv.-Doz. Dr. med. Klaus Weichert-Jacobsen**
Klinikum Kreis Herford
Urologische Klinik
Schwarzenmoorstr. 70
32049 Herford
PD.Dr.Weichert.Urologie@Klinikum-Kreis-Herford.de

**Prof. Dr. med. Karl-Heinz Zurborn**
Reha-Klinik Ahrenshoop, Abteilung
Onkologie/Hämatologie
Dorfstr. 55
18347 Ahrenshoop
Karl-Heinz.Zurborn@damp.de

# Inhalt

## Diagnostischer Teil ___ 1

**1 Histo- und zytomorphologische Methoden zur Diagnose maligner Tumoren** ___ 3
Gero Rabenhorst

**2 Radiologische Schnittbilddiagnostik in der Onkologie** ___ 10
Jan Grimm, Martin Heller

**3 Genetische Diagnostik bei malignen Erkrankungen** ___ 35
Claudia Schoch

**4 Labordiagnostische Erfassung der pathologischen Linksverschiebung** ___ 41
Hans D. Bruhn

**5 Tumormarker** ___ 46
Hans D. Bruhn, Frank Gieseler, Karl-Heinz Zurborn, Ulrich R. Fölsch

**6 Immunphänotypisierung und Entwicklung der B-Zellen als Grundlage einer Klassifikation der Non-Hodgkin-Lymphome** ___ 53
Hans-Heinrich Wacker, Reza Parwaresch

**7 Onkohämostaseologie: Tumorwachstum und Hämostase** ___ 59
Hans D. Bruhn, Frank Gieseler, Karl-Heinz Zurborn

**8 Tumorangiogenese: neue Ansätze in der Krebstherapie** ___ 79
Dieter Marmé

## Therapeutischer Teil ___ 87

**9 Chemotherapie** ___ 89
Juraj Culman

**10 Mistelpräparate** ___ 130
Wolfgang Blaschek

**11 Strahlentherapie** ___ 141
Bernhard N. Kimmig

**12 Myeloproliferative Erkrankungen** ___ 161
Torsten Haferlach

**13 Myelodysplastische Syndrome** ___ 166
Helmut Löffler

## 14 Leukämien — 173

### 14.1 Akute myeloische Leukämien — 173
Helmut Löffler

### 14.2 Akute lymphatische Leukämie — 181
Monika Brüggemann, Michael Kneba

## 15 Maligne Lymphome — 193
Carsten Schrader, Michael Kneba

### 15.1 Hodgkin-Lymphome (HL) — 193

### 15.2 Non-Hodgkin-Lymphome (NHL) — 200

## 16 Plasmozytom — 239
Torsten Haferlach

## 17 Stammzelltransplantation — 242
Peter Dreger

## 18 Gynäkologische Tumoren — 259

### 18.1 Mammakarzinom — 259
Jacobus Pfisterer, Walter Jonat

### 18.2 Therapiekonzepte des Endometrium- und des Zervixkarzinoms — 269
Matthias W. Beckmann, Sven Ackermann, Peter A. Fasching

## 19 Bronchialkarzinome — 282
Karl-Heinz Zurborn

## 20 Internistische Therapie maligner Tumoren des Gastrointestinaltrakts — 290
Frank Gieseler, Ulrich R. Fölsch

### 20.1 Internistische Therapie des Ösophaguskarzinoms — 293

### 20.2 Internistische Therapie des Magenkarzinoms — 297

### 20.3 Internistische Therapie von Dünndarmtumoren — 300

### 20.4 Internistische Therapie des Kolonkarzinoms — 300

### 20.5 Internistische Therapie des Rektumkarzinoms — 305

### 20.6 Internistische Behandlung des exokrinen Pankreaskarzinoms — 306

### 20.7 Regionale Chemotherapie von Lebermetastasen eines kolorektalen Karzinoms — 311
Clemens Stoffregen; Karsten Ridwelski

## 21 Endokrine Karzinome — 316

### 21.1 Nebennierenrindenkarzinom — 316
Heiner Mönig, Frank Gieseler

### 21.2 Phäochromozytom — 318
Heiner Mönig, Frank Gieseler

### 21.3 Multiple endokrine Neoplasien (MEN) — 319
Heiner Mönig, Frank Gieseler

### 21.4 Paraendokrine Syndrome — 322
Heiner Mönig, Frank Gieseler

### 21.5 Schilddrüsenkarzinom (ohne MEN-Erkrankungen) — 327
Frank Gieseler, Heiner Mönig

### 21.6 Nebenschilddrüsenkarzinom — 328
Frank Gieseler, Heiner Mönig

### 21.7 Maligne neuroendokrine Tumoren (NET) des Gastrointestinaltrakts — 328
Frank Gieseler, Heiner Mönig

## 22 Sarkome — 331
Rolf D. Issels

**23 Kutane Lymphome** ———————— 339
J. Marcus Muche, Sylke Gellrich, Wolfram Sterry

**24 Melanom** ———————— 350
Axel Hauschild, Enno Christophers

**25 Urologische Tumoren** ———————— 361

**25.1 Nierenzellkarzinom** ———————— 361
Volker Rohde, Klaus Weichert-Jacobsen

**25.2 Harnblasenkarzinom** ———————— 377
Klaus Weichert-Jacobsen, Volker Rohde

**25.3 Peniskarzinom** ———————— 383
Klaus Weichert-Jacobsen, Volker Rohde

**25.4 Hodentumor** ———————— 387
Volker Rohde, Klaus Weichert-Jacobsen

**25.5 Prostatakarzinom** ———————— 399
Klaus Weichert-Jacobsen und Volker Rohde

**26 Supportive Therapie** ———————— 408
Peter Dreger

**27 Onkologische Psychosomatik** ———————— 421
Hubert Speidel

**Abkürzungsverzeichnis** ———————— 436

**Sachregister** ———————— 440

# Diagnostischer Teil

# 1 Histo- und zytomorphologische Methoden zur Diagnose maligner Tumoren

Gero Rabenhorst

## Einleitung

Voraussetzung für die Diagnose einer malignen Tumorerkrankung ist eine histo- oder zytomorphologische Untersuchung. Erst hiermit ist eine Klassifikation (**Typing**), die Bestimmung des Malignitätsgrads (**Grading**) und des Tumorstadiums (**Staging**) möglich. Die morphologische Diagnostik wird, wenn erforderlich, durch immunhistologische und molekularbiologische Untersuchungsverfahren parallel zur mikroskopischen Auswertung ergänzt.

## Techniken zur Gewinnung mikroskopisch beurteilbarer Gewebeanteile

Die geeignete Entnahmetechnik wird im jeweiligen Fall von dem betroffenen Organsystem sowie der damit vorgegebenen Untersuchungsmethode, (z. B. Endoskopie) bestimmt. Prinzipiell sollte zur Primärdiagnose eines malignen Tumors und zur Bestimmung des Tumortyps ein möglichst großes und damit für den Tumor repräsentatives Exzidat entnommen werden. Die ideale Probenentnahme ist die primäre **Exzision in toto**, dazu gehören die komplette Polypektomie oder die Exzision früher Tumorstadien in Haut und Schleimhäuten weit und sicher im Gesunden. Bei klinisch vermuteter lymphatischer Systemerkrankung empfiehlt sich zur Klassifikation die Entfernung eines kompletten Lymphknotens. Zum Ausschluss eines Lokalrezidivs oder zur Verlaufskontrolle sind neben endoskopisch durchgeführten Biopsien **Stanzbiopsate** und oder **Feinnadelpunktate** (s. u.) geeignet.

Zur **Schnellschnittuntersuchung** wird frisch entnommenes Gewebe unfixiert zur intraoperativen Dignitätsbestimmung aufgearbeitet. Nach Tiefgefrierung der eventuell vom Kliniker markierten und makroskopisch vom Pathologen beurteilten und zugeschnittenen Probe werden in wenigen Minuten mithilfe eines Kryostaten bis 5 µm dicke Schnitte angefertigt und zur mikroskopischen Beurteilung angefärbt. Die Kryostatschnitte sind schwer beurteilbar: Im Vergleich zu den nach üblicher Fixierung hergestellten Präparaten sind die Gewebestrukturen im histologischen Schnellschnittpräparat schlechter erhalten. Die Schnellschnittdiagnostik erfordert daher eine besonders große Erfahrung des Untersuchers und die Einbeziehung aller klinisch relevanten Daten einschließlich der Anamnese. Die gegenüber der Routinediagnostik größeren Schwierigkeiten implizieren ein höheres Fehlerrisiko. Falsch positive intraoperative Tumordiagnosen werden dadurch vermieden, dass bei geringstem Zweifel das Untersuchungsergebnis am histomorphologischen Präparat nach Formalinfixierung abgewartet wird.

Für den **Versand** von Gewebeproben oder Operationspräparaten ist eine Konservierung bzw. **Fixation** des Gewebes erforderlich. Hierzu hat sich die Verwendung einer 4%igen Formalinlösung seit über 100 Jahren bewährt, und diese Fixation wird den in der Routine gestellten Ansprüchen weiterhin voll gerecht. Die Präparate müssen unverzüglich nach der Entnahme in die Fixationslösung gelegt werden, um Antrocknungsartefakte oder die Beurteilung erschwerende autolytische Veränderungen zu vermeiden. Besonders bei größeren Exzidaten oder Operationspräparaten ist darauf zu achten, dass zur Vermeidung autolytischer Vorgänge das Volumen der Fixationslösung das 5fache Volumen des entnommenen Gewebes deutlich übersteigen muss. Für außergewöhnliche Zusatzuntersuchungen sollte der Kliniker mit dem Pathologen spezielle Fixierungs- oder Versandbedingungen absprechen.

Die als **Zuschneiden** bezeichnete Präparation der Exzidate oder Operationspräparate dient der makroskopischen Zuordnung tumoröser Veränderungen in ihrer Ausdehnung und Topographie. Hierdurch wird auch gewährleistet, dass im mikroskopischen Präparat der für die Diagnostik relevante Gewebeanteil dargestellt ist. Diese Präparation wird durch vom Operateur am frisch entnommenen Präparat vorgenommenes unnötiges Zerschneiden erschwert oder unmöglich gemacht. Von großer Bedeutung für Qualität und Sicherheit der Diagnose sind für den Pathologen auf dem Untersuchungsantrag angegebene anamnestische wie auch klinisch-radiologische Daten.

# Zytologische Untersuchungstechniken und deren diagnostische Wertigkeit

Die diagnostischen Möglichkeiten der Zytologie ergeben sich einmal aus der Untersuchung von Körperflüssigkeiten, Sekret und Spülflüssigkeiten im Sediment als **Exfoliativzytologie**. In der täglichen Routine werden auf diese Weise Pleuraergüsse, Aszites, Urin, Sputum, Spülflüssigkeiten wie Bronchiallavage und Bürstenabstrichpräparate zytologisch ausgewertet. Für den Fall stärkerer Beimengungen von Blut und Gewebepartikeln eignet sich auch eine histologische Aufarbeitung des Sediments. Ein Sonderfall der Exfoliativzytologie sind die Portioabstrichpräparate im Rahmen der gynäkologischen Vorsorgeuntersuchungen.

Die unterschiedlichen **Punktionstechniken** – Feinnadelpunktion oder Stanzbiopsie – ermöglichen ohne operativen Aufwand gezielte Gewebeentnahmen zur mikroskopischen Auswertung. Die komplikationsarmen Untersuchungsmethoden eignen sich zur ambulanten Abklärung tumorverdächtiger Veränderungen. In den letzten Jahren haben diese diagnostischen Möglichkeiten in Kombination mit technischen Fortschritten in der Sonographie unter Verwendung von speziellen Schallköpfen zur gezielten Punktion erheblich an Bedeutung gewonnen. Ultraschall- oder CT-gesteuerte Punktionen minimieren die Fehlerquelle eines falsch negativen Befunds in Folge einer Fehlpunktion; es sind mit diesen Techniken prinzipiell alle Körperregionen punktionstechnisch zu erreichen.

Die **Punktionszytologie** hat sich als eigenständige diagnostische Methode seit den 50er Jahren parallel zur gynäkologischen Vorsorgezytologie entwickelt. Bei diesen so genannten **Feinnadelpunktaten** werden aus tumorverdächtigen Gewebeabschnitten gezielt mit einer dünnen Nadel mittels Unterdruck Zellbestandteile aspiriert; das auf Objektträger aufgespritzte Zellmaterial wird wie ein Blutausstrich behandelt. Als gängige Färbung haben sich die Giemsa- oder Pappenheim-Färbung bewährt; diese werden nach Lufttrocknung ausgeführt. Die diagnostische Auswertung bezieht sich jeweils unabhängig von der Art des Ausgangsmaterials auf vergleichbare zytologische Kriterien. Hierzu gehören durch die in Tumorzellen entwickelte Aneuploidie und Polyploidie mikroskopisch sichtbaren Kernveränderungen mit Anisokaryose, Hyperchromasie und prominenten Nukleolen. Es kommt in Abhängigkeit vom Ausgangsgewebe und Epitheltyp zu teilweise charakteristischen Zytoplasmaveränderungen. In Kombination aus beidem treten zusätzlich

Verschiebungen der Kern-Plasma-Relation auf. Aus der Summe dieser Veränderungen ergibt sich die Möglichkeit eines auf zytologischen Kriterien beruhenden Typings und Gradings punktierter Tumoren. Weitere diagnostisch verwertbare Kriterien sind Lagerung und Form von Tumorzellverbänden oder deren Dissoziation im Ausstrich, die ebenfalls zur Klassifikation und Bestimmung des Malignitätsgrads geeignet sind. Die Technik der **Stanzbiopsie** gewinnt in der Tumordiagnostik in den letzten Jahren zunehmend an Bedeutung. Neue technische Entwicklungen wie Schneidebiopsiebestecke mit Guillotine-Nadeln haben über leichtere Handhabung mit schonenderer Gewebeentnahme auf diesem Gebiet zu großen Fortschritten geführt.

## Stanzbiopsat vice versa Feinnadelpunktat

Der entscheidende Unterschied zwischen Stanzbiopsien und Feinnadelpunktaten liegt in der Art des bei der Stanzbiopsie gewonnenen Präparats. Während die bei der Feinnadelpunktion aspirierten Tumorzellen aus dem Geweberband herausgerissen zur Beurteilung im Ausstrichpräparat vorliegen, kommen in der Stanzbiopsie (wie im gastroenterologischen Biopsat oder im Exzidat) zusammenhängende Gewebeanteile zur histologischen Beurteilung. Bei der histologischen Beurteilung sind im Gegensatz zur zytologischen Untersuchung zusätzliche Sicherheiten in der Diagnostik gegeben. Diese ergeben sich aus im histologischen Präparat erhaltenen organoiden Strukturen mit der Möglichkeit einer Beurteilung des Gewebezusammenhangs. Zusätzlich können an dem stanzbioptisch gewonnenen Präparat immunhistologische und molekularbiologische Untersuchungen durchgeführt werden.

Die daraus resultierenden Nachteile der Punktionszytologie gegenüber der Stanzbiopsie können partiell durch große Erfahrung des Untersuchers unter Einbeziehung aller klinisch-radiologischen Befunde ausgeglichen werden. Es wird daher von Befürwortern der Feinnadelpunktion gefordert, dass der das Präparat beurteilende Zytologe möglichst auch die Feinnadelpunktion durchführen solle, um den klinischen Befund in die Diagnose besser einbringen zu können. Die Wertigkeit der zytologischen Diagnostik ist je nach Organ und Art der Tumorerkrankung unterschiedlich (Tab. 1-1). So lassen sich viele Karzinomtypen punktionszytologisch zweifelsfrei diagnostizieren, während ein größerer Teil der Lymphome und Sarkome mit dieser Methode nicht sicher klassifiziert werden kann.

**Tab. 1-1** Vor- und Nachteile von Stanzbiopsie und Feinnadelpunktion.

|  | Stanzbiopsat | Feinnadelpunktat |
|---|---|---|
| Belastung des Patienten | mäßig | sehr gering |
| Risiko | gering | kein Risiko |
| Zeit bis zur Diagnose | ca. ein Tag | 15 min |
| technischer Aufwand | wie histologisches Präparat | wie Blutausstrich |
| Eignung der Diagnose zur therapeutischen Indikation | gut geeignet | nur für bestimmte Tumortypen |
| Eignung zur Verlaufskontrolle | gut geeignet | nur eingeschränkt geeignet |

# Die Klassifikation: Grad- und Stadieneinteilung maligner Tumoren

## Typing

Die Klassifikation oder Typisierung eines malignen Tumors umfasst die Bestimmung des Tumortyps nach überwiegend histologischen Kriterien am mikroskopischen Präparat. Das mikroskopische Präparat wird jeweils aus durch Exzision, Biopsie oder Punktion gewonnenem Tumorgewebe angefertigt. Die fachspezifischen Kriterien zur Typisierung eines Tumors sind international festgeschrieben und erlauben somit eine Vergleichbarkeit wissenschaftlicher Studien zur Prognose und Therapie. Als Leitfaden gelten für jedes Organsystem erarbeitete und von der WHO herausgegebene Bände unter dem Titel „**International Histological Classification of Tumours**". Die hierin dargestellten Typisierungsrichtlinien sind für den Diagnostiker bindend und sollten permanent aus der wissenschaftlichen Literatur und nach Vorgaben der Fachgesellschaft ergänzt werden.

Die **Typisierungsrichtlinien** basieren auf der Bestimmung des Zelltyps, aus dem sich das Tumorgewebe ableitet:
- Aus Epithelzellen abgeleitete Geschwülste sind **Karzinome**.
- Aus mesenchymalen Zellen (Bindegewebezellen) hervorgegangene Tumoren sind **Sarkome**.
- Aus dem lymphatischen Gewebe und blutbildendem Mark entwickeln sich **Lymphome** bzw. Leukämien.

Karzinome sind mit bis 90 % die häufigste Tumorform vor Sarkomen, Lymphomen und Leukämien. Selten sind embryonale und dysontogenetische Tumoren.

Das Grundprinzip des Tumor-Typings liegt in der Vergleichbarkeit der histologischen und zytologischen Tumorstrukturen mit dem Ausgangsgewebe. Bei großer Ähnlichkeit des Tumorgewebes mit dem Ursprungsgewebe liegt ein ausgereifter und damit niedrigmaligner Tumor vor, den Gegensatz dazu bildet ein entdifferenzierter oder anaplastischer hochmaligner Tumor. Die Diagnose eines hochmalignen entdifferenzierten Tumors ist durch die schwierigere Zuordnung der Tumorzellen zum Ausgangsgewebe begründet. Zusätzlich einsetzbare immunhistologische und molekularbiologische Methoden helfen, bei entdifferenzierten Tumoren die für die Therapie entscheidende Subtypisierung zu sichern.

## Grading

Für das **Tumor-Grading** werden allgemeingültige Kriterien, wie sie in allen Tumoren regelmäßig zu finden sind, mikroskopisch ausgewertet. Das sind einmal Bewertungen der Veränderungen auf zytologischer Basis im Zellkern und Zytoplasma wie Polymorphie, Hyperchromasie, Nukleolengröße und Verschiebung der Kern-Plasma-Relation. Als Ausdruck der Proliferationsaktivität gilt die Zahl der Mitosen, die pro Gesichtsfeld bei starker Vergrößerung (high power field, HPF) bestimmt wird. Ein ebenfalls für alle Tumoren spezifisches Kriterium ist die Ähnlichkeit der histologischen Tumorstrukturen zu denen des Ursprungsgewebes, wie z. B. reife Drüsen bei hochdifferenzierten Adenokarzinomen des Magen-Darm-Trakts, der Prostata oder der Mamma.

Reife histologische Strukturen in Kombination mit geringen zytologischen Atypien und geringer Mitosefrequenz stehen für einen niedrigmalignen Tumor; abortive organoide Strukturen mit hoher Proliferationskinetik stehen dagegen für einen hochmalignen oder entdifferenzierten Tumor. Ein hochdifferenzierter Tumor mit ausgereiften Gewebestrukturen wird mit einem **niedrigen Grading (G1)** versehen, ein entdifferenzierter Tumor mit einem **hohen Grading (G3 oder G4)**. Tumoren mit einem hohen Grading besitzen eine höhere Proliferationstendenz und zeigen damit ein schnelleres Wachstum mit höherer Aggressivität. Daraus ergibt sich die große Bedeutung des Tumor-Gradings mit Konsequenzen für die einzuschlagende Therapie. Weiterhin haben sich für einzelne Organtumoren zusätzliche und unterschiedliche Veränderungen als signifikantes Bewertungskriterium zur Bestimmung des Malignitätsgrads herauskristallisiert (z. B. Prostata-Grading nach Gleason).

## Staging

Wie die WHO für das Typing, hat die **Union Internationale Contre le Cancer** (**UICC**) Bewertungsrichtlinien für das Staging herausgegeben, deren Befolgung international einen direkten Vergleich der Befunde erlaubt.
In die **Stadieneinteilung** oder das **Staging** gehen folgende Daten ein:
- Ausdehnung des Primärtumors (**T**) zum Zeitpunkt der Diagnosestellung und des Therapiebeginns
- Tumorbefall regionärer Lymphknoten (**N** für Nodulus)
- Metastasierung (**M**)

Dieses **TNM-System** ist ebenfalls über die UICC in einem TNM-Atlas für die Tumordiagnostik verbindlich zusammengestellt. Man fasst hierbei das präoperative Staging mittels klinisch-radiologisch erfasster Daten zum Tumorstadium (TNM) gegenüber dem postoperativen Staging anhand der pathologisch-anatomisch gefundenen Daten (**pTNM**) zusammen. Letzteres ist von entscheidender Bedeutung für nachfolgende therapeutische Maßnahmen und zur Einschätzung der Prognose. Die verschiedenen Organsysteme werden von Kopf- und Halstumoren über den Gastrointestinaltrakt, Lungen- und Pleuratumoren sowie über Tumoren des Urogenitalsystems in acht Hauptgruppen zum Staging tabellarisch zusammengefasst. Gesondert sind das Hodgkin-Lymphom (HL) und die Non-Hodgkin-Lymphome (NHL) erfasst.

Das TNM-System wird durch den C-Faktor (certainty- oder Sicherheitsfaktor) und die Residualtumor-Klassifikation ergänzt.
Der **C-Faktor** ist ein Parameter für die Aussagekraft des jeweiligen Befunds, bezogen auf die Art der diagnostischen Methoden:
- **C1** steht für einfache diagnostische Maßnahmen wie Inspektion, Palpation, Endoskopie ohne Biopsie oder standardmäßige Radiologie.
- **C2** beinhaltet speziellere radiologische Maßnahmen wie Angiografie, CT und MRT.
- Der Sicherheitsfaktor **C3** gilt für explorative chirurgische Maßnahmen einschließlich Biopsie und Zytologie.
- **C4** steht für eine ausgedehnte chirurgische Therapie mit histopathologischer Untersuchung des Präparates und **C5** für die Sicherheit des Befunds einer Autopsie.

Die Residualtumor- oder **R-Klassifikation** beschreibt das Vorhandensein von Tumorresten nach der Behandlung, während die TNM-Klassifikation die anatomische Tumorausdehnung allgemein ohne Berücksichtigung der Therapie beschreibt. Die R-Klassifikation erfasst den Therapieeffekt und ist damit ein exakter Parameter für die Prognose.
In folgender Weise sind die **R-Kategorien** definiert:
- **RX**: keine Beurteilung möglich
- **R0**: Tumorentfernung mikroskopisch im Gesunden
- **R1**: nur mikroskopisch nachweisbarer Rest
- **R2**: makroskopisch erkennbarer Tumorrest

# Immunhistologie

## Methodik

Immunhistologische Untersuchungsverfahren sind nur eine Ergänzung der lichtmikroskopischen Diagnostik an konventionell gefärbten histologischen Präparaten. Diese sollten nur von geschulten Morphologen beurteilt werden. Die unterschiedlichen Verfahrenstechniken in der Immunhistologie zielen jeweils auf den **Nachweis** spezieller **antigener Strukturen** in Zellen und Gewebe mittels spezifischer Antikörper. Die Antigen-Antikörperbindung wird mit Fluoreszenzfarbstoffen, Enzymen oder histochemischen Reaktionen sichtbar gemacht. Durch eine Kombination dieser Techniken mit unterschiedlichen Antikörpern sowie Markern lassen sich unterschiedliche Antigene gleichzeitig darstellen. Die Antigene können direkt durch Kopplung mit bereits markierten Antikörpern (direkte Methode) oder mittels unmarkierter Antiköper mit hiergegen gerichteten markierten Anti-Antikörpern dargestellt werden. Es kann sich bei letzteren unter anderem auch um Antikörper-Enzym-Komplexe wie zum Beispiel Avidin-Biotin-Enzymkomplexe handeln.

Es werden mono- und polyklonale Antikörper eingesetzt. **Monoklonale Antikörper** sind gegen ein Epitop gerichtet und besitzen dadurch den Vorteil hoher Spezifität, und es können mit ihnen auch in geringer Zahl vorkommende Antigene nachgewiesen werden. Hiermit ist aber gleichzeitig ein Nachteil verbunden: Durch die größere Empfindlichkeit besteht die Möglichkeit falsch negativer Ergebnisse bei Alteration des spezifischen Epitops. **Polyklonale Antikörper** sind eine Mischung aus konventionellen Antikörpern gegen unterschiedliche Epitope eines Moleküls. Hiermit ist die Spezifität eingeschränkt, es kommen Reaktionen mit identischen Epitopen anderer Moleküle vor. Durch Mischungen (**Cocktails**) monoklonaler Antikörper ist dieses Problem vermeidbar.

Fehlermöglichkeiten der Methodik können außer in fehlender Erfahrung des Untersuchers in falsch positiven oder falsch negativen Laborbefunden begründet sein. Falsch positive Reaktionen treten in Folge von Kreuzreaktionen, Unspezifität des Antikörpers oder durch endogene Enzymreaktionen verursacht auf. Die Ursache für falsch negative Reaktionen kann in zu geringer Antikörperkonzentration, zu schlechter Antikörperdiffusion im Gewebe oder fortgeschrittener Autolyse des Präparates liegen.

**Positiv- und Negativkontrollen** sind parallel zur histopathologischen Auswertung an demselben Präparat möglich. Hierzu werden im mikroskopischen Präparat die Reaktionen an gleichzeitig vorkommenden Strukturen bekannter und unterschiedlicher Antigenität zueinander in Beziehung gesetzt.

## Anwendung und Bedeutung spezifischer Marker in der Immunhistologie

In der Tumorpathologie sind vor allem die Antikörper von Bedeutung, die mit hoher Spezifität auf die Histogenese der Tumorzellen schließen lassen. Es gibt jedoch keine Antikörper, mit deren Hilfe zuverlässig zwischen gut- und bösartig unterschieden werden kann. Zur Diagnose und Klassifikation von epithelialen Tumoren (**Karzinome**), die mit fast 90 % den größten Anteil maligner Tumoren darstellen, hat sich eine Palette von Antikörpern als diagnostisch hilfreich bewährt. Neben dem seit über 30 Jahren in der Serologie bekannten karzinoembryonalen Antigen (**CEA**) gehören hierzu das epitheliale Membranantigen (**EMA**) und an erster Stelle die große Gruppe der **Zytokeratine**. Letztere sind gegen unterschiedliche Epitope der Zytoskelettproteine epithelialer Zellen gerichtet, und man unterscheidet inzwischen 20 Untergruppen (CK1-20). Sie reagieren jeweils unterschiedlich mit den Epithelzellen verschiedener Organe und damit auch mit den Zellen der sich hiervon ableitenden Karzinome.

Mit weiteren, nicht epithelialen Markern lässt sich die Karzinomtypisierung mit der sich hieraus ergebenden Möglichkeit eines Rückschlusses auf den Primärtumor präzisieren. Hierzu gehören neuroendokrine Marker (NSE, Chromogranin, Synaptophysin) und die Bestimmung der Hormonrezeptoren. Mit Hilfe der

**Tab. 1-2** Tabellarische Darstellung der Markerkonstellation von Zytokeratinen für häufige Karzinome unterschiedlicher Organe mit zusätzlich spezifizierenden Antikörpern.

| Organ | Antikörper | | | | | |
|---|---|---|---|---|---|---|
| | CK5/6 | CK7 | CK8 | CK20 | NSE | Spezifischer Antikörper |
| Bronchus, kleinzellig | − | − | + | − | + | TTF1 |
| Bronchus, plattenepithelial | + | − | + | − | − | TTF1 |
| Bronchus, undifferenziert | − | + | + | − | − | TTF1 |
| Magen-Darm-Trakt | − | − | + | + | (+) | CEA |
| Gallengangepithel | − | + | + | (+) | − | (CEA) |
| Mamma | − | + | + | − | − | Hormonrec |
| Urothel | + | + | + | − | − | (34βE12) |
| Endometrium | − | (+) | + | (+) | − | Vimentin |

neuroendokrinen Marker werden in Ergänzung zum morphologischen Befund unter anderem kleinzellige Bronchialkarzinome, Karzinoide und Karzinome mit neuroendokriner Differenzierung diagnostiziert. Für andere spezifische Organkarzinome wie Schilddrüsen-, Endometrium-, und Nierenzellkarzinome sind Kreuzreaktionen mit dem mesenchymalen Marker Vimentin charakteristisch (Tab. 1-2).

Zur Typisierung von mesenchymalen Tumoren (**Sarkome**) stehen ebenfalls Antikörper von zum Teil hoher Spezifität zur Auswahl. Aktin und Desmin sind von hoher Spezifität zur Diagnose myogener Tumoren, S100 ist geeignet für neurogene Tumoren, Faktor VIII für Endothelzellen und damit Gefäßtumoren, Vimentin für Tumoren des Bindegewebes und CD34 für Stromatumoren.

In der hämatologischen Diagnostik und der Lymphomdiagnostik kommen zusätzlich zahlreiche spezifische Antikörper zum Einsatz, diese werden in den entsprechenden Kapiteln dargestellt. Das gleiche gilt für die spezialisierten Labors vorbehaltenen molekularbiologischen Untersuchungsmethoden.

# Literatur

Cookson MS, Fleshner NE, Soloway SM, Fair WR. Correlation between Gleason score of needle biopsy and radical prostatectomy specimen: accuracy and clinical implications. J Urol 1997; 157: 559–62.

Denk H. Spezielle Untersuchungsmethoden in der diagnostischen Pathologie. In: Remmele W. Pathologie 1. Grundlagen der diagnostischen Pathologie an Biopsie und Operationspräparat. Berlin, Heidelberg, New York: Springer 1997; 25–46.

Leong AS, Stevens M. Fine needle aspiration biopsy for the diagnosis of lymphoma: a perspective. Diagn Cytopathol 1996; 15: 352–7.

Moll R. Cytokeratins in the histological diagnosis of malignant tumors. Int J Biol Markers 1994; 9: 63–9.

Ordonez NG. Value of thyroid transcription factor-1 immunostaining in distinguishing small cell lung carcinomas from other small cell carcinomas. Am J Surg Pathol 2000; 24: 1217–23.

Wittekind CH, Wagner G (Hrsg). TNM-Klassifikation maligner Tumoren. 5. Aufl. Berlin, Heidelberg, New York: Springer 1997.

# 2 Radiologische Schnittbild-diagnostik in der Onkologie

Jan Grimm, Martin Heller

## Einleitung

Mit der Computertomographie (CT) und der Magnetresonanztomographie (MRT) stehen heutzutage (neben dem Ultraschall) zwei auf unterschiedlichen Prinzipien beruhende Verfahren zur Schnittbilddiagnostik zur Verfügung. Daher beinhalten die generierten Bilder oft auch unterschiedliche Informationen, die sinnvoll miteinander ergänzt und kombiniert werden müssen, um zuverlässig pathologische Prozesse erkennen und charakterisieren zu können. Dieses Kapitel soll einen Überblick über die CT- und MRT-Diagnostik bei ausgewählten Tumorarten geben und dabei die Vorteile und Einschränkungen der beiden Verfahren erläutern.

## Prinzipien der CT und MRT

Bei der **CT** bewegt sich die Röntgenröhre mit dem gegenüberliegenden Detektorsystem kreisförmig um den im Zentrum der Rotation liegenden Patienten. Der eng eingeblendete Röntgenstrahl durchdringt nur eine definierte Ebene des Patienten. Aus der für jede einzelne Röhrenposition erhaltenen Abschwächung der Röntgenstrahlung rekonstruiert ein Hochleistungscomputer die Abschwächung an jedem Punkt in der untersuchten Schicht, setzt sie in CT-Werte (Hounsfield-Einheiten) um und stellt sie als Graustufen dar. Bei dem herkömmlichen Untersuchungsverfahren, dem **Inkrementalmodus**, fährt der Patiententisch nach jeder abgetasteten Schicht eine definierte Strecke weiter. Bei neueren Geräten ist eine Untersuchung im so genannten **Spiralmodus** möglich: Der Patient wird mit gleichmäßigem Tischvorschub kontinuierlich durch die Scan-Ebene der sich permanent drehenden Röhre bewegt. Die resultierende Abtastbewegung ist hierbei spiralförmig. Mit diesem Verfahren wird die Untersuchungsregion kontinuierlich und lückenlos erfasst. Durch schichtüberlappende Bildrekonstruktion werden auch kleinere Läsionen erfasst. Bei dem Inkrementalmodus besteht dagegen die Gefahr, dass kleine Läsionen durch unterschiedliche Atemtiefe aus der jeweils untersuchten Schicht herausbewegt werden und so der Darstellung entgehen. Mit dem Spiralmodus verringert sich im übrigen die Untersuchungszeit und die Strahlenbelastung des Patienten deutlich. Die so genannte **Doppelspiraltechnik** umfasst nach einer einmaligen Kontrastmittelgabe zwei unmittelbar aufeinander folgende Spiraluntersuchungen. Durch Darstellung der arteriellen und der venösen Phase der Kontrastmittelanflutung werden die Detektion und die Charakterisierung von Läsionen weiter verbessert. Neueste Geräte sind mit **Mehrzeilendetektoren** ausgestattet. Dies bedeutet, dass noch größere Körpervolumina in noch kürzerer Zeit mit noch höherer Auflösung untersucht werden können. Durch in mehreren Reihen angeordnete Detektoren können pro Röhrenumlauf mehrere Schichten gleichzeitig erfasst werden. Dadurch verringert sich zum einen die Untersuchungszeit deutlich, zum anderen kann die Auflösung gesteigert werden, allerdings bei dann etwas längerer Untersuchungsdauer. Durch die höhere räumliche Auflösung ist es möglich, aus den primären transversalen Schichtungen sekundär koronare, sagittale oder auch oblique Schichtführungen ohne Verlust in der Auflösung zu errechnen. Diese multiplanare Schichtführung war ehemals nur mittels MRT möglich.

Seit den achtziger Jahren steht neben der CT die **MRT** zur Verfügung. Grundlage ist das physikalische Prinzip der kernmagnetischen Resonanz bestimmter Atomkerne, beim Menschen überwiegend von Wasserstoffatomen, den Protonen. Die Kerne werden in einem starken äußeren Magnetfeld von 0,2 bis 3 Tesla durch einen kurzen elektromagnetischen Hochfrequenzimpuls angeregt und geben bei der Rückkehr in ihren Ausgangszustand die ihnen zugeführte Energie in Form elektromagnetischer Wellen als Resonanzsignal wieder ab. Durch zugeschaltete Gradientenfelder kann aus den von der Feldstärke abhängigen Resonanzsignalen der Entstehungsort des Signals ermittelt werden. Das Abklingen des Resonanzsignals wird durch zwei unterschiedliche Zeitkonstanten bestimmt, T1 und T2. Durch Variation bestimmter Parameter können bei der Erstellung der Schnittbilder die beiden Zeitkonstanten unterschiedlichen Einfluss gewinnen, sodass T1- bzw. T2-gewichtete Bilder entstehen, in denen Gewebe bestimmte, teils charakteristische Signaleigenschaften aufweisen, die diagnostisch verwertbar sind. Mit dem Computer werden die empfangenen Resonanzsignale dann in Grauwerte kodiert und zu einem Bild zusammengesetzt. Im Unterschied zur CT, welche die Absorptionseigenschaften verschiedener Gewebe gegenüber Röntgenstrahlen darstellt, repräsentieren MRT-Bilder die Dichteverhältnisse der Protonen und deren zeitliches Verhalten nach Anregung mit Hochfrequenzimpulsen.

Die MRT bietet gegenüber der CT folgende Vorteile:

- Der Patient erfährt keine Belastung durch Röntgenstrahlen, Untersuchungen sind daher ohne zusätzliche Belastung wiederhol- bzw. ergänzbar.
- MRT-Bilder zeigen einen besseren Weichteilkontrast.
- Eine multiplanare Schnittführung ist durch Anwahl und Kombination zusätzlicher Magnetfelder möglich, sodass neben transversalen auch koronare, sagittale und oblique Schnittbilder in jeder beliebigen Ausrichtung erstellt werden können. Dadurch kann für jede Fragestellung die beste Schichtebene gewählt werden. Dieser Vorteil wird heute jedoch durch die Multidetektor-CT wieder relativiert.
- Mit geeigneten Hard- und Softwarekomponenten lassen sich funktionale Prozesse wie Perfusion und Diffusion darstellen. Durch Anregung anderer Atomkerne (z. B. von Phosphor) können bestimmte biochemische Prozesse untersucht werden.
- MRT-Kontrastmittel haben weniger Nebenwirkungen als Röntgenkontrastmittel, bei Allergien gegen jodhaltige Kontrastmittel kann daher alternativ eine MRT durchgeführt werden.
- Wie mit der CT lassen sich auch mit der MRT sequenzielle Untersuchungen durchführen, um beispielsweise die Kontrastmittelaufnahme eines bestimmten Prozesses darzustellen. Die zeitliche Auflösung ist der der CT überlegen. In Verbindung mit der höheren Empfindlichkeit der MRT gegenüber Kontrastmitteln und dem guten Weichteilkontrast lassen sich mit sequenziellen Untersuchungen auch sehr diskrete Veränderungen darstellen, die mit der CT nicht abgrenzbar wären.
- Angiographien können mit der MRT auch ohne Kontrastmittel und ohne invasive Maßnahmen durchgeführt werden. Die Ergebnisse sind mit denen der konventionellen, invasiven Angiographie vergleichbar.
- Durch die Entwicklung besonderer Kontrastmittel wird in Zukunft primär mit der MRT eine „molekulare Bildgebung" möglich sein, mit der sich spezifisch Zellen oder molekularbiologische Prozesse visualisieren und nachweisen lassen. Mit dieser Methode kann beispielsweise eine Gentherapie in ihrem Verlauf kontrolliert werden.

Nachteile der MRT gegenüber der CT sind:
- die teilweise erheblich längere Untersuchungsdauer
- die höheren Kosten
- die höhere Anfälligkeit gegenüber Artefakten (z.B Artefakte durch die Atembewegungen) die bei der längeren Untersuchungszeit nur schwer vermeidbar sind. Neuere, schnellere Messverfahren verringern dieses Problem.

Für die MRT existieren für einige Fragestellungen bisher keine einheitlichen Untersuchungsprotokolle, sodass für das einheitliche Staging im Rahmen von Therapieprotokollen eher auf die weniger komplizierte CT zurückgegriffen wird.

In der täglichen Routine wird meist zunächst eine CT-Untersuchung veranlasst, um dann bei unklaren Befunden oder zur weiteren Abklärung eine MRT-Untersuchung folgen zu lassen. Bei vielen Fragestellung ist allerdings inzwischen bereits primär eine MRT indiziert.

## Kontrastmittel

Kontrastmittel dienen dazu, den Kontrast zwischen verschiedenen Geweben zu erhöhen. Es wird zwischen enteralen und parenteralen Kontrastmitteln unterschieden. **Enterale (orale) Kontrastmittel** dienen zur Kontrastierung des Magen-Darm-Trakts. **Parenterale (intravenöse) Kontrastmittel** werden in der Regel venös injiziert. Neben der Kontrastierung der Gefäße führen sie während des Anflutens in der kapillaren Endstrombahn auch zu einer besseren Darstellung des Organparenchyms. Reichlich vaskularisierte Gewebe (z. B. das Nierenparenchym oder viele hypervaskularisierte Metastasen) lassen sich somit gut abgrenzen. Bei einer Störung der Blutschranke durch Malignome oder Entzündungen kommt es darüber hinaus auch zu einer länger anhaltenden Kontrastierung des Interstitiums. Der zeitliche Verlauf einer Kontrastmittelverteilung im Gewebe kann daher bei der Erkennung und Charakterisierung von Läsionen hilfreich sein. Für die CT werden heutzutage nichtionische, jodierte Kontrastmittel eingesetzt. Hierbei sind Kontraindikationen wie eine Kontrastmittelallergie, eine Hyperthyreose oder eine Niereninsuffizienz sowie die Einnahme bestimmter oraler Antidiabetika zu beachten. Im Allgemeinen sind nichtionische Kontrastmittel gut verträglich, führen aber in 2–4 % zu Früh- und in 4–30 % zu Spätreaktionen. Schwerste Komplikationen fanden sich in einer Häufigkeit von 1:25 000. In der MRT werden paramagnetische (Gadolinium, Mangan) oder superparamagnetische Metallionen (Magnetite) eingesetzt, wobei das Gadolinium am verbreitetsten ist. Die Metallionen sind in der Regel in eine Chelatbindung eingebracht, die die Toxizität der Metallionen herabsetzt, die Kontrasteigenschaften positiv beeinflusst und eine bessere Löslichkeit bewirkt. Die MRT-Kontrastmittel besitzen ungepaarte Elektronen, die in einem Magnetfeld ein intrinsisches magnetisches Moment aufbauen und somit das von außen angelegte Magnetfeld lokal verändern. Diese Änderung des Magnetfelds führt zu einem veränderten Relaxationsverhalten der Spins im Umfeld des Kontrastmittels und somit zu einer Signaländerung. Für MRT-Kontrastmittel gibt es kaum Kontraindikationen und sie sind auch wesentlich besser verträglich als jodierte Röntgenkontrastmittel. Manganhaltige Kontrastmittel werden von Leberzellen aufgenommen und biliär sezerniert. Sie können bei der Differenzierung zwischen lebereigenen Prozessen und Metastasen hilfreich sein. Durch Variation des Chelatbildners kann Gadolinium ebenfalls biliär sezerniert werden.

Neueste Forschungen in der „molekularen Bildgebung" befassen sich mit spezifischen Kontrastmitteln, die beispielsweise an bestimmte Proteine gekoppelt einzelne Zellinien (z. B. aktivierte T-Lymphozyten) nachweisen oder genetische Veränderungen aufzeigen

## Punktionen

Mit Hilfe der CT können unklare Prozesse (Lungenrundherde, Leberläsionen, Knochenläsionen, Pleuraergüsse etc.) direkt unter Sicht zur Zell- oder Gewebegewinnung für eine weitere pathologische Differenzierung punktiert werden. Die Lage der Punktions- oder Stanznadel kann vor jedem weiteren Schritt kontrolliert werden, indem auf Höhe der Nadel einzelne Kontrollschichten angefertigt werden. Bei CT-Modellen neuster Generation (schnelle Rotationszeit der Röhre und ultraschnelle Rechner) kann die Punktion auch direkt in Echtzeit unter CT-Durchleuchtung kontrolliert werden. Auch eine MRT-gesteuerte Punktion ist mit neuen, offenen MRT-Scannern und nicht ferromagnetischem Equipment möglich. Mittels MRT kann die Temperatur im Körper relativ genau bestimmt werden. Ein solches Thermo-Mapping ermöglicht die Kontrolle neuerer Therapieverfahren wie die der Kryoablation oder HF-Thermoablation.

Aufhebung der die meisten Organe umgebenden Fettlamelle (Abb. 2-1). Eine Differenzierung zwischen Infiltration und entzündlichen Veränderungen kann hierbei jedoch unmöglich sein. Eine retikuläre Verdichtung der Tumorumgebung deutet häufig auf eine Lymphangiosis hin.

Ein Tumorkontakt über mehr als 90° der Zirkumferenz eines Gefäßes spricht für eine **Gefäßinfiltration** (die Wahrscheinlichkeit steigt mit wachsendem Grad der anliegenden Zirkumferenz). Ein Kontakt unter 45° spricht gegen eine Invasion, zwischen 45° und 90° liegt eine unsichere Grauzone. Verdickung des Perikards bzw. der Pleura weisen auf eine Infiltration hin, desgleichen Kompression, Ummauerung oder Verlagerung benachbarter Gewebe. Da Tumoren wie auch Entzündungen Kontrastmittel aufnehmen, führt oft erst eine dynamische Untersuchung, die das Anfluten des Kontrastmittels im Laufe der Zeit zeigt, zur genaueren Diagnose.

## Zeichen eines organüberschreitenden Tumorwachstums

Sowohl bei der CT als auch der MRT weisen die gleichen Veränderungen auf ein organüberschreitendes Wachstum hin. Die Art des Tumors ist dabei nicht von Bedeutung. Für die Diagnose einer **Infiltration in benachbarte Organe** ist der Abstand zu diesen entscheidend. Liegt keine Kontaktfläche mit dem Tumor vor, ist eine Infiltration auszuschließen. Eine größere Kontaktfläche oder ein stumpfer Winkel zwischen dem Tumor und dem umgebenden Gewebe erhöhen die Wahrscheinlichkeit einer Infiltration. Ein sehr empfindlicher Indikator für eine Invasivität des Tumors in die Umgebung ist eine Verdichtung (Imbibierung) oder

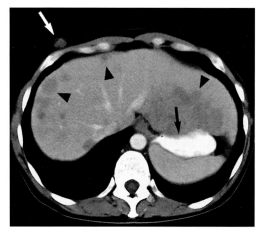

**Abb. 2-1** Lebermetastasen bei malignem Melanom: 41-jährige Patientin, Spiral-CT des Abdomens nach Kontrastmittelgabe. Multiple Lebermetastasen (schwarze Pfeilspitzen) mit Infiltration benachbarter Magenanteile (schwarzer Pfeil) und subkutanen Metastasen (weißer Pfeil).

# Lymphknotenmetastasen und Lymphome

CT und MRT sind dazu geeignet, pathologisch veränderte Lymphknoten zu erfassen. Bei beiden Verfahren erfolgt die Dignitätsbeurteilung der Lymphknoten primär über deren Form und Größe. Normale Lymphknoten sind oval und mit ihrer Längsachse parallel zu den meist vaskulären Leitstrukturen ausgerichtet. Da diese in der Regel in Körperlängsachse verlaufen, lässt sich bei der axialen Schnittführung der CT nur der Querdurchmesser beurteilen, der Längsdurchmesser kann lediglich abgeschätzt werden, es sei denn er lässt sich auf multiplanaren Rekonstruktionen ausmessen. Bei Standard-CT-Untersuchungen wird in der Regel auf den Querdurchmesser zurückgegriffen. Dessen relative Vergrößerung weist unspezifisch auf eine pathologische Veränderung hin, dies kann sowohl Entzündung als auch Metastasierung sein. Die MRT bietet hingegen durch die primär multiplanare Schnittführung die Möglichkeit, Lymphknoten in allen Ausrichtungen darzustellen, sodass diese auch mit ihrer Längsachse in die Schnittebene zu liegen kommen und so besser beurteilbar sind.

Die Wahrscheinlichkeit, dass ein Lymphknoten tumorös befallen ist, ist proportional zu der Größe des Lymphknotens, das heißt je größer ein Lymphknoten ist, desto größer ist auch die Wahrscheinlichkeit der tumorösen Infiltration. Dies schließt jedoch auf der einen Seite das Vorhandensein von Tumorzellen in kleinen und normal imponierenden Lymphknoten nicht aus. Auf der anderen Seite können auch sehr große Lymphknoten tumorfrei sein, insbesondere im Rahmen entzündlicher Prozesse. In der Praxis wird ein Schwellenwert von 1 cm für den Querdurchmesser benutzt. Diese Grenze ist willkürlich gesetzt, daher sollte man sich in der praktischen Anwendung der Tatsache bewusst sein, dass in Wahrheit ein „fließender Übergang" besteht.

Um Lymphknoten von anderen ovalären Strukturen, beispielsweise von Gefäßen oder von nicht kontrastiertem Darm, abzugrenzen, sollte die Untersuchung insbesondere in der CT mit oraler und intravenöser Kontrastierung durchgeführt werden. Die Kontrastmittelanreicherung in Lymphknoten selbst ist unspezifisch: Sowohl entzündlich wie lymphomatös veränderte Lymphknoten weisen häufig eine homogene Kontrastmittelaufnahme auf, eine inhomogene Kontrastierung findet sich bei metastatischer Infiltration aber auch bei der Amyloidose. Neuere, eisenhaltige Kontrastmittel werden in Lymphknoten vom reticulo-endothelialem System (RES) aufgenommen; eine fehlende Kontrastierung eines Lymphknotens in der MRT deutet auf einen pathologischen Prozess hin, und zwar entweder auf eine Entzündung oder aber auf metastatisches Gewebe.

Bei **malignen Lymphomen** ist die CT die Methode der Wahl für den Nachweis, das Staging sowie die Kontrolle nach Therapie. Eine Unterscheidung zwischen Non-Hodgkin-Lymphom (NHL) und Hodgkin-Lymphom (HL) ist anhand der Morphologie nicht möglich, das Befallsmuster der Lymphknotenstationen kann aber Hinweise auf die zugrunde liegende Art des Lymphoms geben. Ein **HL** weist zum Beispiel in über 50 % der Fälle einen Befall zervikaler und mediastinaler Lymphknoten auf, mesenteriale Lymphknoten sowie das Knochenmark sind eher selten betroffen. Der Befund ist gewöhnlich regional. **NHL** sind dagegen oft multizentrisch, weisen seltener einen mediastinalen aber häufiger einen mesenterialen Befall und eine Knochenmarkinfiltration auf. Betroffene Lymphknoten zeigen eine weichteilähnliche Dichte und stellen sich als noduläre Konglomerate dar, die benachbarte Organe massiv verlagern oder ummauern können. Zentral hypodense Areale weisen auf Nekrosen hin (Abb. 2-2). In die Beurteilung sind grundsätzlich die Leber und die Milz mit einzubeziehen. Eine Vergrößerung dieser Organe gibt bereits einen Hinweis auf einen Befall. Nach Kontrastmittelgabe zeigt sich eine lymphomatöse Infiltration oft hypodens, häufig ist sie nicht abgrenzbar. Als extralymphatische Manifestationen findet sich bei einem HL häufiger Infiltration des Lungenparenchyms. Manifestationen im Gastrointestinaltrakt, in der Niere, Nebenniere und der Leber sind bei einem NHL häufiger.

Primäre Lymphome innerer Organe sind eher selten und treten in der Regel im Rahmen eines NHL auf. Häufiger ist ein Organbefall sekundär im fortgeschrittenen Verlauf eines NHL. Das betroffene Organ weist eine unproportionale Größenzunahme mit unscharfer Organkontur auf und wirkt hypovaskularisiert. Ein auffälliger Lymphknotenstatus unabhängig vom Lymphabstromgebiet des betreffenden Organs ist für die Diagnose oft wegweisend. Der Magen stellt den häufigsten Prädilektionsort für ein extralymphatisches Lymphom dar, gefolgt vom Dünndarm: Die Lymphome treten als polypöse Raumforderung, diffuse oder auch noduläre Wandverdickung auf und können sich auch transpylorisch ausbreiten. Sie nehmen nur wenig Kontrastmittel auf. Gegenüber einem Magenkarzinom ist bei einem Lymphom die Wandverdickung des Magens in der Regel ausgeprägter und überschreitet oft 3 cm. Die große Kurvatur ist häufiger als die kleine befallen. Die Dehnbarkeit der Magenwand bleibt meist erhalten, sodass Strikturen oder Stenosen selten sind. Ausgedehnte begleitende Lymphknotenvergrößerung auch außerhalb des Lymphabstromgebiets des Magens weisen auf ein Lymphom hin. Oft sind auch noch andere Abschnitte des Magen-Darm-Trakts involviert. Ein HL des Magens neigt oft zu einer desmoplastischen Reaktion und ähnelt einer Linitis plastica.

**Fazit:** Veränderungen von Lymphknoten fallen primär durch eine Größenzunahme auf. Dieses lässt sich mit der CT und der MRT nachweisen, letztere bietet den Vorteil der multiplanaren Schnittführung und erlaubt daher bei unklaren Fällen sowie in anatomisch unübersichtlichen Regionen (z. B. am Hals) eine bessere Beurteilung. In der Regel wird man zunächst eine CT anfordern, in fraglichen Fällen, bei einer Allergie gegen jodhaltiges Kontrastmittel oder bei Schwangeren bzw. Kindern zur Vermeidung einer Strahlenbelastung eine MRT. Neuere, eisenhaltige Kontrastmittel erlauben eine bessere Beurteilung von Lymphknotenveränderungen mittels der MRT.

# Hämoblastosen

Hämoblastosen betreffen im Verlauf der Erkrankung fast immer das Knochenmark als primäres hämatopoetisches Organ. Frühe und diskrete Veränderungen im Knochenmark wie zum Beispiel Veränderungen in der Zellpopulation, die nicht die trabekuläre oder kortikale kalkhaltige Matrix angreifen, sind mit konventionellen radiographischen Methoden kaum nachweisbar. Mit der CT können kleinere fokale trabekuläre und kortikale Läsionen ab-

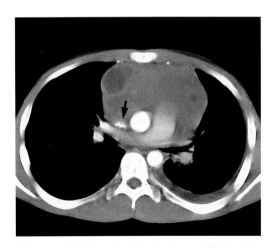

**Abb. 2-2** T-Zell-Non-Hodgkin-Lymphom: 6-jähriger Patient, Spiral-CT des Thorax nach Kontrastmittelgabe. Massive mediastinale Lymphknoten-Pakete mit Einengung der V. cava superior (Pfeil) sowie diskret auch der Hauptbronchien, zentrale Nekrosezone (hypodenses Areal), Pleuraerguss links.

gegrenzt werden. Pathologische Prozesse im Fettmark demarkieren sich aufgrund ihrer gegenüber dem Fett höheren Dichte. Unglücklicherweise treten die meisten pathologischen Veränderungen im blutbildenden roten Mark auf, dessen Röntgendichte sich oft nicht von derjenigen der pathologischen Läsionen unterscheidet. Zudem sind diese Veränderungen in der Regel nicht fokal sondern diffus, wobei trabekuläre Veränderungen erst spät im Verlauf der Erkrankung auftreten.

Die MRT bietet im Gegensatz zur CT aufgrund des hohen Weichteilkontrasts, der hohen räumlichen Auflösung und der multiplanaren Schnittführung die Möglichkeit, diffuse Veränderungen des Knochenmarks, die nicht die kalzifizierte Matrix betreffen, darzustellen. Bei Leukämien wird das Knochenmark in der Regel hyperzellulär. Da bereits normales Knochenmark eine große Variabilität in der Zellzahl aufweist, überlappen sich die MRT-Erscheinungsbilder von normalem und pathologisch verändertem Knochenmark, was eine zuverlässige Beurteilung erschwert. Für pathologisch verändertes Knochenmark konnte eine verlängerte T1-Relaxationszeit nachgewiesen werden. Nach einer Chemotherapie wird das Knochenmark bis zu 4 Wochen hypozellulär bis aplastisch und weist ein Ödem sowie Fibrinablagerungen auf. Beides erhöht in der MRT die Signalintensivität und kann somit eine Progression vortäuschen. Einige Zeit nach Therapie erzeugen die sich zuerst regenerierenden Fettzellen ein erhöhtes Signal in T1-gewichteten Bildern, die zwischen den Fettzellen sich erholende Hämatopoese weist eine niedrigere T1-Signalintensität auf. Im Falle einer Fibrose erscheint das Mark sowohl auf T1- wie auf T2-gewichteten Bildern signalarm. Der MRT kann eine bedeutsame Rolle bei der Frühdiagnostik eines Rezidives nach Therapie zukommen: nach Chemotherapie abnehmende T1-Intensitäten des Marks konnten mit einem Rezidiv korreliert werden. Auch eine Infiltration des Knochenmarks durch ein Lymphom kann mittels MRT besser als mit der CT nachgewiesen werden. Infiltrierende Lymphome verursachen oft fleckförmige Areale verringerter T1-Intensität. Bei einem Plasmozytom weist das MRT im Knochenmark asymmetrische und multifokale Läsionen verringerter T1- und leicht erhöhter T2 Signalintensität auf.

**Fazit:** Zur Beurteilung des Knochenmarks ist primär eine MRT indiziert, sei es im Falle von primären Knochenmarkerkrankungen wie Hämoblastosen oder bei Metastasen. Erste Ergebnisse weisen der MRT auch eine Rolle bei der Rezidivfrüherkennung zu.

# Bronchialkarzinom und Lungenrundherde

In der Diagnostik des Bronchialkarzinoms steht die Computertomographie an erster Stelle, insbesondere bei Nutzung der Multidetektorsysteme. Moderne Untersuchungstechniken haben jedoch die Einsatzmöglichkeiten der MRT für die Thoraxdiagnostik erweitert. Die CT ist der MRT in der Darstellung des Lungenparenchyms, in der räumlichen Auflösung sowie in der Darstellung von Kalzifikationen überlegen. Die **CT** wird in **Spiraltechnik** mit Kontrastmittelgabe durchgeführt. Sie soll eine Aussage hinsichtlich Tumorausdehnung, Lymphknotenbefall und Fernmetastasierung ermöglichen. Um die häufigen Nebennierenmetastasen mit zu erfassen, sollte jede Untersuchung des Thorax die Nebennieren mit einschließen (Abb. 2-3).

Bei rund 60 % der Patienten mit Lymphknotenmetastasen (Abb. 2-4) werden bei der Diagnostik der mediastinalen Lymphknoten für den Schwellenwert von 1 cm Querdurchmesser mit der CT wie mit der MRT auch suspekte mediastinale Lymphknoten erkannt, während bei 70 % der Lymphknoten-negativen Patienten die Lymphknoten als unauffällig beurteilt werden. Werden hingegen vergrößerte Lymphknoten diagnostiziert, weisen diese nur in rund 70 % der Fälle wirklich Tumorzellen auf, in den restlichen 30 % liegen benigne Hyperplasien vor. In 5–15 % der unter 1 cm großen Lymphknoten lassen sich histologisch Mikrometastasen nachweisen. Eine Differenzierung maligner von benignen Lymphknoten anhand der T1- bzw. T2-Relaxationszeiten ist nicht möglich. Vorläufige Studienergebnisse haben allerdings ergeben, dass dynamische MRT-Kontrastuntersuchungen, die das Kontrastmittelanfluten über einen gewissen Zeitraum darstellen, bei der Differenzierung metastatisch vergrößerter von granulomatös veränderten Lymphknoten hilfreich sein sollen. Auch kann die Kontrastierung durch eisenhaltige Kontrastmittel hilfreich sein (s. o.).

Therapierelevante, erreichbare vergrößerte Lymphknoten sollten aufgrund der mäßigen Spezifität der Schnittbildverfahren mediastinoskopisch gesichert werden. Die Mediastinoskopie weist eine etwas höhere Sensitivität und eine Spezifität von annähernd 100 % auf, vermag aber nicht alle Lymphknotenstationen zu erreichen. Lymphknoten im vorderen Mediastinum, im aortopulmonalen Fenster sowie in Anteilen des hinteren Mediastinums können nur durch die Schnittbilddiagnostik beurteilt werden.

Neben der Lymphknotendiagnostik kann mittels der CT bei einem **zentralen Bronchialkarzinom** die **Tumorinvasion** in das Mediastinum bzw. die Thoraxwand dargestellt werden. Eine Imbibierung der den meisten mediastinalen Strukturen angelagerten Fettlamelle ist ein sehr empfindlicher Indikator für eine Invasivität des Tumors in die Umgebung. Differenzialdiagnostisch ist die Abgrenzung zu entzündlichen Prozessen wichtig. Als sichere Zeichen einer Bronchusinfiltration gelten der Nachweis einer intrabronchialen Raumforderung, einer Verdickung der Bronchialwand sowie ein unregelmäßiges Bronchuskaliber. Ein submuköses Tumorwachstum kann allerdings nicht sicher beurteilt werden. Durch eine Bronchusobstruktion kann es zu einer Atelek-

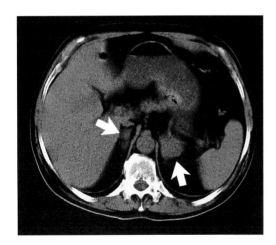

**Abb. 2-3** Nebennierenmetastasen beidseits bei Bronchialkarzinom: 68-jähriger Patient, Spiral-CT des Abdomens ohne Kontrastmittel. Metastatische Raumforderung in der linken Nebenniere (Pfeil), Metastase in der rechten Nebenniere gerade angeschnitten (Pfeil). Wegen einer Niereninsuffizienz erfolgte die Untersuchung nativ, wegen eines Herzschrittmachers war die MRT kontraindiziert.

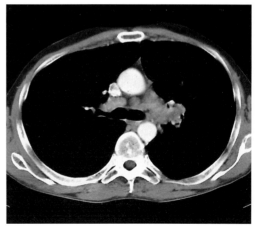

**Abb. 2-4** Mediastinale Lymphknoten bei einem zentralen Bronchialkarzinom: 64-jähriger Patient, Spiral-CT des Thorax nach Kontrastmittelgabe. Mediastinale Lymphknoten links- und rechtsseitig, Lymphknoten am linken Hilum zentral teils nekrotisch.

tase des abhängigen Segments kommen. Diese weist – ebenso wie eine Pneumonie – eine gleichmäßigere Kontrastmittelaufnahme auf als tumordurchsetztes Lungengewebe. Selten treten durch einen Ventileffekt poststenotische Überblähungen auf. Eine Gefäßinfiltration wird mit wachsendem Grad der anliegenden Zirkumferenz wahrscheinlich und muss bei einem Wert über 90° angenommen werden. Verdickung des Perikards bzw. der Pleura weisen auf eine Infiltration hin, desgleichen Kompression, Ummauerung oder Verlagerung mediastinaler Strukturen. Die Destruktion von Rippen oder Wirbelkörpern ist ebenfalls ein direkter Hinweis auf einen invasiven Tumor.

Das **periphere Bronchialkarzinom** stellt sich als pulmonaler Rundherd dar, der meist unscharf begrenzt ist und feine Ausläufer in seine Peripherie (Corona radiata) aufweist. Verziehungen des umgebenden Lungengewebes zu der Läsion hin, eine Einkerbung durch ein eintretendes Gefäß (Rigler Narbe) sowie ein verdickter Ausläufer zur benachbarten Pleura (Pleurafinger) sind Hinweise auf ein malignes Geschehen. Eine perifokale, retikuläre interstitielle Zeichnungsvermehrung deutet auf eine Lymphangiosis carcinomatosa hin (Abb. 2-5). Verkalkungen innerhalb der Läsion werden als Zeichen für Benignität gewertet, sind aber auch in rund 10 % der malignen Rundherde zu finden, zum Beispiel bei Metastasen von Osteosarkomen oder muzinösen Kolonkarzinomen. Einschmelzungen finden sich häufiger bei Plattenepithelkarzinomen. Diese sind im Gegensatz zu Abszessen oder tuberkulösen Kavernen meist exzentrisch gelegen, mit unregelmäßigen Rand und weisen keinen Drainagebronchus auf. Eine Unterscheidung zwischen einem primären Lungentumor oder einer Metastase ist radiologisch nicht möglich. Neuere Studien konnten jedoch anhand eines unterschiedlichen Anreicherungsverhaltens des Kontrastmittels eine Differenzierung von malignen versus benignen Rundherden vornehmen. Mittels CT-gesteuerter Punktion kann über eine Punktionsnadel auch Gewebe zur zytologischen oder histologischen Untersuchung gewonnen werden, sofern der Herd an einer zugänglichen Stelle gelegen ist. Hierbei werden anhand der CT-Schichten die optimale Einstichstelle sowie die Richtung der Nadel und die notwendige Tiefe bestimmt, während der Punktion werden dann einzelne Schichtaufnahmen zur Lagekontrolle der Nadel durchgeführt.

Das **Alveolarzellkarzinom** stellt eine relativ seltene Entität dar. Es ist oft peripher bis subpleural gelegen. Seine Erscheinungsform ist sehr variabel, es kann als glatt begrenzter Rundherd, als Rundherd mit den oben genannten Anzeichen für Malignität oder als diffuse Form imponieren. Häufig sind luftgefüllte und gestreckt verlaufende Bronchien in dem Tumor als „Pseudokavitationen" abgrenzbar. Die diffuse Form kann schwer von pneumonischen Infiltraten zu differenzieren sein.

Die **MRT** spielt bei der Diagnostik eines Bronchialkarzinoms in der klinischen Routine aufgrund der gegenüber der CT schlechteren räumlichen Auflösung pulmonaler Strukturen und der mangelnden Darstellung von Verkalkungen bisher eine untergeordnete Rolle. Zum Staging des Bronchialkarzinoms ist die MRT der (preisgünstigeren) CT jedoch ebenbürtig

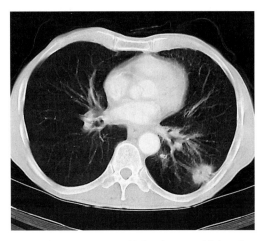

**Abb. 2-5** Peripheres Bronchialkarzinom: 53-jähriger Patient, Spiral-CT des Thorax nach Kontrastmittelgabe. Peripher im Segment 6 links Raumforderung mit hilopetaler interstitieller Zeichnungsvermehrung im Sinne einer Lymphangiosis carcinomatosa.

und bietet in Einzelfällen wertvolle Zusatzinformationen auch für die Diagnostik. Gesicherte Indikationen für die MRT sind die Beurteilung einer Tumorinvasion in die Thoraxwand und in das Mediastinum sowie die Diagnostik primärer Raumforderungen des Mediastinums. Ebenso etabliert ist die MRT des Herzens und der großen Gefäße. Entsprechend eignet sie sich zur Beurteilung dieser Strukturen und zur Abgrenzung mediastinaler Lymphome im Rahmen einer malignen Erkrankung. Zur Bewertung einer Gefäßinvasion zentraler Bronchialkarzinome wird die schnelle, kontrastmittelgestüze Untersuchung der Lungenhila empfohlen. Diagnostisch wertvoll ist der überlegene Weichteilkontrast der MRT. Anstelle des in der CT-Diagnostik als Kriterium für die Verlaufskontrolle verwendeten Tumorvolumens, das nekrotische Areale nicht berücksichtigt, ergibt die Abschätzung des vitalen Tumorvolumens mittels MRT einen deutlich sensitiveren Prognosefaktor. Eine Neudefinition der WHO-Kriterien zur Tumoransprechrate wird diskutiert. Die Bedeutung der MRT zur Beurteilung der Dignität pulmonaler Herdbefunde ist noch unklar. Zwischen inflammatorischen und malignen Veränderungen kann wegen des teilweise ähnlichen Signalverhaltens oftmals schwer differenziert werden. Die Sensitivität und Spezifität der MRT hinsichtlich der Lymphknotendiagnostik gleicht der der CT. Sie bietet gegenüber der CT bei der Untersuchung mediastinaler Strukturen den Vorteil des besseren Weichteilkontrasts und der multiplanaren Darstellungsmöglichkeit und kann somit als Ergänzung zur computertomographischen Untersuchung herangezogen werden. Im Bereich des Hilums können Lymphknoten mit der MRT besser von Gefäßen abgegrenzt werden, da diese sich signalarm darstellen und sich somit (anders als in der CT) gut von den Lymphknoten abheben. Die Untersuchung sollte zur Vermeidung von Bewegungsartefakten durch den Herzschlag EKG-getriggert erfolgen. Durch spezielle Sequenzen können in der MRT auch ohne zusätzliche Kontrastmittelgabe Gefäße sowie der darin strömende Blutfluss dargestellt werden. Hilumlymphknoten oder ein Einbruch in mediastinale Gefäße können daher im Vergleich mit der CT besser beurteilt werden. Dies gilt insbesondere für den **Pancoast-Tumor**, da sich alle durch den Tumor alterierten Strukturen am zervikothorakalen Übergang mittels MRT sehr gut abbilden lassen, insbesondere in koronarer Schichtführung.

Für die Diagnostik von Hirnmetastasen ist die MRT Methode der Wahl, bei Lebermetastasen weisen neuere Untersuchungen (u. a. mit neueren Kontrastmitteln) der MRT einen der CT gleichrangigen Stellenwert zu. Skelettmetastasen werden in der Regel mit der Szintigraphie und konventionellen Aufnahmen erfasst. Die MRT bietet gegenüber der CT eine bessere Diagnostik der Knochenmarkinfiltration (s. auch unter Hämoblastosen).

> **Fazit:** Mit Ausnahme des Pancoast-Tumors ist für die primäre Diagnostik eines Bronchialkarzinoms die CT die Methode der Wahl, insbesondere bei Nutzung eines Multidetektorsystems. Die MRT kann bei Patienten mit einem bekannten zentralen Bronchialkarzinoms, denen kein jodhaltiges Kontrastmittel verabreicht werden darf, in der Diagnostik an erster Stelle stehen. Bei fraglichem oder unklarem Bezug des Tumors zum Mediastinum im CT sollte die MRT zur weiteren Abklärung eingesetzt werden. Lymphknoten lassen sich mittels der MRT oftmals besser abgrenzen.

# Ösophaguskarzinom

Die Untersuchung des Ösophagus erfolgt im Rahmen einer CT des Thorax in Spiraltechnik mit intravenöser Kontrastierung. Der Ösophagus wird mit verdünnter Bariumpaste positiv kontrastiert. Zusätzlich kann ein Spasmolytikum zur Relaxation verabreicht werden. Im

Bereich des Lungenhilums wird die Schichtdicke möglichst auf 2 mm verringert, um eine Infiltration der Bronchien besser erkennen zu können. Je nach Ausdehnung und Lokalisation des Tumors wird die Untersuchung nach kranial oder kaudal erweitert. Bei Karzinomen im unteren Ösophagusdrittel müssen auch die infradiaphragmalen Lymphknotenstationen in die Untersuchung mit eingeschlossen werden, wobei hier bereits Lymphknotenquerdurchmesser ab 8 mm suspekt sind. Die Leber sollte wegen der Metastasendiagnostik vollständig dargestellt werden.

Die endgültige Diagnose eines Ösophaguskarzinoms kann nur bioptisch gestellt werden. Die CT-Untersuchung dient zur Abklärung der Tumorausdehnung sowie zum Lymphknoten-Staging. Karzinome imponieren als relativ kurzstreckige, irreguläre, exzentrische Verdickung der Ösophaguswand oder auch als eine intraluminale polypöse Raumforderung. Das Lumen kann stenosiert sein mit prästenotischer Dilatation. Eine Verdichtung der den Ösophagus umgebenden Fettschicht kann als Kriterium des organüberschreitenden Wachstums gewertet werden, ist aber bei gleichzeitiger Tumorkachexie oft unsicher. Zu beachten ist der Bezug des Tumors zu mediastinalen Gefäßen und insbesondere zum Tracheobronchialsystem. Wegen der Luft in den Atemwegen ist die Endosonographie der CT bei dieser speziellen Fragestellung unterlegen. Eine intraluminale Konturunregelmäßigkeit mit Stenosierung bzw. eine Konturunterbrechung der Tracheal- bzw. Bronchuswand sind in circa 90 % der Fälle Zeichen für eine Infiltration. Ein flächenhafter Kontakt allein lässt nur den Verdacht auf eine Infiltration zu, ist aber kein Beweis. Eine Fistel zum Bronchialsystem wird über den Luft- oder Kontrastmittelübertritt nachgewiesen. Die Diagnose eines submukösen Tumorwachstums kann computertomographisch nicht gestellt werden. Eine retikuläre Verdichtung in der Tumorumgebung deutet auf eine Lymphangiosis carcinomatosa hin. Als Primärorte der hämatogenen Metastasierung sind die Lunge und die Leber mit zu untersuchen.

Mit der MRT gelingt ebenfalls ein Staging des Ösophaguskarzinoms, wobei die Aussagekraft sich von der der CT nicht wesentlich unterscheidet. Um Bewegungsartefakte durch den Herzschlag zu verringern, sollte die Untersuchung EKG-getriggert erfolgen. Die Abgrenzung normaler Lymphknoten von tumorös infiltrierten erfolgt auch bei der MRT nur anhand der Größe.

> **Fazit:** Die CT wird zum Staging eines Ösophaguskarzinoms eingesetzt, sie ist der Endosonographie bei der Abklärung des Tumorbezugs zum Bronchialsystem überlegen. Die MRT bietet der CT gegenüber lediglich den Vorteil der multiplanaren Schnittführung, die eine bessere Darstellung der Tumorausdehnung in Längsachse ermöglichen kann.

# Magenkarzinom

Stellvertretend für die Malignome des Magens und Dünndarms wird hier das Magenkarzinoms dargestellt. Das Staging eines Magenkarzinoms erfolgt primär am Sektionspräparat und mithilfe der Endosonographie. Eine CT-Untersuchung ist nur in Ausnahmefällen sowie zum Ausschluss von Metastasen indiziert. Zur Untersuchung des Magens muss dieser ausreichend durch Luft oder Flüssigkeit entfaltet sein. Hierzu bieten sich ein positives Kontrastmittel oder Wasser als negatives Kontrastmittel an, zur Vermeidung von Bewegungsartefakten durch die Peristaltik kann ein Spasmolytikum verabreicht werden. Eine Wandverdickung des Magens aufgrund unvollständiger Entfaltung kann einen Tumor vortäuschen. Bei guter Entfaltung des Magens ist eine unregelmäßige fokale Verdickung der Magenwand über 5 mm als pathologisch einzustufen. Eine diffuse oder konzentrische Magenwandverdickung mit Stenosierung, die nach Spasmolytikagabe nicht aufweitbar ist, muss als verdächtig auf ein szirrhöses Karzinom oder eine Linitis plastica gewertet werden. Eine intraluminale, polypöse Raumforderung mit asymmetrischer Verdickung der Magenfalten gehört ebenfalls zum Erscheinungsbild eines Magenkarzinoms (Abb. 2-6). Stippchenförmige Verkalkungen können beim muzinösen Karzinomtyp vorkommen. Ist die Wandverdickung des Magens größer als 2 cm, muss mit einer Organ überschreitenden Ausdehnung in das perigastrische Fettgewebe gerechnet werden, ebenso bei einer unregelmäßigen, unscharfen äußeren Magenkontur sowie bei verdichtetem perigastrischen Fettgewebe. Der Tumor kann benachbarte Organe infiltrieren bzw. zu einer Peritonealkarzinose führen. Letztere zeigt sich durch multiple Peritonealverdickungen und Verdichtungen des mesenterialen Fettgewebes. Häufig wird gleichzeitig ein Aszites gesehen. Insbesondere bei muzinösen Magentumoren sollten der Douglasraum sowie die Adnexen mit in die Untersuchung eingeschlossen werden, um Abtropfmetastasen (Krukenberg-Tumoren) nachweisen oder ausschließen zu können. Die hämatogene Metastasierung erfolgt in die Leber, die Nebennieren, Knochen, Ovarien und in das Gehirn. Lymphknotenmetastasen treten primär im Bereich der Magenkurvaturen sowie des Truncus coeliacus auf.

Die Stellung der MRT in der Diagnostik und beim Staging des Magenkarzinoms ist noch nicht genau definiert. Die Tumoren stellen sich im gut distendierten Magen nach Gadoliniumapplikation in fettunterdrückenden Sequenzen als signalreiche Raumforderungen gegenüber dem signalarmen Fett dar. Intraperitoneale Metastasen sowie mesenteriale oder retroperitoneale Lymphknoten können so ebenfalls gut dargestellt werden. Die Diagnostik von Lebermetastasen gelingt mit der MRT gut.

> **Fazit:** Eine CT-Untersuchung des Magens ist allenfalls zum Staging indiziert. Eine vollständige Entfaltung des Magens ist für eine gute Beurteilbarkeit Vorraussetzung.

> Die Rolle der MRT ist derzeit noch nicht genau definiert, sie eignet sich jedoch zur Staging-Untersuchung der Leber.

## Kolorektales Karzinom

Die Primärdiagnostik eines kolorektalen Karzinoms erfolgt in der Regel entweder mittels Koloskopie, Endosonographie oder radiologisch mittels eines rektalen Kontrasteinlaufs. Die Schnittbildverfahren werden zum Staging eingesetzt. Die Treffsicherheit der CT liegt zwischen 17 % bei kleinen Tumoren und rund 80 % bei Dukes-D-Tumoren. Die weite Spanne erklärt sich durch unspezifische Zeichen im CT bei einem organübergreifenden Wachstum sowie die häufigen Mikrometastasen in computertomographisch unauffälligen Lymphknoten. Bei der Rezidivdiagnostik dagegen spielen die Schnittbildverfahren eine wichtige Rolle. Aufgrund der besseren Differenzierung zwischen Narbengewebe und vitalem Tumorgewebe ist die MRT der CT überlegen.

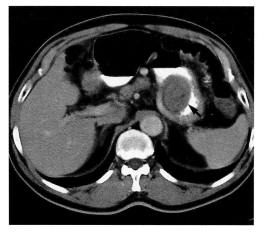

**Abb. 2-6** Magentumor: 75-jähriger Patient, Spiral-CT des Abdomens. Maligner Stromatumor des Magens, polypös in das Lumen hereinragend (Pfeil).

Die Wand des betroffenen Darmabschnitts ist auf über 3 mm verdickt und weist eine unregelmäßige, nicht selten ulzerierte intraluminale Oberfläche auf. Das Darmlumen ist eingeengt. Nach Kontrastmittelapplikation ist das Kontrastmittel-Enhancement inhomogen. Bei polypösen Karzinomen findet sich im Darmlumen eine weichteildichte Raumforderung. Streifige oder noduläre Verdichtungen im perikolischen Fettgewebe sind Hinweis auf wandüberschreitendes Wachstum. Eine Infiltration in benachbarte Organe wird bei fehlenden Fettlamellen, breitbasigem Kontakt und unscharfen Grenzflächen wahrscheinlich. Bei muzinösen Karzinomen sind hypodense Läsionen mit Verkalkungen nicht selten. Die regionalen Lymphknoten sind als weichteildichte Raumforderungen im perikolischen und perirektalen Fettgewebe sowie entlang der mesenterialen und internen iliakalen Gefäße abzugrenzen, in fortgeschritteneren Stadien paraaortal und im mesenterialen Fettgewebe. Ab einem Querdurchmesser von 1 cm sind sie als metastasenverdächtig einzustufen. Fernmetastasen sind am häufigsten in der Leber, der Lunge und den Nebennieren anzutreffen.

Bei der Rezidivdiagnostik ist eine Differenzierung von Narbengewebe oder entzündlichen Prozessen von vitalem Tumorgewebe in der frühen postoperativen Phase oft nicht möglich, sodass eine Untersuchung zum Rezidivausschluss frühestens nach 3 Monaten als Ausgangsbefund durchgeführt werden sollte. Da oft erst anhand des Verlaufs eine Differenzierung von Narbengewebe bzw. Rezidiv erfolgen kann, müssen in regelmäßigen Abständen weitere Untersuchungen folgen. Die Rezidive treten oft extraluminal im Bereich der Anastomose auf, sodass jede Weichteilasymmetrie hier primär als verdächtig einzustufen ist. Narbengewebe zeigt nach Kontrastmittelgabe spätes oder kein Enhancement. Oft ist computertomographisch keine genaue Differenzierung möglich.

Hinsichtlich der Rezidivdiagnostik scheint die MRT bessere Ergebnisse als die CT zu erbringen, dieses vor allem wegen der multiplanaren Darstellungsmöglichkeit und des besseren Weichteilkontrasts (Abb. 2-7). Kontrastmittelverstärkte, fettunterdrückte Sequenzen stellen die Tumorgröße und -ausdehnung auch über die Darmwand hinaus dar. Mittels einer

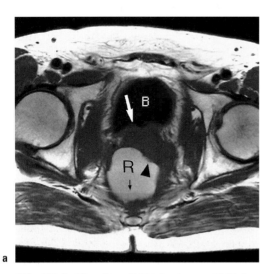
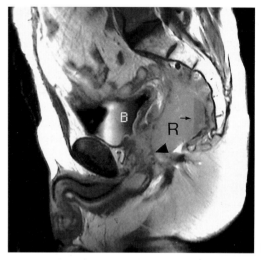

**Abb. 2-7** Rezidiv eines Rektumkarzinoms: 49-jähriger Patient, MRT des kleinen Beckens, T1-gewichtete transversale (**a**) und sagittale (**b**) Schichten nach Kontrastmittelgabe sowie rektaler Kontrastmittelfüllung (mit Spiegelbildung in Rückenlage, schwarzer Pfeil). Semizirkulär wachsende Raumforderung (schwarze Pfeilspitze), die an die Blasenhinterwand heranreicht und diese infiltriert (weißer Pfeil); kein Nachweis pathologisch vergrößerter lokaler Lymphknoten. B = Blase; R = Rektum.

endorektalen Empfängerspule können wie bei der Endosonographie in T2-gewichteten Schnittbildern die Wandschichten differenziert werden, wobei beide Verfahren gleich gute Ergebnisse liefern, die aufwändigere und teurere MRT aber eine untersucherunabhängigere Diagnostik erlaubt. Eine Unterscheidung zwischen narbiger Fibrose und Tumorrezidiv ist mittels MRT ebenfalls leichter als mit der CT: In T2-gewichteten Bildern weist fibrotisches Gewebe eine geringe Signalintensität ohne wesentliche Gadoliniumaufnahme auf, während Tumorgewebe sich eher signalreich mit deutlicher Gadoliniumaufnahme darstellt. Diese Unterscheidung anhand der Kontrastmittelaufnahme ist jedoch nicht zuverlässig, da desmoplastisches Tumorgewebe ebenfalls signalarm und fibrotisches Gewebe bei begleitender Entzündung ebenfalls signalreich mit deutlicher Kontrastmittelaufnahme sein kann. In solchen Fällen ermöglicht erst der Verlauf eine endgültige Differenzierung.

Neue Ansätze verfolgen die virtuelle Endoskopie, bei der aus den primären Daten der Schnittbilddiagnostik eine dreidimensionale Ansicht des Darmlumens wie sie sich einem Endoskop bieten würde errechnet wird. Von Vorteil sind der breitere Blickwinkel, die Darstellung von Darmabschnitten jenseits von für Endoskope nicht passierbaren Stenosen sowie der nicht invasive Charakter der Untersuchung. Nachteilig ist die fehlende Möglichkeit, aus suspekten Läsionen Biopsien zu entnehmen bzw. diese komplett abzutragen. Die Sensitivität und Spezifität der Methode sind zudem noch nicht hinreichend bestimmt.

**Fazit:** Die Schnittbilddiagnostik wird beim kolorektalem Karzinom zum Staging, zur Verlaufskontrolle und zur Rezidivdiagnostik eingesetzt. Hierbei ist aufgrund der multiplanaren Schnittführung die MRT der CT überlegen – mit Ausnahme der Multidetektor-CT. Kontrastverstärkte Sequenzen mit Unterdrückung des Fettsignals vermögen die Ausdehnung eines Prozesses besser darzustellen. Die Unterscheidung zwischen Narbe und Rezidiv gelingt in der Regel mit der MRT besser. Das neue Verfahren der virtuellen Endoskopie befindet sich noch in der Evaluation.

# Lebermetastasen, hepatozelluläres Karzinom, FNH, Adenom

Die Abklärung von suspekten Läsionen der Leber erfolgt mittels Ultraschall, CT oder MRT. CT und MRT gelten als Verfahren zur weiteren Abklärung suspekter Ultraschallbefunde, könnten und sollten allerdings großzügig primär indiziert werden, insbesondere die MRT. In der Literatur besteht gegenwärtig keine einhellige Meinung, welches der beiden Verfahren vorzuziehen ist, die MRT zeichnet sich aber zunehmend als zumindest gleichwertig zur CT ab. Ziel beider Untersuchung ist zunächst der Nachweis, dann auch die Charakterisierung der Läsionen. Bei der CT-Untersuchung wird die Leber zunächst nativ dargestellt, gefolgt von einer Doppelspirale, welche die frühartierielle sowie die portalvenöse Phase der Kontrastmittelanflutung erfasst. Die Nativuntersuchung ist notwendig, da einige Leberläsionen zum kontrastierten Parenchym isodens erscheinen können. Wird ein Leberhämangiom vermutet, können noch Spätaufnahmen nach 5 bis 15 Minuten oder dynamische Untersuchungen derselben Schichtebene hilfreich sein.

Die häufigsten malignen Leberläsionen sind **Metastasen**, die etwa 18-mal häufiger als primäre Lebertumoren sind. Multiple Läsionen weisen auf eine Metastasierung hin, wohingegen solitäre Läsionen oft schwierig zu differenzieren sind. Metastasen erscheinen im CT als gut umschriebene, nativ hypo- bis isodense Raumforderungen. Bei einer Fettleber kann sich das Verhältnis umkehren, die Läsionen erscheinen dann gegenüber dem hypodensen Parenchym hyperdens. Insbesondere bei muzinösen Primärtumoren können die Läsionen verkalken (Abb. 2-8). Das Verhalten der Läsionen nach Kontrastmittelgabe ist abhängig von ihrer Vaskularisation. Hypovaskularisierte Metastasen weisen in der arteriellen und gelegentlich auch portalvenösen Phase oft einen hyperdensen Randsaum auf. Differenzialdiagnostisch sind Abszesse in Betracht zu ziehen, die ebenfalls ein randständiges Enhancement aufweisen, sich aber zentral stärker hypodens darstellen. Hypervaskularisierte Läsionen zeigen in der arteriellen Phase eine Kontrastmittelaufnahme, in der portalvenösen stellen sie sich hingegen iso- bis hypodens dar. Mit der MRT können Metastasen ebenfalls überzeugend dargestellt werden. Ihre Signalintensität ist auf T2-gewichteten Bildern höher als auf T1-gewichteten. Nach Gadoliniumgabe weisen sie, ähnlich dem Erscheinungsbild im CT, ein peripheres Kontrastmittel-Enhancement auf, das bei hypervaskularisierten Metastasen (insbesondere gastrointestinaler Tumoren) oft in zentripetaler Richtung fortschreitet und gleichzeitig peripher verdämmert. Aufgrund der höheren Sensibilität der MRT gegenüber Kontrastmitteln lässt sich dieses Erscheinungsbild mit der MRT besser als mit der CT darstellen. Die Abgrenzung hypervaskularisierter Metastasen gegenüber Hämangiomen gelingt in fraglichen Fällen mit der MRT besser.

Das **hepatozelluläre Karzinom (HCC)** ist der häufigste primäre maligne Lebertumor. In rund 80 % der Fälle entsteht ein HCC auf dem Boden einer Leberzirrhose. Morphologisch lassen sich drei Subtypen unterscheiden: solitäre (rd. 50 %), diffus infiltrative (rd. 30 %) und diffuse Tumoren (rd. 20 %). Nativ stellen sich die Tumoren hypodens dar, nach Kontrastmittelgabe weisen die charakteristischerweise hypervaskularisierten Tumoren in der arteriellen Phase ein kräftiges, inhomogenes Enhancement auf (Abb. 2-9). In der portalvenösen Phase erscheinen sie hypo- bis isodens. Tumornekrosen sind häufig. Eine Sonderform mit besserer Prognose ist das **fibrolamelläre Karzinom**, das bei jüngeren Patienten vorkommt. Diese ebenfalls hypervaskularisierten Tumoren sind durch eine Tumorkapsel scharf begrenzt und zeigen oft eine fibröse Narbe zentral, ähnlich der FNH. Verkalkungen sind nicht unüblich. Zur besseren Darstellung eines HCC kann eine CT mit Lipiodol® durchgeführt

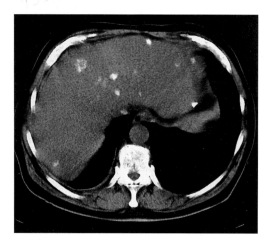

**Abb. 2-8** Hepatisch metastasiertes Adenokarzinom des Rektums: 63-jähriger Patient, CT des Abdomens ohne Kontrastmittelgabe. Zahlreiche verkalkte Metastasen in der Leber, typisch für Adenokarzinome des Kolons.

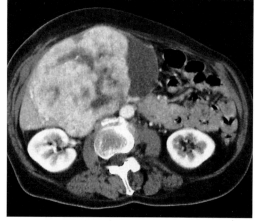

**Abb. 2-9** Hepatozelluläres Karzinom: 35-jährige Patientin, Doppelspiral-CT der Leber (arterielle Frühphase). Ausgedehntes hepatozelluläres Karzinom mit zentraler Nekrose.

werden. Dieses ölige Kontrastmittel wird relativ spezifisch in den Tumorzellen eines HCC gespeichert. Das Lipiodol® wird angiographisch direkt in die A. hepatica propria injiziert. Nach etwa ein bis zwei Wochen wird dann eine native CT-Untersuchung der Leber durchgeführt. Normales Leberparenchym hat während dieser Zeitspanne das Lipiodol® abgebaut, während es im Tumor weiterhin homogen gespeichert bleibt. Eingeschränkt wird die Aussagekraft dieser Untersuchung durch die mittelmäßige Sensitivität. Im MRT kann ein HCC ebenfalls gut abgegrenzt werden. Eine Unterscheidung zwischen Metastasen und einem HCC bzw. anderen lebereigenen Tumoren (s. u.) gelingt häufig aufgrund des unterschiedlichen Kontrastierungsverhaltens sowohl mit gadoliniumhaltigen als auch mit manganhaltigen Kontrastmitteln. Letztere werden von Leberzellen aufgenommen und somit auch von lebereigenen Tumoren, in der Regel aber nicht von Metastasen (Abb. 2-10). Einen ähnlichen Effekt erhält man mit eisenhaltigen Kontrastmitteln. Die von Dextran umhüllten Eisenoxid-Partikel werden vom reticulo-endothelialen System der Leber aufgenommen, das in Metastasen verdrängt ist. Somit ist normales Lebergewebe in T2-gewichteten Sequenzen signalarm gegenüber Metastasen.

Die wichtigsten Differenzialdiagnosen fokaler Leberläsionen sind neben Metastasen und dem HCC, Adenome und die fokale noduläre Hyperplasie (FNH). **Leberadenome** werden überwiegend bei jüngeren Frauen gefunden. Die benignen Tumoren neigen zu Nekrosen, Infarzierungen und spontanen Blutungen. Die Einnahme von hormonellen Kontrazeptiva gilt als Risikofaktor sowohl für eine Tumorentstehung als auch für eine Tumorblutung. Die überwiegend subkapsulär anzutreffenden Tumoren stellen sich im CT hypodens mit Einblutungs- oder Nekrosezonen dar, letztere können zentrale Vernarbungen vortäuschen. Das Verhalten nach Kontrastmittelgabe ähnelt dem des HCC. Im MRT hingegen stellen sich die Adenome typischerweise leicht hypo- oder hyperintens auf T1-gewichteten sowie leicht hyperintens auf T2-gewichteten Bildern dar.

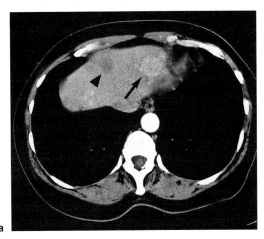 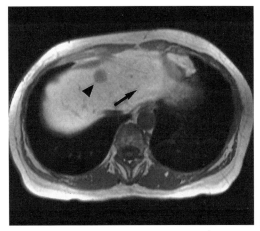

**Abb. 2-10** Lebermetastase und FNH: 57-jährige Patientin mit Mammakarzinom, Doppelspiral-CT der Leber, früharterielle Phase (**a**) sowie transversale MRT der Leber nach Gabe eines manganhaltigen Kontrastmittels (**b**). Im Segment 2 eine lobulierte Läsion mit angedeuteter zentraler Narbenbildung, die im CT (**a**) eine Kontrastmittelaufnahme zeigt (Pfeil). Im MRT (**b**) entspricht die Kontrastmittelaufnahme in etwa dem Lebergewebe (Pfeil). Im Segment 4a ein weiterer Herd, der in CT und MRT keine wesentliche Kontrastmittelaufnahme aufweist (Pfeilspitze). Der Befund im Segment 4a entspricht einer Metastase, die Läsion im Segment 2 einer FNH (beides histologisch gesichert). Eine weitere FNH lag im Segment 8.

Häufig lässt sich eine Pseudokapsel aus komprimierten Lebergewebe nachweisen. Nach Kontrastmittelgabe zeigt sich in einer sequenziellen Untersuchung innerhalb der ersten Minute eine kräftige, homogene Signalanhebung, die dann rasch bis zur Isointensität abnimmt. Sind zusätzlich zu diesen Charakteristika auch noch hämorrhagische Areale vorhanden, so kann mit großer Sicherheit die Diagnose eines Adenoms gestellt werden.

Die **FNH** erscheint im CT iso- bis hypodens, nach Kontrastmittelgabe erfolgt in der arteriellen Phase typischerweise eine rasche, homogene Kontrastierung, die rasch wieder abfällt. Eine zentrale Narbe ist pathognomonisch für die FNH. Im MRT gleicht die Signalintensität jener der normalen Leber (Abb. 2-10). Die zentrale Narbe weist im T2-gewichteten Bild eine hohe Signalintensität auf. Unmittelbar nach Gadoliniumapplikation zeigt sich eine kräftige, homogene Signalanreicherung, die typischerweise innerhalb von 45 Sekunden wieder zur Isointensität abflaut, während die Narbe ein verzögertes Enhancement aufweist. Der Nachweis einer Pseudokapsel, hämorrhagischer Zonen oder fetthaltiger Areale spricht für ein Adenom, die zentrale Narbe mit verzögertem Enhancement für eine FNH. Beide Läsionen nehmen Mangan auf. Dieses Verhalten nach Kontrastmittelgabe weist auf gut differenzierte Tumoren hepatozellulären Ursprungs hin und kann somit auch bei einem gut differenzierten HCC auftreten.

> **Fazit:** Bei der Diagnostik von Leberläsionen bietet die MRT gegenüber der CT in einigen Fällen Vorteile aufgrund des unterschiedlichen Signalverhaltens bzw. der unterschiedlichen Kontrastmittelaufnahme vom gesunden Lebergewebe gegenüber Leberläsionen. So haben Hämangiome typischerweise hohe Signalintensitäten in T2-gewichteten Sequenzen und zeigen eine typische Kontrastanflutung. Metastasen nehmen in der Regel leberspezifische Kontrastmittel nicht auf. Eine primäre MRT-Untersuchung der Leber ist somit oftmals sinnvoll.

## Pankreaskarzinom

Die Fragestellung nach einem Pankreastumor erfordert zunächst eine Nativ-CT, gefolgt von einer Doppelspirale, welche die Leberpforte, das Pankreas und das Duodenum in möglichst dünnen Schichten erfasst. Hiermit können sowohl das Pankreasparenchym als auch die portalvenösen Gefäße sowie die Leber in optimaler Kontrastierung dargestellt werden. Unmittelbar vor der Untersuchung sollte der Patient 250 ml Kontrastmittel trinken und sich in liegender Position um die eigene Achse drehen, zumindest aber eine Rechtsseitenlage einnehmen. Auf diese Weise wird das Duodenum, dessen Beurteilung für die Tumordiagnostik unerlässlich ist, besser gefüllt. Durch die Verabreichung eines Spasmolytikums kann zusätzlich eine bessere Entfaltung des Duodenums erreicht werden. Als orale Kontrastmittel können entweder jodhaltige Präparate oder Wasser verwendet werden.

Die **Adenokarzinome des Pankreas** sind überwiegend im Pankreaskopf lokalisiert und führen daher oft zu einer Cholestase. Im CT fallen Pankreaskarzinome als nativ iso- bis hypodense fokale Raumforderungen oder umschriebene Konturveränderung mit Verlust der regelrechten Lobulierung des Pankreas auf. Bei einer Lipomatosis pancreatis stellen sich die Tumoren als Areale mit verdichtetem Parenchym dar. Der normalerweise spitz zulaufende Processus uncinatus bekommt durch einen inhärenten Tumor eine plumpe Form. In der Parenchymphase der Doppelspiraluntersuchung demarkiert sich der Tumor gegenüber dem normalen Parenchym hypodens. Der Pankreasgang ist distal des Tumors oftmals erweitert (Abb. 2-10), eine Gangerweiterung findet sich allerdings auch bei einer chronischen Pankreatitis. Ein Gangabbruch ist hochverdächtig auf einen tumorösen Prozess. Pankreaskarzinome neigen aufgrund der engen anatomischen Nachbarschaft zu einer Infiltration der V. mesenterica superior, der V. lienalis sowie der Pfortader und des Duodenums (Abb. 2-11 b). Die Venen werden häufiger und eher als die Arterien alteriert. Ein direkter Kontakt des Gefäßes zum Tumor ohne dazwischenliegende Fettlamelle, eine Deformation des Gefäßes sowie eine Wandverdickung weisen auf eine Gefäßinfiltration hin. Ungewöhnliche Kollateralisierungen bei fehlender Kontrastierung oder ein Abbruch des kontrastierten Gefäßes, Kalibersprünge und Nachweis eines kontinuierlichen Eindringens des Tumors in das Gefäß mit einem Tumorzapfen beweisen direkt die Gefäßbeteiligung. Eine Infiltration des Duodenums liegt wahrscheinlich bei Aufzehrung der interponierten Fettlammelle sowie bei einer Verdickung und Verziehung der Duodenalwand vor (Abb. 2-11b). Ein Nachweis dieser teilweise sehr subtilen Veränderungen und eines kleinen, noch nicht die Umgebung infiltrierenden (und somit resektablen) Tumors gelingt in der Regel nur bei optimaler Kontrastierung der Gefäße und des Duodenums.

Die MRT hat gegenüber der CT Vorteile. Auf T1-gewichteten, Bildern präsentiert sich der Tumor als signalarme Raumforderung, die sich von dem signalreichen Parenchym abhebt und auch weniger stark Kontrastmittel aufnimmt. Eine Gefäßinvasion, die bei Verdichtung des perivaskulären Fettes vermutet werden muss, kann mittels MRT besser als mit der CT beurteilt werden. Mittels MR-Angiographie

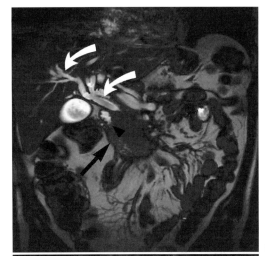

a

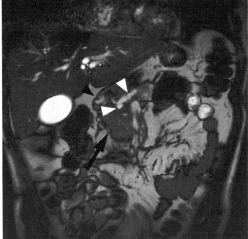

b

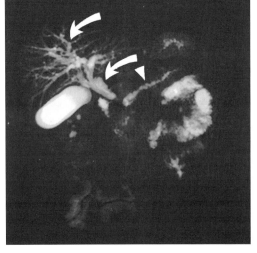

c

**Abb. 2-11** Pankreaskopfkarzinom: 49-jähriger Patient, T2-gewichtete, koronare MRT (**a, b**) sowie MR-Cholangiopankreatikographie (**c**). Ausgedehntes Pankreaskopfkarzinom mit Infiltration (verdickte Wand, Pfeilspitzen in b) des Duodenums (schwarzer Pfeil), Dilatation des DHC und der intrahepatischen Gallengänge (gebogene Pfeile), prästenotische Erweiterung des Pankreasgangs (Pfeilspitze in c). Ablagerungen in der Gallenblase und im DHC.

oder -Cholangiographie können Stenosen der Gefäße bzw. der ableitenden Gallenwege dargestellt werden (Abb. 2-11 a und c). Dadurch lassen sich invasivere diagnostische Maßnahmen wie Angiographie oder ERCP (endoskopische retrograde Cholangiopankreatographie) vermeiden. Es ist abzusehen, dass die MRT in Zukunft weiter an Bedeutung gewinnen wird.

> **Fazit:** Das Pankreas wird mit der CT in Doppelspiraltechnik untersucht, zuvor sollte eine Nativdarstellung erfolgen. Bei möglichst enger Schichtführung können so auch kleinere Tumoren und deren Beziehung zu den umgebenden Geweben erkannt werden. Die MRT ermöglicht eine bessere Beurteilung der vaskulären Strukturen in der Nähe des Tumors durch eine Kombination aus multiplanarer Schnittbildgebung, MR-Angiographie und MR-Cholezystopankreatikographie. Die MRT wird in Zukunft Methode der Wahl sein.

# Nierenzellkarzinom

Sowohl CT als auch MRT sind in der Lage, Nierentumoren von 1 cm Durchmesser darzustellen. Die MRT weist aber gegenüber der CT mehrere Vorteile auf und ist dieser folglich hinsichtlich Diagnostik und Staging überlegen. Die CT-Untersuchung der Nieren erfolgt mit einer Nativuntersuchung, gefolgt von einer Doppelspirale. Hierbei wird die Niere in der arteriellen Phase (Abb. 2-12) und in der Parenchymphase dargestellt. Soll eine Abklärung des ableitenden Harnsystems erfolgen, werden die Spiralen später gestartet, sodass die Parenchymphase und die Ausscheidungsphase, in der das Harnbecken und der Ureter voll kontrastiert sind, erfasst werden. Bei Multidetektorsystemen kann dann eine Umrechnung in eine koronare Schichtführung erfolgen, sodass eine CT-Urographie erhalten wird.

Ein Nierenzellkarzinom stellt sich im CT als solide renale Raumforderung dar, die nativ meist isodens zum Nierenparenchym ist. Hyper- oder hypodense Anteile weisen auf Einblutungen oder Verkalkungen bzw. Nekrosen hin. Die meisten Tumoren sind hypervaskularisiert und zeigen in der arteriellen Phase eine kräftige Kontrastmittelaufnahme, während sie sich in der Parenchymphase hypodens zum Nierenparenchym darstellen. Da hypovaskularisierte Tumoren in der arteriellen Phase oft isointens zum Parenchym sind, können sie der Diagnostik entgehen, wenn keine andere Phase dargestellt wird. Durch Kompression des normalen Nierenparenchyms wirkt das anliegende Nierengewebe oft wie eine Pseudokapsel. Ein Vorwachsen des Tumors in die Nierenvene und darüber hinaus in die V. cava inferior ist nicht selten. Die Tumorthromben können sogar bis in den rechten Vorhof reichen. Rechtsseitige Tumoren führen häufiger als linksseitige zu einer Beteiligung der V. cava. Eine genaue Beurteilung der Gefäße und folglich auch eine gute Kontrastierung dieser Gefäße ist somit unumgänglich. Eine lokale Tumorinvasion in das umgebende Fettgewebe zeigt sich durch

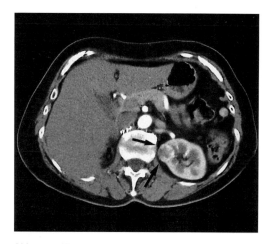

**Abb. 2-12** Nierenzellkarzinom: 76-jährige Patientin, Doppelspiral-CT der Nieren (arterielle Frühphase). Rundliche, inhomogene und hypervaskularisierte Raumforderung (Pfeil) mit randständig betonter Kontrastmittelaufnahme in der rechten Niere. Zustand nach Tumornephrektomie rechts.

ausgelöschte Konturgrenzen mit hypodensen Ausläufern und Auftreibung des benachbarten Organs. Eine lymphatische Metastasierung betrifft hiläre, perikavale und -aortale Lymphknoten. Die hämatogene Metastasierung erfolgt primär in die Lunge, Knochen, Leber, Nebennieren sowie in die kontralaterale Niere. Im Rahmen eines Stagings sollte daher immer die Lunge mit untersucht werden, gegebenenfalls muss auch die Leber mittels einer Doppelspirale untersucht werden.

Da Nierenzellkarzinome zystisch imponieren können, ergeben sich differenzialdiagnostische Probleme bei der Abgrenzung gegenüber komplizierten Nierenzysten. Diese besitzen erhöhte CT-Dichtewerte (> 20 HE), verdickte Septen oder Wände, Verkalkungen oder Gaseinschlüsse. Der hypodense Zysteninhalt ist zurückzuführen auf Einblutungen, einen höheren Eiweißgehalt, Infektion oder Kalkmilch. Ein Enhancement von weniger als 10 HE nach Kontrastmittelgabe, ein Durchmesser unter 3 cm, ein homogener Zysteninhalt, periphere Verkalkungen sowie eine glatt begrenzte Wand bzw. Septierung weisen auf eine benigne komplizierte Zyste hin und lassen eine relativ engmaschige Verlaufskontrolle zu. Ein solider Anteil mit Kontrastmittel-Enhancement (unabhängig von dessen Größe!), irreguläre und unscharfe Konturen, zentrale Verkalkungen sowie inhomogener Flüssigkeitsinhalt sind dringend verdächtig auf ein zystisches Nierenzellkarzinom.

Nierenzysten können in der MRT besser von Kontrastmittel aufnehmenden soliden Tumoranteilen unterschieden werden. Kalk stellt sich im MRT ohne Signal dar, sodass verkalkte Raumforderungen besser auf ein tumorverdächtiges Kontrastmittel-Enhancement untersucht werden können, während dieses im CT neben dichten Kalkmassen schwer abgrenzbar ist. Mittels MRT können hämorrhagische Zysten leichter diagnostiziert werden. Eine teilweise Organisation des Bluts kann im CT solide Zystenanteile vortäuschen. Mittels MRT lässt sich auch die Ausdehnung eines Thrombus in der Nierenvene oder der V. cava besser beurteilen. Eine Differenzierung zwischen Tumor- oder Blutthrombus gelingt mit der MRT ebenfalls besser, da die Kontrastmittelaufnahme des Tumorzapfens im Gefäß besser als im CT dargestellt werden kann. Blutthromben nehmen hingegen kein Kontrastmittel auf. In Lymphknoten weisen irreguläre Bereiche niedriger Signalintensität auf eine Nekrose hin, welche mit der CT oft nicht abgrenzbar ist. Bei nekrotischen Primärtumoren sind in diesem Falle Lymphknotenmetastasen wahrscheinlich.

**Fazit:** Die Untersuchung der Nieren erfolgt in der CT nativ und in Doppelspiraltechnik. Bei Allergie gegen jodhaltige Kontrastmittel oder Niereninsuffizienz sollte die MRT eingesetzt werden, ebenso zur Abklärung verdächtiger komplizierter Zysten, kalkhaltiger renaler Raumforderungen und, wenn erforderlich, zur genaueren Charakterisierung der Ausdehnung eines Tumorthrombus.

# Mammakarzinom

Die CT spielt in der Diagnostik des Mammakarzinoms keine Rolle, sie wird aber beim Staging zur weiteren Abklärung suspekter sonographischer Leberbefunde oder Röntgenbilder des Thorax eingesetzt. Studien weisen der MRT neben ihrer Bedeutung bei der Abklärung suspekter Leberbefunde auch eine Rolle bei der Diagnostik des Mammakarzinoms zu. Karzinome reichern Kontrastmittel an, während zahlreiche benigne Läsionen wie zum Beispiel Narbengewebe oder Fettnekrosen kein Enhancement aufweisen. Andere benigne Läsionen wie Fibroadenome reichern zwar ebenfalls Kontrastmitel an, allerdings langsamer als Karzinome. Als Screening-Methode wird die Mammographie nicht ersetzt, im Falle einer positiven Mammographie kann neben der Sonographie zukünftig eine MRT-Untersuchung als ergänzende diagnostische Methode stehen, um die Spezifität zu erhöhen und somit unnötige Biopsien zu vermeiden. Die Sensitivität der MRT liegt zwischen 90 und 98 %, je nach angewandter Technik variiert die in der Literatur angegeben Spezifität zwischen 37 % (nicht dynamische Untersuchung) und 97 % (dynamische Untersuchung). Zunehmend wird die MRT bei fibrotisch veränderten Mammae, die in der Mammographie schwer beurteilbar sind, sowie bei High-risk-Patientinnen eingesetzt. Weitere Studien sind aber erforderlich, um die zukünftige Rolle der MRT in der Diagnostik des Mammakarzinoms zu klären

Die MRT gilt hingegen als Methode der Wahl zur Beurteilung eines Brustimplantats. Ausgetretenes Silikon aus dem intakten Implantat (gel bleed), intrakapsuläre Rupturen oder freies Silikon außerhalb der fibrösen Kapsel um das Implantat sind gut darstellbar.

> **Fazit:** Die MRT könnte neben ihrer Bedeutung bei der Abklärung suspekter Leberbefunde zukünftig als Ergänzung zur Mammographie erfolgen, um unklare Läsionen besser charakterisieren zu können. Bei der Beurteilung fibrotischer Mammae sowie bei Patientinnen mit hohem Risiko für ein Mammakarzinom spielt die MRT ebenfalls eine zunehmende Rolle. Zur Beurteilung von Silikonimplantaten ist die MRT die Methode der Wahl. Die CT spielt allenfalls beim Staging und bei der Abklärung suspekter Befunde in Leber und Lunge eine Rolle.

## Zervixkarzinom, Korpuskarzinom

Die Diagnostik von Zervixkarzinomen erfolgt durch einen Abstrich zur Gewebegewinnung. Für die Therapie ist die Tumorausdehnung in die Parametrien bzw. Beckenwand von wesentlicher Bedeutung. Die Schnittbilddiagnostik dient primär dem Staging. Die MRT ist der CT hierbei deutlich überlegen. In Bezug auf die Infiltration der Parametrien erreicht die CT beim Staging eine Genauigkeit von nur rund 63 %, die MRT hingegen von rund 85 %. Eine Infiltration der Vagina sowie des Uteruskorpus kann am besten in einer sagittalen, eine Infiltration der Parametrien aber am besten in einer axialen Schnittführung beurteilt werden. Eine Obliteration des signalintensiven Fetts zwischen Tumor und Darm bzw. Blase, die auf eine Ausdehnung des Tumors auf die Nachbarorgane hinweist, lässt sich mittels MRT besser darstellen. In T2-gewichteten Sequenzen erlaubt der Signalunterschied zwischen dem signalarmen Stroma und dem signalreichen Karzinom die Diagnostik auch sehr kleiner Tumoren ohne Kontrastmittel. Im CT können kleinere Tumoren oft nicht abgegrenzt werden. Die Zervix stellt sich sowohl im CT als auch im MRT bei einem Karzinom vergrößert dar. Durch eine Obstruktion des Lumens kommt es häufig zu einer Flüssigkeitsansammlung im Uterus. Die Ausdehnung des Tumors in die Parametrien wird durch unscharf begrenzte, irreguläre Ausläufer des Tumors in die Peripherie angezeigt, Obliteration der Fettlammellen zwischen Tumor und Nachbarorganen legen eine Infiltration nahe. Bei einem Schwellenwert von 1 cm können Metastasen in kleineren Lymphknoten nicht erfasst werden.

Die Tiefe einer Tumorinvasion in das Myometrium kann mit der CT nicht genau bestimmt werden. Sie erreicht beim Staging eine Genauigkeit von 58 bis 76 % und ist somit kaum besser als das Staging allein nach klinischen Parametern. Mit der MRT kann die bindegewebige Grenze (junctional zone) zwischen Endometrium und Myometrium dargestellt werden, sodass die für die Stadieneinteilung nach FIGO wichtige Invasionstiefe in das Myometrium beurteilt werden kann. Für das Stadium I (FIGO) liegt die Genauigkeit der MRT beim Staging daher zwischen 74 und 95 % und somit höher als bei der CT. Die

# Zervixkarzinom, Korpuskarzinom

Darstellung einer tieferen Invasion gelingt mit der CT und der MRT gleichermaßen gut. Durch die Darstellung suspekter Lymphknoten, einer Organinvasion sowie von Aszites kann in 18 % der bereits mittels CT einem Stadium zugeordneten Patienten durch eine MRT-Untersuchung ein Upstaging erwartet werden.

Die MRT-Untersuchung wird sowohl mit T1- wie auch T2-gewichteten Sequenzen vor und nach Gadoliniumgabe durchgeführt (Abb. 2-13). Die maximale Weite des Endometriums sollte bei Frauen nach der Menopause 3 mm nicht überschreiten. Die „junctional zone" stellt sich im MRT als signalarmes Band homogener Dicke dar. Ihre Unterbrechung deutet auf eine myometriale Invasion hin, ebenso signalreiche Ausläufer in das Myometrium. Im T2-gewichteten Bild weisen endometriale Karzinome eine etwas geringere Signalintensität als das Endometrium aber eine höhere als das Myometrium auf und sind somit gut differenzierbar. Eine Verdichtung der interponierten Fettlamelle zwischen Tumor und Nachbarorganen spricht für eine Invasion des Tumors in die Umgebung, der Uterus ist gegenüber dem umgebenden Fett nur unscharf abgrenzbar mit streifig-knotigen Ausläufern. Auf T2-gewichteten Bildern beweisen Areale hoher Signalintensität in der Wand der Blase oder des Darms eine Infiltration dieser Organe. Angeborene Anomalien des Uterus, große polypoide Tumoren, Leiomyome sowie eine nicht genau abgrenzbare „junctional zone" können die Diagnostik mittels MRT erschweren und zu Über- bzw. Unterschätzungen des Tumorausmaßes führen.

**Fazit:** Die MRT ist der CT bei dem Staging eines Zervixkarzinoms aufgrund des besseren Weichteilkontrasts und der multiplanaren Schnittführung deutlich überlegen. Im Gegensatz zur MRT (und zur Sonographie) kann im Stadium I (FIGO) mit der CT die für die Prognose wichtige Infiltrationstiefe in das Myometrium nicht beurteilt werden. Die CT wird folglich erst in fortgeschrittenen Fällen zur Abgrenzung extrauteriner Manifestation des Tumors sowie zur Bestrahlungsplanung eingesetzt.

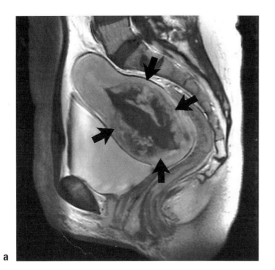
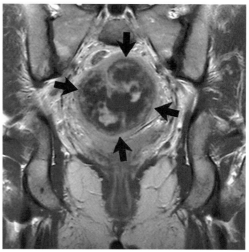

**Abb. 2-13** Uteruskarzinom: 42-jährige Patientin, T1-gewichtete koronare (**a**) und sagittale (**b**) MRT des kleinen Beckens nach Kontrastmittelgabe. Innerhalb des Uterus gelegene, bis in das Myometrium reichende, inhomogene Raumforderung mit partieller Kontrastmittelaufnahme (Pfeile) ohne Nachweis eines organüberschreitenden Wachstums oder suspekter lokaler Lymphknoten.

# Weichteiltumoren

Weichteiltumoren stellen generell keine CT-Indikationen dar, da sie aufgrund des besseren Weichteilkontrasts und der multiplanaren Abbildungsmöglichkeiten mit der MRT oder gegebenenfalls mit der Sonographie besser abgrenzbar sind. Die MRT wird daher bei der Charakterisierung, dem Staging sowie dem nach Therapie notwendigen Follow-up eingesetzt. Die meisten Tumoren sind auf T1-gewichteten Bildern relativ signalarm und auf T2-gewichteten Bildern signalreich. Eine inhomogene Signalverteilung kommt durch verschiedene Gewebeanteile, Nekrosen oder Einblutungen zustande. Atypische Signalmuster weisen auf bestimmte Tumorzusammensetzungen hin: So ist ein fettreicher Tumor im T1-gewichteten Bild signalreich. Eine Kontrastmittelanreicherung ist unspezifisch. Sie weist lediglich auf eine erhöhte Vaskularisation hin und tritt sowohl bei entzündlich verändertem Gewebe wie auch bei Tumoren auf. Die Kontrastierung hilft bei der Abgrenzung zystischer Strukturen von soliden Raumforderungen und bei der Abgrenzung von nekrotischem Gewebe. Zur Darstellung möglicher ossärer Läsionen sollte eine konventionelle Röntgenaufnahme des betroffenen Körperabschnitts auf jeden Fall angefertigt werden.

Die wichtigsten Faktoren bei der Diagnose und der Prognose sind die Histologie und die Ausdehnung des Tumors. Die Bedeutung der MRT liegt in der genauen Darstellung der Tumorausdehnung aufgrund des hohen Weichteilkontrasts und der multiplanaren Darstellungsmöglichkeit. Die wichtigste dabei abzuklärende Frage ist der Bezug des Tumors zu umgebenden Weichteilen, Knochen, Gefäßen und Nerven sowie den Gelenken. Zusammen mit der histologischen Artdiagnose erlaubt diese Information die Planung der adäquaten Therapie. Eine MRT-Untersuchung sollte möglichst vor einer möglichen Probeexzision erfolgen.

Mögliche Schwierigkeiten in der Beurteilung der MRT-Bilder können zu Fehleinschätzungen führen: Ein den Tumor umgebendes Ödem kann eine Infiltration vortäuschen und oft nicht davon differenziert werden. Dieses kann unter Umständen zu einer Überschätzung der Tumorgröße führen. Eine durch komprimiertes umgebendes Gewebe hervorgerufene Pseudokapsel kann eine scharfe Grenze und somit eine gute Resektabilität des möglicherweise dennoch mikroskopisch infiltrativ wachsenden Tumors vortäuschen. Eine verlässliche Aussage hinsichtlich der Dignität einer Läsion kann mit der MRT allein nicht getroffen werden. Die Sensitivität liegt bei 94 %, die Spezifität zwischen 78 und 90 %. Beide Werte können noch niedriger sein, da in den meisten in der Literatur angegebenen Patientengruppen der Anteil charakteristischer benigner Tumoren, die im MRT eine spezifische Morphologie haben und so differenziert werden können, relativ hoch ist. Dies sind zum Beispiel Lipome, Hämangiome, periartikuläre Zysten, Hämatome und neurogene Tumoren. Bei unspezifischen Läsionen sprechen folgende Eigenschaften für Benignität: ein subkutaner oder faszialer Ursprung, kleine Läsionen, scharfe Konturen, ein fehlendes perifokales Ödem sowie ein homogenes Signalverhalten. Die meisten malignen Tumoren hingegen haben unscharfe Grenzen, ein umgebendes Ödem sowie ein heterogenes Signalverhalten in T2-gewichteten Untersuchungen. Bei unspezifischen Läsionen, die auch anamnestisch typische Eigenschaften benigner Läsionen aufweisen, kann unter Umständen ein konservatives Verhalten diskutiert werden, eine Biopsie sollte aber dennoch zur Sicherheit durchgeführt werden. Bei allen anderen unspezifischen Läsionen, die nicht eindeutig beurteilbar oder maligne erscheinen, ist eine Biopsie indiziert.

Die MRT dient als Methode der Wahl zum Follow-up, um ein Lokalrezidiv frühzeitig zu erkennen. Posttherapeutische Veränderungen wie Ödem und Entzündungen können ein Rezidiv vortäuschen, bilden sich aber im Laufe der ersten Wochen zurück. Nach Bestrahlung können diese Veränderungen aber noch mehrere Jahre bestehen bleiben. Die meisten

Rezidive äußern sich durch sequenzielle Vergrößerung und weisen die gleichen Signaleigenschaften wie der Primärtumor auf. Daher sollten frühzeitig nach Therapie eine Baseline-Untersuchung durchgeführt werden und in regelmäßigen Abständen weitere Untersuchungen mit der gleichen Technik erfolgen.

> **Fazit:** Bei den Weichteiltumoren spielt die CT keine Rolle, die Methode der Wahl ist die MRT, die eine genaue Darstellung der Tumorausdehnung und der Beziehung zu umgebenden Strukturen und Leitungsbahnen ermöglicht. Eine Differenzierung zwischen benignen und malignen Läsionen ist dabei nicht immer eindeutig möglich. Eine MRT sollte auf jeden Fall einer Biopsie vorausgehen, um den optimalen Ort zur Probeentnahme zu erfassen.

# Literatur

Berquist TH, Ehman RL, King BF, Hodgman CG, Ilstrup DM. Value of MR imaging in differentiating benign from malignant soft-tissue tumor masses: study of 95 lesions. AJR Am J Roentgenol 1990; 155: 1251–5.

Chen SS, Rumancik WM, Spiegel G. Magnetic resonance imaging in stage I endometrial carcinoma. Obstet Gynecol 1990; 75: 274–7.

de Lange EE, Fechner RE, Edge SB, Spaulding CA. Preoperative staging of rectal carcinoma with MR imaging: surgical and histopathologic correlation. Radiology 1990; 176: 623–8.

Edelman RR, Hesselink JR, Zlatkin MB (eds). Clinical Magnetic Resonance Imaging. 2. ed. Philadelphia: WB Saunders Company 1996.

Galanski M, Prokop M (Hrsg). Ganzkörpercomputertomographie. Referenz-Reihe Radiologische Diagnostik. Stuttgart: Thieme Verlag 1998.

Gerard EL, Ferry JA, Amrein PC, Harmon DC, McKinstry RC, Hoppel BE, Rosen BR. Compositional changes in vertebral bone marrow during treatment for acute leucemia; assessment with quantitative chemical shift imaging. Radiology 1992; 183: 39–46.

Grimm J, Müller-Hülsbeck S, Blume J, Biederer J, Heller M. Vergleich von Doppel-Spiral-CT und MnDPDP-verstärkter MRT zur Erfassung und Charakterisierung von Leberläsionen. Röfo Fortschr Röntg 2001, 176: 266–272

Heindel W, Goßmann A, Ernst S, Schafer H, Kugel H, Krug B, Selzner M, Krahe T, Lackner K. Endorektale MRT und Sonographie bei Rektumtumoren: Korrelation mit dem histologischen Staging. Röfo Fortschr Geb Röntgenstr Neuen Bildgeb Verfahr 1998; 168: 573–79.

Heywang-Köbrunner SH, Dershaw DD, Schreer I. Diagnostic Breast Imaging. Stuttgart: Thieme 2001.

Jensen KE, Thomsen C, Henriksen O, Hertz H, Johansen HK, Yssing M. Changes in T1 relaxation processes in the bone marrow following treatment in children with acute lymphoblastic leucemia. A magnetic resonance imaging study. Pediatr Radiol 1990; 20: 464–8.

Kim SH, Choi BI, Lee HP, Kang SB, Choi YM, Han MC, Kim CW. Uterine cervical carcinoma: comparison of CT and MR findings. Radiology 1990; 175: 45–51.

Kopans DB, Swann CA. Observation on mammographic screening and false positiv mammogramms. AJR Am J Roentgenol 1988; 150: 785–6.

Kuhl CK, Klaschik S, Mielcarek P, Gieseke J, Wardelmann E, Schild HH. Do T2-weighted pulse sequences help with the differential diagnosis of enhancing lesions in dynamic breast MRI? J Magn Reson Imaging 1999; 9:187–96.

Kuhl CK, Mielcareck P, Klaschik S, Leutner C, Wardelmann E, Gieseke J, Schild HH. Dynamic breast MR imaging: are signal intensity time course data useful for differential diagnosis of enhancing lesions? Radiology 1999; 211:101–10.

Layer G, van Kaick G. Staging des nichtkleinzelligen Bronchialcarcimoms mit CT und MRT. Radiologe 1990; 30: 155–63.

Moulton JS, Blebea JS, Dunco DM, Braley SE, Bisset GS 3rd, Emery KH. MR imaging of soft-tissue masses: diagnostic efficiacy and value of distinguishing between benign and malignant lesions. AJR Am J Roentgenol 1995; 164: 1191–9.

Pereira PL, Schick F, Einsele H, Farnsworth CT, Kollmansberger C, Mattke A, Duda SH, Claussen CD. MR tomography of the bone marrow changes after high-dosage chemotherapy and autologous peripheral stem-cell transplantation. Rofo Fortschr Geb Röntgenstr Neuen Bildgeb Verfahr 1999; 170: 251–7.

Semelka RC, Shoenut JP, Kroeker MA, MacMahon RG, Greenberg HM. Renal lesions: controlled comparison between CT and 1.5-T MR imaging with nonenhanced and gadolinium-enhanced fat-suppressed spin-echo and breath-hold FLASH techniques. Radiology 1992; 182: 425–30.

Semelka RC, Shoenut JP, Magro CM, Kroeker MA, MacMahon R, Greenberg HM. Renal cancer staging: comparison of contrast-enhanced CT and gadolinium-enhanced fat-suppressed spin-echo and gradient-echo MR imaging. J Magn Reson Imaging 1992; 3: 597–602.

Shoenut JP, Semelka RC, Silverman R, Yaffe CS, Micflikier AB. Magnetic resonance imaging evaluation of the local extent of colorectal mass lesions. J Clin Gastroenterol 1993; 17: 248–53.

Stack JP, Redmond OM, Codd MB, Dervan PA, Ennis JT. Breast disease: tissue characterization with Gd-DTPA enhancement profiles. Radiology 1990; 174: 491–4.

Stark DD, Bradley WG Jr. Magnetic Resonance Imaging. 3. ed. St. Louis: Mosby 1999.

Swensen SJ, Brown LR, Colby TV, Weaver AL. Pulmonary nodules: CT evaluation of enhancement with iodinated contrast material. Radiology 1995; 194: 393–8.

Webb WR, Gatsonis C, Zerhouni EA, Heelan RT, Glazer GM, Francis IR, McNeil BJ. CT and MR imaging in staging non small-cell bronchiogenic carcinoma: report of the Radiologic Diagnostic Oncology Group. Radiology 1991; 178: 705–13.

Wegener OH (Hrsg). Ganzkörpercomputertomographie. 2. Auflage. Berlin: Blackwell Wissenschaft 1992.

Weissleder R, Mahmood U. Molecular imaging. Radiology 2001; 219: 316–33.

Wouters EF, Oei TK, Van Engelshoven JM, Lemmens HA, Greve LH. Evaluation of the contribution of computed tomography of the staging of non-oat cell primary bronchiogenic carcinoma. A retrospective study. ROFO Fortschr Geb Röntgenstr Nuklearmed 1982; 137: 540.

# 3 Genetische Diagnostik bei malignen Erkrankungen

Claudia Schoch

## Einleitung

In den letzten 25 Jahren hat ein rascher Wissenszuwachs zur Biologie von Krebserkrankungen stattgefunden. Eine wichtige Erkenntnis war, dass Krebs eine genetische Erkrankung ist. Tumorzellen erben ihre malignen Eigenschaften von einer transformierten Vorläuferzelle. Krebs ist das Resultat einer Serie von erworbenen, seltener angeborenen Mutationen. Diese Mutationen werden von der ursprünglich transformierten Vorläuferzelle an die Tochterzellen weitergegeben, die den Tumor bilden. Die anomale Funktion spezifischer mutierter Gene führt letztlich zum unkontrollierten Wachstum, welches jeden malignen Tumor charakterisiert. Die tumorassoziierten Chromosomenaberrationen sind auf die Tumorzellen beschränkt. Es handelt sich um erworbene genetische Veränderungen. Die übrigen Körperzellen eines Tumor-Patienten sind genetisch unauffällig. Eine Ausnahme bilden die seltenen hereditären Tumoren, bei denen jede Körperzelle eine Mutation trägt, die zur Tumorentstehung prädisponiert.

## Methoden

Die Erkenntnis, dass Mutationen eine entscheidende Rolle bei der Tumorentstehung spielen, erforderte die Identifizierung von spezifischen genetischen Veränderungen, die mit einem bestimmten Tumor assoziiert sind. Wichtige Einblicke wurden durch die **Zytogenetik** – die Untersuchung von Chromosomen in normalen und malignen Zellen – gewonnen. Bis 1970 war es gelungen, durch die Entwicklung der **Chromosomen-Bänderungstechniken** jedes der verschiedenen menschlichen Chromosomen eindeutig zu identifizieren. Dieser technische Fortschritt erlaubte den Nachweis von rekurrenten zytogenetischen Aberrationen. Es wurden spezifische Assoziationen zwischen Chromosomenveränderungen und Tumorarten gefunden. So entdeckten Nowell und Hungerford bereits 1960 bei Patienten mit chronischer myeloischer Leukämie ein kleines Marker-Chromosom, das später den Namen Philadelphia-Chromosom erhielt.

Für die Chromosomenanalyse werden vitale Tumorzellen benötigt, die in vitro proliferieren müssen. Je nach Tumorart werden die Zellen entweder direkt nach Entnahme oder nach Kultivierung durch die Zugabe von Colchicin in der Metaphase arretiert. Die Zellen werden durch Zugabe einer hypotonen Kaliumchlorid-Lösung zum Aufquellen gebracht und in mehreren Schritten mit einer Methanol-Eisessig-Lösung fixiert. Anschließend wird die Zellsuspension auf Objektträger aufgetropft. Zur eindeutigen Identifizierung der einzelnen Chromosomen ist die Durchführung einer Bänderungstechnik erforderlich. Am häufigsten angewendet werden die **G- (Giemsa-)**, die **Q- (Quinacrin-)** und die **R- (reverse) Bänderungstechnik**. Für die Erstellung eines verlässlichen Befunds sollten entsprechend internationalem Konsens 20 bis 25 Metaphasen vollständig analysiert werden.

Chromosomen werden nach ihrer Größe, der Lage des Zentromers (welches die beiden Chromosomenarme trennt) und ihrem charakteristischen Bandenmuster klassifiziert. Jedes Chromosom hat einen kurzen Arm (p) und einen langen Arm (q) (Abb. 3-1). Anhand des Bandenmusters wird jedes Chromosom in Regionen und Banden unterteilt, die vom Zentromer zum Telomer nummeriert sind. Es gibt ein international gültiges zytogenetisches Nomenklatursystem (ISCN: International System of Cytogenetic Nomenclature) mit dem alle numerischen und strukturellen Aberrationen in einer Karyotyp-Formel exakt beschrieben werden können. In der Karyotyp-Formel wird zuerst die Anzahl der Chromosomen genannt, dann folgt die Angabe der Geschlechtschromosomen. Der normale weibliche Karyotyp lautet 46,XX, der normale männliche Karyotyp 46,XY.

Zu den numerischen Chromosomenaberrationen gehören Monosomien (Verlust eines Chromosoms) und Trisomien (Zugewinn eines Chromosoms). Ferner können Vervielfachungen des gesamten Chromosomensatzes auftreten. Normalerweise liegt in Körperzellen ein zweifacher (diploider) Chromosomensatz vor. Dreifache oder vierfache Chromosomensätze werden als Triploidie bzw. Tetraploidie bezeichnet.

Die häufigsten strukturellen Chromosomenaberrationen sind Deletionen, Translokationen, Inversionen und Isochromosomen.

Als klonal werden Chromosomenaberrationen bezeichnet, wenn eine identische Strukturaberration oder der Zugewinn eines Chromosoms in mindestens zwei Metaphasen oder der Verlust des gleichen Chromosoms in mindestens drei Metaphasen beobachtet wurde.

Es wird unterschieden zwischen so genannten primären Chromosomenaberrationen, die entscheidend für die Entstehung der Leukämie sind und meist zu spezifischen Gen-Rearrangements führen und sekundären Chromosomenaberrationen, die meist zu genomischen Imbalancen führen und für die Progression der Leukämie von Bedeutung zu sein scheinen.

Seit den 80er-Jahren kam es zu weiteren diagnostischen Fortschritten durch die Entwicklung der **Fluoreszenz-in-situ-Hybridisierung (FISH)** inklusive 24-Farben-FISH, welche die gleichzeitige spezifische farbige Darstellung aller 24 verschiedenen menschlichen Chromosomen in einer Hybridisierung ermöglicht. Während die konventionelle Chromosomenanalyse einen Gesamtüberblick über alle mikroskopisch erkennbaren Chromosomenaberrationen gibt, können mithilfe der FISH

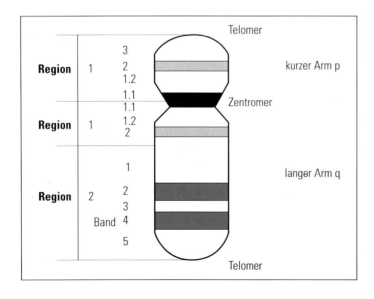

**Abb. 3-1:** Aufbau eines Chromosoms.

und molekulargenetischer Techniken wie der Polymerase-Kettenreaktion und des Southern-Blots auch submikrokopische Veränderungen nachgewiesen werden. Voraussetzung für die letztgenannten Methoden ist jedoch, dass die nachzuweisende Veränderung bereits bekannt ist, und entsprechende Sonden bzw. Primer zum Nachweis zur Verfügung stehen.

Die FISH-Technik beruht auf der Hybridisierung von DNA-Sonden, die spezifische chromosomale Strukturen identifizieren. Es können Sonden verwendet werden, die spezifisch die Zentromer-Region einzelner Chromosomen, Gene oder gesamte Chromosomen markieren. Die DNA der eingesetzten Sonden und die zu untersuchende Patienten-DNA werden denaturiert, das heißt die beiden DNA-Stränge der Doppelhelix werden getrennt. Bei der anschließenden Renaturierung lagern sich die DNA-Sonden an die komplementären Abschnitte der Patienten-DNA an (Hybridisierung). Die DNA-Sonden sind entweder direkt mit einem Fluoreszenz-Farbstoff markiert oder werden mithilfe von fluoreszenzgekoppelten Antikörpern nachgewiesen. Die entsprechenden Chromosomenstrukturen sind somit als Fluoreszenz-Signale auswertbar.

Ein großer Vorteil dieser Methode ist, dass sie nicht nur an Metaphase- sondern auch an Interphase-Kernen durchgeführt werden kann. Ein Nachteil ist, dass man nur Informationen über die Chromosomen bzw. Gene erhält, für die Sonden ausgewählt und eingesetzt wurden.

Eine weitere Methode, die auf Fluoreszenz-in-situ-Hybridisierung basiert, ist die **vergleichende genomische Hybridisierung** (comparative genomic hybridization, **CGH**). Sie ermöglicht eine umfassende Analyse des Genoms eines Tumors auf über- und unterrepräsentierte DNA-Sequenzen (Chromosomenverluste, -zugewinne, Deletionen, Amplifikationen). Das Verfahren basiert darauf, dass Test-DNA eines gesunden Spenders und die Tumor-DNA mit zwei verschiedenen Fluorszenz-Farbstoffen markiert werden. Die beiden markierten DNA-Proben werden in gleichen Anteilen gemischt und auf normale Metaphasen-Chromosomen hybridisiert. Unterschiede in der Kopienzahl der verschiedenen Sequenzen zwischen normaler und Tumor-DNA werden durch die Messung des Fluoreszenzintensitätsverhältnisses zwischen normaler und Tumor-DNA an jedem Ort der normalen Metaphase-Chromosomen nachgewiesen. CGH kann nur Veränderungen nachweisen, die in einem größeren Anteil des Tumors vorliegen. Balancierte Translokationen, Inversionen oder andere Aberrationen, die nicht mit einer Veränderung einer Kopienzahl einhergehen, können mit CGH nicht nachgewiesen werden. Die CGH hat ihren Stellenwert vor allem dort, wo eine Chromosomenanalyse nicht durchgeführt werden kann, z. B. wenn keine vitalen Zellen von einem Tumor zur Verfügung stehen oder die Tumorzellen in vitro nicht proliferieren. Vor allem bei soliden Tumoren, die sich schlecht in vitro kultivieren lassen, hat CGH einen wichtigen Beitrag zur Analyse genetischer Veränderungen geleistet.

Die **Polymerase-Kettenreaktion** (polymerase chain reaction, **PCR**) ist die wichtigste molekulargenetische Methode in der Untersuchung von Tumoren. Sie kann zusätzliche Informationen im Rahmen der Diagnostik liefern, hat jedoch ihren hauptsächlichen Stellenwert beim Nachweis minimaler Resterkrankungen unter und nach Therapie. Eine weitere methodische Verbesserung in diesem Bereich stellt die Technik der so genannten Realtime-PCR dar, die eine Quantifizierung der Resterkrankung erlaubt.

Grundprinzip der PCR ist es, DNA-Abschnitte exponentiell zu vervielfältigen. Neben DNA kann auch RNA als Ausgangsmaterial verwendet werden, diese muss jedoch zuvor in cDNA umgeschrieben werden. Voraussetzung ist, dass zumindest ein Teil der Sequenz des zu vervielfältigenden Abschnittes bekannt ist. Die PCR läuft in 20–30mal sich wiederholenden so genannten Zyklen ab. Ein Zyklus besteht jeweils aus drei Schritten:

- Denaturierung: Der DNA-Doppelstrang wird durch Hitze denaturiert.

- Hybridisierung der Primer: Kurze Oligonukleotide mit einer Länge von 15–40 Basenpaaren, so genannte Primer lagern sich als Startermoleküle der DNA-Synthese an die DNA-Stränge an. Die Primer sind für die zu amplifizierende Sequenz spezifisch. Sie flankieren die zu vervielfältigende DNA-Sequenz, und hybridisieren auf den entgegengesetzten DNA-Strängen.
- Elongation bzw. Synthese: Von einer DNA-Polymerase werden zwei neue DNA-Stränge synthetisiert. Diese dienen im nächsten Zyklus wiederum als Ausgangsmaterial. Der von den Primern umspannte Bereich wird in den folgenden Zyklen somit exponentiell vervielfacht.

Das amplifizierte DNA-Fragment kann als Bande nach einer Gelelektrophorese nachgewiesen werden. Mittels PCR können Translokationen, Inversionen, Deletionen, Duplikationen, Punktmutationen und Amplifikationen untersucht werden.

Durch die Einführung von zusätzlichen, für das zu amplifizierende Produkt spezifischen fluoreszenzmarkierten Sonden im Rahmen der Realtime-PCR wird es möglich, während der PCR zu quantifizieren, wie viel Transkripte während eines Zyklus entstehen. Hieraus lässt sich die Transkriptzahl im Ausgangsmaterial errechnen.

> Das Ziel genetischer Analysen bei Tumoren ist die genaue Charakterisierung und Definition von biologischen Entitäten, um eine Basis für risikoadaptierte Therapie-Protokolle zu geben und den Effekt der Therapie bei jedem individuellen Patienten überprüfen zu können.

Im Folgenden soll kurz für die häufigsten Tumoren ein Überblick über die wichtigsten genetischen Veränderungen gegeben werden.

# Hämatologische Neoplasien

Die malignen hämatologischen Erkrankungen sind zur Zeit diejenigen, die genetisch am genauesten untersucht sind. Dies liegt daran, dass die malignen Zellen aus dem Knochenmark oder Blut leicht zu gewinnen sind und dass sie sich leicht in vitro kultivieren lassen.

Bei der **chronischen myeloischen Leukämie** (CML) ist der Nachweis der so genannten Philadelphia-Translokation t(9;22)(q34;q11) – einer balancierten Translokation zwischen dem langen Arm eines Chromosoms 9 und dem langen Arm eines Chromosoms 22 – bzw. der Nachweis des molekulargenetischen Korrelats – des BCR-ABL-Rearrangements – für die Diagnosestellung obligat. Circa 5 % der CML-Patienten weisen eine komplexe Philadelphia-Translokation unter Beteiligung weiterer Chromosomen neben den Chromosomen 9 und 22 bzw. kryptische BCR-ABL-Rearrangements auf, die auf mikroskopischer Ebene nicht zu erkennen sind und für deren Nachweis die FISH bzw. die PCR erforderlich sind. Bedeutung haben die genetischen Methoden bei der CML auch in der Kontrolle des Therapie-Ansprechens. Klinische Studien konnten zeigen, dass die Patienten, bei denen unter Interferon-Therapie eine Abnahme des Anteils Philadelphia-Chromosom-positiver Metaphasen beobachtet wurde, einen günstigeren Krankheitsverlauf aufwiesen.

Bei der **akuten lymphatischen Leukämie** (ALL) sind zahlreiche nicht zufällige Chromosomenaberrationen beschrieben. Die Inzidenz der einzelnen Veränderungen ist altersabhängig. So stellt bei der ALL im Erwachsenenalter die Philadelphia-Transloaktion mit einer Inzidenz von 20–40 % die häufigste Chromosomenveränderung dar, während sie im Kindesalter nur bei 3–6 % der Patienten beobachtet wird. Sowohl im Kindes- als auch im Erwachsenenalter ist die Philadelphia-Translokation unter den heute verwendeten Therapie-Protokollen mit einer ungünstigen Prognose assoziiert. Eine häufig beobachtete Translokation im Kindesalter ist die t(12;21)(p13;q22), sie geht mit einem eher günstigen Krankheitsverlauf einher, lässt sich zytogenetisch nur sehr schwierig erkennen und wird durch ihr molekulargenetisches Korrelat, das ETV6-AML1-Rearrangement mit der FISH bzw. der PCR nachgewiesen. Weitere häufige Translokationen bei der ALL sind die t(4;11)(q21;q23), die t(1;19)(q21;p13) und die t(8;14)(q24;q32). Bei der ALL konnte eine Assoziation zwischen dem Immunphänotyp und genetischen Aberrationen belegt werden. So findet sich z. B. die 8;14-Translokation ausschließlich bei der ALL vom Burkitt-Typ. Zur Einschätzung der prognostischen Bedeutung von genetischen Veränderungen ist es wichtig, zu wissen, dass prognostische Parameter von der verabreichten Therapie beeinflusst werden. So konnte bei Patienten mit t(8;14)(q24;q32) gezeigt werden, dass sich allein durch eine Veränderung der Therapie in dieser Subgruppe eine deutliche Verbesserung der Überlebenszeit erreichen lässt.

Bei der **akuten myeloischen Leukämie** (AML) stellt der Karyotyp der leukämischen Blasten den wichtigsten unabhängigen prognostischen Parameter sowohl in Bezug auf das Ansprechen auf Therapie als auch auf das Überleben dar. Das Ergebnis der Chromosomenanalyse nimmt somit zunehmend Einfluss auf die Therapie-Entscheidungen. In den großen klinischen Studien werden die Patienten anhand des Karyotyps meist in drei prognostische Gruppen unterteilt:

- günstig: t(8;21)(q22;q22), t(15;17)(q22;q12), inv(16)(p13q22)/t(16;16)(p13;q22)
- intermediär: normaler Karyotyp, andere Chromosomenaberrationen
- ungünstig: -5/5q-, -7/7q-, 17p-, 11q23-Anomalien, komplex aberranter Karyotyp

Einen wesentlichen Beitrag leistet die PCR zum Nachweis minimaler Resterkrankung während und nach Therapie. Zur Zeit steht diese Methode für circa 20–30 % der Patienten mit AML zur Verfügung, da bisher nur für diesen Anteil von Patienten die genetischen Veränderungen ausreichend analysiert sind, um diese Methode durchführen zu können.

In den letzten Jahren hat sich herausgestellt, dass charakteristische Chromosomenaberrationen mit bestimmten histopathologisch definierten Entitäten maligner **Non-Hodgkin-Lymphome** assoziiert sind. Die meisten – aber nicht alle – involvieren Gene, die die Ketten der Immunglobuline oder der T-Zell-Rezeptoren kodieren. Dies führt zu der Hypothese, dass diese Rearrangements durch einen Fehler in dem Prozess der normalen Antigen-Rezeptor-Gen-Rearrangements entstehen. Das klassische Modell der Chromosomenaberrationen bei Non-Hodgkin-Lymphomen ist die Translokation t(8;14)(q32;q24) bei Burkitt-Lymphomen. Durch diese Translokation wird das c-myc-Gen vom langen Arm des Chromosoms 8 in die Nähe des Gens für die schwere Kette des Immunglobulins (IgH-Gen) auf dem Chromosom 14 verlagert. Dadurch wird das c-myc-Gen verstärkt exprimiert. Inzwischen ist eine ganze Reihe anderer Chromosomenaberrationen beschrieben, bei denen Protoonkogene in den Schwerketten-Lokus transloziert werden. Dies sind die Translokationen:

- t(14;18)(q32;q21) bei den follikulären Lymphomen unter Involvierung des bcl-2-Gens
- t(11;14)(q13;q32) bei den Mantelzell-Lymphomen unter Beteiligung des bcl-1-(CCND)-Gens
- t(3;14)(q27;q32) bei den hochmalignen B-Zell-Lymphomen

Bei den varianten Translokationen sind statt des Gens für die schwere Kette der Immunglobuline die leichten Ketten betroffen: das Igκ-Gen in der Chromosomenbande 2p13 bzw. das Igλ-Gen in der Chromosomenbande 22q11. Bei den T-Zell-Lymphomen gibt es analog zu den B-Zell-Lymphomen Chromosomenaberrationen, die zu einer Verlagerung von Protoonkogenen in die Nähe der T-Zell-Rezeptor-Gene führen.

Bei der **chronischen lymphatischen Leukämie** ist die Chromosomenanalyse dadurch erschwert, dass die malignen B-Zellen in vitro nur sehr schlecht zur Proliferation zu bringen sind. Daher hat hier zur Zeit die FISH an Interphase-Kernen die größte Bedeutung. Die häufigsten genetischen Veränderungen, die mit FISH beobachtet werden sind Deletionen im langen Arm von Chromosom 13, im langen Arm von Chromosom 11 bzw. im kurzen Arm von Chromosom 17 sowie eine Trisomie 12.

## Solide Tumoren

Der Wissenszuwachs über genetische Veränderungen bei soliden Tumoren schritt langsamer voran als bei den hämatologischen Erkrankungen, vor allem weil die Kultivierung in vitro sehr viel schwieriger ist und weil die genetischen Veränderungen sehr viel komplexer sind. Bei einigen soliden Tumoren können genetische Charakteristika bei der Diagnosestellung hilfreich sein. So ist die Translokation t(11;22)(q24;q12) pathognomonisch für das Ewing-Sarkom und periphere neuroepitheliale Tumoren, während die t(2;13)(q35;q14) spezifisch für das alveoläre Rhabdomyosarkom ist.

Eine prognostische Bedeutung von genetischen Veränderungen konnte in einer multivariaten Analyse beim Neuroblastom gezeigt werden. Diploidie und eine Amplifikation des N-myc-Gens, welche häufig mit einer Deletion im kurzen Arm eines Chromosoms 1 assoziiert ist, stellen die verlässlichsten prognostischen Parameter dar und sind mit einem aggressiven Wachstum und schlechtem Ansprechen des Tumors auf Chemotherapie assoziiert. Beim Brustkrebs ist die Amplifikation des erbB2-Gens von entscheidender prognostischer Bedeutung.

## Literatur

Aman P. Fusion genes in solid tumors. Semin Cancer Biol 1999; 9: 303–18.

Döhner H, Stilgenbauer S, Döhner K, Bentz M, Lichter P. Chromosome aberrations in B-cell chronic lymphocytic leukemia: reassessment based on molecular cytogenetic analysis. J Mol Med 1999; 77: 266–81.

du Manoir S, Speicher MR, Joos S, Schröck E, Popp S, Döhner H, Kovacs G, Robert-Nicoud M, Lichter P, Cremer T. Detection of complete and partial chromosome gains and losses by comparative genomic in situ hybridization. Hum Genet 1993; 90: 590–610.

Faderl S, Kantarjian HM, Talpaz M, Estrov Z. Clinical significance of cytogenetic abnormalities in adult acute lymphoblastic leukemia. Blood 1998; 91: 3995–4019.

Grimwade D, Walker H, Oliver F, Wheatley K, Harrison C, Harrison G, Rees J, Hann I, Stevens R, Burnett A, Goldstone A. The importance of diagnostic cytogenetics on outcome in AML: Analysis of 1,612 patients entered into the MRC AML 10 trial. The Medical Research Council Adult and Children's Leukaemia Working Parties. Blood 1998; 92: 2322–33.

Heim S, Mitelman F. Cancer Cytogenetics, 2. ed. New York: Wiley-Liss 1995.

Kantarjian HM, Talpaz, M, O'Brien S, Kurzrock R, Gutterman J, Keating MJ, McCredie KB, Freireich EJ. Chronic myelogenous leukemia – progress at the M.D. Anderson Cancer Center over the past two decades and future directions: first Emil J Freireich Award lecture. Clin Cancer Res 1997; 3: 2723–33.

Mitelman F (ed). ISCN 1995, Guidelines for Cancer Cytogenetics. Supplement to: An International System for Human Cytogenetic Nomenclature. Basel: Karger 1995.

Mrózek K, Heinonen K, de la Chapelle A, Bloomfield CD. Clinical significance of cytogenetics in acute myeloid leukemia. Semin Oncol 1997; 24: 17–31.

Nowell PC, Hungerford DA. A minute chromosome in human granulocytic leukemia. Science 1960; 132: 1497.

Ong ST, Le Beau MM. Chromosomal abnormalities and molecular genetics of non-Hodgkin's lymphoma. Semin Oncol 1 998 25: 447–60.

Raimondi SC. Current status of cytogenetic research in childhood acute lymphoblastic leukemia. Blood 1993; 81: 2237–51.

Speicher MR, Ward DC. The coloring of cytogenetics. Nature Medicine 1996; 2: 1046 8.

Verma RS, Babu A. Human Chromosomes, Principles and Techniques. 2. ed. New York: McGraw-Hill, 1995.

# 4 Labordiagnostische Erfassung der pathologischen Linksverschiebung

Hans D. Bruhn

## Einleitung

Eine vermehrte Ausschwemmung von Vorstufen der Granulopoese in das periphere Blut wird als Linksverschiebung bezeichnet. Unter einer reaktiven Linksverschiebung versteht man eine Zunahme von Stabkernigen, Metamyelozyten und vereinzelten Myelozyten (evtl. auch wenigen Promyelozyten) im peripheren Blut. Häufig liegen ursächlich bakterielle Infektionen zugrunde, die zu einer Bakteriämie, eventuell auch zu einer Sepsis geführt haben.

Die pathologische Linksverschiebung führt auch zur Ausschwemmung von Promyelozyten und Myeloblasten aus dem Knochenmark, das heißt bei der pathologischen Linksverschiebung werden die unreifsten Vorstufen der Granulopoese ins periphere Blut ausgeschwemmt. Dies geschieht unter den Bedingungen der malignen Proliferation der Granulopoese bei Leukämien, wobei diese Leukämien nicht nur durch das Auftreten unreifer Vorstufen, sondern auch von Zellatypien charakterisiert sind (Abb. 4-1; vgl. auch Kapitel 13 S. 166 ff.).

Gegenstand der folgenden Ausführungen soll vor allem das labordiagnostische Vorgehen zur Erfassung einer pathologischen Linksverschiebung mit hämatologischen Laborautomaten sein.

> Allerdings muss in diesem Zusammenhang nachdrücklich darauf hingewiesen werden, dass als Grundlage der Therapieentscheidung bei akuten (und chronischen) Leukämien immer die Beurteilung eines nach Pappenheim gefärbten Blutausstrichs zu gelten hat! Dabei sollten zusätzlich zytochemische und immunchemische diagnostische Techniken zum Einsatz gelangen.

Abbildung 4-2 zeigt Auer-Stäbchen in der typischen Pappenheim-Färbung und vergleichend dazu in einer speziellen Peroxidase-Färbung.

## Grundlagen einer mechanisierten Darstellung der pathologischen Linksverschiebung

Es gibt eine Reihe verschiedener **Messgeräte**, welche die pathologische Linksverschiebung mit unterschiedlichen Messtechnologien ermitteln und eine automatisierte Erfassung von Blutbildparametern gewährleisten:
- Impedanzmessung
- Hochfrequenzmessung
- Leitfähigkeitsmessung
- Vorwärtsstreulicht in unterschiedlichen Winkelbereichen
- Messung von polarisiertem und depolarisiertem Licht
- Kombination der unterschiedlichen Messverfahren

Im Laufe der letzten Jahre wurden die Messverfahren immer mehr verfeinert, sodass heutzutage die Blutbildparameter und vor allem die Leukozytendifferenzierung von hämatologischen Analysensystemen mit sehr guter Reproduzierbarkeit und hoher Zuverlässigkeit dargestellt werden können (Kosanke 1999).

So erfolgt die **Leukozytenzählung und -differenzierung** beim ADVIA® 120-Hämatologie-System nach Lyse der Erythrozyten durch Erfassung der Peroxidase-positiven Granulozyten und Monozyten mit 4-Chloro-1-Naphthol und $H_2O_2$ (Kosanke 1999).

Mit dem Cell-Dyn 4000 (CD 4000) (Firma Abbott Diagnostics) wurde die RNA-/DNA-Fluoreszenz als zusätzlicher Differenzierungsparameter eingeführt. Der CD 4000 stellt eine Kombination aus einem Zellzählgerät und einem Flow-Zytometer dar: Nach Lyse der Erythrozyten kommt es zum Einbringen des Fluoreszenz-Farbstoffs Propidiumjodid in solche Leukozyten, deren Zellmembran geschädigt bzw. permeabel ist. Dieser Ansatz dient zur Leukozytenzählung und -differenzierung. Das Prinzip der fluoreszenten Laserdifferenzierung besteht darin, dass jeder Leukozyt nur einmal an einer Messstelle mit einer Technologie

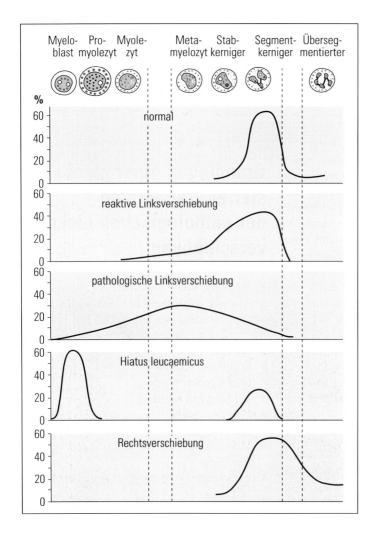

**Abb. 4-1** Schematische Darstellung der reaktiven und pathologischen Linksverschiebung.

# Grundlagen einer mechanisierten Darstellung

gemessen wird – der optischen. Im Unterschied zu anderen Differenzierungstechnologien werden nicht Informationen aus mehreren analytischen Kanälen zusammengeführt. Weil der verwendete Laserstrahl die Zellen einzeln, das heißt praktisch koinzidenzfrei erfasst, kann die Laserdifferenzierung vorteilhaft auch zur Zählung und Differenzierung in hohen Konzentrationsbereichen und in zytopenischen Proben verwendet werden (Seeger 1999). Einzelzellen, die in den individuellen Feldern liegen, werden entsprechend klassifiziert, zum Beispiel als Neutrophile oder als Lymphozyten. Mit Hilfe der Laserdifferenzierung können also die einzelnen Leukozyten klassifiziert werden.

Die Technologie der Firma Sysmex GmbH arbeitet mit fünf getrennten Messkanälen und hochmodernen, zellspezifischen Lyse-Reagenzien für die exakte Differenzierung der fünf Leukozyten-Populationen. Die genaue Anzahl der Leukozyten wird in einem separaten Messkanal mit dem Gleichstrom-Widerstandsmessprinzip ermittelt. Zur Erkennung und Überwachung anomaler Zellen werden zwei Scattergramme ausgewertet (hier werden die Ergebnisse der Hochfrequenz- und Gleichstrom-Widerstandsmessprinzipien graphisch umgesetzt und können so für die Kontrolle anomaler Zellen optimal eingesetzt werden). Im IMI-(immature myeloic information) Scattergramm werden die unreifen Granulozyten oder Myeloblasten separat von den normalen Leukozyten dargestellt (Hassenpflug 1999). Zusätzlich werden die Leukozyten im DIFF-Scattergramm in drei Populationen in Form von Punktwolken dargestellt (Lymphozyten, Monozyten und Granulozyten). Eine zusätzliche Technologie ermöglicht es, Ausstriche unter standardisierten Bedingungen anzulegen.

Die automatische Leukozytendifferenzierung mithilfe der VCS-Technologie (Firma Beckman-Coulter) verfolgt als Prinzip der Leukozytendifferenzierung die simultane Messung von Volumen, Konduktivität (conductivity) und Laserlicht-Streuung (VCS) an der fast nativen Zelle. Ein speziell entwickeltes Reagenziensystem verhindert Veränderungen an den Zellen, die beispielsweise durch Farblösungen bzw. zytochemische Reagenzien hervorgerufen werden können. Die ursprüngliche Größe der Leukozyten, die physikalischen und chemischen Eigenschaften (Kern-Plasma-Relation, Granula usw.) sowie die charakteristische Oberflächenstruktur jeder Zelle bleiben erhalten (Lahnor 1999). Zur Analyse wird ein Teil des Bluts in das integrierte Durchfluss-Zytometer des Geräts geleitet. Dieses speziell konstruierte Durchfluss-Zytometer bietet die Voraussetzung für die Anwendung der VCS-Technologie. Ein hydrodynamisch fokussierter Leukozytenstrom wird durch die Durchflusszelle geleitet. Durch die simultane Messung von Volumen, Konduk-

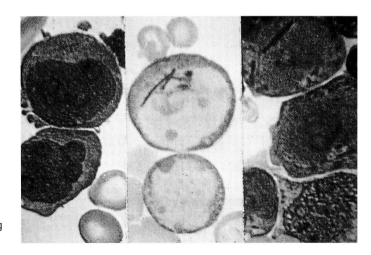

**Abb. 4-2** Auer-Stäbchen im Pappenheim-Präparat und vergleichend in einer Peroxidase-Färbung (Bruhn und Löffler 1999).

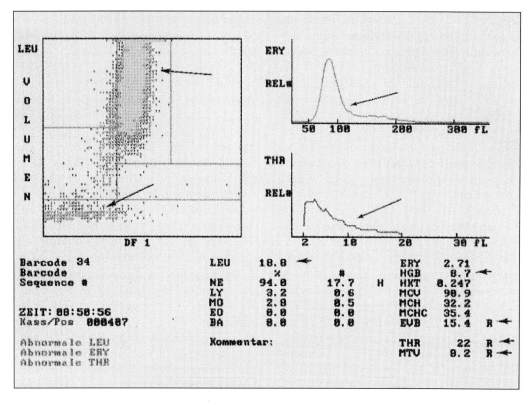

**Abb. 4-3** Akute myeloische Leukämie (FAB M3), dargestellt im VCS-Befund: Der Leukozytenplot wird von einer ausgeprägten Zellpopulation im Neutrophilenfenster dominiert, das sich weit in den großvolumigen Bereich erstreckt. Diese Zellen werden vom Gerät als Blasten und unreife Granulozyten interpretiert und mit entsprechenden Warnhinweisen kommentiert.

tivität und Laserstreuung werden die Zellen den fünf Leukozytenpopulationen (Lymphozyten, Monozyten, neutrophile, eosinophile und basophile Granulozyten) zugeordnet. Abbildung 4-3 zeigt den Nachweis einer akuten myeloischen Leukämie (FAB M3) mithilfe der VCS-Technologie. Abbildung 4-4 demonstriert dagegen eine Prä-B-ALL (FAB L1) ebenfalls dargestellt in der VCS-Technologie.

Alle hier angeführten Technologien einer automatisierten Leukozytendifferenzierung haben den Vorteil, dass sie bei schwierig zu differenzierenden Blutbildern, besonders auch bei Verdacht auf pathologische Linksverschiebung im Rahmen von Hämoblastosen, Warnhinweise geben. Der zuständige und verantwortliche Hämatologe sollte aber auch den Goldstandard eines nach Pappenheim gefärbten und mikroskopisch differenzierten Blutausstrichs als Kontrolle und zur Diagnosesicherung heranziehen. Zweifellos liegt es darüber hinaus jeweils in der Verantwortlichkeit eines jeden in einem solchen Zusammenhang diagnostisch tätigen Hämatologen, dass er in bestimmten klinischen Situationen die Ergebnisse der automatischen Leukozytendifferenzierung hinterfragt und eine mikroskopische Analyse durchführt, wenn der klinische Befund und der hämatologische Status offensichtlich nicht korrelieren und weiterführende Abklärung erfordern. Dann sind zusätzliche zytochemische, immunchemische und zytogenetische Analyseverfahren durchzuführen.

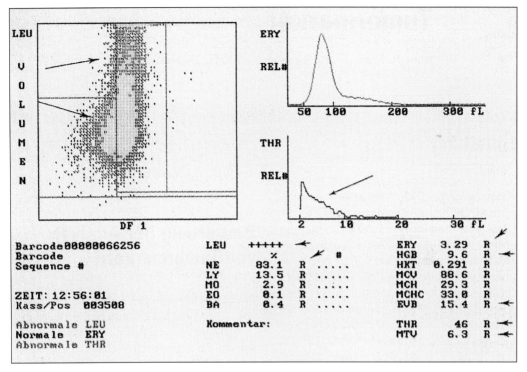

**Abb. 4-4** Darstellung einer Prä-B-ALL (FAB L1) im VCS-Befund: Im Leukozytenplot zeigt sich eine einzige große Zellpopulation, die, ausgehend vom Neutrophilenbereich, stark in das Lymphozytenfenster, weniger in das Monozytenfenster streut und sich in den großvolumigen Neutrophilenbereich hinein fortsetzt. Die Zellen werden als Blasten erkannt.

# Literatur

Bruhn HD, Löffler H. Reaktive und maligne Veränderungen des weißen Blutbildes. In: Bruhn HD, Fölsch UR (Hrsg). Lehrbuch der Labormedizin. Stuttgart: Schattauer 1999; 367–76.

Haßenpflug HD. SE-Technologie. In: Bruhn HD, Fölsch UR (Hrsg). Lehrbuch der Labormedizin. Stuttgart: Schattauer 1999; 392–5.

Kosanke W. Laserstreulicht und Peroxidasefärbung als Grundlagen zur Erstellung des Blutbildes und der Retikulozytenanalytik. In: Bruhn HD, Fölsch UR (Hrsg). Lehrbuch der Labormedizin. Stuttgart: Schattauer 1999; 403–10.

Lahnor H. VCS-Technologie. In: Bruhn HD, Fölsch UR (Hrsg). Lehrbuch der Labormedizin. Stuttgart: Schattauer 1999; 391–2.

Seeger HT. RNS-/DNS-Fluoreszenz als zusätzlicher Differenzierungsparameter. In: Bruhn HD, Fölsch UR (Hrsg). Lehrbuch der Labormedizin. Stuttgart: Schattauer 1999; 395–403.

# 5 Tumormarker

Hans D. Bruhn, Frank Gieseler, Karl-Heinz Zurborn, Ulrich R. Fölsch

## Einleitung

Tumormarker sind Substanzen, die von malignen Tumorzellen direkt gebildet werden oder Tumorzellen induzieren die Synthese des Markers in Nicht-Tumor-Zellen (Thomas u. Stieber 1998). Es kann auch definiert werden, dass als Tumormarker humoral erfassbare Produkte des Tumors selbst oder Produkte anderer Zellen als Reaktion auf das Tumorwachstum (Akute-Phase-Reaktion) bezeichnet werden (Bruhn u. Zurborn 1992). Nach einer anderen Klassifikation werden die folgenden Tumormarker im Bereich der klinischen Chemie analysiert: onkofetale Antigene, tumorassoziierte Antigene, Hormone, Enzyme, Serumproteine, Akute-Phase-Proteine (Joss u. Cerny 1990).

Der ideale Tumormarker sollte zur Früherfassung (Screening), zur Bestimmung der Tumorart (Organspezifität), zur Therapieüberwachung, zur Prognosebeurteilung und zur Früherkennung von Rezidiven oder Metastasen nach Behandlung geeignet sein.

Zur Beurteilung eines Tumormarkers müssen seine Sensitivität (Anteil testpositiver Patienten unter allen Tumorpatienten), sowie seine Spezifität (Anteil testnegativer Individuen unter Gesunden bzw. Patienten mit Nicht-Tumor-Erkrankungen) für einen bestimmten Tumor bekannt sein (Bruhn u. Zurborn 1992). Diese Werte sind abhängig vom gewählten Schwellenwert, ab dem ein Test als positiv gewertet wird. Weiterhin ist auch die Halbwertszeit der Tumormarker zu bedenken; zum Beispiel normalisiert sich der CEA-Spiegel nach kurativer Operation eines kolorektalen Tumors innerhalb von vier bis acht Wochen.

## Bewertung der Analyse von Tumormarkern

Die Primärdiagnose eines malignen Tumors wird vorwiegend durch die klinische Untersuchung, bildgebende und endoskopische Verfahren sowie den intraoperativen Befund und nur selten durch die Tumormarkeranalyse gestellt. Prognostisch, d. h. zum erkrankungsfreien Intervall nach kurativer Behandlung, besteht für einige Tumoren eine Beziehung zum prätherapeutischen Ausgangswert. Folgende Tumormarker haben eine klinisch-diagnostische Bedeutung:

### Karzinoembryonales Antigen (CEA)

Das karzinoembryonale Antigen (carcinoembryonic antigen, CEA) ist bei einer Vielzahl von Tumoren erhöht. Bedeutung für die Beurteilung des Tumorstadiums, für die Prognose und die Verlaufskontrolle hat es v. a. beim kolorektalen Karzinom, daneben auch beim Mamma- und Bronchialkarzinom. Erhöhungen des CEA finden sich jedoch auch bei benignen Erkrankungen des Magen-Darm-Trakts (Colitis ulcerosa, Crohn-Krankheit, Divertikulitis, Ulzera usw.), bei Pankreatitis, bei Lebererkrankungen (Hepatitis, Zirrhose) und bei Bronchitis sowie bei Rauchern. Als Screening-Methode ist es nicht geeignet. Das Problem der CEA-

Bestimmung liegt darin, dass ein Teil der Rezidive und/oder Fernmetastasen kolorektaler Karzinome zwar früher als mit anderen diagnostischen Tests erkannt werden können, dass die therapeutischen Optionen dabei jedoch begrenzt sind (Wagener u. Hossfeld 1996).
**Referenzbereich**: Obergrenze methodenabhängig zwischen 1,5 und 5,0 µg/l (s. Angaben der Testhersteller).

## α-Fetoprotein (AFP)

Das α-Fetoprotein hat spezielle Bedeutung beim primären Leberzellkarzinom und bei Keimzelltumoren erlangt. Bei Risikogruppen (Patienten mit Leberzirrhose und Hodenschwellung) ist daher die Analyse des AFP indiziert. Bei akuter Virushepatitis und chronisch-aktiver Hepatitis kommen AFP-Konzentrationserhöhungen vor. AFP spielt eine Rolle als Tumormarker für das nicht seminomatöse Karzinom bzw. zur Erkennung nicht seminomatöser Anteile beim Seminom. Erhöhungen werden beobachtet bei Keimzelltumoren des Hodens, des Ovars oder extragonadaler Lokalisationen. Differenzialdiagnostisch werden in seltenen Fällen erhöhte AFP-Konzentrationen bei nicht hepatischen gastrointestinalen Tumoren gefunden (Magen-, Kolon-, Gallenwegs-, Pankreaskarzinom).
**Referenzbereich**: bis 10 µg/l (ca. 7 IU/ml). Dieser Grenzwert gilt für nicht schwangere Erwachsene und Kinder ab dem vollendeten 1. Lebensjahr. In der Schwangerschaft sind physiologische AFP-Konzentrationserhöhungen üblich.

## Kohlenhydrat-Antigene

Von den Kohlenhydrat-Antigenen spielt das CA 125 eine besondere Rolle bei Ovarialkarzinomen. Das Mammakarzinom-assoziierte Antigen CA 15-3 und das CA 19-9 (Magen-, Pankreas- und Gallenwegskarzinome) haben sich für den routinemäßigen klinischen Einsatz allerdings noch nicht in aller Breite durchsetzen können. Deutlich erhöhte Spiegel von CA 19-9 finden sich bei der akuten Pankreatitis oder beim akuten Schub einer chronischen Pankreatitis.

Das Kohlenhydrat-Antigen **CA 50** wird bei epithelialen Tumoren neu an der Zelloberfläche entwickelt und spezifisch per Radioimmunoassay analysiert. In eigenen Untersuchungen mit diesem Testsystem konnte gezeigt werden, dass v. a. Magen- und Pankreastumoren, aber auch manche Lymphome und Osteomyelosklerosen positiv reagieren (Bruhn et al. 1986).

**CA 19-9** ist trotz seiner hohen Spezifität bezugnehmend auf viele benigne Erkrankungen und im Vergleich zu einigen etablierten Tumormarkern weder ein tumor- noch organspezifisches Antigen (Lamerz 1998a). Seine Hauptbedeutung liegt in der frühen Diagnostik sowie Therapie- und Verlaufskontrolle von Patienten mit Pankreaskarzinom, hepatobiliärem Karzinom und Magenkarzinom.
**Referenzbereich**: bis 40 U/ml (1 U = 0,8 ng).

Die wesentliche klinische Bedeutung von **CA 125** ist in der Diagnostik, der Therapie- und Verlaufskontrolle des Ovarialkarzinoms zu sehen. Ferner kann es beim Pankreaskarzinom als zweiter Marker nach dem CA 19-9 verwendet werden (Lamerz 1998b). Erhöhte CA-125-Konzentrationen im Serum werden ebenfalls gefunden bei akuter Adnexitis, Endometriose, akuter Pankreatitis, Leberzirrhose usw. Beim primären Ovarialkarzinom beträgt für CA 125 die höchste diagnostische Sensitivität 82–96% (Entscheidungswert 35 U/ml) (Kaesemann et al. 1986).
**Referenzbereich**: 0–35 U/ml.

Die wesentliche Indikation für **CA 72-4** ist die Therapie- und Verlaufskontrolle des Magenkarzinoms als Erstmarker in Verbindung mit einem zweiten Marker (CEA oder CA 19-9) (Lamerz 1998c). Ferner hat CA 72-4 eine relative Indikation als Zweitmarker nach CA 125 beim Ovarialkarzinom.
**Referenzbereich**: bis 6 U/ml.

**CA 15-3** gilt als effizienter Marker zur Verlaufskontrolle des metastasierenden Mammakarzinoms. Als Screening-Test oder zur

Primärdiagnostik ist dieser Parameter allerdings nicht geeignet.
Erhöhte CA-15-3-Serumkonzentrationen werden auch bei dialysepflichtiger Niereninsuffizienz, bei Leber- und Bronchialerkrankungen, bei HIV-Infektionen gefunden.
**Referenzbereich**: bis 40 U/ml.
**CA 549** wird zur Verlaufskontrolle bei Patientinnen mit metastasierendem Mammakarzinom eingesetzt. Als Screening-Test oder zur Primärdiagnostik ist er allerdings nicht geeignet.
Erhöhungen des CA 549 kommen auch bei Leber und Lungenerkrankungen sowie bei Kolon- und Magenerkrankungen vor.
**Referenzbereich**: bis 12 U/ml.

## Humanes Calcitonin (hCT)

Humanes Calcitonin ist ein Peptidhormon, das von den parafollikulär gelegenen C-Zellen der Schilddrüse sezerniert und als spezifischer, sensitiver Tumormarker in Diagnostik und Verlaufskontrolle des medullären Schilddrüsenkarzinoms eingesetzt wird. Diese Diagnostik soll v. a. bei Patienten mit szintigraphisch kalten, sonographisch echoarmen und zytologisch suspekten Schilddrüsenknoten erfolgen. 10 % aller Schilddrüsenkarzinome betreffen das medulläre Schilddrüsenkarzinom. Im Pentagastrin-Stimulations-Test zeigen Patienten mit medullärem Schilddrüsenkarzinom oder einer C-Zell-Hyperplasie nach Gabe von Pentagastrin einen deutlich stärkeren hCT-Anstieg als Normalpersonen (Raue u. Grauer 1998).
**Referenzbereich** bei Männern hCT basal bis 48 pg/ml, bei Frauen bis 10 pg/ml (entsprechende Maximalwerte nach Pentagastrin bei Männern bis 79 pg/ml, bei Frauen bis 50 pg/ml).

## CYFRA 21-1

CYFRA 21-1 (Cytokeratin-19-Fragmente) hat einen hohen Stellenwert als so genannter Panmarker beim Bronchialkarzinom. Die Indikation zur Analyse ist also der Verdacht auf Bronchialkarzinom, die Differenzialdiagnose unklarer Lungenrundherde und die Therapie-Effizienzkontrolle und Nachsorge nichtkleinzelliger Bronchialkarzinome sowie die Verlaufskontrolle des Harnblasenkarzinoms (Stieber 1998). Erhöhte Werte kommen auch bei Niereninsuffizienz, bei benignen Prozessen des Gastrointestinaltrakts und bei benignen gynäkologischen Erkrankungen sowie auch bei benignen Lungenerkrankungen vor (chronisch-obstruktive Lungenerkrankung (chronic obstructive pulmonary disease, COPD), Pneumonie, Sarkoidose, chronische Bronchitis, Asthma bronchiale).
**Referenzbereich**: bis 2,0 ng/ml.

## Humanes Choriongonadotropin (hCG)

Humanes Choriongonadotropin gelangt als Tumormarker zum Einsatz bei Keimzelltumoren (Blasenmole und Chorionkarzinom der Frau, Hodentumor des Mannes) sowie bei extragonadalen Keimzelltumoren. Leicht erhöhte hCG-Serumkonzentrationen finden sich bei Frauen in der Postmenopause, bei Vorliegen eines Hypogonadismus und bei Patienten mit Niereninsuffizienz. Ist eine Schwangerschaft ausgeschlossen, so spricht ein erhöhter hCG-Wert mit großer Wahrscheinlichkeit für das Vorliegen eines malignen Tumors. Beim Chorionkarzinom korreliert die Tumormasse eindeutig mit der Höhe der Serumwerte des hCG (Mann u. Hörmann 1998).
**Referenzbereich**:
- Männer und prämenopausale Frauen bis 5 IU/l.
- postmenopausale Frauen bis 10 IU/l.

## Mucin-like cancer associated antigen (MCA)

Mucin-like cancer associated antigen wird in der Verlaufskontrolle von Patientinnen mit

metastasierendem Mammakarzinom eingesetzt (Lamerz 1998f). Erhöhte MCA-Werte werden allerdings auch bei benignen Lebererkrankungen und benignen Brusterkrankungen gefunden.
**Referenzbereich**: bis 15 U/ml.

## Neuronenspezifische Enolase (NSE)

Die neuronenspezifische Enolase gelangt in der Therapie- und Verlaufskontrolle bei Patienten mit neuroendokrinen Tumoren zum Einsatz, vor allem beim kleinzelligen Bronchialkarzinom und beim Neuroblastom. Als Screening-Test und zur Primärdiagnostik ist die NSE wegen zu geringer diagnostischer Sensitivität und Spezifität nicht geeignet. Erhöhte NSE-Serumkonzentrationen werden allerdings auch bei gutartigen Lungenerkrankungen, bei zerebralen Erkrankungen nachgewiesen (Lamerz 1998g).
**Referenzbereich**: im Serum bis zu 10 ng/ml (Fischbach et al. 1986). Bei anderen Autoren bis zu 20 ng/ml.

## Prostataspezifisches Antigen (PSA)

Die Analyse des prostataspezifischen Antigens dient der diagnostischen Erfassung von Prostatakarzinomen bei asymptomatischen Männern im Alter von über 50 Jahren, wobei parallel und zusätzlich die digitale rektale Untersuchung und der transrektale Ultraschall eingesetzt werden. Darüber hinaus ist eine Therapie- und Verlaufskontrolle schon bekannter Prostatakarzinome durch die PSA-Analyse möglich.
Bei der Bestimmungsmethode werden entweder zwei monoklonale Antikörper oder polyklonale Antikörper eingesetzt.

> Wird die PSA-Analyse als **Screening-Methode** zur Erfassung eines Prostatakarzinoms eingesetzt, ist bei der Bewertung zu beachten, dass nicht nur ein Prostatakarzinom, sondern auch eine benigne Prostatahyperplasie in Abhängigkeit vom Alter des Patienten, weiterhin eine Prostatitis und ein Prostatainfarkt zu einer Erhöhung des PSA-Werts führen können.

Bei alleinigem PSA-Screening ohne digitale rektale Untersuchung oder transrektalen Ultraschall würden 20 bis 30 % von Prostatakarzinomen übersehen. Altersspezifische PSA-Referenzbereiche scheinen für den Bereich von 4–10 ng/ml die diagnostische Sensitivität zu erhöhen. Nach Untersuchungen bei normalen männlichen Alterskohorten steigt die mediane Serum-PSA-Konzentration mit jeder Altersdekade an (Oesterling et al. 1993): So fand sich bei Männern von 40 bis 49 Jahren ein Referenzbereich von < 2,5 ng/ml, bei Männern von 50 bis 59 Jahren ein Referenzbereich von < 3,5 ng/ml, bei 60- bis 69-Jährigen von < 4,5 ng/ml und bei 70- bis 79-Jährigen von < 6,5 ng/ml. Prostatavolumen und PSA korrelierten mit dem Lebensalter. Bei einem PSA-Wert unterhalb der altersspezifischen Grenze und unauffälliger digitaler rektaler Untersuchung sollte jährlich nur eine PSA-Bestimmung durchgeführt werden (Oesterling et al. 1993). Bei Werten oberhalb der altersspezifischen Grenze sind eine digitale rektale Untersuchung und ein transrektaler Ultraschall sowie eventuell eine Biopsie durchzuführen.

> Grundsätzlich ist auch immer an die Möglichkeit von Tumoren mit nur wenig oder keinem PSA-Anstieg zu denken.

Weiterhin wird der PSA-Wert zum Monitoring nach radikaler Prostatektomie und nach Strahlentherapie, aber auch nach Androgen-Entzugstherapie eingesetzt.
Eine digitale rektale Untersuchung kann zu einer Erhöhung des PSA-Wertes führen. Weiterhin konnte PSA immunhistologisch in männlichen und weiblichen periurethralen und peri-

analen Drüsen, bei Harnblasenentzündung, im normalen Endometrium, im Tumorgewebe, vor allem in Karzinomen von Urethra, Blase, Penis, Parotis, Niere, Nebenniere, Kolon, Brust, Ovar, Lunge und Leber beiderlei Geschlechts nachgewiesen werden (Lamerz 1998h).
**Referenzbereich**: < 4,0 ng/ml.

## Squamous cell carcinoma antigen (SCC)

SCC wird als Marker beim Plattenepithelkarzinom eingesetzt, eignet sich aber wegen mangelnder diagnostischer Sensitivität und Spezifität nicht zum Screening (Lamerz 1998i). Diskutiert wird dagegen der Einsatz zur Therapie- und Verlaufskontrolle von Plattenepithelkarzinomen von Zervix, Lunge, Ösophagus, Analkanal und Kopf-Nacken-Bereich.
Erhöhungen des SCC werden auch gesehen bei Leberzirrhose, Pankreatitis und Niereninsuffizienz, bei benignen gynäkologischen Erkrankungen und bei benignen Hauterkrankungen (Psoriasis, Ekzeme).
Die höchste Prävalenz besteht beim Plattenepithelkarzinom der Lunge mit 39–78 % und beim Bronchialkarzinom mit einer diagnostischen Sensitivität von insgesamt 27 % (Stieber et al. 1987). Beim Ösophaguskarzinom dagegen besteht eine mittlere diagnostische Sensitivität von 30–39 % (Damle 1988).
**Referenzbereich**: < 3 ng/ml.

## Steroidhormon-Rezeptoren

Die Bestimmung des **Estrogen-Rezeptors (ER)** und des **Progesteron-Rezeptors (PR)** im Mammakarzinom-Gewebe ist von klinischer Relevanz (Goldhirsch et al. 1995). Insofern erfolgt die Erhebung des ER- und PR-Status im Mammakarzinom-Gewebe als Prognosefaktor hinsichtlich Überlebenszeit und Ansprechbarkeit auf eine adjuvante Hormontherapie (Krieg 1998). Mammakarzinom-Patientinnen mit positivem PR-Nachweis sind mit einer signifikant besseren Prognose behaftet als Patientinnen mit negativem PR-Status (Jonat et al. 1994).
Als Untersuchungsmaterial wird exzidiertes Tumorgewebe eingesetzt. Referenzbereiche gibt es nicht. Der Rezeptorstatus wird üblicherweise nur mit positiv oder negativ festgelegt.

## Thyreoglobulin (TG)

Die Analyse des Thyreoglobulins dient der Verlaufskontrolle des differenzierten Schilddrüsenkarzinoms nach totaler Schilddrüsenablation durch Operation und Radiojodtherapie. Darüber hinaus finden sich erhöhte Werte bei Thyreoiditis und bei Thyreotoxicosis factitia. Da auch Knotenstrumen erhöhte TG-Konzentrationen aufweisen können, leistet das TG keinen Beitrag beim Auffinden der wenigen Karzinome aus der großen Zahl von gutartigen Knoten im Endemiegebiet (Hüfner 1998). Bei noch vorhandener Schilddrüse ist die TG-Bestimmung für die Tumordiagnostik praktisch nicht relevant, nach totaler Schilddrüsenelimination dagegen ist das TG ein wichtiger Tumormarker mit hoher diagnostischer Sensitivität und Spezifität bezüglich Tumorpersistenz oder Rezidiv (Hüfner et al. 1980, Schlumberger et al. 1981).
**Referenzbereich**: bis 50 µg/l.

# Paraneoplastische Syndrome

Paraneoplastische Syndrome sind als heterogene Gruppe von Symptomen und Funktionsstörungen bei Krebspatienten zu bewerten, die nicht direkt durch den Primärtumor oder seine Metastasen bedingt sind, aber mit ihnen assoziiert sind (Thomas 1998). Die oft fernab induzierten Manifestationen erfolgen aufgrund der Bildung von Signalstoffen durch den Tumor (Thomas 1998). Hierzu gehören durch Neoplasien ektop gebildete Hormone, biologisch aktive Peptide wie Wachstumsfaktoren, Enzyme, Autoantikörper. Charakteristisch ist beispielsweise das ektope ACTH-Syndrom, aber auch das Syndrom der inappropriaten ADH-Sekretion oder die Tumorhyperkalzämie. Im hämatologischen Bereich können Anämien oder Erythrozytosen auftreten. Das hämostaseologische System reagiert entweder mit Thromboembolien oder Hämorrhagien (vgl. Kap. 7, S. 59 und S. 66; Bruhn u. Zurborn 1996, Bruhn u. Zurborn 1998).

Eine den Tumormarkern vergleichbare diagnostische Signifikanz weisen die paraneoplastischen Syndrome allerdings nicht auf!

Die Verbrauchskoagulopathie oder die Erhöhung der D-Dimere bei metastasierenden Tumoren hat also keine diagnostische Bedeutung.

# Literatur

Bruhn HD, Broers H, Euler H, Everding A, Feller AC, Hedderich J, Jostarndt L, Jooss B, Zurborn KH, Löffler H. CA-50 im Serum von Karzinom-Patienten. Dtsch Med Wochenschr 1986; 111: 1267–72.

Bruhn HD, Zurborn KH. Tumormarker. In: Bruhn HD, Zurborn KH (Hrsg). Hämato-onkologische Therapie. 2. Aufl. Stuttgart: Schattauer 1992; 170–3.

Bruhn HD, Zurborn KH. Veränderungen des Hämostasesystems bei malignen Erkrankungen und deren klinische Bedeutung. In: Spanuth E. (Hrsg). Malignome und Hämostase. Berlin, Heidelberg, New York: Springer 1996; 3–15.

Bruhn HD, Zurborn, KH. Hämostase bei malignen Erkrankungen – Therapieinduzierte Einflüsse. Tumordiagn Ther 1998; 19: 25–34.

Damle SR. Usefulness of squamous cell carcinoma antigen (SCC) in carcinoma of the esophagus. Clin Chem 1988; 34: 1299–1300.

Fischbach W, Jany B, Nelkenstock R. Bedeutung der neuronenspezifischen Enolase (NSE) in der Diagnostik von Bronchialkarzinomen und neuroendokrinen Tumoren. Dtsch Med Wochenschr 1986; 111: 1721–5.

Goldhirsch A, Wood WC, Senn HJ, Glick JH, Gelber RD. Meeting highlights: international consensus panel on the treatment of primary breast cancer. J Natl Cancer Inst 1995; 87: 1441–5.

Hüfner M. Thyreoglobulin. In: L. Thomas (Hrsg) Labor und Diagnose. Frankfurt: TH-Books 1998, 1017–19.

Hüfner M, Pollmann H, Grußendorf M, Schenk P. Die Bedeutung der Thyreoglobulinbestimmung im Serum bei der Nachsorge von Patienten mit differenziertem Schilddrüsenkarzinom. Schweiz Med Wochenschr 1980; 110: 159–62.

Jonat W, Eidtmann H, Friedrichs K. Prognosefaktoren beim Mammakarzinom. Gynäkologe 1994; 27: 37–44.

Joss R, Cerny Th. Sinn und Unsinn von Tumormarkern in der Praxis. Schweiz Med Wochenschr 1990; 120: 693–703.

Kaesemann H, Caffier H, Hoffmann FJ, Crombach G, Würz H, Kreienberg R, Möbus V, Schmidt-Rhode P, Sturm G. Monoklonale Antikörper in Diagnostik und Verlaufskontrolle des Ovarialkarzinoms. CA 125 als Tumormarker. Klin Wochenschr 1986; 64: 781–5.

Krieg M. Steroidhormon-Rezeptoren. In: Thomas L (Hrsg). Labor und Diagnose. Frankfurt: TH-Books 1998; 1012–7.

Lamerz R. CA 19–9. In: Thomas L (Hrsg). Labor und Diagnose. Frankfurt: TH-Books 1998a; 966–9.

Lamerz R. CA 125. In: Thomas L (Hrsg). Labor und Diagnose. Frankfurt: TH-Books 1998b; 969–73.

Lamerz R. CA 72–4. In: Thomas L (Hrsg). Labor und Diagnose. Frankfurt: TH-Books 1998c; 973–6.

Lamerz R. CA 15–3. In: Thomas L (Hrsg). Labor und Diagnose. Frankfurt: TH-Books 1998d; 976–9.

Lamerz R. CA 549. In: Thomas L (Hrsg). Labor und Diagnose. Frankfurt: TH-Books 1998e; 979–81.

Lamerz R. Mucin-like cancer associatited antigen (MCA). In: Thomas L (Hrsg). Labor und Diagnose. Frankfurt: TH-Books 1998f; 998–1000.

Lamerz R. Neuronen-spezifische Enolase (NSE). In: Thomas L (Hrsg). Labor und Diagnose. Frankfurt: TH-Books 1998g; 1000–3.

Lamerz R. Prostata-spezifisches Antigen (PSA). In: Thomas L (Hrsg). Labor und Diagnose. Frankfurt: TH-Books 1998h; 1004–8.

Lamerz R. Squamous cell carcinoma antigen (SCC). In: Thomas L (Hrsg). Labor und Diagnose. Frankfurt: TH-Books 1998i; 1008–12.

Mann K, Hörmann R. Humanes Choriongonadotropin (hCG). In: Thomas L (Hrsg). Labor und Diagnose. Frankfurt: TH-Books 1998; 992–7.

Oesterling JE, Cooner WH, Jacobsen SJ, Guess HA, Lieber MM. The influence of patient age on the serum prostate-specific antigen concentration: an important clinical observation. Urol Clin North Am 1993; 20: 671–80.

Raue F, Grauer A. Determination of tumor markers in diagnosis and follow-up of patients with medullary thyroid carcinoma. Exp Clin Endocrinol 1994; 102, Suppl 2: 67–73.

Raue F, Grauer A. Humanes Calcitonin (hCT). In: Thomas L (Hrsg). Labor und Diagnose. Frankfurt: TH-Books 1998; 981–3.

Schlumberger M, Fragu P, Parmentier C, Tubiana M. Thyreoglobulin assay in the follow-up of patients with differentiated thyroid carcinoma. Comparison of its value in patients with or without normal residual tissue. Acta Endocrinol (Copenh) 1981; 98: 215–21.

Stieber P. Cytokeratin-19-Fragmente (CYFRA 21–1). In: Thomas L (Hrsg). Labor und Diagnose. Frankfurt: TH-Books 1998, 987–92.

Stieber P, Fateh-Moghadam A, Knedel M. Squamous cell carcinoma (SCC)-Antigen in der Diagnostik und Verlaufsbeurteilung des Cervix-Karzinoms. GIT Lab Med 1987; 11–12: 554–8.

Thomas L, Stieber P. Maligne Erkrankungen. In: Thomas L (Hrsg). Labor und Diagnose. Frankfurt: TH-Books 1998; 956–1.

Thomas L. Paraneoplastisches Syndrom. In: Thomas L (Hrsg). Labor und Diagnose. TH-Books 1998; 1020–6.

Wagener C, Hossfeld DK. Analytische und diagnostische Validität von Tumormarkern. Onkologie 1996; 2: 278–86.

# 6 Immunphänotypisierung und Entwicklung der B-Zellen als Grundlage einer Klassifikation der Non-Hodgkin-Lymphome[1]

Hans-Heinrich Wacker, Reza Parwaresch

## Einleitung

> Die Immunphänotypisierung hämatopoetischer Zellen beruht auf dem Nachweis von Proteinen auf der Zelloberfläche, im Zytoplasma oder seltener im Zellkern.

Die Proteine auf der Zellmembran stellen wichtige Eiweißkörper, häufig Rezeptorproteine, dar, die für bestimmte Zellpopulationen spezifisch sind und über die sich diese von anderen Zellreihen eindeutig abgrenzen lassen. So kann beispielsweise aufgrund des Nachweises von Immunglobulinen auf der Zelloberfläche oder im Zytoplasma eine Zelle sicher dem B-Zell-System zugerechnet werden.
Die immunhistochemischen Methoden wurden erst durch die Herstellung spezifischer Antiseren gegen bestimmte Proteine möglich. Während in den Anfängen der Immunhistochemie vornehmlich polyklonale Antiseren, die durch Immunisierung von Kaninchen gewonnen wurden, zur Anwendung kamen, setzte die Verbreitung dieser Untersuchungstechniken für die Diagnostik mit der Entwicklung einer Vielzahl verschiedener monoklonaler Antikörper ein. Basierend auf den Versuchen von Köhler und Milstein 1975 werden immunisierte B-Lymphozyten aus der Milz von Mäusen mit einer permanenten Plasmozytom-Zelllinie der Maus hybridisiert. So wurde es möglich, das Immunglobulin eines B-Lymphozyten mit einer spezifischen Antigenbindungsstelle in unbegrenzter Menge durch immortalisierte B-Zell-Hybridome herzustellen.
Um bei einer großen Anzahl von monoklonalen Antikörpern (MAK) eine übersichtliche Ordnung zu schaffen, wurden Antikörper, die das gleiche Antigen erkennen, zu einer Gruppe zusammengefasst und als cluster of differentiation (CD) mit aufsteigender Nummerierung benannt (Tab. 6-1).

## Methoden der Immunzytochemie

**Prinzip:** Nach Inkubation der zu untersuchenden Zellen mit spezifischen monoklonalen Antikörpern werden die gebildeten Antigen-Antikörper-Komplexe über konjugierte Fluorochrome oder über konjugierte Enzymproteine, die farbgebende Reaktionen katalysieren, sichtbar gemacht. Als Fluorochrome werden vor allem Fluoresceinisothiocyanat (FITC) und Phycoerythrin (PE) verwendet und im Fluores-

---

[1] Text modifiziert nach: Wacker HH. Nachweis von Leukozytenantigenen und Immunphänotypisierung (Kapitel 15.7). In: Bruhn HD, Fölsch UR (Hrsg). Lehrbuch der Labormedizin. Stuttgart: Schattauer 1999; 410–5.

Tab. 6-1 Wichtige monoklonale Antikörper (MAK) für Routineuntersuchungen in der hämatologischen Diagnostik.

| CD-Cluster | Antigen, Zellpopulation | MAK | Quelle |
|---|---|---|---|
|  | Schwerkette α | anti-α | Becton Dickinson |
|  | Schwerkette γ | anti-γ | Becton Dickinson |
|  | Schwerkette μ | anti-μ | Becton Dickinson |
|  | Schwerkette δ | anti-δ | Becton Dickinson |
|  | Leichtkette κ | anti-κ | Becton Dickinson |
|  | Leichtkette λ | anti-λ | Becton Dickinson |
| CD19 | frühe B-Lymphozyten | HD37 | Becton Dickinson |
| CD20 | B-Lymphozyten | L26 | Dako |
| CD22 | B-Lymphozyten | HD39 | Dako |
| CD23 | IgE-Rezeptor, Follikelmantellymphozyten, FDZ | Tü1 | Dianova |
| CD1a | Thymuskortex-Antigen, IDZ | NA1/34 | Dako |
| CD2 | Schafserythrozyten-Rezeptor | MT910 | Dako |
| CD3 | T-Zell-Rezeptor | Leu4 | Becton Dickinson |
| CD4 | T-Helfer-/Inducer-Lymphozyten | Leu3a | Becton Dickinson |
| CD8 | T-Suppressor-/zytotoxische Lymphozyten | Leu2a | Becton Dickinson |
| CD5 | T-Lymphozyten, B-Subpopulation | Leu1 | Becton Dickinson |
| CD6 | T-Lymphozyten | ST20 | Dako |
| CD7 | frühe T-Zellen | DK24 | Dako |
| CD25 | IL-2-Rezeptor | Tü69 | Dianova |
| CD10 | Common-ALL-Antigen | CALLA | Becton Dickinson |
| CD56 | Natural-Killer-Zellen | Moc-1 | Dako |
|  | terminale Desoxynucleotidtransferase (TdT) | HT1,3,4 | Dako |
| CD38 | Plasmazellen, Stammzellen | AT13/5 | Dako |
| CD45 | common leucocyte antigen | PD7/26 | Dako |
| CD11c | Monozyten/Makrophagen | Ki-M1 | Dianova; Pathologie Kiel |
| CD13 | myeloische Zellen | My7 | Dako |
| CD15 | X-Hapten, Granulozyten | LeuM1 | Becton Dickinson |
| CD33 | myeloische Zellen | My9 | Dako |
| CD68 | Monozyten/Makrophagen | Ki-M6 | Dianova; Pathologie Kiel |

**Tab. 6-1:** Fortsetzung

| CD-Cluster | Antigen, Zellpopulation | MAK | Quelle |
|---|---|---|---|
| | HLA-DR-Antigen, MHC-Klasse-II-Antigen | CR3/43 | Dako |
| | Proliferation | Ki67 | Dianova |
| CD30 | Aktivierungsantigen | Ki1 | Dianova |
| | Glykophorin A (Erythrozyten) | Glycoph. A | Dako |
| | follikuläre dendritische Retikulumzellen | Ki-M4 | Dianova, Pathologie Kiel |
| | Protein S100 | S100 | Dako |

zenzmikroskop morphologisch ausgewertet. Als Enzyme kommen Peroxidasen oder Phosphatasen zur Anwendung.

## Direkte Immunzytochemie (Fluoreszenz-Immunzytochemie)

Beim direkten immunzytochemischen Verfahren werden die mit Fluorochromen (FITC, PE usw.) markierten monoklonalen Antikörpern in Zellsuspensionen im Durchfluss-Zytometer analysiert.

**Vorteil:**
- quantitative Bestimmung bestimmter phänotypischer Zellpopulationen durch Mehrfachmarkierungen
- Monitoring von Leukämien bei subleukämischem Verlauf
- Methode ist für automatisierte Auswertung (Durchfluss-Zytometrie) geeignet

**Nachteil:**
- fehlende morphologische Kontrolle
- Methode setzt Fluorochrom-gekoppelte Antikörper voraus
- Zellpräparation nur zeitlich begrenzt untersuchbar

## Indirekte Immunzyto- und Immunhistochemie

Die Untersuchung von Zellpräparationen erfolgt in Form von Zytozentrifugenpräparaten oder Ausstrichen. Kryostatschnitte von Gewebeproben werden immunhistochemisch untersucht.

Unmarkierte monoklonale Antikörper werden über mit Peroxidase oder mit alkalischer Phosphatase markierte Sekundärseren mit einer nachfolgenden farbgebenden Enzymreaktion sichtbar gemacht (APAAP-Methode oder PAP-Methode; Abb. 6-1).

**Vorteil:**
- universell einsetzbare Methode zur Darstellung aller monoklonalen (nicht markierten) Antikörper
- Reaktionsintensität ist bei mehrfacher Verwendung der Sekundärantikörper (Sandwich-Methode) steuerbar
- Zellpräparation längere Zeit untersuchbar (ca. 6 Monate)
- gefärbte Präparate archivierbar
- morphologische Kontrolle

**Nachteil:**
- nur semiquantitative Analyse von Zellpopulationen mit bestimmtem Immunphänotyp

**Einsatzgebiet:**
- Analyse der Leukozytenzusammensetzung im Blut (z. B. CD4-/CD8-Relation)

- Immunphänotypisierung leukämischer Neoplasien: akute und chronische Leukämien (z. B. AML, ALL, CLL)
- immunhistochemische Untersuchung von malignen Non-Hodgkin-Lymphomen und anderen Tumoren

## Lymphatisches System

Lymphatische Leukämien und entsprechende maligne Lymphome unterscheiden sich histogenetisch und immunphänotypisch nicht. Die Leukämie stellt lediglich das Symptom einer leukämischen Ausschwemmung einer malignen hämatologischen Neoplasie dar.

Die Einteilung der Non-Hodgkin-Lymphome (NHL) entsprechend der Kiel-, der REAL- und der neuen WHO-Klassifikation berücksichtigt Morphologie, Immunphänotyp, genetische Befunde und klinische Daten. Die Einteilung soll klinische Relevanz haben. Sicherlich ist auch die 2001 publizierte WHO-Klassifikation nur ein Entwicklungsschritt und wird sehr bald ergänzt oder verändert werden. Da maligne Lymphome und Leukämien als eingefrorene Differenzierungsstadien normaler lymphatischer Zellen aufgefasst werden, wird nachfolgend die phänotypische Differenzierung der normalen T- und B-Zellen kurz wiedergegeben.

### T-Zell-Reihe

> Die Ausreifung der T-Lymphozyten erfolgt teils präthymisch im Knochenmark und teils im Thymus.

Als erstes T-Zell-spezifisches Antigen wird CD7 exprimiert. Ebenso wird auf dieser frühen Entwicklungsstufe (kurzzeitig an das Rearrangement der T-Zell-Rezeptor-Gene gebunden) TdT (terminale Desoxynucleotidtransferase) nachweisbar. In der weiteren Ausreifung wird

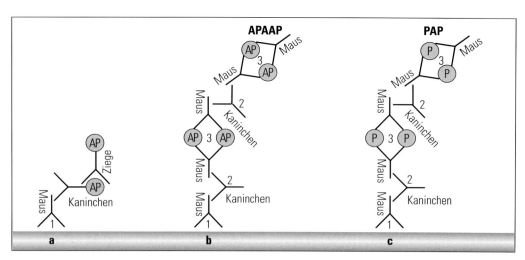

**Abb. 6-1** Indirekte immunzytochemische Verfahren zur Verstärkung der Enzymreaktion:
**a** Verwendung mehrerer verschiedener enzymkonjugierter polyklonaler Sekundärseren unterschiedlicher Spezies.
**b und c** Verwendung von Enzym-Antikörper-Komplexen, die über polyklonale Brückenantikörper (2) mit dem Primärantikörper (1) und mit anderen Anzym-Antikörper-Komplexen verbunden sind. b (3): alkalische-Phosphatase-anti-alkalische-Phosphatase (APAAP).
**c** Peroxidase-anti-Peroxidase (PAP).

nachfolgend zytoplasmatisch das CD3-Antigen exprimiert, gefolgt von CD2 und CD5 und unter Verlust von CD7. Parallel zu der Expression des Thymuskortex-Antigens CD1a erscheinen gleichzeitig das CD4- und auch das CD8-Antigen. Unter Verlust des CD1a-Antigens erfolgt der Übergang in periphere T-Zellen. Danach wird nur CD4 oder nur CD8 auf der Zelloberfläche nachweisbar. Diese T-Lymphozyten besitzen einen T-Zell-Rezeptor, der sich aus der α- und β-Kette zusammensetzt. Nur eine kleine Zellpopulation von circa 3 % ist negativ für CD4 und CD8 und besitzt einen T-Zell-Rezeptor, der sich aus der γ- und δ-Kette zusammensetzt (NK-Zellen).

In der weiteren Entwicklung der T-Zellen in den peripheren lymphatischen Organen im Rahmen einer zellvermittelten Immunantwort mit Transformation in T-Immunoblasten ändert sich nichts an dem Immunphänotyp der peripheren T-Zellen (Abb. 6-2).

## B-Zell-Reihe

> Die B-Zellen entstammen beim Menschen dem Knochenmark.

Aus den Stammzellen entwickeln sich frühe B-Zellen, wobei als erstes spezifisches B-Zell-Merkmal das CD19-Antigen exprimiert wird. Nachfolgend wird auch das CD22-Antigen nachweisbar (Prä-prä-B-Zelle). In dieser frühen Entwicklungsstufe (mit kurzzeitiger Expression der TdT und des CD10-Antigens) wird nach dem Rearrangement des Schwerkettengens im Zytoplasma die μ-Kette (ohne Leichtkette) detektierbar. Dabei werden Zellen dieses Ausreifungsstadiums als Prä-B-Zellen bezeichnet. Nach dem Rearrangement des Leichtketten-Immunglobulin-Gens wird das jetzt komplette Immunglobulin IgM (mit Leichtkette λ oder κ) auf der Zelloberfläche präsentiert (B1-Lymphozyt, virgin-B-Lymphozyt). Nach Kontakt eines B1-Lymphozyten mit seinem durch das Rearrangement zugewiesenen Antigen (trifft nur für unter 1 % der gebildeten B1-Lymphozyten zu) erfolgt eine Transformation in B-Immunoblasten (primäre humorale Immunantwort) mit Ausbildung von Plasmazellen vom Typ IgM – wahrscheinlich mit Übergangsformen, wie sie beim lymphoplasmozytoiden Immunozytom vorkommen. Über 99 % der im Knochenmark gebildeten B-Lymphozyten gehen unter, ohne an einer immunologischen Reaktion beteiligt zu sein. Neben der primären Immunreaktion können B1-Lymphozyten auch in eine Keimzentrumsreaktion (sekundäre humorale Immunreaktion) einmünden, welche zu einer Ausdifferenzierung zu Zentroblasten führt. Die Zentroblasten durchlaufen eine Hypermutation in der hypervariablen Region der Immunglobulingene, die mit einer Affinitätssteigerung der gebildeten Antikörper und

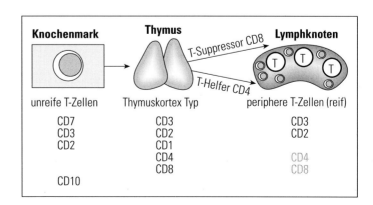

**Abb. 6-2** Schema der T-Zell-Entwicklung und Immunphänotypen.

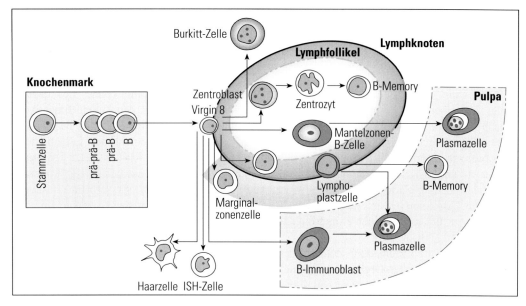

**Abb. 6-3** Schema der B-Zell-Entwicklung. ISH-Zelle = immature sinus histiocyte, unreifer Sinushistiozyt.

einem Immunglobulinklassen-Switch verbunden ist. Die stark proliferierenden Zentroblasten, die zu einem großem Teil innerhalb des Keimzentrums zugrunde gehen und von den Sternhimmelmakrophagen phagozytiert werden, differenzieren zu Zentrozyten aus. Auf der Differenzierungsstufe der Zentroblasten und Zentrozyten wird wieder das CD10-Antigen exprimiert. Aus der Keimzentrumsreaktion gehen zum einen Immunoblasten hervor, die sich in Plasmazellen umwandeln, um Immunglobuline des Typs IgG, seltener IgA oder IgE, zu bilden, zum anderen B2-Lymphozyten (memory-cells), die das immunologische Gedächtnis des Individuums darstellen, um bei nochmaligem Antigenkontakt (booster) erneut eine sekundäre Immunreaktion zu initiieren. Plasmazellen als höchste Differenzierungsform der B-Zellen weisen keine Oberflächenimmunoglobuline, sondern nur intrazytoplasmatische Immunglobuline in hoher Konzentration auf. Diese finale Differenzierung in generative Endzellen vollzieht sich zumeist unter Verlust typischer B-Zell-Antigene wie CD19, CD20 oder CD22 bei Expression von CD38 (Abb. 6-3).

## Normale Verteilung der Lymphozyten im peripheren Blut

B-Lymphozyten machen unter normalen Bedingungen 20–30 % der Gesamtlymphozyten aus. Somit gehören 70–80 % der Blutlymphozyten zur T-Zell-Reihe. Das Verhältnis von CD4- zu CD8-positiven T-Lymphozyten beträgt etwa 2:1 bis 4:1.

## Literatur

Köhler G, Milstein C. Continuous cultures of fused cells secreting antibody of predefined specificity. Nature 1975; 256: 495–7.

Jaffe ES, Harris NL, Stein H, Vardiman JW (eds). Pathology and genetics of tumors of haematopoetic and lymphoid tissues. World Health Organization Classification of Tumors. Lyon: IARC-Press 2001.

# 7 Onkohämostaseologie: Tumorwachstum und Hämostase

Hans D. Bruhn, Frank Gieseler, Karl-Heinz Zurborn

## Einleitung

Eine enge Assoziation zwischen dem Hämostasesystem und malignem Tumorwachstum ist seit über 100 Jahren bekannt. Trousseau beschrieb 1865 die Thrombophlebitis als typisches Symptom beim Magenkarzinom, das er differenzialdiagnostisch verwertete (Trousseau 1865). Die klinische Bedeutung zeigt sich in einer Thrombosefrequenz von circa 5–15 % beim Tumorpatienten. Bei Autopsien werden sogar in 50 % der Fälle mit malignen Erkrankungen Thrombosen und Lungenembolien gefunden. Die Inzidenz von Thromboembolien ist zudem abhängig von der Tumorart (Tab. 7-1) (Rickles u. Edwards 1983).

Zahlreiche Fragen im Verhältnis zwischen Tumorwachstum und Hämostase sind bis heute offen geblieben. Dies ist begründet in der Komplexität dieser Beziehung, die sich auf verschiedenen Ebenen abspielt. Diese betreffen die Eigenschaften des Tumors selbst (Charakterisierung entsprechender Tumortypen in Tab. 7-3, s. S. 62), das Verhalten der Wirtsabwehr, Therapiemaßnahmen, weitere begleitende Erkrankungen und thrombogene klinische Situationen (z. B. Immobilität), Alter und der Versuch der Einflussnahme durch eine antithrombotische Therapie.

Manche Autoren meinen, es handele sich bei der Hämostasestörung lediglich um ein unspezifisches Epiphänomen. Verschiedenste Argumente wie der Nachweis von Fibrin unmittelbar an vitalen Tumorzellen, die direkte mitogene Wirkung von Gerinnungsfaktoren wie Thrombin als Gewebehormon auf Tumorzellen und die Beeinflussung der Tumorprogression im experimentellen System und in der klinischen Medizin durch antithrombotische Medikamente sprechen jedoch eindeutig für eine biologische Signifikanz (Bruhn 1983, Bruhn u. Zurborn 1996, Zacharski et al. 1990).

## Pathophysiologie

### Aktivierung des Gerinnungssystems

Wichtige aufgeklärte Aspekte in der komplexen Pathophysiologie der Gerinnungs- und Plättchenaktivierung beim Tumorpatienten sind in Abbildung 7-1 zusammengefasst. Zu den Mechanismen, die zur Aktivierung der Gerinnung und der Plättchen in diesem Zusammenhang führen können, gehören Tumorprokoagulan-

**Tab. 7-1:** Thromboembolie-Raten (in %) bei verschiedenen Tumorarten (mod. nach Rickles und Edwards 1983). n = Anzahl untersuchter Patienten.

| Tumorart | n | % |
|---|---|---|
| Lungenkarzinom | 158 | 27,9 |
| Pankreaskarzinom | 104 | 18,4 |
| Magenkarzinom | 96 | 17,0 |
| Kolonkarzinom | 89 | 15,7 |
| Ovarial-/Uteruskarzinom | 41 | 7,2 |
| Prostatakarzinom | 40 | 7,1 |

zien, Prokoagulanzien von Entzündungszellen, Zytokine (z. B. Interleukin-1 und Tumornekrosefaktor) sowie Mediatoren der Plättchenadhäsion und -aggregation.

Verschiedene prokoagulatorische Aktivitäten wurden aus malignem Tumorgewebe beim Menschen oder verschiedenen Tierspezies oder auch aus von diesen abgeleiteten Tumorzelllinien in Kultur identifiziert und charakterisiert. Die Eigenschaften dieser Prokoagulanzien wurden in einem Register der Internationalen Gesellschaft für Thrombose und Hämostase zusammengetragen (Edwards et al. 1993). Es können grundsätzlich zwei verschiedene Tumorprokoagulanzien differenziert werden:

- der Gewebefaktor (tissue factor, TF), der Faktor-VII- und lipidabhängige Kofaktor der Faktor-X-Aktivierung
- der Faktor-VII-unabhängige direkte Faktor-X-Aktivator (cancer procoagulant, CP)

Letzterer ist eine Cysteinprotease, die ausschließlich in malignen oder embryonalen Geweben (Amnion-Chorion-Gewebe der menschlichen Plazenta) gefunden wird und in normalen Geweben reprimiert ist (Gordon 1985). Er verhält sich also wie ein onkofetales Protein. Diese Aktivität (cancer procoagulant) wurde in einigen experimentellen Tumoren, aber auch in schleimbildenden Adenokarzinomen und kürzlich auch in Leukämiezellen des Menschen nachgewiesen (Tab. 7-2) (Gordon 1985, Donate et al. 1990).

Bei den pathophysiologischen Überlegungen zur Tumorthrombophilie muss neben den Eigenschaften und Aktivitäten der Tumorzelle

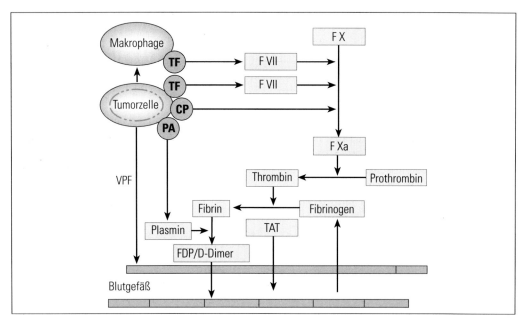

**Abb. 7-1:** Tumorzellen exprimieren spontan oder induziert durch therapeutische Maßnahmen Prokoagulanzien (TF = tissue factor oder CP = cancer procoagulant). Tumorzellen können zudem auch indirekt die TF-Bildung durch Makrophagen induzieren. Weiterhin können Plasminogenaktivatoren (PA) an der Tumorzelloberfläche aktiv werden. Ein Zytokin der Tumorzelle (VPF = vaskulärer Permeabilitätsfaktor) sorgt für die Verfügbarkeit notwendiger Faktoren des Hämostasesystems im Tumorgewebe. Nach Aktivierung des exogenen Gerinnungssystems kommt es im Tumorgewebe zur Thrombin- und Fibrinbildung. Marker der Thrombinwirkung und der sekundären Fibrinolyse nach Fibrinbildung können daraufhin in die Blutbahn ausgeschwemmt und dort nachgewiesen werden (modifiziert nach Dvorak 1987). TAT = Thrombin-Antithrombin-III-Komplex; FDP = fibrin(ogen) degradation product, Fibrin(ogen)-Abbauprodukt.

**Tab. 7-2:** Tumorprokoagulanzien bei verschiedenen humanen Tumorerkrankungen.

| Gewebefaktor (tissue factor, TF) | Faktor-X-Aktivator (cancer procoagulant, CP) | beide Aktivitäten | nicht spezifiziert |
|---|---|---|---|
| • Mesotheliom (Pleura)<br>• Haarzell-Leukämie<br>• Ovarialkarzinom | • Adenokarzinome (schleimbildend)<br>• Kolonkarzinom<br>• Magenkarzinom<br>• Hepatom<br>• Mammakarzinom<br>• Melanom<br>• Sarkom<br>• Plattenepithelkarzinom (Vagina)<br>• Nierenzellkarzinom | • akute nichtlymphatische Leukämie (ANLL)<br>• akute Promyelozytenleukämie (APL) | • Ovarialkarzinom<br>• Hautkarzinom<br>• verschiedene Adenokarzinome |

selbst ebenso die Wirtsabwehr bedacht werden. Diese ist eine bedeutsame Quelle für die prokoagulatorische Aktivität (z. B. tumorinfiltrierende Makrophagen) und auch für Zytokine (z. B. vaskulärer Permeabilitätsfaktor, VPF; Interleukin-1, IL-1; Tumornekrosefaktor, TNF), die die TF-Expression in Makrophagen und Endothelzellen induzieren können (Abb. 7-1).

Früh schon wurden große Mengen TF in Leukämiezellen nachgewiesen (Gralnick u. Abrell 1973, Guarini et al. 1985) und eine Korrelation zwischen den Tumorzell-TF-Spiegeln und der disseminierten intravasalen Gerinnung (disseminated intravascular coagulation, DIC), welche klinisch und laborchemisch speziell bei der Promyelozytenleukämie häufig nachweisbar ist, hergestellt (Andoh et al. 1987). Tanaka et al. konnten mit spezifischen immunologischen Methoden den Apoproteinanteil des TF bei akuter myeloischer Leukämie (M1 und M3) und bei Leukämiezellen in Kultur (HL-60) nachweisen (Tanaka et al. 1989). Guarini et al. wiesen die TF-Aktivität in Leukämiezellen in Abhängigkeit vom Zelltyp (Differenzierung und Reifungsgrad) nach, und zwar bei allen Patienten mit Promyelozytenleukämie (M3) und bei den meisten Patienten (5 von 6) mit Monozytenleukämie (M5), aber weniger häufig (ca. 35 %) bei den anderen Formen der nichtlymphatischen akuten Leukämie. Das Auftreten einer DIC korrelierte mit der in vitro nachgewiesenen prokoagulatorischen Aktivität der Leukämiezellen (Guarini et al. 1985).

Neben TF konnte auch CP als Faktor-VII-unabhängige Aktivität in circa 60 % bei der akuten myeloischen Leukämie (M1 und M2 der FAB-Klassifikation), in 100 % bei der Promyelozytenleukämie (M3), in circa 40 % bei M4, aber nicht bei den Monozytenleukämien (M5) nachgewiesen werden. Die Aktivität korrelierte mit der Krankheitsaktivität: Sie war bei partieller Remission parallel zum Abfall der Blasten reduziert, war bei kompletter Remission nicht mehr nachweisbar und stieg beim Rezidiv sehr früh wieder an (Donate et al. 1990).

Die Aktivierung des Gerinnungssystems dürfte, zumindest bei bestimmten soliden Tumoren wie insbesondere beim kleinzelligen Bronchialkarzinom, überwiegend extravaskulär im Tumorgewebe selbst erfolgen (Abb. 7-1). Im Tumor werden Prokoagulanzien durch die Tumorzellen selbst oder auch durch Monozyten bzw. Makrophagen exprimiert. Der Prozess hat Ähnlichkeit mit einem nicht limitierten Wundheilungsvorgang (Dvorak 1987). Entzündungszellen lösen dabei eine **Akute-Phase-Reaktion** durch Mediatoren aus, die die Synthese so genannter Akute-Phase-Proteine im Endothel oder in der Leberzelle in Gang setzen. Diese Vorgänge tragen dann zu den im Hämostasesystem beobachteten Veränderungen (z. B. Thrombozytose, Hyperfibrinogenämie, Hypofibrinolyse durch Erhöhung des PAI-1-Spiegels) bei (Schneider 1988). Voraussetzung für die Gerinnungsvorgänge im Tumorgewebe ist ein Permeabilitätsfaktor, der für den Eintritt von Plasmafaktoren in das Tumorgewebe sorgt und damit alle Komponenten des Gerinnungssystems, mit Ausnahme der Thrombozyten, im Tumorgewebe verfügbar macht (Dvorak 1987). Die Rolle der Thrombozyten wird dabei von den Tumorzellen selbst übernommen. Nach Ausschwemmung in die Blutbahn sind erhöhte Spiegel von löslichem Fibrin, von molekularen Markern der In-vivo-Thrombinwirkung (FPA, TAT, $F_{1+2}$) und der sekundären Fibrinolyse (FSP, D-Dimer) im Blut von Tumorpatienten nachweisbar (Tab. 7-5, s. S. 67). Mit immunhistochemischen Methoden konnten anhand der Verteilung von Komponenten des Gerinnungs- und Fibrinolysesystems im Gewebe verschiedene Tumortypen differenziert werden (Tab. 7-3) (Zacharski et al. 1990). So ist Tumorzell-assoziiertes Fibrin, und dabei keine Expression von Plasminogenaktivatoren, beim kleinzelligen Bronchialkarzinom, aber auch beim Nierenzellkarzinom und beim Melanom, nachweisbar (**Typ I**). In anderen Tumoren liegt Fibrin Wirtszell-assoziiert vor (nichtkleinzelliges Bronchialkarzinom, Lymphom, Prostatakarzinom; **Typ II**) oder es fehlt ein Nachweis von Fibrin (Mesotheliom, Mamma- und Kolonkarzinom; **Typ III**) (Tab. 7-3).

In früheren Untersuchungen konnte unsere Arbeitsgruppe zeigen, dass das im Rahmen der Tumorzell-assoziierten Gerinnungsaktivierung vermehrt gebildete Thrombin nicht nur als entscheidendes Enzym des Hämostasesystems anzusehen ist, sondern darüber hinaus als Gewebehormon wirkt, indem es das Wachstum von Tumorzellen stimuliert. Dabei konnten wir zeigen, dass diese Wirkung des Gerinnungsenzyms Thrombin auf Tumorzellen im Sinne der Wirkung eines Gewebehormons zu interpretieren ist (Bruhn 1984, Bruhn 1986).

Diese Aspekte sind weiter unten noch einmal zusammenfassend dargelegt (vgl. „Thrombin als Gewebehormon"). Es muss also in diesem Zusammenhang diskutiert werden, dass diese Wirkung des Gerinnungsenzyms Thrombin auf die Proliferation von Tumorzellen (im Sinne eines Gewebehormons) eine gesteigerte Proliferation maligner Zellen unter Thrombineinfluss induzieren kann. Es wird weiter unten

**Tab. 7-3:** Differenzierung von Tumortypen nach dem onkohämostaseologischen Verhalten (mod. nach Zacharski et al. 1990). u-PA = urokinase-type plasminogen activator, Plasminogenaktivator von Urokinase-Typ.

| | **Charakteristika** | **Beispiele** |
|---|---|---|
| Typ I | • Tumorzellen assoziiert mit Komponenten der kompletten Gerinnungskaskade;<br>• Thrombinbildung direkt am Tumor;<br>• kein Nachweis von u-PA im Tumor | • kleinzelliges Bronchialkarzinom<br>• malignes Melanom<br>• Nierenzellkarzinom<br>• Ovarialkarzinom |
| Typ II | • Nachweis einer u-PA-Expression der Tumorzelle;<br>• Tumor nicht assoziiert mit Komponenten der Gerinnungskaskade und keine Trombinbildung | • Kolonkarzinom<br>• Prostatakarzinom<br>• Mammakarzinom<br>• nichtkleinzelliges Bronchialkarzinom |
| Typ III | • keine von beiden oder andere Mechanismen | • Mesotheliom<br>• Lymphom<br>• Weichteilsarkom |

unter „Thrombin als Gewebehormon" diskutiert, ob eine Hemmung der Thrombinwirkung durch Antikoagulation damit auch die Thrombin-induzierte Tumorzellenproliferation reduzieren und dadurch nicht nur einen antithrombotischen sondern auch einen antiproliferativen Effekt ausüben könnte. Jedenfalls bedarf dieser Gesichtspunkt einer weiterführenden Abklärung durch klinische Studien. In diesem Zusammenhang wird auch zu diskutieren sein (anhand eigener, weiter unten diskutierter Untersuchungen), ob auch Einflüsse des Gerinnungsenzyms Thrombin auf den Apoptosemechanismus vorliegen, sodass beispielsweise eine durch Antikoagulation bewirkte Verminderung von Thrombin auch die Apoptose erleichtern könnte.

## Thrombozytenaktivierung

Die erste Beobachtung von Plättchenaggregaten um Tumorzellen durch Schmidt im Jahre 1903 wies schon auf eine spezielle plättchenaggregierende Eigenschaft von Tumorzellen hin (Schmidt 1903). Gasic et al. beobachteten eine Korrelation zwischen der Induktion einer Thrombozytopenie und der plättchenaggregierenden Aktivität von Tumorzellen in vitro bei experimentellen Tumoren (Gasic et al. 1973). Eine plättchenaggregierende Aktivität konnte in freigesetzten Vesikeln der Tumorzellen gefunden werden. Eine zweite plättchenaggregierende Aktivität mit differenten Eigenschaften korreliert direkt mit der prokoagluatorischen Aktivität der Tumorzellen, wird direkt auf der Tumorzelloberfläche gebildet und durch Thrombininhibitoren gehemmt (Pearlstein et al. 1980). Die pathophysiologische Bedeutung zeigt sich auch bei der pharmakologischen Beeinflussung. So wird die Bildung von Lungentumoren nach intravenöser Infusion von Tumorzellen beim Tier durch vorausgegangene Induktion einer Thrombozytopenie signifikant reduziert und dieser Effekt durch Plättchentransfusion wieder aufgehoben (Gasic et al. 1968). Medikamente, die die Plättchenfunktion hemmen, wie Acetylsalicylsäure (Gasic et al. 1973) oder die Phosphodiesterase-Hemmer Dipyridamol und RA-233 (Gastpar 1982) wirken antimetastatisch in Tiertumormodellen, die bei Mäusen und Ratten durchgeführt wurden. Mit Prostacyclin vorbehandelte, syngene Mäuse zeigten deutlich weniger Lungenimplantate nach intravenöser Injektion von B16a-Melanomzellen und Metastasen in Leber und Milz wurden komplett verhindert (Honn et al. 1981). Allerdings sprechen nicht alle experimentellen Tumoren auf alle Plättchenfunktionsinhibitoren an. ASS zeigte bei $V_2$-Karzinomen des Kaninchens und beim Lewis-Lung-Karzinom (3LL) bei Mäusen keinen Effekt (Hilgard 1976).

Während die Bedeutung der unkontrollierten Polyzythämie als Risikofaktor für Thrombosen bei Patienten mit myeloproliferativem Syndrom etabliert ist, ist die Rolle der Plättchenvermehrung und/oder Plättchenfunktionsstörung in der Pathogenese von hämostaseologischen Komplikationen unklar (Schafer 1984).

## Störungen des Fibrinolysesystems

Das Fibrinolysesystem scheint nicht nur an physiologischen Prozessen mit Gewebeumbau (z. B. Ovulation), sondern auch an der Tumorinvasion beteiligt zu sein. Erhöhte u-PA-Spiegel (u-PA = urokinase-type plasminogen activator, Plasminogenaktivator vom Urokinase-Typ) wurden bei Patienten mit Prostata-, Pankreas- und kolorektalem Karzinom (Kwaan u. Keer 1990) und kürzlich auch bei Patienten mit akuter Promyelozytenleukämie (Bennett et al. 1989) gefunden. Besonders ausgeprägt ist die u-PA-Expression beim Mammakarzinom und korreliert mit hoher Aggressivität des Tumors (Duffy u. O'Grady 1984). Invasiv wachsende Kolonkarzinome besitzen eine signifikant höhere Aktivität an u-PA im Vergleich zu adenomatösen Kolonpolypen und diese wiederum eine höhere Aktivität im Vergleich zu normaler Kolonschleimhaut (Francis 1989). Eine maligne Transformation geht offensichtlich mit der Ausbildung einer u-PA-Aktivität einher.

Plasminogen kann an die Oberfläche von Tumorzellen binden und wird dort durch u-PA aktiviert, das gleichzeitig gebunden wird, um Plasmin zu bilden (Abb. 7-1). An der Zelloberfläche gebunden, behält Plasmin seine proteolytische Aktivität und ist vor Inaktivierung geschützt. u-PA könnte auch als Wachstumsfaktor für Kolonkarzinomzellen selbst gelten, zumal eine Domäne vorliegt, die eine Homologie zu dem „epidermal growth factor" (EGF) aufweist (Zacharski et al. 1990). u-PA aktiviert weiterhin die Kollagenase IV, die auch von Kolonkarzinomzellen freigesetzt wird und eine Komponente der Basalmembran angreift, was ein zentraler Schritt bei der Tumorausbreitung zu sein scheint.

In Kenntnis der Bedeutung von Fibrin beim Tumorwachstum stellt sich die Frage, welchen Effekt eine Veränderung der Aktivität im fibrinolytischen System auf das Tumorwachstum hat. Die Gabe von Urokinase führt zu einer Verminderung von Lungenmetastasen bei Ratten- und Kaninchentumoren (Tanaka et al. 1989), offensichtlich durch Auflösung von peritumorösen Fibrinthromben. Aprotinin zeigte in verschiedenen Tierexperimenten sowohl einen fördernden als auch hemmenden Effekt auf die metastatische Ausbreitung (Francis 1989). Die fibrinolytische Aktivität kann einerseits die Abgabe von malignen Zellen vom Primärtumor fördern. In diesem Falle würde eine Fibrinolysehemmung die Metastasenfrequenz reduzieren. Tranexamsäure zeigte bei einem spontan metastasierenden experimentellen Tumor (3LL = Lewis-Lung-Karzinom) eine Verminderung der Anzahl von Lungenmetastasen nach Implantation (Tanaka et al. 1989). Andererseits stört die Fibrinolyseaktivität die Absiedlung von Tumorzellen am Ort der Metastasierung. Unter diesen Bedingungen fördert die Hemmung der Fibrinolyse den Metastasierungsvorgang.

Lokale Freisetzung von Plasminogenaktivatoren begünstigt die Gewebeinvasion des Tumors und damit seine Metastasierungsneigung (de Jong et al. 1987). Systemisch hingegen liegt meist eine Hypofibrinolyse vor, die eine Absiedlung von Tumoremboli fördert und damit den Metastasierungsvorgang. Neuere Untersuchungen zeigten, dass hohe Spiegel des Plasminogenaktivator-Inhibitors (PAI) diese Hypofibrinolyse auslösen (de Jong et al. 1987). Seltener ist eine Freisetzung von Plasminogenaktivator aus der malignen Zelle so ausgeprägt, dass eine systemische primäre Hyperfibrinolyse resultiert und eine entsprechende Hämostasestörung mit Blutungsneigung hervorruft. Dies ist in einem Teil der Fälle mit Promyelozytenleukämie der Fall und kasuistisch bei verschiedenen metastasierten Tumoren, wie z. B. dem Prostatakarzinom, beschrieben (Avvisati 1989).

## Therapieinduzierte Einflüsse

Bei der **Operation** von Tumorpatienten wird die bekannte allgemeine perioperative Thromboseneigung durch die tumorbedingte Hämostasestörung weiter verstärkt. Daher ist mit einer 2–4fach erhöhten Thromboseneigung im Vergleich zu Operationen bei Nicht-Tumor-Patienten zu rechnen (Ambrus u. Ambrus 1976).

Die signifikante Korrelation zwischen der **zytostatischen Chemotherapie** und dem Auftreten von Thromboembolien wurde eindeutig in einer größeren klinischen Studie bei Patientinnen mit Mammakarzinom gezeigt (Levine et al. 1988). Eine Untersuchung an 30 Patienten mit Non-Hodgkin-Lymphomen konnte eine Gerinnungsaktivierung anhand eines Anstiegs von Thrombinmarkern und D-Dimeren bereits 4 Stunden nach Chemotherapie zeigen (Abb. 7-2). Die Befunde können durch eine gesteigerte Exposition des Gewebethromboplastins beim hohen Zellzerfall von zytostatikasensiblen Tumoren erklärt werden (Zurborn et al. 1991).

Die Ätiologie dieser Störungen ist letztendlich nicht geklärt, wobei eine Exposition von Tumorzellprokoagulanzien oder auch Monozytenprokoagulanzien zusammen mit einer Akute-Phase-Reaktion, neben einer Thrombozytenaktivierung und einer Endothelschädigung mit Freisetzung hochmolekularer Multimere des von-Willebrand-Faktors, zu diskutieren sind (Levine et al. 1988, Licciardello et al. 1985, Zurborn et al. 1991). Thrombosen werden auch bei Vorliegen einer kleinen Tumormasse, das heißt bei der adjuvanten Chemotherapie oder der Therapie in niedrigen Tumorstadien, beobachtet. Daher dürften auch von Tumorzellprokoagulanzien unabhängige Mechanismen (Monozytenprokoagulanzien, Akute-Phase-Reaktion, Thrombozytenaktivierung und Endothelschädigung) eine Rolle spielen (Levine et al. 1988, Weiss et al. 1981).

Auch unter einer **Strahlentherapie** ist mit thromboembolischen Komplikationen zu rechnen, wie insbesondere Untersuchungen bei Patientinnen mit Zervixkarzinom zeigten (Ludwig 1974). Eine Untersuchung von 25 Patienten mit plattenepithelialen Bronchialkarzinomen unter Strahlentherapie zeigte im Gegensatz zu den frühen Veränderungen von Hämostaseparametern bei der Chemotherapie einen signifikanten Anstieg von Fibrinopeptid A (FPA) und Thrombin-Antithrombin-III-Komplexen (TAT) erst am 3. Behandlungstag (Bruhn et al. 1988). Eine **Hormontherapie** mit Östrogenen bei Tumorpatienten ist durch kardiovaskuläre Morbidität kompliziert. Diese ist dosisabhängig, aber auch bei niedriger Dosierung noch gegeben (Zurborn 1993). Risikofaktoren sind dabei das Alter und kardiovaskuläre Vorerkrankungen. GnRH-Agonisten, Antiandrogene und Tamoxifen zeigen eine deutlich niedrigere Inzidenz an thromboembolischen Komplikationen. So liegt diese für Tamoxifen in der Therapie des fortgeschrittenen Mammakarzinoms bei circa 1–6% und in der adjuvanten Therapie bei 0,2–0,9% (Zurborn 1993).

# Bedeutung angeborener Thromboseursachen

Neuere Ergebnisse klinischer Studien haben interessante Aspekte über das Verhältnis zwischen Tumorwachstum und Hämostase bei jenen Patienten ergeben, welche an einer angeborenen Thromboseursache leiden, bei-

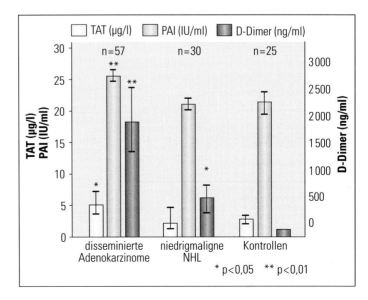

**Abb. 7-2:** Marker der Gerinnungsaktivierung und der Fibrinbildung, Thrombin-Antithrombin-III-Komplex (TAT) und D-Dimer, sowie des fibrinolytischen Systems, Plasminogenaktivator-Inhibitor (PAI), bei Patienten mit disseminierten Adenokarzinomen (n = 57) und mit niedrigmalignen Non-Hodgkin-Lymphomen (NHL; n = 30) im Vergleich zu einer Kontrollgruppe (n = 25) (Zurborn et al. 1990).

spielsweise an einer APC-Resistenz, an einer Mutation des Prothrombin-Gens, an einem Protein-C-Mangel, einem Protein-S-Mangel oder an einer Antithrombin-Verminderung (Nowak-Göttl et al. 1999). Ein erhöhtes Lipoprotein (a) kann auch zu einem erhöhten Thromboembolierisiko führen, wie die anderen angeborenen Zustände einer Thrombophilie, wie Nowak-Göttl bei der Lymphoblastenleukämie zeigen konnte (Nowak-Göttl et al. 1999). Die besondere Reaktion des Hämostasesystems bei angeborener Thrombophilie auf ein Tumorleiden beinhaltet also nach diesen neueren klinischen Studien auch eine erhöhte Thromboemboliefrequenz, der noch in weiteren, derzeit laufenden klinischen Studien nachgegangen werden muss.

# Klinisches Bild

Die Bedeutung von Hämostasestörungen für den Tumorpatienten ergibt sich aus der Tatsache, dass Thrombosen und Blutungen hinter den Infektionen an zweiter Stelle in der Häufigkeit der Todesursachen folgen, wie eine Sektionsstatistik von Berger und Freudenberg an 2.696 Fällen zeigt (Berger u. Freudenberg 1983). Die Gesamtinzidenz von klinisch manifesten Thrombosen bei Tumorpatienten liegt bei 5–15 % (Ambrus u. Ambrus 1976, Rickles u. Edwards 1983).

Unter dem Begriff Trousseau-Syndrom wurden Thrombophlebitis migrans, untypische Thromboselokalisation, Kombination von oberflächlicher und tiefer Venenthrombose und Resistenz gegen eine Antikoagulanzientherapie als typische klinische Erscheinungsbilder zusammengefasst.

Mit klinisch manifester disseminierter intravaskulärer Gerinnung ist in über 80 % der Fälle bei der akuten Promyelozytenleukämie, seltener bei anderen Formen der Leukämie und in Einzelfällen bei metastasierten soliden Tumoren wie Pankreas- oder anderen Adenokarzinomen zu rechnen (Gralnick u. Abrell 1973, Rickles u. Edwards 1983).

Nichtbakterielle thrombotische Endokarditiden kommen als verrukös-polypöse Thrombozyten- und Fibrinablagerungen auf morphologisch oft kaum veränderten Schließungsrändern der Mitral- und Aortenklappen in 1–5 % der Fälle bei Adenokarzinompatienten vor und geben zu arteriellen Embolien Anlass (Bick 1978). Mikroangiopathische hämolytische Anämien (MAHA) sind als Komplikation bei metastasierten Mammakarzinomen oder Adenokarzinomen des Magen-Darm-Trakts in bis zu 5 % der Fälle beschrieben (Lohrmann et al. 1973). Maligne Paraproteinämien führen selten zur hämorrhagischen Diathese durch Fibrinpolymerisationsstörung, Thrombozytenfunktionsstörung oder Inhibitoren von Gerinnungsfaktoren. Weiterhin sind in der Literatur bisher circa 50 Patienten mit einem erworbenen von-Willebrand-Syndrom überwiegend bei malignen Lymphomen beschrieben (Rasche u. Dietrich 1977).

Die Häufigkeit von Hämostasestörungen im Verlauf einer zytostatischen Tumortherapie bei Patienten mit Mammakarzinom, Hodgkin-Krankheit, Prostatakarzinom und Leukämien ist der Tabelle 7-4 zu entnehmen (Zurborn et al. 1991, Levine et al. 1988). Neben Blutungen durch eine Hypofibrinogenämie sind Thrombo-

**Tab. 7-4:** Häufigkeit von Thromboembolien und disseminierter intravaskulärer Gerinnung bei Zytostatikatherapie (Levine et al. 1988, Zurborn et al. 1991).

| Tumorart | % |
|---|---|
| Mammakarzinom (adjuvante Therapie) | 5–6,8 |
| Hodgkin-Krankheit (Stadium III und IV) | 6,0 |
| Mammakarzinom (Stadium IV) | 17,6 |
| Prostatakarzinom | 24,0 |
| akute myeloische Leukämie | 50,0 |
| akute Monozytenleukämie | 66,7 |
| akute Promyelozytenleukämie | 100,0 |

sekomplikationen in circa 1% der Fälle beim Kind und in bis zu 27% beim Erwachsenen unter einer L-Asparaginase-Therapie beschrieben (Schöndorf u. Witt 1985).

# Diagnostik

Aufgrund der erhöhten Inzidenz von Thromboembolien beim Tumorpatienten wurden zahlreiche Autoren veranlasst, Laboranalysen des Hämostasesystems vorzunehmen. Dennoch ist bis heute nicht klar, welche Parameter drohende hämostaseologische Komplikationen sicher voraussagen können.

Nanninga et al. zeigten, dass nur bei 22% der Patienten mit lokalisierten Tumoren ein Hinweis auf Gerinnungs- oder Fibrinolyseaktivierung mit pathologischer Erhöhung entsprechender molekularer Marker vorliegt (Nanninga et al. 1990).

Abhängig von der Zusammensetzung des Patientenkollektivs bezüglich der Tumorart, des Stadiums, der Begleiterkrankungen, des Alters und therapeutischer Einflüsse werden in stark schwankendem prozentualen Anteil (Tab. 7-5) in bis über 90% der Fälle abnorme Veränderungen bei den Labortests gefunden (Francis 1989, Rasche u. Dietrich 1977, Rickles u. Edwards 1983, Sun et al. 1979). Zu den häufigsten Veränderungen gehören erhöhte Blutplasmakonzentrationen von Fibrinogen, anderen Gerinnungsfaktoren und von Fibrinspaltprodukten sowie eine Thrombozytose (Rickles et al. 1992, Sun et al. 1979). Der Einfluss der Tumorart zeigt sich z. B. darin, dass Veränderungen bei Patienten mit metastasierten Adenokarzinomen im Vergleich zu Patienten mit niedrigmalignen Non-Hodgkin-Lymphomen deutlich ausgeprägter waren. Dies entspricht auch dem klinischen Verhalten in der ersten Gruppe, denn diese zeigt eine höhere Thromboseneigung (Abb. 7-2) (Zurborn et al. 1990).

Die Veränderungen sind meist auf subklinische disseminierte Gerinnungsaktivierung (DIC) einschließlich Plättchenaktivierung und sekundäre Fibrinolyse sowie auf eine Akute-Phase-Reaktion zurückzuführen.

**Tab. 7-5:** Häufigkeit pathologisch veränderter Hämostaseparameter bei Tumorpatientengruppen (mod. nach Francis 1989, Rasche u. Dietrich 1977, Rickles u. Edwards 1983, Sun et al. 1979). FPA = Fibrinopeptid A; TAT = Thrombin-Antithrombin-III-Komplex; $F_{1+2}$ = Prothrombinaktivierungspeptid; FSP = Fibrinspaltprodukte.

| Parameter | % | Normalbereich |
|---|---|---|
| FPA | 60–95 | bis 3 ng/ml |
| TAT | 40–70 | bis 4 µg/ml |
| $F_{1+2}$ | 35–55 | bis 1,4 nmol/l |
| FSP | 60–80 | bis 10 mg/l |
| D-Dimer | 50–90 | bis 400 ng/ml |
| Fibrogen | 40–80 | bis 350 mg/dl |
| Thrombozytose | 5–80 | bis 400 000/µl |
| Thrombozytopenie | 4–11 | unter 100 000/µl |

# Thrombozyten

Eine Thrombozytose ist bei unbehandelten Tumorpatienten besonders häufig (Tab. 7-5). Eine Thrombozytopenie wird wesentlich seltener, nach Literaturangaben bei 4–11%, beobachtet (Hagedorn et al. 1974, Sun et al. 1979). Bei myeloproliferativen Erkrankungen kommt es in variabler Häufigkeit, auch abhängig von der Subgruppe der Erkrankung, zu Störungen der Plättchenfunktion und zu verlängerter Blutungszeit. Die Thrombozyten zeigen deutlich erhöhte Heterogenität bezüglich Größe, Ultrastruktur, Dichte und funktioneller Parameter (Wehmeier u. Schneider 1996). Aggregationsstörungen in vitro werden am häufigsten mit Adrenalin, weniger häufig mit Kollagen oder mit ADP beobachtet. Eine Korrelation zu dem Auftreten klinischer Ereignisse fehlt. Weiter können ein erworbener Speicherdefekt, eine Sekretion von Plättcheninhaltsstoffen (Plättchenfaktor 4 und β-Thromboglobulin) ohne adäquaten Stimulus sowie Störungen des Arachidonsäurestoffwechsels auftreten. Schließlich liegen funktionelle Störungen der Membranrezeptoren, zum Beispiel für den von-Willebrand-Faktor und Fibrinogen vor (Wehmeier u. Schneider 1996). Als Ursache der beschriebenen Defekte ist am ehesten eine intrinsische Störung in der malignen Zellreihe anzunehmen.

## Thrombinmarker

Fibrinopeptid A (FPA) war der erste sensitive Marker einer In-vivo-Gerinnungsaktivierung, mit dem klinische Untersuchungen möglich waren. Er wurde bei den meisten Patienten mit malignen Erkrankungen erhöht gefunden (Peuscher et al. 1980, Rickles u. Edwards 1983). Serienuntersuchungen zeigten, dass die Erhöhung des FPA-Spiegels mit dem Progress der klinischen Erkrankung parallel ging und persistierend erhöhte Werte für Therapieversagen und schlechte Prognose sprachen (Rickles u. Edwards 1983). Eine Verwendung der Thrombinmarker als Tumormarker ist aufgrund mangelnder Spezifität allerdings nicht sinnvoll. Trotz der Häufigkeit einer mit Tumormarkern laborchemisch erfassten DIC ist eine klinisch manifeste DIC mit Verbrauchsreaktion und Blutungskomplikationen beim Tumorpatienten ungewöhnlich. Dennoch kommt sie als typische Komplikation speziell bei der akuten Promyelozytenleukämie und bei einigen Patienten mit schleimbildenden Adenokarzinomen oder bei Vorliegen prädisponierender Faktoren wie Sepsis oder Leberversagen vor.

Eine L-Asparaginase-Therapie geht mit Thrombosen und Blutungen einher, wobei viele Fälle mit zerebralen Thrombosen und Blutungen beschrieben sind. Die Thrombosehäufigkeit beträgt beim Kind circa 1 % und beim Erwachsenen bis zu 27 % (Schöndorf u. Witt 1985, Sutor u. Ritter 1992). Als ein Proteinsyntheseinhibitor führt L-Asparaginase zu einem Mangel an Plasmaproteinen wie Antithrombin III, Protein C, Fibrinogen, Plasminogen und von-Willebrand-Faktor und damit zu den komplexen Hämostasestörungen. Nach den Gründen für die uneinheitlichen Angaben über das Verhalten der Gerinnungsparameter unter einer L-Asparaginase-Therapie forschten Sutor und Ritter in einer sorgfältigen Analyse. Diese konnte zeigen, dass der zeitliche Zusammenhang mit der Glukokortikoid-Therapie und die Verwendung von Coli-Asparaginase entscheidend ist (Sutor u. Ritter 1992). Erwinia-Asparaginase bewirkte keine solchen Gerinnungsveränderungen. Die Resultante aus den unterschiedlichen Wirkungen der beiden Medikamente (Glukokortikoid und Asparaginase) ist im Einzelfall nicht voraussehbar. Komplikationen treten häufiger bei gemeinsamer Gabe der Medikamente über einen Zeitraum von 2–3 Wochen auf. Cortison führt zum graduellen Abfall von Fibrinogen und zum Anstieg von AT III und Protein C. Die Coli-Asparaginase induziert einen raschen Abfall von Plasminogen, AT III, Protein C und einen weiteren Abfall von Fibrinogen.

Ein für den Kliniker bedeutsames Problem ist die Einschätzung des Risikos eines okkulten Malignoms beim Thrombosepatienten (Prandoni et al. 1992). Eine neuere randomisierte Studie konnte klar zeigen, dass Patienten mit idiopathischer Thrombose ein signifikant erhöhtes Risiko für das Auftreten eines symptomatischen Tumors im weiteren Verlauf haben (kumulatives Risiko 7,6 % vs. 1,9 %). Dieses Risiko ist besonders hoch bei rezidivierender idiopathischer Thrombose (kumulatives Risiko 17 %) und mit 1,9 % niedrig bei sekundären Thrombosen (familiäre Thromboseneigung, Trauma, Immobilisation, Schwangerschaft, Inhibitormangel und Lupusantikoagulans) (Prandoni et al. 1992).

Extensives Screening nach einem okkulten Tumor beim Thrombosepatienten wäre nur zu rechtfertigen, wenn der Anteil dabei aufgedeckter Malignome sehr hoch wäre, der gefundene Tumor dann effektiv behandelbar wäre und die

Prognose des Patienten durch die frühere Aufdeckung des Tumors verbessert werden könnte. Trotz eindeutig erhöhtem Risiko bei idiopathischer Venenthrombose bleibt die klinische Bedeutung jedoch unklar. Weitere prospektive Studien sind daher notwendig, um klare Empfehlungen abgeben zu können. Kürzlich wurden die Ergebnisse einer großen schwedischen Studie publiziert (Nordström et al. 1994). Diese zeigte einen signifikant höheren Anteil an Tumoren bei Thrombosepatienten (150 von 1.383; 11 %) in den ersten 6 Monaten der Nachbeobachtung im Vergleich zu Patienten, bei denen eine Thrombose ausgeschlossen worden war (182 von 2.412; 7 %). Ein größerer Teil der Tumoren hätte durch einfache diagnostische Maßnahmen (Anamnese, körperliche Untersuchung und Labortests) entdeckt werden können. Von denen nur durch extensive Maßnahmen aufzudeckenden Tumoren wurden nur 2 von 1.300 Fällen so eingeschätzt. dass diese Patienten tatsächlich von der früheren Aufdeckung ihres Tumorleidens profitiert hätten. Bei einer Kosten-Nutzen-Abwägung erweist sich ein derartiges Vorgehen derzeit als nicht effektiv, aber eine sorgfältige Suche mit einfachen Methoden ist dennoch wichtig und sinnvoll (Nordström et al. 1994).

## Antithrombotische Therapie beim Tumorpatienten

Die theoretische Grundlage eines antithrombotischen Therapieansatzes beim Tumorpatienten ergibt sich nicht nur aus der bekannten Thromboseneigung des Tumorpatienten, sondern auch aus dem Nachweis einer direkten mitogenen Wirkung von Thrombin auf Tumorzellen. Das Thrombin verhält sich also wie ein Gewebehormon (Bruhn u. Zurborn 1996). Eine antithrombotische Therapie müsste also auch diesen Thrombineffekt hemmen.

## Probleme der Antikoagulanzientherapie beim Tumorpatienten

Bereits 1930 konnte Goerner zeigen, dass eine Antikoagulanzientherapie den Progress subkutaner Tumoren bei der Ratte verhindert (Goerner 1930). Terranova und Chiossone initiierten 1952 dann systematische Studien von Antikoagulanzieneffekten bei experimentellen Tumoren (Terranova u. Chiossone 1952). Die antithrombotische Therapie beim Tumorpatienten wirft jedoch für den Kliniker prinzipiell ganz besondere Probleme auf. Es ist einerseits mit ungenügender Gerinnungshemmung trotz ausreichender Dosierung, also mit Antikoagulanzienresistenz und daher mit Ineffektivität der Therapie zu rechnen. Andererseits besteht eine deutlich höhere Blutungsgefahr. die nur zum Teil lokal ausgelöst wird, wie bei Urogenitaltumoren, gastrointestinalen Tumoren, Hirn- und Lungentumoren (Ambrus u. Ambrus 1976, Bick 1978). Mögliche Therapieansätze, die in dieser schwierigen Situation zu empfehlen sind, bestehen im Verzicht auf eine Antikoagulanzientherapie bei sehr begrenzter Lebenserwartung, in der niedrig dosierten Antikoagulanzientherapie (Bern et al. 1990, Poller et al. 1987) oder in der Implantation eines Cavafilters (Cohen et al. 1991).

### Thromboembolieprophylaxe

Trotz erhöhten Thromboembolierisikos wird für die Betreuung von Tumorpatienten derzeit keine allgemeine Empfehlung zur Thromboembolieprophylaxe gegeben. Dieses Vorgehen wird durch eine sorgfältige Analyse gestützt (Sarasin u. Eckmann 1993). Zur Situation der Thromboseprophylaxe wurde eine plazebokontrollierte Studie bei 311 Patienten mit sehr niedrig dosiertem Warfarin (1 mg/die) für 6 Wochen während der Chemotherapie im Stadium IV des Mammakarzinoms vorgelegt (Levine et al. 1994). Das relative Risiko konnte in der mit niedrig dosiertem Warfarin behandelten Gruppe um 85% gesenkt werden (1 Lungenembolie vs. 1 Lungenembolie und 6 tiefe Venenthrombosen in der Plazebogruppe) ohne erhöhtes Blutungsrisiko. Bei Plättchenzahlen unter 50.000/µl wurde die Therapie jeweils unterbrochen. Eine fixe Dosierung von Warfarin (1 mg/die) wurde bisher in zwei Studien benutzt, perioperativ bei gynäkologischen Tumorpatientinnen und bei Tumorpatienten mit liegenden Venenkathetern und hat sich dabei als praktikabel und effektiv erwiesen (Bern et al. 1990, Poller et al. 1987).

Ein schwieriges therapeutisches Problem stellt weiter die Thrombozytenvermehrung bei myeloproliferativen Erkrankungen dar, bei der sowohl thrombotische als auch hämorrhagische Komplikationen drohen (Schafer 1984). Die Häufigkeit ist abhängig vom Subtyp und auch durch subtile Thrombozytenfunktionsdiagnostik nicht sicher vorhersehbar; auch ist die Korrelation zur Thrombozytenzahl schlecht (Wehmeier u. Schneider 1996). Daher sollte die Indikationsstellung für Acetylsalicylsäure durch das klinische Bild und die Anamnese gestützt sein. Bei anamnestisch aufgetretener Blutung oder dem Nachweis einer gestörten Plättchenfunktion sollten grundsätzlich keine Thrombozytenaggregationshemmer gegeben werden. Eine unkritische Behandlung mit ASS ist für diese Patienten potenziell gefährlich. Die typischen Mikrozirkulationsstörungen bei der Polycythaemia vera oder der essenziellen Thrombozythämie im digitalen oder zerebralen Gefäßgebiet sprechen oft erstaunlich gut und prompt auf die Gabe bereits einer Einzeldosis von 250–500 mg ASS an (Kutti 1990). Insbesondere bei Plättchenzahlen über 1 Mio/µl oder hämostaseologischen Komplikationen ist eine myelosuppressive Therapie, beispielsweise mit Hydroxycarbamid oder Interferon-α zur Senkung der Thrombozytenzahl angezeigt. Sekundäre Thrombozytosen bedürfen keiner spezifischen antithrombotischen Therapie, da sie in der Regel nicht mit erhöhtem Thromboserisiko einhergehen. Bei der Polycythaemia vera spielt die Hyperviskosität bei hohem Hämatokrit eine entscheidende Rolle. Dieser sollte daher durch Aderlasstherapie unter 45% gehalten werden.

## Konventionelle Antikoagulanzientherapie

Die konventionelle Antikoagulanzientherapie bei manifester venöser Thromboembolie beim Tumorpatienten erwies sich weder als sicher noch als effektiv. In 2 kleineren Studien (32 bzw. 74 Tumorpatienten) war die Blutungsrate mit 34% bzw. 65% sehr hoch, und die Rezidivrate betrug 11% bzw. 19%, bei einer allgemeinen Thromboserezidivrate von circa 2% (Moore et al. 1981, Clarke-Pearson et al. 1983). Risikofaktoren für Blutungskomplikationen sind hohes Alter, fortgeschrittenes Tumorstadium, bei der Operation inkomplett entfernter Tumor und Chemotherapie.

## Adjuvante Antikoagulanzientherapie

Eine begleitende Antikoagulanzientherapie zur zytostatischen Chemotherapie könnte unter Kenntnis der dargestellten therapieinduzierten Gerinnungsaktivierung unter zwei Gesichtspunkten für den Tumorpatienten vorteilhaft sein. Zum einen könnte eine Prophylaxe thromboembolischer Komplikationen und zum anderen eine Steigerung der Effektivität der Antitumortherapie erreicht werden. Basierend auf tierexperimentellen Befunden ist ein vorwiegend antimetastatischer Effekt von Heparin (Ambrus u. Ambrus 1976, Hilgard 1976), von Thrombozytenaggregationshemmern (Gastpar 1982) und am wirksamsten von Kumarinen (Hilgard 1976) zu erwarten. Klinische Pilotstudien wurden vor über 25 Jahren durchgeführt und lieferten vielversprechende Ergebnisse (Zacharski et al. 1984), allerdings mit unein-

heitlichem Ergebnis und größtenteils in nicht kontrollierten, kleineren Studien.
Erste multizentrische klinische Studien mit adjuvanter Warfarin-Gabe begannen 1976 bei 431 Patienten mit fortgeschrittenen Lungen-, Kolon-, Kopf- und Halstumoren und mit Prostatakarzinom (Zacharski et al. 1984). Ein Warfarin-Effekt zeigte sich nur beim kleinzelligen Bronchialkarzinom mit signifikanter Verlängerung des Zeitintervalls bis zum Krankheitsprogress und in der Gesamtüberlebenszeit von im Mittel 49,5 Wochen versus 23 Wochen mit Chemotherapie allein. Die mittlere Zeit von der Randomisierung bis zum Ende der Warfarin-Therapie betrug 27 Wochen und damit nur 54 % der Gesamtüberlebenszeit. Zu ähnlichen Ergebnissen kam eine Studie der Cancer and Leukemia Group B (CALGB) mit Warfarin beim kleinzelligen Bronchialkarzinom (extensive disease) bei 294 Patienten, wo eine signifikant höhere Frequenz an Komplett- (17 % vs. 8 %) sowie Partialremissionen (50 % vs. 43 %) und eine signifikante Verlängerung der Gesamtüberlebenszeit von 9,3 Monate vs. 7,9 Monate vorlagen (Chahinlan et al. 1989). Eine Studie beim kleinzelligen Bronchialkarzinom (limited disease) wurde gerade abgeschlossen, jedoch ohne signifikanten Erfolg (CALGB-Protokoll). Vorliegende Daten zu den Studien wurden in einem Register erfasst (Zacharski et al. 1993).
Bereits gesichert für die klinische Anwendung erscheint die Heparin-Therapie bei der akuten Promyelozytenleukämie, wo eine Verbesserung der Remissionsraten in erster Linie durch Reduzierung der zerebralen Blutungen gelang (Drapkin et al. 1978). Ein Teil der Fälle mit akuter Promyelozytenleukämie weist eine stark ausgeprägte Hyperfibrinolyse mit schwerer Blutungsneigung bei erworbenem $\alpha_2$-Antiplasmin-Mangel auf. Bei diesen Fällen war der Einsatz von Fibrinolysehemmern (Tranexamsäure 6 g/Tag) erfolgreich (Avvisati).
Eine Antikoagulanzienbehandlung unter der Strahlentherapie beim Zervixkarzinom konnte in einer Studie an 2.800 Patientinnen nicht nur die tödliche Lungenembolierate signifikant von 1,7 % auf 0,4 % senken, sondern auch die 5-Jahres-Überlebensrate um circa 7 % erhöhen (Ludwig 1974). Der mögliche klinische Wert einer adjuvanten Antikoagulanzientherapie bei der Strahlenbehandlung auch anderer Tumorpatientengruppen bedarf noch der Klärung durch klinische Studien.

## Cavafilter

Bei der Therapie manifester thromboembolischer Komplikationen galt bislang die Empfehlung, dass trotz erhöhtem Blutungsrisiko eine Antikoagulanzientherapie angezeigt erscheint. Mit zunehmender Erfahrung mit Cavafiltern könnte jedoch in Zukunft dieses Vorgehen vorzuziehen sein, zumal bei einer statistischen Kosten-Nutzen-Analyse bei verschiedenen Tumorentitäten ein Vorteil vor der Antikoagulanzientherapie aufgezeigt werden konnte (Sarasin u. Eckmann 1993). Eine vergleichende Studie von Cohen et al. bei 18 Tumorpatienten mit Thromboembolien und Einsatz von Cavafiltern sowie 11 Patienten unter Antikoagulanzientherapie zeigte signifikant mehr Komplikationen in der Antikoagulanziengruppe (3 Blutungen, 1 Lungenembolie) (Cohen et al. 1991). Der Filter scheint speziell bei Patienten mit metastasierten Tumoren sicherer als die Antikoagulation zu sein. Die bisher bestehende allgemein akzeptierte Indikation für den Cavafilter bei absoluter Kontraindikation gegen eine Antikoagulation oder bei Lungenembolie trotz adäquater Antikoagulation könnte sich daher in Zukunft möglicherweise auf Tumorpatienten ausweiten.

# Steigerung der Effektivität der Antitumortherapie durch Antikoagulation

Im Folgenden sollen kurz die möglichen theoretischen Grundlagen therapeutischer Mechanismen im Hinblick auf die Beeinflussung der Apoptose von Tumorzellen diskutiert werden. Bevor wir uns dieser Thematik zuwenden, müssen wir zunächst einmal die durch Tumorgewebe ausgelöste Erhöhung der venösen Thromboembolierate erörtern und den günstigen Einfluss einer oralen Antikoagulation oder einer Antikoagulation mit einem Heparin-Präparat zur Kenntnis nehmen.

## Thrombin als Gewebehormon – mögliche Einflüsse auf den Apoptosemechanismus von Tumorzellen

In früheren Untersuchungen konnte unsere Arbeitsgruppe zeigen, dass das Gerinnungsenzym Thrombin nicht nur als entscheidendes Enzym des Hämostasesystems anzusehen ist, sondern darüber hinaus als Gewebehormon wirkt, indem es nicht nur die Proliferation von Fibroblasten stimuliert, sondern auch das Wachstum von Tumorzellen, wobei diese Wirkung des Thrombins im Sinne der Wirkung eines Gewebehormons interpretiert wurde (Bruhn et al. 1984, Bruhn 1986). Seinerzeit wurde die Stimulation von Tumorzellen durch Thrombin an Zellen einer akuten lymphatischen Leukämie, aber auch an Zellen eines Sarkoms demonstriert (Bruhn 1986, Bruhn 2000, Bruhn u. Zurborn 1983, Bruhn u. Zurborn 1996, Bruhn et al. 1984) (Abb. 7-3, 7-4). Diese Wirkung des Gerinnungsenzyms Thrombin als eine Art Gewebehormon auf Tumorzellen bedingt also eine gesteigerte Proliferation der malignen Zellen unter Thrombineinfluss.

In neuesten Analysen, gemeinsam mit Gieseler, konnten wir nun noch zusätzliche Ergebnisse betreffend die Thrombinwirkung auf den Apoptosemechanismus dokumentieren (Bruhn 2000). Die Überlegung, welche zur Durchführung dieser Experimente Anlass gab, war die folgende: Eine Tumorregression kann bedingt sein durch das Fehlen exogener positiv stimulierter Signale, etwa im Sinne eines Wachstumsfaktorenentzugs, der dann erst das Todesprogramm (die Apoptose) auslöst, damit die Tumorzellen absterben (Debatin 1998). Wenn also Thrombin grundsätzlich eine stimulierende Wirkung auf die Tumorzellenproliferation ausübt, so könnte ein Entzug von Thrombin bzw. eine verminderte Bereitstellung von Thrombin durch Antikoagulation den proliferativen Effekt des Thrombins reduzieren oder komplett eliminieren, sodass unter diesen Bedingungen beispielsweise ein durch Chemotherapie ausgelöster Apoptosemechanismus ungehindert induziert werden kann. Damit wäre ein biochemisches Substrat vorhanden, welches erklären könnte, warum Antikoagulanzien nicht nur einen antithrombotischen Effekt, sondern darüber hinaus möglicherweise auch einen zusätzlichen antineoplastischen Effekt haben könnten!

> Thrombin antagonisiert die Apoptose-Wirkung von Idarubicin.

Abbildung 7-5 zeigt, wie HL-60-Leukämiezellen durch Thrombin stimuliert werden. Wenn wir darüber hinaus den Proliferationsindex von HL-60-Zellen mit dem Alamar Blue Assay analysieren, dann ergibt sich im Hinblick auf Viabilität und Proliferation einerseits und Apoptose andererseits der folgende interessante Gesichtspunkt (Abb. 7-6): Eine 24-stündige Vorinkubation der HL-60-Leukämiezellen mit Thrombin führt offensichtlich zu einer Art Schutzmechanismus gegenüber dem eingesetzten Idarubicin (in einer Konzentration von 1 ng/ml). welches in diesem Testsystem die Apoptose auslöst. Zellen, welche keine Vorinkubation mit Thrombin durchmachten (Abb. 7-6, Säule ganz rechts), zeigten nach Idarubicin-Einwirkung den geringsten Proliferationsindex, während bei einer 24-stündigen Vorinkubation der Leukämiezellen mit Thrombin (30 E/ml) eine deutliche Resistenz gegenüber der Idarubicin-Wirkung und damit auch im Hinblick auf

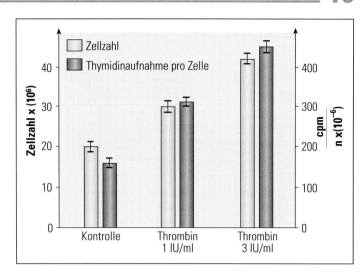

**Abb. 7-3:** Einfluss einer 12-stündigen Thrombininkubation auf die Proliferation von Zellen einer akuten lymphatischen Leukämie (24 Stunden nach Aussaat). Die beobachteten Unterschiede zwischen Kontrolle und Versuchsansätzen waren auf dem 1-%-Niveau signifikant. Die Abbildung zeigt in der Mitte jeder Säule die Standardabweichung der Mittelwerte (Bruhn 1986, Bruhn u. Zurborn 1983, Bruhn u. Zurborn 1996, Bruhn et al. 1984).

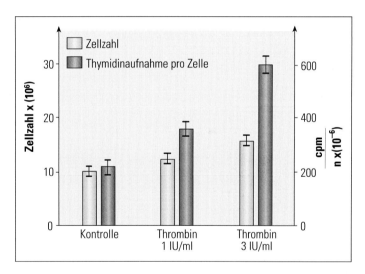

**Abb. 7-4:** Einfluss einer 12-stündigen Thrombininkubation auf die Proliferation von Zellen eines Sarkoms (24 Stunden nach Aussaat). Die beobachteten Unterschiede zwischen Kontrolle und Versuchsansätzen waren auf dem 1-%-Niveau signifikant. Die Abbildung zeigt in der Mitte jeder Säule die Standardabweichung der Mittelwerte (Bruhn 1986, Bruhn u. Zurborn 1983, Bruhn u. Zurborn 1996, Bruhn et al. 1984).

die Apoptosewirkung durch Idarubicin bei den Leukämiezellen eintrat. Die Wirkung der die Apoptose auslösenden Substanz Idarubicin wird also durch Thrombin-Vorinkubation zumindest partiell antagonisiert. Das ausreichende Vorhandensein des Wachstumsfaktors Thrombin verhindert also weitgehend die Auslösung des Todesprogramms durch Idarubicin, während bei Entzug bzw. Fehlen des Wachstumsfaktors Thrombin Idarubicin das Apoptoseprogramm (Todesprogramm) konsequent auslösen kann!

> Der Entzug von Thrombin erleichtert die Apoptose.

Damit ist gezeigt worden, dass das Thrombin nicht nur als Wachstumsfaktor wirkt, sondern dass vielmehr auch der Entzug von Thrombin die Auslösung des Apoptoseprogramms erleichtert. Natürlich sind diese hier beschriebenen In-vitro-Mechanismen an weiteren Tumorzelllinien der verschiedensten Herkunft zu

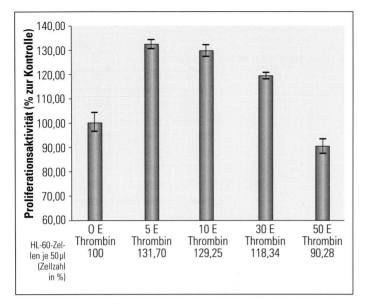

**Abb. 7-5:** Stimulation von HL-60-Leukämiezellen durch Thrombin (4 Tage Inkubation). Die Proliferationsaktivität (Prozent im Vergleich zur Kontrolle) wurde mit dem Alamar Blue Assay analysiert (fluorimetrische Bestimmung des Redoxpotenzials). Je nach Konzentration werden die Zellen durch Thrombin unterschiedlich stimuliert.

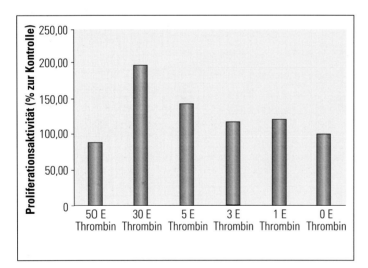

**Abb. 7-6:** Einwirkung von Idarubicin 1 ng/ml auf HL-60-Leukämiezellen, welche einer 24-stündigen Vorinkubation mit Thrombin ausgesetzt waren. Ohne Thrombin (= Leerwert, Säule ganz rechts in der Abbildung) nur geringe Proliferation als Folge der Idarubicin-Wirkung (gemessen im Alamar Blue Assay). Vorinkubation mit Thrombin beeinträchtigt signifikant den Effekt von Idarubicin.

verifizieren und zu reproduzieren, ggf. auch in entsprechenden Tierversuchen. Immerhin zeichnet sich hier eine Erklärung dafür ab, weshalb eine Antikoagulation bei malignen Tumoren durch Hemmung der Thrombinwirkung einen Schutzmechanismus der Tumorzelle reduziert und dadurch die Möglichkeit schafft, dass das Apoptoseprogramm abläuft, also der programmierte Zelltod in Gang gesetzt wird, sodass die Antikoagulation im wahrsten Sinne des Wortes eine adjuvante Maßnahme zur Chemotherapie oder auch zur Strahlentherapie darstellt. Eine weitere Evaluation dieser Ansätze ist erforderlich.

Natürlich muss dieser Synergismus zwischen Antikoagulation einerseits und Chemotherapie oder Strahlentherapie andererseits noch durch weiterführende Experimente an den verschiedensten Tumorzelllinien überprüft werden, da das biologische Verhalten der verschiedenen

Tumoren in dieser Hinsicht erheblichen Unterschieden unterworfen sein könnte. Beispielsweise ist in Modellversuchen an motorischen Neuronen gezeigt worden, dass Thrombin als extrazelluläres Signal auch intrazelluläre Apoptosemechanismen auslösen kann. Allerdings handelt es sich hierbei um ein In-vitro-Modell, ohne Einbeziehung von Gerinnungsmechanismen und ohne Einbeziehung von tumorinduzierter Thrombinbildung. Aufgrund des von unserem Ansatz recht unterschiedlichen Versuchsaufbaus sind die Ergebnisse der Autoren Smirnova et al. unseren experimentellen Daten nicht vergleichbar (Smirnova et al. 1998). Gleiches gilt für die Untersuchungen von Nambi et al., welche in einem Kultursystem von Rattenaorta (glatte Muskelzellen) durch Thrombin eine Stimulation der intrazellulären Topoisomerase-I-Aktivität beobachteten (Nambi et al. 1989). Aber auch dieser Versuchsaufbau ist dem unsrigen wenig vergleichbar.

Selbstverständlich sind in diesem Zusammenhang auch andere Apoptosemechanismen zu diskutieren: Prinzipiell kann Apoptose durch das Fehlen von Überlebensfaktoren und durch Entzug von Wachstums- und Differenzierungsfaktoren in aktivierten Zellen oder aber durch extrazelluläre Signale, zum Beispiel über das CD95 (APO-1/Fas)-System ausgelöst werden. Die Identifizierung der Moleküle und Signalwege, die an der Regulation der Apoptose beteiligt sind, hat in den letzten Jahren entscheidend zu unserem Verständnis vom Zelltod und damit auch zum Verständnis des Wirkungsmechanismus von Zytostatika beigetragen. Der hier diskutierte, über das Thrombin in seiner Eigenschaft als Wachstumsfaktor ausgelöste Mechanismus bedarf zweifellos noch einer weiterführenden biochemischen und klinischen Evaluation. Die hier mitgeteilten ersten Ergebnisse verdienen jedoch in dieser Hinsicht zweifellos unsere volle Aufmerksamkeit.

Abbildung 7-7 fasst noch einmal schematisch zusammen, wie Strahlentherapie und Zytostatikatherapie eine verstärkte Freisetzung von Tumorzell-Thromboplastinen induzieren (auch spontan kann es zu dieser Tumorzell-Thrombo-

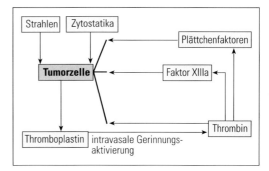

**Abb. 7-7:** Schematische Darstellung der durch verstärkte Freisetzung von Tumorzell-Thromboplastinen (spontan, durch Chemotherapie, durch Strahlentherapie) ausgelösten Reaktionen: Die vermehrte Thrombinbildung induziert das bekannte Thromboserisiko über Umwandlung von Fibrinogen zu Fibrin (intravasale Gerinnungsaktivierung). Darüber hinaus wirkt Thrombin als Wachstumsfaktor (Gewebehormon), indem es die Proliferation von Tumorzellen verstärken kann. Dabei können auch vermehrt Wachstumsfaktoren aus Blutplättchen freigesetzt werden. Durch antithrombotische Maßnahmen besteht die Möglichkeit einer hemmenden Beeinflussung dieser proliferativen Wirkungen.

plastin-Freisetzung kommen). Die vermehrte Thrombinbildung induziert nicht nur das bekannte Thromboserisiko, sondern führt darüber hinaus über die mitogene Wirkung des Thrombins (= Wachstumsfaktor, Gewebehormon) zu einer vermehrten Proliferation von Tumorzellen (Bruhn u. Zurborn 1983, Bruhn et al. 1984, Bruhn 1986, Bruhn et al. 1988, Bruhn u. Zurborn 1996). Es muss Gegenstand weiterführender klinischer Studien sein, ob durch antithrombotische Maßnahmen die Möglichkeit einer Hemmung der proliferativen Wirkungen des Thrombins herbeigeführt werden kann.

# Literatur

Ambrus JL, Ambrus CM. Blood Coagulation in Neoplastic Disease. In: Gastpar H (Hrsg). Onkohämostaseologie. Stuttgart, New York: Schattauer 1976; 167–93.

Andoh K, Kubota T, Takada M, Tanaka H, Kobayashi N, Maekawa T. Tissue factor activity in leukemia cells.

Special reference to disseminated intravascular coagulation. Cancer 1987; 59: 748–54.

Avvisati G, ten Cate JW, Büller HR, Mandelli F. Tranexamic acid for control of haemorrhage in acute promyelocytic leukaemia. Lancet 1989; 2: 122–4.

Bennett B, Booth NA, Croll A, Dawson AA. The bleeding disorder in acute promyelocytic leukemia: fibrinolysis due to u-PA rather than defibrination. Br J Haematol 1989; 71: 511–5.

Berger H, Freudenberg N. Todesursachen bei Malignompatienten. Med Welt 1983; 34: 112–8.

Bern MM, Lokich JJ, Wallach SR, Bothe A, Benotti PN, Arkin CF, Greco FA, Huberman M, Moore C. Very low doses of warfarin can prevent thrombosis in central venous catheters. A randomized prospective trial. Ann Int Med 1990; 112: 423–8.

Bick RL. Alterations of hemostasis associated with malignancy: etiology, pathophysiology, diagnosis and management. Semin Thromb Hemost 1978: 5: 1–26.

Bruhn HD. Untersuchungen zur Biochemie der Tumorzellenthrombose. Thrombin als Gewebshormon. Behring Inst Mitt 1986; 79: 31–6.

Bruhn HD, Zurborn KH. Influence of clotting factors (thrombin, factor XIII) and of fibronectin on the growth of tumor cells and leukemic cells in vitro. Blood 1983; 46: 85–8.

Bruhn HD, Zurborn KH. Veränderungen des Hämostasesystems bei malignen Erkrankungen und deren klinische Bedeutung. In: Spanuth E (ed). Malignome und Hämostase. Berlin, Heidelberg, New York: Springer 1996; 3–15.

Bruhn HD, Heimburger N, Wormsbächer S, Zurborn KH. Untersuchungen zum Mechanismus der Thrombin- und Faktor-XIII-Wirkung auf Fibroblasten und Leukämiezellen. In: Beck EA (Hrsg). Thrombose- und Hämostaseforschung. Berichtsband 3. Kongress für Thrombose und Blutstillung. Stuttgart: Schattauer 1984; 375.

Bruhn HD, Knapp S, Senger H, Werner H, Zurborn KH. Auswirkungen einer Strahlen- oder Zytostatikatherapie auf das Hämostasesystem. In: Tilsner V, Matthias FR (Hrsg). Blutgerinnung und Onkologie. XXXI. Hamburger Symposion über Blutgerinnung. Basel: Editiones Roche 1988; 171.

Bruhn HD, Steffens C, Zurborn KH, Gieseler F. Tumorwachstum und Hämostase. Hämostaseologie 2000, 20: 124–35.

Chahinlan AP, Propert KJ, Ware JH, Zimmer B, Perry MC, Hirsh V, Skarin A, Kopel S, Holland JF, Comis RL. A randomized trial of anticoagulation with warfarin and of alternating chemotherapy in extensive small cell lung cancer by the Cancer and Leukemia Group. B J Clin Oncol 1989; 7: 993–1002.

Clarke-Pearson DL, Synan IS, Creasman WT. Anticoagulation therapy for venous thromboembolism in patients with gynecologic malignancy. Am J Ostet Gynecol 1983; 147: 369–75.

Cohen JR, Tenenbaum N, Citron M. Greenfield filter as primary therapy for deep venous thrombosis and/or pulmonary embolism in patients with cancer. Surgery 1991; 109: 12–15.

Costantini V, Zacharski LR. Fibrin and cancer. Thromb Haemost 1993; 69: 406–14.

Debatin KM. Die Rolle von Apoptosesignalwegen bei der Turnorregression. In: Spontanremissionen in der Onkologie. Heim ME, Schwarz R (Hrsg). Stuttgart, New York: Schattauer 1998: 76–83.

de Jong E, Knot EA, Piket D, Iburg AH, Rijken DC, Veenhof KH, Dooijewaard G, ten Cate JW. Increased plasminogen activator inhibition levels in malignancy. Thromb Haemost 1987; 57: 140–3.

Donati MB, Falanga A, Consonni R, Alessio MG, Bassan R, Buelli M, Borin L, Catani L, Pogliani E, Gugliotta L, Masera G, Barbui T. Cancer procoagulant in acute non lymphoid leukemia: relationship of enzyme detection to disease activity. Thromb Haemostas 1990; 64: 11–6.

Drapkin RL, Gee TS, Dowling MD, Arlin Z, McKenzie S, Kempin S, Clarkson B. Prophylactic heparin therapy in acute promyelocytic leukemia. Cancer 1978; 41: 2484–90.

Duffy MJ, O'Grady P. Plasminogen activator and cancer. Perspectives and commentaries. Eur J Cancer Clin Oncol 1984; 20: 577–82.

Dvorak HF. Thrombosis and Cancer. Hum Pathol 1987: 18: 275–84.

Edwards RL, Silver J, Rickles FR. Human Tumor Procoagulants: registry of the Subcommittee on Haemostasis and Malignancy of the Scientific and Standardization Committee, International Society on Thrombosis and Haemostasis. Thromb Haemost 1993; 69: 205–13.

Francis JL. Haemostasis and cancer. Med Lab Sci 1989; 46: 331–46.

Gasic GJ, Gasic TB, Stewart CC. Antimetastatic effects associated with platelet reduction. Proc Natl Acad Sci USA 1968; 61: 46–52.

Gasic GJ, Gasic TB, Galanti N, Johnson T, Murphy S. Platelet-tumor-cell interactions in mice. Int J Cancer 1973; 11: 704–18.

Gastpar H. Beeinflussung der Metastasierung durch Hemmung der Thrombozytenaggregation. Beitr Onkol 1982; 13: 290–306.

Goerner A. The influence of anticlotting agents on transplantation and growth of tumor tissue. J Lab Clin Med 1930; 16: 369–72.

Gordon SG. Tumorprokoagulans, Gerinnung und Fibrinolyse bei malignen Erkrankungen. Hämostaseologie 1985; 5: 160–5.

Gralnick HR, Abrell E. Studies of the procoagulant and fibrinolytic activity of promyelocytes in acute promyelocytic leukaemia. Brit J Haematol 1973; 24: 89–99.

Guarini A, Gugliotta L, Timoncini C, Chetti L, Catani L, Russo D, Tura S. Procoagulant cellular activity and disseminated intravascular coagulation in acute non-lymphoid leukaemia. Scand J Haematol 1985; 34: 152–6.

# Literatur

Hagedorn AB, Bowie EJW, Elveback LR, Owen CA. Coagulation abnormalities in patients with inoperable lung cancer. Mayo Clin Proc 1974; 49: 647–53.

Hilgard P. Tumorausbreitung und Metastasierung als Indikation für Antikoagulation und Fibrinolysetherapie. In: Gastpar H (Hrsg). Onkohämostaseologie. Stuttgart, New York: Schattauer 1976: 107–9.

Honn KV, Cicone B, Skoff A. Prostacyclin: a potent antimetastatic agent. Sience 1981; 212: 1270–2.

Kutti J. The management of thrombocytosis. Eur J Haematol 1990; 44: 81–8.

Kwaan HC, Keer HN. Fibrinolysis in cancer. Semin Thromb Hemost 1990; 16: 230–5.

Levine MN, Gent M, Hirsh J, Arnold A, Goodyear MD, Hryniuk W, De Pauw S. The thrombogenic effect of anticancer drug therapy in women with stage II breast cancer. N Engl J Med 1988; 318: 404–7.

Levine MN, Hirsh J, Gent M, Arnold A, Warr D, Falanga A, Samosh M, Bramwell V, Pritchard KI, Stewart D, Goodwin P. Double-blind randomised trial of very-low-dose warfarin for prevention of thromboembolism in stage IV breast cancer. Lancet 1994; 343: 886–9.

Licciardello JT, Moake JL, Rudy CK, Karp DD, Hong WK. Elevated plasma von Willebrand factor levels and arterial occlusive complications associated with cis-platin-based chemotherapy. Oncology 1985; 42: 296–300.

Lohrmann HP, Adam W, Heymer B, Kubanek B. Microangiopathic hemolytic anemia in metastatic carcinoma. Report of eight cases. Ann Intern Med 1973; 79: 368–75.

Ludwig H. Anticoagulantien beim fortgeschrittenen Carcinom. Gynäkologe 1974; 7: 204–12.

Markus G. The role of haemostasis and fibrinolysis in the metastatic spread of cancer. Semin Thromb Haemost 1984; 10: 61–70.

Moore FD, Osteen RT, Karp DD, Steele G, Wilson RE. Anticoagulants, venous thromboembolism, and the cancer patient. Arch Surg 1981; 116: 405–7.

Nambi P, Mattern M, Bartus JO, Aiyar N, Crooke ST. Stimulation of intracellular topoisomerase I activity by vasopressin and thrombin. Differential regulation by pertussis toxine. Biochem J 1989; 262: 485–9.

Nanninga PB, van Teunenbroek A, Veenhof CH, Büller HR, ten Cate JW. Low prevalence of coagulation and fibrinolytic activation in patients with primary untreated cancer. Thromb Haemost 1990; 64: 361–4.

Nordström M, Lindblad B, Anderson H, Kjellström T. Deep venous thrombosis and occult malignancy: an epidemiological study. Br Med J 1994; 308: 891–4.

Nowak-Göttl U, Junker R, Hartmeier M, Koch HG, Munchow N, Assmann G, von Eckardstein A. Increased lipoprotein (a) is an important risk factor for venous thromboembolism in childhood. Circulation 1999; 100: 743–8.

Nowak-Göttl U, Wermes C, Junker R, Koch HG, Schobess R, Fleischhack G, Schwabe D, Ehrenforth S. Prospective evaluation of the thrombotic risk in children with acute lymphoblastic leukemia carrying the MTHFR TT 677 genotype, the prothrombin G20210A variant, and further prothrombotic risk factors. Blood 1999; 93: 1595–9.

Pearlstein E, Salk PL. Yogeeswaran G, Karpatkin S. Correlation between spontaneous metastatic potential, platelet-aggregating activity of cell surface extracts and cell surface sialylation in 10 metastatic-variant derivatives of a rat renal sarcoma cell line. Proc Natl Acad Sci USA 1980; 77: 4336–9.

Peuscher FW, Cleton FJ, Armstrong L, Stoepman-Van Dalen EA, van Mourik JA, van Aken WG. Significance of plasma fibrinopeptide A (fpA) in patients with malignancy. J Lab Clin Med 1980; 96: 5–14.

Poller L, McKernan A, Thomson JM, Elstein M, Hirsh PJ, Jonbes JB. Fixed mini-dose warfarin: a new approach to prophylaxis against venous thrombosis after major surgery. Br Med J 1987; 295: 1309–12.

Prandoni P, Lensing AW, Büller HR, Cogo A, Prins MH, Cattelan AM, Cuppini S, Noventa F, ten Cate JW. Deep-vein thrombosis and the incidence of subsequent symptomatic cancer. N Engl J Med 1992; 327: 1128–33.

Rasche H, Dietrich M. Hemostatic abnormalities associated with malignant diseases. Europ J Cancer 1977; 13: 1053–64.

Rickles FR, Edwards RL. Activation of blood coagulation in cancer: Trousseau's syndrome revisited. Blood 1983; 62: 14–31.

Rickles FR, Levine M, Edwards RL. Hemostatic alterations in cancer patients. Cancer Metast Rev 1992; 11: 237–48.

Sarasin FP, Eckman MH. Management and prevention of thromboembolic events in patients with cancer-related hypercoagulability states: a risky business. J Gen Intern Med 1993; 8: 476–86.

Schafer AI. Bleeding and thrombosis in myeloproliferative disorders. Blood 1984; 64: 1–12.

Schmidt MB. Die Verbreitungswege der Karzinome und die Beziehungen generalisierter Sarkome zu den leukämischen Neubildungen. Jena: Fischer 1903.

Schneider W. Bedeutung von Hämostasestörungen für Diagnostik und Therapie von Tumorkrankheiten. Hämostaseologie 1988; 8: 34–6.

Schöndorf TH, Witt I. Protein C in patients under L-asparaginase treatment. In: Witt I (ed). Protein C – Biochemical and Medical Aspects. Berlin, New York: Walter de Gruyter 1985; 125–34.

Smirnova IV, Zhang SX, Citron BA, Arnold PM, Festoff BW. Thrombin is an extracellular signal that activates intracellular death protease pathways inducing apoptosis in model motor neurons. J Neurobiol 1998; 36: 64–80.

Südhoff T, Schneider W. Fibrinolytic mechanisms in tumor growth and spreading. Clin Investig 1992; 70: 631–5.

Sun NC, McAffee WM, Hum GJ, Weiner JM. Hemostatic abnormalities in malignancy, a prospective study of one hundred eight patients. Am J Clin Pathol 1979; 71: 10–9.

Sutor AH, Ritter J. Thrombosen bei Kindern mit akuter lymphatischer Leukämie. Hämostaseologie 1992; 12: 107–15.

Tanaka H, Narahara N, Kurabayashi H, Sadakata H, Andoh K, Uchiyama T, Kobayashi N, Maekawa T. Studies on leukemic cell tissue factor. Thromb Res 1989; 53: 535–49.

Terranova T, Chiossone F. Il fattore coagulazione nell'attecchimento delle cellule neoplastiche immesse in circolo. Boll Soc Ital Biol Sper 1952; 28: 1224–5.

Trousseau A. Phlegmasia alba dolens. Clinique médicale de l'Hôtel-Dieu de Paris. London: The New Sydenham Society 1865; 3–94.

Wehmeier A, Schneider W. Megakaryocytes and platelets as the main cause for vascular events in chronic myeloproliferative disease. Hämostaseologie 1996; 16: 151–63.

Weiss RB, Tormey DC, Holland JF, Weinberg VE. Venous thrombosis during multimodal treatment of primary breast carcinoma. Cancer Treat Rep 1981; 65: 677–9.

Zacharski LR, Costantini V, Wojtukiewicz MZ, Memoli VA, Kududryk BJ. Anticoagulants as Cancer Therapy. Sem Oncol 1990; 17: 217–27.

Zacharski LR, Donati MB, Rickles FR. Registry of clinical trials of antithrombotic drugs in cancer: second report. Thromb Haemost 1993; 70: 357–60.

Zacharski LR, Henderson WG, Rickles FR, Forman WB, Cornell CJ Jr, Forcier RJ, Edwards RL, Headley E, Kim SH, O'Donnell JF et al. Effect of warfarin anticoagulation on survival in carcinoma of lung, colon, head and neck, and prostate: final report of VA Cooperative Study #75. Cancer 1984; 53: 2046–52.

Zurborn KH. Hemostasis and hormonal tumor therapy: epidemiology and clinical studies. Gynecol Endocrinol 1993; 7: 1–5.

Zurborn KH, Duscha H, Gram J, Bruhn HD. Investigations of coagulation system and fibrinolysis in patients with disseminated adenocarcinomas and non-Hodgkin's lymphomas. Oncology 1990; 47: 376–80.

Zurborn KH, Gram J, Glander K, Delbrück K, Pelzer H, Löffler H, Bruhn HD. Influence of cytostatic treatment on the coagulation system and fibrinolysis in patients with non-Hodgkin's lymphomas and acute leukemias. Eur J Haematol 1991; 47: 55–9.

# 8 Tumorangiogenese: neue Ansätze in der Krebstherapie

Dieter Marmé

## Einleitung

> Angiogenese bezeichnet den komplexen Vorgang der Gefäßneubildung durch Aussprossen aus bestehenden Blutgefäßen.

Im adulten Organismus spielt die Angiogenese eine wichtige Rolle bei der Aufrechterhaltung der strukturellen und funktionellen Integrität. So ist sie in eine ganze Reihe von zyklisch ablaufenden Prozessen in den weiblichen Reproduktionsorganen involviert. Darüber hinaus ist die Angiogenese ein zentraler Mechanismus bei Wundheilung und Entzündung. In ischämischen Situationen fungiert sie gewissermaßen als Reparaturmechanismus, indem sie durch Ausbildung von kollateralen Blutgefäßen das Sauerstoffdefizit kompensiert. In diesen Situationen ist die Gefäßneubildung strikt reguliert.

In pathologischen Situationen kommt es häufig zu einer unkontrollierten Angiogenese, die in vielen Fällen auch kausal in die Entwicklung und Progression chronischer und/oder lebensbedrohender Krankheiten eingreift. Juvenile Hämangiome, proliferative Retinopathien, rheumatische Arthritis sowie Tumorwachstum und Metastasierung sind die bekanntesten Beispiele hierfür (Pepper 1997).

Insbesondere die Rolle der Angiogenese bei der Entwicklung und Progression solider Tumoren hat in den letzten Jahren eine große Beachtung erfahren, da man sich von der Kenntnis der zu Grunde liegenden molekularen und zellulären Mechanismen neue Ansatzpunkte für die Therapie verspricht. Neue Therapiestrategien sind notwendig, da die derzeitigen medikamentösen Behandlungsverfahren metastasierender solider Tumoren, gemessen an ihrem therapeutischen Erfolg, äußerst unbefriedigend sind. Die Anwendung von Zytostatika stößt insbesondere durch die oft geringen Ansprechraten und die Resistenzentwicklung an ihre Grenzen. Die Therapie mit Hormonen und Zytokinen ist nur in wenigen Fällen möglich. Auch hier halten sich die Erfolge in Grenzen. Die Gentherapie steckt noch in ihren Kinderschuhen. Im Folgenden soll versucht werden, einige neuere Aspekte der Tumorangiogenese darzustellen und sich daraus ableitende therapeutische Möglichkeiten zu diskutieren.

## Tumorangiogenese

Ein Tumor entsteht meist durch genetische Veränderungen in einer einzigen Zelle. Diese Veränderungen lassen sich auf der molekularen Ebene durch die **Aktivierung von Onkogenen** und/oder die **Inaktivierung von Tumorsuppressorgenen** beschreiben. Beispiele hierfür sind das ras-Onkogen und das Tumorsuppressorgen p53.

Beide genetische Veränderungen werden in den meisten humanen Tumoren beobachtet. Zellen, die so transformiert sind, haben einen enormen Wachstumsvorteil im Vergleich zu den Zellen in ihrer Umgebung. Hinzu kommt noch, dass die Mechanismen, die zur Apoptose führen, weitgehend ausgeschaltet sind.

Tumoren können ohne geeignete Zufuhr von Nährstoffen und Wachstumsfaktoren nicht be-

liebig wachsen. In der Regel werden sie nur wenige Millimeter groß.
Fatalerweise entwickeln nun aber Krebszellen die Fähigkeit, **angiogene Faktoren** zu produzieren. Dies sind Proteine, die, wenn sie an Blutgefäße in der Nachbarschaft dieser Tumoren gelangen, das Aussprossen neuer Blutgefäße zur Folge haben. Diese neuen Blutgefäße wachsen in Richtung Tumor und in diesen hinein. Dadurch wird das Wachstum rasant beschleunigt.

> Krebszellen des Primärtumors invadieren die fragilen und permeablen neuen Gefäße, gelangen in die Blutbahn und somit in entfernte Organe, wo sie zu Metastasen heranwachsen können.

Hier beginnt der Prozess der Tumorangiogenese von neuem. Dieser Vorgang ist im Wesentlichen unabhängig vom Typ des soliden Tumors und unabhängig vom Ort seiner Entstehung.
Neben den angiogenen Faktoren, die die Blutgefäßneubildung fördern, konnten in jüngster Zeit auch **antiangiogene Faktoren** nachgewiesen werden, die spezifisch die Proliferation von Gefäßendothelzellen und damit die Angiogenese hemmen. Prominente Beispiele hierfür sind die beiden Proteine Angiostatin und Endostatin (Boehm et al. 1997).
Angiogene und antiangiogene Faktoren stehen bei der Gefäßhomöostase in einem funktionellen Gleichgewicht (Pepper 1997). Lokale Steigerung der Konzentration angiogener Faktoren, wie dies in der Umgebung von Tumoren der Fall ist, führt daher zur Angiogenese. Die Herstellung eines Ungleichgewichts zugunsten der Angiogenese hat J. Folkman als **angiogenic switch** bezeichnet (Hanahan et al. 1996).

## VEGF – ein Tumorangiogenesefaktor von zentraler Bedeutung

Bei der Initiation der Tumorangiogenese spielen also die angiogenen Faktoren, die im Bereich des Tumors entstehen, die entscheidende Rolle.

> Unter den angiogenen Faktoren nimmt der **vascular endothelial growth factor (VEGF)** eine besondere Stellung ein (Siemeister 1998).

VEGF wird von nahezu allen soliden Tumoren gebildet und sezerniert. Klinische Studien zeigen die prognostische Relevanz der VEGF-Expression. Bislang wurden 5 verschiedene VEGF-Isoformen beschrieben, die durch differenzielles Spleißen des VEGF-Gens entstehen. Der N-Terminus, der für die hochaffine Bindung an die VEGF-Rezeptoren verantwortlich ist, ist bei allen Isoformen identisch. Alle VEGF-Isoformen sind daher in der Lage, die Proliferation von Endothelzellen anzuregen; aufgrund der unterschiedlichen C-Termini, die bei den höhermolekularen Isoformen Heparin bindende Sequenzen enthalten, unterscheiden sich die Isoformen wahrscheinlich in vivo hauptsächlich in ihrer Bioverfügbarkeit (Ferrara u. Davis-Smith 1993).
Zwei Rezeptoren, **VEGF-Rezeptor-1** (auch FLT-1 genannt) und **VEGF-Rezeptor-2** (auch KDR/FLK-1 genannt), die VEGF selektiv und mit hoher Affinität binden, wurden identifiziert. Die Expression dieser beiden Rezeptoren ist im Wesentlichen auf proliferierende Endothelzellen beschränkt, wie sie im Bereich eines Tumors zu finden sind. Beide Rezeptoren werden von homologen Genen kodiert und gehören zur Familie der Rezeptortyrosinkinasen. Die extrazelluläre Domäne ist dabei aus 7 Immunglobulin-ähnlichen (Ig-ähnlichen) Domänen zusammengesetzt, wobei für beide

Rezeptoren gezeigt wurde, dass nur die ersten 3 N-terminalen Ig-ähnlichen Domänen für die spezifische Ligandenerkennung benötigt werden. Die intrazelluläre Domäne besitzt Tyrosinkinaseaktivität. Nach Bindung von VEGF dimerisieren die Rezeptoren und phosphorylieren sich gegenseitig an Tyrosinresten. Die phosphorylierten Tyrosine setzen dann über die spezifische Assoziation mit so genannten SH2-Proteinen die Signaltransduktion in den Endothelzellen hin zur Proliferation in Gang (Ferrara u. Davis-Smith 1993).

Die Expression von VEGF in den Tumoren, die Expression der beiden VEGF-Rezeptoren in den tumornahen Endothelzellen, sowie die VEGF-induzierte Proliferation dieser Endothelzellen, die zur Angiogenese führt, sind auf molekularer und zellulärer Ebene eingehend untersucht worden. Sowohl die Ergebnisse dieser Untersuchungen als auch die daraus resultierenden neuen therapeutischen Strategien sollen nun etwas ausführlicher behandelt werden.

## Mechanismen der VEGF-Expression

> VEGF kann, ausgelöst durch die verschiedensten Faktoren und Wachstumsbedingungen, von normalen und Tumorzellen exprimiert werden.

Die VEGF-Expression kann sowohl auf der transkriptionellen Ebene als auch über die Stabilisierung der mRNA verstärkt werden. Zu den **Faktoren, die in kultivierten Zellen die Expression von VEGF stimulieren**, gehören:
- der platelet-derived growth factor (**PDGF**),
- der basic fibroblast growth factor (**bFGF**),
- der insulin-like growth factor 1 (**IGF-1**),
- der Tumornekrosefaktor-α (tumor necrosis factor α, **TNF-α**),
- die transforming growth factors α und β (**TGF-α, TGF-β**) sowie
- die Zytokine Interleukin-1β (**IL-1β**) und Interleukin-6 (**IL-6**).

Zudem stimulieren **Phorbolester** über die Aktivierung der Proteinkinase C die VEGF-Expression. Weiterhin wurde gezeigt, dass Zellen, die durch **aktivierte Onkogene** transformiert wurden, wie zum Beispiel raf, ras oder src, erhöhte Mengen an VEGF sezernieren.
Ferner konnte für das von-Hippel-Lindau-Gen (VHL) und das p53-Gen gezeigt werden, dass der **Verlust dieser Tumorsuppressorgene** eine erhöhte Transkription des VEGF-Gens bewirkt. **Hypoxie**, also der verringerte Sauerstoffpartialdruck, wie er zum Beispiel im Tumorgewebe vorliegt, konnte als weiterer Mechanismus identifiziert werden, der durch Stabilisierung der VEGF-mRNA die VEGF-Expression stark erhöht (Siemeister et al. 1998).
Die molekularen Mechanismen der VEGF-Expression sind zumindest teilweise aufgeklärt. Sequenzanalysen des VEGF-Promotors ergaben mögliche Bindestellen für die Transkriptionsfaktoren AP-1, AP-2, sowie Sp1 und Sp3. Eine detaillierte Analyse mittels Reportergenassay und electrophoretic mobility shift assay ergab, dass für die Wachstumsfaktor- und raf-Onkogen-vermittelte VEGF-Expression Sp1-Bindestellen im Promotorbereich 50–96 bp verantwortlich sind. Verschiedene Regulationsmechanismen konnten für die Hypoxie-vermittelte VEGF-Expression nachgewiesen werden. Einerseits kann der Hypoxie-induzierbare-Faktor-1 (HIF-1) am VEGF-Promotor binden und die transkriptionelle Aktivität des VEGF-Promotors stimulieren. Andererseits konnte gezeigt werden, dass die VEGF-mRNA-Degradation unter Hypoxie inhibiert und damit die Menge der translatierbaren VEGF-mRNA erhöht wird. Weiter ist bekannt, dass die Überexpression des eukaryotischen Initiationsfaktors 4E in CHO-Zellen zu einer 130fachen Stimulierung der VEGF-Sekretion führt. Für den eukaryotischen Initiationsfaktor 4E, der mRNAs für die Translation rekrutiert, wurde eine Überexpression in metastasierenden Mammakarzinomzellen nachgewiesen, sodass eine

Beteiligung der so gesteuerten VEGF-Sekretion bei der Metastasierung als gegeben erscheint (Siemeister 1998).

Die vielfältigen Mechanismen der verstärkten VEGF-Expression erklären, warum VEGF in nahezu allen soliden Tumoren in erhöhten Konzentrationen vorkommt. Die Vielfältigkeit der Kontrollmechanismen macht aber auch deutlich, dass ein rationaler Therapieansatz zur Hemmung der VEGF-Expression nur schwer vorstellbar ist.

## Mechanismen der VEGF-Rezeptor-Expression

Im Vergleich zu dem, was wir über die tumorassoziierte VEGF-Expression wissen, ist nur wenig darüber bekannt, welche molekularen Mechanismen an der Kontrolle der VEGF-Rezeptor-Expression beteiligt sind.

> VEGF-Rezeptoren werden bis auf ganz wenige Ausnahmen lediglich in Endothelzellen des Gefäßsystems exprimiert. Darüber hinaus wurde gezeigt, dass die Expression der beiden VEGF-Rezeptoren, VEGF-Rezeptor-1 und VEGF-Rezeptor-2, in ruhenden Endothelzellen entweder nicht oder nur ganz schwach vorhanden ist.

Verstärkte Expression beider Rezeptoren beobachtet man im Kontext der Tumorentwicklung. Hier ist es so, dass Gefäße in der Nähe solider Tumoren oder solche, die bereits in den Tumor eingewachsen sind, in hohem Maße beide VEGF-Rezeptoren exprimieren. Es stellt sich also die Frage: Wie kommt es zu einer verstärkten Expression der beiden VEGF-Rezeptoren in den proliferierenden Endothelzellen in der Umgebung des Tumors? Zur Beantwortung dieser Frage wurden humane Endothelzellen mit konditionierten Medien von unter hypoxischen Bedingungen gehaltenen Tumorzellen inkubiert. Bereits nach einer Stunde zeigte sich ein Anstieg der mRNA für den VEGF-Rezeptor-1. Dies spiegelt sich auch in einem Anstieg des Rezeptorproteins wider. Als hierfür verantwortlicher Faktor konnte in den konditionierten Medien VEGF selbst identifiziert werden (Barleon et al. 1997). Für die verstärkte Expression des VEGF-Rezeptors-2 konnte in einem eleganten experimentellen Ansatz ebenfalls VEGF verantwortlich gemacht werden. In diesem Experiment wurden Hirnschnitte unter hypoxischen Bedingungen gehalten. Dadurch wurde die VEGF-Expression in den Gewebeschnitten verstärkt und in der Folge die Expression des VEGF-Rezeptors-2 erhöht (Kremer et al. 1997).

Neben VEGF selbst kann auch bFGF, ebenfalls ein Mitogen für Endothelzellen, die Expression beider VEGF-Rezeptoren verstärken. Dies konnte in einem Experiment gezeigt werden, bei dem die Venen intakter, humaner Nabelschnüre für einige Stunden mit bFGF perfundiert wurden.

Sowohl auf mRNA-Ebene als auch immunhistochemisch nachgewiesen auf Proteinebene kam es zu einem signifikanten Anstieg sowohl für den VEGF-Rezeptor-1 als auch für den VEGF-Rezeptor-2 (Barleon u. Marmé, unveröffentlicht).

Die Tatsache, dass sowohl VEGF als auch bFGF in der Lage sind, die Expression beider VEGF-Rezeptoren zu erhöhen, gibt einen Hinweis darauf, dass diese angiogenen Faktoren in der Tumorsituation potenziell in der Lage sind, die Endothelzellen für die Angiogenese responsiver zu machen. In diesem Zusammenhang sind auch Befunde zu sehen, die eine erhöhte Expression der beiden VEGF-Rezeptoren sowohl in Blutgefäßen der Lunge (Tuder et al. 1995) als auch im Herzen (Li et al. 1996) nach akuter und chronischer Hypoxie beschreiben. Eine naheliegende Interpretation ist die verstärkte Expression der VEGF-Rezeptoren durch die oben erwähnte Hypoxie-bedingt gesteigerte Bereitstellung von VEGF.

Interessanterweise beobachtet man nach Inkubation von humanen Endothelzellen mit TNF-α eine rasche Abnahme der mRNA und des

Proteins der beiden VEGF-Rezeptoren und daraus resultierend eine starke Abnahme der VEGF-Bindestellen auf den Endothelzellen (Barleon u. Marmé, unveröffentlicht). Einer möglichen therapeutischen Relevanz dieser Ergebnisse wurde bislang nicht weiter nachgegangen. Es ist aber generell anzunehmen, dass die Kontrollmechanismen der VEGF-Rezeptor-Expression vielfältig sind und insbesondere bei physiologischen Vorgängen der zyklisch auftretenden Angiogenese auch solche Zytokine und/oder andere Faktoren involviert sind, die die Rezeptor-Expression inhibieren können. Solche Faktoren aufzuspüren ist im Hinblick auf therapeutische Ansätze zur Hemmung der Tumorangiogenese von einiger Bedeutung.

## Experimentelle Therapie der VEGF-vermittelten Tumorangiogenese

Es gibt also eindeutige Befunde, dass bei soliden Tumoren die VEGF-Expression und die VEGF-Rezeptor-Expression in den tumornahen Gefäßen stark erhöht sind.

> Die Hemmung des VEGF-/VEGF-Rezeptor-Systems ist daher eine mögliche **Strategie zur Krebstherapie.**

Eine Reihe von Proof-of-principle-Experimenten ergab in der Tat ermutigende Ergebnisse:
- Die funktionelle Hemmung des VEGF-Rezeptors-2 mittels retroviral applizierter dominant negativer VEGF-Rezeptor-2-Mutanten (hier fehlt die zytoplasmatische Tyrosinkinasedomäne) führt zu einer signifikanten Hemmung des Tumorwachstums sowie der Tumorvaskularisierung (Millauer et al. 1994).
- Spezifische monoklonale Antikörper gegen VEGF inhibieren sowohl Tumorwachstum und Tumorvaskularisierung als auch die Metastasierung (Warren et al. 1995). Eine Kombination von monoklonalen Anti-VEGF-Antikörpern mit Doxorubicin führt in einigen Fällen zur kompletten Regression von MCF-7-Tumoren in Nacktmäusen (Ferrara u. Davis-Smith 1993).
- VEGF-Antisense, stabil in C6-Rattengliomazellen transfiziert, führt neben stark reduzierter VEGF-Sekretion aus diesen Zellen zu einem substanziell reduzierten Tumorwachstum, verminderter Tumorvaskularisierung und erhöhter Nekrose, wenn diese Zellen subkutan Nacktmäusen injiziert werden (Saleh et al. 1996).
- Kürzlich konnte gezeigt werden, dass die Angiogenese und die Tumorinvasion maligner, humaner Keratinozyten in Oberflächentransplantaten auf der Nacktmaus durch monoklonale Antikörper gegen die VEGF-Bindestelle des VEGF-Rezeptors-2 signifikant gehemmt werden können (Skobe et al. 1997).
- Adenovirus-vermittelter regionaler Transfer von cDNA, die für die lösliche sekretierte Form des VEGF-Rezeptors 1 kodiert, führt bei subkutanen Tumoren, Leber- und Lungenmetastasen in syngenen Mäusen zu einem stark reduzierten Wachstum präetablierter Tumoren (Kong et al. 1998).
- Die Inhibitoren der VEGF-Rezeptor-Tyrosinkinasen SU5416 (Rosen et al. 1998) und PTK787/ZK222584 (Wood et al. 1997) führen in verschiedenen Tiermodellen zur Hemmung des Tumorwachstums und der Metastasierung.

Alle experimentellen Ansätze zur therapeutischen Hemmung des VEGF-/VEGF-Rezeptor-Systems führen zu qualitativ ähnlichen Ergebnissen, obwohl sie auf unterschiedlichen Ebenen der VEGF-vermittelten Angiogenese angreifen. Das VEGF-/VEGF-Rezeptor-System ist in der Evolution hoch konserviert. Im Tier und im Menschen laufen die durch dieses System vermittelten Prozesse ganz ähnlich ab. Es ist also zu hoffen, dass eine auf dieses System zielende pharmakologische Intervention auch beim Menschen erfolgreich ist.

## Klinische Situation und Ausblick

Bei der klinischen Entwicklung von antiangiogenen Strategien gegen solide, metastasierende Tumoren auf der Basis des VEGF-/VEGF-Rezeptor-Systems stehen wir ganz am Anfang. SU5416, ein Tyrosinkinaseinhibitor des VEGF-Rezeptors-2, entwickelt von SUGEN, befindet sich in Phase I.

Rhu-mab-VEGF, ein humanisierter monoklonaler Antikörper gegen humanes VEGF, entwickelt von Genentech, befindet sich in Phase I und II. PTK787/ZK222584, ebenfalls ein Tyrosinkinaseinhibitor des VEGF-Rezeptors-2, entwickelt von Novartis, Schering und der Klinik für Tumorbiologie in Freiburg, ging im Herbst 1998 in die Phase I.

Die klinische Entwicklung wird zeigen müssen, ob eine Therapie mit antiangiogenen Substanzen allein oder in Kombination mit niedrig dosierten Zytostatika oder anderen Behandlungsverfahren erfolgreich sein kann. Die Frage nach zu erwartenden Nebenwirkungen durch antiangiogene Substanzen lässt sich aufgrund der vorliegenden präklinischen Daten nicht abschließend beantworten. Es ist jedoch zu hoffen, dass die Nebenwirkungen gering sein werden, da die Therapie hochselektiv auf sich teilende Gefäßendothelzellen im Bereich der Tumoren abzielt.

> Obwohl sicherlich noch eine ganze Reihe von Problemen im Rahmen der klinischen Entwicklung antiangiogener Therapien zu lösen sein wird, besteht Konsens, dass es sich hierbei um einen innovativen, vielversprechenden neuen Ansatz zur Therapie von Krebserkrankungen handelt.

Die Tumorangiogenese ist ein komplexer Prozess, bei dem nach heutigem Wissensstand das VEGF-/VEGF-Rezeptor-System eine zentrale Rolle spielt. Es ist jedoch wahrscheinlich, dass noch weitere Ligand-Rezeptor-Systeme bei diesem pathologischen Vorgang beteiligt sind. Der Endothelzell-spezifische Rezeptor TIE-2 (Dumont et al. 1993) sowie sein Ligand Angiopoietin-1 (Suri et al. 1996) sind Komponenten eines solchen Systems. Behandelt man Rattenbrusttumoren mit der rekombinant hergestellten löslichen TIE-2-Rezeptor-Domäne, so werden sowohl das Tumorwachstum als auch die Vaskularisierung gehemmt (Lin et al. 1997). Ganz ähnlich kommt es zu einer Inhibition des Wachstums von murinen Brusttumoren und Melanomen sowie der Ausbildung von Lungenmetastasen, wenn das Gen für die lösliche TIE-2-Rezeptor-Domäne mithilfe eines adenoviralen Vektors appliziert wird (Lin et al. 1998). Es muss also damit gerechnet werden, dass eine gewisse Redundanz der in die Tumorangiogenese involvierten Mechanismen zu neuen therapeutischen Strategien zur Hemmung der Tumorangiogenese führen wird.

## Literatur

Barleon B, Siemeister G, Martiny-Baron G, Weindel K, Herzog C, Marmé D. Vascular endothelial growth factor up-regulates its receptor fms-like tyrosine kinase 1 (FLT-1) and a soluble variant of FLT-1 in human vascular endothelial cells. Cancer Res 1997; 57: 5421–5.

Boehm T, Folkman J, Browder T, O'Reilly MS. Antiangiogenic therapy of experimental cancer does not induce acquired drug resistance. Nature 1997; 390: 404–7.

Dumont DJ, Gradwohl GJ, Fong GH, Auerbach R, Breitman ML. The endothelial-specific receptor tyrosine kinase tek is a member of a new subfamily of receptors. Oncogene 1993; 8: 1293–301.

Ferrara N, Davis-Smyth T. The biology of vascular endothelial growth factor. Endocr Rev 1993; 18: 4–25.

Hanahan D, Folkman J. Patterns and emerging mechanisms of the angiogenic switch during tumorigenesis. Cell 1996; 86: 353–64.

Kong HL, Hecht D, Song W, Kovesdi I, Hackett NR, Yayon A, Crystal RG. Regional suppression of tumor growth by in vivo transfer of a cDNA encoding a secreted form of the extracellular domain of the flt-1 vascular endothelial growth factor receptor. Hum Gene Ther 1998; 9: 823–33.

Kremer C, Breier G, Risau W, Plate KH. Up-regulation of tlk-1/vascular endothelial growth factor receptor 2 by its ligand in a cerebral slice culture system. Cancer Res 1997; 57: 3852–9.

Li J, Brown LF, Hibberd MG, Grossman JD, et al. VEGF, Flk-1 and Flt-1 expression in a rat myocardial infarction model of angiogenesis. Am J Physiol 1996; 270; 1803.

Lin P, Buxton JA, Acheson A, Radziejewski C, Maisonpierre PC, Yancopoulos GD, Channon KM, Hale LP, Dewhirst MW, George SE, Peters KG. Antiangiogenic gene therapy targeting the endothelium-specific receptor tyrosine kinase Tie-2. Proc Natl Acad Sci USA 1998; 95: 8829–34.

Lin P, Polverini P, Dewhirst M, Shan S, Rao PS, Peters K. Inhibition of tumor angiogenesis using a soluble receptor establishes a role for Tie-2 in pathologic vascular growth. J Clin Invest 1997; 100: 2072–8.

Millauer B, Shawver LK, Plate KH, Risau W, Ullrich A. Glioblastoma growth inhibited in vivo by a dominant-negative Flk-1 mutant. Nature 1994; 367: 576–9.

Pepper MS. Manipulating angiogenesis. From basic science to the bedside. Arterioscler Thromb Vasc Biol 1997; 117: 605–19.

Rosen LS, Kabbinavar F, Rosen P, Mulay M. Phase I trial of SU5416, a novel angiogenesis inhibitor, in patients with advanced malignancies. Ann Oncol 1998; 9: 290–2.

Saleh M, Stacker SA, Wilks AF. Inhibition of growth of C6 glioma cells in vivo by expression of antisense vascular endothelial growth factor sequence. Cancer Res 1996; 56: 393–401.

Siemeister G, Martiny-Baron G, Marmé D. The pivotal role of VEGF in tumor angiogenesis: molecular facts and therapeutic opportunities. Cancer Metastasis Rev 1998; 17: 241–8.

Skobe M, Rockwell P, Goldstein N, Vosseler S, Fusenig NE. Halting angiogenesis suppresses carcinoma cell invasion. Nature Med 1997; 3: 1222–7.

Suri C, Jones PF, Patan S, Bartunkova S, Maisonpierre PC, Davis S, Sato TN, Yancopoulos GD. Requisite role of angiopoietin-l, a ligand for the Tie2 receptor, during embryonic angiogenesis. Cell 1996; 87: 1171–80.

Tuder RM, Flook BE, Voelkel NF. Increased gene expression for VEGF and the VEGF receptor KDR/Flk and Flt in lungs exposed to acute or chronic hypoxia. Modulation of gene expression by nitric oxide. J Clin Invest 1995; 95: 1798–807.

Warren RS, Yuan H, Matli MR, Gillett NA, Ferrara N. Regulation by vascular endothelial growth factor of human Colon cancer tumorigeneses in a mouse model of experimental liver metastasis. J Clin Invest 1995; 95: 1789–97.

Wood J, Buchdunger E, Cozens R, Hofman F, et al. Pharmacological profile of a potent and orally active inhibitor of VEGF receptor kinases. Proc AACR; 1997: abstract a255.

# Therapeutischer Teil

# 9 Chemotherapie

Juraj Culman

## Einleitung

> Maligne Tumoren sind charakterisiert durch unkontrollierte Proliferation und zerstörendes Wachstum von körpereigenen, aber genetisch veränderten Zellen.

Die Vermehrung unterliegt dabei nicht mehr den Kontrollmechanismen, die in gesundem Gewebe die Zellteilung und das Gewebewachstum regulieren. Maligne Tumorzellen folgen ihrem eigenen Vermehrungsprogramm, auf das die gesunden Nachbarzellen keinen kontrollierenden Einfluss mehr haben. Dieses Programm und die neuerworbenen Eigenschaften ermöglichen den Krebszellen, benachbartes Gewebe zu infiltrieren und an weit entfernten Stellen des Organismus zu neuen Wucherungen auszuwachsen. Die Bösartigkeit der entarteten Zellen ist charakterisiert durch:
- unkontrollierte Teilung und oft hohe Proliferationsrate
- Entdifferenzierung, den Verlust ursprünglicher Funktionen des normalen Gewebes
- invasives, infiltrierendes und destruierendes Wachstum
- Metastasierung und Neigung zu Rezidiven

Diese Eigenschaften maligner Zellen sind bei der Tumorbehandlung zu berücksichtigen. Die üblichen **Therapieansätze** bei gängigen Therapien maligner Tumoren versuchen Wachstum, Invasion und Metastasierung zu bekämpfen und gliedern sich in:
- Chirurgie
- Strahlentherapie
- Chemotherapie

Diese können entweder allein oder in Kombination miteinander eingesetzt zur Heilung führen (**kurativer Ansatz**). Ist eine Heilung nicht möglich, so konzentriert sich eine **palliative Therapie** auf lindernde, das Krebswachstum und das Leiden des Patienten begrenzende Maßnahmen. Zusätzliche symptomatische Therapiemaßnahmen können dabei als entscheidend für die Verbesserung der Lebensqualität empfunden werden.

Die zur Chemotherapie maligner Tumoren eingesetzten Substanzen (**Zytostatika**) sind Pharmaka, die in den Stoffwechsel oder in die Teilungsvorgänge der Zellen eingreifen, sie dadurch zerstören bzw. ihre Proliferation hemmen. Die Geschichte der Entwicklung der meisten heute verwendeten Zytostatika zeigt, dass ihre Einführung in die Therapie oft durch eine Mischung aus Zufall und Empirie und nur am Rande durch rationale Strategie bestimmt wurde. Erst durch die tiefere Einsicht in die Vorgänge, die während des Zellzyklus ablaufen, wurden auch die Wirkungsmechanismen besser verstanden. So greifen Zytostatika, die heute einen festen Platz in der Therapie der malignen Erkrankungen haben, in verschiedene Phasen des Zellzyklus ein und bewirken so den Tod unkontrolliert proliferierender Zellen. Um die Mechanismen der Wirkung verstehen zu können, ist es notwendig, über das **Tumorwachstum**, die **Tumorkinetik** und den **Zellzyklus** zu sprechen.

## Grundlagen

Das Wachstum eines Tumors hängt von der Dauer des Zellzyklus ab. Die Teilung einer Zelle, der Zellzyklus und das Gewebewachstum unterliegen einer komplizierten Kontrolle. Die Zeit, die eine Zelle zum Ablauf eines Zellzyklus benötigt, wird als **Generationszeit** bezeichnet. Dabei unterscheidet sich die Generationszeit einer Krebszelle im Wesentlichen nicht von der Generationszeit einer gesunden, aus gleichem Gewebe stammenden Zelle. Der Tumor wächst schnell und unkontrolliert, weil die Proliferation der Krebszellen nicht mehr den Regulationsmechanismen unterliegt, die die Zellteilung im Gewebe koordinieren. Viele der verwendeten Zytostatika hemmen nur Krebszellen, die sich in Teilung befinden und sind deshalb besonders wirksam gegen Tumoren mit einer hohen Fraktion sich teilender Zellen. Diese so genannte **Wachstumsfraktion** wird als das Verhältnis zwischen der Zahl der sich teilenden Zellen und der Gesamtzahl der Zellen eines Tumors definiert. Die Zeit, die ein Tumor benötigt, um seine Größe zu verdoppeln, wird **Verdopplungszeit** genannt. Dabei gilt grundsätzlich, dass der Angriff einer Chemotherapie um so wirkungsvoller sein kann, je kürzer die Verdopplungszeit eines Tumors ist (z. B. kurative Monochemotherapie bei manchen Lymphomen oder dem Chorionkarzinom mit Verdopplungszeiten von 1–2 Tagen). Das bedeutet andererseits auch, dass eine Chemotherapie mit zunehmender Verdopplungszeit immer umfassender werden muss, und ein primärer kurativer Ansatz immer unwahrscheinlicher wird.

Das Wachstum der Mehrzahl der aus menschlichem Gewebe hervorgehenden Tumoren kann durch eine so genannte **Gompertz-Kinetik** beschrieben werden. Zu Beginn des Tumorwachtums befinden sich viele Krebszellen im Zellzyklus, die Wachstumsfraktion ist hoch. Mit zunehmender Größe sinkt die Wachstumsfraktion jedoch, die Gompertz-Wachstumskurve flacht ab. Diese Verlangsamung des Tumorwachstums kann durch Anoxie und Nährstoffmangel in manchen Teilen des Tumors erklärt werden. Viele Krebszellen sterben dadurch ab bzw. verlassen den Zellzyklus und treten in die so genannte Ruhephase ein ($G_0$-Phase).

Die Grundlagen der Tumorkinetik und deren Beeinflussung durch chemotherapeutische Maßnahmen – die so genannte **Log-cell-kill-Hypothese** – wurden an experimentellen Leukämie-Modellen entwickelt. Die toxischen Wirkungen eines Zytostatikums auf die Krebszellenpopulation folgen dabei einer Kinetik erster Ordnung. Die Hypothese besagt, dass die gleiche Dosis eines Zytostatikums immer eine konstante Fraktion, also den gleichen Prozentsatz an Zellen, jedoch nicht die gleiche absolute Zellzahl abtötet (Abb. 9-1). Mit fortschreitender Therapie gleicher Intensität wird die absolute Zahl der abgetöteten Zellen folg-

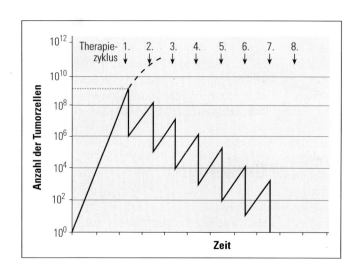

**Abb. 9-1:** Kinetik der Zell-Abtötung in einem exponentiell wachsenden Tumor mit konstanter Wachstumsfraktion, in dem keine resistenten Tumorzellen vorliegen (halblogarithmische Darstellung). Der Prozentsatz, nicht jedoch die absolute Zellzahl der abgetöteten Zellen während der einzelnen Therapiezyklen ist konstant (nach Zeller 1995).

lich immer kleiner. Die Fraktion der abgetöteten Zellen ist proportional der verwendeten Dosis. Der Hypothese liegen die Annahmen zugrunde, dass sich ein konstanter Teil der Zellen im Tumor in Teilung befindet und dadurch die Wachstumsfraktion und die Verdopplungszeit konstant bleibt, dass alle Krebszellen gegenüber dem Zytostatikum gleich empfindlich sind und dass sich während der Therapie keine resistenten Zellen entwickeln. Diese Hypothese lieferte die theoretischen Grundlagen für die gängige Anwendung von Chemotherapeutika in Therapiezyklen bei der Behandlung der akuten Leukämien.

Das Wachstum der meisten Tumoren verläuft, wie schon erwähnt, nach der Gompertz-Kinetik, das heißt die Wachstumsfraktion nimmt mit zunehmender Tumorgröße ab. Viele Tumorzellen verlassen den Zellzyklus und treten in die Ruhephase ($G_0$-Phase) über. Da die Tumorzellen in der $G_0$-Phase keine oder nur eine geringe Chemosensitivität gegenüber den meisten Zytostatika aufweisen, wird am Anfang der zytostatischen Therapie nur ein geringer Prozentsatz (fraction cell kill) der Tumorzellen abgetötet. Durch die Verkleinerung der Tumormasse treten nun viele Tumorzellen in den Zellzyklus ein, die Wachstumsfraktion nimmt zu. Da die Chemotherapie um so wirkungsvoller ist, je größer die Zahl der Tumorzellen ist, die sich im Zellzyklus befinden, erhöht sich während der nächsten Chemotherapiezyklen der Prozentsatz der abgetöteten Tumorzellen und die Effektivität der Chemotherapie nimmt zu. Im späteren Verlauf der Chemotherapie steigt die Anzahl der resistenten Tumorzellen. Folglich kommt es zu einer Abnahme des Prozentsatzes der abgetöteten Tumorzellen und zu einer Reduktion der Chemotherapie-Effektivität (Abb. 9-2).

Die Zytostatika wirken, wie unten noch genauer zu besprechen sein wird, auf unterschiedliche Phasen des Zellzyklus. Der **Zellzyklus** einer Krebszelle läuft nach dem gleichen Muster wie der einer normalen Zelle ab. Nach der Zellteilung (Mitose) tritt die Zelle in die $G_1$-Phase ein. In der $G_1$-Phase werden zelleigene Proteine, beispielsweise Enzyme, für die nachfolgende Synthesephase (S-Phase) synthetisiert. Die Zeitdauer der $G_1$-Phase ist variabel und bestimmt im Wesentlichen die Dauer des Zellzyklus. In der darauffolgenden S-Phase findet die DNA-Synthese statt, in der das genetische Material verdoppelt wird. Diese Phase lässt sich durch Inkorporation von radioaktiv markiertem Thymidin in das Genom sichtbar machen. Darauf folgt die $G_2$-Phase, die ein postsynthetisches Intervall darstellt, in dem Enzyme und Strukturproteine, die für die Mitose (M-Phase) erforderlich sind, synthetisiert werden. In der M-Phase wird schließlich der Spindelapparat ausgebildet und die Chromosomen werden in einem speziellen Ablauf (Prophase, Metaphase, Anaphase und Telophase) auf die beiden Tochterzellen verteilt.

Zellen können in der $G_1$-Phase aus dem Zellzyklus austreten. Solche Zellen befinden sich dann in der $G_0$-Phase, einer so genannten Ruhephase. Unter verschiedenen Voraussetzungen wie zum Beispiel nach Anregung durch Wachstumshormone treten sie wieder in die $G_1$-Phase ein.

> Tumorzellen in der Ruhephase $G_0$ und in der Phase $G_1$ erwiesen sich als wenig empfindlich gegenüber Zytostatika.

Die Steuerung des Zellzyklus erfolgt durch **Cycline**. Diese werden während des Zyklus zu bestimmten Zeitpunkten synthetisiert und binden sich an ihre Zielproteine, so genannte Cyclin-abhängige Kinasen, die Tyrosin- und Threoninreste verschiedener Proteine zu phosphorylieren vermögen. Über diesen Mechanismus stimulieren die Cycline den Verlauf der zahlreichen Prozesse des Zellzyklus in den einzelnen Phasen und fördern die Übergänge von einer Phase in die nächste. Der Zellzyklus kann dabei an zwei Restriktionspunkten, so genannten check-points am Ende der $G_1$- und $G_2$-Phase, angehalten werden.

Die Aktivität der Cyclin-abhängigen Kinasen wird durch **inhibitorische Proteine** reguliert. Diese sind Produkte verschiedener Gene, zum

Beispiel des p53-Gens oder des Retinoblastom-Gens (Rb-Gen). Das p53-Tumorsuppressorprotein stellt einen der wichtigsten (und am besten erforschten) Kontrollmechanismen dar. Wenn beispielsweise Schäden an der DNA auftreten, arretiert das p53-Protein die Zelle in der $G_1$-Phase, in der die Schäden repariert werden können. Falls diese sich jedoch als irreparabel erweisen, leitet das Protein den programmierten Zelltod, die **Apoptose**, ein. An den dabei ablaufenden intrazellulären Signaltransduktionskaskaden sind vielfältige Enzyme (Proteasen und Endonukleasen) und zahlreiche Substanzen (z. B. Ceramide) beteiligt. Die Steuerung erfolgt durch die Aktivierung von verschiedenen Signaltransduktionsgenen, die durch ihre Produkte einerseits den apoptotischen Vorgang vorantreiben (z. B. das oben erwähnte p53-Protein, das p16- oder das Rb-Protein) oder anderseits den apoptotischen Vorgang hemmen können (z. B. das Proteinprodukt des bcl-2-Gens). Viele Zytostatika lösen in Krebszellen Apoptose aus.

## Therapieansätze

Es sind Zytostatika mit vorwiegend zyklusspezifischer, zyklusunspezifischer und phasen-

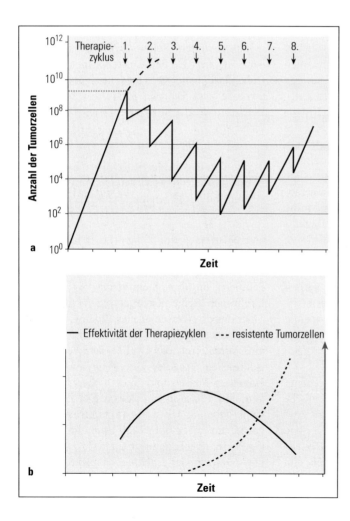

**Abb. 9-2a und b:** Kinetik der Zell-Abtötung in einem Tumor mit Gompertz-Wachstum, in dem sich während der Therapie Chemotherapie-resistente Tumorzellen entwickelten (halblogarithmische Darstellung). Während der ersten Therapiezyklen ist der Prozentsatz (nicht jedoch die absolute Zahl) der abgetöteten Tumorzellen aufgrund der niedrigen Wachstumsfraktion gering. Mit der Verkleinerung der Tumormasse nimmt die Wachstumfraktion zu, der Prozentsatz der abgetöteten Zellen erhöht sich, die Effektivität der Therapie nimmt zu. In späteren Therapiezyklen nehmen infolge zunehmender Entstehung resistenter Tumorzellen der Prozentsatz an abgetöteten Tumorzellen und die Effektivität der Chemotherapie ab (nach Zeller 1995).

spezifischer Wirkung zu unterscheiden. Die **zyklusspezifischen Zytostatika** entfalten ihre Wirkung lediglich in den Phasen außerhalb der $G_0$-Phase, während die **zyklusunspezifischen Wirkstoffe** (z. B. Alkylanzien) auch Zellen erfassen, die sich in der $G_0$-Phase befinden. **Phasenspezifische Zytostatika** wirken nur während bestimmter Phasen des Zellzyklus. So greifen beispielsweise Vinblastin und Vincristin nur in der Mitosephase an, während Cyclophosphamid vorwiegend in der DNA-Synthesephase (S-Phase) und in der $G_2$-Phase angreift.

Ein In-vitro-Test der Empfindlichkeit eines Tumors für ein spezielles Chemotherapeutikum kann die Pharmakokinetik (Verfügbarkeit, Metabolismus, Elimination) nicht berücksichtigen und erlaubt daher nicht, den Therapieerfolg zuverlässig vorherzusagen. Ein **Sensitivitätstest** des Tumors ist vor allem für diejenigen Patienten von Bedeutung, deren Erkrankung einer Chemotherapie mit einem bestimmten Zytostatikum nicht zugänglich ist, während der Erfolg mit einem anderen Zytostatikum aber möglich scheint. Hierzu werden aus dem resezierten Tumorgewebe oder aus Biopsiematerial Zellen isoliert, welche mit dem zu untersuchenden Zytostatikum inkubiert werden. In prospektiven Studien konnte gezeigt werden, dass in 64–84 % der Fälle das im Zellansatz wirksame Zytostatikum auch klinisch Verlangsamung des Tumorwachstums bewirkt. Umgekehrt erlaubt es ein derartiger In-vitro-Ansatz in bis zu 93 % der Fälle, eine Tumorresistenz gegenüber dem untersuchten Zytostatikum vorherzusagen.

> Ziel jeder Tumortherapie ist eine vollständige Eradikation aller Tumorzellen, denn jede überlebende maligne Zelle kann zu einem Rezidiv des Tumors führen.

**Monochemotherapien** werden heute nur bei einer kleinen Zahl schnell wachsender Tumoren eingesetzt. Viel häufiger wird die **Kombinationschemotherapie** angewandt. Zu fordern ist bei dieser jedoch, dass jedes in der Kombination enthaltene Zytostatikum auch als Einzelsubstanz bei dem zu behandelnden Tumor wirksam sein muss. Der Vorteil der Kombinationschemotherapie ist darin zu sehen, dass durch die Kombination mehrerer Zytostatika Zellen in verschiedenen Zyklusphasen geschädigt werden können. Allerdings sind diesem theoretischen Konzept in der Praxis Grenzen gesetzt. Nicht nur die unterschiedlichen Angriffspunkte einzelner Zytostatika im Zellzyklus, sondern auch die entsprechend den jeweiligen Durchblutungsverhältnissen recht unterschiedliche Zugänglichkeit der Tumorzellen bedingen Abweichungen von der theoretischen Idealvorstellung. Die Kombinationschemotherapie gestattet im Vergleich zur Monosubstanz jedoch, toxische Bereiche zu meiden und eine **Resistenzentwicklung** gegenüber den eingesetzten Präparaten hinauszuzögern. Dabei ist eine primäre bzw. spontane Resistenz von einer sekundären bzw. induzierten Resistenz zu unterscheiden. Eine zelluläre Resistenz als Ausdruck eines Anpassungsvorgangs der Tumorzelle ist zu unterscheiden von einer klinischen Resistenz, welche die Resistenz im Rahmen der klinischen Gesamtsituation eines Patienten, zum Beispiel eine mangelhafte Verfügbarkeit des Zytostatikum im Tumorgewebe, umfasst. Im Zuge der klinischen Resistenz erreicht das Chemotherapeutikum die Krebszellen nicht in der gewünschten Konzentration und Weise (z. B. wegen der Durchblutungsverhältnisse des Tumors, der Blut-Hirn-Schranke). Bei jeder Chemotherapie ist eine möglichst weitgehende Reduktion der Tumorzellen erforderlich. Dieses Ziel soll durch eine erste und einleitende **Induktionstherapie** erreicht werden, die in der Regel als eine hochdosierte Kombinationschemotherapie durchgeführt wird. Die Festigung der erzielten Remission erfolgt in der Phase der **Konsolidierungstherapie**. Dabei soll die Zahl der Tumorzellen durch die Wiederholung des Induktionstherapie-Schemata niedrig gehalten und möglichst weiter vermindert werden. Ohne weitere Behandlung tritt in der Regel ein Rezidiv ein, sodass eine **Erhaltungstherapie** zur Sicherung der Remission erforderlich wird. Die Erhaltungstherapie wird als eine Langzeittherapie mit niedrigdosierter Mono- oder Kombinationschemotherapie durchgeführt, um die Vermehrung der verbliebenen Krebszellen zu verhindern. Oft wird auch eine so genannte **Intensivierungstherapie** mit einer gegenüber der Induktionstherapie erhöhten Dosis oder als hochdosierte Kombinationschemotherapie mit anderen Zytostatika durchgeführt. Diese wird wiederum angewandt, um die Remissionsdauer zu verlängern oder die Heilungsrate zu erhöhen.

Das Konzept einer **adjuvanten Chemotherapie** wurde unter der Vorstellung entwickelt, dass mikroskopisch kleine Tumorzellnester nach Entfernung des Primärtumors durch Operation oder Bestrahlung im Organismus verbleiben und zu eliminieren sind. Hier wird also versucht, die Erfolgsaussichten zu verbessern, indem im Anschluss an eine Operation die Tumortherapie durch eine Chemotherapie ergänzt wird. In der Regel beginnt die adjuvante Chemotherapie vier bis sechs Wochen nach der Operation.

Die Indikation zu einer solchen Chemotherapie ist unter Abwägung aller klinischen Gesichtspunkte jeweils unter Würdigung des Einzelfalls zu stellen. Eine pauschale postoperative Chemotherapie ist wegen der nicht vernachlässigbaren Nebenwirkungen und wegen des fraglichen Erfolgs nicht zu rechtfertigen.

Besondere Formen der adjuvanten Chemotherapie stellen die **perioperative Chemotherapie**, bei welcher während oder sofort nach der Operation Zytostatika verabreicht werden, und die **neoadjuvante Chemotherapie**, bei welcher vor der Operation zytostatisch behandelt wird, dar.

# Zytostatisch wirksame Substanzen

Im Folgenden sollen die verschiedenen zytostatischen Substanzgruppen nach ihrer Wirkungsweise, ihren wichtigsten Nebenwirkungen und Indikationsbereichen charakterisiert werden (ohne Anspruch auf Vollständigkeit). Außerdem werden beispielhaft gängige Dosierungen angegeben; diese sollen nur als Anhaltspunkt dienen und müssen individuell angepasst werden.

### Einteilung der Zytostatika nach Wirkprinzipien

**Alkylierende Substanzen**
- Stickstofflost-Derivate
- Alkylsulfonate
- Ethylenimine
- Nitrosoharnstoffe
- Platin-Verbindungen
- Monofunktionelle Alkylanzien

**Antimetabolite**
- Folsäure-Antagonisten
- Purin-Analoga
- Pyrimidin-Analoga

**Pflanzliche Alkaloide und sonstige Naturprodukte**
- Vinca-Alkaloide
- Taxane
- Topoisomerase-Inhibitoren
  – Inhibitoren der Topoisomerase I
  – Epipodophyllotoxine (Inhibitoren der Topoisomerase II)

**Zytostatisch wirksame Antibiotika und verwandte Substanzen**
- Actinomycine
- Anthracycline
- Bleomycine
- Sonstige zytotoxische Antibiotika

**Sonstige chemisch definierte Zytostatika**

**Hormone und Hormon-Antagonisten**
- Estrogene
- Gestagene
- Antiandrogene

- Antiestrogene
- Aromatase-Inhibitoren
- GnRH-Agonisten
- Glukokortikoide
- Sonstige Hormon-Antagonisten

## Alkylierende Substanzen

> Allen Vertretern dieser Substanzgruppe ist gemeinsam, dass sie über eine kovalente Bindung nukleophile Gruppen intrazellulärer Moleküle alkylieren. Der zytostatische Wirkungsmechanismus beruht auf einer chemisch induzierten Beeinträchtigung der Funktion von Nukleinsäuren und Proteinen.

Dabei ist sehr oft die DNA Zielmolekül der Alkylanzien. Die wichtigste Gruppe sind die **Stickstofflost-Derivate**, bei drei weiteren Gruppen handelt es sich chemisch um **Alkylsulfonate, Ethylenimine** (Aziridine), und **Nitrosoharnstoffverbindungen**. Die Molekülstruktur der Stickstofflost-Derivate und der Nitrosoharnstoffverbindungen ist durch die charakteristische 2-Chlorethylgruppe ($-CH_2CH_2Cl$) gekennzeichnet. Durch Abgabe eines Chlorid-Ions bildet die Chlorethylseitenkette ein Carbonium- bzw. Aziridinium-Ion (Ethylenimmonium-Ion). Diese hochreaktiven Verbindungen alkylieren nukleophile Gruppen in Makromolekülen, zum Beispiel Amino-, Sulfhydryl-, oder Carboxylgruppen. Eine bevorzugte Position für die Alkylierung ist das Stickstoffatom N-7 der Base Guanin in der DNA. Durch Aktivierung der zweiten Chlorethylgruppe im Molekül der Lost-Derivate wird die DNA kovalent vernetzt (Intra- oder Inter-Strang-Quervernetzung, cross-linking). Weiterhin sind auch DNA-Protein-Quervernetzungen möglich. In allen diesen Fällen handelt es sich um eine **bifunktionelle Alkylierung**. Ist nur ein Stickstoffatom des Guanin alkyliert, spricht man von einer **monofunktionellen Alkylierung**.

Die Alkylierung der DNA hat schwerwiegende Folgen: Neben Strangbrüchen wurden auch unkorrekte Basenpaarungen und Guanin-Exzisionen (Depurinierung) beobachtet. Die Hemmung der Replikation ist für die Zytotoxizität der Stickstofflost-Derivate jedoch entscheidend. Alkylanzien vom Stickstofflost-Typ haben unterschiedliche Nebenwirkungen, sind darüber hinaus mutagen und karzinogen. Es handelt sich insgesamt um eine zytostatisch sehr wirksame Gruppe, die eine effektive Tumortherapie ermöglicht, die jedoch als Spätkomplikation sekundäre Tumoren induzieren kann. Reparaturenzyme der Zelle wie zum Beispiel Endonukleasen, Polymerasen und Ligasen vermögen die durch alkylierende Substanzen hervorgerufenen DNA- oder RNA-Veränderungen zu reparieren, sodass der behandelte Tumor eine gewisse Resistenz gegenüber den Alkylanzien entwickelt. Auch eine beschleunigte Inaktivierung der Stickstofflost-Derivate könnte für eine Resistenz verantwortlich sein.

Die wichtigsten Stickstofflost-Derivate sind die **Oxazaphosphorine: Cyclophosphamid** (eines der wichtigsten Alkylanzien), **Ifosfamid** und **Trofosfamid**. Sie besitzen selbst keine zytotoxische Aktivität (Prodrugs). Der erste Schritt der Aktivierung erfolgt in der Leber. Nach enzymatischer Hydroxylierung von Cyclophosphamid durch mischfunktionelle Oxygenasen entstehen Transportformen (4-Hydroxycyclophosphamid und sein Tautomer Aldophosphamid), die auf dem Blutweg zu den Zellen gelangen. Aldophosphamid wird dann intrazellulär durch 3',5'-Exonukleasen zu dem zytostatisch aktiven Metaboliten (Phosphoramid-Lost) und Acrolein gespalten. Aldophosphamid kann jedoch auch durch die Aldehyddehydrogenase zu zytotoxisch inaktiven Metaboliten oxidiert werden. Die hohe Aktivität des Enzyms in der Leber oder in den pluripotenten hämatopoetischen Stammzellen schützt diese Zellen vor der Toxizität von Cyclophosphamid. Analog zu Cyclophosphamid werden auch

Ifosfamid und Trofosfamid durch Oxidasen in der Leber aktiviert. Die intrazellulär entstehenden Ifosforamid-Lost und Trofosforamid-Lost stellen die zytotoxisch aktiven Metaboliten dar. Bei eingeschränkter Leberfunktion muss mit einer verringerten Aktivierung dieser Zytostatika gerechnet werden. Das abgespaltene Acrolein und andere Metaboliten wirken urotoxisch (hämorrhagische Zystitis), denn das Urothel ist durch die Konzentrierung der zytostatisch wirkenden Metaboliten sowie der toxischen Metaboliten (Acrolein) in den ableitenden Harnwegen besonders betroffen.

Die **Nitrosoharnstoffe** (Nitrosourea-Verbindungen), **Carmustin** (BCNU) und **Lomustin** (CCNU) vermögen einerseits sowohl mono- als auch bifunktionell die DNA zu alkylieren, sind andererseits aber auch in der Lage, die Isocyanatgruppe auf verschiedene Proteine zu übertragen. Beim Zerfall des Nitrosoharnstoffmoleküls entsteht 2-Chlorethyldiazohydroxid und damit das Carbonium-Ion sowie Isocyanat. Die bevorzugte Stelle für die Bindung des Carbonium-Ions an der DNA ist die O-6-Position des Guanins. Die Carbamoylierung von Enzymen wie beispielsweise der DNA-Polymerase, RNA-Synthetase und Glutathionreduktase führt zu ihrer Hemmung und erschwert die Reparatur der beschädigten DNA und den intrazellulären Abbau von Nitrosoharnstoffen. Die Vertreter dieser Substanzgruppe passieren die Bluthirnschranke und sind deshalb auch für die Behandlung von Hirntumoren oder intrakranialen Metastasen geeignet.

Als **Nebenwirkungen** der alkylierenden Substanzen sind Übelkeit, Erbrechen und Durchfälle anzuführen. Nekrosen im Bereich der Nieren und der ableitenden Harnwege können auftreten. Ein bis zwei Wochen nach Therapiebeginn fallen die Granulozyten- und die Lymphozytenzahl, wenig später die Thrombozyten- und gelegentlich die Erythrozytenzahl ab. Etwa in der Hälfte der Fälle wird Haarausfall, besonders im Bereich des behaarten Kopfs, beobachtet. Als besondere Nebenwirkung bei der Behandlung mit Cyclophosphamid und anderen Oxazaphosphorinen ist die schon erwähnte schwere Schädigung der Blasenschleimhaut anzuführen. Weiterhin kann ein Wasserintoxikationssyndrom auftreten, das auf einer inadäquaten Vasopressinsekretion beruht (Vorsicht bei der Hydratation des Patienten zur Vermeidung der hämorrhagischen Zystitis!). Schließlich kann unter der Busulfan-Therapie als spezielle Nebenwirkung eine fibrosierende Alveolitis auftreten (Busulfan-Lunge).

## Stickstofflost-Derivate

### Cyclophosphamid (Endoxan®, Cyclostin®)

▶ **Applikation und Dosierung:** oral oder intravenös, Dosierung individuell modifiziert. Initial 3–6 mg/kg KG intravenös täglich in Abständen von 2–5 Tagen, oder Einzeldosen von 10–40 mg/kg KG intravenös in Abständen von 21–28 Tagen. Dauerbehandlung mit 50–200 mg/Tag peroral Dabei ist die Dosierung individuell den Nebenwirkungen anzupassen.

▶ **Nebenwirkungen:** Granulozytopenie (1–2 Wochen nach Behandlungsbeginn), Anämie, Thrombozytopenie (relativ selten), Übelkeit und Erbrechen ca. 6 Stunden nach Applikation für die Dauer von ungefähr 4 Stunden, Stomatitis, hämorrhagische Zystitis (Prophylaxe durch reichliche Flüssigkeitszufuhr und Gabe von Mesna (Uromitexan®)). Haarausfall wird recht häufig beobachtet, seltener Nagelveränderungen und Hautpigmentierungen. Neurotoxische Schäden, Leberfibrose, Immunsuppression. Kardiotoxische Wirkung bei zusätzlicher Behandlung mit Anthracyclinen.

▶ **Hauptindikationen:** chronische lymphatische und myeloische Leukämien, Hodgkin-Krankheit, Non-Hodgkin-Lymphome, Plasmozytome, kleinzelliges Bronchialkarzinom, Ovarial- und Mammakarzinome, Neuroblastome, Seminome, Ewing-Sarkom, Prostatakarzinom, akute Leukämien.

## Ifosfamid (Holoxan®, IFO-cell®)

▶ **Applikation und Dosierung:** intravenös an 5 aufeinander folgenden Tagen 50–60 mg/kg KG täglich. Bei intravenösen Injektionen ist eine maximal 4%ige Ifosfamid-Lösung zu verwenden. Nach einem Therapiezyklus soll ein therapiefreies Intervall von mindestens vier Wochen eingehalten werden.

▶ **Nebenwirkungen:** Granulozytopenie, Thrombozytopenie, Anämie, Nierenfunktionseinschränkungen, Zystitis (Prophylaxe durch reichliche Flüssigkeitszufuhr und Gabe von Mesna), Leberparenchymschäden sowie Übelkeit und Erbrechen, Depression, motorische Unruhe, Krämpfe, Haarausfall.

▶ **Hauptindikationen:** Bronchialkarzinome (auch nichtkleinzellige Form), Hodentumoren verschiedener Histologie, Weichteilsarkome, Osteosarkome, Mammakarzinom, Ovarialkarzinom, Endometriumkarzinom, Hypernephrom, Pankreaskarzinom, maligne Lymphome.

## Trofosfamid (Ixoten®)

▶ **Applikation und Dosierung:** Erhaltungstherapie 50–100 mg/Tag peroral, als Anfangstherapie 300–400 mg/Tag peroral.

▶ **Nebenwirkungen:** Granulozytopenie, Thrombozytopenie und Anämie, hämorrhagische Zystitis (Prophylaxe s.o.), Übelkeit und Erbrechen, selten Stomatitis; Haarausfall und Hyperpigmentation der Haut.

▶ **Hauptindikationen:** Hodgkin-Krankheit, Non-Hodgkin-Lymphome, akute lymphatische Leukämien, chronisch lymphatische und myeloische Leukämien, Plasmozytom, Mamma- sowie Ovarialkarzinome, Bronchialkarzinom, Neuroblastom, Hodentumoren, Sarkome.

## Melphalan (Alkeran®)

▶ **Applikation und Dosierung:** oral 0,1–0,25 mg/kg KG täglich, 4–6 Tage lang, alle 3–6 Wochen. Bei Ovarialkarzinom Infusion von 1 mg/kg KG in 500 ml Ringerlösung über 6 Stunden, alle 4 Wochen. Bei Hyperurikämie Allopurinol-Applikation!

▶ **Nebenwirkungen:** Granulozytopenie, Thrombozytopenie, Anämie sowie Übelkeit und Erbrechen.

▶ **Hauptindikationen:** Plasmozytom, Mamma- und Ovarialkarzinom, Seminom, malignes Melanom.

## Chlorambucil (Leukeran®)

▶ **Applikation und Dosierung:** oral, initial 0,1–0,2 mg/kg KG täglich, 3–14 Tage lang, alle 2–4 Wochen; Erhaltungsdosis 0,1 mg/kg KG. Zur Vermeidung der Hyperurikämie ggf. Kombination mit Allopurinol.

▶ **Nebenwirkungen:** Granulozytopenie, ca. 2–3 Wochen nach Behandlungsbeginn, Thrombozytopenie, Anämie, Appetitlosigkeit; Übelkeit und Erbrechen treten weniger stark ausgeprägt auf.

▶ **Hauptindikationen:** chronische lymphatische Leukämie, Non-Hodgkin-Lymphome niedrigen Malignitätsgrads, Waldenström-Krankheit, Hodgkin-Krankheit, Mamma- und Ovarialkarzinom.

## Mechlorethamin[1]
(in der Schweiz: Mustargen®)

▶ **Applikation und Dosierung:** 0,1–0,3 mg/kg KG intravenös, ggf. über Infusion.

---

[1] Diese Substanz ist in Deutschland und in Österreich nicht zugelassen.

▶ **Nebenwirkungen:** nach ca. 8 Stunden Übelkeit und Erbrechen, später ggf. Granulozytopenie, Thrombozytopenie. Achtung: bei paravenöser Injektion sind Nekrosen zu befürchten!

▶ **Indikation:** Hodgkin-Krankheit.

## Alkylsulfonate

### Busulfan (Myleran®)

▶ **Applikation und Dosierung:** Induktionsphase: 0,06 mg/kg KG, Dauertherapie: 0,5–2 mg täglich. Erhaltungsdosis, wenn erforderlich und je nach Blutbild, allgemein 2 mg täglich oder jeden zweiten Tag. Zur Vermeidung der Hyperurikämie Kombination mit Allopurinol.

▶ **Nebenwirkungen:** Granulozytopenie, Thrombozytopenie, Anämie, Lungenfibrose (Busulfan-Lunge), hämorrhagische Zystitis, Leberschädigung (hepatozelluläre Atrophie, Cholostase), vereinzelt Amenorrhö und Gynäkomastie sowie Überpigmentierung der Haut, selten Addisonismus-ähnliche Symptomatik, äußerst selten Linsentrübung.

▶ **Indikationen:** chronische myeloische Leukämie, ggf. auch andere myeloproliferative Syndrome wie megakaryozytäre Myelose (Osteomyelosklerose) oder Polycythaemia vera.

## Ethylenimine

### Thiotepa (Thiotepa „Lederle")

▶ **Applikation und Dosierung:** intravenös 5 Tage lang 0,2 mg/kg KG, ggf. auch intrapleural alle 4–6 Wochen 15–60 mg und intraperitoneal alle 4–6 Wochen 15–60 mg.

▶ **Nebenwirkungen:** Granulozytopenie, Thrombozytopenie und Anämie weniger ausgeprägt; sehr oft Übelkeit und Erbrechen, Magen-Darm Ulzerationen, Nierenschäden, Zystitis.

▶ **Indikationen:** Mamma- und Ovarialkarzinome, chronische Leukämien, Hodgkin-Krankheit.
Lokale Applikation: Blasenpapillome und -karzinome, Kondylome, karzinomatöse Pleura- und Peritonealergüsse.

## Nitrosoharnstoffe

### Carmustin (Carmubris®)

▶ **Applikation und Dosierung:** Carmustin (BCNU) wird alle 6 Wochen intravenös in einer Dosis von 200 mg/m² KO verabreicht.

▶ **Nebenwirkungen:** Übelkeit und Erbrechen, lokale Phlebitis als Folge der Carmustin-Infusion, verzögert auftretende und kumulative Knochenmarktoxizität (Thrombozytopenie und Leukopenie), fibrosierende Alveolitis und interstitielle Pneumonie können in pulmonale Fibrose übergehen (lebensbedrohliche Nebenwirkung), Hepatotoxizität, ZNS-Toxizität, Neuroretinitis, kanzerogene Wirkung.

▶ **Hauptindikationen:** primäre Hirntumoren (Glioblastom, Medulloblastom, Astrozytom, Ependymom), sowie metastatische Hirntumoren, Meningoencephalomyelopathia leucaemica, multiples Myelom in Kombination mit Glukokortikoiden, Hodgkin-Krankheit, maligne Lymphome, malignes Melanom in Kombination mit anderen Zytostatika, gastrointestinale Karzinome (bei schon eingetretener Resistenz gegenüber anderen Zytostatika). Bei den Magen-Darm-Tumoren sind vor allem das kolorektale Karzinom, das Magenkarzinom und das Hepatom als Indikation zu nennen.

# Platin-Verbindungen

**Cisplatin** und **Carboplatin** werden auch als **nichtklassische Alkylanzien** bezeichnet.
**Cisplatin** wurde vor mehr als 20 Jahren in die Tumortherapie eingeführt. Seit dieser Zeit gehört es zu den wichtigsten Zytostatika und trägt wesentlich zur Heilbarkeit von Hodenkarzinomen bei. Darüber hinaus ist auch die Empfindlichkeit weiterer solider Tumoren (wie z. B. von Ovarial- und kleinzelligen Bronchialkarzinomen) gegenüber Cisplatin hoch. Es lässt sich mit den meisten anderen Zytostatika erfolgreich kombinieren. Die Substanz wird auch präoperativ eingesetzt, um primär inoperable Tumoren (z. B. im Kopf- und Halsbereich) einer Erfolg versprechenden Operation zugänglich zu machen.
Cisplatin besteht aus einem zentralen Platinatom, an das zwei Chloratome sowie zwei $NH_3$-Gruppen gebunden sind. Extrazellulär liegt Cisplatin in ungeladener Form vor, was eine passive Diffusion durch die Zellmembran ermöglicht. Intrazellulär, wo die Konzentration von Chlorid-Ionen im Vergleich zum extrazellulären Raum viel niedriger ist, werden die beiden Chloratome schrittweise gegen Wasserreste ausgetauscht. Es entstehen hochreaktive Aquo- und Hydroxykomplexe. Diese können die Zelle aufgrund ihrer positiven Ladung kaum verlassen und vernetzen die DNA-Stränge miteinander (Ausbildung von DNA-Intrastrang- und Interstrang-Quervernetzungen). Die bevorzugte Bindungsposition ist dabei das N-7-Atom von Guanin und Adenin. Die Wirkung von Cisplatin ist mit der von alkylierenden Substanzen vergleichbar. Die Interstrang-Quervernetzungen zwischen zwei Guanin-Basen sind nur mit ungefähr 2 % vertreten, tragen aber am meisten zur Zytotoxizität bei. Durch die Wechselwirkung von Cisplatin mit der DNA werden die DNA- und die RNA-Synthese gehemmt.
In **Carboplatin** sind die Chloridatome durch Dicarboxylatogruppen ersetzt. Dies stabilisiert das Molekül, weshalb die Dissoziation und Bildung von Aquokomplexen wesentlich langsamer verläuft. Der Wirkungsmechanismus gleicht dem von Cisplatin. Carboplatin hat sich jedoch bei In-vivo-Versuchen als 8–45 mal weniger zytotoxisch als Cisplatin erwiesen.

## Cisplatin (Cisplatin-Lösung-Ribosepharm, Cisplatin medac, Cisplatin R.P., Platinex®)

▶ **Applikation und Dosierung:** streng intravenös, Zyklen alle 3–4 Wochen, wobei je nach Tumorleiden und klinischem Status des Patienten verschiedene Dosierungsbereiche empfohlen werden:
- niedrige Dosierung: 15–20 mg/m² KO an fünf aufeinander folgenden Tagen
- mittlere Dosierung: 50–75 mg/m² KO
- hohe Dosierung: 80–120 mg/m² KO mit behandlungsfreien Intervallen von 3–4 Wochen

> Voraussetzung für eine Cisplatin-Therapie ist eine uneingeschränkte Nierenfunktion!

Nach einer Prähydratation von einigen Stunden erfolgt die Gabe von Cisplatin-Lösung im Bypass zur laufenden Hydratationslösung. Im Anschluss daran ist noch für weitere 24 Stunden für bilanzierten Flüssigkeitsersatz (oral oder notfalls parenteral) zu sorgen. Bereits während der Prähydratation empfiehlt sich die Gabe von Antiemetika sowie Überwachung und Substitution der Elektrolyte.

▶ **Nebenwirkungen:** Nierenschäden, Störungen der Hämatopoese, gastrointestinale Störungen, Ototoxizität, Sehstörungen (selten), Herzrhythmusstörungen (selten), Herzversagen (selten), Hypomagnesiämie und Hypokalzämie mit Muskelkrämpfen und EKG-Veränderungen (Magnesium- und Kalziumsubstitution), periphere Neuropathie. Die dosislimitierende Nebenwirkung der Cisplatin-Therapie ist die Nephrotoxizität, die nur durch forcierte Flüssigkeitsdiurese reduziert werden kann. Eine ausreichende Prä- und Posthydratation ist deshalb absolut notwendig. Cisplatin besitzt das stärkste emetogene Potenzial unter den Zytostatika.

▶ **Hauptindikationen:** Hodentumoren, Harnblasenkarzinome, kleinzellige und nichtkleinzellige Bronchialkarzinome, Osteosarkom, Ovarialkarzinom, Karzinome im Kopf- und Halsbereich, Prostatakarzinome, Melanome, Ösophaguskarzinome, Plattenepithelkarzinome.

### Carboplatin (Carboplat®, Carboplatin-GRY®, Ribocarbo®)

▶ **Applikation und Dosierung:** 400 mg Carboplatin/m$^2$ KO intravenös als Kurzinfusion (15–60 min), Abstand der Therapiezyklen: 4 Wochen.

▶ **Nebenwirkungen:** Übelkeit, Erbrechen, allergische Reaktionen, Störungen der Hämatopoese (Infektionen und Blutungen, in Einzelfall lebensbedrohlich), Mukositis, Entzündungen der Sehnerven mit Sehstörungen. Im Vergleich zu Cisplatin sind die Nephrotoxizität und das emetische Potenzial weniger ausgeprägt, die Neuro- und Ototoxizität sind praktisch nicht vorhanden. Die Myelosuppression ist für Carboplatin die dosislimitierende Nebenwirkung.

▶ **Hauptindikationen:** epitheliale Ovarialkarzinome, kleinzellige Bronchialkarzinome, Karzinome im Kopf- und Halsbereich, Hodentumoren, Harnblasenkarzinome.

### Oxaliplatin (ELOXATIN®)

Oxaliplatin ist der dritte Platinkomplex, der zur Chemotherapie der malignen Tumoren zugelassen wurde. Wie andere Platinkomplexe bewirkt Oxaliplatin eine Vernetzung der DNA-Stränge (Ausbildung von DNA-Intrastrang- und Interstrang-Quervernetzungen).

▶ **Applikation und Dosierung:** 85 mg/m$^2$ KO als langsame intravenöse Infusion über 3–6 Stunden im Abstand von jeweils 2 Wochen.

▶ **Nebenwirkungen:** Störungen der Hämatopoese (Neutropenie, Thrombopenie, Anämie), Übelkeit, Erbrechen, Schleimhautentzündung, kumulative periphere Neurotoxizität (Dysästhesien und Parästhesien der Extremitäten mit oder ohne Krämpfe, oft durch Kälte ausgelöst, Krämpfe der Kiefermuskulatur). Ototoxizität und Nephrotoxizität sind weniger ausgeprägt als bei Cisplatin.

▶ **Indikationen:** Erstbehandlung des metastasierten kolorektalen Karzinoms in Kombination mit 5-Fluorouracil und Folinsäure.

## Monofunktionelle Alkylanzien

### Procarbazin (Natulan®)

Procarbazin gehört zu den monofunktionellen Alkylanzien. In vitro ist Procarbazin inaktiv, eine enzymatische Aktivierung in vivo durch Monoaminooxidase oder Cytochrom P450 ist die Voraussetzung für die Antitumorwirkung. Procarbazin methyliert verschiedene Makromoleküle – inklusive der DNA. Unter Einwirkung von Procarbazin entstehen DNA-Strangbrüche, die DNA- und die RNA-Synthese werden gehemmt.

Die Nebenwirkungen des Procarbazins entsprechen denjenigen typischer alkylierender Substanzen, darüber hinaus verursacht es neurotoxische Störungen, die auf seiner Fähigkeit beruhen, die Monoaminooxidase zu hemmen.

▶ **Applikation und Dosierung:** oral 100 mg/m$^2$ KO täglich, 10–14 Tage lang (je nach Nebenwirkungen individuell dosieren).

▶ **Nebenwirkungen:** Hämatopoesestörungen, gastrointestinale Störungen, neurotoxische Störungen, Depressionen (keine Kombination mit Sympathikomimetika, trizyklischen Antidepressiva, oder tyraminreicher Kost, da es sich um einen Monoaminooxidase-Hemmstoff handelt, sonst Gefahr hypertensiver Krisen), Störungen der Spermatogenese, Immunsuppression, Haarausfall, allergische Reaktionen (häufig). Alkoholunverträglichkeit!

▶ **Hauptindikationen:** Hodgkin-Krankheit und Non-Hodgkin-Lymphome, Polycythaemia vera.

## Dacarbazin (Detimedac®)

Dacarbazin (DTIC) gehört ebenfalls zu den monofunktionellen Alkylanzien. Nach enzymatischer Aktivierung in der Leber und nachfolgender Metabolisierung entstehen Endprodukte, die DNA und RNA methylieren (monofunktionelle Alkylierung). Obwohl Dacarbazin die Blut-Hirn-Schranke schlecht passiert, ist es bei der Therapie der Neuroblastome und bei anderen Hirntumoren wirksam.

▶ **Applikation und Dosierung:** 2,0–4,5 mg/kg KG täglich, über 10 Tage, nach 4 Wochen wiederholen; oder 250 mg/m² KO täglich, über 5 Tage, nach 4 Wochen wiederholen.

▶ **Nebenwirkungen:** gastrointestinale Störungen (Anorexie, Übelkeit, sehr starkes Erbrechen (!), Diarrhö), Leberschäden, Verwirrtheit, Lethargie, Krämpfe (selten), Leukopenie, Thrombozytopenie, Anämie (dosisabhängig, oft verzögert), allergische Reaktionen. Wegen der Schwere der gastrointestinalen und hämatologischen Störungen soll vor der Behandlung mit Dacarbazin eine sorgfältige Nutzen-Risiko-Analyse durchgeführt werden!

▶ **Hauptindikationen:** malignes Melanom, als Bestandteil einer Kombinationschemotherapie bei Hodgkin-Krankheit, fortgeschrittene Weichteilsarkome im Erwachsenenalter.

## Temozolomid (Temodal)

Temozolomid ist ein Imidazotetrazin-Derivat zur Behandlung von progredienten Glioblastomen. Die Wirkform von Temozolomid ist MTIC (Monomethyl-triazeno-imidazol-carboxamid), ein Metabolit des Dacarbazins. Die Wirkung entspricht der von Dacarbazin, d. h. Alkylierung der DNA, insbesondere Methylierung von Guanin-Basen. Bei der Therapie von Glioblastomen ist Temozolomid dem Dacarbazin überlegen. Der Arzneistoff kann oral verabreicht werden.

▶ **Applikation und Dosierung:** ohne vorherige Chemotherapie oral 200 mg/m² KO einmal täglich, über 5 Tage, pro 28-tägigem Therapiezyklus. Dosisreduktion nach chemotherapeutischer Vorbehandlung.

▶ **Nebenwirkungen:** Übelkeit, Erbrechen, Obstipation, Thrombozytopenie, Neutropenie, Müdigkeit, Kopfschmerzen.

▶ **Indikationen:** Glioblastom, anaplastisches Astrozytom, rezidivierende Hirntumoren.

# Antimetabolite

Zu dieser Substanzgruppe gehören die **Folsäure-Antagonisten** (Hemmstoffe der Dihydrofolsäurereduktase), vertreten mit Methotrexat (MTX), und die **Purin-** und **Pyrimidin-Analoga**.

**Methotrexat** (Amethopterin), chemisch eng verwandt mit der Folsäure, verhindert durch seine vielfach höhere Affinität zum umwandelnden Enzym Dihydrofolsäurereduktase die Überführung der Folsäure in die eigentlich wirksame Tetrahydrofolsäure. Diese steht damit für die Synthese von Nukleotiden und anderen wichtigen Molekülen nicht mehr zur Verfügung. Eine chemische Form der Tetrahydrofolsäure, $N^5,N^{10}$-Methylentetrahydrofolsäure, dient zum Beispiel als Donor von Methylgruppen bei der Synthese von Desoxythymidinmonophosphat, katalysiert durch die Thymidylatsynthetase. Eine andere Form der Tetrahydrofolsäure, $N^{10}$-Formyl-Tetrahydrofolsäure, dient als Kofaktor bei der Synthese von Purin-Nukleotiden. Die RNA- und die DNA-Synthese werden durch die Hemmung der De-novo-Purinsynthese und der Thymidin-Synthese beeinträchtigt. Der Effekt von Methotrexat lässt sich durch Zufuhr von Tetrahydrofolsäure ($N^5$-Formyl-Tetrahydrofolsäure = Citrovorum-Faktor [= Leucovorin®, Wirkstoff: Calciumfolinat]), dem Wirkmechanismus entsprechend jedoch nicht durch Folsäure selbst aufheben. MTX ist bei der Chemotherapie als Einzelsubstanz kurativ wirksam und wird auch erfolgreich als Antirheumatikum eingesetzt. Folsäure-Antagonisten können zu fetalen Schäden führen, sodass durch ihre Verabreichung in der Gravidität Fehlgeburten und Geburten von missgebildeten Kindern induziert werden können.

Die **Purin-Analoga** sind durch **Mercaptopurin**, **Tioguanin** und **Pentostatin**, die **Pyrimidin-Analoga** durch **Cytarabin** und **Fluorouracil** vertreten. Vor kurzem wurden zwei neue Purin-Analoga **Fludarabin** und **Cladribin**, sowie ein neues Pyrimidin-Analogon **Gemcitabin** in die Therapie maligner Erkrankungen eingeführt. Purin- und Pyrimidin-Analoga besitzen selbst keine zytostatische Aktivität (Prodrugs). Alle Vertreter dieser Substanzgruppe müssen dementsprechend in die jeweiligen Ribonukleotide und in weitere aktive Metaboliten umgewandelt werden, um zytostatisch wirken zu können.

Auch Purin-Analoga greifen in die Synthese von Nukleinsäuren ein. Mercaptopurin (6-Mercaptopurin, 6-MP) wird dazu intrazellulär in Thioinosinmonophosphat (T-IMP, 6-Thioinosinsäure), Tioguanin (6-Thioguanin, TG) in Thioguanosinmonophosphat (T-GMP, Thioguanylsäure) umgewandelt. Ähnlich wie die natürlichen Endprodukte der Purin-Biosynthese – Adenosinmonophosphat (AMP) und Guanosinmonophosphat (GMP) – hemmen beide Purin-Analoga über den Rückkopplungsmechanismus die 5-Phosphoribosyl-1-pyrophosphat-Amidotransferase, also jenes Enzym, das den ersten und geschwindigkeitslimitierenden Schritt der Synthese des Purinrings katalysiert. Auch weitere Schritte bei der Synthese von Purin-Nukleotiden, wie zum Beispiel die Umwandlung von Inosinsäure zu AMP und GMP, werden durch T-IMP und T-GMP beeinträchtigt. Beide Substanzen hemmen dabei das Enzym Inosinmonophosphatdehydrogenase und T-IMP inhibiert zusätzlich auch die Adenylsuccinatsynthetase. Bedingt durch diese Effekte stehen die natürlichen Purin-Nukleotide für den DNA-Aufbau nicht mehr zur Verfügung. Nach dem Einbau von entsprechenden Nukleotiden der Purin-Analoga entstehen DNA-Strangbrüche. Dieser Mechanismus ist die Hauptursache für die Zytotoxizität von 6-MP und TG.

6-MP wird durch die Xanthinoxidase zu 6-Thioharnsäure abgebaut und über die Nieren ausgeschieden. Bei Niereninsuffizienz ist daher die Dosis anzupassen (Dosisreduktion)! Weiterhin hemmt das Gichtmittel Allopurinol die Xanthinoxidase, sodass auch bei Therapie der Hyperurikämie mit Allopurinol die Dosis des Zytostatikums verringert werden sollte. Bei gleichzeitiger Anwendung von TG und Allopurinol ist dagegen keine Dosisreduktion erforderlich. 6-MP wird oft mit Methotrexat als Erhaltungstherapie bei der Behandlung von akuten Leukämien eingesetzt. Methotrexat potenziert die Wirkung von 6-MP, da es die Umwandlung von 6-MP zu dem zytostatisch wirksamen T-IMP erhöht. Zusätzlich erhöht Methotrexat die Bioverfügbarkeit von 6-MP durch die Hemmung der Xanthinoxidase.

Pentostatin (2'-Desoxycoformycin), Fludarabin und Cladribin (2-Chlor-2-desoxyadenosin) stellen drei zytotoxische Substanzen der neuen Generation der Purin-Analoga dar. Sie wirken zerstörend auf normale und maligne Lymphozyten und werden deshalb insbesondere zur Therapie von lymphatischen Neoplasien eingesetzt. Pentostatin interferiert durch die Hemmung der Adenosindesaminase (ADA) mit dem salvage pathway, d. h. der Reutilisation von Purin-Basen. Das Enzym katalysiert die Desaminierung von Adenosin zu Inosin, bzw. von Desoxyadenosin zu Desoxyinosin. Pentostatin, ein Produkt von Streptomyces antibioticus, bindet irreversibel an die Adenosindesaminase. Als Folge der Hemmung kommt es zur intrazellulären Akkumulation von Desoxyadenosintriphosphat (dATP) und daraus folgend zur Deletion von Nicotinamid-adenin-dinukleotiden. Dieser Kofaktor steht damit den Dehydrogenasen, die ATP in Lymphozyten generieren, nicht mehr zur Verfügung. Darüber hinaus führt die Anhäufung von dATP über Rückkopplungsmechanismen zu einer Hemmung der Ribonukleotidreduktase und dadurch zur Senkung der Synthese von Desoxyribonukleotiden. Für die betroffenen Zellen bedeutet dies die Aktivierung der Mechanismen des programmierten Zelltodes, der Apoptose.

Die 2-Fluor-Substitution am Adenosin in Fludarabin und die 2-Chlor-Substitution am Adenosin in Cladribin stabilisiert die Nukleoside gegen die Desaminierung durch das Enzym Adenosindesaminase. Fludarabin und Cladribin werden nach ihrer Phosphorylierung zu entsprechenden Triphosphaten in die DNA eingebaut. Durch den Einbau wird die Kettenverlängerung der DNA gehemmt. Der aktive Metabolit des Fludarabins, F-Ara-Adenosintriphosphat (F-Ara-ATP), hemmt auch zahlreiche Enzyme, z. B. DNA- und RNA-Polymerasen, Ribonukleotidreduktase, DNA-Primase sowie die DNA-Ligase. Somit hemmt F-Ara-ATP die Enzyme, die sich an der DNA-Synthese und der Reparatur von DNA-Schäden beteiligen. Auch Cladribintriphosphat hemmt in proliferierenden Lymphozyten und Monozyten die Ribonukleotidreduktase und verhindert damit die Bereitstellung von Desoxyribonukleotiden für die DNA-Synthese.

Cytarabin (Cytosin-Arabinosid, Ara-C) wird durch Kinasen in die aktive Form, das Cytosinarabinosidtriphosphat (Ara-CTP) überführt. Ara-CTP hemmt durch seinen Einbau in die DNA die Kettenverlängerung. Darauf beruht im Wesentlichen die Zytotoxizität. Ara-CTP wirkt ebenfalls hemmend auf die DNA-Polymerase und die Ribonukleotidreduktase, sodass sowohl die DNA-Replikation als auch die DNA-Reparatur beeinträchtigt sind. Es handelt sich um ein phasenspezifisches Zytostatikum, dessen größte Toxizität in der S-Phase erzielt wird.

Fluorouracil (5-Fluorouracil, 5-FU) hemmt nach seiner Umwandlung zum 5-Fluorodesoxyuridinmonophosphat (5-F-dUMP) die Thymidylatsynthetase und damit die DNA-Synthese. Bei der Reaktion bildet die Thymidylatsynthetase gemeinsam mit ihrem Kofaktor ($N^5,N^{10}$-Methylentetrahydrofolat) einen kovalenten ternären Komplex, durch welchen die Übertragung der Methylgruppe vom Kofaktor auf die Position C-5 des Desoxyuridinmonophosphat (dUMP) ermöglicht wird. Die Übertragung auf das 5-F-dUMP wird jedoch durch das Fluoratom in Position C-5 blockiert, wodurch das Enzym fast irreversibel gehemmt wird. Höhere Konzentrationen des Kofaktors (Methylentetrahydrofolat) bewirken eine Zunahme der Bildung des kovalenten Komplexes, wodurch die Hemmung der Thymidylatsynthetase zunimmt. Darauf begründet erhöht die Gabe von Calciumfolinat (Leucovorin®) die zytotoxische Wirkung von 5-FU. Der therapeutische Effekt wurde bei der Behandlung von kolorektalen Karzinomen durch diese Kombination deutlich verbessert. Zusätzlich wird 5-FU nach Umwandlung zum 5-Fluorouridintriphosphat (5-F-UTP) in die RNA und 5-F-dUTP in die DNA eingebaut, sodass die Funktion beider Nukleinsäuren beeinträchtigt wird.

Capecitabin (Xeloda®) und Tegafur (UFT®) sind Vertreter der peroral applizierbaren Fluorouracil-Prodrugs, die meistens zur Therapie metastasierter kolorektaler Tumoren eingesetzt werden. Capecitabin wird nach der Resorption in drei enzymatischen Reaktionen zu Fluorouracil aktiviert. Der letzte Schritt wird von der Thymidinphosphorylase katalysiert, einem Enzym, dessen Aktivität in Tumorzellen viel höher ist als im gesunden Gewebe. Tegafur wird in der Leber durch Cytochrom P450 in Fluorouracil umgewandelt. Der Wirkmechanismus beider Zytostatika entspricht dem von Fluorouracil.

Gemcitabin ist ein Desoxycytidin-Analogon. Strukturell ist die Substanz verwandt mit Cytarabin. Nach Aufnahme in die Zelle wird sie zu Gemcitabintriphosphat phosphoryliert und anstelle des Desoxycytidintriphosphats in die DNA eingebaut. Daraus resultieren DNA-Strangbrüche sowie eine Hemmung der DNA-Kettenverlängerung. Darüber hinaus hemmt Gemcitabin auch die Ribonukleotidreduktase.

## Folsäure-Antagonisten

### Methotrexat (Methotrexat®)

Methotrexat® wird angeboten als Präparat der Firma Lederle, und zwar als Tabletten, Injektionslösung, Infusionslösung (Cyanamid-Lederle), weiter als Präparate der Firmen medac, GRY, Hexal/OncoHexal.

▶ **Applikation und Dosierung:** oral 2,5–5,0 mg täglich (0,05 mg/kg KG), intravenös 0,4 mg/kg KG täglich (Maximaldosis 25 mg) für 4–5 Tage, ggf. auch intrathekal 0,15–0,25 mg/kg KG 2-mal pro Woche.

▶ **Nebenwirkungen:** Leber- und Nierenfunktionsstörungen vor Behandlungsbeginn beachten! Ulzerationen der Mundschleimhaut und des Magen-Darm-Trakts, Granulozytopenie, Anämie, Thrombozytopenie (Leucovorin® = Citrovorum-Faktor als Antidot bei Blutbildschäden). Bei toxischer Nierenwirkung (Tubulusnekrose) muss Methotrexat abgesetzt werden. Haarausfall, Lungeninfiltrate (bzw. -fibrose), teratogene Schäden, Exantheme.

▶ **Hauptindikationen:** akute lymphatische Leukämie, Mammakarzinom, Chorionepitheliom, Ovarialkarzinom, Hals-Nasen-Ohren-Tumoren, Bronchialkarzinom, Hodentumoren, Meningoencephalomyelopathia leucaemica, Non-Hodgkin-Lymphome, ZNS-Tumoren, Zervixkarzinome.

## Purin-Analoga

### Mercaptopurin (Puri-Nethol®)

▶ **Applikation und Dosierung:** oral 2–3 mg/kg KG täglich in der einleitenden Therapie, 1–2 mg/kg KG täglich als Dauerbehandlung. Bei Behandlung mit Allopurinol ist Dosisreduktion erforderlich (auf ein Drittel der vorgesehenen Dosis).

▶ **Nebenwirkungen:** Anorexie, Übelkeit, Erbrechen, Myelosuppression, Hyperurikämie (Achtung: Allopurinol verstärkt Mercaptopurin-Toxizität!), Stomatitis, Magen-Darm-Störungen mit Appetitlosigkeit, Cholestase. Vorsicht bei Leber- und Nierenerkrankungen!

▶ **Indikationen:** akute lymphatische Leukämie des Kindes, akute Leukämien des Erwachsenen, chronische myeloische Leukämie im Blastenschub.

### Tioguanin (Thioguanin-Glaxo Wellcome®)

▶ **Applikation und Dosierung:** Induktionstherapie (Erwachsene): 100–200 mg/m² KO täglich, über 5–20 Tage. Erhaltungstherapie (Erwachsene): 60–200 mg/m² KO täglich.

▶ **Nebenwirkungen:** Granulozytopenie, Thrombozytopenie, Anämie, Übelkeit und Erbrechen, Leberfunktionsstörungen, Stomatitis, Hyperurikämie.

▶ **Indikationen:** akute Leukämien bei Erwachsenen und Kindern (AML; ALL), chronische myeloische Leukämie im Blastenschub.

### Pentostatin (Nipent®)

▶ **Applikation und Dosierung:** 4 mg/m² KO in 14-tägigen Intervallen. Pentostatin kann entweder intravenös als Bolus-Injektion verabreicht oder verdünnt über eine Zeitspanne von 20–30 min infundiert werden.

▶ **Nebenwirkungen:** Myelosuppression, Immunsuppression (Beeinträchtigung der Funktion der T-Zellen), Lymphopenie, Appetitlosigkeit, Übelkeit, Erbrechen, Hautausschläge, zentralnervöse Störungen (Kopfschmerzen, Depressionen, Somnolenz), Nieren- und Leberfunktionsstörungen, Muskelschmerzen, Gelenkschmerzen.

▶ **Indikationen:** Monotherapie der Haarzell-Leukämie, chronische lymphatische Leukämie (vom B-Zell-Typ).

### Fludarabin (Fludara®)

▶ **Applikation und Dosierung:** Die empfohlene Dosis beträgt 25 mg/m² KO. Diese Dosis kann in Abständen von 28 Tagen jeweils für 5 Tage intravenös als Bolus-Injektion oder als Infusion über 30 min verabreicht werden.

▶ **Nebenwirkungen:** Myelosuppression (Neutropenie, Thrombozytopenie, Anämie), Immunsuppression, Appetitlosigkeit, Übelkeit, Erbrechen, Tumorzerfall-Syndrom, Nierenfunktionsstörungen und Nierenversagen, zentralnervöse Störungen (Verwirrung, Erregung und Sehstörungen).

▶ **Indikation:** chronische lymphatische Leukämie (vom B-Zell-Typ).

### Cladribin (Leustatin®)

▶ **Applikation und Dosierung:** 0,09 mg/kg KG täglich als einmalige Infusion kontinuierlich über 7 Tage.

▶ **Nebenwirkungen:** schwere Neutropenie, Infektionen, Übelkeit, Appetitlosigkeit, Erbrechen, Diarrhö, Müdigkeit, Hautausschlag, häufig vegetative Symptomatik; Nephrotoxizität, Neurotoxizität.

▶ **Indikation:** Haarzell-Leukämie.

## Pyrimidin-Analoga

### Cytarabin (Alexan®, Udicil®)

▶ **Applikation und Dosierung:** intravenös (Dauerinfusion) in einer Dosis von 1–3 mg/kg KG über 24 Stunden, im Allgemeinen 10 Tage lang (Abbruch bei Nebenwirkungen). Eine lokale Applikation bei malignen Pleuraergüssen und Aszites sowie eine intrathekale Applikation sollten besonderen Indikationen und ausreichender Erfahrung des Therapeuten vorbehalten sein.

▶ **Nebenwirkungen:** Leukopenie, Thrombozytopenie, megaloblastäre Anämie, Erbrechen, Mukositis, Hepatotoxizität, generalisiertes Erythem.

▶ **Indikationen:** akute myeloische Leukämie, akute lymphatische Leukämie, akute Schübe chronischer Leukämien, Non-Hodgkin-Lymphome.

### Fluorouracil (Efudix®, 5-FU „Lederle")

Fluorouracil wird außerdem in Form von Präparaten der Firmen Pharmacia & Upjohn, GRY, und biosyn angeboten.

▶ **Applikation und Dosierung:** intravenös 12 mg/kg KG täglich über 3 Tage, 6 mg/kg KG täglich am 5., 7. und 9. Tag. Wiederholung nach 4 Wochen. Erhaltungstherapie: 5–10 mg/kg KG (Dosisreduktion bei Leber-, Nieren- oder Knochenmarkschäden).

▶ **Nebenwirkungen:** Granulozytopenie, Thrombozytopenie, Anämie, Stomatitis, Übelkeit, Dermatitis, Blutungen und Ulzerationen der Magen-Darm-Schleimhaut, gelegentlich Herzschmerzen und vorübergehende EKG-Veränderungen. Diarrhö möglich (kann zum Abbruch der Behandlung zwingen).

▶ **Hauptindikationen:** Palliativbehandlung von Kolon-, Rektum-, Magen-, Pankreas-, primären Leber-, Mamma- und Ovarialkarzinomen. Behandlungsversuch auch beim Blasenkarzinom möglich.

### Capecitabin (Xeloda®)

▶ **Applikation und Dosierung:** gesamte Tagesdosis von 2500 mg/m² KO verteilt auf zwei

Einnahmen (morgens und abends) über 14 Tage, gefolgt von einer 7-tägigen Pause.

▶ **Nebenwirkungen:** Übelkeit, Erbrechen, Durchfall, Stomatitis und andere Entzündungen der Schleimhäute, Neutropenie. Ungefähr 50 % der Patienten klagen über ein so genanntes Hand-Fuss-Syndrom (palmoplantare Erythrodysästhesie), das sich als Taubheitsgefühl, Kribbeln bis zu starken Schmerzen und Blasenbildung an Händen und Füssen bemerkbar macht. Im Allgemeinen ist das Medikament besser verträglich als Fluorouracil.

▶ **Indikationen:** Erstbehandlung des metastasierten kolorektalen Karzinoms als Monotherapie bzw. als Kombinationstherapie mit Irinotecan oder Oxaliplatin. Behandlung des metastasierten Mammakarzinoms als Monotherapie oder in einer Kombination mit Docetaxel.

### Tegafur (UFT)

▶ **Applikation und Dosierung:** täglich 300 mg/m$^2$ KO Tegafur mit 672 mg/m$^2$ KO Uracil und 90 mg Calciumfolinat in 3 Einzeldosen (jede 8 Stunden) an 28 aufeinander folgenden Tagen, gefolgt von einer 7-tägigen Pause (ein Therapienzyklus = 35 Tage).

▶ **Nebenwirkungen:** Mukositis, Stomatitis, Störungen im Bereich des Bewegungsapparates (Myalgien, Arthralgien), Übelkeit, Erbrechen, seltener Knochenmarkdepression. Das Hand-Fuss-Syndrom (palmoplantare Erythrodysästhesie) tritt als Nebenwirkung wesentlich seltener auf als bei der Therapie mit Capecitabin.

▶ **Indikation:** primäre Monotherapie des metastasierten kolorektalen Karzinoms.

### Gemcitabin (Gemzar®)

▶ **Applikation und Dosierung:** Pankreaskarzinom: 1 g /m$^2$ KO als Kurzzeitinfusion (30 min), intravenös einmal wöchentlich über bis zu 7 Wochen.

▶ **Nebenwirkungen:** Granulozytopenie, Thrombozytopenie, Anämie, Ataxie, Schwindel, Verwirrkung, EKG-Veränderungen, Diarrhö, Erbrechen, Stomatitis, allergische Reaktionen, Anaphylaxie, Lungentoxizität (selten, zum Teil tödlich), Nierentoxizität.

▶ **Indikationen:** gastrointestinale Adenokarzinome, Adenokarzinome des exokrinen Pankreas, nichtkleinzelliges Bronchialkarzinom.

## Pflanzliche Alkaloide und sonstige Naturprodukte

### Vinca-Alkaloide (Spindelgifte)

Die wichtigsten Vertreter dieser Gruppe sind **Vincristin**, **Vinblastin**, **Vindesin** und **Vinorelbin**. Vincristin und Vinblastin wurden aus den Blättern von *Catharanthus roseus* (*Vinca rosea*) isoliert. Vindesin ist ein Derivat von Vinblastin und Vinorelbin ist ein neues halbsynthetisches Vinca-Alkaloid, das durch Veränderungen des Catharanthin-Teils entstand. Diese zytostatisch wirksamen Substanzen bewirken eine Arretierung der Mitose in der Metaphase. Vinca-Alkaloide hemmen die Mikrotubulusbildung durch Bindung an Tubulin, ein Protein mit einem Molekulargewicht von circa 100 000 Dalton, das aus zwei Untereinheiten, dem α- und dem β-Tubulin besteht. Durch die Polymerisation von Tubulin entstehen die Protofilamente, die dann die einzelnen Mikrotubuli bilden. Das tubuläre System der Zelle befindet sich in einem dynamischen Gleichgewicht aus Auf- und Abbau der Mikrotubuli. Das mikrotubuläre System ist an zahlreichen Zellfunktionen beteiligt, z. B. am Verlauf der Mitose, an der Zellbewegung, an der Erhaltung der Zellform, am intrazellulären Stofftransport und am axonalen Transport. Während der Mitose zerfallen die bestehenden Mikrotubuli und die Mitosespindel wird aufgebaut. Die Spindelgifte binden an mikrotubuläre Strukturen der Zelle und bewirken deren Depolymerisation. Die Begünstigung der Depolymerisation führt einerseits zum Zerfall der mikrotubulären Strukturen und verhindert anderseits die Ausbildung der Mitosespindel. Damit wird die Trennung der Chromosomen in der Mitose-Phase verhindert. Der Übergang zur Anaphase ist deshalb nicht möglich, was letztendlich zur Apoptose führt.

Neueste Untersuchungen zeigen, dass Vincristin in niedrigen Konzentrationen die Mikrotubuli in der Mitosespindel stabilisiert und damit die Segregation der Chromosomen unmöglich macht. Dies führt zur arretierten Metaphase und zur Inhibition der Mitose. Als möglicher Wirkungsmechanismus kann auch der Befund eine Rolle spielen, dass Vincristin in höheren Konzentrationen eine Depolymerisation der Mitosespindel bewirkt.

Obwohl Vincristin, Vinblastin und Vindesin sich in ihrer chemischen Struktur sehr ähneln, unterscheiden sie sich deutlich hinsichtlich ihrer Toxizität. Vinblastin wirkt in erster Linie knochenmarktoxisch, bei Vincristin ist dagegen die Neurotoxizität der dosislimitierende Faktor. Bei einer hochdosierten und längeren Therapie induziert auch Vinblastin neurotoxische Störungen, die Vincristin-induzierte Hämatotoxizität ist dagegen nur schwach ausgeprägt.

> Die Vinca-Alkaloide sind streng intravenös zu verabreichen und dürfen nie intrathekal gegeben werden.

### Vincristin (Vincristin Bristol®, Vincristin Liquid Lilly u. a.)

▶ **Applikation und Dosierung:** bis zu $2\,mg/m^2$ KO, streng intravenös, einmal pro Woche. Die Dosis muss im Hinblick auf Nebenwirkungen und klinischen Erfolg individuell adaptiert werden.

▶ **Nebenwirkungen:** hohes Risiko neurotoxischer Störungen (dosislimitierende Nebenwirkung). Daneben sind zu beachten: gastrointestinale Störungen, Störungen der Hämatopoese, Hyperurikämie, Haarausfall (vgl. auch die unter Vinblastin aufgeführten Nebenwirkungen). Darüber hinaus sind zu beobachten: Obstipation, Fieber, Kopfschmerz, Störung der ADH-Sekretion (erhöhte Natriumausscheidung), Leukozytopenie, Gewichtsverlust, Ulzerationen der Mundschleimhaut.

▶ **Wichtigste Indikationen:** akute Leukämien, besonders akute lymphatische Leukämien, Hodgkin-Krankheit, Non-Hodgkin-Lymphome, Mammakarzinom, Ewing-Sarkom (u. a. Sarkome), Rhabdomyosarkom, Neuroblastom, Wilms-Tumor, malignes Melanom, Plattenepithelkarzinom der Lunge, Zervixkarzinom, embryonales Ovarialkarzinom.

### Vinblastin (Velbe®, Vinblastinsulfat-GRY®)

▶ **Applikation und Dosierung:** Injektion direkt intravenös per infusionem. Wöchentlich eine Applikation, initial $3{,}7\,mg/m^2$ KO für Erwachsene und $2{,}5\,mg/m^2$ KO für Kinder. Die Steigerung der Dosis erfolgt dann individuell je nach Therapieerfolg, Blutbild und Nebenwirkungen.

▶ **Nebenwirkungen:** Myelosuppression, Haarausfall, Schädigungen der Spermatogenese und der Ovulation, geringes Risiko neurotoxischer Störungen, Immunsuppression, Leberfibrose, gastrointestinale Störungen, Hyperurikämie.

▶ **Hauptindikationen:** Hodgkin-Krankheit, Non-Hodgkin-Lymphome, Mammakarzinom, gegen andere Chemotherapeutika resistentes Chorionkarzinom, Hodentumoren, Kaposi-Sarkom, Mycosis fungoides.

### Vindesin (Eldisine®)

▶ **Applikation und Dosierung:** streng intravenös $3\,mg/m^2$ KO einmal wöchentlich. Diese Dosis ist je nach Therapieerfolg und den Nebenwirkungen entsprechend zu adaptieren.

▶ **Nebenwirkungen:** Risiko neurotoxischer Störungen, fleckiger Hautausschlag, Fieber, Granulozytopenie, Thrombozytopenie, Anämie, gastrointestinale Störungen, Hyperurikämie, Haarausfall, Immunsuppression, Bronchospasmus und Atemnot, Leberfibrose.

▶ **Hauptindikationen:** akute lymphatische Leukämie, Blastenschub bei chronischer myeloischer Leukämie, maligne Lymphome, kleinzelliges und nichtkleinzelliges Bronchialkarzinom, Mammakarzinom, Plattenepithelkarzinom der Speiseröhre, Plattenepithelkarzinom im HNO-Bereich, Hodenkarzinome.

Vinorelbin (Navelbine®)

▶ **Applikation und Dosierung:** 30 mg/m² KO pro Woche. Vinorelbin darf nur verdünnt und streng intravenös verabreicht werden.

▶ **Nebenwirkungen:** neurotoxische Störungen, gastrointestinale Störungen, intestinale Parese, die zu Obstipation oder paralytischem Ileus führen kann, Störungen der Hämatopoese, Nierenschäden, Haarausfall, Bronchospasmus und Atemnot, Haut- und Schleimhautentzündungen.

▶ **Indikationen:** als Monotherapie oder in Kombination z. B. mit Cisplatin zur Behandlung des fortgeschrittenen nichtkleinzelligen Bronchialkarzinoms, fortgeschrittenes anthracyclinresistentes Mammakarzinom.

## Taxane

Taxane, vertreten durch **Paclitaxel** und **Docetaxel**, stellen eine neue Gruppe antineoplastisch wirkender Pharmaka dar. Paclitaxel ist ein Inhaltsstoff der Rinde der pazifischen Eibe (*Taxus brevifolia*). Docetaxel ist ein halbsynthetisches Analogon von Baccatin III, das aus den Nadeln der europäischen Eibe *Taxus baccata* isoliert wurde. Taxane treten ebenfalls in Wechselwirkung mit dem tubulären System. Sie binden bevorzugt an die β-Untereinheit des Tubulins, fördern die Polymerisation und die Bildung der Mikrotubuli. Gleichzeitig wird deren Depolymerisation gehemmt, wodurch sich das bestehende mikrotubuläre System stabilisiert. Dadurch bedingt kann sich das mikrotubuläre Zytoskelett vor der Mitose nicht auflösen und die Mitosespindel wird nicht aufgebaut. Das führt zur Hemmung der Mitose und zum Zelltod.

Trotz der Ähnlichkeit ihrer Strukturen unterscheiden sich Paclitaxel und Docetaxel in manchen Aspekten ihrer Wirkung. Im Vergleich mit Paclitaxel soll Docetaxel die Polymerisation des Tubulins in ähnlichem Ausmaß fördern, die Depolymerisation der Mikrotubuli aber doppelt so stark hemmen. Darüber hinaus unterscheiden sich die unter der Wirkung von Paclitaxel und Docetaxel aufgebauten Mikrotubuli in ihrer Struktur. Die unter dem Einfluss von Paclitaxel entstehenden Mikrotubuli sind zum Beispiel nicht aus 13 (normale Zahl) sondern aus 12 Protofilamenten aufgebaut. Docetaxel akkumuliert stärker und verweilt länger als Paclitaxel in den Zellen. Diese Merkmale könnten die Ursache für die stärkere antineoplastische Wirkung von Docetaxel sein.

Paclitaxel (Taxol®)

▶ **Applikation und Dosierung:** 175 mg/m² KO als Infusion über 3 Stunden, dreiwöchige Pause zwischen den Therapiekursen.

▶ **Nebenwirkungen:** Myelosuppression (Neutropenie, Thrombozytopenie, Anämie), Hypersensitivitätsreaktionen (Hautausschlag), kardiovaskuläre Nebenwirkungen (Hypotonie, Herzrhythmusstörungen, Angioödem), Atemnot, gastrointestinale Nebenwirkungen, Neuropathien (z. B. autonome Neuropathie mit paralytischem Ileus), Myalgie.

▶ **Indikationen:** Ovarialkarzinom in Kombination mit Cisplatin, Mammakarzinom, Bronchialkarzinom.

## Docetaxel (Taxotere®)

▶ **Applikation und Dosierung:** 100 mg/m² KO als Infusion über eine Stunde alle drei Wochen. Eine zusätzliche orale Kortikosteroidanwendung wird empfohlen.

▶ **Nebenwirkungen:** nichtkumulative, reversible Neutropenie, Thrombozytopenie, Anämie, schwere Überempfindlichkeitsreaktionen (Hypotonie, Bronchospasmus, Hautausschlag), Mukositis, Neurotoxizität (Parästhesien, neuromotorische Störungen,), Gelenk- und Muskelschmerzen, Haarausfall.

▶ **Indikationen:** Docetaxel wird zur Nachbehandlung von vorher mit Anthracyclin behandelten Mammakarzinomen verwendet.

## Topoisomerase-Inhibitoren

Topoisomerasen sind im Zellkern lokalisierte Enzyme, welche für die räumliche Anordnung (Topologie) der DNA-Doppelstränge im Verlauf der Replikation sorgen, diese kontrollieren und aufrechterhalten. Während der DNA-Replikation in der Synthese-Phase wird die DNA-Doppelhelix vor der Replikationsgabel so stark verdrillt, dass die zunehmende Torsionsspannung die weitere Ablesung der DNA und die Synthese des Tochterstrangs durch die DNA-Polymerasen verhindern würde. Dieser Entwicklung wirken die Topoisomerasen entgegen. Die Topoisomerase I bindet dazu reversibel an den DNA-Einzelstrang und induziert einen Bruch dieses Strangs. An der Schnittstelle dreht sich der gebrochene Strang um den intakten DNA-Einzelstrang, sodass sich die Doppelhelix entspannen kann. Durch die Einschnittstelle kann auch der Tochterstrang hindurchtreten, wodurch ein Verdrillen (Verheddern) des Mutter- und Tochterstrangs ebenfalls verhindert wird. Im Anschluss daran wird die entstandene Lücke im DNA-Einzelstrang durch das Enzym wieder verschlossen.

Die DNA-Topoisomerase II ist ein Enzym, das sowohl einen DNA-Doppelstrang zu trennen vermag, um damit den Durchtritt des benachbarten DNA-Doppelstrangs zu ermöglichen, als auch nach Strangpassage beide DNA-Stränge wieder vereinigt. Durch diesen Mechanismus sorgt die Topoisomerase II für eine korrekte dreidimensionale Struktur der Chromosomenstränge während des Zellzyklus.

## Inhibitoren der Topoisomerase I

Die **Topoisomerase-I-Inhibitoren**, die **Camptothecin-Derivate**, bilden mit der Topoisomerase I einen stabilen ternären Komplex und verhindern, dass das Enzym die Einschnittstelle wieder verschließt. Die DNA-Polymerase kann die Replikation nicht fortsetzen. Es kommt zu DNA-Strangbrüchen, die zur Apoptose führen. Die stärkste antineoplastische Wirkung entfalten die Topoisomerase-I-Inhibitoren ihrem Wirkprinzip entsprechend in der S-Phase. **Topotecan** und **Irinotecan** sind die ersten Vertreter dieser Substanzgruppe. Beide sind halbsynthetische Derivate von Camptothecin, welches in Rinde, Wurzeln und Früchten von *Camptotheca acuminata* vorkommt.

### Topotecan (Hycamtin®)

▶ **Applikation und Dosierung:** 1,5 mg/m² KO täglich als intravenöse Infusion an 5 aufeinander folgenden Tagen. Zykluswiederholung alle 3 Wochen.

▶ **Nebenwirkungen:** Myelosuppression, Übelkeit, Erbrechen, Durchfall, Anorexie, Haarausfall, Hyperbilirubinämie.

▶ **Indikationen:** metastasierendes Ovarialkarzinom nach Versagen einer Primärtherapie.

### Irinotecan (Campto)

▶ **Applikation und Dosierung:** Monotherapie: 350 mg/m$^2$ KO als intravenöse Infusion über 30–90 min mit Abstand von 3 Wochen.

▶ **Nebenwirkungen:** akutes cholinerges Syndrom (Schüttelfrost, Bauchkrämpfe, Schwitzen, Tränenfluss, Sehstörungen, Hypotonie, Benommenheit, Speichelfluss), verzögerte Übelkeit, Erbrechen, Myelosuppression, Muskelkontraktionen oder Krämpfe, Parästhesien, Alopezie, Obstipation, Dehydratation, Anorexie, Hautreaktionen, allergische Reaktionen.

▶ **Indikationen:** metastasierendes Kolon- bzw. Rektumkarzinom, bei dem sich eine Behandlung mit einer Fluorouracil enthaltenden Kombination als erfolglos erwies.

### Epipodophyllotoxine (Podophyllotoxin-Derivate, Inhibitoren der Topoisomerase II)

Epipodophyllotoxine (**Etoposid** und **Teniposid**) sind Podophyllotoxin-Derivate. Podophyllotoxin stammt aus *Podophyllum peltatum*. Podophyllotoxin selbst entfaltet seine zytostatische Wirkung über eine Bindung an Tubulin und die daraus resultierende Hemmung des Aufbaus der Mitosespindel. Die zytostatische Wirkung von Etoposid und Teniposid, der Derivate von Podophyllotoxin, beruht bemerkenswerterweise nicht auf der Interaktion mit Tubulin, sondern auf der Hemmung der Topoisomerase II. Beide Substanzen stabilisieren den DNA-Enzym-Komplex, sodass die Topoisomerase II nur die Spaltung des DNA-Doppelstrangs bewirkt, die entstandene Lücke aber nicht verschließen kann. Infolgedessen entstehen Einzel- und Doppelstrangbrüche sowie DNA-Protein-Quervernetzungen. Epipodophyllotoxine sind besonders wirksam gegen Tumoren, die einen hohen Topoisomerase-II-Spiegel im Zellkern aufweisen.

### Etoposid (Vepesid®, Eto-GRY®, Etomedac®)

▶ **Applikation und Dosierung:** 50 mg/m$^2$ KO täglich intravenös bzw. 100 mg/m$^2$ KO täglich peroral über 5 Tage mit mindestens 21-tägigen Intervallen zwischen den Therapiezyklen.

▶ **Nebenwirkungen:** vergleichbar mit denjenigen von Cyclophosphamid und Vinblastin: Myelosuppression, gastrointestinale Störungen, Nierenschäden, Haarausfall, neurotoxische Störungen.

▶ **Hauptindikationen:** akute myeloische Leukämie, kleinzellige und nichtkleinzellige Bronchialkarzinome, Hodgkin-Krankheit, Non-Hodgkin-Lymphome, Hodentumoren, Chorionkarzinom.

### Teniposid (VM 26-Bristol®)

▶ **Applikation und Dosierung:** an 5 aufeinander folgenden Tagen jeweils 30 mg/m$^2$ KO intravenös, anschließend 10-tägige Pause bis zum nächsten Zyklus oder 2–3-mal pro Woche 40–50 mg/m$^2$ KO (1 Zyklus) über einen Zeitraum von 6–9 Wochen.

▶ **Nebenwirkungen:** vergleichbar mit den Nebenwirkungen von Etoposid.

▶ **Hauptindikationen:** Hodgkin-Krankheit, Non-Hodgkin-Lymphome, maligne Hirntumoren (malignes Gliom, Astrozytom, Ependymom), Harnblasenkarzinom.

## Zytostatisch wirksame Antibiotika und verwandte Substanzen

Die zytostatisch wirksamen Antibiotika stellen im Hinblick auf ihre Wirkmechanismen eine sehr heterogene Gruppe dar. Eine Vielzahl dieser Substanzen entfaltet ihre zytostatische Wirkung durch so genannte Interkalation.

**Dactinomycin** (Actinomycin D), der einzige Vertreter der **Actinomycine**, der derzeit therapeutisch benutzt wird, besteht aus einem Phenoxazonringsystem (Chromophor) und zwei Polypeptidringen. Der Phenoxazonring besitzt die Fähigkeit, sich zwischen zwei Basenpaare der DNA-Doppelhelix zu schieben (zu interkalieren). Komplexe aus dem interkalierenden Chromophor und der DNA werden durch hydrophobe und elektrostatische Wechselwirkungen stabilisiert (keine kovalente Bindung). Durch die Interkalation wird die helikale Struktur der DNA verlängert und dabei partiell aufgewunden. Dies führt zur Hemmung der RNA- und DNA-Synthese.

Die Gruppe der **Anthracycline**, vertreten durch **Doxorubicin** (Adriamycin), **Daunorubicin, Epirubicin** (ein Isomer des Doxorubicins) und **Idarubicin** (ein Analogon des Daunorubicins, vgl. auch dort), stellt eine der wichtigsten Gruppen der zytostatisch wirkenden Substanzen dar. Anthracycline bestehen aus einem tetrazyklischen Chromophor und einem Aminozucker, dem Daunosamin. Die zytotoxische Aktivität beruht auf mehreren Wirkungsmechanismen. Eine wesentliche Rolle spielen die Interkalation und die Hemmung von DNA- und RNA-Polymerasen. Anthracycline vermögen darüberhinaus, verschiedene Proteine, Lipide und DNA zu alkylieren. Ebenso kommt es zur Inhibition der im Zellkern lokalisierten Topoisomerasen I und II. Eine der Folgen der Topoisomerasen-Hemmung könnte die Veränderung der dreidimensionalen DNA-Struktur sein, die durch die Interkalation induziert wird. Anthracycline hemmen auch Helikasen, die die doppelsträngige DNA während der Replikation und Transkription separieren. Bei den angewandten Anthracyclinen handelt es sich um Anthrachinone, die zu Semichinon-Radikalen reduziert werden können. Dadurch bedingt werden einerseits Radikalreaktionen ausgelöst (kovalente Bindung an verschiedene Moleküle), andererseits können Superoxid-Radikal-Anionen ($O_2^{·-}$) oder Wasserstoffperoxid ($H_2O_2$) entstehen. Bei deren Umsetzung und Inaktivierung werden sehr reaktive und toxische Hydroxyl-Radikale ($OH^·$) generiert, die Einzel- und Doppelstrangbrüche der DNA bewirken. In diesem Rahmen kann auch die Kardiotoxizität der Anthracycline erklärt werden, da das Herzmuskelgewebe die Sauerstoffradikale im Vergleich zu anderen Geweben nicht so effektiv zu entgiften vermag.

**Mitoxantron** ist ein synthetisches Zytostatikum aus der Reihe der Anthrachinone. Es besteht aus einem trizyklischen Anthrachinonringsystem und zwei Aminoalkylseitenketten. Das Ringsystem interkaliert in die DNA und hemmt dadurch die DNA- und die RNA-Synthese. Darüber hinaus interagiert Mitoxantron auch mit der Topoisomerase II und bewirkt DNA-Strangbrüche.

Die **Bleomycingruppe** besteht hauptsächlich aus zwei strukturell nahe verwandten Glykoproteinen, Bleomycin A2 und B2. Bleomycin hemmt stark die DNA-Synthese. In der Zelle bildet es zusammen mit $Fe^{2+}$ einen Bleomycin-$Fe^{2+}$-Komplex, der auch den biologisch aktiven Komplex darstellt. Nach der Interkalation in die DNA in Anwesenheit von Sauerstoff entsteht aktiviertes Bleomycin, das in Bleomycin-$Fe^{3+}$ und Superoxid-Radikal-Anionen ($O_2^{·-}$) zerfällt. Die aus den Superoxid-Radikal-Anionen entstehenden Hydroxyl-Radikale induzieren Strangbrüche in der DNA-Doppelhelix. Allergische Reaktionen und die Lungentoxizität sind besonders bedenkenswerte Nebenwirkungen, da sie aufgrund ihres dramatischen Verlaufs zum Tode führen können.

**Amsacrin** stellt ein weiteres interkalierendes Zytostatikum dar. Es handelt sich um ein Acridin-Derivat, das in die DNA interkaliert und so die DNA-Synthese hemmt. Die Entstehung von DNA-Strangbrüchen kann auf die Bildung von Komplexen mit der DNA-Topoisomerase II zurückgeführt werden. Das Wirkprofil ist ähnlich dem der Anthracycline oder des Mitoxantrons.

**Mitomycin** (Mitomycin C) hemmt die DNA-Synthese durch Alkylierung der DNA sowie durch Ausbildung von DNA-Quervernetzungen. In Anwesenheit von zweiwertigen Kationen bildet Mitomycin Komplexe mit der DNA, wodurch die DNA- und die RNA-Synthese gehemmt werden.

## Actinomycine

### Dactinomycin (Lyovac-Cosmegen)

▶ **Applikation und Dosierung:** Erwachsene: 0,5–1 mg/m² KO intravenös pro Tag über höchstens 5 Tage; Kinder: 0,015 mg/kg KG intravenös über 5 Tage, Wiederholung alle 3–5 Wochen je nach Therapieschema.

▶ **Nebenwirkungen:** gastrointestinale Störungen (Übelkeit, Erbrechen, Diarrhö), Darmblutungen, Erytheme, Haarausfall, Granulozytopenie, Thrombozytopenie, Anämie, Immunsuppression, Haut-und Schleimhautentzündungen (Dermatitis, Stomatitis).

▶ **Indikationen:** Wilms-Tumor, Rhabdomyosarkom, Karzinome des Hodens und des Uterus (embryonale Tumoren, Teratome, Seminome, Chorionepitheliome), Ewing-Sarkom, Sarkome allgemein, Chorionkarzinom.

## Anthracycline und verwandte Substanzen

### Doxorubicin (Adriblastin® Adrimedac®)

▶ **Applikation und Dosierung:** Monotherapie: 50–80 mg/m² KO streng intravenös als Einzeldosis, alle 3–4 Wochen wiederholen, je nach Therapieschema. Polychemotherapie: 30–60 mg/m² KO intravenös alle 3–4 Wochen. Kumulative Gesamtdosis: 550 mg/m² KO.

▶ **Nebenwirkungen:** gastrointestinale Störungen, ulzeröse Stomatitis, Haarausfall, Kardiomyopathie, Störungen der Hämatopoese (Granulozytopenie, Thrombozytopenie und Anämie). Bei akzidentellen Paravasaten ausgedehnte Nekrosen. Die kardialen Nebenwirkungen (EKG-Veränderungen, Arrhythmien) einschließlich einer möglichen Herzinsuffizienz können zum Absetzen der Therapie zwingen. Besonders gefürchtet ist die Spätkardiotoxizität. Eine diffuse Kardiomyopathie, die dosisabhängig Tage bis Monate nach der Doxorubicingabe auftritt und in der Regel letal verläuft, wurde bereits bei Gesamtdosen von 100 mg/m² beobachtet. Das Risiko einer durch Doxorubicin induzierten Kardiomyopathie steigt jenseits einer kumulativen Dosis von 550 mg/m² KO steil an und liegt bei einer Gesamtdosis von 700 mg/m² KO bereits bei 20 %. Rotfärbung des Urins kann auftreten und ist kein Hinweis auf Hämaturie!

▶ **Hauptindikationen:** Solide Tumoren (Mammakarzinom, Bronchialkarzinom, Blasenkarzinom, Hepatom, Ewing-Sarkom und andere Sarkome, Pankreaskarzinom, Wilms-Tumor, Endometriumkarzinom, Schildrüsenkarzinom), akute lymphatische oder myeloische Leukämie, Lymphome (Hodgkin-Krankheit, Non-Hodgkin-Lymphome).

### Daunorubicin (Daunoblastin®)

▶ **Applikation und Dosierung:** 30–60 mg/m² KO intravenös, meist einmal pro Woche, je nach Therapieschema. Die kumulative Gesamtdosis wird mit 700–900 mg/m² KO angenommen.

▶ **Nebenwirkungen:** Bei signifikanten Erkrankungen des Herzens muss mit erheblichen kardialen Nebenwirkungen gerechnet werden! Auftreten einer Kardiomyopathie und Herzinsuffizienz sind zu befürchten. Weiterhin gastrointestinale Störungen, ulzeröse Stomatitis, Haarausfall, Granulozytopenie, Thrombozytopenie und Anämie.

▶ **Indikationen:** akute Leukämien (akute lymphatische Leukämie, akute myeloische Leukämie).

### Epirubicin (Farmorubicin®)

▶ **Applikation und Dosierung:** 75–90 mg/m² KO intravenös jede dritte Woche in der Monotherapie und 45–60 mg/m² KO in der Kombinationstherapie alle 4 Wochen. Die kumulative

Gesamtdosis wird mit $1\,000\,mg/m^2$ KO angenommen.

▶ **Nebenwirkungen:** Grundsätzlich besteht eine, wenn auch im Vergleich zu Doxorubicin geringer ausgeprägte Kardiotoxizität. Myelosuppression, Erbrechen, Alopezie.

▶ **Hauptindikationen:** Mammakarzinome, Non-Hodgkin-Lymphome, Weichteilsarkome, Bronchialkarzinome, Ovarialkarzinom.

### Mitoxantron (Novantron®, Onkotrone®)

▶ **Applikation und Dosierung:** $10\,mg/m^2/KO$ täglich intravenös, über 5 Tage bei akuten Leukämien, bei anderen Indikationen $14\,mg/m^2$ KO in der Monotherapie und $10–12\,mg/m^2$ KO in der Kombinationstherapie alle 3–4 Wochen. Vorsichtige Dosisanpassung! Kumulative Gesamtdosis: $160\,mg/m^2$ KO.

▶ **Nebenwirkungen:** Mukositis, Magen-Darm-Blutungen, Myelosuppression, Erbrechen, Fieber, Kardiotoxizität, Phlebitis.

▶ **Indikationen:** akute Leukämien, maligne Lymphome und Mammakarzinome, maligne Pleuraergüsse, primäres Leberzellkarzinom, Ovarialkarzinom.

## Bleomycine

### Bleomycin (Bleomycinum Mack, Bleomycin Hexal®)

▶ **Applikation und Dosierung:** Einzeldosis $10–15\,mg/m^2$ KO intravenös oder intramuskulär, 1–2-mal wöchentlich; topisch 30–100 mg. Eine kumulative Gesamtdosis von $300–400\,mg/m^2$ KO ist dabei nicht zu überschreiten. Anwendung: intravenös, intramuskulär, subkutan oder intrakavitär.

▶ **Nebenwirkungen:** Lungenfibrose: die pulmonale Toxizität von Bleomycin kann letal verlaufen (Kontrolle der Lungenfunktion!), anaphylaktoide Reaktionen (Fieber, Schüttelfrost, Blutdruckabfall, Bronchospasmus), Stomatitis, Übelkeit und Erbrechen, Haarausfall, Temperaturanstieg, kardiorespiratorische Beschwerden.

▶ **Indikationen:** Plattenepithelkarzinome von Haut und Schleimhaut im Kopf- und Halsbereich, Vulva-, Portio- und Peniskarzinom, Hodenteratome, Bronchialkarzinome, dermatologische Malignome, Gliome, maligne Lymphome (Hodgkin-Krankheit, Non-Hodgkin-Lymphome).

## Sonstige zytotoxische Antibiotika

### Amsacrin (Amsidyl®)

▶ **Applikation und Dosierung:** An 5 aufeinander folgenden Tagen werden in der Monotherapie $90\,mg/m^2$ KO täglich jeweils als 1-stündige Infusion gegeben, Gesamtdosis: $450\,mg/m^2$ KO. Zykluswiederholung nach 1–3 Wochen.

▶ **Nebenwirkungen:** Panzytopenie, gastrointestinale Störungen (Übelkeit, Erbrechen), Mukositis, Grand-mal-Anfälle, Lebertoxizität, seltene Kardiotoxizität, Alopezie, Phlebitiden.

▶ **Indikationen:** akute myeloische und lymphatische Leukämien bei Erwachsenen.

### Mitomycin (Amétycine®, Mitomycin 2 medac)

▶ **Applikation und Dosierung:** $10–20\,mg/m^2$ KO streng intravenös oder intraarteriell (Infusion). Bei Harnblasentumoren intravesikal.

▶ **Nebenwirkungen:** Myelosuppression, Leber-, Nieren- und Lungenschäden, Nausea, Erbrechen, Stomatitis, Alopezie. Nach intravesikaler Anwendung: Zystitis, Miktionsstörungen.

▶ **Hauptindikationen:** solide Tumore, chronische myeloische Leukämie, Osteosarkom, Blasentumore (intravesikal).

# Sonstige chemisch definierte Zytostatika

### Hydroxycarbamid (Hydroxyurea, Hydroxyharnstoff) (Litalir®)

Der Hauptmechanismus der antineoplastischen Wirkung von Hydroxycarbamid ist die Hemmung der Ribonukleotidreduktase. Hydroxycarbamid reduziert das freie Tyrosin-Radikal an einer der zwei Untereinheiten des Enzyms, das für die enzymatische Aktivität unentbehrlich ist. Das inaktivierte Enzym kann unter Einwirkung von Sauerstoff, einem Thiol enthaltenden Stoff (z. B. Dithiothreitol) und Eisen regeneriert werden. Deshalb erhöhen Substanzen, die mit Eisen Komplexe zu bilden vermögen (Chelatbildner), die hemmende Wirkung. Neuere Untersuchungen zeigten, dass Hydroxycarbamid zu Stickstoffmonoxid (NO) transformiert werden kann, welches selbst die Ribonukleotidreduktase stark zu hemmen vermag. Hydroxyurea ist ein typisches phasenspezifisches Zytostatikum: Die proliferierenden Zellen werden in der $G_1$-/S-Phase arretiert, in welcher die DNA-Bausteine synthetisiert und die Ribonukleotide zu Desoxyribonukleotiden umgewandelt werden. Die Arretierung der proliferierenden Zellen in der $G_1$-/S-Phase erhöht deren Empfindlichkeit auf Bestrahlung.

▶ **Applikation und Dosierung:** 20–30 mg/kg KG täglich, peroral, durchschnittlich über 7 Tage.

▶ **Nebenwirkungen:** Myelosuppression, Haut- und Schleimhautschäden, Haarausfall, neurologische Störungen (Halluzinationen, Krämpfe), gastrointestinale Störungen.

▶ **Wichtigste Indikation:** chronische myeloische Leukämie.

### Asparaginase (L-Asparaginase) (Asparaginase medac)

Durch dieses Enzym entsteht aus L-Asparagin unter Bildung von Ammoniak die Aminosäure L-Asparaginsäure. Für manche Tumorzellen (z. B. bei akuter lymphatischer Leukämie) stellt L-Asparagin eine essenzielle Aminosäure dar, da sie diese selbst nicht synthetisieren können. Durch Behandlung mit Asparaginase wird der Asparaginspiegel in Blut und extrazellulärem Raum gesenkt. Infolgedessen werden Asparaginase-sensitive Zellen schwer beschädigt oder abgetötet. Asparaginase wird aus *Escherichia coli* oder *Erwinia chrysanthemi* gewonnen. Der Mangel an L-Asparagin bewirkt eine Hemmung der Proteinsynthese. Asparaginase-resistente Zellen exprimieren L-Asparaginsynthetase und können auf diese Weise selbst L-Asparagin synthetisieren. Asparaginase muss parenteral zugeführt werden.

▶ **Applikation und Dosierung:** allgemeine Tagesdosis von 200–1 000 E/kg KG intravenös für 5–10 Tage.

▶ **Nebenwirkungen:** gastrointestinale Störungen, Fieber, Hämostasestörungen, Leberschäden, Hypoproteinämie, neurologische Störungen. Nicht selten treten Überempfindlichkeitsreaktionen auf (Urtikaria, Bronchospasmus, Atemnot, anaphylaktischer Schock). Durch den Entzug von L-Asparagin kommt es auch zu hepatotoxischen Wirkungen mit Hämostasestörungen (Beeinträchtigung der Synthese von Gerinnungsfaktoren), Hypoalbuminämie und zu Hyperglykämie (bedingt durch Senkung des Insulinspiegels im Blut).

▶ **Indikationen:** akute lymphatische Leukämie (T-Zell-Leukämie), lymphatische Blastenschübe chronisch myeloischer Leukämien, Non-Hodgkin-Lymphome.

## Pegaspargase (Oncaspar®)

In Pegaspargase ist das Enzym L-Asparaginase kovalent an Polyethylenglykol gebunden. Der Komplex ist weniger immunogen und seine Halbwertzeit (4 Tage) ist deutlich länger als die von Asparaginase (Minuten bis zu 5 Stunden).

▶ **Applikation und Dosierung:** Erwachsene und Kinder mit einer Körperoberfläche > 0,6 m² alle 14 Tage 2 500 IE, Kinder mit einer Körperoberfläche < 0,6 m² 82,5 IE intravenös oder intramuskulär.

▶ **Nebenwirkungen:** häufig allergische Reaktionen, erhöhter SGPT-Wert, Übelkeit, Erbrechen, Fieber, gelegentlich anaphylaktische Reaktionen, Lippenödem, Ausschlag, Schüttelfrost, Hypotonie, Tachykardie, disseminierte intravaskuläre Koagulation, hämolytische Anämie, Thrombozytopenie, Leukopenie.

▶ **Indikation:** Bestandteil einer antineoplastischen Kombinationstherapie zur Reinduktion bei akuter lymphatischer Leukämie, bei Überempfindlichkeiten auf native Asparaginase.

## Imatinib (Glivec®)

Die chronische myeloische Leukämie ist durch das so genannte Philadelphia-Chromosom charakterisiert, das durch einen Umtausch der Enden von Chromosom 22 und 9 entsteht. Dabei fusioniert das Gen, das für die Tyrosinkinase ABL kodiert, mit dem BCR-Gen. Infolgedessen wird die Expression des BCR-ABL-Tyrosinkinase-Gens in pluripotenten hämatopoetischen Zellen erhöht und dadurch die Proliferation der Zellen unkontrolliert gesteigert. Imatinib, ein 2-Phenylamino-Pyrimidin Derivat, ist ein Inhibitor der BCR-ABL-Tyrosinkinase. Darüber hinaus hemmt Imatinib auch den Rezeptor für PDGF (platelet-derived growth factor) und ein weiteres Rezeptorprotein (KIT).

▶ **Applikation und Dosierung:** chronische Phase der Erkrankung: 400 mg/Tag, Blastenkrise: 600 mg/Tag.

▶ **Nebenwirkungen:** Aufgrund der Nebenwirkungen musste die Behandlung in der chronischen Phase nur bei 1 % und in der Blastenkrise bei 5 % der Patienten abgebrochen werden. Am häufigsten traten Übelkeit, Flüssigkeitsretention (Ödeme, Aszites), Neutropenie, Thrombozytopenie, Durchfall und Hautreaktionen auf.

▶ **Indikation:** Behandlung chronischer myeloischer Leukämie bei erwachsenen Patienten mit dem Philadelphia-Chromosom (BCR-ABL-Gen) nach Versagen einer Interferon-α Therapie.

# Nebenwirkungen der zytostatischen Therapie

Die therapeutische Breite der Zytostatika ist gering. Das Risiko von Nebenwirkungen bei einer Chemotherapie maligner Tumoren ist daher groß.

> Häufigkeit und Schweregrad der Nebenwirkungen hängen von vielen Faktoren ab, wie Dosis des Zytostatikums, Applikationsmodus, Applikation im Rahmen einer Mono- oder Polychemotherapie, allgemeiner Zustand des Patienten (Begleiterkrankungen), vorausgegangene Chemotherapiezyklen, Kombination mit einer Strahlentherapie, weitere Medikationen, Nieren- und Leberfunktion.

Auch nach einer üblicher Dosis eines Chemotherapeutikums kann es dann zu einer schweren Knochenmarkaplasie kommen, wenn die Knochenmarkreserve zum Beispiel infolge einer Knochenmarkarzinose oder einer massiven Bestrahlung von Skelettmetastasen bereits eingeschränkt ist. Genaue Kenntnisse über die

Wirkmechanismen, Interaktionen mit anderen Pharmaka, Pharmakokinetik, Biotransformation und Elimination von Zytostatika sind notwendig, um die Nebenwirkungen so gering wie möglich zu halten. Eine Vielzahl dieser resultiert aus der antiproliferativen Wirkung auch auf normale Gewebe mit hoher Proliferationsrate, wie zum Beispiel auf die Schleimhäute des Gastrointestinaltrakts oder die blutbildenden Zellen des Knochenmarks.

An Nebenwirkungen der Zytostatikatherapie sind einerseits solche aufzuführen, die **sofort oder früh**, das heißt wenige Stunden oder Wochen nach der Applikation auftreten, wie: Übelkeit, Erbrechen, Diarrhö, Leuko- und Thrombopenie, hämolytische Anämie, Hyperurikämie, Hyperglykämie, Elektrolytstörungen, Alopezie, Exanthem, Photosensitivität, lokale Gewebenekrosen, Phlebitiden, Mukositis, Hypotension, Herzrhythmusstörungen, Ödeme, Nierenversagen, Hämaturie, hämorrhagische Zystitis, Enzephalopathie, Kopfschmerzen, zerebrale Krampfanfälle, Geschmacksstörungen usw.

**Verzögerte oder späte Nebenwirkungen** treten erst nach Wochen und Monaten auf: verzögerte Thrombopenie, Leukopenie, Anämie, interstitielle Pneumonie und Lungenfibrose, Kardiomyopathien, motorische, sensorische und vegetative Polyneuropathien, Depressionen, verzögerte Leberschädigungen, Aspermie, Sterilität, Hypogonadismus und Zweittumoren.

Im Hinblick auf die **Entstehung von Zweittumoren** ist bekannt, dass zum Beispiel bei Patienten nach Chemotherapie einer Lymphogranulomatose oder eines Plasmozytoms eine erhöhte Inzidenz akuter Leukämien beobachtet wurde. Obwohl grundsätzlich fast alle Zytostatika potenziell karzinogen sind, ist bei Alkylanzien, Etoposid, Teniposid, Anthracyclinen, Mitoxantron und Cisplatin das Risiko von sekundären Neoplasien besonders hoch. Dies hängt vermutlich mit der direkten Schädigung der DNA und der Entstehung von chromosomalen Aberrationen zusammen.

Um Nebenwirkungen frühzeitig erkennen und vermeiden zu können, sind **Kontrolluntersuchungen** (Differenzialblutbild, klinisch-chemische Untersuchungen der Leber- und Nierenfunktion, Gerinnungsparameter, Elektrolyte und andere Laboruntersuchungen) erforderlich. Weitere klinische Untersuchungen richten sich nach der spezifischen Toxizität der verwendeten Zytostatika (Lungenfunktion, EKG, neurologische Untersuchungen).

> Grundsätzlich ist in jedem Einzelfall sorgfältig abzuwägen, ob das Auftreten von Nebenwirkungen, die besser als unerwünschte Begleitwirkungen bezeichnet werden sollten, zu einer derartigen Verschlechterung im subjektiven und/oder objektiven Befinden des Patienten führt, dass die Dosis der Chemotherapeutika reduziert oder die Therapie abgebrochen werden muss (**Schaden-Nutzen-Relation**).

Da alle Zytostatika **Schäden an den Keimzellen** hervorrufen können, muss bei Patienten im geschlechtsreifen Alter mit teratogenen Auswirkungen der Zytostatikatherapie gerechnet werden. Insofern ist eine konsequente **Kontrazeption** vor und bis 6 Monate nach der Behandlung durchzuführen. Während im männlichen Organismus im Normalfall innerhalb von acht Wochen nach Beendigung einer Chemotherapie ausreichende Repair-Mechanismen in der Spermatogenese einsetzen, muss bei der Frau mit bleibenden mutagenen Schäden gerechnet werden.

Zytostatika sind aufgrund ihrer teratogenen embryoletalen Eigenschaften während einer Gravidität im Allgemeinen kontraindiziert. Dabei muss jedoch in Erwägung gezogen werden, dass Krebs die häufigste Todesursache bei Frauen im reproduktiven Alter ist. Ungefähr 1 von 1 500 Schwangerschaften wird durch eine chemotherapiepflichtige Tumorerkrankung der Mutter kompliziert. Mehrere umfangreiche Analysen haben gezeigt, dass Zytostatika im Tierversuch zwar eindeutig teratogene Wirkungen besitzen, dass der menschliche Embryo jedoch gegenüber den fruchtschädigenden Eigenschaften geringer empfindlich scheint. Im ersten Trimenon, in dem sich die Organe formen, wird das Risiko der Entstehung von Missbildungen unter Zytostatikatherapie auf 10 % geschätzt. Die höchste Inzidenz von Missbildungen wurde unter Verwendung von Antimetaboliten beobachtet. Aus diesen Gründen sollte eine Chemotherapie im 1. Trimenom der Schwangerschaft vermieden werden. Zahlreiche Untersuchungen haben aber auch gezeigt, dass die Verabreichung von Zytostatika im 2. und 3. Trimenon nicht zu einer Fruchtschädigung führen muss. Mit der Chemotherapie einer schwangeren Frau, die an eine Krebserkrankung leidet, sollte deshalb, wenn unvermeidbar, erst im 2. oder 3. Trimenon begonnen werden. Trotzdem muss mit verschiedenen Komplikationen wie einem erhöhten Abort- und Frühgeburtsrisiko, einer Verlangsamung des Wachstums des Feten sowie mit niedrigeren Geburtsgewichten gerechnet werden.

Eine zusätzliche Therapie mit **hämatopoetischen Wachstumsfaktoren** erlaubt eine Dosissteigerung und entsprechende Erhöhung der zytostatischen Wirkung der Chemotherapeutika, bei denen die Myelotoxizität der limitierende Faktor ist. Diesem Zwecke dienen auch autologe Knochenmarktransplantate oder die Isolation hämatopoetischer Progenitorzellen (colony forming cells) vor der Chemotherapie. Es wurde beobachtet, dass eine Therapie mit Zytokinen oder Chemotherapeutika (Doxorubicin, Cyclophosphamid) zur Mobilisation dieser Zellen aus dem Knochenmark führt. Die Progenitorzellen aus dem peripheren Blut zeigten sich dabei für das Autotransplantat (autografting) nach einer Hoch-Dosis-Chemotherapie geeigneter als die Knochenmarkzellen. Die Gewinnung ist einfacher und die Erholung der Lympho- und Hämatopoese erfolgt schneller. Gelingt es nicht, die Leukozyten-, Thrombozyten- und Erythrozytenzahlen mit diesen Maßnahmen zu steigern, wird eine Therapie mit **Verlängerung des therapiefreien Intervalls** und eine **gestaffelte Dosisreduktion** zur Vermeidung einer Myelosuppression angesetzt. Mit Ausnahme der akuten Leukämien, für die eigene Regeln gelten, wird eine Zytostatikatherapie in voller Dosis fortgesetzt, wenn die Leukozytenzahlen wieder auf 3 000/µl und die Thrombozytenzahlen auf 100 000/µl angestiegen sind. Liegen dagegen auch nach Verlängerung des therapiefreien Intervalls die Leukozytenzahlen zwischen 2 000 und 3 000/µl, so wird lediglich die Hälfte der normalerweise applizierten Dosis verabreicht, bei Leukozytenzahlen von unter 2 000 Leukozyten/µl und bei Thrombozytenzahlen von unter 50 000/µl sollte die Dosierung nur 25 % der Regeldosis betragen. Bei diesen Angaben handelt es sich jedoch lediglich um allgemeine Richtlinien, die im Einzelfall durchaus modifiziert werden können und müssen.

Die für jedes Zytostatikum charakteristischen Nebenwirkungen sind schon im Rahmen der vorangehenden Einzelbeschreibungen der verschiedenen Zytostatika angeführt worden. Im Folgenden sollen noch einmal einige übergeordnete Gesichtspunkte und die wichtigsten Interaktionen mit anderen Pharmaka zusammenfassend dargestellt werden.

Die **hämorrhagische Zystitis** und Myelosuppression sind bei der Therapie mit Cyclophosphamid, Ifosfamid und Trofosfamid dosislimitierend. Die hämorrhagische Zystitis kann dabei prophylaktisch durch Gabe von Mesna (Uromitexan®) verhindert werden (intravenöse Applikation in einer Dosis von 20 % des jeweils benutzten Zytostatikums).

Busulfan kann eine **Lungenfibrose** induzieren. Analysen der Lungenfunktion und des Röntgenstatus sind daher bei Verdacht indiziert. Bei Auftreten entsprechender Symptome muss die Behandlung mit dem Zytostatikum beendet und eine Glukokortikoidtherapie angesetzt werden. Busulfan kann zusätzlich eine verzögerte und eventuell anhaltende **Myelosuppression** hervorrufen. Die Gabe von Phenytoin senkt den Plasmaspiegel von Busulfan durch eine Beschleunigung von dessen Metabolismus in der Leber.

Cisplatin ist das am stärksten **nephrotoxisch** wirkende Zytostatikum. Es verursacht tubuläre

Nekrosen. Darüber hinaus besitzt Cisplatin das höchste **emetogene Potenzial** und ist **ototoxisch** (neurotoxisch). Auf die Nephrotoxizität von Cisplatin und die entsprechende Prophylaxe wurde schon hingewiesen. Gleichzeitige Therapie mit einem Aminoglykosid-Antibiotikum (Tobramycin, Gentamicin) kann zu akutem Nierenversagen führen. Cisplatin erhöht die Toxizität von Methotrexat.

Die **Knochenmarktoxizität** ist dosislimitierend bei der Methotrexat-Therapie. Bei langandauernder Behandlung mit Methotrexat ist des Weiteren mit schweren **Leberparenchymschäden** (Fibrose bis Zirrhose) zu rechnen. Sehr befürchtete Nebenwirkung einer Langzeittherapie ist auch die **interstitielle Pneumonie**. Das trifft auch bei Einsatz von Methotrexat zur Immunsuppression bei nichtmalignen Erkrankungen zu. Bei eingeschränkter Nierenfunktion kommt es zur Akkumulation und damit zu potenziert toxischen Wirkungen. Deshalb sollte die Nierenfunktion regelmäßig überprüft werden. Bei hochdosierter Methotrexat-Therapie droht die Gefahr einer **Tubulusnekrose**, die durch eine konsequente Alkalisierung des Harns vermieden werden kann. Deshalb ist in diesem Fall auf strikte Urin-Alkalisierung zu achten. Nichtsteroidale Antiphlogistika (Acetylsalicylsäure, Diclofenac, Indometacin) steigern die Toxizität von Methotrexat, indem sie die Perfusion der Niere infolge der Prostaglandinsynthese-Hemmung (Cyclooxygenase-Hemmer) vermindern. Darüber hinaus inhibieren saure Antiphlogistika (Salicylate und Phenylbutazone) die tubuläre Sekretion von Methotrexat mit der Folge einer Akkumulation im Plasma. Folinsäure (Leucovorin®), nicht Folsäure, wirkt als Antidot von MTX.

**Pharyngitis** und **blutige Diarrhöen** können die Behandlung mit Fluorouracil komplizieren (selten reversible zerebrale Ataxien). Eine zusätzliche Gabe von Folinsäure verstärkt die zytotoxische Wirkung.

Nach einer Gesamtdosis von 10 mg Vincristin sind **Achillessehnenreflexe und Patellarsehnenreflexe** entweder **vermindert** oder sogar aufgehoben, nach 20 mg ist eine distal betonte muskuläre Schwäche besonders in den Beinen zu erwarten. Nach weiterer Therapie können **irreparable Paresen** auftreten. Neben **Akroparästhesien** und schmerzhaften **Dysästhesien** können nach Vincristin auch **Störungen des autonomen Nervensystems** mit Obstipation und paralytischem Ileus auftreten. Die dosislimitierende Toxizität von Vinblastin bezieht sich auf die **Myelosuppression**.

Bleomycin kann nach 3–4 Behandlungswochen Schwellungen der Finger und Zehen, verbunden mit einem schmerzhaften Spannungsgefühl sowie Parästhesien und Hyperkeratosen induzieren. Als Ursache wird eine **toxische Angiopathie** diskutiert, deren Abheilung protrahiert verlaufen soll. **Pigment-Anomalien** mit Hyperpigmentierungen sind nach Bleomycin möglich, ebenso allgemeine Abgeschlagenheit und Muskelschmerzen. Weiterhin kann eine so genannte **Bleomycin-Lunge** mit Bronchialepithelmetaplasien, fibröser Alveolitis und in der Spätphase interstitiellen Lungenfibrosen auftreten. Es soll eine direkte Korrelation zwischen der Bleomycin-Dosis und der Häufigkeit dieser pulmonalen Komplikationen bestehen. Eine kumulative Dosis von 300 mg Bleomycin/$m^2$ Körperoberfläche sollte daher in der Regel nicht überschritten werden. Eine fatale lungentoxische Wirkung kann sich bei mit Bleomycin behandelten Patienten entwickeln, die bei einer Operation der üblichen Sauerstoffkonzentration ausgesetzt sind. Cisplatin erhöht die Lungentoxizität von Bleomycin infolge einer Verminderung der renalen Ausscheidung von Bleomycin.

Die verzögert auftretende **Kardiomyopathie** unter Doxorubicin und Daunorubicin ist der für diese Therapie dosislimitierende Faktor. Sie ist in der Regel irreversibel. Die frühe Symptomatik tritt bis wenige Tage nach Beginn der Therapie ein und ist durch Tachykardie, EKG-Veränderungen sowie Extrasystolen gekennzeichnet. Bei wiederholter Gabe kann sich ein Herzversagen mit Zeichen einer kardialen Dekompensation (Tachypnoe, Tachykardie, Hepatosplenomegalie, periphere und pulmonale Ödeme) entwickeln. Für Doxorubicin und

Daunorubicin sollte eine Dosis von 550 mg/m², für Epirubicin 900–1 000 mg/m² Körperoberfläche nicht überschritten werden. Das Risiko der Entwicklung einer Kardiomyopathie korreliert mit den Plasma-Spitzenwerten von Doxorubicin, weshalb bei Risiko-Patienten (ältere Patienten, Kinder!) eine Langzeitinfusion den Bolus-Injektionen vorgezogen werden soll. Patienten mit manifester Herzinsuffizienz sowie mit vorbestehenden Erkrankungen des Myokards sind von einer geplanten Behandlung mit Daunorubicin bzw. Doxorubicin auszuschließen. Manche Pharmaka, zum Beispiel Betablocker oder andere Chemotherapeutika wie Taxane und Dactinomycin, können die Kardiotoxizität von Anthracyclinen wesentlich steigern.

Asparaginase kann dosisabhängig zu **Störungen des zentralen Nervensystems** mit Lethargie, Somnolenz und Verwirrtheit (im klinischen Bild vergleichbar einem Coma hepaticum) führen. Auch hier besteht die entscheidende Maßnahme im Absetzen des Medikaments. Bei Patienten mit Überempfindlichkeit gegen Asparaginase (Protein isoliert aus *E. coli* oder *Erwinia chrysanthemi*) können schwere anaphylaktische Reaktionen (Urtikaria, Larynxödem) auftreten. Daher muss vor der Behandlung die Empfindlichkeit getestet werden.

# Hormontherapie von Malignomen

Das Wachstum von einigen Tumoren, zu denen das Mammakarzinom, das Korpuskarzinom des Uterus und das Prostatakarzinom zählen, erfolgt hormonabhängig. Die Tumorzellen exprimieren in der Regel **Hormonrezeptoren** für die jeweiligen endogenen Steroidhormone, deren Erregung das Zellwachstum stimuliert. Der molekulare Wirkungsmechanismus der Steroidhormone ist ähnlich. Bei den Rezeptoren für die männlichen Geschlechtshormone handelt es sich um homodimere zytosolische Proteine, bei den Estrogenrezeptoren um homodimere nukleäre Rezeptoren. Beide Steroidhormonrezeptor-Typen stellen Ligand-induzierbare Transkriptionsfaktoren dar. Nach Bindung des jeweiligen Hormons verändert sich ihre Konformation; im Falle der Androgenrezeptoren dringen die Androgen-Rezeptor-Komplexe dann in den Zellkern ein und reagieren dort mit einem Hormon-Antwort-Element (HRE, hormon responsive element) der DNA. Dadurch werden verschiedene Transkriptionsvorgänge aktiviert oder moduliert.

Die Regulation der Freisetzung von Steroidhormonen unterliegt **hormonellen Regelkreisen**. Nach Freisetzung der Releasing-Hormone GnRH (Gonadotropin-releasing-Hormon, Gonadoliberin, Gonadorelin) und CRH (Corticotropin-releasing-Hormon) aus dem Hypothalamus wird die Inkretion der adenohypophysären Hormone LH (luteinisierendes Hormon), FSH (Follikel-stimulierendes-Hormon) bzw ACTH (adrenokortikotropes Hormon) stimuliert. LH regt in den Ovarien bzw. Testes die Produktion und Freisetzung der Sexualhormone, also der Estrogene bzw. der Androgene an. Die Ausschüttung von Glukokortikoiden in der Nebennierenrinde wird durch ACTH kontrolliert. In der Nebennierenrinde wird außerdem ein geringer Anteil der Sexualhormone (Androgene, Estrogene und Gestagene) bei prämenopausalen Frauen und bei Männern gebildet und ins Blut abgegeben. In der postmenopausalen Periode stellt die Nebennierenrinde den wichtigsten Ort der Bildung von Geschlechtshormonen dar. Im Allgemeinen modulieren die Steroidhormone die Aktivität der hypothalamo-hypophysären Achse durch Rückkopplungsmechanismen.

> Das Prinzip einer hormonellen Krebstherapie ist die Ausschaltung der endogenen, das Tumorwachstum befördernden Hormone.

Es ergeben sich **verschiedene therapeutische Ansätze**:
- Entzug der körpereigenen Hormone durch chemische oder chirurgische Kastration,

oder durch Hemmung der Hormonsynthese (Hormondeprivation)
- Verminderung der Zahl der Rezeptoren im Tumorgewebe durch Behandlung mit hohen Dosen des entsprechenden Hormons
- Anwendung von Hormon-Antagonisten (Antihormonen). Antihormone binden an die entsprechenden Hormonrezeptoren und verhindern dadurch die Wirkung der körpereigenen Hormone.

Die Voraussetzung für die Anwendung einer Hormontherapie ist die Präsenz von Hormonrezeptoren in Tumorzellen. Bei Rezeptor-positiven Tumoren sind die Erfolgaussichten besser, das Tumorwachstum langdauernd zu hemmen, und diese Tumoren sprechen besser auf die ablative oder additive hormonelle Maßnahme an. Bei ablativ-chirurgischen Maßnahmen (Orchiektomie, Ovarektomie, Adrenalektomie, Hypophysektomie) werden die jeweiligen endokrinen Drüsen entfernt.

Behandlungen mit Estrogenen, Androgenen, Gestagenen oder mit Antihormonen (Antiandrogenen und Antiestrogenen), ebenso wie mit Hemmstoffen von Enzymen der Steroidsynthese werden unter dem Begriff **additive hormonelle Maßnahmen** zusammengefasst.

Hochdosierte **Estrogene** finden zurzeit noch bei der Behandlung des Prostatakarzinoms ihre Anwendung. Sie hemmen über Rückkopplungsmechanismen die Freisetzung von luteinisierendem Hormon (LH, Lutropin) und dadurch die Produktion von Testosteron. Direkte Effekte von Estrogenen auf die Tumorzellen des Prostatakarzinoms werden immer wieder diskutiert. Aufgrund zahlreicher Nebenwirkungen wie Gynäkomastie und thrombembolische Komplikationen haben die Estrogene jedoch in der Therapie des Prostatakarzinoms an Bedeutung verloren. Auch in der Therapie von Mammakarzinomen finden hochdosierte **Estrogene** heutzutage kaum noch Anwendung. Hochdosierte **Gestagene** reduzieren ähnlich wie Estrogene die Freisetzung von LH und dadurch die Testosteronproduktion. Einige Gestagene entfalten auch antiandrogene Effekte. Der Beweis für einen eindeutigen positiven Stellenwert der Gestagene in der Behandlung des Prostatakarzinoms wurde in klinischen Studien noch nicht erbracht. Obwohl der Wirkmechanismus hochdosierter **Gestagene** beim Mammakarzinom nicht völlig aufgeklärt ist, besitzen diese Substanzen einen sehr hohen Stellenwert bei der Behandlung dieses Tumors. Einer der diskutierten Wirkmechanismen könnte die Hemmung der Expression von Estrogenrezeptoren in Tumorzellen des Mammakarzinoms sein. Am häufigsten werden **Medroxyprogesteronacetat** und **Megestrolacetat** verwendet.

Bei der Therapie des Prostatakarzinoms werden regelmäßig die **Antiandrogene Cyproteronacetat** und **Flutamid** eingesetzt. Antiandrogene sind Rezeptor-Antagonisten, sie konkurrieren mit Dihydrotestosteron um dessen zytosolischen Rezeptor. Cyproteronacetat weist im Gegensatz zu Flutamid gestagene Wirkungen auf. Beide Wirkstoffe sind potentiell lebertoxisch.

**Antiestrogene (Tamoxifen)** hemmen das Wachstum des Mammakarzinoms und werden heute primär als Mittel der ersten Wahl nach der Menopause eingesetzt. Tamoxifen konkurriert mit Estradiol um dessen Rezeptor und verhindert dadurch die Estradiol-vermittelten Wirkungen auf die Proliferation der Tumorzellen.

Die **Aromatase-Inhibitoren** hemmen den letzten Schritt der Estrogenbiosynthese, in dem durch das Enzym Aromatase Estradiol und Estron aus Testosteron oder Androstendion gebildet werden. **Aminoglutethimid** (Orimeten®), ein nichtsteroidaler Aromatase-Inhibitor, hemmt außer der Aromatase auch weitere Enzyme der Steroidsynthese (Desmolase, 11β-Hydroxylase). Wegen starker Nebenwirkungen (Benommenheit, Lethargie) wird Aminoglutethimid als Medikament der zweiten oder dritten Wahl bei der Therapie des Mammakarzinoms angewandt. **Letrozol** (Femara®) und **Anastrozol** (Arimidex®) sind weitere nichtsteroidale Aromatase-Hemmer. Diese Substanzen hemmen das Enzym Aromatase durch kompetitive Bindung an das Häm des Cytochrom-P450-

Anteils des Enzyms. Diese nichtsteroidalen Verbindungen haben gegenüber den steroidalen Hemmstoffen den Vorteil, dass sie nicht mit endokrinologisch bedingten Nebenwirkungen (z. B. Androgenität) belastet sind.

5α-Reduktase-Hemmstoffe (Finasterid) verhindern die Umwandlung von Testosteron zu Dihydrotestosteron, das in manchen Geweben das aktive Androsteron darstellt. Das Enzym 5α-Reduktase kommt in verschiedenen Geweben vor, zum Beispiel in der Prostata bei der benignen Prostatahyperplasie und im Prostatakarzinom. Finasterid (Proscar®) hat sich bis jetzt nur bei der Behandlung der benignen Prostatahyperplasie bewährt.

Prinzipiell kann eine Senkung des Androgenspiegels im Plasma beim Prostatakarzinom auch durch eine pharmakologische Unterdrückung der Freisetzung von LH und FSH durch GnRH-Agonisten erzielt werden. **GnRH-Agonisten (Buserelin, Triptorelin, Goserelin, Leuprorelin)** binden in der Adenohypophyse an die Rezeptoren des physiologischen hypothalamischen GnRH. Nach einer Phase der Mehrausschüttung von LH reagieren die Zellen der Adenohypophyse mit einer Verminderung der GnRH-Rezeptorzahl (down-regulation). Dies ist möglich, weil die Konzentration des Agonisten im Gegensatz zu der physiologischen Konzentration von Gonadoliberin kontinuierlich hoch ist (nicht pulsierend). Die Applikation eines GnRH-Agonisten führt deshalb zu einer Unterdrückung der LH-Sekretion und zu einer chemischen Kastration.

Die Anwendung von GnRH-Antagonisten ist im Stadium klinischer Prüfung.

Spezielle Empfindlichkeit gegenüber **Glukokortikoiden** zeigen lymphoproliferative Erkrankungen (akute und chronische lymphatische Leukämien, Non-Hodgkin-Lymphome und Hodgkin-Krankheit). Viele bei malignen Lymphomen angewandte Polychemotherapie-Schemata kombinieren daher Zytostatika mit Glukokortikoiden. Auch bei einer Vielzahl anderer, nicht lymphoproliferativer oder nicht hormonabhängiger Erkrankungen, finden sich Glukokortikoide als ein Bestandteil einer Polychemotherapie. Die Anwendung der Glukokortikoide ist in diesem Fall aber eher als eine adjuvante Therapie anzusehen.

Auch eine Reihe seltener Tumoren der Hypophyse und des Gastrointestinaltrakts sind in ihrem Wachstum hormonell kontrolliert. **Octreotid** (Sandostatin®) ein Analogon von Somatostatin, bei dem durch chemische Variation eine deutliche Erhöhung der Stabilität gelang, wird bei der symptomatischen Behandlung endokrin aktiver Tumoren des Gastrointestinaltrakts eingesetzt. Ocreotid interagiert mit drei Typen von Somatostatinrezeptoren (sst2 > sst3 > sst5). Die Aktivierung dieser Rezeptoren bewirkt eine Hemmung der Adenylatzyklase und eine Aktivierung einer Tyrosinphosphatase. Da die Tyrosinphosphatasen direkte Gegenspieler der durch Wachstumshormonrezeptoren aktivierten Tyrosinkinasen sind, könnte der letztere Transduktionsweg für die proliferationshemmenden Effekte von Octreotid bedeutungsvoll sein.

Die hormonelle Abhängigkeit der verschiedenen Tumorarten wird in den folgenden Kapiteln im Einzelnen zu diskutieren sein.

## Estrogene

Die von Huggins und Hodges (1961) konzipierte Estrogenbehandlung des **metastasierten Prostatakarzinoms** erfolgte unter der Annahme einer hormonellen Abhängigkeit von geschlechtsspezifischen Tumoren. Das zugrunde liegende Prinzip ist die Ausschaltung der Androgenproduktion. Dabei ist einerseits zu erwähnen, dass der Estrogeneinfluss eine direkte Wirkung auf den Hoden ausübt (Hodenatrophie), andererseits ist auch ein hemmender Einfluss auf die Hypophyse zu diskutieren. Allerdings wird durch Estrogentherapie in vertretbarer Dosierung die Testosteronproduktion nicht vollständig inhibiert. Kastrat-Spiegel werden in der medikamentösen Therapie bisher nur mit Buserelin (vgl. u.) erreicht. Das **Mammakarzinom** zeigt in seinem Wachstum eine Abhängigkeit von der Estrogentherapie, vor allem, wenn es sich um Patientinnen handelt, bei denen die Menopause mehr als fünf Jahre zurückliegt. Die Bestimmung von **Estrogenrezeptoren** kann Estrogen-sensible Fälle von Mammakarzinomen aufdecken.

**Nebenwirkungen der Estrogene**: Wasserretention, gelegentlich Übelkeit, Hyperkalzämie-Syndrom, bei Frauen Uterusblutungen, bei Männern Feminisierung und Gynäkomastie, Libido- und Potenzverlust; Gallensteine, Blutdruckanstieg.

> Jegliche höher dosierte Estrogenbehandlung kann auch das Risiko thromboembolischer Komplikationen beinhalten!

Die Gesamtrate kardiovaskulärer Komplikationen bei der Estrogentherapie des Prostatakarzinoms wird mit mehr als 50% angegeben.

### Estramustin (Estracyt®)

Die Therapie mit Estramustin richtet sich gegen das fortgeschrittene metastasierte hormonrefraktäre Prostatakarzinom. Die hormonelle Wirkung wird hierbei mit dem Effekt einer alkylierenden Substanz kombiniert.

▶ **Applikation und Dosierung:** Eine Anwendung kann initial intravenös in der Dosis von 300–450 mg täglich über 5–10 Tage erfolgen. Danach Weiterbehandlung mit 2 Kapseln à 280 mg täglich, 3–4 Wochen lang. Tritt nach 3–4 Wochen keine zumindest subjektive Besserung auf, so ist die Therapie abzubrechen.

▶ **Nebenwirkungen:** zum einen Myelosuppression durch die alkylierende Substanz und zum anderen Estrogen-Nebenwirkungen (vgl. o.).

▶ **Indikation:** Prostatakarzinom.

## Gestagene

### Medroxyprogesteronacetat (Clinovir®, Farlutal®)

▶ **Applikation und Dosierung:** metastasierendes Mammakarzinom: 300–1 000 mg Medroxyprogesteronacetat täglich. Endometriumkarzinom: 300-600 mg Medroxyprogesteronacetat täglich.

▶ **Nebenwirkungen:** Muskelkrämpfe, Tremor, Schlaganfall, depressive Verstimmungen, Spannungsgefühl in der Brust, Vaginalblutungen, Ödeme, Gewichtszunahme, Blutdruckanstieg, gelegentlich auch thromboembolische Komplikationen.

▶ **Indikationen:** metastasierendes Mammakarzinom, fortgeschrittenes Endometriumkarzinom.

### Megestrolacetat (Megestat®)

▶ **Applikation und Dosierung:** 160 mg täglich oral als Dauertherapie.

▶ **Nebenwirkungen:** vgl. Medroxyprogesteronacetat.

▶ **Indikationen:** metastasierendes Mammakarzinom, fortgeschrittenes Endometriumkarzinom.

## Antiandrogene

### Flutamid (Flumid®, Fugerel®)

▶ **Applikation und Dosierung:** 3-mal 250 mg täglich oral als Dauertherapie.

▶ **Nebenwirkungen:** vorübergehende abnorme Leberfunktion, cholestatischer Ikterus, Leberzellnekrose (insbesondere bei Patienten mit Lebermetastasen), Leberschädigung mit letalem Ausgang, Schlaflosigkeit, Kopfschmerzen, Diarrhö, Übelkeit, Appetitzunahme, Gynäkomastie und Brustschmerzen, Galaktorrhö (häufig), verminderte Libido, Impotenz.

▶ **Indikationen:** fortgeschrittenes Prostatakarzinom, bei dem eine Suppression der Testosteronwirkung indiziert ist, als Initialtherapie in Kombination mit einem GnRH-Analogon.

### Cyproteronacetat (Androcur®)

▶ **Applikation und Dosierung:** 100–200 mg täglich oral als Begleittherapie bei der Therapie mit GnRH-Agonisten.

▶ **Nebenwirkungen:** Müdigkeit, depressive Verstimmung, Gynäkomastie, innere Unruhe, Leberfunktionsstörungen, sehr selten Leberversagen mit tödlichem Ausgang; Magenbeschwerden, Beeinträchtigung von Potenz und Libido.

▶ **Indikation:** inoperables Prostatakarzinom.

## Antiestrogene

### Tamoxifen (Nolvadex®, Kessar®, Tamofen®)

▶ **Applikation und Dosierung:** 20–40 mg täglich als Dauertherapie.

▶ **Nebenwirkungen:** gelegentlich Hitzewallungen, Vaginalblutungen, Pruritus vulvae, Sehstörungen, Hyperkalzämie und Flüssigkeitsretention. Wegen möglicher Thrombopenien und Hyperkalzämien werden entsprechende Kontrollen empfohlen. Antiestrogene können seltener auch einen Androgeneffekt bewirken.

▶ **Indikation:** metastasiertes Mammakarzinom.

## Aromatase-Inhibitoren

### Aminoglutethimid (Orimeten®)

Aminoglutethimid hemmt in der Nebennierenrinde partiell die enzymatische Umwandlung von Cholesterol zu Pregnenolon und bewirkt damit eine Hemmung der Synthese der Nebennierenrindenhormone. Zudem beeinträchtigt Aminoglutethimid durch Hemmung der Aromatase die Umwandlung von Vorstufen der androgenen Nebennierenrindenhormone zu Estron im extraadrenalen Gewebe (z. B. im Fett- und Muskelgewebe). Da diese eine Hauptquelle für die Estrogenproduktion nach der Menopause darstellen, kommt es auch bei dieser Anwendung zum deutlichen Abfall des Estrogenspiegels. Bei postmenopausalen Patientinnen mit metastasiertem Mammakarzinom und unbekanntem Rezeptorstatus ist in 30 % der Fälle mit objektiver Tumorregression zu rechnen. Besondere Effektivität besteht auch bezüglich der Schmerzlinderung bei Knochenmetastasierung.

▶ **Applikation und Dosierung:** Die Dosis sollte langsam bis zu einer Standarddosis von 2–4-mal 250 mg täglich oral gesteigert werden. Da in 5 % der Fälle mit einer Addison-Krise zu rechnen ist, sollte eine Substitutionstherapie mit Hydrocortison durchgeführt werden.

▶ **Nebenwirkungen:** Müdigkeit, Ataxie, Übelkeit, Depression, Exantheme, gastrointestinale Störungen.

▶ **Indikation:** metastasierendes Mammakarzinom.

### Letrozol (Femara®)

▶ **Applikation und Dosierung:** einmal täglich 2,5 mg oral.

▶ **Nebenwirkungen:** Kopfschmerzen, Übelkeit, periphere Ödeme, Hitzewallungen, Hautausschlag, Allopezie, Anorexie, Obstipation, Thrombophlebitis.

▶ **Indikation:** Mammakarzinom im fortgeschrittenem Stadium.

**Anastrozol (Arimidex®)**

▶ **Applikation und Dosierung:** einmal täglich 1 mg oral.

▶ **Nebenwirkungen:** Hitzewallungen, Haarausfall, gastrointestinale Beschwerden (Übelkeit, Erbrechen, Durchfall), Somnolenz, Hautausschlag, Vaginalblutungen (selten).

▶ **Indikation:** fortgeschrittenes Mammakarzinom.

## GnRH-Agonisten

**Buserelin** und andere GnRH-Agonisten sind Analoga des natürlichen Gonadotropin-releasing-Hormons. Sie verhindern die Produktion und Ausschüttung des luteinisierenden Hormons aus der Hypophyse und damit die Synthese von Testosteron in den Hoden. Der Testosteron-Spiegel fällt bei kontinuierlicher Anwendung innerhalb von circa 14–21 Tagen auf Kastrat-Spiegel ab (die Androgenproduktion in der Nebennierenrinde bleibt aber erhalten). Dadurch war es zum ersten Mal möglich, die Hormonabhängigkeit des jeweiligen individuellen Prostatakarzinoms eindeutig festzustellen, ohne dem Patienten die chirurgische Kastration zuzumuten. Jedes hormonabhängige Prostatakarzinom spricht auf die Therapie mit GnRH-Agonisten an. Da aber circa 20 % der Prostatakarzinome nicht hormonsensibel sind, muss in diesen Fällen nach einer etwa sechsmonatigen Probetherapie Buserelin abgesetzt werden. Ist der Tumor hormonsensibel, muss die Testosteronentzugstherapie fortgeführt werden. In diesen Fällen ist die nasale Applikation von Buserelin eine schonende Alternative zur chirurgischen Kastration. Da es sich bei GnRH-Agonisten nicht um Steroide handelt, entfallen die steroidtypischen Nebenwirkungen. Unter Therapie mit GnRH-Agonisten kommt nicht zu einer Erhöhung des Prolaktinspiegels und damit nicht zur Ausbildung von Gynäkomastien. Ähnlich bedeutet bei prämenopausalen Frauen die Anwendung von GnRH-Agonisten eine pharmakologische Ausschaltung der Gonadotropinsekretion und dadurch der Hormonproduktion im Ovar.

**Buserelin (Profact®)**

▶ **Dosierung:** 7 Tage lang 3-mal täglich 0,5 ml Buserelin pro injectione (3-mal 0,5 mg) subkutan, am 8. Behandlungstag wird auf die Gabe von Buserelin nasal umgestellt. Die Tagesdosis beträgt dann 12 Sprühstöße (1,2 mg). Praktikabel dürfte dabei die Gabe jeweils vor und nach den drei Hauptmahlzeiten sein, jeweils in jedes Nasenloch je ein Sprühstoß, also 3-mal 4 Sprühstöße täglich.

▶ **Begleiterscheinungen:** Vorteilhaft ist das Fehlen der typischen Nebenwirkungen einer Estrogentherapie. Als Begleiterscheinungen werden die Folgen des Testosteronentzugs beobachtet: Potenz- und Libidoverlust, in vielen Fällen auch Hitzewallungen. Reduktion der Glukosetoleranz. Da bei hormonsensiblen Prostatakarzinomen ein dauernder Testosteronentzug notwendig ist, ist darauf zu achten, dass der Patient nicht eigenmächtig die Medikation absetzt, wenn seine durch das Karzinom bedingten Beschwerden nachlassen.

▶ **Indikationen:** metastasierendes Mammakarzinom, metastasierendes Prostatakarzinom.

## Glukokortikoide

**Prednison und Prednisolon** sowie verschiedene Abkömmlinge wie Methylprednisolon sind vor allem bei lymphoproliferativen Erkrankungen wirksam.
Schwere Osteoporose, Magen-Darm-Ulzera, Cushing-Symptome, Hypertonie, Diabetes mellitus, erhöhte Infektionsneigung, Glaukom, verzögerte Wundheilung, Steroidakne usw. sind als **Nebenwirkungen** zu beachten. Sie können zum Absetzen der Therapie zwingen.

### Sonstige Hormon-Antagonisten

**Octreotid (Sandostatin®)**

▶ **Applikation und Dosierung:** bei endokrinen Tumoren des Gastrointestinaltrakts: Initialdosis 0,05 mg Octreotid subkutan 1–2-mal täglich, die Dosis kann schrittweise auf 3-mal 0,1– 0,2 mg Octreotid gesteigert werden.

▶ **Nebenwirkungen:** lokale Reaktionen: Schmerz, Rötung, Schwellung an der Injektionsstelle. Übelkeit, Erbrechen, krampfartige Bauchschmerzen, Diarrhö, Steatorrhö, Haarausfall, akute Pankreatitis (reversibel), postprandiale Hyperglykämie, Leberfunktionsstörungen.

▶ **Indikation:** Symptombehandlung endokrin aktiver Tumoren des Gastrointestinaltrakts, metastasierende Karzinoide, Glukagonom, Vipome.

# Zytokine und Antikörper in der Tumortherapie

> Zytokine sind glykosylierte Polypeptide, die von Immunzellen, wie aktivierten Lymphozyten und einer Reihe anderer Zellen (Monozyten) nach Stimulation sezerniert werden und autokrin, parakrin wie auch hormonartig die Zellproliferation und -differenzierung beeinflussen.

Nachdem einige Zytokine gentechnologisch hergestellt werden können, besteht die Möglichkeit einer klinischen Anwendung dieser Substanzen.
Prinzipiell sind drei Wirkungen beim Tumorpatienten nutzbar:
- Stimulation des Immunsystems mit Potenzierung von gegen Tumorzellen gerichteter immunologischer Abwehr (Interleukin-2)
- Modulation von Tumorzellproliferation und -differenzierung durch zytotoxisch, zytostatisch oder regulatorisch wirksame Substanzen (z. B. der Tumornekrosefaktor (TNF) und Interferone)
- Stimulation der unspezifischen Abwehrreaktion und Abschwächung von chemotherapiebedingter Toxizität (hämatopoetische Wachstumsfaktoren)

**Interleukin-2 (IL-2)** ist an der Proliferation, Mobilisation und Aktivierung von T-Zellen beteiligt. IL-2 führt zur polyklonalen Amplifikation tumorzerstörender, zytotoxischer Lymphozyten, insbesondere so genannter Lymphokin-aktivierter Killerzellen (LAK-Zellen) und tumorinfiltrierender Lymphozyten (TIL). Darüber hinaus induziert IL-2 andere Zytokine, zum Beispiel TNF, die direkt das Wachstum des Tumor drosseln. Zuvor in vitro aktivierte autologe Killerzellen des Patienten wurden zusammen mit IL-2 in der klinischen Anwendung geprüft. Ein Antitumoreffekt konnte insbesondere beim Hypernephrom und beim malignen Melanom nachgewiesen werden. Eine Behandlung der Patienten mit hohen Dosen von IL-2 (600 000 IU/kg KG alle 8 Stunden in einem Zeitraum von 5 Tagen), die in 15 % der Fälle eine deutliche Antitumorwirkung zeigte, wurde mit schwerwiegenden Nebenwirkungen (u. a. Hypotonie und Leck-Syndrom, Fieber, Schüttelfrost) belastet. Die Nebenwirkungen der IL-2 Therapie waren dosisabhängig. Bei Anwendung niedrigerer Dosierungen von IL-2 ließen sich keine Antitumoreffekte feststellen. Weitere Untersuchungen müssen zeigen, ob eine praktisch verwendbare Therapieform überhaupt entwickelt werden kann.

Das in der Tumorbiologie bekannte Phänomen einer hämorrhagischen Nekrose von Mäusesarkomen nach Endotoxininjektion führte zur Aufdeckung eines vermittelnden Faktors, der als **Tumornekrosefaktor (TNF)** bezeichnet wurde. TNF wird von aktivierten Monozyten nach Endotoxinstimulation sezerniert. Er wirkt zytotoxisch auf einige Tumorzelllinien und führt bei Mäusetumoren zur Tumorregression.

Die zytotoxische Wirkung des TNF beruht auf der Steigerung der zytotoxischen Funktionen der neutrophilen Granulozyten, der Monozyten und natürlichen der Killerzellen. In Leukozyten erhöht TNF die Produktion von Sauerstoff-Anionen. Daneben hat TNF auch andere Effekte und stellt unter anderem einen entscheidenden biologischen Mediator des septischen Schocks dar. Die klinische Anwendung beim Tumorpatienten war enttäuschend, mit geringer Ansprechrate von unter 10 % und beträchtlichen Nebenwirkungen wie Fieber, Hypotonie und Hepatotoxizität. Ob eine Kombination mit Interferon, Interleukin-2 oder Zytostatika (Mitose-Hemmer oder Dactinomycin) oder auch eine lokale Applikation (z. B. bei malignem Aszites) in Zukunft die Effektivität verbessern kann, muss weiter geprüft werden.

**Interferone (IFN)** wurden ursprünglich als endogene antivirale Substanzen entdeckt. Neben der antiviralen besteht jedoch auch eine antiproliferative und immunregulatorische Aktivität. Für die Therapie in der Onkologie kommt in erster Linie das rekombinante Interferon-$\alpha$ in Frage. Interferon-$\alpha$ ist in der Lage, das Tumorwachstum zu verlangsamen. Es vermag den Zellzyklus zu verlängern; meistens verlängert es den Übergang der Tumorzellen von $G_0$- in die $G_1$-Phase. Darüber hinaus hemmt Interferon-$\alpha$ die Expression von Ornithindecarboxylase. Zu den indirekten antiproliferativen Effekten von Interferon-$\alpha$ gehört die Stimulation der zytotoxischen Aktivität von Makrophagen, Leukozyten und von natürlichen Killerzellen. Interferon-$\alpha$ scheint auch die Angiogenese zu hemmen, wahrscheinlich durch eine Hemmung der Motilität von Endothelzellen. Dieser Wirkstoff ist für die Therapie von Haarzell-Leukämien und Kaposi-Sarkomen bei AIDS-Patienten zugelassen. Weiterhin besteht eine Wirksamkeit bei der chronischen myeloischen Leukämie und bei Non-Hodgkin-Lymphomen, insbesondere bei kutanen T-Zell-Lymphomen (z. B. Mycosis fungoides und Sézary-Syndrom). Eine allenfalls geringe Wirksamkeit besteht beim Plasmozytom, beim malignen Melanom und beim Hypernephrom.

**Trastuzumab** ist ein rekombinanter, humanisierter, monoklonarer IgG-Antikörper, gerichtet gegen die extrazelluläre Domäne des menschlichen epidermalen Wachstumsfaktorrezeptors 2, erbB2 (Her-2). Die Antikörper binden an den Rezeptor an der Zelloberfläche. Die Tumorzelle wird dann durch das Immunsystem eliminiert. Her-2 wird häufig (25–30 % der Fälle) bei Mammakarzinom überexprimiert. Vor der Behandlung mit dem monoklonalen Antikörper muss die Expression des Rezeptors bestimmt werden.

**Alemtuzumab** ist ein rekombinanter, humanisierter, monoklonaler Antikörper (IgG1), gerichtet gegen das CD52-Antigen, das auf der Oberfläche von leukämischen Lymphozyten (aber auch bei normalen Leukozyten und Monozyten) exprimiert wird.

**Hämatopoetische Wachstumsfaktoren** regulieren die Blutbildung im Knochenmark. Sie stimulieren die Selbstreduplikation der pluripotenten Stammzellen. Vier verschiedene Faktoren können gentechnologisch hergestellt werden: die Kolonie-stimulierende-Faktoren (CSF, colony stimulating factor) für Granulozyten und Makrophagen (GM-CSF), für Granulozyten (G-CSF) und für Makrophagen (M-CSF) sowie für das Interleukin-3 (multi-CSF). Das G-CSF Filgrastim (Neupogen®), und die GM-CSF Lenograstim (Granocyte) und Molgramostin (Leucomax®) sind auf dem Markt.

Der Einsatz von hämatopoetischen Wachstumsfaktoren bewirkt in vivo eine Steigerung der Proliferation hämatopoetischer Zellen unter Chemotherapie, und ermöglicht dadurch aggressivere Chemotherapie (Intensivierungstherapie).

Dosisabhängig steigt die Zahl der Neutrophilen und später der Monozyten und Eosinophilen, außerdem aktivieren die hämatopoetischen Wachstumsfaktoren deren zytotoxische Funktionen. Diese Faktoren scheinen insbesondere geeignet zu sein, neutropenische Phasen nach myelosuppressiver Zytostatikatherapie, Strahlentherapie und bei der Knochenmarktransplantation, die ja wesentlich zur Morbidität und Mortalität dieser Therapien beitragen, zu verkürzen. Es wurde gezeigt, dass dieser Effekt zur Reduktion der Infektionen, der Antibiotikagaben und zur Verkürzung des Krankenhausaufenthalts führt. Die Effektivität der Chemotherapie könnte durch mögliche Dosissteigerung und Zeitintervallverkürzung erhöht werden, beispielsweise bei der antileukämischen Therapie.

> Die Doppeleigenschaft der hämatopoetischen Wachstumsfaktoren (einerseits Wachstumsinhibition durch Induktion der Differenzierung von fehldifferenzierten Tumorzellen und andererseits auch Proliferationssteigerung von Tumorzellen) mahnt zur besonderen Sorgfalt bei ihrem klinischen Einsatz.

**Erythropoetin (Erypo®)** hat sich bereits bei der Therapie der nephrogenen Anämie, bei der ein absoluter Erythropoetinmangel besteht, klinisch gut bewährt. Bei der Tumoranämie liegen in vivo bereits erhöhte Werte vor, dennoch handelt es sich um inadäquate Spiegel etwa im Vergleich zur Eisenmangelanämie, sodass therapeutische Erfolge auch bei dieser Indikation möglich erscheinen. Die Transfusionsbedürftigkeit, auch unter einer Chemotherapie, könnte gesenkt werden.

### Trastuzumab (Herceptin®)

▶ **Applikation und Dosierung:** Erstinfusion: 4 mg/kg KG, Folgeinfusionen: 2 mg/kg KG 1-mal wöchentlich.

▶ **Nebenwirkungen:** lokale Reizungen, Schüttelfrost, Fieber und kardiotoxische Effekte (Tachykardie, Kardiomyopathie). Vorsicht bei Patientinnen mit koronarer Herzkrankheit, Herzinsuffizienz und Hypertonie, vor allen bei denen, die vorher mit Anthracyclinen behandelt wurden. Häufig treten Brustschmerzen und Bauchschmerzen auf.

▶ **Indikation:** metastasiertes Mammakarzinom, dessen Tumorzellen Her-2 überexprimieren: a) als Monotherapie zur Behandlung von Patientinnen, die mindestens 2 Chemotherapien erhalten haben; b) in Kombination mit Paclitaxel bei Patientinnen, die noch keine Chemotherapie erhalten haben und für eine Therapie mit Anthracyclinen ungeeignet sind.

### Alemtuzumab (MabCampath)

▶ **Applikation und Dosierung:** Die zubereitete Lösung wird in einer intravenösen Infusion über 2 Stunden verabreicht. In der 1. Therapiewoche wird Alemtuzumab in steigernder Dosis von 3 mg am 1. Tag, 10 mg am 2. Tag und 30 mg am 3. Tag verabreicht. Danach sollten 30 mg Alemtuzumab 3-mal wöchentlich mit jeweils eintägiger Unterbrechung appliziert werden. Die Behandlung kann bis zu 12 Wochen lang fortgesetzt werden. Es wird eine Prämedikation mit einem Antihistaminikum und Analgetikum empfohlen. Alle Patienten sollten während und nach der Therapie routinemäßig mit Antibiotika und Virustatika behandelt werden.

▶ **Nebenwirkungen:** Fieber, Rigor, Übelkeit, Hautausschlag, Pruritus, Anorexie und zahlreiche, opportunistische bakterielle und virale Infektionen sowie Pilzinfektionen, Sepsis.

▶ **Indikation:** chronische lymphatische Leukämie bei Patienten, die mit Alkylanzien behandelt wurden und bei denen nach der Therapie mit Fludarabin keine Remission erzielt wurde.

### Filgrastim (Neupogen®)

▶ **Applikation und Dosierung:** nach myelosuppressiver Therapie 5 µg/kg KG täglich intravenös oder subkutan, Beginn frühestens 24 Stunden nach der Chemotherapie.

▶ **Nebenwirkungen:** Knochen- und Muskelschmerzen, Blutdruckabfall, selten Atemnot-Syndrom des Erwachsenen, Parästhesien, Müdigkeit.

▶ **Indikationen:** Neutropenie bei Patienten nach einer myelotoxischen Chemotherapie (außer bei akuten und chronischen myeloischen Leukämien).

# Literatur

Aapro MS, Martin C, Hatty S. Gemcitabine – a safety review. Anticancer Drugs 1998; 9: 191–201.

Adkins JC, Peters DH, Markham A. Fludarabine. An update of its pharmacology and use in the treatment of haematological malignancies. Drugs 1997; 53: 1005–37.

Baum M. Tamoxifen – the treatment of choice. Why look for alternatives? Br J Cancer 1998; 78 (Suppl 4): 1–4.

Birkmann J, Wandt H. Hämatopoetische Wachstumsfaktoren. Münch med Wschr 1992; 134: 768–73.

Bissery M-C, Lavelle F. The Taxoids. In: Teicher BA (ed). Cancer Therapeutics. Experimental and Clinical Agents. Humana Press Inc, Totowa, NJ. 1997; 175–93.

Brodgen RN, Wiseman LR. Topotecan. A review of its potential in advanced ovarian cancer. Drugs 1998; 56: 709–23.

Brugger W, Scheling S, Vogel W, Kanz L. Purging of peripheral blood cells. Annals of Onclogy 1996; 7 (Suppl 2): 11–3.

Büchner T, Hiddemann W. Treatment strategies in acute myeloid leukemia (AML). A first line chemotherapy. Blut 1990; 60: 61–7.

Coukell AJ, Faulds D. Epirubicin. An updated review of its pharmacodynamic and pharmacokinetic properties and therapeutic efficacy in the management of breast cancer. Drugs 1997; 53: 453–82.

Coustan DR, Mochizuki TK. Handbook for Prescribing Medications During Pregnancy. 3. ed. Philadelphia: Lipincott-Raven Publishers 1998.

Den Boer ML, Pieters R, Veerman AJP. Mechanisms of cellular anthracycline resistance in childhood acute leukemia. Leukemia 1998; 12: 1657–70.

Dietel M, Arps H, Bals U, Niendorf A, Henke P, Garbrecht M, Platz D, Weh HJ, Thoma G, Klapdor R, Jonat W, Winkler K, Hölzel F. Individualisierung der Chemotherapie durch prädiktive in-vitro-Bestimmung der Zytostatikasensitivität für maligne Tumoren. Dtsch Med Wschr 1989; 114: 1645–52.

Dietrich C. Zellzyklus und Krebs. Med Monatsschr Pharm 1998; 21: 69–75.

Drews J. Grundlagen der Chemotherapie. Wien, New York: Springer 1979.

Eisenhauer EA, Vermorken JB. The taxoids. Comparative clinical pharmacology and therapeutic potential. Drugs 1998; 55: 5–30.

Frampton JE, Lee CR, Faulds D. Filgrastim. A review of its pharmacological properties and therapeutic efficacy in neutropenia. Drugs 1994; 48: 731–60.

Frampton JE, Yarker YE, Goa KL. Lenograstim. A review of its pharmacological properties and therapeutic efficacy in neutropenia and related clinical settings. Drugs 1995; 49: 767–93.

Fritze D. Medikamentöse Krebsbehandlung. Darmstadt: Steinkopff 1986.

Gibbs SJ, Plowman PN. Androgen deprivation and antagonism in the treatment of advanced prostatic carcinoma. Clin Oncol 1996; 8: 346–52.

Gidding CE, Kelie SJ, Kamps WA, de Graaf SS. Vincristine revisited. Crit Rev Oncol Hematol 1999; 29: 267–87.

Gillis JC, Noble S, Goa KL. Octreotide long-lasting release (LAR). Drugs 1997; 53: 681–99.

Giovanella BC. Topoisomerase Inhibitors. In: Teicher BA (ed). Cancer Therapeutics. Experimental and Clinical Agents. Totowa, NJ: Humana Press Inc 1997; 137–52.

Goldenberg GJ, Moore MJ. Nitrogen Mustards. In: Teicher BA (ed). Cancer Therapeutics. Experimental and Clinical Agents. Totowa, NJ: Humana Press Inc 1997; 3–79.

Hainsworth JD, Greco FA. Etoposide: twenty years later. Ann Oncol 1995; 6: 325–41.

Harris CC. The carcinogenicity of anticancer drugs. Cancer 1976; 37: 1014.

Hendrzak JA, Brunda MJ. Interferons and other cytokines. In: Teicher BA (ed). Cancer Therapeutics. Experimental and Clinical Agents. Totowa, NJ: Humana Press Inc 1997; 263–82.

Herrmann F, Lindemann A, Mertelsmann R. Möglichkeiten und Grenzen der Tumortherapie mit Zytokinen. Beitr Onkol 1989; 36: 88–95.

Höffken K, Schmidt CG, Mertelsmann RH, Herrmann F. Modulation physiologischer Regulationsmechanismen durch Zytokine. Dtsch Ärztebl 1990; 87: 2410–6.

Hollingshead LM, Goa KL. Recombinant granulocyte colony-stimulating factor (rG-CSF). Drugs 1991; 42: 300–30.

Johnson SA. Vinorelbin: an update and review of activity. Clin Oncol 1996; 8: 353–7.

Johnson SA. Purine analogues in the management of lymphoproliferative diseases. Clin Oncol 1996; 8: 289–96.

Jonat W. Luteinizing hormone-releasing hormone analogues – the rationale for adjuvant use in premenopausal women with early breast cancer. Br J Cancer 1998; 78 (Suppl 4): 5–8.

Jordan VC, MacGregor JI, Tonetti DA. Tamoxifen: from breast cancer therapy to the design of a postmenopausal prevention maintenance therapy. Clin Oncol 1997; 9: 390–4.

Kaye SB. New antimetabolites in cancer chemotherapy and their clinical impact. Br J Cancer 1998; 78 (Suppl 3): 1–7.

Kelland LR. Platinum Complexes. In: Teicher BA (ed). Cancer Therapeutics. Experimental and Clinical Agents. Totowa, NJ: Humana Press Inc 1997; 93–112.

Kyle RA. Second malignancies associated with chemotherapeutic agents. Semin Oncol 1982; 9: 131–42.

# Literatur

Lamberts SWJ, van der Lely AJ, de Herder WW, Hofland LJ. Octreotide. N Engl J Med 1996; 334: 246–54.

Lokich J, Anderson N. Carboplatin versus cisplatin in solid tumors: an analysis of the literature. Ann Oncol 1998; 9: 13–21.

Lonning PE. Aromatase inhibitors and their future role in post-menopausal women with early breast cancer. Br J Cancer 1998; 78 (Supp. 4): 12–5.

Ludlum DB. Development of Nitrosoures. In: Teicher BA (ed) Cancer Therapeutics. Experimental and Clinical Agents. Totowa, NJ: Humana Press Inc 1997; 81–92.

Malonne H, Atassi G. DNA topoisomerase targeting drugs: mechanisms of action and perspectives. Anticancer Drugs 1997; 8: 811–22.

Maschmeyer G, Herrmann F. Zytokine in der Tumortherapie. In: Zeller WHJ, zur Hausen H (Hrsg). Onkologie. Landsberg/Lech: ecomed 1995.

Meyer P, Wilms K. Zytokine in der klinischen Anwendung. Internist 1988; 29: 717–26.

Moser K, Stacher A. Chemotherapie maligner Erkrankungen. Köln: Deutscher Ärzte-Verlag 1989.

Navarra P, Preziosi P. Hydroxyurea: new insights on an old drug. Crit Rev Oncol Hematol 1999; 29: 249–55.

Nocentini G. Ribonucleotide reductase inhibitors: new strategies for cancer chemotherapy. Crit Rev Oncol Hematol 1996; 22: 89–126.

Otter K, Ziegler A. Rexinoide. Neue Arzneistoffgruppe mit vielfältigen Anwendungsmöglichkeiten. Med Monatsschr Pharm 1999; 22: 2–7.

Pommier Y. DNA topoisomerase II inhibitors. In: Teicher BA (ed). Cancer Therapeutics. Experimental and Clinical Agents. Totowa, NJ: Humana Press Inc 1997; 153–74.

Rettengel R. Expanding the role of blood progenitors. Ann Oncol 1995; 6: 759–67.

Rosenberg SA. Immuntherapy of cancer using interleukin-2: current status and future prospects. Immunol Today 1988; 9: 58–62.

Rothenberg ML. Topoisomerase I inhibitors: review and update. Ann Oncol 1997; 8: 837–55.

Rowinsky EK, Donehower RC. Paclitaxel (Taxol). N Eng. J Med 1995; 332: 1004–14.

Schaefer C, Spielmann H. Arzneiverordnung in Schwangerschaft und Stillzeit. 6. Aufl. München: Urban und Fischer 2001.

Schneider MR. Hormonale Therapie maligner Tumoren. In: Zeller WHJ, zur Hausen H (Hrsg). Onkologie. Landsberg/Lech: ecomed. 1995.

Sinha BK. Topoisomerase inhibitors. A review of their therapeutic potential in cancer. Drugs 1995; 49: 11–9.

Sparreboom A, van Tellingen O, Nooijen WJ, Beijnen JH. Preclinical pharmacokinetics of paclitaxel and docetaxel. Anticancer Drugs 1998; 9: 1–17.

Sweatman TW, Israel M. Anthracyclines. In: Teicher BA (ed). Cancer Therapeutics. Experimental and Clinical Agents. Totowa, NJ: Humana Press Inc 1997; 113–36.

Testa NG, de Wynter E, Weaver A. The study of haemopoetic stem cells in patients: concepts, approaches and cautionary tales. Ann Oncol 1996; 7 (Suppl 2): 5–8.

Verweij J, Clavel M, Chevalier B. Paclitaxel (Taxol) and docetaxel (Taxotere): not simply two of a kind. Ann Oncol 1994; 5: 495–505.

Veyrat-Follet C, Farinotti R, Palmer JL. Physiology of chemotherapy-induced emesis and antiemetic therapy. Drugs 1997; 53: 206–34.

Wagner A, Hempel G, Boos J. Trofosfamide: a review of its pharmacodynamic and pharmacokinetic properties and therapeutic potential in oral treatment of cancer. Anticancer Drugs 1997; 8: 419–51.

Weinberg RA. How cancer arises. Sci Am 1996; 275: 42–9

Wiseman LR, Markham A. Irinotecan. A review of its pharmacological properties and clinical efficacy in the management of advanced colorectal cancer. Drugs 1996; 52: 606–23.

Worst P. Hormonelle Behandlung des fortgeschrittenen Mamakarzinoms: Therapiesequenzen, Substanzkombinationen, neue hormonell wirksame Medikamente. Onkologie 1991; 14: 218–27.

Yeung SC, Chiu AC, Vassilopoulou-Sellin R, Gagel RF. The endocrine effects of nonhormonal antineoplastic therapy. Endcr Rev 1998; 19: 144–72.

Zeller WHJ. Allgemeine Tumortherapie – Grundlagen und Entwicklungen. In: Zeller WHJ, zur Hausen H (Hrsg). Onkologie. Landsberg/Lech: ecomed 1995.

Zeller WHJ. Allgemeine Tumortherapie. Zytostatika (klinisch etablierte Verbindungen). In: Zeller WHJ, zur Hausen H (Hrsg) Onkologie. Landsberg/Lech: ecomed 1995.

# 10 Mistelpräparate

Wolfgang Blaschek

## Einleitung

Die Misteltherapie zählt zu den bekanntesten und meistverwendeten komplementären Methoden in der Onkologie. Die Tumortherapie mit Mistelextrakten geht ursprünglich auf **Rudolf Steiner** mit seinem anthroposophischen Ansatz zurück. Nachdem sich in jüngerer Vergangenheit zahlreiche Forschergruppen intensiv um die Aufklärung der Inhaltsstoffe von Mistelextrakten und ihre biologische Aktivität und Wirksamkeit bemüht haben, fasst die Misteltherapie heute zunehmend in der rationalen Phytotherapie Fuß. Dazu trugen auch Bemühungen der anthroposophischen Therapierichtung bei, Misteltherapie naturwissenschaftlich zu begründen und somit eine Brücke zwischen anthroposophischer und allopathischer Medizin zu schlagen.

Es werden aber auch heute noch Unterschiede deutlich, die sich aus beiden Therapierichtungen ergeben. Auf der einen Seite steht die Suche nach definierten Inhaltsstoffen in Mistelextrakten (s. u., Mistellektine) als eigentliche Wirkkomponente, mit dem Ziel, Mistelextrakte darauf zu normieren oder zu standardisieren, auf der anderen Seite steht die Definition des gesamten Mistelextrakts als Wirkstoff, in dem verschiedene Inhaltsstoffe (evtl. synergistisch) zusammenwirken bzw. der Ansatz, dass der Mistelextrakt gemäß anthroposophischer Therapierichtung ein „harmonisches Menschenbild" wiederherstellen soll.

> Bislang sind nur Mistelgesamtextrakte und keine isolierten Mistelinhaltsstoffe zur Tumortherapie zugelassen.

## Die Mistel

Die Mistel (*Viscum album* L.; Familie: Loranthaceae oder Viscaceae) ist ein diözischer (zweihäusiger), kugeliger, immergrüner Halbstrauch, der halbparasitisch lebt. Sie entzieht der Wirtspflanze (Bäume) über das zu Rindensaugsträngen mit Senkern umgewandelte Wurzelsystem Wasser und Nährsalze. Die Blätter sind länglich, ganzrandig und ledrig. Die unscheinbaren, gelb-grünen, 4-zähligen Blüten stehen in den Zweigachseln und bilden kleine, weiße, klebrige Beeren.

Die Mistel kommt in **3 Unterarten** vor:

- **Laubholzmistel** (*Viscum album* ssp. *platyspermum* Kell. = ssp. *album*); wächst auf allen europäischen Laubbäumen (Ausnahme Buche), besonders gern auf Apfelbäumen, Prunus-Arten und Pappeln
- **Tannenmistel** (*Viscum album* ssp. *abietis* Beck); wächst auf Weißtannen (*Abies alba*)
- **Kiefernmistel** (*Viscum album* ssp. *laxum* Fiek. = ssp. *austriacum* Wiesb. Vollmann); wächst auf Pinus- und Larix-Arten (Kiefer und Lärche), selten auf Fichte (*Picea abies*)

Die Droge Mistelkraut (Visci albi herba) besteht aus den getrockneten Stengeln, Blättern und gelegentlich auch Früchten von *Viscum album* L. (DAC 86, DAB 2001). Frisches Mistelkraut (Visci albi herba recens) ist das zu vorgegebener Jahreszeit (Sommer bzw. Winter) geerntete Pflanzenmaterial.

Mistelpräparate des Handels stammen von Misteln verschiedener Wirtsbäume.

> Bei phytotherapeutischen Präparaten ist die Herkunft ohne Bedeutung, während bei

anthroposophischen Präparaten eine Differenzierung nach der Wirtspflanze (Tanne, Kiefer, Eiche, Apfel, Linde, Pappel u. a.) vorgenommen wird.

strukturen binden können, aber weder eine gegen diese Kohlenhydrate gerichtete enzymatische Aktivität aufweisen noch immunologischer Herkunft sind.

# Inhaltsstoffe

Zu Mistel und Mistelextrakten liegen Angaben über folgende **Inhaltsstoffe** vor:
- Lektine (Glykoproteine); s. u.
- Viscotoxine (Polypeptide); s. u.
- Polysaccharide (Pektine, Arabinogalactane); s. u.
- Sterine und Triterpene (β-Sitosterol, β-Amyrin, Oleanolsäure)
- Amine (Cholin, Acetylcholin, β-Phenylalanin, Tyramin, Histamin)
- freie Aminosäuren (viel Arginin, γ-Aminobuttersäure, Valin, Asparagin u. a.)
- Zuckeralkohole (Mannit, Inosit, Viscumitol)
- Phenolcarbonsäuren (Kaffeesäure, Vanillinsäure, Sinapinsäure, Ferulasäure, Syringasäure, Protocatechusäure, Gentisinsäure, Shikimisäure, Anissäure)
- Phenylpropane (Syringosid)
- Flavonoide (Quercetin, Mono-, Di-, Trimethylether des Quercetins, z. T. als Glykoside)
- Vitamin C (in den Beeren)
- Spuren von labilen Alkaloiden (umstritten)

Näher eingegangen werden soll auf diejenigen Inhaltstoffgruppen, denen heute eine Beteiligung an der immunologischen Wirkung zugeschrieben wird, nämlich auf Lektine, Viscotoxine und Polysaccharide.

## Lektine

Lektine sind Proteine oder Glykoproteine, die spezifisch bestimmte Kohlenhydrat-

Da viele Lektine Erythrozyten agglutinieren und pflanzlicher Herkunft sind, wurden sie früher auch als Phythämagglutinine bezeichnet. Mistelkraut enthält 0,04–0,2 % Lektine (Bezeichnung: Mistellektin = ML, oder Viscumalbum-Agglutinin = VAA). Der Lektingehalt scheint jahreszeitlichen Schwankungen unterworfen zu sein (höchster Gehalt bei im Winter geerntetem Material), aber auch organbedingte Variation aufzuweisen und dürfte auch bei Mistelkraut unterschiedlicher Herkunft (Wirtsbaumspezifität) verschieden hoch sein. Somit werden Lektingehalt, aber auch Lektinspektrum durch Mistelunterart, Wirtspflanze, Wachstumsbedingungen und Jahreszeit bestimmt.

Es sind **3 Hauptgruppen von Mistellektinen** bekannt, die **zahlreiche Isolektine** beinhalten:
- **Mistellektin-1** (ML-1, VAA-1):
  – Bindung an α- und β-D-Galactose-Reste (besonders stark an makromolekulare Liganden mit 10 oder mehr terminalen D-Galactose-Resten)
  – Gemisch von Monomeren (MG ca. 60 kD) und nebenvalent verknüpften Dimeren (MG ca. 115 kD)
  – Monomere aus A-Kette (ca. 29 kD) und B-Kette (ca. 32 kD), die untereinander durch eine Disulfidbrücke verbunden sind
- **Mistellektin-2** (ML-2, VAA-2)
  – Bindung an D-Galactose-Reste und/oder N-Acetyl-D-galactosamin-Reste
  – MG ca. 60 kD; A-Kette ca. 32 kD, B-Kette ca. 27 kD
- **Mistellektin-3** (ML-3, VAA-3)
  – Bindung an N-Acetyl-D-galactosamin-Reste
  – MG ca. 50 kD; A-Kette ca. 30 kD, B-Kette ca. 25 kD

Bei den früher als Vestersche Proteine (VP 16) bezeichneten Isolaten dürfte es sich um ein Gemisch der 3 Mistellektine mit ihren Spaltprodukten handeln, eventuell auch um zusätzliche Komplexe der Lektine mit Viscotoxinen.

> Mistellektine sind Glykoproteine mit circa 11 % Kohlenhydratanteil.

Als Zuckerketten konnten aus ML-1 zwei Oligomere isoliert werden, die aus 5 bzw. 6 D-Mannose-Resten und zwei 2-Acetamido-2-desoxyglucose-Einheiten bestehen. Daneben wurde ein Mannotriosyl→N,N'-diacetylchitobioseglycan mit zusätzlichem β-D-Xylosyl- und α-L-Fucosyl-Rest nachgewiesen. Alle 3 Oligosaccharide sind N-glykosidisch mit Asparagin-Resten des ML-1-Proteins verknüpft.

ML-1, 2 und 3 sind Gemische von Isolektinen, wie z. B. durch 2-dimensionale Gelelektrophorese nachgewiesen werden kann. Dabei erhöhen Kombinationen von Varianten der A- und der B-Kette die Zahl der vorkommenden Isolektine. Für Mistellektine ist nur ein Gen bekannt; die verschiedenen Lektine entstehen wahrscheinlich durch posttranskriptionale bzw. -translationale Modifikationen. Inzwischen gelang durch rekombinante Expression in *E. coli* die Herstellung von, allerdings nicht glykosiliertem, rML-1.

Die Bindungsstellen für spezifische Zuckerepitope befinden sich auf der B-Kette (Haptomer). Eine Bindung der B-Kette an spezifische Zuckerstrukturen der Glykokalyx der Zielzellen bewirkt rezeptorvermittelte Endozytose und damit Internalisierung.

Die A-Ketten (Toxomer) sind $Ca^{++}$-abhängige, Ribosomen inaktivierende N-Glykosidasen und hemmen damit die Proteinbiosynthese (Translationsinhibitoren). Dabei wird in der 60S-Untereinheit eukaryotischer Ribosomen an der 28S-rRNA in Position 4 324 Adenin freigesetzt, was zu irreversibler Modifikation führt und die Interkalation mit dem Elongationsfaktor 2 (EF-2) verhindert.

Die Bindung der B-Kette kann nach kurzer Zeit (Minuten) zu einem Anstieg der intrazellulären $Ca^{++}$-Konzentration führen, gefolgt von einer mitochondrialen Bildung reaktiver Sauerstoffmetabolite (24 Stunden), zu Phosphatidylserin-Translokation nach außen, zu DNA-Fragmentierung durch Endonuclease-Aktivierung und zum Zelltod (Apoptose).

Die N-terminalen Sequenzen der A-Ketten von ML-1, 2 und 3 sind identisch und weisen große Ähnlichkeit mit denjenigen der ebenfalls Ribosomen inaktivierenden A-Ketten der Lektine Ricin oder Abrin auf. Das N-terminale Ende der B-Kette zeigt ebenfalls Homologien zur B-Kette von beispielsweise Ricin D und E.

> Mistellektine wirken in niedrigen Dosierungen immunmodulierend und erst in wesentlich höheren Dosen zytotoxisch.

Dieser Konzentrationsbereich liegt in zellulären Assays im Bereich pg/ml bis ng/ml. Die für eine Wachstumshemmung von Tumorzelllinien erforderlichen Lektin-Konzentrationen variieren in Abhängigkeit von der gewählten Tumorzelllinie und vom Lektin-Typ (ML-1, 2 oder 3). Mistellektine zeigen eine Rezeptor-abhängige Selektivität hinsichtlich ihrer apoptotischen Wirkung: zum Beispiel sind $CD16^+CD56^+CD8^-$-NK-Zellen sensibler gegenüber ML-1 oder $CD8^+$-T-Lymphozyten mit Memory-Phänotyp CD62L empfindlicher gegen ML-3, das hingegen $CD4^+$-T-Helferzellen oder $CD19^+$-B-Lymphyzyten weniger stark angreift.

> Für die immunmodulierende Wirkung spielt die induzierte Freisetzung von Zytokinen die wesentliche Rolle.

Lymphozyten und Monozyten (auch intratumorale) binden Mistellektine. In Konzentrationsbereichen, die die Zellvitalität nicht beeinflussen, kann z. B. die TNF-α-Sekretion aus der humanen, monoblastischen Leukämiezelllinie THP-1 induziert werden.

Den Mistellektinen können zusammengefasst folgende **Wirkungen** zugeschrieben werden:

- zuckerspezifische (Glykokalyx-abhängige) Bindung an bestimmte Zellen wie Lymphozyten und Monozyten
- Induktion eines Anstiegs an intrazellulärem Calcium
- verstärkte Expression von Aktivierungsmarkern, so z. B. IL-2-Rezeptor auf T-Lymphozyten, HLA-DQ-Antigen auf B-Lymphozyten, MAC-3-Antigen auf Monozyten und Makrophagen
- Induktion der Zytokin-Freisetzung bei Monozyten bzw. Makrophagen (IL-1, IL-2, TNF-$\alpha$, IF-$\gamma$)
- Steigerung der Zahl von T-Helfer-Zellen, NK-Zellen, zytotoxischen T-Zellen
- gesteigerte Phagozytoseaktivität von Granulozyten
- in hohen Konzentrationen Zytotoxizität

## Polysaccharide

Beschrieben sind:
- veresterte Derivate von D-Galacturonanen (MG ca. 42 000 D)
- ein Arabinogalactan (MG ca. 110 000 D), das mit ML-1 Komplexe bilden kann, und ähnliche Wirkung zeigt wie reines Lektin
- saure Rhamno-galacturonane (auch als Viscumsäure bezeichnet), welche die Zytotoxizität von NK-Zellen erhöhen und in vitro das Komplementsystem aktivieren

> Generell wird den Polysacchariden eine, wenn auch schwache Stimulation der humoralen und zellulären Immunität zugeschrieben.

Dabei sind in zellulären Assays Konzentrationen im Bereich von µg/ml erforderlich.

## Viscotoxine

Der Viscotoxingehalt der Mistel variiert je nach Ausgangsmaterial zwischen 0,05 und 0,1 %.

> Bei den Viscotoxinen handelt es sich um basische Polypeptide mit einem MG von circa 5 kD.

Beschrieben sind die Viscotoxine A2, A3, B und PS-1 sowie neuerdings A1 und U-PS, die sich in ihrer Toxizität unterscheiden. Die zur Gruppe der Thione gerechneten Polypeptide werden durch 3 Disulfidbrücken stabilisiert und räumlich eng gepackt; sie sind gegenüber proteolytischen Enzymen und Erhitzen sehr widerstandsfähig. Die Polypeptidketten mit bekannter Aminosäuresequenz bestehen aus 46 bis 50 Aminosäuren; der hohe Gehalt an Arginin und Lysin bedingt den hohen isoelektrischen Punkt bei einem pH-Wert von circa 10,7 und eine histonähnliche Bindung an DNA; eine eventuelle Beeinflussung der Genaktivität wird diskutiert (Auslösung von Apoptose?). Aufgrund ihres amphiphilen Charakters können Viscotoxine mit Zellmembranen interagieren und somit ihre toxische Wirkung entfalten. Die Folgen sind rasche Permeabilisierung von Zellmembranen, Bildung reaktiver Sauerstoffmetaboliten, Mitochondrien-Schwellung mit Cristae-Verlust und apoptotischer Zelltod. Viscotoxine wirken auf verschiedene Zelllinien unterschiedlich stark toxisch. In zellulären Assays ergibt sich zytotoxische Aktivität im Konzentrationsbereich von µg/ml.

## Mistelextrakte

Die Anwendung von Mistelextrakten kann eine Reihe von Veränderungen besonders im Immunstatus bewirken. Allerdings geht aus der Literatur auch hervor, dass nur selten zu erwarten ist, dass sich alle im Folgenden aufgeführten Effekte nachweisen lassen; **unterschiedliche individuelle Response** spielt hier wahrscheinlich eine maßgebliche Rolle.

**Mistelgesamtextrakte können bewirken:**
- Anstieg der Eosinophilen

- Erhöhung der Zahl und Zytotoxizität von NK-Zellen
- Aktivierung zytotoxischer T-Lymphozyten
- Aktivierung von T-Helferzellen
- Steigerung der Phagozytose-Aktivität
- erhöhte Freisetzung von Zytokinen wie IL-1, IL-6, TNF-$\alpha$
- verstärkte Expression des IL-2-Rezeptors
- verstärkte Expression von MHC-II-Molekülen wie HLA-DR und HLA-DQ als Aktivierungsmarker für mononukleäre Zellen
- Anstieg der Akutphase-Proteine
- Erhöhung der Serumkonzentration von $\beta$-Endorphin
- Hemmung spontaner und Karzinogen-induzierter DNA-Läsionen
- erhöhte Antikörperproduktion (ML-AK)

> Für die Misteltherapie von Tumorpatienten wird weniger die zytotoxische, sondern vielmehr die **immunmodulierende Wirkung** von Mistelextrakten genutzt.

Immunmodulation ergibt sich für Mistellektine in einem Dosisbereich, der um den Faktor $10^4$ geringer sein dürfte als zur Erreichung einer unspezifischen zytotoxischen Wirkung notwendig ist. Eine immunsuppressive Wirkung wiederum wird in einem Dosisbereich erhalten, der um den Faktor 10 über dem für Immunmodulation liegt. Man geht zur Zeit davon aus, dass die optimale immunmodulierende Dosis bei 0,5–1,5 ng ML-1/kg KG bei 2-maliger Gabe pro Woche liegt.

Zur antitumoralen Aktivität von Mistelextrakten an verschiedenen Versuchstieren mit unterschiedlichen transplantierten, aber auch induzierten Tumoren liegen zahlreiche Untersuchungen vor mit teilweise positiven Ergebnissen hinsichtlich der Überlebenszeit bzw. der Hemmung des Tumorwachstums. Leider sind die dabei verwendeten Mistelextrakte häufig nur unzureichend charakterisiert. Im Tierversuch wurde unter Misteltherapie auch verbesserte DNA-Reparatur bei gleichzeitiger Bestrahlungs- und Cyclophosphamid-Therapie oder ein additiver zytotoxischer Effekt gegen Tumorzellen bei gleichzeitiger Cyclophosphamid-Behandlung beobachtet.

Zur **Wirksamkeit der Misteltherapie** existieren zahlreiche klinische Studien, Kollektivberichte und Anwendungsbeobachtungen, von denen viele (besonders ältere) von anthroposophischen oder naturheilkundlichen Krankenhäusern und Ärzten durchgeführt wurden. Viele Untersuchungen wurden mit nicht standardisierten Mistelpräparaten durchgeführt; damit können meist auch keine Aussagen zur verabreichten Lektin-Dosis getroffen werden. Es wird immer wieder – zu Recht – auf weitere methodische Mängel wie geringe Fallzahlen, fehlende Randomisierung usw. bei einigen dieser Studien hingewiesen. Diese Mängel erklären sich aber auch aus ethischen Bedenken anthroposophischer bzw. naturheilkundlicher Ärzte, Placebo-Gruppen zu führen, aus dem ausdrücklichen Wunsch von Patienten, Misteltherapie zu erhalten und der Schwierigkeit, Doppelblindstudien durchzuführen, da mit Placebo keine Misteltherapie-spezifischen Lokalreaktionen auftreten.

In Meta-Analysen zur Misteltherapie wurden Studien mit unterschiedlichsten Tumorerkrankungen eingeschlossen wie zum Beispiel Bronchial-, Kolorektal-, Magen-, Mammakarzinom, Karzinom des weiblichen Genitales, Zervix-, Ovarial-, Rektumkarzinom, Lebermetastasen. Aus diesen Meta-Analysen zum Nachweis der Wirksamkeit der Misteltherapie, aber auch aus anderen Studien, lässt sich generell Folgendes ableiten:

- ein **Trend zur lebensverlängernden Wirkung** ist häufig vorhanden, teilweise ist Lebensverlängerung statistisch absicherbar; Lebensverlängerung umfasst dabei allerdings meist einen Zeitraum von nur wenigen Monaten
- die **Lebensqualität** ist **verbessert**; dies betrifft Allgemeinbefinden, Appetit, Gewichtszunahme, Schlaf, psychische Befindlichkeit, Infektanfälligkeit, Verträglichkeit anderer therapeutischer Maßnahmen wie Strahlen- und Chemotherapie

- **Analgetika- und Psychopharmaka-Verbrauch** lässt sich **reduzieren**

Bei Mammakarzinom-Patientinnen wurde unter Misteltherapie mit ML-1-normiertem Extrakt eine Korrelation zwischen Immunstimulation, β-Endorphin-Plasma-Spiegeln und Befindlichkeit festgestellt. Dabei konnte zwischen Non-Respondern und Respondern unterschieden werden, wobei bei letzteren die Endorphinspiegel mit circa 14 pg/ml Plasma grob doppelt so hoch lagen wie bei Kontrollgruppen oder Non-Respondern. Da IL-1 und IL-2 eine verstärkte Endorphin-Ausschüttung aus Lymphozyten bewirken, wird davon ausgegangen, dass unter Misteltherapie eine erhöhte Zytokin-Freisetzung nach Stimulation von Makrophagen und T-Lymphzyten auch eine erhöhte Endorphin-Ausschüttung nach sich zieht.

# Zusammenfassung

Aus den bisher vorliegenden Daten lässt sich eine überzeugende Wirksamkeit hinsichtlich der Verbesserung von Heilungsraten bzw. eine deutliche Lebensverlängerung bei Tumorerkrankungen nicht ableiten, wenn auch in vielen Studien ein Trend in diese Richtung gegeben ist. Im Gegensatz dazu kann eine erhöhte Immunkapazität unter Misteltherapie ebenso wie eine deutlich verbesserte Stimmungslage und Befindlichkeit, also eine erhöhte Lebensqualität als nachgewiesen gelten. Immunaktivierung und verbesserte Lebensqualität haben bei Tumorpatienten einen nicht zu unterschätzenden Stellenwert.
Daraus lässt sich allerdings auch schließen, dass ein verbesserter Immunstatus nicht notwendigerweise mit klinisch relevanter Wirksamkeit hinsichtlich einer Heilung einhergehen muss. Individuelle Unterschiede zwischen Tumorpatienten (Tumorart, Immunlage usw.) erlauben zzt. wohl noch keine klare Vorhersage, ob ein Patient von der Misteltherapie langfristig profitieren wird oder nicht; der Versuch scheint lohnenswert. Besonders Lektin-normierte Misteltherapie kann als gut verträgliche, preiswerte und naturwissenschaftlich begründbare komplementäre Tumortherapie eingeschätzt werden. Eine begleitende Kontrolle von Therapieerfolg und unerwünschten Wirkungen ist notwendig.

# Präparate

## Allgemeines

Die auf dem Markt befindlichen Präparate (Grundlage: Rote Liste 2000/2001) lassen sich in solche der anthroposophischen Therapierichtung und solche der Phytotherapie untergliedern. Basis sind die Monographien Viscum album der Kommission C (Anthroposophie) und Visci albi herba der Kommission E (Phytotherapie) am ehemaligen BGA, aufgrund derer sich folgende generellen Unterschiede ergeben:

### Anthroposophische Präparate

Angeboten werden **Injektionslösungen**, hergestellt aus frischem oder fermentiertem (*Lactobacillus plantarum*) Presssaft oder aus wässrigen Auszügen aus *Viscum album* zur subkutanen Injektion, in besonderen Fällen auch zur Infusionsbehandlung oder zur direkten Instillation in Körperhöhlen.
Es werden Präparate, differenziert nach **Wirtspflanze** (Wirtsbaum), in teilweise vielfältigen Konzentrationen angeboten; **Sommer- und Winterernten** werden z. T. gezielt gemischt; einige Präparate enthalten als Zusatz Metallsalze (Silbercarbonat, Quecksilbersulfat, Kupferverbindungen). Damit soll eine individuellere Therapie (z. B. nach Verträglichkeit, Tumorart, Tumorstadium, Wirkung, Patientengeschlecht) ermöglicht werden. Prozessstandardi-

sierung bei der Herstellung soll vergleichbare Chargen eines Präparats gewährleisten.
**Anwendungsgebiete** sind bösartige und gutartige Geschwulsterkrankungen, bösartige Erkrankungen der blutbildenden Organe, Vorbeugung gegen Geschwulstrezidive, definierte Präkanzerosen, Anregung der Knochenmarktätigkeit.

## Phytotherapeutische Präparate

Angeboten werden **Injektionslösungen**, hergestellt durch wässrige oder ethanolisch-wässrige Extraktion aus frischem Mistelkraut oder getrocknetem Drogenmaterial zur subkutanen Injektion. **Normierung** auf bestimmte Inhaltsstoffe (Gehaltsangaben) wird angestrebt, so z. B. auf Mistellektin-1 über einen ELLA (enzyme-linked lectin assay). Die Präparate beschränken sich auf einen Wirtsbaum und werden in nur einer Dosierung angeboten; individuelle Dosiseinstellung erfolgt durch Reduktion der Injektionsmenge.
**Anwendungsgebiet** ist Palliativtherapie im Sinne einer unspezifischen Reiztherapie bei malignen Tumoren.
**Standardisierung** kann auch erfolgen durch Vergleich der Wirkstärken von Mistelextrakten und isoliertem Mistellektin-1. Dazu wird die Freisetzung von Interleukin-1 und Interleukin-6 aus Skin-Gewebestücken (Gewebekulturen aus humanen Fibroblasten mit nichtverhornten Keratinozyten) gemessen. Die abgeschiedenen Interleukine werden über ELISA (enzyme-linked immunosorbent assay) bestimmt.
**Kontraindikationen** für alle Präparate sind akut entzündliche und fieberhafte Erkrankungen, deren Symptomatik durch die entzündungsstimulierende, temperaturerhöhende Wirkung unter Misteltherapie verschlimmert werden könnte. Auch bei fieberprovozierender Immuntherapie (z. B. Interferon, IL-2) ist daher eine Therapiepause anzuraten.
**Nebenwirkungen** sind meist leichter Natur und können als überschießende Reaktion des beabsichtigten entzündungs- und immunstimulierenden Effekts betrachtet werden. Dies sind entzündliche Lokalreaktion an der Injektionsstelle, Temperaturerhöhung oder regionale Lymphknotenschwellungen. Solche Reaktionen werden, soweit sie ein erwünschtes Ausmaß nicht überschreiten, auch als Indikatorreaktion für die richtige Dosierung verwendet; eine evtl. notwendige Dosisreduktion lässt sich daraus ableiten.
Echte Allergien mit Symptomen wie Urtikaria, Quincke-Ödem, allergischer Schock sind selten und sollten durch Vortestung mit sehr gering dosierten Präparaten ausgeschlossen werden.
Die Frage, ob durch Misteltherapie aufgrund der Zytokin-Freisetzung nicht auch ein Tumor-Enhancement denkbar wäre, wird kontrovers diskutiert. So existieren beispielsweise für einige Tumortypen Hinweise auf IL-6-abhängiges Tumorwachstum. Daher wird zumindest bei nicht soliden Tumoren teilweise zur Vorsicht bzw. zur engmaschigen Kontrolle bei der Anwendung geraten.
Eine häufig empfohlene **Anwendungsweise** (mit Spielarten) ist die 2–3-mal wöchentliche subkutane Injektion an wechselnden Körperstellen. Oft kann in den Anwendungsempfehlungen zwischen einer Einleitungsphase mit progressiver Dosiserhöhung (sog. Dosisfindungsphase) und einer Erhaltungsphase (Therapiephase) mit gleichbleibender Dosierung unterschieden werden. Gerne werden auch in der Therapiephase Behandlungsintervalle zeitlich variiert oder rhythmisch an- und absteigende Dosierungen verabreicht und/oder Pausen eingelegt.
Gesicherte Parameter zur **Kontrolle des Therapieerfolgs** fehlen; empfohlene Parameter sind daher eher als Erfahrungswerte einzustufen. Sicher ist nur, dass bei Tumorpatienten (im Vergleich zu Gesunden) ein veränderter Immunstatus vorliegt. Meist liegt bei einer reduzierten Lymphozytenzahl eine verminderte Zahl an Gesamt-T-Zellen, an Helfer-T-Zellen und an zytotoxischen T-Zellen (auch veränderte Verhältniszahlen) sowie an NK-Zellen vor, sowie eine eingeschränkte Makrophagen-Funktion.

Empfohlen wird daher für die Misteltherapie die Kontrolle der Gesamtzahl an Lymphozyten und Eosinophilen, der Zahl von NK-Zellen (CD56$^+$) und IL-2-aktiven NK-Zellen (CD56$^+$/CD25$^+$), des Titers an Mistellektin-Antikörpern (ML-AK) und der Zahl an Suppressorzellen. Aktivierten NK-Zellen wird eine wichtige Rolle im Angriff auf Tumorzellen zugeschrieben. Besonders NK-Zell-Zahlen sollten daher bei Respondern ansteigen, die Zahl an Suppressorzellen niedrig bleiben. Dabei sind längerfristige Verlaufskontrollen von Interesse, da Einzelbefunde mit verändertem Immunstatus völlig andere (exogene, endogene) Ursachen als die Misteltherapie haben können.

## Spezifische Präparate

Die Präparate sind in alphabetischer Reihenfolge aufgeführt; Grundlage ist die Rote Liste 2003 (Antineoplastische Mittel/Zytostatika/Pflanzliche Zytostatika/Einzelstoffe/Mistelpräparate). Differenzierte Anwendungshinweise und Therapieschemata müssen entsprechenden Unterlagen und Broschüren der Herstellerfirmen entnommen werden.

### ABNOBAviscum®

▶ **Zusammensetzung des Arzneimittels:** Die Präparate mit Mistelpresssaft werden differenziert nach Wirtsbäumen in verschiedenen Verdünnungsstufen bis hin zu homöopathischen Verdünnungen zur Injektion angeboten:
- ABNOBAviscum® Aceris (Ahorn)
- ABNOBAviscum® Amygdali (Mandel)
- ABNOBAviscum® Betulae (Birke)
- ABNOBAviscum® Crataegi (Weißdorn)
- ABNOBAviscum® Fraxini (Esche)
- ABNOBAviscum® Mali (Apfel)
- ABNOBAviscum® Quercus (Eiche)
- ABNOBAviscum® Abietis (Tanne)
- ABNOBAviscum® Pini (Kiefer)

Die Wahl des Präparats richtet sich nach dem erkrankten Organbereich.

▶ **Applikation und Dosierung:** individuell in der jeweiligen Dosierung (Verdünnungsstufe) subkutan; die Dosierung richtet sich nach den Anwendungsempfehlungen des Herstellers und sollte generell keine zu starken Reaktionen (subjektives Befinden, lokale Entzündungsreaktion, Temperaturerhöhung, immunologische Reaktion) auslösen.

▶ **Nebenwirkungen:** lokale entzündliche Reaktionen, leichte Steigerung der Körpertemperatur, allergische oder allergoide Reaktionen; bei stärkeren Reaktionen Dosisreduktion

▶ **Anwendungsgebiete:** gemäß der anthroposophischen Therapierichtung: bei bösartigen und gutartigen Geschwulsterkrankungen, bösartigen Erkrankungen der blutbildenden Organe, definierten Präkanzerosen und zur Vorbeugung gegen Rückfälle nach Geschwulstoperationen

▶ **Gegenanzeigen:** akut entzündliche, fieberhafte Erkrankungen; Überempfindlichkeit gegen Mistelzubereitungen

### Cefalektin®

▶ **Zusammensetzung des Arzneimittels:** 1 ml Injektionslösung enthält 10 mg eines wässrigen Auszugs aus Mistelkraut (1:10) entsprechend 1 mg getrocknetem Mistelkraut.

▶ **Applikation und Dosierung:** zur subkutanen Injektion in der 1. Woche 3-mal wöchentlich 1 Ampulle, in der 2. Woche 4-mal wöchentlich 1 Ampulle, ab der 3. Woche täglich 1 Ampulle oder in 2-tägigem Abstand 2 Ampullen. Die Dauer der Anwendung beläuft sich auf mindestens 3 Monate, nach einer Unterbrechung kann sie noch fortgesetzt werden.

▶ **Nebenwirkungen:** selten Schüttelfrost, hohes Fieber, Kopfschmerzen, pektanginöse Beschwerden, orthostatische Kreislaufstörungen und allergische Reaktionen

▶ **Anwendungsgebiete:** zur Palliativtherapie im Sinne einer unspezifischen Reiztherapie bei malignen Tumoren

▶ **Gegenanzeigen:** Eiweiß-Überempfindlichkeit, chronisch-progrediente Infektionen (z. B. Tuberkulose), Überempfindlichkeit gegen Mistelzubereitungen

## Eurixor®

▶ **Zusammensetzung des Arzneimittels:** Injektionslösung mit 1 mg wässrigem Auszug aus Mistelkraut (1:1,3), normiert (enthält pro Ampulle eine definierte Menge an Mistellektin für die optimale Dosierung bei einem Körpergewicht von 50–70 kg)

▶ **Applikation und Dosierung:** Anfangstherapie: Ausschluß einer Vorsensibilisierung durch Vortestung mit 0,1 ml Injektionslösung streng intrakutan; Dosissteigerung beginnend bei 0,1 ml innerhalb von 1–2 Wochen bis 1 ml, intrakutan/subkutan oder intravenös in Abhängigkeit von der individuellen Reaktionsbereitschaft des Patienten; Injektionen erfolgen im Abstand von 2–3 Tagen auch bei mehr als 10 Tage unterbrochener Behandlung.

▶ **Erhaltungstherapie:** 1 ml Injektionslösung 1–2-mal wöchentlich intrakutan/subkutan oder intravenös; Therapiedauer mindestens 3 Monate, bei Bedarf länger.
Zur Vermeidung der Bildung von Kälte-Agglutininen muss die Lösung bei Injektion körperwarm sein.

▶ **Nebenwirkungen:** Schüttelfrost, hohes Fieber, Kopfschmerzen, pektanginöse Beschwerden, orthostatische Kreislaufbeschwerden, allergische Reaktionen. Bei intrakutaner Injektion entstehen lokale Entzündungen, die bis zur Nekrose fortschreiten können.

▶ **Wechselwirkungen:** Wegen möglicher Überempfindlichkeitsreaktionen ist keine Verabreichung als Mischinfusion mit Polypeptiden (z. B. Thymuspräparaten) erlaubt.

▶ **Anwendungsgebiete:** zur Palliativtherapie im Sinne einer unspezifischen Reiztherapie bei malignen Tumoren

▶ **Gegenanzeigen:** Eiweiß-Überempfindlichkeit, chronisch-progrediente Infektionen (z. B. Tuberkulose)

## Helixor®

▶ **Zusammensetzung des Arzneimittels:** Die Präparate mit wässrigen Auszügen der Mistel (1:19) werden differenziert nach Wirtsbäumen in verschiedenen Verdünnungsstufen zur subkutanen Injektion angeboten:
- Helixor® A (Tannenmistel)
- Helixor® M (Apfelbaummistel)
- Helixor® P (Kiefernmistel)

Die Wahl des Präparats richtet sich nach Organlokalisation der Erkrankung sowie nach Konstitution und Geschlecht des Patienten.

▶ **Applikation und Dosierung:** Injektionen erfolgen subkutan; die Anwendungsdauer kann mehrere Jahre mit Pausen zunehmender Länge betragen. Nach einer individuell zu ermittelnden Dosisfindungsphase (subjektives Befinden, Temperaturreaktion, lokale Entzündungsreaktion, immunologische Reaktionen) wird in der Erhaltungsphase eine rhythmische Anwendung (geringere Dosen, wechselnde Injektionsintervalle, Pausen) empfohlen; Applikationshäufigkeit 1–3 mal wöchentlich, eventuell täglich.

▶ **Nebenwirkungen:** lokale entzündliche Reaktionen an der Injektionsstelle, Fieber; selten regionale Lymphknotenschwellungen, Aktivierung von Entzündungen, allergische Reaktionen

▶ **Anwendungsgebiete:** gemäß der anthroposophischen Therapierichtung: bösartige und gutartige Geschwulsterkrankungen, bösartige Erkrankungen der blutbildenden Organe, definierte Präkanzerosen, Rezidivprophylaxe nach Geschwulstoperationen, Anregung der Knochenmarktätigkeit

▶ **Gegenanzeigen:** akut entzündliche bzw. hoch fieberhafte Erkrankungen; Allergie auf Mistelzubereitungen

▶ **Anwendungsgebiete:** gemäß der anthroposophischen Therapierichtung: Anregung von Form- und Integrationskräften zur Auflösung und Wiedereingliederung verselbstständigter Wachstumsprozesse, z. B. bösartige und gutartige Geschwulsterkrankungen; bösartige Erkrankungen und begleitende Störungen der blutbildenden Organe; Anregung der Knochenmarktätigkeit; Vorbeugung gegen Geschwulstrezidive; definierte Präkanzerosen

▶ **Gegenanzeigen:** Allergie auf Mistelzubereitungen, akut entzündliche bzw. hoch fieberhafte Erkrankungen, Tuberkulose, Hyperthyreose, Hirndrucksteigerung bei intrakraniellen und intraspinalen Tumoren

## Iscador®

▶ **Zusammensetzung des Arzneimittels:** Differenziert nach Wirtspflanzen werden verschiedene Präparate in unterschiedlichen Dosierungen angeboten; die Injektionslösungen enthalten fermentierte wässrige Auszüge (1:5) der jeweiligen Misteln.
- Iscador® M (Apfelbaummistel)
- Iscador® Q (Eichenmistel)
- Iscador® P (Kiefernmistel)

▶ **Applikation und Dosierung:** 3-mal wöchentlich 1 ml subkutan, nur nach Kenntnis der Broschüre „Richtlinien für die Iscador-Behandlung" des Herstellers.

▶ **Nebenwirkungen:** leichte Steigerung der Körpertemperatur, örtlich begrenzte entzündliche Reaktionen um die Injektionsstelle und leichte Schwellungen regionaler Lymphknoten; selten subkutane Knotenbildung am Injektionsort mit größeren Schwellungen regionaler Lymphknoten und Aktivierung von Entzündungen, allergische und allergoide Reaktionen wie generalisierter Pruritus, lokale oder generalisierte Urtikaria, Blasenbildung, Exanthem, Schüttelfrost, Atemnot, Bronchospasmus

## Lektinol®

▶ **Zusammensetzung des Arzneimittels:** Das Präparat (0,5 ml) enthält 0,02–0,07 mg eines wässrigen Auszugs aus Mistel (1:1,1–1,5) entsprechend 15 ng aktivem Mistellektin, bestimmt als ML-1. Polyvidon-Zusatz zur Verhinderung unspezifischer Adsorption der Mistellektine an Glas-/Gummikolbenoberflächen der Injektionsspritze

▶ **Applikation und Dosierung:** zur Vortestung auf Allergie gegen Mistelextrakt: intrakutane Injektion von 0,1 ml Lektinol, 1:100 mit isotoner Kochsalzlösung verdünnt. Therapiedosis: pro Injektion 0,5 ml (1 Ampulle), 2-mal wöchentlich im Abstand von 3–4 Tagen, subkutan oder intravenös bzw. als Infusion mit 250 ml isotoner Kochsalzlösung; Therapiedauer mindestens 3 Monate

▶ **Nebenwirkungen:** selten allergische Reaktionen

▶ **Anwendungsgebiete:** zur Palliativtherapie im Sinne einer unspezifischen Reiztherapie bei malignen Tumoren

▶ **Anwendungsbeschränkungen:** engmaschige Kontrolle bei Tumorerkrankungen des hämatologischen und lymphatischen Systems sowie bei immunogenen Tumoren (z. B. Nierenzellkarzinom, malignes Melanom)

▶ **Gegenanzeigen:** Eiweiß-Überempfindlichkeit, chronisch-progrediente Infektionen (z. B. Tuberkulose)

# Literatur

Beuth J, Gabius HJ, Steuer MK, Geisel J, Steuer M, Ko HL, Pulverer G. Einfluss der Mistellektintherapie auf den Serumspiegel definierter Serumproteine (Akutphasenproteine) bei Tumorpatienten. Med Kinik 1993; 88: 287–90.

Beuth J, Ko HL, Gabius HJ, Burrichter H, Oette K, Pulverer G. Behaviour of lymphycyte subsets and expression of activation markers in response to immunotherapy with galactoside-specific lectin from mistletoe in breast cancer patients. Clin Investig 1992; 70: 658–61.

Beuth J, Ko HL, Tunggal L, Buss G, Jeljaszewicz J, Steuer MK, Pulverer G. Immunaktive Wirkung von Mistellektin-1 in Abhängigkeit von der Dosierung. Arzneimittelforschung 1994; 44: 1255–8.

Beuth J, Stoffel B, Ko HL, Jeljaszewicz J, Pulverer G. Immunomodulating ability of galactoside-specific lectin standardized and depleted mistletoe extract. Arzneimittelforschung 1995; 45: 1240–2.

Bopp A. Die Mistel. Heilpflanze in der Krebstherapie. Reinbek bei Hamburg: Rowohlt-Taschenbuch-Verlag 1999.

Büssing A. Induction of apoptosis by the mistletoe lectins: a review on the mechanisms of cytotoxicity mediated by Viscum album L. Apoptosis 1996; 1: 25–32.

Büssing A. Apoptose-Induktion und DNA-Stabilisierung durch Viscum album L. Forschende Komplementärmedizin 1998; 5: 164–71.

Büssing A, Stein GM, Wagner M, Wagner B, Schaller G, Pfüller U, Schietzel M. Accidental cell death and generation of reactive oxygen intermediates in human lymphocytes induced by thionins from Viscum album L. Eur J Biochem 1999; 262: 79–87.

Coeugniet E. Adjuvante unspezifische Immuntherapie bei der zytostatischen Behandlung von Mamma- und Ovarialtumoren. Cytobiol Rev 1986: 10: 208–11.

Gabius HJ, Gabius S (Hrsg). Lectins and glycobiology. Berlin, Heidelberg, New-York: Springer 1993.

Hänsel R, Keller K, Rimpler H, Schneider G (Hrsg). Hagers Handbuch der Pharmazeutischen Praxis, Band 6, Drogen P-Z. Berlin, Heidelberg, New York: Springer-Verlag 1994; 1160–83.

Haijto T, Hostanska K, Frei K, Rordorf C, Gabius HJ. Increased secretion of tumor necrosis factor a, interleukin 1, and interleukin 6 by human mononuclear cells exposed to b-galactoside specific lectin from clinically applied mistletoe extract. Cancer Res 1990; 50: 3322–6.

Heiny BM, Albrecht V, Beuth J. Korrelation zellulärer immunologischer Parameter und b-Endorphin-Plasmaspiegel unter Lektin-normierter Misteltherapie. Z Onkol 1997; 29: 100–6.

Heiny BM, Beuth J. Mistletoe extract standardized for the galactoside specific lectin (ML-1) induces b-endorphin release and immunopotentiation in breast cancer patients. Anticancer Res 1994; 14: 1339–42.

Hellan J, Danmayr E, Hellan M. Stellenwert der Komplementärmedizin in der Behandlung onkologischer Patienten – dargestellt anhand des Kolorektalen Karzinoms. Dtsch Zschr Onkol 1995; 27 (4): 85–94.

Hülsen H, Kron R, Mechelke F. Influence of viscum album preparations on the natural killer cell mediated cytotoxicity of peripheral blood. Naturwiss 1989; 76: 530–1.

Kiene H. Klinische Studien zur Misteltherapie karzinomatöser Erkrankungen – eine Übersicht. Therapeutikon 1989; 33: 347–53.

Kiene H. Klinische Studien zur Misteltherapie karzinomatöser Erkrankungen – Addendum. Erfahrungsheilkunde 1991; 3a: 226–7.

Kleijnen J, Knipschild P. Mistletoe treatment for cancer. Review of controlled trials in humans. Phytomedicine 1994: 255–60.

Lenartz D, Stoffel B, Menzel J, Beuth J. Immunoprotective activity of the galactoside-specific lectin from mistletoe after tumor destructive therapy in glioma patients. Anticancer Res 1996; 16: 3799–802.

Rüdiger H, Gabius S, Gabius HJ. Von der Diabetestherapie mit Glucobay® zur alternativen Krebsbehandlung mit Mistelextrakt. Z Phytotherap 2001; 22: 182–92.

Salzer G. Siebzig Jahre Misteltherapie ohne gesicherte Wirksamkeit? Dtsch Zschr Onkol 1993; 25 (4): 93–7.

Salzer G. Die Mistelbehandlung solider Tumoren immer noch eine Therapie ohne gesicherte Wirksamkeit? Forsch Komplementarmed 1994; 1: 115–9.

Salzer G, Hellan J, Wutzelhofer F, Arbeiter K. Das operierte kolorektale Karzinom – Eine retrospektive Therapieanalyse. Dtsch Zschr Onkol 1992; 24 (4): 103–7.

Scheer R, Bauer R, Becker H, Berg PA, Fintelmann V (Hrsg). Die Mistel in der Tumortherapie: Grundlagenforschung und Klinik. Karl-und-Veronica-Carstens-Stiftung im Stifterverband für die Deutsche Wissenschaft. Essen: KVC Verlag 2001.

Scheer R, Becker H, Berg PA (Hrsg). Grundlagen der Misteltherapie: aktueller Stand der Forschung und klinische Anwendung. Stuttgart: Hippokrates-Verlag 1996.

# 11 Strahlentherapie

Bernhard N. Kimmig

## Einleitung

Die Strahlentherapie ist im Wesentlichen eine Therapie neoplastischer Erkrankungen – auch wenn es einige Indikationen für gutartige Erkrankungen gibt. In diesem Rahmen nimmt die therapeutische Anwendung ionisierender Strahlung zwischen Chirurgie und medikamentöser Therapie eine zentrale Stellung ein: Sie ist wie die Operation eine lokale Behandlungsmethode, bietet aber darüber hinaus die Möglichkeit einer großvolumigen Behandlung regionaler Lymphknotengruppen und stellt damit einen Übergang zur systemisch wirkenden Chemo- und Hormontherapie dar. Andererseits ist die lokale Tumorkontrolle bei Karzinomen und Sarkomen nach hochdosierter Strahlentherapie signifikant effektiver als nach systemischer Chemotherapie. Neben der primären Anwendung bei strahlensensiblen Tumoren ist die Strahlentherapie daher vor allem als adjuvantes Verfahren im Rahmen interdisziplinärer Behandlungskonzepte von Bedeutung – als postoperative Radiatio unter Einschluss der Lymphabflusswege und als konsolidierende Radiatio nach primärer Chemotherapie maligner Systemerkrankungen. Nicht zuletzt ist die Strahlentherapie bei lokalen Prozessen die effektivste und schonendste palliative Maßnahme – was vor allem für Skelett- und ZNS-Metastasen eine bedeutsame Rolle spielt.

Ein erheblicher Teil des Fortschritts der letzten beiden Jahrzehnte in der Onkologie beruht auf einer verstärkten systematischen und institutionalisierten interdisziplinären Zusammenarbeit, die sich nicht nur auf die Ausrichtung von Fortbildungsveranstaltungen und Kongressen sowie auf die Organisation wissenschaftlicher Projekte, sondern auch auf die tägliche routinemäßige Krankenversorgung erstrecken sollte. Wichtige Impulse für die weitere Entwicklung und Ausweitung strahlentherapeutischer Methoden kommen darüber hinaus aus der engen Zusammenarbeit von Strahlentherapeuten mit Technikern, Physikern und Informatikern. Eine besondere Bedeutung hat die konsequente Integration der modernen Schnittbildverfahren – Sonographie (einschließlich Endosonographie), Computertomographie und Magnetresonanztomographie – in Planung, Durchführung und Kontrolle der Strahlentherapie.

## Physikalisch-technische Grundlagen

Röntgen- und Gammastrahlung sowie ultraharte Photonen gehören zu dem hochenergetischen, kurzwelligen Anteil des elektromagnetischen Spektrums. Zusammen mit Neutronenstrahlen und der Strahlung aus schnellen geladenen Teilchen (z. B. Elektronen, Protonen, Ionen) gehören sie zu der so genannten ionisierenden Strahlung.

> Die ionisierende Strahlung gibt über verschiedene physikalische Wechselwirkungsprozesse Energie an Materie und damit auch an organisches Material ab. Die physikalische Einheit, die diesen Energietransfer pro Masseneinheit des durchstrahlten Materials beschreibt, ist die Energiedosis Gray, abgekürzt Gy.

Zur Strahlentherapie verwendet werden hauptsächlich Photonen aus dem hochenergetischen

Anteil des Spektrums, erzeugt durch Bremsstrahlung in Röntgenröhren oder Elektronenbeschleunigern, Gammastrahlen aus dem radioaktiven Zerfall und beschleunigte, hochenergetische Elektronen (Richter u. Flentje 1998).

Konventionelle Röntgengeräte können zur Oberflächentherapie verwendet werden und haben ihre Indikation heute nur noch in der dermatologischen Onkologie. Harte Röntgenstrahlen von 100 bis 400 kV, die so genannte Orthovolt-Bestrahlung, haben unzureichende physikalische Charakteristika mit Halbwerttiefen im Gewebe von 5–8 cm. Wegen der fehlenden Hautschonung, dem ungünstig steilen Dosisabfall und der verstärkten Dosisabsorption im Knochen dürfen diese Geräte heute nicht mehr zur kurativen Strahlentherapie eingesetzt werden. Indikationen sind noch palliative Bestrahlungen und die Behandlung gutartiger Erkrankungen, bei denen keine hohen Dosen appliziert werden müssen. Zur externen, das heißt perkutanen Tiefentherapie werden heute ausschließlich Megavolt-Geräte mit einem Fokus-Achs-Abstand von 80–100 cm (Teletherapie) verwendet. Die wichtigsten dieser Geräte sind Telegamma-Einrichtungen und Elektronenbeschleuniger.

Bei der **Telegamma-Therapie** wird die Gammastrahlung von Cobalt-60 (1,17 und 1,33 MeV, Halbwertzeit: 5,3 a) ausgenutzt. Obwohl die für die Strahlentherapie relevanten physikalischen Eigenschaften von diesen Geräten ungünstiger als bei Elektronenbeschleunigern sind, werden sie wegen ihrer unkomplizierten Handhabung und Wartung in vielen strahlentherapeutischen Zentren noch verwendet. Indikationen sind vorwiegend Tumoren im HNO-Bereich, an den Extremitäten sowie palliative Maßnahmen. Auch für strahlenbiologische und tierexperimentelle Studien wird in der Regel Cobalt-60 verwendet. Es dient als Standard zur Definition der relativen biologischen Wirksamkeit und des Sauerstoffverstärkungsfaktors (Herrmann u. Baumann 1997).

Die vielseitigsten Möglichkeiten zur perkutanen Strahlentherapie bieten **Elektronenbeschleuniger**. Am geeignetsten haben sich dabei die so genannten Linearbeschleuniger erwiesen, bei denen mittels eines Hochfrequenzfeldes in einem Mikrowellenleiter ein Elektronenstrahl mit hoher kinetischer Energie erzeugt und auf eine Schwermetallanode gelenkt wird. Dadurch erhält man eine intensive Bremsstrahlung aus ultraharten Photonen zwischen 3 und 25 MeV, die einen Aufbaueffekt und einen relativ günstigen Tiefendosisverlauf aufweisen (Abb. 11-1).

Der bei Beschleunigern primär erzeugte Elektronenstrahl kann auch direkt zur Therapie verwendet werden. Elektronen bieten wegen

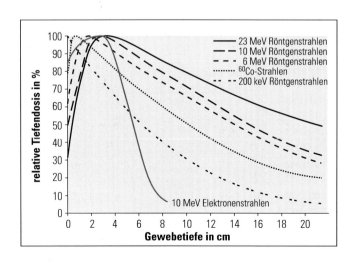

**Abb. 11-1:** Relative Tiefendosiskurven bei verschiedenen Strahlenqualitäten.

des steilen überexponentiellen Abfalls die Möglichkeit der Oberflächen- und Halbtiefentherapie.

> Die therapeutische Reichweite kann mit der Elektronenenergie variiert werden, als Faustregel gilt: therapeutische Reichweite in cm gleich 1/3 der Elektronenenergie in MeV.

Indikationen sind Tumoren im Bereich von Haut, Unterhaut, Extremitäten und Thoraxwand.

Für die **Therapie mit „exotischen" Strahlenarten** wie Neutronen, Protonen, Heliumkernen, Pionen und schweren Ionen sind aufwändige Beschleunigeranlagen (Zyklotron, Synchrotron) notwendig. Der hohe Aufwand und die immensen Kosten schließen eine breite therapeutische Verwendung jedoch trotz physikalischer und strahlenbiologischer Vorteile aus. Vorbehalten bleiben diese Strahlenarten bisher speziellen Indikationen mit geringer Inzidenz wie zerebralen Angiomen, Chordomen und Aderhautmelanomen.

Es ist zweckmäßig, die verschiedenen Strahlenqualitäten durch den Dosisverlauf im Gewebe zu charakterisieren: Die **Tiefendosiskurve** beschreibt die Höhe der Dosis im Zentralstrahl in Abhängigkeit von der Gewebetiefe bei Verwendung eines einzelnen Bestrahlungsfeldes (Abb. 11-1). Sie wird relativ zum Maximum normiert und besteht typischerweise aus einem ansteigenden Bereich (Aufbaueffekt), einem mehr oder weniger ausgeprägten Maximum und einem für Photonen exponentiell, für Elektronen stärker abfallenden Anteil. Der Aufbaueffekt ist für die Strahlentherapie von erheblicher Bedeutung, da er eine Schonung der relativ strahlenempfindlichen Haut ermöglicht und die früher sehr häufigen und schweren radiogenen Hautschädigungen zu vermeiden hilft.

Wegen des Abfalls der Tiefendosiskurve ist die Anwendung eines einzelnen Stehfeldes selbst bei Verwendung ultraharter Photonen für tief gelegene Tumoren (Mediastinum, Retroperitoneum, kleines Becken) nicht geeignet. Man verwendet in solchen Fällen mehrere auf den Tumor ausgerichtete Felder, wodurch eine Summation der Dosis im Tumor und eine Verteilung auf der Haut erfolgt (Gegenfelder, Vier-Felder-Box-Technik). Eine weitere Verbesserung lässt sich erreichen, indem die Strahlenquelle in einem bestimmten Winkel um eine Achse rotiert (Bewegungsbestrahlung, Pendelbestrahlung): Der Herd wird dabei in der Bewegungsachse in einem Fokus belassen und die Dosis auf Haut und Unterhaut über die Zirkumferenz verteilt. Den gleichen Effekt ergibt die Behandlung mit sechs, acht oder mehr kreisförmig angeordneten Feldern.

Zur individuellen Feldanpassung und zur Schonung strahlensensibler Gewebe, wie Lunge oder Nieren, wird die so genannte **Satellitentechnik** angewandt. Dafür werden anhand von Röntgenaufnahmen Blenden aus Schwermetall gefertigt und fokusnah zur Ausblockung der Strahlung in den geometrischen Strahlengang eingebracht. Eine neuere Entwicklung ist der so genannte Multi-leaf-Kollimator. Dabei werden elektronisch gesteuert multiple Lamellen in den Strahlengang eingebracht, die dann ein beliebiges vorgegebenes irreguläres Feld beim Patienten konfigurieren können (Richter u. Flentje 1998).

Höhere lokale Dosen als bei der perkutanen Strahlentherapie lassen sich durch **Einbringen eines umschlossenen Radionuklids** in den Krankheitsherd oder in seine unmittelbare Umgebung erreichen. Durch den steilen Dosisabfall der Dosisleistung nach dem Abstandsquadratgesetz können im Zielvolumen hohe Dosen bei Schonung des umgebenden gesunden Gewebes verabreicht werden. Nachteilig ist, dass die regionalen Lymphknoten nicht in das Behandlungsvolumen mit einbezogen sind, sodass die Brachytherapie (brachy: griechisch für kurz, nahe) in der Regel zur lokalisierten Dosiserhöhung (Boost-Dosis) nach einer großvolumigen perkutanen Strahlentherapie eingesetzt wird.

Bei der intrakavitären Therapie wird das Radionuklid in präformierte Gewebehüllen deponiert, bei der interstitiellen Therapie operativ in das erkrankte Gewebe eingebracht. Beide Therapieformen wurden früher mit Radium-226, die interstitielle Therapie auch mit Gold-198 durchgeführt. Wegen schwerwiegender Strahlenschutzprobleme sind diese Radionuklide heute obsolet und wurden durch die einfacher zu handhabenden Isotope Cobalt-60, Iridium-192, Iod-125 und Cäsium-137 ersetzt, wobei sich Iridium-192 als besonders geeignet erwiesen und sich in Deutschland weitgehend durchgesetzt hat.

Ein verbesserter Strahlenschutz mit wesentlicher Verringerung der früher sehr hohen Strahlenbelastung für Ärzte und Mitarbeiter wird bei der Verwendung der so genannten Nachlade-Technik oder auch **Afterloading-Technik** erreicht. Dabei werden leere Applikatoren (Schläuche, Hohlsonden, Nadeln) in die gewünschte Position eingebracht, die dann ferngesteuert mit der radioaktiven Quelle aus einem Tresor versehen werden. Die Quellenposition kann während der Bestrahlung fixiert sein, sie kann aber auch gesteuert schrittweise oder oszillierend wechseln, sodass über die zeitliche Variation eine räumliche Dosisverteilung moduliert und optimiert werden kann.

Bei Iridium-192 können durch die hohe spezifische Aktivität die Quellen sehr klein gehalten und dünnlumige, flexible Applikatoren für die intrakavitäre (Gallengang- und Bronchialsystem) sowie dünne Nadeln für die interstitielle (Prostatakarzinom, Mammakarzinom, HNO-Tumoren) Brachytherapie verwendet werden (Nag 1994).

## Biologische Grundlagen

> Die biologische Wirkung ionisierender Strahlung beruht auf Veränderungen an biologisch aktiven Molekülen wie Enzymen, Membranbestandteilen und der DNA. Auf Veränderungen an der DNA beruht der zentrale antineoplastische Effekt der Strahlentherapie.

Physikalisch-chemisch treten dabei zwei Prozesse auf: Eine **direkte Wirkung** der Strahlung durch Ionisation und eine **indirekte Wirkung** durch Radiolyse von $H_2O$ mit Bildung von aggressiven H- und OH-Radikalen, die ihrerseits wieder chemische Wechselwirkungen mit biologisch wichtigen Molekülen auslösen.

**Die Folgen** sind eine Induktion akuter entzündlicher Prozesse, die Schädigung von Metabolismus und Teilungsfähigkeit der Zellen bis hin zum Zelltod und die Möglichkeit einer Verfälschung der in der DNA gespeicherten Informationen – ein stochastischer Effekt, der selten auftritt, aber zur Karzinogenese oder zu genetischen Schäden führen kann. Da organisches Leben in seiner Entwicklung über alle geologischen Epochen hinweg mit ionisierender Strahlung konfrontiert war, hat sich ein komplexes, hocheffektives enzymatisches System zur Reparatur von DNA-Schäden entwickelt, sodass der weit überwiegende Teil solcher Schäden für eine gesunde Zelle folgenlos bleibt. Die Reparaturmechanismen benötigen Zeit, die in der Regel im Bereich einiger Stunden liegt. Daraus erklärt sich die ausgeprägte Abhängigkeit der Strahlenwirkung nicht nur von der Dosis sondern auch von der Dosis pro Zeit, das heißt der Dosisleistung, die rein physikalisch nicht zu erklären ist.

> Nach der strahlenbiologischen Grundregel von Bergonie und Tribondeau von 1906, die mit gewissen Einschränkungen auch heute noch gilt, steigt die Strahlenempfindlichkeit eines Gewebes mit abnehmender Differenzierung und zunehmender Proliferationsgeschwindigkeit bzw. höherer Teilungsrate.

Unreife Gewebe sind also strahlensensibler als ausdifferenzierte und Gewebe mit hohem Zellumsatz (z. B. Mukosa, hämatopoetisches

System) sensibler als Gewebe mit geringer Zellteilung (z. B. ZNS, Skelett). Die Strahlensensibilität ist außerdem abhängig von der Zellzyklusphase: Zellen in der M-Phase sind am empfindlichsten, dann folgen die $G_2$- und die frühe S-Phase, gering ist die Empfindlichkeit in der späten S-Phase und in der frühen $G_1$-Phase (Hall 2000).

Die biologische Wirkung ionisierender Strahlung ist bei hohem Sauerstoffpartialdruck um den Faktor 2–3 größer als unter hypoxischen und anoxischen Bedingungen (**Sauerstoffeffekt**). Schnellwachsende oder sehr ausgedehnte Tumoren sowie postoperative Rezidive haben in der Regel eine insuffiziente Perfusion mit Ausbildung von Nekrosen und hypoxischen Arealen. Die therapeutische Wirkung der Strahlung kann daher erheblich reduziert sein, was als wichtigste Ursache für das Auftreten von Lokalrezidiven auch nach hochdosierter Strahlentherapie gilt.

**Hyperthermie** hat im Tumorgewebe bis zu Temperaturen von 42 °C einen strahlensensibilisierenden Effekt, der bis zu Faktor 3 betragen kann. Die Wirkung ist verstärkt bei Hypoxie und in der S-Phase des Zellzyklus, also komplementär zum radiogenen Effekt. Hyperthermie verstärkt nicht die biologische Wirkung ionisierender Strahlung in gesundem Gewebe. Oberhalb von 42 °C ist eine Temperaturerhöhung für alle Gewebe direkt zytotoxisch.

Die **Absterberate bestrahlter Zellen** ist mit stochastischer Gesetzmäßigkeit abhängig von der applizierten Dosis. Dabei ergibt sich eine charakteristische Schulterkurve der Dosis-Effekt-Beziehung mit exponentiellem Abfall bei hohen Dosen (Abb. 11-2). Die Schulter ist um so ausgeprägter, je effektiver die Reparaturmechanismen des Zelltyps sind. Im höheren Dosisbereich, bei dem im Mittel nur noch eine Zelle überlebt, gilt die Poisson-Statistik, woraus der typische s-förmige Verlauf der Kurve der lokalen Kontrollrate resultiert (Trott 1987). Bei maligne entarteten Geweben ist in der Regel zu beobachten, dass die Reparaturmechanismen für strahleninduzierte DNA-Schäden in ihrer Effektivität eingeschränkt sind und damit die entsprechenden Kurven auch eine geringer ausgeprägte Schulter aufweisen.

Aus diesem an Zellkulturen, durch Tierexperimente und in klinischen Studien vielfach belegtem Modell ergeben sich drei weitreichende Konsequenzen:

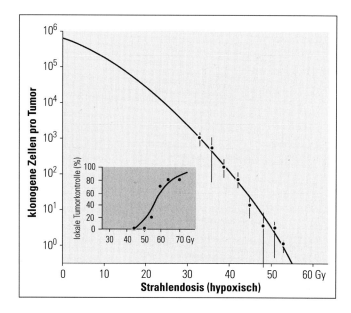

**Abb. 11-2:** Reduktion der Tumorstammzellen in Abhängigkeit von der applizierten Dosis. Daraus resultierend die s-förmige Kurve der lokalen Tumorvernichtung (nach Trott 1987).

**Tab. 11-1:** Kurative Strahlendosen für verschiedene Tumorentitäten.

| Histologie | Dosis |
|---|---|
| Seminom | 25–30 Gy |
| malignes Lymphom | 30–40 Gy |
| kleinzelliges Bronchialkarzinom | 40–50 Gy |
| Basaliom, Spinaliom | 60–70 Gy |
| HNO-Karzinome | 60–70 Gy |
| Glioblastom, Osteosarkom | über 70 Gy |

- Die zur Elimination eines Tumors erforderliche Dosis richtet sich nicht nach der individuellen makroskopischen Rückbildung der Geschwulst, sondern ausschließlich nach der aus klinischen Studien bekannten Rezidivrate im Bestrahlungsfeld; sie hängt von der Histologie ab (Tab. 11-1).
- Die zur Elimination eines Tumors benötigte Dosis ist von der Ausgangszahl der Zellen und damit vom Tumorvolumen vor Bestrahlung abhängig. Das ist der Grund für das kurative Potenzial einer postoperativen Radiatio auch bei relativ wenig strahlensensiblen Tumoren.
- Aus dem s-förmigen Verlauf der Kontrollraten-Kurven ergibt sich, dass für hohe Dosen der Nutzen einer weiteren Dosiserhöhung immer geringer wird. Da mit zunehmender Dosis auch das Risiko einer Schädigung des gesunden Gewebes zunimmt und zwar ebenfalls mit einer s-förmigen Dosis-Effekt-Kurve, kann das therapeutische Dosisoptimum in der Regel nicht bei einer Heilungsrate von 100 % liegen.

Die **therapeutische Breite** lässt sich in der Strahlentherapie analog zur Pharmakologie durch die Dosis-Effekt-Kurven der lokalen Heilung und die Wahrscheinlichkeit von Komplikationen definieren (Abb. 11-3). Sinnvoll ist eine Therapie in dem Bereich, in dem eine hohe Wahrscheinlichkeit der Tumorvernichtung bei noch vertretbarem Risiko schwerwiegender Nebenwirkungen gegeben ist (Holthusen 1936). Von besonderer Bedeutung ist dabei der Umstand, dass die therapeutische Breite der Strahlentherapie wie die der Chemotherapie relativ gering ist – was in gewisser Weise den geringen histologischen und molekularbiologischen Unterschied zwischen gesunden und malignen, transformierten Zellen wiederspiegelt. Die therapeutische Breite der kurativen Strahlentherapie liegt im Bereich von 1,1 bis 2,0 und es gibt Tumorentitäten, wie das

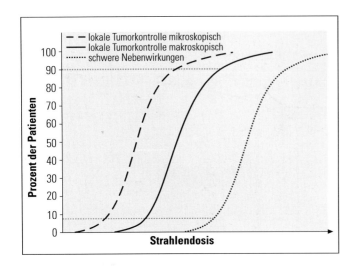

**Abb. 11-3:** Schematische Darstellung der Dosis-Effekt-Kurven für die lokale Tumorkontrolle und für schwerwiegende Nebenwirkungen.

# Biologische Grundlagen

Glioblastom und das Osteosarkom, bei denen überhaupt kein therapeutisches Fenster vorliegt. Aus der geringen therapeutischen Breite folgt unmittelbar, dass in der Regel das Risiko von Nebenwirkungen eingegangen werden muss, um relevante Heilungsraten zu erzielen. Bei vitalen Indikationen wird übereinstimmend ein Schadensrisiko für chronische Komplikationen von circa 5 % für vertretbar gehalten.

Das wichtigste Verfahren zur Erhöhung der therapeutischen Breite in der Strahlentherapie ist die **Dosisfraktionierung**. Dadurch wird gesundem Gewebe Zeit gegeben, sich durch Reparationsmechanismen, Regeneration und Repopulation zu erholen. Im Tumorgewebe arbeiten diese Mechanismen wenig effektiv, eine Erholung ist nicht möglich und es kommt zu einer zunehmenden Devitalisierung (Abb. 11-4). Theoretisch müsste es für jede individuelle klinische Situation einen optimalen Fraktionierungsrhythmus geben. Es ist aber bisher, von Ausnahmen abgesehen, nicht gelungen, ein für die klinische Routine brauchbares individuelles Konzept zu finden. Durchgesetzt hat sich nach jahrzehntelanger Erfahrung ein Fraktionierungsmodus mit 1,8–2 Gy Einzeldosis 5-mal pro Woche (Willers et al. 1998), was vom Aufwand her in der klinischen Routine noch praktikabel ist. Die Toleranzgrenze der Haut und des Gefäßbindegewebes liegt mit dieser Fraktionierung bei einer Gesamtdosis von 60–70 Gy. Der wichtigste Faktor für das Risiko von Spätkomplikationen ist neben der applizierten Gesamtdosis die Höhe der Einzeldosis. Es existieren verschiedene mathematische Modelle zur Berechnung der Strahlenwirkung, wobei die unterschiedlichen Gewebearten durch experimentell bestimmbare Parameter charakterisiert sind. Das strahlenbiologisch am besten belegte und gebräuchlichste dieser Modelle ist das so genannte a-b-Modell (Hall 2000).

Tumoren unterschiedlicher Histologie sind in einem weiten Bereich unterschiedlich strahlenempfindlich. Die bei üblicher Fraktionierung zur Ausheilung erforderlichen Dosen variieren von 25–70 Gy (Tab. 11-1). Dabei ist zu betonen, dass es nicht das Ziel der Strahlentherapie darstellt, an die Stelle eines Tumors eine großvolumige Nekrose mit dem entsprechenden Komplikationen zu setzen. Ziel der Strahlentherapie ist vielmehr das Ersetzen des Tumorgewebes durch eine radiogene Narbe des zu Grunde liegenden Gefäßbindegewebes. Die Toleranzgrenze des Gefäßbindegewebes stellt daher den zentralen, limitierenden Faktor jeder Strahlentherapie dar. Weiter limitierende Faktoren sind die Toleranzdosen besonders strahlensensibler Organe, die sich in der Nachbarschaft oder direkt im Bereich der Bestrahlungsfelder befinden.

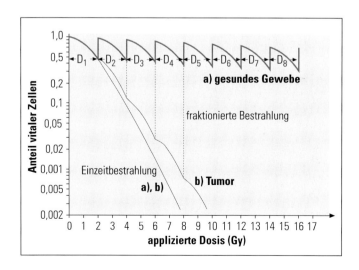

**Abb. 11-4:** Schema der unterschiedlichen Devitalisierung von Zellen im gesunden Gewebe und im Tumorgewebe bei einer fraktionierten Bestrahlung (nach Pohlit 1970).

Über die Auswirkungen ionisierender Strahlung auf normale Gewebe und Organe existiert eine Fülle von Daten (Mettler u. Upton 1995). Die Strahlensensibilität wird dabei mittels der **Toleranzdosis** TD (5/5) bzw. TD (50/5) beschrieben, das heißt mit der Dosis, die mit einem Risiko von 5 bzw. 50 % innerhalb von 5 Jahren zu einer chronischen Schädigung führt. Die Toleranzdosen der wichtigsten Gewebe sind in Abbildung 11-5 dargestellt. Wie auf jede andere Noxe auch kann ein Gewebe auf ionisierende Strahlung mit zwei prinzipiell verschiedene Mechanismen reagieren: mit der akuten und der chronischen Entzündung. Im Wesentlichen entspricht die akute Strahlenreaktion jeweils der akuten Entzündung des betroffenen Gewebes oder Organs (z. B. Nephritis, Hepatitis, Pneumonie), während die Spätreaktionen den Folgen einer chronischen Entzündung ähneln (z. B. Hautatrophie, Lungenfibrose, Schrumpfniere). Das Ausmaß der Frühreaktion korreliert in der Regel nicht mit dem der Spätreaktion. Für die Spätreaktion ist neben der Gesamtdosis vor allem auch die Höhe der Einzeldosis verantwortlich. Radiogen chronisch vorgeschädigtes Gewebe ist grundsätzlich weniger strahlentolerant als nicht vorbelastetes. Eine erneute Strahlentherapie in einem vorbehandelten Bereich ist daher nur in Ausnahmefällen möglich und mit einem deutlich höheren Nebenwirkungsrisiko für Ulzera, Nekrosen und andere Organschädigungen verbunden.

## Bestrahlungsplanung und -kontrolle

> Aufgabe der Bestrahlungsplanung ist es, mit geeigneten Strahlenarten und Bestrahlungstechniken eine ausreichende Tumordosis bei bestmöglicher Schonung von gesundem Gewebe zu erzielen.

Dazu wird die Dosisverteilung in einer vorgegebenen Schnittebene des Patientenkörpers grafisch als zweidimensionaler **Isodosenplan** veranschaulicht. Die Anpassung an die individuelle Morphologie des Patienten erfolgt durch Verwendung der Schnittbildverfahren, Ultraschall, Computertomographie und Magnetresonanztomographie; dabei zeichnen rechnergestützte Planungsprogramme die Isodosenpläne direkt in die digitalen Abbildungen ein

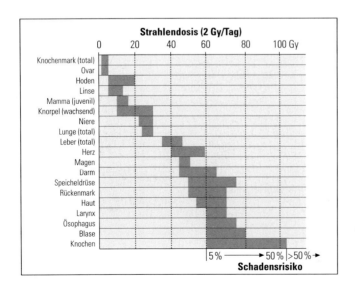

**Abb. 11-5:** Toleranzdosen verschiedener Organe mit prozentualer Häufigkeit des Auftretens von Komplikationen (nach Wannenmacher et al. 1978).

(Abb. 11-6). Das kann bei aufwändigeren Computerprogrammen auch in einer dreidimensionalen Darstellungsform geschehen (3D-Planung).

Die Bestrahlungsplanung erfolgt nach einem heute allgemein anerkannten **Zielvolumenkonzept** (ICRU-Report Nr. 50 von 1993 und Nr. 62 von 1999): Nach Festlegung des makroskopischen Tumors und seiner topographischen Beziehung zu den Nachbarorganen wird das strahlentherapeutische Zielvolumen (Planungszielvolumen) definiert. Es umfasst neben dem makroskopischen Tumorvolumen auch Gebiete potenzieller Tumorausbreitung, die sich nach der Histologie, der Wachstumsgeschwindigkeit und der lymphogen Metastasierungstendenz richten. Außerdem umfasst das Planungsvolumen eine Sicherheitszone, die Organbewegungen und Ungenauigkeiten in Lagerung und Feldeinstellung berücksichtigt.

**Bewertungskriterien** für eine optimale Bestrahlungsmethode sind (Sack u. Thesen 1998, Dobbs et al. 1999):

- Das bestrahlte Volumen sollte möglichst klein sein und dem Zielvolumen möglichst dicht anliegen.
- Die Strahlendosis im Zielvolumen sollte möglichst homogen sein. Bei Überdosierung besteht die Gefahr einer Nekrose, bei Unterdosierung die eines Rezidivs.
- Außerhalb des Zielvolumens ist ein steiler Dosisabfall erforderlich. Um iatrogene Schäden zu vermeiden, müssen die Dosen von Risikoorganen unter den jeweiligen Toleranzdosis liegen. Typische Risikoorgane sind Rückenmark, Nieren und das Lungengewebe.

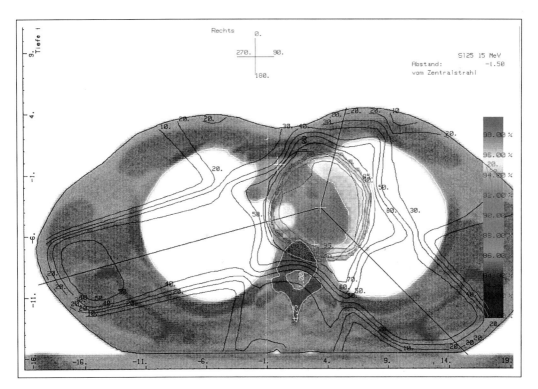

**Abb. 11-6**: Computertomographischer Querschnitt mit eingezeichnetem Isodosenplan für die primäre Strahlentherapie eines mediastinal gelegenen, großzelligen Bronchialkarzinoms. Der Patient ist nach Applikation von 68 Gy seit 4 Jahren ohne radiogene Komplikation rezidivfrei.

Zur Lokalisation, Festlegung, Kontrolle und Dokumentation der Bestrahlungsfelder dient der **Therapiesimulator**. Das ist eine Durchleuchtungseinrichtung, mit der sämtliche geometrische Einstellungs- und Bewegungsmöglichkeiten der Bestrahlungsgeräte nachgeahmt werden können. Simulatoraufnahmen sind ein wichtiger Bestandteil der Dokumentation und können in der Nachsorge zur Erkennung von Strahlenfolgen und zur Beurteilung von Rezidiven (zentrales Rezidiv oder Randrezidiv) sowie zur Beurteilung der Möglichkeiten einer erneuten Radiatio bei Tumorprogression herangezogen werden. Die entsprechenden Bestrahlungsprotokolle und sämtliche zur Planung und Dokumentation angefertigten radiologischen Aufnahmen müssen nach der Strahlenschutzgesetzgebung für mindestens 30 Jahre archiviert werden.

Ein neuartiges Verfahren ist die so genannte **virtuelle Simulation**. Dabei werden mithilfe eines computertomographisch erzeugten dreidimensionalen Datensatzes die anatomischen Verhältnisse des Patienten am Bildschirm rekonstruiert, die Zielvolumina eingezeichnet, eine geeignete Feldeinstellung ausgesucht, die Isodosenverläufe errechnet und in die anatomische Topographie projiziert, um die Dosisverteilung nach den oben genannten Kriterien zu optimieren (Abb. 11-7).

> Es muss betont werden, dass für die medizinische Bestrahlungsplanung sämtliche relevanten klinischen und radiologischen Befunde heranzuziehen sind – einschließlich der klinischen Untersuchung durch den Therapeuten, der Operationsberichte und der histologischen Befunde sowie sämtlicher verfügbarer bildgebenden Verfahren.

Dabei sind die Computertomographie und die Magnetresonanztomographie für die Strahlentherapie von besonderem Wert, wegen der hohen Weichteilkontraste, der guten Reproduzierbarkeit und der digitalen Datenerfassung mit allen Möglichkeiten der Bildverarbeitung und -überlagerung (Abb. 11-7).

## Strahlentherapie bei malignen Systemerkrankungen

Die **Hodgkin-Krankheit** hat ein charakteristisches, von Karzinomen abweichendes Ausbreitungsmuster (Kaplan 1972): Ausgehend von einer Lymphknotengruppe (in 75% der Fälle zervikal oder supraklavikulär) werden zentrifugal die benachbarten Lymphknotenregionen befallen, aber im Gegensatz zu den Karzinomen nicht nur entlang dem anatomischen Lymphabfluss, sondern auch retrograd, beispielsweise von zervikal nach mediastinal. Das Diaphragma stellt dabei eine prognostisch bedeutsame Barriere dar, der Milzbefall ist klinisch wie ein Lymphknotenbefall zu werten. Die hämatogene Aussaat stellt ein Endstadium dar und betrifft vorwiegend Leber, Knochenmark und Skelett.

> Hodgkin-Lymphome, wie auch die anderen malignen Lymphome, gehören zu den strahlensensibelsten Tumoren überhaupt. Die lokale Rezidivrate nach Applikation von 40 Gy liegt unter 5%.

Wegen dieser relativ hohen Strahlensensibilität und wegen des charakteristischen zusammenhängenden Ausbreitungsmusters ist bei Hodgkin-Krankheit in den auf das lymphatische System beschränkten Stadien I–III eine Ausheilung durch eine primäre großvolumige Strahlentherapie grundsätzlich möglich, was Kaplan in Stanford lange vor der Chemotherapie-Ära durch systematische Untersuchungen zeigen konnte (Kaplan 1972). Dies ist einer der bedeutendsten Erfolge der Medizin in der Nachkriegszeit: Aus einer vorher fast unheilbaren Krankheit wurde eine Erkrankung, die in der überwiegenden Zahl der Fälle ausgeheilt wird.

Voraussetzung war die Radikalisierung der Behandlung mit Einführung der so genannten Großfeld- oder **Extended-field-Technik**. Im Gegensatz zur Involved-field-Technik, bei der nur die makroskopisch befallene Lymphknotenregion bestrahlt wird, werden dabei in den Stadien I und II sämtliche Lymphknotenregionen einer Körperhälfte (Mantelfeld bzw. umgekehrtes Y) und im Stadium III sämtliche Lymphknotenregionen des Körperstamms (total nodale Bestrahlung) in das strahlentherapeutische Zielvolumen einbezogen. Die nicht betroffenen Organe und Gewebe, insbesondere die Lungen, werden durch individuell gegossene Absorberblöcke ausgeblendet, die als Satelliten fokusnah in den Strahlengang eingebracht werden (Wannenmacher et al. 1978). Eine Analyse der Toleranzdosen (Abb. 11-5)

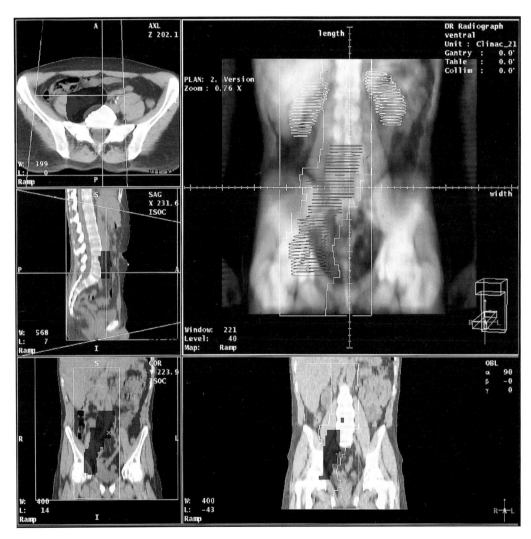

**Abb. 11-7:** Virtuelle Simulation nach computertomographischer dreidimensionaler Rekonstruktion bei einem Patienten mit Hodgkin-Krankheit in Vollremission nach Polychemotherapie (konsolidierende Radiatio). Dargestellt ist das infradiaphragmale Feld, wobei die primäre Tumorausdehnung in den axialen CT-Schnitten markiert wurde.

zeigt, dass tatsächlich ausgedehnte Körperabschnitte in dem Dosisbereich von 40 Gy behandelt werden können, sofern Risikoorgane wie Lunge, Leber und Nieren ausgespart bleiben.

Durch die Einführung einer potenten **Polychemotherapie** für die Lymphogranulomatose konnten die Ergebnisse weiter verbessert werden und es stellt sich bis heute die Frage nach einer rationalen Abgrenzung zwischen beiden therapeutischen Modalitäten (Diehl et al. 2001). Dabei erfolgte zunächst in den Stadien I bis IIIA eine Großfeldbestrahlung und adjuvant eine Polychemotherapie bei speziellen Risikofaktoren. Ab Stadium IIIB stellt die Chemotherapie die Basis dar und die Strahlentherapie eine adjuvante Therapienmaßnahme. Mit diesem Schema konnte in den Stadien I und II ohne Risikofaktoren eine 10-Jahre-Überlebensrate von circa 90 % erreicht werden (Diehl et al. 2001).

Das **Problem bei der alleinigen Strahlentherapie** liegt in zwei Punkten:
- Es muss prätherapeutisch mit hoher Genauigkeit sichergestellt werden, dass tatsächlich ein frühes Stadium vorliegt. Das ist eine Ausschlussdiagnose, die bei mangelnder Treffsicherheit der diagnostischen Methoden eine explorative Laparotomie notwendig macht, in der Regel verbunden mit einer Splenektomie und den entsprechenden Risiken.
- Trotz dieser Maßnahmen beträgt die Rate der Tumorrezidive nach alleiniger Strahlentherapie circa 20 %, wobei die Mehrheit dieser Patienten allerdings mit einer hochdosierten Polychemotherapie erneut in Vollremission kommt (Diehl et al. 2001, Kaplan 1972).

Um dieser Problematik zu begegnen, insbesondere um eine aggressive Salvage-Chemotherapie zu vermeiden, wurden in den folgenden Studien **Risikofaktoren** identifiziert, und zwischen die Gruppe mit niedrigem und die mit hohem Rezidivrisiko wurde eine weitere Gruppe mit intermediärem Risiko eingeschoben, die dann bereits in der Primärtherapie mit einer Radiochemotherapie behandelt wird (Diehl et al. 2001, Emmerich 2000). Als derartige Risikofaktoren gelten große Mediastinaltumoren, extranodaler Tumorbefall, massiver Milzbefall, BSG-Erhöhung und eine hohe Zahl von befallenen Lymphknotenarealen. Dabei hat sich gezeigt, dass sowohl die Strahlentherapie als auch die Chemotherapie in ihrer Dosierung eingeschränkt werden können. Ein Zyklus COPP (Cyclophosphamid, Vincristin, Procarbazin und Prednisolon) oder ABVD (Adriamycin, Bleomycin, Vinblastin und Dacarbazin) entspricht dabei in der Wirksamkeit etwa 4 Gy (Hübner et al. 1986). Durch die kombinierte Therapie und den Einsatz der modernen Schnittbildverfahren konnte den Hodgkin-Patienten darüber hinaus die diagnostische Laparotomie erspart werden.

Bei der **kindlichen Hodgkin-Krankheit** spielt die Strahlentherapie gegenüber der Chemotherapie nur eine untergeordnete Rolle. Auf die Extended-field-Bestrahlung wird wegen der radiogenen Wachstumsstörungen des Skeletts verzichtet und die Involved-field-Technik wird nur als konsolidierende Maßnahme nach Polychemotherapie eingesetzt. Damit werden Heilungsraten von circa 93 %, bezogen auf alle Stadien, erreicht, die praktisch kaum noch zu überbieten sind (Emmerich 2000). Das Risiko von Spätkomplikationen liegt mittlerweile in der gleichen Größenordnung wie das Risiko eines Therapieversagens oder überholt dieses sogar. Damit wird ein Umdenken notwendig: Fortschritte sind nicht mehr durch eine Ausweitung und höhere Aggressivität der Primärtherapie zu erreichen, sondern durch weitere Differenzierung und streng risikoadaptierte Behandlungsverfahren, deren Aggressivität soweit wie möglich zurückgenommen werden muss.

> Die Möglichkeiten der Strahlentherapie bei den verschiedenen Formen der Non-Hodgkin-Lymphome sind trotz der hohen Strahlensensibilität durch die relative Häufigkeit

der fortgeschrittenen und der extranodalen Stadien und das diskontinuierliche Ausbreitungsmuster generell eingeschränkt.

Bei den hochmalignen Non-Hodgkin-Lymphomen ist – wenn überhaupt – eine primäre Strahlentherapie nur in den relativ seltenen frühen Stadien I und IE indiziert, sofern keine Risikofaktoren vorliegen und es sich nicht um ein lymphoblastisches Lymphom oder ein Burkitt-Lymphom handelt. In Abhängigkeit von Histologie und Lokalisation werden dabei 5-Jahre-Überlebensraten von circa 70 % erreicht (Sack et al. 1996)). In den sehr viel häufigeren höheren Stadien ist die Polychemotherapie die Methode der Wahl. Die Indikation zur Strahlentherapie ergibt sich dabei als konsolidierende Maßnahme um Rezidive zu vermeiden, die erfahrungsgemäß auch nach Vollremission aus dem Bereich großer primärer Tumormassen entstehen. Weitere Indikationen sind: Resttumoren nach hochdosierte Chemotherapie, Progress unter Chemotherapie und Unverträglichkeit der Chemotherapie.

Während die intermediären, speziell zentrozytisch-zentroblastischen Non-Hodgkin-Lymphome durch eine Polychemotherapie nicht ausgeheilt werden können, führt eine konsequente Großfeldbestrahlung in den Stadien I und II zu 5-Jahre-Überlebensraten von über 80 % und zu 10-Jahre-Überlebensraten von circa 60 %, wobei allerdings die Extended-field-Bestrahlung auch in den frühen Stadien großzügiger durchgeführt werden muss als bei der Hodgkin-Krankheit (Emmerich 2000, Sack et al. 1996).

In seltenen Fällen können auch niedrigmaligne Non-Hodgkin-Lymphome durch eine alleinige Strahlentherapie ausgeheilt werden, wenn sie in den frühen Stadien I, IE sowie II, IIE diagnostiziert werden (Armitage et al. 2001, Gospodarowicz u. Wasserman 1998). In der Regel wird aber bei den niedrigmalignen Non-Hodgkin-Lymphomen die Strahlentherapie nach der Chemotherapie entsprechend dem Konzept der konsolidierenden Involved-field-Bestrahlung eingesetzt (Armitage et al. 2001). Eine Sonderstellung nehmen solitäre Plasmozytomherde ein, die sehr gut auf eine Strahlentherapie ansprechen. Hier werden lokale Kontrollraten von 77 % und 10-Jahre-Überlebensraten von mehr als 50 % erreicht (Holland et al. 1992). Beim multiplen Myelom stellt die Strahlentherapie die wichtigste palliative Maßnahme zur Behandlung von osteolytischen Destruktionen und zur Vermeidung pathologischer Frakturen dar.

Das hämatopoetische System ist das Gewebe mit der geringsten Strahlentoleranz (Abb. 11-5). Damit bietet sich die Möglichkeit, durch eine **Ganzkörperbestrahlung** (z. B. 12 Gy mit 2 mal 2 Gy/Tag) das gesamte hämatopoetische System auszuschalten und die vergleichbar strahlensensiblen Neoplasien dieses Systems zu eliminieren ohne weitere Organschäden befürchten zu müssen. Voraussetzung ist natürlich, dass die Möglichkeit einer autologen oder allogenen Knochenmark- bzw. Stammzelltransplantation besteht. Kombiniert wird die Ganzkörperbestrahlung als konditionierende Maßnahme in der Regel mit einer hochdosierten Chemotherapie.

Standardindikationen für Knochenmark- bzw. Stammzelltransplantationen sind ALL, AML und CML. In zahlreichen Studien wird derzeit überprüft, inwieweit dieses Behandlungsverfahren auch auf hochmaligne Lymphome im Rezidivfall, auf niedrigmaligne Lymphome, kleinzellige Bronchialkarzinome und nicht onkologische Indikationen, wie die aplastische Anämie ausgedehnt werden kann. Das Gleiche gilt für die noch hoch experimentelle Gentherapie.

# Palliative Strahlentherapie

Auch wenn bei einem Malignom aufgrund von Metastasen, ausgedehntem Lokalbefund oder schlechtem Allgemeinzustand,

> der eine aggressive Therapie verbietet, eine Heilung nicht mehr möglich ist, kann eine palliative Behandlung häufig noch Schmerzen verhindern, tumorbedingte Symptome verringern oder beseitigen, drohenden Komplikationen vorbeugen und so die Lebensqualität verbessern und die Voraussetzungen für eine normale Lebensweise erhalten (Hess et al. 1996).

In diesem Zusammenhang ist die Strahlentherapie für lokalisierbare Prozesse das effektivste Verfahren und mit einem Anteil von 60–70 % an der palliativen Symptomkontrolle beteiligt.

Ob eine Strahlentherapie mit kurativer oder palliativer Intention durchgeführt wird, ist eine grundsätzliche Entscheidung, die bei jeder Tumortherapie getroffen werden muss: Bei einer kurativen Therapie werden zu Gunsten der Heilungschancen auch schwere akute Nebenwirkungen (z. B. Mukositis, Blutbilddepression) in Kauf genommen, Spätkomplikationen sind soweit wie möglich zu vermeiden. Die Dosis wird dementsprechend in der Regel relativ hoch gewählt, es werden kompliziertere Behandlungstechniken bevorzugt und die Behandlungsdauer spielt nur eine untergeordnete Rolle. Demgegenüber sollten die akuten Nebenwirkungen bei einer palliativen Therapie möglichst gering sein, Spätnebenwirkungen spielen kaum eine Rolle. Die **palliative Dosis** beträgt nur etwa 2 Drittel der kurativen Dosis, da nur eine makroskopische Tumorremission angestrebt wird. Ausreichend sind daher relativ einfache Bestrahlungstechniken und die Behandlungsdauer wird so weit wie möglich reduziert, um die dem Patienten verbleibende Zeit nicht unnötig einzuschränken.

**Indikationen** der palliativen Strahlentherapie sind:
- die Entlastung bei tumorbedingten Kompressionssyndromen (Hirndruck, obere Einflussstauung) und bei drohender Obstruktion (Ösophagus, Tracheobronchialsystem, Gallenwege, ableitende Harnwege)
- die Verhinderung pathologischer Frakturen bei Osteolysen
- die Schmerzbekämpfung, die vor allem bei ossären Metastasen von Bedeutung ist

**Tab. 11-2:** Indikationen und Ergebnisse der palliativen Strahlentherapie (mod. nach Hess et al. 1996).

| Symptom | Ursache | Ansprechrate |
|---|---|---|
| Schmerzen | Skelettmetastasen | 80 % |
| | Weichteiltumor | 90 % |
| neurologische Ausfälle | Hirnmetastasen | 70–90 % |
| | Rückenmarkkompression | 50–95 % |
| | Plexusinfiltration | 90 % |
| Einflussstauung | Gefäßkompression | 70–90 % |
| Dyspnoe | Bronchialstenose | 60–90 % |
| Dysphagie | Ösophagusstenose | 60–90 % |
| Tumorblutung | Bronchialkarzinom | 75 % |
| | Zervixkarzinom | 75 % |

Die Bestrahlung von Lungen- und Lebermetastasen ist eingeschränkt durch die geringe Toleranz dieser Gewebe und bleibt strahlensensiblen Tumoren wie Lymphomen oder Seminomen vorbehalten. Die Ansprechrate der palliativen Strahlentherapie, das heißt die Symptomkontrolle liegt fast durchweg bei über 70 % und erreicht Raten von 90–95 % (Tab. 11-2). Sie liegt damit deutlich höher als die Ergebnisse der kurativen Behandlung bei den meisten Tumoren. Für **multiple Hirnmetastasen** ist die Ganzhirnbestrahlung Methode der Wahl, bei operablen solitären Metastasen ist die neurochirurgische Resektion mit Nachbestrahlung indiziert. Eine signifikante Verbesserung der neurologischen Symptomatik wird in circa 50 % der Fälle erreicht. Die Überlebensraten hängen von der Tumorhistologie und dem Ausmaß der extrazerebralen Metastasierung ab: Der Median der Überlebenszeit beträgt circa 4 Monate für Bronchialkarzinome und 7 Monate für Mammakarzinome, bei denen in circa 12 % der Fälle auch Langzeitüberlebende beobachtet werden (Flentje et al. 1987). Die mediane Überlebenszeit unbehandelter oder nur symptomatisch behandelter Patienten mit Hirnmetastasen beträgt nur etwa einen Monat. Ein wichtiges Ergebnis der Strahlentherapie bei Hirnmetastasen ist die Tatsache, dass 70–80 % der verbleibenden Lebenszeit in gebessertem oder neurologisch stabilem Zustand verbracht werden (Abb. 11-8).

Die Strahlentherapie von **Skelettmetastasen** ist indiziert bei lokalisierbaren Schmerzen, die in Korrelation zu einer szintigraphisch oder röntgenologisch nachweisbaren Läsion stehen und bei osteolytischen Destruktionen, bei denen eine pathologische Fraktur droht – vor allem im Bereich der tragenden Skelettanteile. Eine dritte Indikation ist die Nachbestrahlung nach operativer Stabilisierung. Dies ist eine nicht selten vernachlässigte, aber wichtige Indikation, da es durch die Operation zu einer Tumorkontamination des gesamten Wundgebiets und zu einem Knochenabbau auch im Bereich der Metallteile kommt, die für die Stabilität der Osteosynthese verantwortlich sind

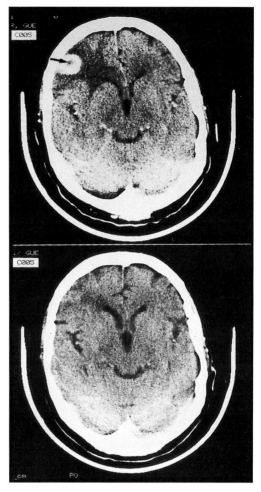

**Abb. 11-8:** Frontale Hirnmetastase eines Bronchialkarzinoms vor (**a**) und nach (**b**) Bestrahlung. Der Patient war aus internistischen Gründen nicht operabel.

(Abb. 11-9). Eine Schmerzremission kann in 80–90 % der Fälle erreicht werden, sie ist in circa 50 % der Fälle komplett (Powers u. Ratanatharathorn 1998). Rekalzifikation osteolytischer Destruktionen wird in 40–50 % der Fälle erreicht und entspricht röntgenologisch einer Frakturheilung, ist allerdings erst nach 2–4 Monaten nachweisbar. Bei Ansprechen der Behandlung kommt es nach dieser Zeit in der Regel auch zu einer Wiederherstellung der Stabilität.

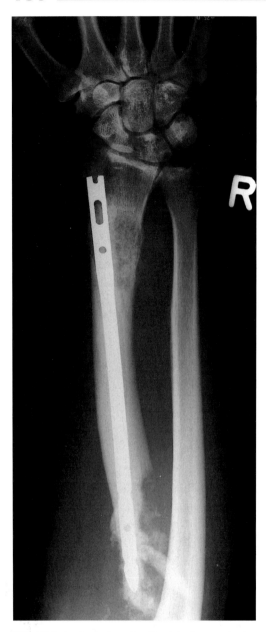

**Abb. 11-9:** Impfmetastase im Bereich des proximalen Radius nach operativer Versorgung einer osteolytischen Metastase eines Blasenkarzinoms im distalen Radius durch einen Marknagel.

Eine klassische strahlentherapeutische Notfallsituation ist die **obere Einflussstauung**, meist verursacht durch ein Bronchialkarzinom oder ein malignes Lymphom. Hier werden durch die Strahlentherapie Remissionsraten von circa 75 % erreicht, alternative Methoden sind die Einlage eines Gefäßstents oder die Chemotherapie. Wichtig ist, dass vor der Strahlentherapie die Histologie gesichert wird, da schon bei niedrigen Dosen in den Tumoren so ausgedehnte regressive Veränderungen auftreten, dass eine therapierelevante histologische Bewertung kaum noch möglich ist.

Eine weitere Notfallsituation ist die **spinale Kompression** mit beginnender Querschnittlähmung. Die Strahlentherapie ist in dieser Situation indiziert bei relativ strahlensensiblen Tumoren, wie Lymphomen, Seminomen, kleinzelligen Bronchialkarzinomen und auch Mammakarzinomen. Man kann bei rechtzeitiger Einleitung der Behandlung damit vielen Patienten eine neurochirurgische Operation ersparen – zumal postoperativ in der Regel doch noch eine Bestrahlungsserie notwendig ist (Abb. 11-10).

Ein weiteres schwerwiegendes Problem ist die **Obstruktion der zentralen Atemwege**, vorwiegend durch Bronchialkarzinome, mit den Symptomen unstillbarer Hustenreiz, Hämoptysen und Ruhedyspnoe mit Angstzuständen vor der drohenden Erstickung. Hier ist die Therapie der Wahl die endobronchiale Lasertherapie. Durch das schnell progrediente Tumorwachstum werden die Stenosen allerdings in der Regel nur für sehr kurze Zeit behoben. Bewährt hat sich daher die Kombination der endobronchialen Lasertherapie mit einer konsolidierenden endobronchialen Brachytherapie in Afterloading-Technik.

Schon diese Übersicht über Indikationen und Ergebnisse zeigt, dass die Strahlentherapie, die traditionell schon immer einen hohen Anteil palliativer Patienten betreut hat, ihre Bedeutung auch in der Ära der Chemotherapie und der Ausweitung der operativen Radikalität behält. Sie wird durch die verbesserte Prognose der Patienten mit häufigen Karzinomarten und

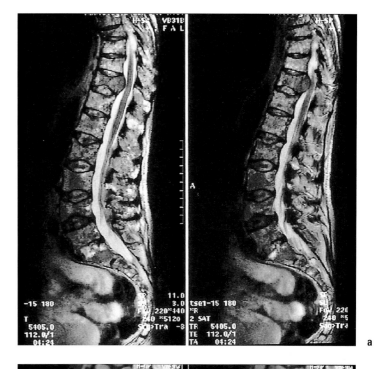

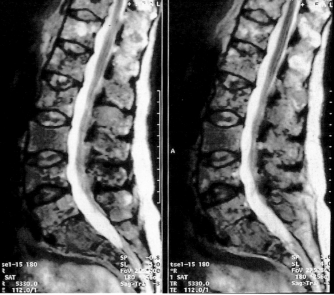

**Abb. 11-10:** Spinale Kompression mit akuter Querschnittsymptomatik in der Brustwirbelsäule durch ein Plasmozytom (**a**). Vollremission nach palliativer Strahlentherapie mit 40 Gy (**b**).

durch die verstärkte interdisziplinäre Zusammenarbeit tendenziell weiter an Bedeutung und Frequenz zunehmen.

## Behandlungsfolgen und Nebenwirkungen

Aus physikalisch-technischen Gründen und wegen der relativ geringen therapeutischen Breite kommt es durch eine Strahlentherapie unvermeidlich zur Beeinträchtigung gesunder Gewebe. Dazu gehören vor allem akute entzündliche Reaktionen, wie die radiogene Dermatitis oder Mukositis. Darüber hinaus besteht ein Risiko schwerwiegender chronischer Komplikationen, bei denen es sich vorwiegend um radiogene Spätreaktionen handelt.

> Es ist eine wichtige Aufgabe der Nachsorge, neben einer frühzeitigen Diagnose von lokoregionären Rezidiven und Metastasen auch therapiebedingte Komplikationen zu erkennen, von nicht bestrahlungsbedingten Erkrankungen zu differenzieren und zu behandeln. Deshalb muss die Nachsorge in der Hand des verantwortlichen radiologisch tätigen Arztes bleiben – wie es auch die Richtlinie zum Strahlenschutz in der Medizin verbindlich vorschreibt.

Durch die Dosisfraktionierung und den Aufbaueffekt der Teletherapie konnten die früher sehr häufigen und schwerwiegenden akuten und chronischen Reaktionen von **Kutis und Subkutis** deutlich reduziert werden. Schonung und Pflege der Haut in den Bestrahlungsfeldern ist aber nach wie vor notwendig (Dörr et al. 2000). Die bestrahlten Hautpartien müssen vor direkter Sonneneinwirkung und mechanischer oder thermischer Reizung geschützt werden. Das trockene Erythem wird mit austrocknenden, kühlenden Pudern behandelt, bei starker Austrocknung der Haut oder hochgradigem Erythem sind Salben angebracht. Epitheliolysen werden mit Spülungen, feuchten Umschlägen, reizlosen Salben oder Ölen in Wasseremulsionen behandelt. Ulzerationen sind von nekrotischem Material zu reinigen und gegen Infektionen zu schützen.

Das **Mukositisrisiko** im Atem- und Verdauungstrakt kann durch prophylaktische Medikation mit Flavonoid-Derivaten vermindert werden. Eine lindernde Wirkung haben auch adstringierende Lösungen. Bei der Behandlung von Tumoren im HNO-Bereich ist nach Möglichkeit eine komplette Xerostomie, die für den Patienten sehr quälend sein kann, zu vermeiden. Die beste Prophylaxe gegen Osteo- und Radionekrosen des Kiefers ist eine gründliche Zahnsanierung.

**Darmreaktionen** finden sich vor allem bei Dosen über 45 Gy, bei hohen Einzeldosen und bei vorbestehender Fixierung von Darmschlingen durch Verwachsungen. Akute Enteritiden klingen meist innerhalb weniger Wochen ab, schwerwiegende Komplikationen, die eine Operation notwendig machen, sind Strikturen und Stenosen, Perforationen und Fisteln. Die wirksamste Prophylaxe besteht in einer Verlagerung des Dünndarms aus dem Bestrahlungsfeld bei der primären Operation, etwa eines Rektumkarzinoms. Bei Einbeziehung der Harnblase in das Bestrahlungsfeld kann es zu Zystitiden mit Dysurie, Pollakisurie und Tenesmen kommen. Die gefürchtetste Komplikation ist die Entwicklung einer Schrumpfblase, das Risiko wird durch Infektionsprophylaxe vermindert.

Strahlenfolgen im Bereich von **Herz, Lungen und Nieren** können mit Perikarditis, Perikarderguss, langfristiger koronarer Herzerkrankung, Pneumonitis, Lungenfibrose bzw. Nephritis und Schrumpfniere einhergehen. Derartige Komplikationen müssen durch sorgfältige Bestrahlungsplanung und systematische Kontrolle der Bestrahlungsfelder vermieden werden.

Eine Einschränkung des **hämatopoetischen Systems** durch Strahlentherapie tritt vor allem bei Kombinationen mit Zytostatika auf. Kontraindiziert ist eine Fortsetzung der Strahlentherapie bei Leukopenie unterhalb von 2 000 und Thrombozytopenie unterhalb von 50 000 Zellen/mm$^3$.

Die Rate von Sekundärtumoren liegt bei der Großfeldbestrahlung maligner Lymphome nach alleiniger Radiatio bei 3% und betrifft überwiegend akute myeloische Leukämien mit Latenzzeiten von 5–10 Jahren, steigt aber in Kombination mit Zytostatika (vor allem Alkylanzien) erheblich an (Musshoff 1987, Mettler u. Upton 1995). Eine Überbehandlung im Rahmen von kombinierten Radiochemotherapien ist daher unbedingt zu vermeiden.

Die Problematik des **genetischen Risikos** nach Strahlentherapie betrifft vor allem kindliche Tumorpatienten sowie Patienten mit Hodenkarzinomen und malignen Lymphomen, sofern eine Erhaltung der Fertilität möglich ist. Trotz umfangreicher experimenteller und klinischer Studien sind hier noch viele Fragen offen. Als gesichert kann gelten, dass auch nach großvolumiger Strahlentherapie in der ersten Folgegeneration keine signifikant erhöhte Missbildungsrate nachzuweisen ist. Eine generelle Empfehlung an behandelte Patientinnen und Patienten, auf Kinder zu verzichten, ist daher nach den bisher verfügbaren Daten und nach der klinischen Erfahrung nicht gerechtfertigt (Musshoff 1987).

# Literatur

Armitage JO, Mauch PM, Harris NL, Bierman P. Non-Hodgkin's Lymphomas. In: DeVita VT, Hellman S, Rosenberg SA (eds). Cancer. Principles and Practice of Oncology. 6th ed. Philadelphia: Lippincott Williams and Wilkins 2001; 2256–316.

Diehl V, Mauch PM, Harris NL. Hodgkin's Disease. In: DeVita VT, Hellman S, Rosenbuerg SA (eds). Cancer. Principles and Practice of Oncology. 6th ed. Philadelphia: Lippincott Williams and Wilkins 2001; 2339–87.

Dobbs J, Barret A, Ash D. Practical Radiotherapy Planning. 3rd ed. London: Arnold 1999.

Dörr W, Zimmermann JS, Segenschmiedt (Hrsg). Nebenwirkungen in der Radioonkologie. München: Urban & Vogel 2000.

Emmerich B (Hrsg). Manual Maligne Lymphome. Tumorzentrum München 6. Aufl. München, Bern Wien New York: W. Zuckschwerdt Verlag 2000.

Flentje M, Kober B, Kohlmann H, Schneider G, Kimmig B. Ergebnisse der Strahlentherapie bei Hirnmetastasen unter Berücksichtigung der Computertomographie. Strahlentherapie und Onkologie 1987; 163: 148–53.

Gospodarowicz MK, Wassermann TH. Non-Hodgkin's Lymphomas. In: Perez CA, Brady LW (eds.) Principles and Practice of Radiation Oncology. 3rd ed. Philadelphia New York: Lippincott-Raven 1998; 1963–86.

Hall E. Radiobiology for the Radiologist. 5th ed. Philadelphia: Lippincott Williams and Wilkins 2000.

Herrmann T, Baumann M. Klinische Strahlenbiologie – kurz und bündig. 3. Aufl. München, Jena: Urban und Fischer 1997.

Hess GF, Weiss E, Schmidberger H. Symptomorientierte Strahlentherapie. Onkologe 1996; 2: 540–7.

Holland J, Trenkner DA, Wasserman TH. Plasmocytoma: Treatment results and conversion to myeloma. Cancer 1992; 96: 1513–7.

Holthusen H. Erfahrungen über die Verträglichkeitsgrenze für Röntgenstrahlen und deren Nutzanwendung zur Verhütung von Schäden. Strahlentherapie 1936; 57: 254–69.

Hübener KH, Schmidt B, Steidle B. Strahlentherapie der Lymphogranulomatose. In: Pirschel J, Hübener KH (Hrsg). Radiologische Diagnostik und Strahlentherapie maligner Lymphome. Stuttgart, New York: Thieme 1986; 186–203.

ICRU-Report 50. ICRU Publications 1993. 7910 Woodmont Avenue, Suite 800, Bethesda, Maryland 20814, USA. www.icru.org

ICRU-Report 62. ICRU Publications 1999. 7910 Woodmont Avenue, Suite 800, Bethesda, Maryland 20814, USA. www.icru.org

Kaplan HS. Hodgkin's Disease. Cambridge Massachusetts: Harvard University Press 1972.

Mettler FA, Upton AG. Medical Effects of Ionizing Radiation. 2nd ed. Philadelphia, London, Toronto: W.B. Saunders Company 1995.

Musshoff K. Maligne Systemerkrankungen. In: Scherer E (Hrsg). Strahlentherapie, Radiologische Onkologie. 3. Aufl. Berlin, Heidelberg, New York: Springer 1987; 1080–332.

Nag S (ed). High Dose Rate Brachytherapy. New York: Futura Publishing Company 1994.

Pohlit W. Ein biophysikalisches Modell zur Strahlentherapie bei fraktionierter Dosis. Strahlentherapie 1970; 140: 392–9.

Powers WE, Ratanatharathorn V. Palliation of Bone Metastases. In: Perez CA, Brady LW (eds). Principles and Practice of Radiation Oncology. 3rd ed. Philadelphia, New York: Lippincott-Raven 1998: 2199–217.

Richter J, Flentje M (Hrsg). Strahlenphysik für die Radioonkologie. Stuttgart, New York: Thieme 1998.

Sack H, Thesen N. Bestrahlungsplanung. 2. Aufl. Stuttgart, New York: Thieme 1998.

Sack H, Holderath A, Stuschke M. Non-Hodgkin-Lymphome. In: Scherer E, Sack H (Hrsg). Strahlentherapie, Radiologische Onkologie. 4. Aufl. Berlin, Heidelberg, New York: Springer 1996: 847–77.

Trott KR. Biologische Aspekte. In: zum Winkel K (Hrsg). Wirkungssteigerung der Strahlentherapie maligner Tumoren. Berlin, Heidelberg, New York: Springer 1987: 8–16.

Wannenmacher M, Slanina J, Kuphal K, Bruggmoser G. Gegenwärtiger Stand der Großfeldtechnik unter Megavoltbedingungen bei der Strahlentherapie der Hodgkinschen Erkrankung. Radiologe 1978; 18: 371–87.

Willers H, Heilmann HP, Beck-Bornholdt HP. Ein Jahrhundert Strahlentherapie. Geschichtliche Ursprünge und Entwicklung der fraktionierten Bestrahlung im deutschsprachigen Raum. Strahlenther Onkol 1998; 174: 53–63.

# 12 Myeloproliferative Erkrankungen

Torsten Haferlach

## Einleitung

> Unter dem Oberbegriff der myeloproliferativen Erkrankungen werden heute die chronische myeloische Leukämie (CML), die Polycythaemia vera, die Osteomyelosklerose (OMS) sowie die essenzielle Thrombozythämie zusammengefasst.

Sie gehen von der malignen Transformation einer pluripotenten hämatopoetischen Stammzelle aus. Eine Unterscheidung gelingt aufgrund spezifischer zytomorphologischer bzw. histologischer Kriterien von Knochenmarkuntersuchungen und bezüglich der Abgrenzung der chronischen myeloischen Leukämie zunehmend speziell durch zytogenetische bzw. molekulargenetische Untersuchungen.

## Chronische myeloische Leukämie (CML)

### Diagnose

Klassische Kriterien, die bei der Diagnose einer CML beobachtet werden müssen, sind:
- Leukozytose mit Linksverschiebung bis hin zum Blasten
- Eosinophilie und insbesondere Basophilie im peripheren Blut
- massiv hyperzelluläres Knochenmark mit deutlicher Vermehrung zu Gunsten der Granulopoese, häufig auch deutliche Vermehrung von Megakaryozyten und Basophilen
- Splenomegalie
- insbesondere der Nachweis der Translokation t(9;22) (so genanntes Philadelphia-Chromosom, Nowell u. Hungerford 1960)

Zytogenetisch bzw. molekulargenetisch mittels Fluoreszenz-in-situ-Hybridisierung (FISH) und Polymerase-Kettenreaktion (PCR) gelingt der Nachweis des BCR-ABL-Fusionstranskripts. Letzteres wird bei über 95% aller CML Patienten beobachtet, sodass zunehmend davon ausgegangen wird, dass ohne Nachweis eines BCR-ABL-Rearrangement eine CML nicht vorliegt. Dies bedeutet natürlich auch, dass zum Zeitpunkt der Diagnose zytomorphologische, histologische und insbesondere zytogenetische bzw. molekulargenetische Untersuchungen durchgeführt werden müssen, um die Diagnose zu stellen bzw. auszuschließen und von reaktiven Krankheitsbildern oder anderen myeloproliferativen Erkrankungen abzugrenzen. Die CML wird nach ihrem klinischen Verlauf in **3 Phasen** eingeteilt:
- die **chronische Phase** (Dauer unter Therapie: im Mittel 4–6 Jahre)
- die **Akzeleration** als eine Übergangsphase von einigen Monaten in denen die klassischen Therapieformen nicht mehr den gewünschten Erfolg bringen
- die **Blastenkrise**, die myeloischen oder lymphatischen Charakter haben kann

Verschiedene Scoring-Systeme helfen, die Prognose abzuschätzen. So verwendet zum Beispiel der Sokal-Score das Alter, den Blastenanteil im peripheren Blut, Milzgröße und Thrombozytenzahl als Parameter. Neuerdings wird der Hasford-Score verwendet.

## Therapie

> Der einzige sichere Therapieansatz mit kurativer Intention ist die allogene Knochenmark- bzw. Stammzelltransplantation. Auch dieses Verfahren setzt jedoch den Beginn einer Standardtherapie voraus.

Die **Standardtherapie** verfolgt primär keine kurativen Ziele und besteht heute beispielsweise aus einer oralen Therapie mit Hydroxycarbamid (Litalir®). Die Dosis muss an den Leukozytenwert adaptiert werden und liegt zwischen 500 mg und 3–4 g am Tag. Nebenwirkungen sind nur gering. Die Therapie strebt eine Reduktion des Leukozytenwerts auf 4 000–6 000/µl an. In verschiedenen Studien ist eine Kombination von Hydroxycarbamid mit subkutanem Cytarabin getestet worden. Die früher übliche Therapie mit Busulfan (Myleran®) wird heute nicht als Therapie erster Wahl angesehen, speziell auch wegen der deutlich größeren Nebenwirkungen (z. B. Lungenfibrose) (Hehlmann et al. 1994). Nur bei sehr hohen Leukozytenzahlen von über 300 000 oder rheologischen Problemen ist an eine primäre Leukaphärese zu denken.

Als weitere wichtige Standardtherapie ist die Therapie mit Interferon-α anzusehen. Die Initialdosis beträgt $5 \cdot 10^6$ IE pro m$^2$ Körperoberfläche und wird an den Leukozytenwert und an das Nebenwirkungsspektrum adaptiert. Auch hier sind Leukozytenwerte zwischen 4 000 und 6 000/µl als Therapieziel anzustreben. Interferon ist in der Lage bei 5–15 % der Patienten ein zytogenetisches Ansprechen (messbarer Anteil von Philadelphia-positiven Metaphasen und Interphasen) zu erreichen. Bei diesen Patienten ist die Dauer der chronischen Phase deutlich verlängert (Kantarjian et al. 1995). Als Nebenwirkungen sind Hepatotoxizität sowie Fieber, Muskel- und Knochenschmerzen insbesondere in direktem Zusammenhang mit der Applikation des Interferons bekannt. Deswegen sollte die subkutane Injektion abends erfolgen; es kann parallel zum Beispiel Paracetamol verwendet werden.

In **Studien** wurde eine intensivere Chemotherapie getestet, um eine anschließende autologe Stammzelltransplantation durchzuführen. Diese Therapieform ist für Patienten im Alter unter 60 Jahren vorgesehen. Findet sich jedoch ein allogener Spender in der Familie, sollte einer allogenen Transplantation der Vorzug gegeben werden, speziell, wenn unter der Interferontherapie in den ersten 12 Monaten ein zytogenetisches Ansprechen nicht beobachtet wurde.

Auch Rezidive nach allogener Transplantation lassen sich mittels der Transfusion von Spenderlymphozyten heute in viele Fällen nochmals in eine komplette Remission bringen (Kolb et al. 1990).

> Ein engmaschiges Monitoring (alle 3–6 Monate) des zytomorphologischen und insbesondere des zytogenetischen Ansprechens der verschiedenen Therapiemaßnahmen ist dringend erforderlich. Patienten sollten in Studien behandelt werden.

Die **Therapie der Akzeleration bzw. des Blastenschubs** ist analog einer klassischen AML- bzw. ALL-Therapie (je nach Charakter des Blastenschubs) einzurichten. Nicht selten gelingt es, eine zweite chronische Phase herbeizuführen, diese hält jedoch häufig nur einige Wochen bis Monate an. Eine zu diesem Zeitpunkt durchgeführte allogene Knochenmark- bzw. Stammzelltransplantation erreicht deutlich schlechtere Ergebnisse als in der ersten chronischen Phase.

Im Rahmen von klinischen Studien wird derzeit eine Therapie mit dem Tyrosinkinase-Inhibitor Imatinib (Glivec®, STI571) getestet, die Daten sind sehr erfolgversprechend.

Bei Beschwerden von Seiten der Splenomegalie ist der Versuch einer Milzbestrahlung angebracht, jedoch meist nur von vorübergehendem Erfolg beschieden.

# Polycythaemia vera

## Diagnose

> Bei der Polycythaemia vera steht im Vordergrund die deutliche Erhöhung der Erythrozytenzahl, häufig mit einem Hämatokrit von > 55 %, daneben jedoch auch zumeist eine Leukozytose und Thrombozytose, nicht selten eine Splenomegalie und Hepatomegalie.

Die Patienten fallen durch Störung der Mikrozirkulation oder thromboembolische Komplikationen auf. Die wichtigste Differenzialdiagnose ist die Abgrenzung zur Polyglobulie. Nach den Diagnosekriterien der Polycythaemia vera Study Group kann man diese Abgrenzung durch die Bestimmung der Erythrozytenzahl, der Sauerstoffsättigung, des Erythropoetinspiegels, der Splenomegalie, der Thrombozytose, der Leukozytose sowie der ALP durchführen. Bei der Polycythaemia vera ist die Sauerstoffsättigung üblicherweise normal, ebenso der Erythropoetinspiegel. Die Thrombozytose beträgt zumeist über 400 000/µl, die Leukozytenzahl über 12 000/µl ohne Nachweis einer Infektion, der ALP-Index ist massiv erhöht (Michiels et al. 2000). Bei der Knochenmarkpunktion fehlt das Speichereisen. Neuerdings wird das PRV-1-Gen als spezifisch angesehen.

## Therapie

Therapeutisch steht nach wie vor an erster Stelle die Aderlassbehandlung (500 ml) bzw. die Erythrozytapherese mittels Zellseparator mit dem Ziel, den Hämatokritwert unter 45 % zu senken. Nach längerer Therapie entsteht ein Eisenmangel, der jedoch zumeist keine Substitution erforderlich macht. Ist diese Therapie nicht erfolgreich, oder nicht durchführbar, so wird zur Zeit in Studien die Therapie mit Interferon-α getestet (Barbui u. Finazzi 1998; Tefferi u. Silverstein 1998). Bei deutlicher Thrombozytose mit thromboembolischen Komplikationen ist an die Gabe von ASS zu denken. Zytostatisch wirksam ist speziell die neue Substanz Anagrelide[1], (vgl. unter Essenzielle Thrombozythämie). Auch eine Zytostatikatherapie im Sinne einer CML zum Beispiel mit Hydroxyurea ist möglich. Supportiv ist die Gabe von Allopurinol sinnvoll, bei Juckreiz ist ein Versuch mit einem Antihistaminikum wünschenswert.

Bei circa 20 % der Fälle entwickelt sich im Laufe der Erkrankung eine osteomyelofibrotische Komponente mit Knochenmarkinsuffizienz, in einigen Fällen entstehen auch akute myeloische Leukämien; letztere wurden speziell nach länger anhaltender myelosuppressiver Therapie beobachtet.

# Osteomyelosklerose (OMS)

## Diagnose

> Wegweisend zur Diagnose einer OMS ist die hochgradige Markfibrose, häufig verbunden mit einer punctio sicca und einer ausgeprägten Faservermehrung in der histologischen Untersuchung.

Aufgrund der extramedullären Blutbildung kommt es in den meisten Fällen zu einer ausgeprägten Splenomegalie und auch zu Hepatomegalie mit Ausschwemmung von Vorstufen der Granulopoese sowie der Erythropoese ins periphere Blut. Die Diagnose wird über den fehlenden Nachweis eines Philadelphia-Chromosoms, die Knochenmarkhistologie und eine erhöhte ALP gestellt.

---

[1] Über internationale Apotheken zu beziehen.

## Therapie

Die Therapie ist palliativ und beschränkt sich zumeist auf die Gabe von Erythrozytenkonzentraten bei Anämie. Der Versuch einer Zytostatikatherapie mit z. B. Litalir® ist möglich, in wenigen Fällen auch die Gabe von Interferon (Reilly 1998). Eine lokale Strahlentherapie der Milz mit einer Gesamtdosis bis zu 3 Gray kann eine vorübergehende Verkleinerung der Milz erreichen (Elliott u. Tefferi 1999). Eine Splenektomie hingegen ist zumeist nicht indiziert, da die Bildungsstätte bei extramedullärer Blutbildung nicht zusätzlich reduziert werden kann. Ausnahme könnte ein Hypersplenismus mit Pooling zum Beispiel der Thrombozyten sein.

In den späteren Stadien der Erkrankung stellen die Anämie, die Infektneigung und auch die Thrombopenie mit Blutungskomplikationen die Hauptprobleme dar. Nicht selten werden auch Blastenschübe beobachtet, die jedoch einer Therapie im Sinne einer akuten Leukämie kaum zugänglich sind.

Es gibt bisher auch nur wenige Erfahrungen mit der allogenen oder autologen Knochenmark- bzw. Stammzelltransplantation. Für jüngere Patienten jedoch kann an diese Therapie gedacht werden, wobei sich das Anwachsen der neuen Hämatopoese in dem fibrotischen Knochenmark als besonders kompliziert herausgestellt hat.

# Essenzielle Thrombozythämie

## Diagnose

> Bei der essenziellen Thrombozythämie wird üblicherweise eine Vermehrung der Thrombozyten, zum Teil bis auf Werte von 1,5 Mio oder 2 Mio/µl beobachtet.

Dabei kann es zu thromboembolischen Komplikationen ebenso wie zu hämorrhagischen Problemen bei fehlender Thrombozytenfunktion kommen. Als Differenzialdiagnosen sind insbesondere reaktive Zustände, zum Beispiel Infektionen oder Tumoren, zu beachten.

Die Diagnose wird durch eine chronische Thrombozytose mit Werten von über 600000 Thrombozyten/µl und das Auftreten von stark vermehrten Megakaryozyten, die häufig in Haufen liegen, in der Knochenmarkszytologie und Histologie gestellt. Außerdem fehlen die ansonsten zur Diagnose einer CML, Polycythaemia vera oder OMS geforderten Kriterien (s.o.).

## Therapie

Es ist bisher unklar, ab welchem Thrombozytenwert eine Therapie unabdingbar ist. Der klinische Verlauf und insbesondere der Nachweis von thromboembolischen Komplikationen ist hier als Therapieindikation zu sehen, in einigen Studien wird ab über 1000000 Thrombozyten/µl, in anderen erst ab 1500000 Thrombozyten/µl eine unabdingbare Therapieindikation gesehen. Bei normaler Plättchenfunktion ist an die Gabe von ASS zu denken. Spezifische Medikamente sind derzeit Hydroxyurea in den Dosierungen wie bei der CML, Interferon in den Dosierungen wie bei der CML, und insbesondere das Medikament Anagrelide[1], das ganz spezifisch die Thrombozytenzahl senkt (Silverstein u. Tefferi 1999). Bei fehlenden Kontraindikationen sollte Anagrelide jetzt als Mittel erster Wahl angesehen werden. Der Krankheitsverlauf ist abgesehen von thromboembolischen oder hämorrhagischen Komplikationen zumeist blande, viele Patienten können auch Jahre lang nur kontrolliert werden und brauchen keine spezifische Therapie. Ein Übergang in eine akute Leukämie oder ein Blastenschub sind selten.

---

[1] Über internationale Apotheken zu beziehen.

# Literatur

Barbui T, Finazzi G. Treatment of polycythemia vera. Haematologica 1998; 83: 143–9.

Elliott MA, Tefferi A. Splenic irradiation in myelofibrosis with myeloid metaplasia: a review. Blood Rev 1999; 13: 163–70.

Hehlmann R, Heimpel H, Hasford J, Kolb HJ, Pralle H, Hossfeld DK, Queisser W, Löffler H, Hochhaus A, Heinze B, et al. Randomized comparison of interferon-alpha with busulfan and hydroxyurea in chronic myelogenous leukemia. Blood 1994; 84: 4064–77.

Kantarjian HM, Smith TL, O'Brien S, Beran M, Pierce S, Talpaz M. Prolonged survival in chronic myelogenous leukemia after cytogenetic response to Interferon-alpha therapy. The Leukemia Service. Ann Intern Med 1995; 122: 254–61.

Kolb HJ, Mittermuller J, Clemm C, Holler E, Ledderose G, Brehm G, Heim M, Wilmanns W. Donor leukocyte transfusions for treatment of recurrent chronic myelogenous leukemia in marrow transplant patients. Blood 1990; 76: 2462–5.

Michiels JJ, Barbui T, Finazzi G, Fuchtman SM, Kutti J, Rain JD, Silver RT, Tefferi A, Thiele J. Diagnosis and treatment of polycythemia vera and possible future study designs of the PVSG. Leuk Lymphoma 2000; 36: 239–53.

Nowell PC, Hungerford DA. A minute chromosome in human granulocytic leukemia. Journal NCI, 1960; 25: 85.

Reilly JT. Pathogenesis and management of idiopathic myelofibrosis. Baillieres Clin Haematol 1998; 11: 751–67.

Silverstein MN, Tefferi A. Treatment of essential thrombocythemia with anagrelide. Semin Hematol 1999; 36: 23–5.

Tefferi A, Silverstein MN. Treatment of polycythemia vera and essential thrombocythemia. Baillieres Clin Haematol 1998; 11: 769–85

# 13 Myelodysplastische Syndrome

Helmut Löffler

## Einleitung

> Myelodysplastische Syndrome (MDS) sind definiert als klonale maligne Erkrankung der Hämatopoese mit peripherer Zytopenie von meistens allen drei Zellreihen mit zellreichem Knochenmark.

Nach der **Klassifikation der FAB-Gruppe** (French-American-British Group) unterscheidet man fünf Subtypen (Tab. 13-1), die **WHO** hat kürzlich eine neue Klassifizierung vorgeschlagen, bei der der Subtyp RAEB-T wegfällt (Tab. 13-2). Grund dafür ist die neue Definition des Übergangs zwischen MDS und akuter myeloischer Leukämie (AML): Während bisher ein Blastenanteil im Knochenmark von 30 % als Grenze galt, wird nun vorgeschlagen, die Grenze bei 20 % festzulegen. Eine weitere Änderung ergibt sich durch Ausgliederung der chronischen myelomonozytären Leukämie (CMML), die mit der juvenilen myelomonozytären Leukämie (JMML) und der atypischen chronischen myeloischen Leukämie (a-CML), bei der weder zytogenetisch noch molekulargenetisch die BCR-ABL-Translokation nachzuweisen ist, als eigene Gruppe zusammengefasst wird. Dieser Vorschlag ist aber nicht allgemein akzeptiert worden.

Nach verschiedenen nationalen oder von Studiengruppen eingeführten Scoring-Systemen ist ein **internationales Scoring-System** unter Ein-

**Tab. 13-1:** Kriterien der FAB-Gruppe für die Subtypen der MDS (mod. nach Bennett et al. 1982). Diagnostisch entscheidende Befunde sind hervorgehoben.

| Diagnose | Abkürzung | Knochenmark | | Blut | |
|---|---|---|---|---|---|
| | | Blasten (% aller kernhaltigen Zellen) | Ringsideroblasten (% der Erythroblasten) | Blasten | Monozyten · $10^9$/l |
| refraktäre Anämie | RA | <5 | <15 % | <1 % | <1 |
| refraktäre Anämie mit Ringsideroblasten | RARS | <5 | **≥15 %** | <1 % | <1 |
| refraktäre Anämie mit Blastenvermehrung | RAEB | **5–20** | unterschiedlich | <5 % | <1 |
| RAEB in Transformation | RAEB-T | **>20[1] <30** | unterschiedlich | <5 % | <1 |
| chronische myelomonozytäre Leukämie | CMML | <20 | unterschiedlich | >5 % | <1 |

[1] 20 % genügen, wenn peripher >5 % Blasten oder Auer-Stäbchen vorhanden sind

**Tab. 13-2:** Myelodysplastische Syndrome nach WHO (mod. nach Harris et al. 1999).

- refraktäre Anämie
  - mit Ringsideroblasten
  - ohne Ringsideroblasten
- refraktäre Zytopenie (MDS) mit Multilineage-Dysplasie
- refraktäre Anämie (MDS) mit Blastenvermehrung
- 5q-minus-Syndrom
- MDS unklassifizierbar

beziehung zytogenetischer Befunde als Basis für Therapievergleiche und Studien publiziert worden (Tab. 13-3).

# Therapeutische Möglichkeiten

Da MDS vorzugsweise Erkrankungen des höheren Lebensalters sind, erfordert die Therapie besonders **sorgfältige individuelle Anpassung**. Dabei ist zu klären, ob ein bestimmter Patient einer Therapie bedarf, oder ob allein eine sorgfältige Kontrolle und Beratung sinnvoll sind (watchful waiting). Als Richtschnur für das praktische Vorgehen empfehlen wir die in Tabelle 13-4 gegebenen Hinweise.

## Supportive Therapie

Die Substitution von Erythrozyten oder Thrombozyten ist wegen der zu erwartenden Dauer der Anwendung nur dann sinnvoll, wenn Symptome bestehen. Bei der **Gabe von Erythrozyten** ist zu berücksichtigen, dass es im Laufe der Zeit zu einer Eisenüberladung kommt. Für die Kalkulation muss man bedenken, dass 500 ml Blut circa 250 mg Eisen enthalten, sodass bei regelmäßiger Gabe im Laufe eines Jahres etwa 3–5 g Eisen gespeichert werden. Bei ausreichend langer Lebenserwartung kann sich eine sekundäre Hämochromatose mit entsprechenden Organveränderungen (Lebererkrankung, Diabetes mellitus, Hypogonadismus und evtl. Herzinsuffizienz) entwickeln, sodass eine Eisenchelat-Therapie (Deferoxamin) ratsam ist.

Da Thrombozytopenien bei MDS-Patienten häufig sind, sollte die **Substitution von Thrombozytenkonzentraten** dann erfolgen, wenn Blutungskomplikationen drohen. In der Regel kann als Grenzwert eine Thrombozytenzahl von $20 \cdot 10^9/l$ gelten. Bei langdauernder

**Tab. 13-3:** Internationaler prognostischer Score (International Prognostic Scoring System, IPSS). Score für Risiko-Gruppen: niedrig: 0; INT-1 (intermediär-1): 0,5–1,0; INT-2 (intermediär-2): 1,5–2,0; hoch: ≥ 2,5 (mod. nach Greenberg et al. 1997).

| Prognosefaktor | Score-Wert | | | | |
|---|---|---|---|---|---|
| | 0 | 0,5 | 1,0 | 1,5 | 2,0 |
| Blastenanteil[1] | <5 % | 5–10 % | – | 11–20 % | 21–30 % |
| Karyotyp[2] | günstig | intermediär | ungünstig | – | – |
| Zytopenie[3] | 0–1 | 2–3 | – | – | – |

[1] Blastenanteil im Knochenmark
[2] günstig: normaler Karyotyp, -Y, del(5q), del(20q); ungünstig: komplexer Karyotyp (>3 Veränderungen), Anomalien von Chromosom 7; intermediär: alle anderen Aberrationen
[3] Anzahl der betroffenen Zellreihen (Granulo-/Erythro-/Thrombopoese)

Tab. 13-4: Therapeutisches Vorgehen bei MDS-Patienten (mod. nach Ganser u. Karthaus 1997).

| MDS-Subtyp | Therapeutische Maßnahmen |
|---|---|
| RA, RARS | • supportive Therapie mit Transfusionen und Antibiotika nach Notwendigkeit; G-CSF nur bei febriler Neutropenie<br>• allogene Transplantation bei schwerer Zytopenie bei Alter < 55 Jahre, gutem Allgemeinzustand und HLA-identischem Geschwisterspender |
| RAEB, RAEB-T | • aggressive Chemotherapie (mit oder ohne G-CSF/GM-CSF)<br>• allogene Transplantation von HLA-identischem Geschwisterspender bei schwerer Zytopenie, Alter < 55 Jahre, gutem Allgemeinzustand; nichtverwandte Spender nur bei Patienten < 35 Jahre<br>• supportive Therapie mit Transfusionen und Antibiotika nach Notwendigkeit; G-CSF nur bei febriler Neutropenie |
| CMML | • milde Chemotherapie mit Hydroxycarbamid<br>• allogene Transplantation von HLA-identischem Geschwisterspender bei schwerer Zytopenie, Alter < 55 Jahre, gutem Allgemeinzustand; nichtverwandte Spender nur bei Patienten < 35 Jahre; G-CSF nur bei febriler Neutropenie |

und stärkergradiger Neutropenie besteht die Gefahr von rezidivierenden Infektionen. Da es bisher keine Belege dafür gibt, dass die regelmäßige Gabe von Granulozyten-Kolonie-stimulierendem-Faktor (**G-CSF**) Infektionen verhindern kann oder das Leben bei neutropenischen Patienten mit MDS verlängert, sollte man über die Gabe im Einzelfall entscheiden und sie nur dann erwägen, wenn eine kurzfristige Therapie sinnvoll ist. Prinzipiell kann man bei etwa 90 % der Patienten mit einem Anstieg der Neutrophilenzahl rechnen. Da es gelegentlich unter G-CSF-Therapie zu einem Abfall der Plättchen kommen kann, ist eine regelmäßige Kontrolle erforderlich.

**Erythropoetin** wurde bisher am häufigsten bei Patienten mit MDS eingesetzt. Aus allen publizierten Studien kann man entnehmen, dass Patienten mit dem höchsten Transfusionsbedarf am schlechtesten auf Erythropoetin ansprechen. Patienten mit Ringsideroblasten, mit erhöhten Erythropoetinspiegeln im Blut und mit Chromosomenanomalien sind die schlechtesten Kandidaten für eine Therapie.

Durch die **Kombination von G-CSF mit Erythropoetin** konnte in zwei Studien vor allem bei Patienten mit refraktärer Anämie mit Ringsideroblasten (RARS) ein gutes Resultat erzielt werden: Es kam zu einem signifikanten Ansprechen der Erythropoese und damit zu einem Anstieg der Erythrozyten und des Hämoglobins bei 55 % der Patienten. Da es sich bei der Patientengruppe, die auf die Therapie ansprach, wieder um eine prognostisch günstige Subgruppe handelte (RARS) kann daraus keine Standardempfehlung abgeleitet werden.

Unter Berücksichtigung der Ergebnisse, die auch mit den übrigen Wachstumsfaktoren bisher erzielt wurden, kann man folgende **Empfehlung** abgeben: Prophylaktische Gabe von G-CSF und GM-CSF kann nicht empfohlen werden, dagegen kann es bei fieberhaften Episoden mit Neutropenie sinnvoll sein, die antibiotische Therapie durch Gabe von G-CSF zu ergänzen. Die alleinige Gabe von Erythropoetin ist nur selten indiziert, sie kann allerdings durch die Kombination mit G-CSF in ihrer Wirkung verstärkt werden.

# Niedrig dosierte Chemotherapie

Die niedrig dosierte Chemotherapie wurde vor allem mit Cytarabin, aber auch mit anderen Chemotherapeutika zunächst mit der Absicht durchgeführt, eine Reifungsinduktion zu erreichen. In der Folgezeit hat sich aber herausgestellt, dass im Wesentlichen der zytostatische Effekt für die Wirkung entscheidend ist. Man kann mit niedrig dosierter Chemotherapie bei einem Teil der Patienten den Blastenanteil reduzieren und die Panzytopenie etwas verbessern. Bei einem Teil der Patienten kann es sogar zu kompletten Remissionen kommen, eine Heilung ist nicht zu erwarten. Insgesamt kann man bei etwa 30 % der Patienten mit einem Ansprechen rechnen. Die Kombination von niedrig dosierter Chemotherapie mit Wachstumsfaktoren hat zu keiner signifikanten Verbesserung geführt.

Insgesamt gibt es keine Daten, die eine Verlängerung des Überlebens unter niedrig dosierter Chemotherapie beweisen, in Einzelfällen kann der Einsatz zur Reduzierung erhöhter Leukozytenzahlen oder zur Reduzierung des Blastenanteils sinnvoll sein.

# Intensive Chemotherapie

Die intensive Chemotherapie soll den malignen Zellklon beseitigen oder wenigstens zu einer langdauernden Suppression führen. Bei einem Großteil der häufig über 65 Jahre alten Patienten ist dieses Ziel in der Regel nicht zu erreichen, es ist allerdings lange schon üblich, bei jüngeren Patienten mit den Subtypen RAEB oder RAEB-T so zu verfahren wie bei AML; dies gilt insbesondere für Kinder. Ihnen wird gegenwärtig bei vorhandenem Spender die allogene Transplantation empfohlen. Da die WHO neuerdings den Subtyp RAEB-T mit 20–30 % Blasten im Knochenmark nicht mehr zum MDS, sondern zu den AML zählt, bleibt der Subtyp RAEB für diese Indikation, eventuell auch die CMML in der proliferativen Form.

Es wurde früher angenommen, dass die Raten kompletter Remissionen bei MDS deutlich niedriger liegen als bei primärer AML. Neuere Daten sprechen aber dafür, dass bei Anwendung eines gleichen Therapieregimes zumindest bei jüngeren Patienten gleich hohe Remissionsraten erreichbar sind. Höchstwahrscheinlich hängt dies auch von übergeordneten prognostischen Faktoren, insbesondere dem Chromosomenstatus bzw. den molekularen Befunden, ab. Die bei MDS angewandte intensive Chemotherapie orientiert sich an den Therapieschemata der AML und besteht in der Regel aus Kombination von Cytarabin mit Anthracyclinen (Tab. 13-5).

# Knochenmark- und Stammzelltransplantation

> Die Knochenmark- oder Stammzelltransplantation von einem allogenen Geschwisterspender bietet die beste Chance für eine Heilung bei Patienten mit MDS.

Das größte Problem dabei ist das hohe Alter der Patienten mit MDS, die aus diesem Grunde meistens für eine Transplantation nicht mehr in Frage kommen. Heute kann die **obere Altersgrenze** für eine allogene Transplantation im Allgemeinen bei 55, selten bei 60 Jahren angesetzt werden. Falls alle anderen Voraussetzungen erfüllt sind, können Patienten zwischen 55 und 65 Jahren in klinischen Studien berücksichtigt werden. Bei Patienten bis zum 55. Lebensjahr sollten bereits bei Diagnosestellung die Möglichkeit einer Transplantation erwogen und alle Voraussetzungen geklärt werden. Dies gilt insbesondere für Patienten mit intermediärem oder hohem Risiko. Bei Patienten mit niedrigem Risiko kann mit

**Tab. 13-5:** Ergebnisse der intensiven Chemotherapie bei RAEB-T (mod. nach Gassmann et al. 1996). FLA(G) = Fludarabin, Cytarabin ± G-CSF; AML = verschiedene Chemotherapie-Regime, wie bei der akuten myeloischen Leukämie.

| Quelle | Induktions-therapie | Anzahl Patienten | komplette Remission | früh versterbende Patienten | ohne Remission | Remissions-dauer (in Monaten) | mittleres Alter (Bereich) | sekundäre Myelodys-plastische Syndrome | vorher Gabe von niedrig- dosiertem Cytarabin |
|---|---|---|---|---|---|---|---|---|---|
| Aul u. Schnei-der 1989, Aul u. Schnei-der 1990 | Tioguanin | 6 | 6 | 0 | 0 | 5 bis >223 | 52 (17 bis 57) | 0 | 0 |
| Fenaux et al. 1988 | Zorubicin[1] | 16 | 9 | 4 | 3 | >1, 2, 4, 5, 5, >9, 13, >25, 28 | 47 (18 bis 65) | 0 | 0 |
| Richard et al. 1989 | Hochdosis-Cytarabin | 1 | 0 | 1 | 0 | – | 69 | 0 | 0 |
| Michels et al. 1989 | AML | 31 | 19 | 0 | 12 | 14 Rückfälle | 44 (?) | 0 | 0 |
| Tricot u. Boo-gaerts 1986 | Hochdosis-Cytarabin | 6 | 3 | 3 | 0 | 11, 12, 12 | 64 (40 bis 78) | 2 | 0 |
| Scoazec et al. 1985 | AML | 5 | 4 | 1 | 0 | 11, 24, 27, 32 | 27 (18 bis 56) | 0 | 0 |
| Armitage et al. 1981 | AML | 2 | 1 | 1 | 0 | >37 | 34, 38 | (keine Angaben) | (keine Angaben) |
| Estey et al. 1994 | FLA(G) | 2 | 1 | 1 | 0 | >37 | 34, 38 | (keine Angaben) | (keine Angaben) |

[1] In Deutschland nicht zugelassen

konventionellen Maßnahmen abgewartet werden, bis es zu einer Progression der Erkrankung kommt. Sind keine HLA-identischen Familienspender vorhanden, so kann man unverwandte HLA-identische Spender bei jüngeren Patienten (im Allgemeinen unter 35 Jahren) in Betracht ziehen.

Die Erfahrungen mit autologer Stammzelltransplantation bei MDS sind sehr gering, die Dauer der Verlaufskontrollen ist relativ kurz, sodass keine definitiven Aussagen möglich sind. Die größten Schwierigkeiten bestehen darin, genügend autologe Stammzellen zu sammeln und restliche Tumorzellen zu finden bzw. zu trennen.

## Differenzierungstherapie

Es wurde bereits erwähnt, dass man früher mit niedrig dosierter Chemotherapie einen Differenzierungseffekt erzielen wollte. Der spektakuläre Effekt von Tretinoin (All-trans-Retinsäure, ATRA) bei Promyelozytenleukämie konnte bei MDS nicht reproduziert werden. Dies ist wegen der fehlenden molekularen Grundlage verständlich. Auch alle anderen Versuche haben bisher zu keinen überzeugenden Effekten geführt, obwohl experimentelle Daten für die prinzipielle Möglichkeit einer erfolgreichen Therapie sprechen. Weitere Untersuchungen auf diesem Feld sind erforderlich.

# Literatur

Armitage O, Dick FR, Needleman SW, Burns CP. Effect of chemotherapy for the dysmyelopoietic syndrome. Cancer Treatm Rep 1981; 65: 601–5.

Aul C, Schneider W. The role of low-dose cytosine arabinoside and aggressive chemotherapy in advanced myelodysplastic syndromes. Cancer. 1989; 64: 1812–8.

Aul C, Schneider W. Treatment of advanced myelodysplastic syndromes: trend toward more aggressive chemotherapy? Hamatol Bluttransfus 1990; 33: 382–6.

Aul C, Germing U, Minning H, Kobbe G, Gattermann N, Südhoff T, Meckenstock G, Söhngen D, Heyll A. Stellenwert aggressiver Behandlungsstrategien im Therapiekonzept myelodysplastischer Syndrome. Praxis 1999; 88: 431–8.

Bennett JM, Catovsky D, Daniel MT, Flandrin G, Galton DA, Gralnick HR, Sultan C. Proposal for the classification of the myelodysplastic syndromes. Br J Haematol 1982; 51: 189–99.

Cazzola M, Anderson JE, Ganser A, Hellström-Lindberg E. A patient-oriented approach to treatment of myelodysplastic syndromes. Haematologica 1998; 83: 910–35.

Estey E, Thall P, Andreeff M, Beran M, Kantarjian H, O'Brien S, Escudier S, Robertson LE, Koller C, Kornblau S, et al. Use of granulocyte colony-stimulating factor before, during, and after fludarabine plus cytarabine induction therapy of newly diagnosed acute myelogenous leukemia or myelodysplastic syndromes: comparison with fludarabine plus cytarabine without granulocyte colony-stimulating factor. J Clin Oncol 1994; 12: 671–8.

Fenaux P, Lai JL, Jouet JP, Pollet JP, Bauters F. Aggressive chemotherapy in adult primary myelodysplastic syndromes. A report on 29 cases. Blut 1988; 57: 297–302.

Ganser A, Karthaus M. Clinical use of hematopoietic growth factors in the myelodysplastic syndromes. Leuk Lymphoma 1997; 26 (Suppl 1): 13–27.

Gassmann W, Schmitz N, Löffler H, De Witte T. Intensive chemotherapy and bone marrow transplantation for myelodysplastic syndromes. Semin Hematol 1996; 33: 196–205.

Greenberg P, Cox C, LeBeau MM, Fenaux P, Morel P, Sanz G, Sanz M, Vallespi T, Hamblin T, Oscier D, Ohyashiki K, Toyama K, Aul C, Mufti G, Bennett J. International scoring system for evaluating prognosis in myelodysplastic syndromes. Blood 1997; 89: 2079–88.

Harris NL, Jaffe ES, Diebold J, Flandrin G, Müller-Hermelink HK, Vardiman J, Lister TA, Bloomfield CD. The World Health Organization classification of neoplasms of the hematopoietic and lymphoid tissues: report of the Clinical Advisory Committee meeting – Airlie House, Virginia, November, 1997. J Clin Oncol 1999; 17: 3835–49.

Hellström-Lindberg E, Ahlgren T, Beguin Y, Carlsson M, Carneskog J, Dahl IM, Dybedal I, Grimfors G, Kanter-Lewensohn L, Linder O, Luthman M, Lofvenberg E, Nilsson-Ehle H, Samuelsson J, Tangen JM, Winqvist I, Oberg G, Osterborg A, Ost A. Treatment of anemia in myelodysplastic syndromes with granulocyte colony-stimulating factors plus erythropoietin: results from a randomized phase II study and long-term follow-up of 71 patients. Blood 1998; 92: 68–75.

Michels SD, Saumur J, Arthur DC, Robison LL, Brunning RD. Refractory anemia with excess of blasts in transformation hematologic and clinical study of 52 patients. Cancer 1989; 64: 2340–6.

Richard C, Iriondo A, Garijo J, Baro J, Conde E, Recio M,

Cuadrado MA, Bello C, Zubizarreta A. Therapy of advanced myelodysplastic syndrome with aggressive chemotherapy. Oncology 1989; 46: 6–9.

Scoazec JY, Imbert M, Crofts M, Jouault H, Juneja SK, Vernant JP, Sultan C. Myelodysplastic syndrome or acute myeloid leukemia? A study of 28 cases presenting with borderline features. Cancer 1985; 55: 2390–4.

Tricot G, Boogaerts MA. The role of aggressive chemotherapy in the treatment of the myelodysplastic syndromes. Br J Haematol 1986; 63: 477–83.

# 14 Leukämien

## 14.1 Akute myeloische Leukämien

Helmut Löffler

### Einleitung

Die jährliche Inzidenz der akuten myeloischen Leukämie (AML) beträgt im Durchschnitt 2 bis 4 pro 100 000 Einwohner, sie steigt in höherem Alter progressiv an und erreicht in den USA bei über 65-Jährigen mehr als 10 pro 100 000.

### Diagnostik und Klassifikation

Für die **Diagnostik** der AML benötigt man die in Tabelle 14.1-1 aufgeführten Methoden. Trotz zunehmender Bedeutung von Zytogenetik und molekulargenetischen Methoden für prognostische Aussagen und Verlaufskontrollen bleibt die Morphologie zusammen mit der Zytochemie und Immunphänotypisierung die Basis der Diagnostik.

> Entscheidend für die Klassifikation ist der Knochenmarkbefund, da auch bei erhöhter peripherer Leukozytenzahl einige Subtypen nur im Knochenmark mit Sicherheit erkannt werden können.

Für die Klassifikation war weltweit das von der FAB-Gruppe (French-American-British Group) empfohlene Schema maßgebend. Seit Ende 1999 existiert ein neuer Vorschlag der WHO, der zum Teil die FAB-Klassifikation übernimmt, zum Teil neue Entwicklungen aufgreift, insgesamt aber noch nicht allgemein akzeptiert ist. Tabelle 14.1-2 gibt eine leicht modifizierte Version der FAB-Einteilung wieder, in Tabelle 14.1-3 ist der WHO-Vorschlag dargestellt.

### Therapie

Folgende **Voraussetzungen** müssen erfüllt sein, wenn man die moderne Behandlung der AML durchführen will:
- Isolierungsmöglichkeit
- Thrombozytensubstitution muss über 24 Stunden, auch am Wochenende und an Feiertagen, möglich sein
- bakteriologisch-virologisch-mykologische Überwachung und Diagnostik müssen möglich sein
- erfahrene und eingespielte Arbeitsgruppe muss vorhanden sein

In der Regel sollte die **Therapie innerhalb von kooperativen Studien** durchgeführt werden, da ständig neue Entwicklungen eintreten, auf die reagiert werden muss. Außer in Ausnahmefällen ist es nicht sinnvoll, Therapieschemata anzuwenden, wenn keine ausreichende Erfah-

**Tab. 14.1-1:** Diagnostische Methoden.

### Allgemein

1. großes Blutbild mit Differenzialausstrich
2. Serum-Elektrolyte
3. Nieren- und Leberfunktionswerte
4. Harnsäure
5. LDH
6. Gerinnungsstatus
7. Liquordiagnostik
8. HLA-Typisierung
9. bildgebende Verfahren

### Speziell

1. Knochenmarkmorphologie und -zytochemie
2. Immunphänotypisierung
3. Zytogenetik
4. molekulare Methoden (FISH, PCR etc.)

rung besteht. Regelmäßiger Austausch der Erfahrungen im Rahmen einer kooperativen Studie und die Optimierung und Anpassung durch regelmäßige Arbeitstreffen sind die beste Gewähr für eine erfolgreiche Therapie.

In den diversen Studienprotokollen sind Einschluss- und Ausschlusskriterien detailliert beschrieben. Zu den **Ausschlusskriterien** zählen: dekompensierte Herzinsuffizienz, chronische Lungenerkrankungen oder schwere Pneumonien, Lungenfunktionsstörungen, wenn sie nicht durch leukämische Infiltrate bedingt sind, unkontrollierbare schwere Infektionen, Sepsis, unkontrollierbare Blutungen, Niereninsuffizienz. Grundsätzlich gilt, dass bei älteren Patienten (im Allgemeinen über 65 Jahren) mit dem Patienten die Frage, ob eine intensive Therapie indiziert ist, besonders diskutiert werden muss.

**Tab. 14.1-2:** FAB-Klassifikation der AML (nach Bennett et al. 1976, eigene Modifikation). Kennzeichnende Befunde sind hervorgehoben. POX = Peroxidase; Eo = Eosinophile; NEC = nicht erythropoetische Zellen.

| FAB-Typ | Granulozytopoese % | Monozytopoese % | Erythropoese % | Immunmarker |
|---|---|---|---|---|
| M0 | < 10<br>POX < 3 | < 20 | < 50 | lymphatisch negativ<br>myeloisch positiv |
| M1 | < 10<br>**POX > 3** | < 20 | < 50 | |
| M2 | **> 10** | < 20 | < 50 | |
| M3 | **hypergranulär**<br>**Auer-Stäbchen** | < 20 | < 50 | **HLA-DR-negativ** |
| M3v | **mikrogranulär**<br>**monozytoide Kerne** | < 20 | < 50 | **HLA-DR-negativ** |
| M4 | > 20 | > 20 | < 50 | |
| M4Eo | > 20 | > 20<br>**abnorme Eo** | < 50 | |
| M5a | < 20 | **> 80**<br>**unreif** | < 50 | |
| M5b | < 20<br>variabel | **> 80**<br>**reif** | < 50 | |
| M6 | > 30 der NEC sind<br>Blasten, variabel | variabel | **> 50** | |
| M7 | > 30<br>**Megakaryoblasten** | variabel | < 50 | **CD 41-/CD61-positiv** |

**Tab. 14.1-3a bis d:** WHO-Klassifikation der AML (Vorschlag der WHO 1999, nach Harris et al. 1999, eigene Modifikation).

### a) AML mit spezifischen zytogenetischen Translokationen

- mit t(8;21)(q22;q22), AML1-ETO
- akute Promyelozytenleukämie (AML M3 mit t(15;17)(q22;q11-12) und Varianten, PML-RARA
- mit abnormen Knochenmark-Eosinophilen und (inv16)(p13q22) oder t(16;16)(p13;q22); CBFβ-MYH11
- mit (11q23)-MLL-Anomalien

### b) AML minimal differenziert: ohne Ausreifung / mit Ausreifung

akute myelomonozytäre Leukämie

akute monozytäre Leukämie

akute Erythro-Leukämie

akute Megakaryoblasten-Leukämie

akute Basophilen-Leukämie

AML nicht sicher einzuordnen

akute Panmyelose mit Myelofibrose

akute biphänotypische Leukämie

### c) Therapiebedingte AML oder MDS

- nach Alkylanzien
- nach Epipodophyllotoxin
- andere Auslöser

### d) AML mit Multilineage-Dysplasie

- mit vorausgegangenem MDS
- ohne vorausgegangenes MDS

Das Alter an sich ist aber kein Grund, von einer wirksamen Therapie Abstand zu nehmen.
In zunehmendem Maße spielen bei der Frage der Therapie, heute vor allem bei der Frage nach dem Zeitpunkt einer Stammzell- oder Knochenmarktransplantation, **prognostische Faktoren** eine wichtige Rolle. Es handelt sich dabei um klinische und biologische Eigenschaften, welche durch die Heterogenität der AML bedingt sind. Besonders zytogenetische und molekulargenetische Eigenschaften der Blasten, die häufig mit dem morphologischen Phänotyp korreliert sind, haben Bedeutung erlangt. Es ist heute üblich, **drei prognostische Gruppen** voneinander abzugrenzen:

- Die **prognostisch günstige Gruppe**:
  - Patienten mit Blasten mit der t(15;17) und PML-RARA; dies entspricht den Subtypen M3 und M3v der FAB.
  - Patienten, deren Blasten die t(8;21) und AML1-ETO besitzen; dies entspricht überwiegend dem Subtyp M2 der FAB.
  - Patienten, deren Blasten die inv(16) und CBFb-MYH11 besitzen; dies entspricht dem Subtyp $M4_{Eo}$ der FAB.
- Die **prognostisch ungünstige Gruppe** ist dadurch charakterisiert, dass die Blasten Veränderungen an Chromosom 5 oder 7, Veränderungen am langen Arm des Chromosom 3 oder komplexe Chromosomenaberrationen (mehr als zwei Chromosomen sind betroffen) besitzen. Als prognostisch ungünstig gelten außerdem vorausgegangene hämatologische Erkrankungen, eine sekundäre AML, vor allem nach Alkylanzientherapie, kurze Dauer der Erstremission, neuerdings der Nachweis von Multi-drug-Resistenz (MDR) sowie persistierende Blasten im Knochenmark an Tag 15 nach Beginn der Therapie.
- Als **Gruppe mit intermediärem Risiko** werden Patienten zusammengefasst, deren Blasten entweder einen normalen Karyotyp besitzen oder zytogenetische Anomalien zeigen, die in den anderen beiden Kategorien nicht enthalten sind. Patienten mit der Anomalie 11q23 werden meistens in diese intermediäre Gruppe eingeordnet.

Während mit wenigen Ausnahmen die verschiedenen Subtypen der AML mit einem gleichen Induktionsschema behandelt werden, ist es heute allgemein üblich, dass die Promye-

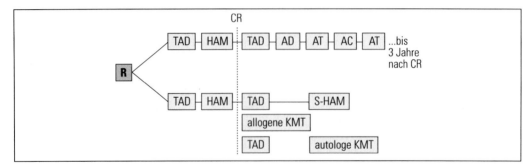

**Abb. 14.1-1:** Design der Studie 1992 der Deutschen AML Cooperative Group. Durch Randomisierung wird die Frage geklärt, ob die monatliche Erhaltungstherapie über 3 Jahre durch einen zweiten, intensivierten Konsolidierungskurs mit S-HAM erfolgreich ersetzt werden kann. Allogene Knochmarktransplantation in der ersten Remission wird allen Patienten im Alter bis 50 Jahre mit histokompatiblem Geschwisterspender angeboten. Autologe Knochmarktransplantation ist optional an bestimmten Zentren (mod. nach Büchner 1997). R = Randomisierung; TAD = Tioguanin, Cytarabin und Daunorubicin; HAM = Hochdosis-Cytarabin und Mitoxantron; AD = Cytarabin und Daunorubicin; S-HAM = sequenziell Hochdosis-Cytarabin und Mitoxantron; AC = Cytarabin und Cyclophosphamid; AT = Cytarabin und Tioguanin; KMT = Knochenmarktransplantation; CR = komplette Remission.

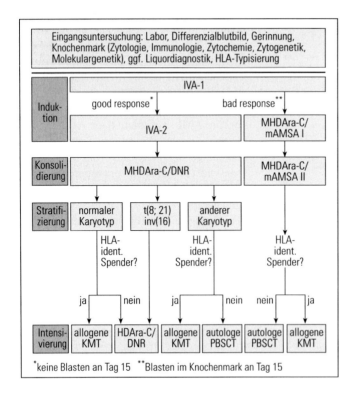

**Abb. 14.1-2:** Therapieschema bei De-novo-AML 2/95 (mod. nach Seipelt 1998). IVA = Idarubicin, Etoposid und Cytarabin; MHDAra-C = Mittelhochdosis-Cytarabin, HDAra-C = Hochdosis-Cytarabin; m-AMSA = Amsacrin; DNR = Daunorubicin; KMT = Knochenmarktransplantation; PBSCT = Transplantation peripherer Blutstammzellen.

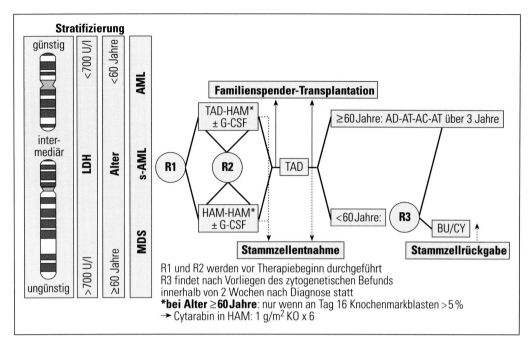

**Abb. 14.1-3:** Richtlinien der AMLCG-Studie 1999 (mod. nach Büchner et al. 1999). Risikostratifizierte Therapie von primärer AML, sekundärer AML (s-AML) und MDS: Randomisierte Studie über 1. Hochdosis-Cytarabin in der Doppelinduktion, 2. G-CSF-Priming und 3. Hochdosistherapie mit Stammzelltransplantation. Die Transplantation peripherer Blutstammzellen erfolgt optional. R1, R2, R3 = 1., 2. und 3. Randomisierung; LDH = Laktatdehydrogenase; TAD = Tioguanin, Cytarabin und Daunorubicin; HAM = Hochdosis-Cytarabin und Mitoxantron, AD = Cytarabin und Daunorubicin, AT = Cytarabin und Tioguanin, AC = Cytarabin und Cyclophosphamid; BU/CY = Busulfan und Cyclophosphamid.

lozytenleukämie (M3 nach FAB) sowie ihre Variante (M3v) mit t(15;17) bzw. PML-RARA besonders behandelt wird, da die Kombination von Tretinoin (All-trans-Retinsäure) – der ersten nachweisbar wirksamen Reifungsinduktion – mit Chemotherapie am erfolgreichsten ist. In den Abbildungen 14.1-1 bis 14.1-4 und in Tabelle 14.1-4 sind beispielhaft einige Therapieprotokolle dargestellt.

Die Therapie der AML wird prinzipiell in **zwei unterschiedliche Phasen** gegliedert:
1. Induktionstherapie
2. Postinduktionstherapie

## Induktionstherapie

> Das primäre Ziel der Behandlung von Patienten mit AML ist das Erreichen einer Remission.

Dabei wird die komplette Remission als Zustand mit weniger als 5 % Blasten im Knochenmark und Erholung des peripheren Blutbilds definiert. Durch die neuen molekulargenetischen Methoden werden erheblich sensiblere Instrumente eingesetzt, die eine neue Definition der kompletten Remission erforderlich

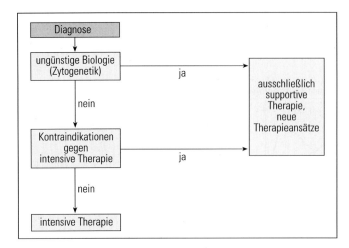

**Abb. 14.1-4:** Therapie der AML bei Patienten im Alter über 60 Jahren (mod. nach Kern et al. 1999).

machen. Bisher wird aber noch die konventionelle Einteilung benutzt.

Seit mehr als 30 Jahren bilden das Anthracyclin Daunorubicin und der Antimetabolit Cytarabin die Grundlage der Induktionstherapie. In allen großen internationalen Studien bilden diese beiden Zytostatika die Basis der AML-Therapie und führen bei optimaler Anwendung bei Patienten unter 60 Jahren zu kompletten Remissionsraten von 60 bis 80 %. Andere Anthracycline haben Daunorubicin bisher noch nicht überzeugend ersetzen können, obwohl sie in bestimmten Therapiephasen sinnvoll erscheinen. Zusätzliche Substanzen (Tioguanin, Etoposid etc.) werden zum Teil eingesetzt. Cytarabin als zweite Standardsubstanz wird entweder als intravenöse Injektion in Dosen von 100–200 mg/m$^2$ Körperoberfläche oder als kontinuierliche Infusion über 7–10 Tage appliziert. Bei jungen Patienten hat sich die hochdosierte Gabe von Cytarabin in Dosen von 1–3 g/m$^2$ Körperoberfläche alle 12 Stunden, meistens als Infusion über 3 Stunden, als sehr wirksam erwiesen, vor allem in Kombination mit einem Anthracyclin, wie dies schon von der Deutschen AML Cooperative Group als HAM-Schema praktiziert wird (Abb. 14.1-1).

## Postinduktionstherapie

> Die Postinduktionstherapie wird nach Erreichen einer Remission durchgeführt zur Intensivierung des Effekts, zur weiteren Reduktion der morphologisch nicht mehr nachweisbaren Blasten und letztlich zur Verhinderung des Rückfalls.

Hierfür stehen verschiedene Möglichkeiten zur Verfügung. Neben einer Erhaltungstherapie mit den initial verwendeten Medikamenten in niedrigerer Dosierung, die über einen Zeitraum von bis zu 3 Jahren durchgeführt wird, und einer Konsolidierungstherapie in ein bis zwei Therapieblöcken, die der Induktionstherapie ähnlich sind, ist heute die Stammzell- oder Knochenmarktransplantation bei jüngeren Patienten, die geeignete Spender haben, die Therapie der Wahl.

## Knochenmark- oder Stammzelltransplantation

Die **allogene Knochenmark- oder Stammzelltransplantation** kann heute bei Vorhanden-

**Tab. 14.1-4:** Chemotherapie der Deutschen AML Cooperative Group. Der erste Induktionskurs erfolgt mit TAD, der zweite Induktionskurs mit HAM, der Konsolidierungskurs wieder mit TAD. Zur Konsolidierung werden die Kurse AD, AT und AC rotierend monatlich wiederholt bis 3 Jahre nach Remissionseintritt. S-HAM wird als zweiter, intensivierter Konsolidierungskurs je nach Randomisierung anstelle der Erhaltungstherapie eingesetzt (mod. nach Büchner 1997).

### A: TAD

| Substanz | Dosierung | Applikation | Applikationsdauer/-art | Tag |
|---|---|---|---|---|
| Tioguanin | 100 mg/m² KO | p. o. | alle 12 h | 3–9 |
| Cytarabin | 100 mg/m² KO je Tag | i. v. | als Dauerinfusion | 1, 2 |
| Cytarabin | 100 mg/m² KO | i. v. | alle 12 h über 30 min | 3–8 |
| Daunorubicin | 60 mg/m² KO | i. v. | 60 min | 3, 4, 5 |

### B: HAM[1]

| Substanz | Dosierung | Applikation | Applikationsdauer/-art | Tag |
|---|---|---|---|---|
| Cytarabin | 3 g/m² KO | i. v. | alle 12 h über 3 h | 1–3 |
| Mitoxantron | 10 mg/m² KO je Tag | i. v. | 60 min | 3, 4, 5 |

### C: 1. AD

| Substanz | Dosierung | Applikation | Applikationsdauer/-art | Tag |
|---|---|---|---|---|
| Cytarabin | 100 mg/m² KO | s. c. | alle 12 h | 1–5 |
| Daunorubicin | 45 mg/m² KO je Tag | i. v. | 60 min | 3, 4 |

### 2. AT

| Cytarabin | 100 mg/m² KO | s. c. | alle 12 h | 1–5 |
|---|---|---|---|---|
| Tioguanin | 100 mg/m² KO | p. o. | alle 12 h | 1–5 |

### 3. AC

| Cytarabin | 100 mg/m² KO | s. c. | alle 12 h | 1–5 |
|---|---|---|---|---|
| Cyclophosphamid | 1 g/m² KO | i. v. | | 3 |

### D: S-HAM[2]

| Substanz | Dosierung | Applikation | Applikationsdauer/-art | Tag |
|---|---|---|---|---|
| Cytarabin | 1 g/m² KO | i. v. | alle 12 h über 3 h | 1, 2, 8, 9 |
| Mitoxantron | 10 mg/m² KO je Tag | i. v. | 60 min | 3, 4, 10, 11 |

[1] Bei Patienten ≥ 60 Jahre wird die Cytarabin-Dosierung von 3 g/m² KO auf 1 g/m² KO reduziert.
[2] Bei Patienten ≥ 60 Jahre wird die Cytarabin-Dosierung von 1 g/m² KO auf 0,5 g/m² KO reduziert.

sein von HLA-identischen Familienspendern als die effektivste Methode zum Erreichen einer Heilung angesehen werden. Entscheidend für das bessere rezidivfreie Langzeitüberleben nach allogener Transplantation ist der Transplantation-gegen-Leukämie-Effekt (GVL-Effekt), der von den mitübertragenen T- bzw. NK-Zellen abhängt. Die bis vor kurzem gültige

Regel, dass bei Patienten mit HLA-identischen Familienspendern die Transplantation in erster kompletter Remission durchgeführt werden soll, gilt nicht mehr, seitdem die Ergebnisse der konventionellen Chemotherapie bei Patienten mit günstiger Prognose in mehreren Studien bestätigt werden konnten und die bisherigen Ergebnisse der Transplantation zumindest erreichten, zum Teil aber übertrafen. Daraus wurde abgeleitet, dass bei günstiger Prognose erst nach einem Rezidiv die Indikation für eine Transplantation gestellt wird.

Die Ergebnisse der **autologen Knochenmark- oder Stammzelltransplantation** sind bisher immer noch widersprüchlich. Entscheidender Faktor dabei ist die Rückfallrate, die als die Folge von residualer Leukämie aus dem Transplantat und das Fehlen des GVL-Effekts angesehen wird. In verschiedenen Studien wird der Einfluss von Purging-Maßnahmen zur Beseitigung von vorhandenen kontaminierenden leukämischen Zellen untersucht.

Auf die speziellen Probleme der Transplantation wird in Kapitel 17 eingegangen (vgl. S. 242 ff).

## Therapie der AML bei älteren Patienten

Da mehr als ¾ der Patienten mit AML älter als 60 Jahre sind, tritt diese Frage immer mehr in den Vordergrund. In der Vergangenheit wurden viele Therapiestudien nur bei Patienten bis zum 60. Lebensjahr durchgeführt oder in den publizierten Ergebnissen wurde die Patientengruppe über 60 oder über 65 Jahre ausgespart. Gegenwärtig bemüht man sich, älteren Patienten mit gutem Allgemeinzustand ohne beeinträchtigende Organstörungen die übliche Induktionstherapie anzubieten. Bei diesen Patienten ist mit einer kompletten Remissionsrate von etwa 50 % zu rechnen. Selten besteht bei Patienten über 60 Jahre eine Indikation zur Transplantation, dasselbe gilt auch für die hochdosierte Chemotherapie. Gründe für das schlechtere Ansprechen bei älteren Patienten sind die Häufung von ungünstigen prognostischen Faktoren, wie zum Beispiel zytogenetische Anomalien, insgesamt ungünstige Subtypen.

## Therapie der AML bei Kindern

Kinder werden in Deutschland (wie in den meisten Ländern) im Rahmen kooperativer Studien mit besonderen Protokollen behandelt. Die Studienzentrale der kooperativen AML-Therapiestudien hat ihren Sitz an der Universitätskinderklinik Münster.

## Zukünftige Entwicklungen

Die Tendenz, spezifischere Therapieverfahren zur individuelleren Behandlung zu entwickeln, wird sich fortsetzen. Erkennbar ist dies bereits an dem Bestreben, Modifikationen der Therapie für spezifische Subtypen (z. B. Promyelozytenleukämie) zu entwickeln. Wie bei der Philadelphia-positiven, BCR-ABL-positiven CML mit Tyrosinkinase-Inhibitoren wird man versuchen, die erkannten molekularen Aberrationen als Ansatz für spezifische Behandlungsmethoden zu benutzen. Untersuchungen mit humanisierten Antikörpern gegen Epitope auf leukämischen Blasten (z. B. Anti-CD33) sind bereits im Gange, ebenso Untersuchungen über die Beeinflussbarkeit der Multi-drug-Resistenz. Schließlich wird an der genaueren Analyse des GVL-Effekts und dem gezielteren Einsatz in der Klinik gearbeitet.

## Literatur

Bennett JM, Catovsky D, Daniel MT, Flandrin G, Galton DA, Gralnick HR, Sultan C. Proposals for the classification of the acute leukaemias. French-Ame-

rican-British (FAB) co-operative group. Br J Haematol 1976; 33: 451–8.
Büchner T. Akute myeloische Leukämie (AML). In: Ostendorf PC, Seeber S (Hrsg.). Hämatologie/Onkologie. München, Wien, Baltimore: Urban und Schwarzenbeck 1997; 463–74.
Büchner T, Hiddemann W, Wörmann B, Löffler H, Gassmann W, Haferlach T, Fonatsch C, Haase D, Schoch C, Hossfeld D, Lengfelder E, Aul C, Heyll A, Maschmeyer G, Ludwig WD, Sauerland MC, Heinekke A. Double induction strategy for acute myeloid leukaemia: the effect of high-dose cytarabine with mitoxantrone instead of standard-dose cytarabine with daunorubicin and 6-thioguanine: a randomized trial by the German AML Cooperative Group. Blood 1999; 93: 4116–24.
Burnett AK. Tailoring the treatment of acute myeloid leukemia. Curr Opin Hematol 1999; 6: 247–52.

Harris NL, Jaffe ES, Diebold J, Flandrin G, Müller-Hermelink HK, Vardiman J, Lister TA, Bloomfield CD. The World Health Organization classification of neoplasms of the hematopoietic and lymphoid tissues: report of the Clinical Advisory Committee meeting – Airlie House, Virginia, November, 1997. J Clin Oncol 1999; 17: 3835–49.
Kern W, Schoch C, Fonatsch A, Heinecke A, Wormann B, Buchner T, Hiddemann W. Therapie der akuten myeloischen Leukämie bei Patienten im höheren Lebensalter. Dtsch Med Wochenschr 1999; 124: 1005–14.
Löwenberg B, Downing JR, Burnett A. Acute myeloid Leukemia. N Engl J Med 1999; 341: 1051–62.
Seipelt G. Akute myeloische Leukämie. In: Hoelzer D, Seipelt G (Hrsg). Leukämietherapie. Bremen: UNI-MED 1998; 24–33.

## 14.2 Akute lymphatische Leukämie

Monika Brüggemann, Michael Kneba

## Einleitung

Während die akute lymphatische Leukämie (ALL) die häufigste Leukämieform des Kindesalters darstellt, macht sie nur circa 20 % der akuten Leukämien des Erwachsenen aus.

> Die Diagnose wird zunächst anhand von Morphologie und Zytochemie gestellt, die weitere Unterteilung in T- und B-Linien-ALL erfolgt aufgrund immunphänotypischer Kriterien.

Diese erlauben nicht nur die Zuordnung der Blasten zur ALL-Gruppe und die Eingruppierung in die B- oder T-Zell-Reihe, sondern auch die Bestimmung des Differenzierungsgrads und die Identifikation aberranter myeloischer Marker (Bene et al. 1995). Circa 76 % der akuten lymphatischen Leukämien entstammen der B-Linie mit den Subgruppen der Pro-B-ALL (11 %), c-ALL (51 %), Prä-B-ALL (10 %) sowie der reifen B-ALL (4 %). Die verbleibenden 24 % gehören zur Gruppe der T-ALL mit der unreifen Pro-T- und Prä-T-ALL (6 %) und der reifen kortikalen und reifen T-ALL (18 %) (Bene et al. 1995, Ludwig et al. 1994).

Für die optimale Therapieplanung spielen zunehmend auch zytogenetische und molekulargenetische Aspekte eine Rolle, da charakteristische Chromosomenaberrationen, die bei der Erwachsenen-ALL in bis zu 60 % der Fälle nachgewiesen werden, unabhängige Prognosefaktoren darstellen. Die häufigste klinisch relevante Translokation stellt hierbei die t(9;22) dar, die zur Bildung des so genannten Philadelphia-Chromosoms und zur Expression eines BCR-ABL-Fusionsproteins führt. Dieses wird altersabhängig in 20 bis 30 % aller erwachsenen ALL-Patienten detektiert. An zweiter Stelle steht die Translokation t(4;11) (resultierendes Fusionsgen: MLL-AF4) mit einer Gesamtinzidenz von 3 bis 6 % (Biondi et al. 1993). Weitere für den klinischen Verlauf wichtige prognostische Faktoren sind: Leukozytenzahl bei Diagnosestellung, Patientenalter und Zeit bis zum Erreichen einer kompletten Remission (s. Tab. 14.2-1).

In jüngster Zeit gewinnt ein weiteres Risikokriterium, die so genannte minimale Resterkrankung (minimal residual disease, MRD) zunehmend an Bedeutung. Durch molekulargenetische Marker in Form von klonal rearrangierten Immungenen und klonalen zytogenetischen Anomalien sind der Nachweis und die Quantifizierung okkulter, durch konventionelle Methoden nicht erkennbarer Tumorzellen in klinischer Remission möglich, die als Reservoir für die Entstehung von Rezidiven angesehen werden. Untersuchungen insbesondere bei pädiatrischen Patienten mit ALL belegen, dass der Wert der MRD zu verschiedenen Therapiezeitpunkten einen unabhängigen prognostischen Faktor darstellt (Campana und Pui 1995, Van Dongen et al. 1998).

# Therapieprinzipien

Moderne Therapieprotokolle setzen sich aus verschiedenen Komponenten zusammen: Nach einer Induktionsphase zur schnellen Zytoreduktion folgt die Postremissionstherapie, bestehend aus Konsolidations- oder Intensivierungszyklen, der Reinduktion sowie einer Erhaltungstherapie bis zu 30 Monaten nach Erstdiagnose. Spezifische ZNS-Prophylaxen und -Therapien beinhalten die intrathekale Applikation von Methotrexat (evtl. in Kombination mit Cytarabin und Dexamethason), eine ZNS-Bestrahlung und/oder die systemische Applikation hoher Dosen von Methotrexat und anderer ZNS-gängiger Substanzen (Cortes et al. 1995). Das Risiko eines ZNS-Rezidivs bei erwachsenen ALL-Patienten liegt derzeit bei circa 5 %.

Für Patienten mit großem Mediastinaltumor (vornehmlich T-ALL-Patienten) bietet die Mediastinalbestrahlung eine zusätzliche Therapieoption.

Der Stellenwert der allogenen Knochenmarktransplantation in erster Remission ist nur für Hochrisiko-Patienten gesichert, nicht hingegen

**Tab. 14.2-1:** Hochrisiko-Parameter bei erwachsenen Patienten mit akuter lymphatischer Leukämie (ALL). MRD = minimale Resterkrankung. (Nach Hoelzer und Seipelt 1998).

| Parameter | B-Vorläufer-ALL | B-ALL | T-Linien-ALL |
|---|---|---|---|
| Immunphänotyp | Pro-B-ALL | – | Prä-T-ALL<br>Pro-T-ALL<br>reife T-ALL |
| Zyto-/Molekulargenetik | t(9;22)/BCR-ABL<br>t(4;11)/MLL-AF4<br>Trisomie 8 | – | – |
| Leukozytenzahl | > 30 000/µl | > 30 000/µl | (> 100 000/µl)[1] |
| Zeit bis zu kompletter Remission | > 3–6 Wochen | > 2 Therapieblöcke | > 3–6 Wochen |
| Patientenalter | > 50 Jahre | | |
| MRD | je nach Therapiephase | | |

[1] In einigen Studien kein unabhängiger prognostischer Faktor (Larson et al. 1995)

für Patienten mit Standardrisiko-ALL, für die verschiedene Studien keinen Überlebensvorteil gegenüber einer konventionellen Polychemotherapie belegten (Barrett et al. 1992, Zhang et al. 1995).

Individualisierte und risikoadaptierte Therapiestrategien führten bei der pädiatrischen ALL zu einer dramatischen Verbesserung des Gesamtüberlebens (Rivera et al. 1993).

Auch bei der akuten lymphatischen Leukämie des Erwachsenen konnten hierdurch signifikante Fortschritte erzielt werden: Derzeit erreichen insgesamt 70–90 % der Patienten eine komplette Remission, das rezidivfreie Überleben liegt bei 25–50 %. Insbesondere bei der B-ALL führte die Gabe kurzer, aggressiver Therapien, unter anderem mit hohen Dosen Methotrexat, Alkylanzien und Cytarabin, zu einer Erhöhung der Rate der kompletten Remissionen auf 70–80 % und des rezidivfreien Überlebens (relapse-free survival, RFS) auf 50–60 % (Hoelzer et al. 1996). Derzeit wird der zusätzliche Einsatz von Anti-CD20 (Rituximab) getestet, da fast 80 % der Patienten mit reifer B-ALL CD20 auf mehr als 20 % der leukämischen Blasten exprimieren. Erste Zwischenauswertungen erbrachten ermutigende Resultate bei guter Verträglichkeit (Thomas et al. 2001).

Auch die früher ungünstige Prognose der T-ALL und Pro-B-ALL konnte durch Therapie-Individualisierung wesentlich verbessert werden. Eine weiterhin extrem schlechte Prognose weisen t(9;22)-positive Patienten mit einer Gesamtüberlebensrate von unter 10 % auf. Eine kurative Option bietet hier die allogene Knochenmark- bzw. Stammzelltransplantation, die die Rate des krankheitsfreien Überlebens auf bis zu 30 % steigern kann (Barrett et al. 1992).

> Einen neuen, pathogenetisch kausalen Therapieansatz für dieses Patientenkollektiv stellt der Proteinkinase-Inhibitor Imatinib (STI571, Glivec®) dar.

Imatinib inhibiert spezifisch das Produkt des Philadelphia-Chromosoms, die BCR-ABL-Tyrosinkinase, welche für die Pathogenese Philadelphia-Chromosom-positiver Leukämien eine wichtige Rolle spielt. In ersten Studien zeigte Imatinib bei geringer Toxizität sowohl in vitro als auch in vivo bei Patienten mit BCR-ABL-positiver CML und ALL eine ausgezeichnete antileukämische Wirksamkeit.

## Aktuelle Therapiestudien

Der Großteil der erwachsenen ALL-Patienten in Deutschland wird im Rahmen der multizentrischen ALL-Studien des Erwachsenen (German Multicenter ALL Study Group, GMALL) behandelt (s. Abb. 14.2-1). Erwachsene Patienten mit B-Vorläufer- oder T-Linien-ALL können bis zum Alter von 55 (je nach Allgemeinzustand auch 65) Jahren in die GMALL-Studie 06/99 (bzw. in die geplante Nachfolgestudie 07/03) eingebracht werden. Patienten über 65 Jahren werden nach einem gesonderten Protokoll für Ältere (GMALL-Elderly, das genaue Protokoll kann von der Studienzentrale angefordert werden, Anschrift s. u.) behandelt, das im Vergleich zum Standardprotokoll durch eine deutliche Reduktion von Therapieintensität und -toxizität gekennzeichnet ist. Der Therapieablauf für Patienten unter 55(-65) Jahren ist zunächst für alle eingeschlossenen Patienten einheitlich und gliedert sich in eine Induktionsphase I und II sowie Konsolidation I (s. Tab. 14.2-2a). Die gemeinsame Therapiephase endet in Therapiewoche 13 mit einer Stammzellapherese. Bei Erreichen einer kompletten Remission erfolgt nun die Stratifikation I nach immunphänotypischen, molekulargenetischen und hämatologischen Kriterien in eine Standard-, Hoch- und Höchstrisiko-Gruppe (s. Abb. 14.2-2). Standardrisiko-Patienten erhalten jetzt weitere alternierende Chemotherapiezyklen (Konsolidation II, Reinduktion, Konsolidation III-VI, s. Tab. 14.2-2b) bis Woche 46. Nach

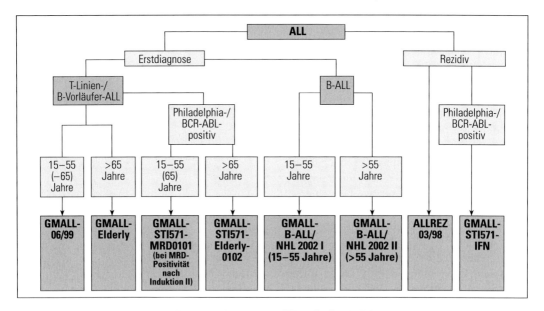

**Abb. 14.2-1:** Laufende Therapiestudien für die akute lymphatische Leukämie des Erwachsenen (Stand 9/02, nach Informationen aus dem Kompetenznetzwerk „Akute und chronische Leukämien"); genaue Protokolle der STI571-Studien bei Philadelphia-/BCR-ABL-positiver ALL sowie der GMALL-Elderly-Studien können bei der Studienleitung angefordert werden (s. u. unter „Adressen").

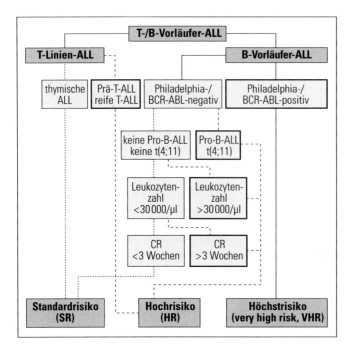

**Abb. 14.2-2:** Risikostratifikation für die T-/B-Vorläufer-ALL des Erwachsenen im Rahmen der GMALL-Studie 06/99 (Stand 3/01, nach Hoelzer et al. 2001). CR = komplette Remission.

**Tab. 14.2-2:** Kurzprotokoll für die T-/B-Vorläufer-ALL des Erwachsenen im Rahmen der GMALL-Studie 06/99 für Patienten von 15 bis 55(–65) Jahren. (Stand 3/01, nach Hoelzer et al. 2001). Vgl. auch Abb. 14.2-3. MRD = minimale Resterkrankung.

a: 1.–15. Therapiewoche, alle Patienten mit B-Vorläufer- oder T-Linien-ALL.

| Therapiephase | Zeitschema | Substanz | Applikation | Besonderheiten/Empfehlungen |
|---|---|---|---|---|
| Vorphase und Induktionsphase I | 1.–3. Woche | Dexamethason | p. o. | *ZNS-Prophylaxe:* Methotrexat i. th. |
| | | Vincristin | i. v., Bolus | *Knochenmarkpunktion zur MRD-Messung:* Therapietag 1 und 11 |
| | | Daunorubicin | i. v. | |
| | | Pegaspargase | i. v. | |
| | | G-CSF | s. c. | |
| Induktionsphase II | 4.–7. Woche | Cyclophosphamid | i. v. | möglichst zeitgerechter Beginn wichtig! |
| | | Cytarabin | i. v. | *Voraussetzungen für Beginn:* keine schwere Organtoxizität, ausreichender Allgemeinzustand, Granulozytenzahl >500/μl, Thrombozytenzahl >50 000/μl |
| | | Mercaptopurin | p. o. | *Unterbrechung empfohlen bei:* schwerer Organtoxizität, schwerer Infektion, Granulozytenzahl <200/μl, Thrombozytenzahl <20 000/μl |
| | | G-CSF | s. c. | Bei Unterbrechung alle Zytostatika gleichzeitig absetzen (auch intrathekale Therapie)! |
| | | | | *ZNS-Prophylaxe:* Methotrexat i. th.; ZNS-Bestrahlung 24 Gy |
| | | | | *Mediastinalbestrahlung* (für T-ALL Patienten mit Mediastinaltumor und Resttumorgröße >2 cm an Tag 44; 24 Gy im Anschluss an Induktionsphase II |
| | | | | *Knochenmarkpunktion zur MRD-Messung:* Therapietag 24 und 44 |
| Konsolidation I | 11.–12. Woche | Dexamethason | p. o. | Stammzellapherese an Therapietag 85 und 86 |
| | | Vindesin | i. v., Bolus | *Voraussetzungen für Beginn:* keine schwere Organtoxizität, keine schwere Infektion, ausreichender Allgemeinzustand, Granulozytenzahl >1 000/μl, Thrombozytenzahl >100 000/μl |
| | | hochdosiertes Methotrexat | i. v. | |
| | | Etoposid | i. v. | *Knochenmarkpunktion zur MRD-Messung:* Therapietag 71 |
| | | hochdosiertes Cytarabin | i. v. | |
| | | G-CSF | s. c. | |

b: 16.–52. Therapiewoche für Patienten der Standardrisiko-Gruppe.

| Therapiephase | Zeitschema | Substanz | Applikation | Besonderheiten/Empfehlungen |
|---|---|---|---|---|
| Konsolidation II | 16. Woche | hochdosiertes Methotrexat<br>Pegaspargase<br>Mercaptopurin | i. v.<br>i. v.<br>p. o. | *Voraussetzungen für Beginn:* keine schwere Organtoxizität, keine schwere Infektion, ausreichender Allgemeinzustand, Granulozytenzahl >1 000/µl, Thrombozytenzahl >100 000/µl<br>*KM-Punktion zur MRD-Messung:* Therapiewoche 16 |
| Reinduktion | 22.–26. Woche | *Phase I:*<br>Prednisolon<br>Vindesin<br>Adriamycin<br>*Phase II:*<br>Cyclophosphamid<br>Cytarabin<br>Tioguanin | <br>p. o.<br>i. v., Bolus<br>i. v.<br><br>i. v.<br>i. v.<br>p. o. | *Voraussetzungen für Beginn:* s. Konsolidation II<br>*In Phase II Unterbrechung empfohlen bei:* schwerer Organtoxizität, schwerer Infektion, Granulozytenzahl <200/µl, Thrombozytenzahl <20 000/µl<br>Bei Unterbrechung alle Zytostatika gleichzeitig absetzen (auch intrathekale Therapie)!<br>*ZNS-Prophylaxe:* Methotrexat i. th., Cytarabin i. th., Dexamethason i. th.<br>*KM-Punktion zur MRD-Messung:* Therapiewoche 22 |
| Konsolidation III | 30. Woche | wie Konsolidation II | | *Voraussetzungen für Beginn:* s. Konsolidation II<br>*KM-Punktion zur MRD-Messung:* Therapiewoche 30 |
| Konsolidation IV | 36. Woche | Cytarabin<br>Teniposid | i. v.<br>i. v. | *Voraussetzungen für Beginn:* s. Konsolidation II<br>*ZNS-Prophylaxe:* Methotrexat i. th., Cytarabin i. th., Dexamethason i. th. |
| Konsolidation V | 41. Woche | Cyclophosphamid<br>Cytarabin | i. v.<br>i. v. | *Voraussetzungen für Beginn:* s. Konsolidation II<br>*ZNS-Prophylaxe:* Methotrexat i. th., Cytarabin i. th., Dexamethason i. th.<br>*KM-Punktion zur MRD-Messung:* Therapiewoche 41 |
| Konsolidation VI | 46. Woche | wie Konsolidation II | | *Voraussetzungen für Beginn:* s. Konsolidation II<br>*KM-Punktion zur MRD-Messung:* Therapiewoche 52 |
| Erhaltung | nach Reinduktion zwischen Konsolidation III bis VI | Mercaptopurin<br>Methotrexat | p. o.<br>i. v. | *Voraussetzungen für Beginn:* Regeneration der Hämatopoese (Granulozyten >1 500/µl, Thrombozyten >100 000/µl, Hämoglobin >10 g/dl)<br>Dosisreduktion der Erhaltungstherapie bei Granulozyten 1 500–3 000/µl, Thrombozyten 50 000–150 000/µl<br>Unterbrechung bei Granulozyten <1 500 µl, Thrombozyten <50 000/µl |

c: 16. Therapiewoche für Patienten der Hoch-/Höchstrisiko-Gruppe ohne allogenen Spender.

| Therapiephase | Zeitschema | Substanz | Applikation | Besonderheiten |
|---|---|---|---|---|
| Konsolidation II (Arm A) | 16. Woche | Ifosfamid<br>Cytarabin | i. v.<br>i. v. | ZNS-*Prophylaxe:* Methotrexat i. th., Cytarabin i. th., Dexamethason i. th.<br>Randomisierung zur Konsolidation II bei Hoch-/Höchstrisiko in Arm A oder B, wenn:<br>• Patient der Hoch- bzw. Höchstrisiko-Gruppe zugehört und<br>• bis Woche 14 kein allogener Spender gefunden wurde und<br>• eine autologe Stammzelltransplantation durchführbar ist und<br>• für Höchstrisiko-Patienten ohne allogenen Spender nach keinem anderen, experimentellen Therapieprotokoll behandelt werden soll (z. B. Protokoll „STI571" bei Philadelphia-/BCR-ABL-positiver ALL mit MRD") |
| oder | | | | |
| Konsolidation II (Arm B) | 16. Woche | Idarubicin<br>Fludarabin<br>Cytarabin<br>G-CSF | i. v.<br>i. v.<br>i. v.<br>s. c. | *KM-Punktion zur MRD-Messung:* Therapiewoche 16 |
| danach | | autologe Stammzelltransplantation | | |

**Tab. 14.2-3:** Kurzprotokoll GMALL-B-ALL/NHL 2002 für Patienten mit reifzelliger B-ALL und hochmaligner B-NHL verschiedener Subtypen (15–55 Jahre, Stand 10/02).

| Therapiephase | Zeitschema | Substanz | Applikation | Besonderheiten |
|---|---|---|---|---|
| Vorphase | Tag 1–5 | Cyclophosphamid<br>Prednison | i. v.<br>p. o. | |
| Block A1 | ab Tag 7 | Rituximab<br>Vincristin<br>hochdosiertes Methotrexat<br>Ifosfamid<br>Dexamethason<br>Teniposid<br>Cytarabin<br>G-CSF | i. v.<br>i. v., Bolus<br>i. v., kontinuierliche Infusion<br>i. v.<br>p. o.<br>i. v.<br>i. v.<br>s. c. | Methotrexat-Spiegelbestimmungen!<br>Leucovorin®-Rescue!<br>ZNS-*Prophylaxe:* Methotrexat i. th., Cytarabin i. th., Dexamethason i. th. |

**Tab. 14.2-3:** Fortsetzung

| Therapiephase | Zeitschema | Substanz | Applikation | Besonderheiten |
|---|---|---|---|---|
| Block B1 | ab Tag 28 | Rituximab<br>Vincristin<br>hochdosiertes Methotrexat<br>Cyclophosphamid<br>Adriamycin<br>Dexamethason<br>G-CSF | i. v.<br>i. v., Bolus<br>i. v., kontinuierliche Infusion<br>i. v.<br>i. v.<br>p. o.<br>s. c. | Methotrexat-Spiegelbestimmungen!<br>Leucovorin®-Rescue!<br>ZNS-Prophylaxe: Methotrexat i. th., Cytarabin i.th., Dexamethason i. th. |
| Block C1 | ab Tag 49 | Rituximab<br>Vindesin<br>hochdosiertes Methotrexat<br>Etoposid<br>hochdosiertes Cytarabin<br>Dexamethason<br>G-CSF | i. v.<br>i. v., Bolus<br>i. v., kontinuierliche Infusion<br>i. v.<br>i. v., kontinuierliche Infusion<br>p. o.<br>s. c. | Patienten mit Hochrisiko-Merkmalen (Fehlen einer kompletten Remission nach Chemotherapieblock B1, Leukozytenzahl > 30 000/µl bei Diagnosestellung): Stammzellapherese bei beginnender Regeneration<br>Patienten mit Therapieversagen oder Progression: Einsatz alternativer Therapieprotokolle, Stammzelltransplantation |
| Block A2 | ab Tag 77 | wie Block A1 | wie Block A1 | wie Block A1 |
| Therapieende für Patienten im Stadium I oder II mit kompletter Remission nach Therapieblock B1 ohne Mediastinaltumor, ohne extranodalen Befall | | | | |
| Block B2 | ab Tag 98 | wie Block B1 | wie Block B1 | wie Block B1 |
| Block C2 | ab Tag 119 | wie Block C1 | wie Block C1 | wie Block C1 |
| Bestrahlung | 3–6 Wochen nach Block C2 | | Resttumor: 36 Gy<br>initialer ZNS-Befall: 24 Gy<br><br>Mediastinaltumor: 36 Gy | bei Resttumor oder unsicherer kompletter Remission<br>wenn Sanierung des ZNS-Befalls nach Block A2 durch zusätzliche intrathekale Therapie 2–3-mal/Woche erreicht ist, ansonsten therapeutische ZNS-Bestrahlung<br>alle Patienten mit initialem Mediastinaltumor |
| Antikörpertherapie | Woche 21 | Rituximab | i. v. | |
| Antikörpertherapie | Woche 24 | Rituximab | i. v. | |

Ende des ersten Therapiejahres erfolgt eine zweite Risikostratifizierung anhand des quantitativen Verlaufsprofils der minimalen Resterkrankung (minimal residual disease, MRD), die zu verschiedenen Zeitpunkten im ersten Therapiejahr (Tag 11, 24, 44, 71, Woche 16, 22, 30, 41 und 52) durch quantitativen Nachweis klonaler Immungenumlagerungen bestimmt wurde. Je nach MRD-Verlauf wird die Therapie intensiviert fortgeführt oder beendet (s. Abb. 14.2-3).

Hoch- und Höchstrisiko-Patienten erhalten bei vorhandenem Spender nach Konsolidation I eine allogene Stammzelltransplantation, ansonsten eine Konsolidation II (nach Randomisierung in Arm A oder B, s. Tab. 14.2-2c) mit anschließender autologer Stammzelltransplantation. Patienten mit Philadelphia-Chromosompositiver ALL können je nach klinischem und molekulargenetischem Verlauf zu verschiedenen Therapiezeitpunkten in Begleitstudien mit Imatinib eingebracht werden (s. Abb. 14.2-1: Studien: GMALL-STI57-MRD0101, GMALL-STI571-Elderly-0102, GMALL-STI571-IFN, genaue Protokolle können von der Studienzentrale angefordert werden, Anschrift s. u.).

Patienten mit einer B-ALL werden nach einem gesonderten Protokoll behandelt (GMALL-B-ALL/NHL 2002, s. Tab. 14.2-3). Nach einer Vorphasetherapie mit Cyclophosphamid und Prednison folgen 6 Chemotherapiezyklen sowie insgesamt 8 Gaben einer Antikörpertherapie mit Anti-CD20 (Rituximab). Die wichtigsten Bestandteile der Kombinationschemotherapie sind neben hochdosiertem Methotrexat und konventionellen Zytostatika auch hochdosiertes Cytarabin (im Gegensatz zur Vorgängerstudie B-ALL, B-NHL90, welche weder Rituximab noch hochdosiertes Cytarabin enthielt). Für ältere Patienten über 55 Jahren steht auch hier ein gesondertes Protokoll zur Verfügung, das sich aus einer Vorphase und 6 anschließenden, gegenüber dem Standardprotokoll dosisreduzierten Therapieblöcken zusammensetzt.

> Die Behandlung nach den genannten Studienprotokollen ist ethisch und rechtlich nur in Kliniken möglich, die sich zur Teilnahme an der Studie entschieden haben und die Anforderungen an die Dokumentation und die laufende Rückkoppelung mit der Studiengruppe erfüllen. Bei Einschluss eines Patienten muss Kontakt zur Studienzentrale aufgenommen werden, zur Behandlung ist ein aktuelles Studienprotokoll hinzuziehen, da sich im Rahmen von Zwischenauswertungen laufend Protokolländerungen ergeben können. Aktuelle Informationen und Protokolle stehen für interessierte Ärzte auf der Homepage des Kompetenznetzwerks „Akute und chronische Leukämien" nach Registrierung als assoziiertes Mitglied des Netzwerkes zur Verfügung unter www.kompetenznetz-leukaemie.de

# Behandlung der refraktären bzw. rezidivierten ALL

Circa 50 % der erwachsenen Patienten mit ALL erleiden nach Erreichen einer kompletten Remission ein Rezidiv. Die Behandlung dieser Patienten bleibt unbefriedigend, da die Wahrscheinlichkeit eines rezidivfreien Langzeitüberlebens selbst nach erneutem Erreichen einer kompletten Remission extrem gering ist. In einer Untersuchung des M.D. Anderson Cancer Center erreichten dort von 314 rezidivierten bzw. refraktären ALL-Patienten lediglich 31 % eine komplette Remission mit einer mittleren Dauer von 6 Monaten. Die mittlere Überlebenszeit lag insgesamt bei 5 Monaten mit einer projizierten 5-Jahre-Überlebensrate von nur 3 % (Thomas et al. 1999).

> Prognostisch günstige Kriterien sind in diesem Zusammenhang: Alter unter 40

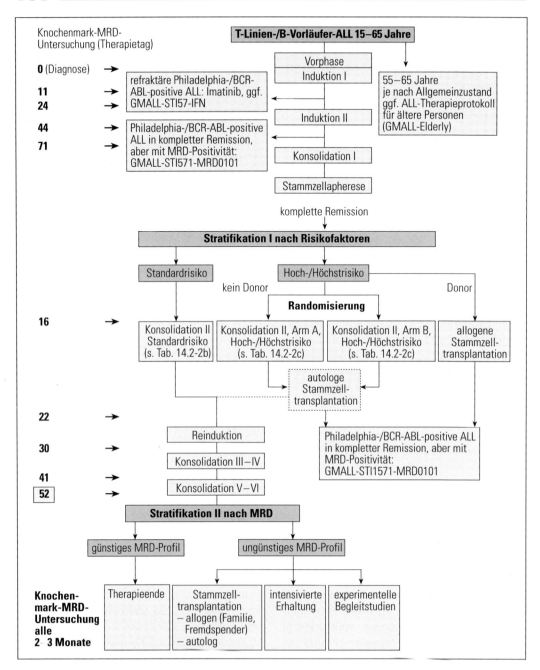

**Abb. 14.2-3:** Therapieschema für die T-/B-Vorläufer-ALL des Erwachsenen im Rahmen der GMALL-Studie 06/99 für Patienten von 15 bis 55(–65) Jahren (Stand 03/01, nach Hoelzer et al. 2001). Therapieprotokoll s. Tab. 14.2-2a bis c. MRD = minimale Resterkrankung.

> Jahre, fehlender Blastennachweis im peripheren Blut und Dauer der kompletten Remission mehr als 1 Jahr sowie (bei der ALL des Kindesalters nachgewiesen) auch der isoliert extramedulläre Befall.

In der Rezidivtherapie werden prinzipiell dieselben Chemotherapeutika wie in der First-Line-Therapie eingesetzt: Rezidivprotokolle beinhalten Vincristin, Steroide und Anthracycline, Kombinationen aus Asparaginase und Methotrexat oder Programme, die hochdosiertes Cytarabin einsetzen. Patienten mit verfügbarem Knochenmarkspender sollten nach Remissionsinduktion jedoch einer Transplantation zugeführt werden, die in 10 bis 40 % der Fälle zu lang anhaltenden Remissionen führt.

Für Patienten im ersten Rezidiv einer B-Vorläufer-ALL und T-Linien-ALL steht die Studie ALLREZ 03/98 zur Verfügung. Die Behandlung gliedert sich in zwei Abschnitte: die konventionelle Therapie (unterschiedlich für Patienten mit Frührezidiv und Patienten mit Spätrezidiv) und eine Hochdosis-Chemotherapie. Patienten mit einem Frührezidiv (Dauer der vorausgegangenen kompletten Remission < 18 Monate) erhalten eine Vorphasetherapie aus Prednisolon und Cyclophosphamid, Patienten mit einem Spätrezidiv hingegen eine Induktionstherapie mit Prednisolon, Vindesin, Daunorubicin und Pegaspargase. Für beide Patientengruppen folgt im Weiteren eine Induktionstherapie mit hochdosiertem Methotrexat, Ifosfamid, Etoposid, hochdosiertem Cytarabin und Prednisolon mit anschließender Gabe von G-CSF (Granulozyten-Kolonie-stimulierender-Faktor) und der Sammlung peripherer Stammzellen. Zur Konsolidierung und erneuten Stammzellmobilisierung folgt dann eine hochdosierte Etoposid-Therapie. Die weitere Therapie besteht nach Möglichkeit aus einer allogenen oder autologen Transplantation. Patienten mit geringer Tumormasse (Blastenanteil im Knochenmark bei Rezidivdiagnose unter 30 %) und vorhandenem Geschwisterspender sollten bei Fehlen von Kontraindikationen primär einer allogenen Transplantation zugeführt werden (nachzulesen im Studienprotokoll 03/98: Multizentrische Therapiestudie: Therapie rezidivierter akuter lymphatischer Leukämien, Anschrift s. u.).

Zusätzlich können in dieser Situation neue, experimentelle Therapien eingesetzt werden, z. B. mit monoklonalen Antikörpern (Anti-CD20 oder Anti-CD43) oder neuen Zytostatika. So induzierte das Nuleosidanalogon Arabinosyl (Compound 506U78) bei Patienten mit refraktärer/rezidivierter T-ALL in 44 % der Fälle eine komplette Remission und in weiteren 32 % eine partielle Remission (Gandhi et al. 1999).

# Adressen

Multizentrische Therapiestudie der akuten lymphatischen Leukämie des Erwachsenen 05/93 und 06/99; Multizentrische Therapieoptimierungsstudie für die Therapie der B-ALL und hochmaligner B-Non-Hodgkin-Lymphome bei Erwachsenen (GMALL-B-ALL/NHL 2002). Studienleiter: Prof. Dr. D. Hoelzer, Universitätsklinikum, Medizinische Klinik III, Theodor-Stern-Kai 7, 60590 Frankfurt,
Tel.: 069/6 301 6366, Fax: 069/6 301 7463,
E-Mail: hoelzer@em.uni-frankfurt.de

Studien: GMALL-STI571-MRD0101, GMALL-STI571-Elderly-0102, GMALL-STI571-IFN. Studienleiter: Priv.-Doz. Dr. O. G. Ottmann, Universitätsklinikum, Medizinische Klinik III, Theodor-Stern-Kai 7, 60590 Frankfurt,
Tel.: 069/6 301 6365, Fax: 069/6 301 7463,
E-Mail: ottmann@em.uni-frankfurt.de

Multizentrische Therapiestudie: Therapie rezidivierter akuter lymphatischer Leukämien 03/98. Studienleiter: Prof. Dr. M. Freund, Abteilung Hämatologie/Onkologie, Klinik und Poliklinik für Innere Medizin, Universität Rostock, Ernst Heydemann Str. 6, 18057 Rostock,
Tel: 0381/494 7420, Fax: 0381/494 7422,
E-Mail: mathias.freund@med.uni-rostock.de

Aktuelle Informationen und Therapieprotokolle der GMALL-Therapiestudien stehen für interessierte Ärzte auf der Homepage des Kompetenznetzwerks „Akute und chronische Leukämien" nach Registrierung zur Verfügung unter www.kompetenznetz-leukaemie.de

# Literatur

Barrett AJ, Horowitz MM, Ash RC, Atkinson K, Gale RP, Goldman JM, Henslee-Downey PJ, Herzig RH, Speck B, Zwaan FE, et al. Bone marrow transplantation for Philadelphia chromosome-positive acute lymphoblastic leukemia. Blood 1992; 79: 3067–70.

Bene MC, Castoldi G, Knapp W, Ludwig WD, Matutes E, Orfao A, van't Veer MB. Proposals for the immunological classification of acute leukemias. European Group of the Immunological Characterization of Leukemias (EGIL). Leukemia 1995; 9: 1783–6.

Biondi A, Rambaldi A, Rossi V, Elia L, Caslini C, Basso G, Battista R, Barbui T, Mandelli F, Masera G, et al. Detection of ALL-1/AF4 fusion transcript by reverse transcription-polymerase chain reaction for diagnosis and monitoring of acute leukemias with the t(4;11) translocation. Blood 1993; 82: 2943–7.

Campana D, Pui CH. Detection of minimal residual disease in acute leukemia: methodologic advances and clinical significance. Blood 1995; 85: 1416–34.

Cortes J, O'Brien SM, Pierce S, Keating MJ, Freireich EJ, Kantarjian HM. The value of high-dose systemic chemotherapy and intrathecal therapy for central nervous system prophylaxis in different risk groups of adult acute lymphblastic leukemia. Blood 1995; 86: 2091–7.

Gandhi V, Plunkett W, Rodriguez CO Jr, Nowak BJ, Du M, Ayres M, Kisor DF, Mitchell BS, Kurtzberg J, Keating MJ. Compound GW506U78 in refractory hematologic malignancies: relationship between cellular pharmacokinetics and clinical response. J Clin Oncol 1998; 16: 3607–15.

Goekbuget N, Hoelzer D. Akute lymphatische Leukämie. In: Hoelzer D, Seipelt G (Hrsg). Leukämietherapie. Bremen: UNI-MED 1998: 66–80.

Hoelzer D, Arnold R, Böhme A, Bartram CR, Freund M, Ganser A, Goekbuget N, Kneba M, Langer W, Lipp T, Ludwig WD, Maschmeyer G, Messerer D, Rieder H, Thiel E, Weiss A. Therapieprotokoll: Multizentrische Therapiestudie der akuten lymphatischen Leukämie des Erwachsenen ALL 06/99, Version vom 1.3.2001 unter Einschluss der Protokollamendments I-III. Bezugsadresse: s.o. unter „Adressen".

Hoelzer D, Ludwig WD, Thiel E, Gassmann W, Loffler H, Fonatsch C, Rieder H, Heil G, Heinze B, Arnold R, Hossfeld D, Buchner T, Koch P, Freund M, Hiddemann W, Maschmeyer G, Heyll A, Aul C, Faak T, Kuse R, Ittel TH, Gramatzki M, Diedrich H, Kolbe K, Uberla K, et al. Improved outcome in adult B-cell acute lymphoblastic leukemia. Blood 1996; 87: 495–508.

Larson RA, Dodge RK, Burns CP, Lee EJ, Stone RM, Schulman P, Duggan D, Davey FR, Sobol RE, Frankel SR, et al. A five-drug remission induction regimen with intensive consolidation for adults with acute lymphoblastic leukemia: cancer and leukemia group B study 8811. Blood 1995; 85: 2025–37.

Ludwig WD, Raghavachar A, Thiel E. Immunophenotypic classification of acute lymphoblastic leukemia. Baillieres Clin Haematol 1994; 7: 235–62.

Rivera GK, Pinkel D, Simone JV, Hancock ML, Crist WM. Treatment of acute lymphoblastic leukemia. 30 years' experience at St. Jude Children's Research Hospital. N Engl J Med 1993; 329: 1289–95.

Thomas DA, Cortes J, Giles FJ, Faderl S, O'Brien S, Garcia-Manero G, Pierce S, Keating M, Cabanillas F, Kantajian H. Rituximab and hyper-CVAD for adult Burkitt's (BL) or Burkitt's like (BLL) leukemia or lymphoma. [abstract]. Blood 2001; 98: 804a.

Thomas DA, Kantarjian H, Smith TL, Koller C, Cortes J, O'Brien S, Giles FJ, Gajewski J, Pierce S, Keating MJ. Primary refractory and relapsed adult acute lymphoblastic leukemia: characteristics, treatment results, and prognosis with salvage therapy. Cancer 1999; 86:1216–30.

Van Dongen JJ, Seriu T, Panzer-Grumayer ER, Biondi A, Pongers-Willemse MJ, Corral L, Stolz F, Schrappe M, Masera G, Kamps WA, Gadner H, van Wering ER, Ludwig WD, Basso G, de Bruijn MA, Cazzaniga G, Hettinger K, van der Does-van den Berg A, Hop WC, Riehm H, Bartram CR. Prognostic value of minimal residual disease in acute lymphoblastic leukaemia in childhood. Lancet 1998; 352: 1731–8.

Zhang MJ, Hoelzer D, Horowitz MM, Gale RP, Messerer D, Klein JP, Loffler H, Sobocinski KA, Thiel E, Weisdorf DJ. Long-term follow-up of adults with acute lymphoblastic leukemia in first remission treated with chemotherapy or bone marrow transplantation. The Acute Lymphoblastic Leukemia Working Committee. Ann Intern Med 1995; 123: 428–31.

# 15 Maligne Lymphome

Carsten Schrader, Michael Kneba

## 15.1 Hodgkin-Lymphome (HL)

### Einleitung

#### Synonyme

- Hodgkin-Krankheit
- Morbus Hodgkin
- Lymphogranulomatose
- Hodgkin Lymphomas
- Hodgkin's disease (HD)

#### Allgemeines

Die Erkrankung wurde erstmals 1832 von Sir Thomas Hodgkin beschrieben. Anhand molekulargenetischer Einzelzelluntersuchungen konnte die Zugehörigkeit dieser Zellen zum B-Zell-System bewiesen werden. Seitdem bezeichnet man diese Erkrankung in der neuen WHO-Klassifikation als Hodgkin-Lymphome (HL). Nach neuen Erkenntnissen aus immunhistochemischen und genetischen Untersuchungen werden die Hodgkin-Lymphome in **zwei Gruppen** eingeteilt:
- das **Lymphozyten-prädominante Hodgkin-Lymphom (LPHL)**, welches 5 % aller Hodgkin-Lymphome ausmacht
- das **klassische Hodgkin-Lymphom**, welches in **vier Subtypen** untergliedert wird:
  - nodulär sklerosierender Typ
  - Mischtyp
  - lymphozytenreicher Typ
  - lymphozytenarmer Typ.

### Lymphozyten-prädominantes Hodgkin-Lymphom (LPHL)

#### Synonyme

- noduläres Paragranulom
- lymphozytenreicher Morbus Hodgkin

Diese Form des Hodgkin-Lymphoms ist histologisch durch ein knotiges oder diffuses Wachstum von kleinen Lymphozyten gekennzeichnet, zwischen denen große neoplastische Zellen vorkommen, die Popkorn- oder L&H-Zellen (lymphocytic and histiocytic) genannt werden. Die Tumorzellen exprimieren den B-Zell-Marker CD20 (Coles et al. 1988, Pinkus und Said 1985) und zeigen molekulargenetisch monoklonale Immunglobulin-Rearrangements (Marafioti et al. 1997, Ohno et al. 1997), was ebenfalls dafür spricht, dass es sich um eine klonale B-Zell-Erkrankung handelt. Der Nachweis von somatischen Hypermutationen und „ongoing mutations" der Tumorzellen weisen auf deren Herkunft aus Keimzentrum-B-Zellen (Zentroblasten) hin.

**Tab. 15.1-1:** Immunphänotypen bei Hodgkin-Lymphomen.

|  | LPHL | Klassisches HL |
|---|---|---|
| CD15 | – | +/– |
| CD20 | + | –/+ |
| CD30 | – | + |
| CD79 | + | –/+ |
| EBV | – | + (50 %) |
| EMA | + (50 %) | – (< 5 %) |
| J-Kette | + | – |

**Tab. 15.1-2:** Molekulargenetische Veränderungen bei Hodgkin-Lymphomen.

|  | LPHL | Klassisches HL |
|---|---|---|
| Ig-Rearrangements | monoklonal | monoklonal |
| somatische Mutationen | + | + |
| „ongoing mutations" | 50–60 % | – |
| TCRg-Rearrangements | – | ~2 % |

**Tab. 15.1-3:** Stadieneinteilung der Hodgkin-Lymphome nach modifizierter Ann-Arbor-Klassifikation (mod. nach Carbone et al. 1971, Lister et al. 1989)

| Stadium[1, 2] | Beschreibung |
|---|---|
| Stadium I | Befall einer Lymphknotenstation oder einer lymphatischen Struktur (Milz, Thymus, etc.) |
| Stadium II | Befall von 2 oder mehr Lymphknotenstationen auf einer Seite des Zwerchfells |
| Stadium III | Befall von 2 oder mehr Lymphknotenstationen auf beiden Seiten des Zwerchfells |
| Stadium III 1 | subphrenische Lokalisation, beschränkt auf Milz, zöliakale und/oder portale Lymphknoten allein oder gemeinsam |
| Stadium III 2 | subphrenische Lokalisation mit Beteiligung paraaortaler, mesenterialer, iliakaler und/oder inguinaler Lymphknoten allein oder gemeinsam |
| Stadium IV | disseminierter Befall eines oder mehrerer extralymphatischer Organe mit/ohne Lymphknotenbeteiligung |

[1]Ergänzungen:
  A: ohne B-Symptome
  B: mindestens eines der folgenden B-Symptome ist nachweisbar:
    – Fieber über 38 °C
    – Nachtschweiß ohne erkennbaren Grund
    – Gewichtsverlust von mehr als 10 % des Körpergewichts innerhalb von 6 Monaten
  X: Bulky Disease: Tumorgröße > 1/3 des maximalen Thoraxdurchmessers oder maximaler Tumordurchmesser > 10 cm
  E: extranodaler Befall
[2]Risikofaktoren:
  a) großer Mediastinaltumor (> 1/3 des Thoraxdurchmessers)
  b) extranodaler Befall
  c) BSG > 50 mm/h
  d) 3 oder mehr befallene Lymphknotenareale

## Klinik

Es erkranken überwiegend Männer im Alter zwischen 30 und 50 Jahren. Meist sind zervikale, axilläre und inguinale Lymphknoten befallen. Bei der Mehrzahl der Patienten wird die Erkrankung in einem lokalisierten Stadium (I oder II) diagnostiziert.

# Klassisches Hodgkin-Lymphom (Classical Hodgkin Lymphoma)

Das klassische Hodgkin-Lymphom wird in vier Subtypen untergliedert. Da alle Subtypen gleichartige immunhistochemische und molekulargenetische Veränderungen zeigen (Marafioti et al. 2000), wurden sie zu einer Gruppe zusammengefasst. Histologisch ist das klassische HL durch das Vorkommen von Hodgkin- und Reed-Sternberg-Zellen gekennzeichnet. Anhand immunhistochemischer Untersuchungen lassen sich bei allen Subtypen häufig keine B-Zell-Marker nachweisen, während die Marker CD30 und CD15 (Stein et al. 1985) vorhanden sind. Bezüglich der Genese des Lymphoms besteht ein Zusammenhang mit dem Epstein-Barr-Virus (EBV), wobei die Häufigkeit in Abhängigkeit vom jeweiligen Subtyp variiert und beim HL vom Mischtyp mit einem Anteil von 75 % am größten ist.

## Subtypen

### Nodulär sklerosierender Typ

Der nodulär sklerosierende Typ ist der häufigste Subtyp des klassischen HL mit Hauptmanifestationsort im Mediastinum (80 %). Histologisch imponiert er durch ein knotiges Tumorwachstum mit einer Vermehrung sklerosierten Bindegewebes um die Knoten herum. Aufgrund der Histologie und der typischen Lokalisation ist er dem mediastinalen großzelligen B-Zell-Lymphom sehr ähnlich und insbesondere bei Vorliegen eines CD20-positiven HL differenzialdiagnostisch abzugrenzen.

### Mischtyp

Früher wurden diesem Subtyp alle nicht zu klassifizierenden HL zugeordnet. Nach der neuen WHO-Klassifikation liegt dagegen ein eigenständiger Typ vor, der morphologisch durch ein buntes Zellbild mit einem diffusen Wachstumsmuster gekennzeichnet ist. Der Mischtyp ist mit einem Anteil von 20–25 % der zweithäufigste Subtyp und präsentiert sich im Gegensatz zu den anderen Formen meist in einem fortgeschrittenen Stadium (III oder IV) mit Milz- (30 %) oder Knochenmarkbefall (10 %).

### Lymphozytenreicher Typ

Der lymphozytenreiche Typ des klassischen HL ist streng vom Lymphozyten-prädominanten Hodgkin-Lymphom abzugrenzen (Uccini et al. 1990). Dies ist morphologisch und immunhistochemisch gut möglich (siehe Immunphänotyp).

### Lymphozytenarmer Typ

Diese Form wurde früher auch Hodgkin-Sarkom oder Hodgkinzell-reicher Morbus Hodgkin genannt. Im Gegensatz zu allen anderen Formen des HL, bei denen die Tumorzellen den kleineren Anteil und die reaktiven Zellen den Hauptanteil des Lymphoms ausmachen, verhält es sich beim lymphozytenarmen Subtyp umgekehrt. Es dominieren die Hodgkin- und Reed-Sternberg-Zellen im Infiltrat. Dieser Subtyp wird häufig bei HIV-Patienten gefunden, bei

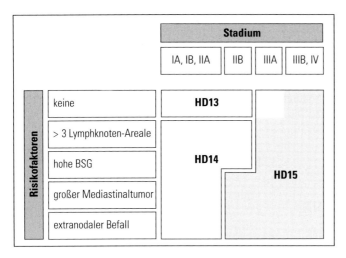

**Abb. 15.1-1:** Algorithmus für die Therapie der Hodgkin-Krankheit nach Stadien und Risikofaktoren (mod. nach dem Protokoll der Deutschen Hodgkin Studiengruppe (DHSG), Studienleitung Prof. Dr. V. Diehl, Köln). HD13, HD14, HD15 = Protokollnummer der DHSG; BSG = Blutsenkungsgeschwindigkeit.

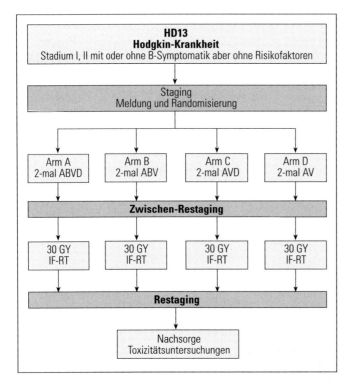

**Abb. 15.1-2:** Therapieübersicht des HD13-Protokolls zur Therapie der Hodgkin-Krankheit (mod. nach dem Protokoll der Deutschen Hodgkin Studiengruppe (DHSG), Studienleitung Prof. Dr. V. Diehl, Köln). ABVD = Adriamycin, Bleomycin, Vinblastin und Dacarbazin; IF-RT = involved field radiotherapie.

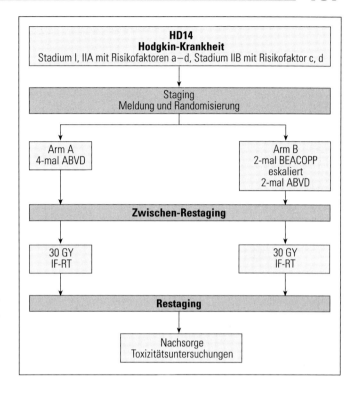

**Abb. 15.1-3:** Therapieübersicht des HD14-Protokolls zur Therapie der Hodgkin-Krankheit (mod. nach dem Protokoll der Deutschen Hodgkin Studiengruppe (DHSG), Studienleitung Prof. Dr. V. Diehl, Köln). ABVD = Adriamycin, Bleomycin, Vinblastin und Dacarbazin; BEACOPP = Bleomycin, Etoposid, Adriamycin, Cyclophosphamid, Vincristin, Procarbazin und Prednisolon.

welchen er meist mit einer EBV-Infektion assoziiert ist. Klinisch handelt es sich in der Regel um fortgeschrittene Stadien (70 %).

### Klinik

Das klassische Hodgkin-Lymphom zeigt ein zweigipfliges Erkrankungsalter. Der erste Gipfel liegt zwischen dem 15. und dem 35. Lebensjahr, der zweite im höheren Lebensalter. Als Lokalisationen kommen in erster Linie neben zervikalen Lymphknoten auch das Mediastinum und axilläre Lymphknoten in Betracht. Ein mediastinaler Befall findet sich besonders beim häufigsten Subtyp, der nodulär sklerosierenden Hodgkin-Krankheit.
40 % der Patienten weisen eine B-Symptomatik auf. Auch der so genannte Cognac-Schmerz, bei dem es durch Alkoholgenuss zu Lymphknotenschmerzen kommt, kann ein Hinweis auf eine Hodgkin-Krankheit sein. (Tab. 15.1-1, 15.1-2 u. 15.1-3)

## Stadieneinteilung

Vgl. Tab. 15.1-3, S. 194.

## Therapie

Die Therapie der Hodgkin-Lymphome sollte im Rahmen der aktuellen Therapiestudie der Deutschen Hodgkin Studiengruppe (DHSG, s. unter „Adressen") erfolgen. (Diehl et al. 1998a, Diehl et al. 1998b, Engert et al. 1999, Sieber et al. 2000, Tesch et al. 1998, Tesch et al. 2001) (Abb.15.1-1 bis 15.1-5).

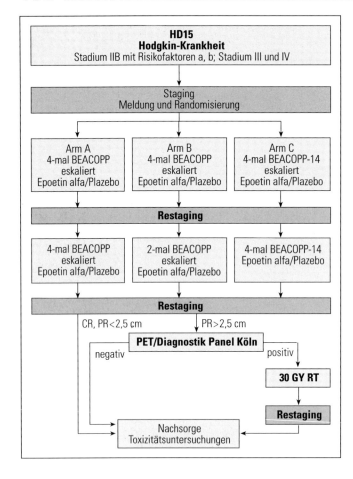

**Abb. 15.1-4:** Therapieübersicht des HD15-Protokolls zur Therapie der Hodgkin-Krankheit (mod. nach dem Protokoll der Deutschen Hodgkin Studiengruppe (DHSG), Studienleitung Prof. Dr. V. Diehl, Köln). BEACOPP eskaliert = BEACOPP (Bleomycin, Etoposid, Adriamycin, Cyclophosphamid, Vincristin, Procarbazin und Prednisolon) mit höheren Dosen von Etoposid, Adriamycin und Cyclophosphamid); BEACOPP-14 = Wiederholung von BEACOPP nach 14 Tagen; CR = komplette Remission; PR = partielle Remission; PET = Positronenemissionstomographie; RT = Radiotherapie.

## Adressen

Deutsche Hodgkin Studiengruppe (DHSG). Studienleitung: Prof. Dr. V. Diehl, Studienzentrale der DHSG, Koordinierungszentrum für klinische Studien Köln (KKSK), Klinikum der Universität zu Köln, Herderstr. 52–54, 50931 Köln. Tel: 0221/478 6032, -478 3555, Fax: 0221/478 6311, E-Mail: dhsg@biometrie.uni-koeln.de

## Literatur

Carbone PP, Kaplan HS, Musshoff K, Smithers DW, Tubiana M. Report of the Committee on Hodgkin's Disease Staging Classification. Cancer Res 1971; 31: 1860–1.

Coles FB, Cartun RW, Pastuszak WT. Hodgkin's disease, lymphocyte-predominant type: immunoreactivity with B-cell antibodies. Mod Pathol 1988; 1: 274–8.

Diehl V, Franklin J, Hasenclever D, Tesch H, Pfreundschuh M, Lathan B, Paulus U, Sieber M, Rueffer JU, Sextro M, Engert A, Wolf J, Hermann R, Holmer L, Stappert-Jahn U, Winnerlein-Trump E, Wulf G, Krause S, Glunz A, von Kalle K, Bischoff H, Haedicke C, Duehmke E, Georgii A, Loeffler M. BEACOPP, a new dose-escalated and accelerated regimen, is at least as effective as COPP/ABVD in patients with advanced-stage Hodgkin's lymphoma: interim report from a trial of the German Hodgkin's Lymphoma Study Group. J Clin Oncol 1998a; 16: 3810–21.

Diehl V, Franklin J, Hasenclever D, Tesch H, Pfreundschuh M, Lathan B, Paulus U, Sieber M, Ruffer JU, Sextro M, Engert A, Wolf J, Hermann R, Holmer L, Stappert-Jahn U, Winnerlein-Trump E, Wulf G,

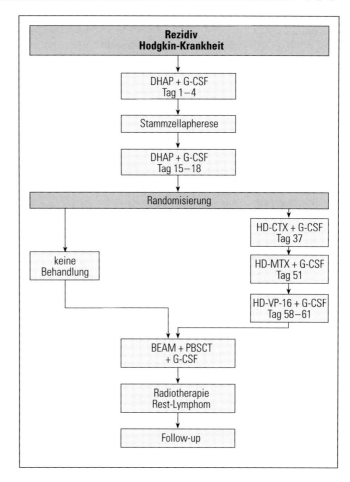

**Abb. 15.1-5:** Rezidivprotokoll zur Therapie der Hodgkin-Krankheit bei Vorliegen eines Rezidivs. DHAP = Dexamethason, Hochdosis-Alexan und Cisplatin; G-CSF = Granulozyten-Kolonie-stimulierender-Faktor; HD-CTX = Hochdosis-Cyclophosphamid; HD-MTX = Hochdosis-Methotrexat; HD-VP-16 = Hochdosis-Etoposid; PBSCT = Transplantation peripherer Blutstammzellen.

Krause S, Glunz A, von Kalle K, Bischoff H, Haedicke C, Duhmke E, Georgii A, Loeffler M. BEACOPP: a new regimen for advanced Hodgkin's disease. German Hodgkin's Lymphoma Study Group. Ann Oncol 1998b; 9 Suppl 5: 67–71.

Engert A, Wolf J, Diehl V. Treatment of advanced Hodgkin's lymphoma: standard and experimental approaches. Semin Hematol 1999; 36: 282–9.

Lister TA, Crowther D, Sutcliffe SB, Glatstein E, Canellos GP, Young RC, Rosenberg SA, Coltman CA, Tubiana M. Report of a committee convened to discuss the evaluation and staging of patients with Hodgkin's disease: Cotswolds meeting. J Clin Oncol 1989; 7: 1630–6.

Marafioti T, Hummel M, Anagnostopoulos I, Foss HD, Falini B, Delsol G, Isaacson PG, Pileri S, Stein H. Origin of nodular lymphocyte-predominant Hodgkin's disease from a clonal expansion of highly mutated germinal-center B cells. N Engl J Med 1997; 337: 453–8.

Marafioti T, Hummel M, Foss HD, Laumen H, Korbjuhn P, Anagnostopoulos I, Lammert H, Demel G, Theil J, Wirth T, Stein H. Hodgkin and reed-sternberg cells represent an expansion of a single clone originating from a germinal center B-cell with functional immunoglobulin gene rearrangements but defective immunoglobulin transcription. Blood 2000; 95: 1443–50.

Ohno T, Stribley JA, Wu G, Hinrichs SH, Weisenburger DD, and Chan WC. Clonality in nodular lymphocyte-predominant Hodgkin's disease. N Engl J Med 1997; 337: 459–65.

Pinkus GS, Said JW. Hodgkin's disease, lymphocyte predominance type, nodular – a distinct entity? Unique staining profile for L&H variants of Reed-Sternberg cells defined by monoclonal antibodies to leukocyte common antigen, granulocyte-specific antigen, and B-cell-specific antigen. Am J Pathol 1985; 118: 1–6.

Sieber M, Engert A, Diehl V. Treatment of Hodgkin's disease: results and current concepts of the German

Hodgkin's Lymphoma Study Group. Ann Oncol 2000; 11 Suppl 1:81–5.

Stein H, Mason DY, Gerdes J, O'Connor N, Wainscoat J, Pallesen G, Gatter K, Falini B, Delsol G, Lemke H. The expression of the Hodgkin's disease associated antigen Ki-1 in reactive and neoplastic lymphoid tissue: evidence that Reed-Sternberg cells and histiocytic malignancies are derived from activated lymphoid cells. Blood 1985; 66: 848–58.

Tesch H, Diehl V, Lathan B, Hasenclever D, Sieber M, Ruffer U, Engert A, Franklin J, Pfreundschuh M, Schalk KP, Schwieder G, Wulf G, Dolken G, Worst P, Koch P, Schmitz N, Bruntsch U, Tirier C, Muller U, Loeffler M. Moderate dose escalation for advanced stage Hodgkin's disease using the bleomycin, etoposide, adriamycin, cyclophosphamide, vincristine, procarbazine, and prednisone scheme and adjuvant radiotherapy: a study of the German Hodgkin's Lymphoma Study Group. Blood 1998; 92: 4560–7.

Tesch H, Sieber M, Diehl V. Treatment of advanced stage Hodgkin's disease. Oncology 2001; 60: 101–9.

Uccini S, Monardo F, Stoppacciaro A, Gradilone A, Agliano AM, Faggioni A, Manzari V, Vago L, Costanzi G, Ruco LP. High frequency of Epstein-Barr virus genome detection in Hodgkin's disease of HIV-positive patients. Int J Cancer 1990; 46: 581–5.

# 15.2 Non-Hodgkin-Lymphome (NHL)

## Klassifikation der malignen Lymphome

Die Klassifikation der malignen Lymphome war bis vor kurzem weltweit uneinheitlich. Der seit Mitte der 70er-Jahre in Europa gültigen Kiel-Klassifikation (Lennert u. Feller 1990) standen Anfang der 80er-Jahre die Working Formulation und später auch die REAL-Klassifikation im anglo-amerikanischen Bereich gegenüber. Mit der neuen WHO-Klassifikation (Jaffe et al. 2001) existiert nunmehr eine weltweit akzeptierte Klassifikation der malignen Lymphome, die eine bessere Transparenz und Vergleichbarkeit von Studienergebnissen erlaubt. In der WHO-Klassifikation (Tab. 15.2-1) werden die Lymphome analog der Kiel-Klassifikation (Tab. 15.2-2) nach der Zugehörigkeit zur jeweiligen Zellreihe in ein B- und ein T-Zell-System eingeteilt. Anstelle der bisherigen Klassifikation in niedrig- und hochmaligne Lymphome erfolgt nun die weitere Differenzierung in Vorläufer- und reifzellige Lymphome. Daher sind in der Gruppe der Vorläufer-Lymphome die akuten lymphatischen B- und T-Zell-Leukämien enthalten, während in der Gruppe der reifzelligen bzw. peripheren Lymphome alle anderen Entitäten zu finden sind. Hierbei handelt es sich um alle aus der Kiel-Klassifikation bekannten niedrig- und hochmalignen Lymphome mit Ausnahme der lymphoblastischen Lymphome.

Die Stadieneinteilung erfolgt in der Regel nach der modifizierten Ann-Arbor-Klassifikation (Tab. 15.2-3). Ausnahmen bilden einige Entitäten mit eigenen Klassifizierungssystemen. Diese sind bei den jeweiligen Erkrankungen aufgeführt.

## Therapiekonzepte

### Therapie indolenter Lymphome

Die Therapie der indolenten (niedrigmalignen) Lymphome richtet sich nach den Stadien und dem Alter des Patienten (Abb. 15.2-1). In limitierten Stadien hat die Strahlentherapie

**Tab. 15.2-1:** WHO-Klassifikation der malignen Lymphome (Jaffe et al. 2001).

| B-Zell-Neoplasien | T-Zell- und NK-Zell-Neoplasien |
|---|---|
| **Vorläufer-B-Zell-Neoplasien (Precursor-B-Zell-Neoplasien)** | **Vorläufer-T-Zell-Neoplasien (Precursor-T-Zell-Neoplasien)** |
| Precursor-B-lymphoblastische Leukämie/-Lymphom (Precursor-B-Zell-akute-lymphoblastische-Leukämie) | Precursor-T-lymphoblastische Leukämie/-Lymphom (Precursor-T-Zell-akute-lymphoblastische-Leukämie) |
| **Reife (periphere) B-Zell-Neoplasien** | **Reife (periphere) T-Zell-Neoplasien** |
| chronische lymphatische Leukämie/lymphozytische Lymphome | Prolymphozyten-Leukämie |
| Prolymphozyten-Leukämie | large-granular-lymphocyte-Leukämie (LGL-Leukämie) |
| lymphoplasmozytisches Lymphom/Immunozytom | aggressive NK-Zell-Leukämie |
| splenisches Marginalzonen-B-Zell-Lymphom (± villöse Lymphozyten) | adultes T-Zell-Lymphom/-Leukämie (durch HTLV-1) |
| | extranodales NK-/T-Zell-Lymphom, nasaler Typ |
| Haarzell-Leukämie | enteropathisches T-Zell-Lymphom |
| Plasmazellerkrankungen: multiples Myelom/Plasmozytom | hepatosplenisches γδ-T-Zell-Lymphom |
| extranodales Marginalzonen-B-Zell-Lymphom des MALT | subkutanes pannikulitisches T-Zell-Lymphom |
| nodales Marginalzonen-B-Zell-Lymphom (± monozytoide B-Zellen) | Mycosis fungoides, Sézary-Syndrom |
| follikuläres Lymphom | großzellig-anaplastisches Lymphom, T-/Null-Zell-Typ, primär kutaner Typ |
| Mantelzell-Lymphom | großzellig-anaplastisches Lymphom, T-/Null-Zell-Typ, primär systemischer Typ |
| diffuses großzelliges B-Zell-Lymphom | peripheres T-Zell-Lymphom, nicht weiter charakterisiert |
| mediastinales großzelliges B-Zell-Lymphom | angioimmunoblastisches T-Zell-Lymphom (AILD) |
| Primary-effusion-Lymphom | |
| Burkitt-Lymphom/Burkitt-Zell-Leukämie | |

**Tab. 15.2-2:** Kiel-Klassifikation der malignen Lymphome (Lennert u. Feller 1990).

| B-Zell-Lymphome | T-Zell-Lymphome |
|---|---|
| **niedrigmaligne** | **niedrigmaligne** |
| chronische lymphatische Leukämie (B-CLL) | chronische lymphatische Leukämie (T-CLL) |
| lymphozytische Lymphome | lymphozytische Lymphome |
| Prolymphozyten-Leukämie (B-PLL) | Prolymphozyten-Leukämie (T-PLL) |
| lymphoplasmozytoides Immunozytom | Mycosis fungoides, Sézary-Syndrom |
| lymphoplasmozytisches Immunozytom | angioimmunoblastisches T-Zell-Lymphom (AILD) |
| Haarzell-Leukämie | kleinzelliges pleomorphes Lymphom |
| zentroblastisch-zentrozytisches Lymphom (cbcc-Lymphom) | |
| zentrozytisches Lymphom (cc-Lymphom) | |

**Tab. 15.2-2:** Fortsetzung

| B-Zell-Lymphome | T-Zell-Lymphome |
|---|---|
| **niedrigmaligne** | **niedrigmaligne** |
| zentroblastisches Lymphom (cb-Lymphom) | mittel- bis großzelliges pleomorphes Lymphom |
| immunoblastisches Lymphom (ib-Lymphom) | immunoblastisches Lymphom (ib-Lymphom) |
| großzellig-anaplastisches Lymphom (Ki-1-Lymphom) | großzellig-anaplastisches Lymphom (Ki-1-Lymphom) |
| mediastinales großzelliges B-Zell-Lymphom | lymphoblastisches Lymphom (lb-Lymphom) |
| lymphoblastisches Lymphom (lb-Lymphom) | |
| Burkitt-Lymphom | |

**Tab. 15.2-3:** Stadieneinteilung der Non-Hodgkin-Lymphome nach modifizierter Ann-Arbor-Klassifikation (nach Carbone et al. 1971).

| Stadium[1] | Kriterien |
|---|---|
| Stadium I | Befall einer Lymphknotenstation oder ein extranodaler Herd |
| Stadium II | Befall von 2 oder mehr Lymphknotenstationen auf einer Seite des Zwerchfells oder mehrere lokalisierte extranodale Herde mit oder ohne Befall einer oder mehrerer Lymphknotenstationen auf einer Zwerchfellseite |
| Stadium III | Befall von 2 oder mehr Lymphknotenstationen auf beiden Seiten des Zwerchfells oder mehrere lokalisierte extranodale Herde mit oder ohne Befall einer oder mehrerer Lymphknotenstationen auf beiden Zwerchfellseiten |
| Stadium III 1 | subphrenische Lokalisation, beschränkt auf Milz, zöliakale und/oder portale Lymphknoten allein oder gemeinsam |
| Stadium III 2 | subphrenische Lokalisation mit Beteiligung paraaortaler, mesenterialer, iliakaler und/oder inguinaler Lymphknoten allein oder gemeinsam |
| Stadium IV | disseminierter Befall eines oder mehrerer extralymphatischer Organe mit oder ohne Befall von Lymphknoten; eine Knochenmarkinfiltration oder Leberbeteiligung bedeutet immer ein Stadium IV |

[1]Ergänzungen:
  A: keine B-Symptome
  B: mindestens eines der folgenden B-Symptome ist nachweisbar:
    – Fieber über 38 °C
    – Nachtschweiß ohne erkennbaren Grund
    – Gewichtsverlust von mehr als 10 % des Körpergewichts innerhalb von 6 Monaten
Bei der Beschreibung der verschiedenen Stadien werden in der Literatur folgende Organsymbole verwendet: N = Lymphknoten; H = Leber; B = Gehirn/ZNS; S = Milz; L = Lunge; R = Niere; M = Knochenmark; O = Knochen; W = weitere Organe; D = Haut; P = Pleura

einen kurativen Ansatz und ist deshalb eine zu prüfende Therapieoption. In fortgeschrittenen Stadien wird bei Therapiebedürftigkeit eine Chemotherapie eingesetzt. Bei jungen Patienten (d. h. unter dem 60. Lebensjahr) wird im Rahmen von Studien der Stellenwert einer autologen Blutstammzelltransplantation geprüft. Falls keine Therapiebedürftigkeit besteht, ist eine frühzeitige Therapie dem abwartenden Verhalten („watch and wait") nicht überlegen.

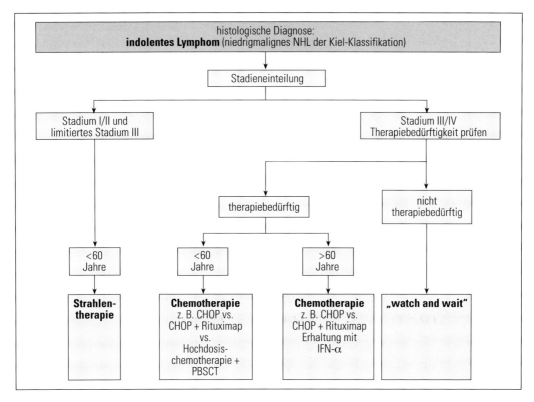

**Abb. 15.2-1:** Algorithmus für die Therapie von indolenten (niedrigmalignen) Lymphomen. Kriterien der Therapiebedüftigkeit: B-Symptome, Bulky Disease, hämatologische Insuffizienz, rasche Progredienz. Kriterien für limitiertes Stadium III: weniger als 4 befallene Regionen, max. Tumordurchmesser < 10 cm, Befall nur einer zusätzlichen Region jenseits des Zwerchfells (mod. nach Pfreundschuh 2001 u. Hiddemann et al. 2001). CHOP = Cyclophosphamid, Doxorubicin, Vincristin und Prednisolon; IFN-α = Interferon-α; PBSCT = Transplantation peripherer Blutstammzellen. Rituximab = Anti-CD20-Antikörper.

## Therapie aggressiver Lymphome

Die Therapie der aggressiven Lymphome richtet sich zunächst nach der Art des Lymphoms. Streng muss man das Burkitt-Lymphom und die akuten lymphatischen Leukämien (lymphoblastische Lymphome) von den übrigen aggressiven Lymphomen trennen, da diese Erkrankungen nach speziellen Protokollen behandelt werden sollten.
Ansonsten richtet sich die Therapie nach dem internationalen prognostische Index (IPI) und dem Alter des Patienten (Abb. 15.2-2).

## Sonderfall primärer Befall des Zentralnervensystems

Die Lymphome des Zentralnervensystems sollten im Rahmen von Studien erfolgen. Neben einer Ganzhirnbestrahlung kommt eine Kombination mit einer Methotrexat-Chemotherapie oder einer Polychemotherapie in Betracht (Abb. 15.2-3).

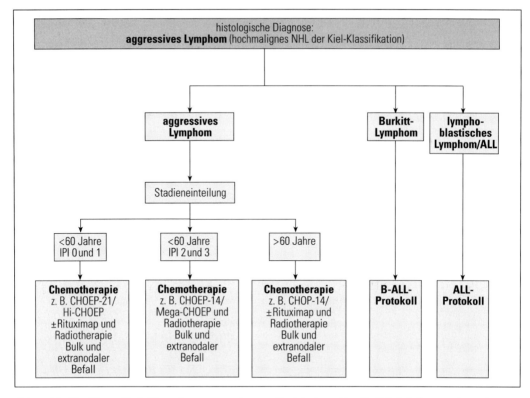

**Abb. 15.2-2:** Algorithmus für die Therapie von aggressiven (hochmalignen) Lymphomen, (mod. nach Pfreundschuh 2001). IPI = International Prognostic Index; CHOEP = Cyclophosphamid, Doxorubicin, Vincristin, Etoposid und Prednisolon; -14, -21: Wiederholung nach 14 bzw. 21 Tagen; Hi-, Mega-: höhere Dosierung;. Bulk = Lymphknotenvergrößerung > 5 cm, Konglomerattumor oder Mediastinaltumor > 7,5 cm.

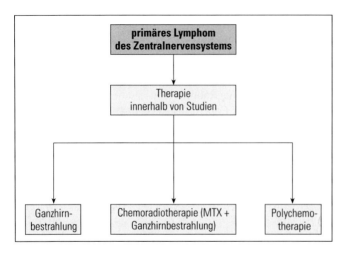

**Abb. 15.2-3:** Algorithmus für die Therapie von ZNS-Lymphomen, (mod. nach Pfreundschuh, 2001). MTX = Methotrexat.

# Chronische lymphatische Leukämie

## Synonyme

- B-CLL
- lymphoplasmozytoides Immunozytom
- chronic lymphocytic leukaemia
- small lymphocytic lymphoma

## Allgemeines

Die chronische lymphatische Leukämie ist ein leukämisch verlaufendes NHL mit einer Inzidenz von 3 je 100 000 Einwohner pro Jahr. Das mediane Erkrankungsalter beträgt 65 Jahre. Unter dieser Entität werden sowohl die klassische B-CLL als auch das in der Kiel-Klassifikation bekannte lymphoplasmozytoide Immunozytom zusammengefasst. Zytogenetisch finden sich unterschiedliche chromosomale Veränderungen (s. u.), die eine große prognostische Bedeutung für die Erkrankung haben (Döhner et al. 2000).

## Klinik

Die Mehrzahl der Patienten sind bei Diagnosestellung klinisch asymptomatisch, ein Teil leidet unter einer Anämie-bedingten Müdigkeit

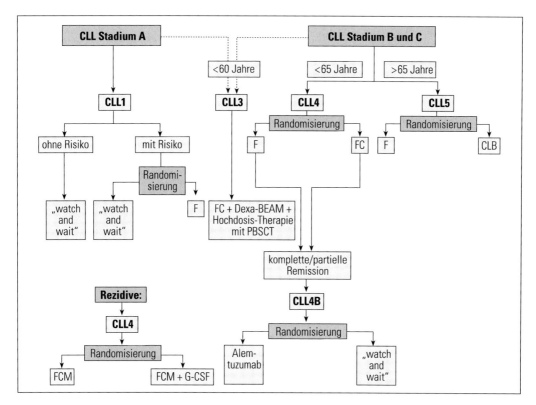

**Abb. 15.2-4:** Algorithmus für die Therapie der B-CLL im Rahmen der deutschen CLL-Studiengruppe (DCLLSG, s. unter „Adressen"). (mod. nach Hallek et al. 2001). Die genauen Dosierungen sind in Tabelle 15.2-7 (s. S. 207) aufgeführt. CLL1-CLL6: Protokollnummer der DCLLSG; PBSCT = Transplantation peripherer Blutstammzellen.

**Tab. 15.2-4:** Stadieneinteilung der chronischen lymphatischen Leukämie nach Binet (Binet et al. 1981).

| Stadium | Kriterien |
|---|---|
| Stadium A | Lymphozytose im peripheren Blut: Lymphozyten > 4 000/µl<br>Hämoglobin > 10 g/dl<br>Thrombozyten > 100 000/µl<br>≤ 2 Lymphknotenstationen befallen |
| Stadium B | wie Stadium A, zusätzlich:<br>≥ 3 Lymphknotenstationen befallen |
| Stadium C | wie Stadium A, zusätzlich:<br>Hämoglobin < 10 g/dl<br>Thrombozyten < 100 000/µl<br>beliebige Anzahl befallener Lymphknotenstationen |

und Abgeschlagenheit. Zusätzlich bestehen eine Infektneigung sowie häufig eine Vergrößerung von Milz, Lymphknoten und Leber. Die B-CLL verläuft stets leukämisch und ist durch das Vorkommen von Gumprecht-Kernschatten gekennzeichnet. Zusätzlich liegt in der Mehrzahl der Fälle eine Knochenmarkinfiltration vor. Zu einem Übergang in eine Prolymphozyten-Leukämie oder in ein immunoblastisches Lymphom kommt es in 1–5 % der Fälle. Im Falle des Übergangs in ein immunoblastisches Lymphom spricht man auch von Richter-Syndrom.

Die Stadieneinteilung erfolgt heute meist nach Binet (Binet 1981; Tab. 15.2-4).

## Immunphänotypen und chromosomale Veränderungen

**Tab. 15.2-5:** Immunphänotypen und chromosomale Veränderungen bei der chronischen lymphatischen Leukämie.

| Immunphänotyp | | |
|---|---|---|
| $CD19^+$ und $CD20^+$ | | |
| $CD5^+$ | | |
| $CD23^+$ | | |
| $sIgM^+$ | | |
| Leichtkette κ oder λ | | |
| **Chromosomale Veränderungen** | | |
| 17p-Deletion | 7 % | schlechte Prognose |
| 11q-Deletion | 18 % | |
| 12q-Trisomie | 16 % | ↓ |
| normaler Karyotyp | 18 % | |
| 13q-Deletion | 55 % | gute Prognose |

## Prognosefaktoren

**Tab. 15.2-6:** Prognosefaktoren bei der chronischen lymphatischen Leukämie.

| günstig | ungünstig |
|---|---|
| noduläres Infiltrationsmuster im Knochenmark | diffuses Infiltrationsmuster im Knochenmark |
| Lymphozytenverdoppelungszeit > 12 Monate | Lymphozytenverdoppelungszeit < 12 Monate |
| Hämoglobin und Thrombozyten normal | Serum-Tymidinkinase > 7 U/l<br>$β_2$-Mikroglobulin > 3,5 µmg/dl<br>LDH > 240 U/l |

## Therapie (s. Abb. 15.2-4, S. 205 und Tab. 15.2-7, s. S. 207)

Die Therapie behandlungsbedürftiger Stadien sollte im Rahmen der deutschen CLL-Studiengruppe (s. unter „Adressen") durchgeführt werden.

**Tab. 15.2-7:** Dosierungen zum Algorithmus für die Therapie der B-CLL im Rahmen der deutschen CLL-Studiengruppe (DCLLSG, s. unter „Adressen"). Siehe auch Abbildung 15.2-4. (s. S. 205; mod. nach Hallek et al. 2001).

| Acronym | Modalität/Substanz | Dosis | Tag |
|---|---|---|---|
| CLB | Chlorambucil | 0,4 bis 0,8 mg/kg KG | 1 |
| Wiederholung: Tag 14 | | | |
| F | Fludarabin | 25 mg/m² KO pro Tag | 1–5 |
| Wiederholung: Tag 28 | | | |
| F | Fludarabin | 30 mg/m² KO pro Tag | 1–3 |
| C | Cyclophosphamid | 250 mg/m² KO pro Tag | 1–3 |
| Wiederholung: Tag 28 | | | |
| F | Fludarabin | 30 mg/m² KO pro Tag | 1–3 |
| C | Cyclophosphamid | 200 mg/m² KO pro Tag | 1–3 |
| M | Mitoxantron | 8 mg/m² KO pro Tag | 1 |
| G-CSF | Filgrastim | 5 µg/kg KG pro Tag | ab Tag +6 |
| Dexa- | Dexamethason | 3-mal 8 mg absolut | 1–10 |
| B | Carmustin (BCNU) | 60 mg/m² KO | 2 |
| E | Etoposid | 75 mg/m² KO | 4–7 |
| A | Cytarabin (Ara-C) | 2-mal 100 mg absolut | 4–7 |
| M | Melphalan | 20 mg/m² KO | 3 |

# B-Prolymphozyten-Leukämie

## Allgemeines

Die B-Prolymphozyten-Leukämie (B-PLL, B-cell prolymphocytic leukaemia) ist durch mittelgroße lymphatische Zellen mit einem prominenten Nukleolus gekennzeichnet. Der Anteil an Prolymphozyten beträgt mehr als 55 % der kernhaltigen Zellen.
Die Erkrankung ist extrem selten und betrifft überwiegend Personen jenseits des 60. Lebensjahres mit einem Median von 70 Jahren.
Die Abgrenzung der B-PLL zur B-CLL ist in Tabelle 15.2-8 beschrieben.

**Tab. 15.2-8:** Abgrenzung B-CLL zur B-PLL (Bennett et al. 1989).

| | |
|---|---|
| < 10 % Prolymphozyten | CLL |
| >10–55 % Prolymphozyten | CLL/PLL |
| > 55 % Prolymphozyten | PLL |

## Klinik

Der Verlauf dieses hoch leukämisch verlaufenden B-NHL ist ungünstiger als bei der B-CLL. Häufig liegen eine Knochenmarkinfiltration und eine Splenomegalie bei kaum vergrößerten Lymphknoten vor. In der Regel ist die Proliferationsaktivität gesteigert. 50 % der Fälle gehen mit einer Anämie und einer Thrombozytopenie einher.

## Immunphänotypen

**Tab. 15.2-9:** Immunphänotypen bei B-Prolymphozyten-Leukämie.

| Immunphänotyp |
|---|
| CD19⁺ und CD20⁺ |
| CD5⁺ (in 1/3 der Fälle) |
| CD23⁺ |
| sIgM⁺ |
| Leichtkette κ oder λ |

## Therapie

Bei einem Teil der Patienten ist CHOP (Cyclophosphamid, Doxorubicin, Vincristin und Prednisolon) wirksam. Wegen der Seltenheit der Erkrankung und der Prognose ist eine Therapie im Rahmen der Studie der deutschen CLL-Studiengruppe und der ostdeutschen Studiengruppe Hämatologie/Onkologie (OSHO, s. unter „Adressen") sinnvoll.

# Lymphoplasmozytisches Lymphom

## Synonyme

- lymphoplasmozytisches Immunozytom
- Immunozytom
- Waldenström-Krankheit
- lymphoplasmocytic lymphoma
- Waldenström macroglobulinemia

## Allgemeines

Das lymphoplasmozytische Lymphom entspricht dem lymphoplasmozytischen Immunozytom der Kiel-Klassifikation, welches auch Waldenström-Krankheit genannt wird. Es handelt sich um eine seltene Erkrankung, die ungefähr 1,5 % der nodalen Lymphome ausmacht. Das mittlere Erkrankungsalter liegt bei 63 Jahren.

## Klinik

Es handelt sich um ein NHL, welches, seltener als die B-CLL leukämisch verläuft. Zudem geht das lymphoplasmozytische Lymphom oftmals mit einer Knochenmarkinfiltration ohne Nachweis von Osteolysen einher. Ein erkrankungsassoziiertes Paraprotein führt bei 10–30 % der Patienten zu einem Hyperviskositätssyndrom mit Gefäßverschlüssen und weist zudem in vielen Fällen Autoantikörper- oder Kryoglobulinaktivität auf. Hieraus können Autoimmunphänomene, wie zum Beispiel eine autoimmunhämolytische Anämie, resultieren. Zytologisch besteht das Lymphom aus kleinen lymphatischen Zellen mit einem mittelweiten, zum Teil deutlich plasmozytisch differenzierten Zytoplasma. Intrazytoplasmatisch lassen sich häufig PAS-positive Immunglobuline in Form von Einschlüssen, so genannten Russel-Körperchen, nachweisen. Auch im Kern sind vereinzelt Immunglobulineinschlüsse, so genannte „Dutcher bodies", zu finden. Sowohl in den Lymphknoten als auch im Knochenmark kommen im Bereich der Lymphominfiltrate vermehrt Gewebemastzellen vor. Laborchemisch äußert sich die vermehrte autonome Immunglobulinproduktion in Form erhöhter Serum-IgM-Werte.

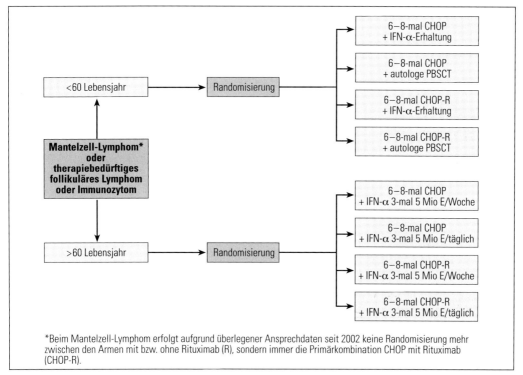

**Abb. 15.2-5:** Abbildung der Therapiestudie für niedrigmaligne Lymphome der deutschen Studiengruppe für niedrigmaligne Non-Hodgkin-Lymphome (DSLNHL; Studienleitung Prof. Dr. W. Hiddemann, LMU-München), speziell von Keimzentrum-Lymphomen (zentroblastisch-zentrozytischen Lymphomen), Mantelzell-Lymphomen (zentrozytischen Lymphomen) oder lymphoplasmozytischen Lymphomen in fortgeschrittenen Stadien (mod. nach Hiddemann et al. 1998). CHOP-R = Cyclophosphamid, Doxorubicin, Vincristin und Prednisolon mit Rituximab, PBSCT = Transplantation peripherer Blutstammzellen, IFN-α = Interferon-α.

## Immunphänotypen und chromosomale Veränderungen

**Tab. 15.2-10:** Immunphänotypen und chromosomale Veränderungen beim lymphoplasmozytischen Lymphom.

| Immunphänotyp |
|---|
| CD19$^+$ und CD20$^+$ |
| CD5$^-$ |
| CD23$^-$ |
| sIgM$^+$, cIgM$^+$ |
| cIgκ$^+$ oder cIgλ$^+$ |
| **Chromosomale Veränderungen** (Iida et al. 1996, Iida et al. 1999) |
| t(9;14) in 50 %, Rearrangement des PAX-5-Gens (codiert B-Zell-spezifisches Aktivator-Protein = BSAP) |

## Therapie

Die Therapie behandlungsbedürftiger Stadien sollte im Rahmen der CLL-Therapiestudien (Studienleitung Prof. Dr. M. Hallek, Kompetenznetz Maligne Lymphome, München, s. unter „Adressen") oder der Therapiestudie für niedrigmaligne Lymphome (Deutsche Studiengruppe für niedrigmaligne Non-Hodgkin-Lymphome DSLNHL, Studienleitung Prof. Dr. W. Hiddemann, München, s. unter „Adressen") erfolgen. Nach dem gleichen Konzept sollte ebenfalls die Therapie follikulärer Lymphome Grad I und II und die Therapie des Mantelzell-Lymphoms erfolgen (Hiddemann et al. 1998) (Abb 15.2-5 und 15.2-6). Aktuell (Stand: Juli

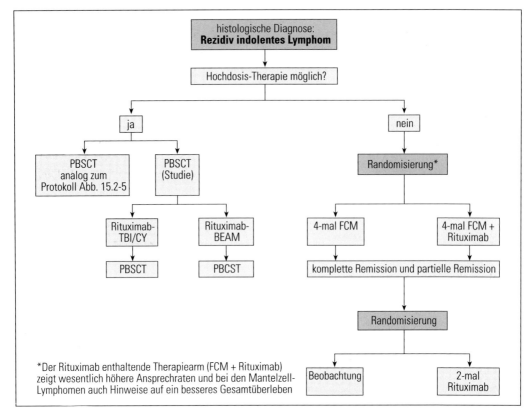

**Abb. 15.2-6:** Algorithmus für die Therapie von Rezidiven indolenter (niedrigmaligner) Lymphome (mod. nach Hiddemann et al. 2001). PBSCT = Transplantation peripherer Blutstammzellen; TBI/CY = Ganzkörperbestrahlung mit Gabe von Cyclophosphamid; BEAM = Carmustin, Etoposid, Cytarabin und Melphalan; FCM = Fludarabin, Cyclophosphamid und Mitoxantron.

2002) wird beim Mantelzell-Lymphom wegen der überlegenden Befunde beim Rituximab-Arm keine Randomisierung mehr durchgeführt, sondern generell CHOP mit Rituximab (Anti-CD20) gegeben. („Therapie von Keimzentrum-Lymphomen (zentroblastisch-zentrozytischen Lymphomen), Mantelzell-Lymphomen (zentrozytischen Lymphomen) und lymphoplasmozytischen Lymphomen in fortgeschrittenen Stadien. Prospektiv randomisierte Prüfung des kurativen Potenzials von myeloablativer Radiochemotherapie mit peripherer Stammzelltransplantation im Vergleich zu konventioneller Erhaltungstherapie mit Interferon-α nach initialer zytoreduktiver Chemotherapie mit Cyclophosphamid, Doxorubicin, Vincristin, Prednisolon (CHOP) versus CHOP + Anti-CD20 (Rituximab) und prospektiv randomisierte Prüfung einer intensivierten, kontinuierlichen versus konventionellen intermittierenden Erhaltungstherapie mit Interferon-α bei nicht für die Hochdosis-Therapie qualifizierenden Patienten." Vgl. Abb. 15.2-5 und 15.2-6)

# Splenisches Marginalzonen-Lymphom

**Chromosomale Veränderungen** (Mateo et al. 1999)

Verlust Chromosom 7q21–32 in 40 %

## Synonyme

- Marginalzonen-Lymphom der Milz
- splenomegales Immunozytom
- splenic lymphoma with villous lymphocytes (SLVL)
- splenic marginal zone lymphoma

## Therapie

Bei dominierendem Milzbefall besteht die Option einer Splenektomie, ansonsten erfolgt die Therapie wie bei B-CLL oder indolenten Lymphomen.

## Klinik

Das splenische Marginalzonen-Lymphom ist ein seltenes Lymphom (>1 % der Lymphome), welches meist mit einer Splenomegalie sowie einer Autoimmunthrombozytopenie mit oder ohne Anämie einhergeht. Im Blut finden sich kleine lymphatische Zellen, die einen runden Kern und ein mittelweites Zytoplasma aufweisen. Die Zellen sind häufig durch haarige zytoplasmatische Ausläufer gekennzeichnet, die anders als bei der Haarzell-Leukämie, nicht das gesamte Zytoplasma betreffen, sondern nur an einem Pol der Zelle lokalisiert sind. In der Regel ist das Knochenmark infiltriert, gelegentlich ist auch eine Infiltration der Leber nachweisbar. Lymphknotenvergrößerungen sind selten vorhanden.

# Haarzell-Leukämie

## Allgemeines

Die Haarzell-Leukämie (hairy cell leukaemia) ist mit einem Anteil von ungefähr 2 % der lymphatischen Leukämien eine seltene Erkrankung und betrifft meist ältere Patienten. Das mediane Erkrankungsalter liegt bei 55 Jahren.

## Klinik

Klinisch führend sind eine Splenomegalie und eine Panzytopenie. Bei der diagnostischen Knochenmarkpunktion kommt es typischerweise zu einer so genannten Punctio sicca, bei der eine Knochenmarkaspiration nicht möglich ist. Die typischen Haarzellen mit kleinem bohnenförmigem Kern und mittelweitem, haarigem Zytoplasma sind im Blut zum Teil nur schwer nachzuweisen. Daher erfolgt die Sicherung der Diagnose üblicherweise anhand der histologischen Untersuchung eines Beckenkammtrepanats. Enzymzytochemisch sind sie auch nach Zusatz von Tartrat positiv für die saure Phosphatase. Auffallend ist außerdem eine Monozytopenie im peripheren Blut.

## Immunphänotypen und chromosomale Veränderungen

**Tab. 15.2-11:** Immunphänotypen und chromosomale Veränderungen beim splenischen Marginalzonen-Lymphom.

| Immunphänotyp |
|---|
| CD19$^+$ und CD20$^+$ |
| CD5$^-$ |
| CD10$^-$ |
| CD23$^-$ |
| CD103$^-$ |
| sIgM$^+$, sIgD$^+$ |

## Immunphänotypen

**Tab. 15.2-12:** Immunphänotypen bei Haarzell-Leukämie.

| Immunphänotyp |
|---|
| CD19$^+$ und CD20$^+$ |
| CD11c$^+$ |
| CD25$^+$ |
| CD103$^+$ (charakteristisch) |
| FMC7$^+$ |
| DBA44$^+$ (für Biopsien) |
| CD5$^-$ |
| CD10$^-$ |
| CD23$^-$ |

## Therapie

Therapie der Wahl bei der Haarzell-Leukämie ist Cladribin (2-Chlor-2'-desoxyadenosin, 2-CDA). Bei Patienten mit einer ausgeprägten Panzytopenie sollte zunächst Interferon-α gegeben werden, bis sich die Zytopenie bessert. Falls man in dieser Situation initial mit Claribin therapiert, kann dies zu einer erheblichen Infektneigung durch eine initiale schwere Panzytopenie führen.

# Plasmazellerkrankungen (Plasma cell neoplasms)

## Typen

- multiples Myelom, Kahler-Krankheit
- Plasmozytom

## Allgemeines

Die Begriffe Plasmozytom und multiples Myelom werden häufig synonym verwendet.

> Der Hauptunterschied zwischen beiden liegt darin, dass das Plasmozytom durch eine lokalisierte klonale Vermehrung von Plasmazellen gekennzeichnet ist, während das multiple Myelom multifokal oder diffus im Knochenmark auftritt.

Alle anderen Kriterien treffen für beide Entitäten zu und werden deshalb in diesem Kapitel gemeinsam behandelt. Die Kiel-Klassifikation beinhaltet nur das extramedulläre Plasmozytom, während die WHO-Klassifikation sowohl das medulläre als auch das extramedulläre Plasmozytom sowie das multiple Myelom berücksichtigt. Die zytologischen Varianten reichen von einer reifzelligen bis zur unreifzelligen anaplastischen Variante. Das reifzellige Plasmozytom/multiple Myelom ist zytologisch durch reife Plasmazellen mit einer sehr niedrigen Proliferationsaktivität (Ki-67-Index $< 5\%$) gekennzeichnet, wobei keine Expression von reifen B-Zell-Markern (CD20 und CD19) vorliegt. Im Gegensatz hierzu ist das anaplastische Plasmozytom/multiple Myelom zytologisch dem immunoblastischen Lymphom

**Tab. 15.2-13:** Stadieneinteilung des multiplen Myeloms/Plasmozytoms nach Durie und Salomon (mod. nach Durie u. Salmon, 1975; Durie 1986).

| Stadium[1] | Kriterien |
|---|---|
| Stadium I | Hämoglobin $> 10$ g/dl<br>Serum-Calcium normal<br>röntgenologisch keine Knochendestruktion<br>geringe Myelomproteinkonzentration im Serum: IgG $< 50$ g/l, IgA $< 30$ g/l |
| Stadium II | weder Stadium I noch III |
| Stadium III | Hämoglobin $< 8,5$ g/dl<br>Serum-Calcium $> 12$ mg/dl<br>röntgenologisch fortgeschrittene Knochendestruktion<br>hohe Myelomproteinkonzentration im Serum: IgG $> 70$ g/l, IgA $> 50$ g/l |

[1] Ergänzungen:
C: normale Nierenfunktion (Kreatinin $< 2$ mg/dl)
D: eingeschränkte Nierenfunktion (Kreatinin $> 2$ mg/dl)

sehr ähnlich und weist außerdem eine deutlich höhere Proliferationsaktivität von 30–70 % auf. Für die Diagnose eines multiplen Myeloms/Plasmozytoms ist die Trias aus Paraprotein, Osteolysen und Myelomzellinfiltration im Knochenmark entscheidend.

Die Stadieneinteilung erfolgt nach Durie und Salmon (Durie u. Salmon 1975; Tab. 15.2-13). Abzugrenzen vom multiplen Myelom/Plasmozytom ist die monoklonale Gammopathie unklarer Signifikanz (MGUS). Bei dieser Erkrankung besteht eine monoklonale Gammopathie ohne Nachweis anderer Symptome, die für die Diagnosestellung eines multiplen Myeloms/Plasmozytoms notwendig sind. Nur bei einem Teil der Patienten entwickelt sich hieraus ein Myelom.

## Klinik

Das multiple Myelom/Plasmozytom ist durch eine Knochenmarkinfiltration mit Osteolysen und Knochendestruktionen charakterisiert, die häufig mit pathologischen Frakturen einhergehen. Zusätzlich können Knochenschmerzen, eine Hyperkalzämie und eine Anämie bestehen. Die Anämie ist zum einen durch die Verdrängung der Hämatopoese durch die neoplastischen Plasmazellen bedingt, zum anderen kann die Ursache in einer verminderten Erythropoetinbildung aufgrund einer bestehenden Niereninsuffizienz liegen. Das multiple Myelom/Plasmozytom verläuft sehr selten leukämisch und wird dann als Plasmazell-Leukämie bezeichnet. Auffallend ist die maximal beschleunigte BSG bei gleichzeitigem Nachweis einer monoklonalen Gammopathie (so genannter M-Gradient). Durch die Immunglobulinablagerung im Gewebe in Form von Amyloid können auch weitere Organe, wie zum Beispiel das Herz, betroffen sein. Durch die verminderte Produktion polyklonaler Immunglobuline besteht eine Infektneigung. Selten kann es auch zum so genannten POEMS-Syndrom (Polyneuropathie, Organomegalie, Endokrinopathie, monoklonales Protein, Hautveränderungen) kommen.

## Klinische Varianten

- **nichtsekretorisches Myelom:** selten vorkommender Subtyp (1 %) ohne M-Gradient, jedoch mit Nachweis monoklonaler Plasmazellen
- **smoldering Myelom:** Die Patienten weisen einen höheren M-Gradienten und eine vermehrte Knochenmarkplasmozytose auf im Vergleich zu Patienten mit MGUS. Es sind keine klinischen Symptome, insbesondere keine Osteolysen oder andere klinische Zeichen eines multiplen Myeloms/Plasmozytoms nachweisbar.
- **Plasmazell-Leukämie:** bei Primärdiagnose selten (2 %) vorkommende leukämische Verlaufsform eines Myeloms. Es ist meist eine bei Leichtkettenmyelomen vorkommende Variante, die seltener Osteolysen, jedoch häufiger eine Lymphknoten- und Organbeteiligung aufweist. Die Erkrankung verläuft aggressiv, die Überlebenszeit ist kurz (Garcia-Sanz et al., 1999).

## Zytologische Subtypen

- reifzellig (ca. 90 %)
- unreifzellig, anaplastisch oder plasmoblastisch (ca. 10 %)

## Immunglobulin-Subtypen

Tab. 15.2-14: Immunglobulin-Subtypen beim multiplen Myelom/Plasmozytom.

| Immunglobulin | Prozent der Fälle |
|---|---|
| IgG | 50 % |
| IgA | 20 % |
| Leichtketten | 15 % |
| IgD | 2 % |

## Diagnostische Kriterien für das multiple Myelom/Plasmozytom

Mindestens ein Haupt- und ein Nebenkriterium oder drei Nebenkriterien (inklusive 1. und 2. Nebenkriterium) müssen erfüllt sein.

- **Hauptkriterien**
  1. Knochenmarkplasmozytose > 30 %
  2. Plasmozytom im Biopsat
  3. M-Gradient:
     - Serum: IgG > 35g/l, IgA > 20g/l
     - Urin: > 1g/24h eines Bence-Jones-Proteins
- **Nebenkriterien**
  1. Knochenmarkplasmozytose 10–30 %
  2. M-Gradient nachweisbar, aber niedriger als im 3. Hauptkriterium
  3. Osteolysen
  4. reduziertes normales Immunglobulin (< 50 % des Normwerts)

## Immunphänotypen und chromosomale Veränderungen

**Tab. 15.2-15:** Immunphänotypen und chromosomale Veränderungen beim multiplen Myelom/Plasmozytom.

| Immunphänotyp |
|---|
| $CD19^+$ und $CD20^-$ |
| $CD79a^+$ |
| $CD5^-$ |
| $CD23^-$ |
| $CD38^+$ |
| $CD56^+$ |
| intrazytoplasmatisch κ oder λ, IgG, IgA, selten IgD oder IgE |
| **Chromosomale Veränderungen** |
| Monosomie/partielle Deletion 13 (13q14) in 15–40 % Strukturelle Veränderungen: |
| • auf Chromosom 1 in 15 % |
| • auf Chromosom 11 in 10 % |
| • auf Chromosom 14 in 10 % |
| t(11;14) (Sawyer et al. 1995, Konigsberg et al. 2000) |

## Therapie

- MP (Melphalan und Prednisolon)
- VAD (Vincristin, Adriamycin und Dexamethason)
- ID (Idarubicin, Dexamethason)
- Hochdosis-Therapie

# Extranodales Marginalzonen-B-Zell-Lymphom vom MALT

## Synonyme

- MALT-Lymphom
- extranodal marginal zone B-cell lymphoma of mucosa-associated lymphoid tissue (MALT, Schleimhaut-assoziiertes lymphatisches Gewebe)

## Allgemeines

Das MALT-Lymphom macht 7–8 % aller B-Zell-Lymphome und ungefähr 50 % der primär gastrointestinalen Lymphome aus. Das mittlere Erkrankungsalter ist das 60. Lebensjahr.

## Subtypen

- Marginalzonen-Zelltyp
- monozytoider Zelltyp
- α-Schwerkettenerkrankung (IPSID, immunoproliferative small intestinal disease)
- (diffuses großzelliges Lymphom, aus dem MALT entstanden)[1]

---

[1] Subtyp nach der Definition der Deutschen Multicenter-Studie GIT-NHL (Deutsche Studiengruppe für Gastrointestinale Tumoren, s. unter „Adressen"), gibt es nicht in der WHO-Klassifikation.

## Klinik

Das MALT-Lymphom ist ein Lymphom, welches nicht nur im Gastrointestinaltrakt, sondern auch in allen anderen drüsigen Strukturen vorkommen kann, wie zum Beispiel in der Schilddrüse, in Speicheldrüsen und Tränendrüse, aber auch in der Brustdrüse und im Lungengewebe. Häufig sind chronische Entzündungen oder Autoimmunerkrankungen in der Vorgeschichte bekannt. So geht beispielsweise dem MALT-Lymphom des Magens häufig eine länger bestehende Helicobacter-pylori-assoziierte chronische Gastritis voraus. In der Schilddrüse kann ein MALT-Lymphom aus einer Hashimoto-Thyreoiditis und in den Speicheldrüsen aus einem Sjögren-Syndrom entstehen. Die Patienten mit einem Sjögren-Syndrom haben ein 44fach erhöhtes Risiko, ein Lymphom zu entwickeln. In ungefähr 4–7 % dieser Fälle tritt ein Lymphom auf, wobei der überwiegende Teil (ca. 85 %) der so entstandenen Lymphome MALT-Lymphome sind (Talal et al. 1967, Kassan et al. 1978). In ungefähr 20 % der MALT-Lymphome liegt zusätzlich eine Knochenmarkinfiltration vor. Bei einem Teil der MALT-Lymphome finden sich neben den typischen kleinen lymphatischen Zellen auch Rasen von Blasten im Sinne eines diffusen großzelligen (hochmalignen) Lymphoms. Diese Entitäten werden nach der WHO-Klassifikation nicht zu den MALT-Lymphomen gezählt, sondern in die Gruppe der diffusen großzelligen Lymphome eingeordnet.

## Lokalisationen

Tab. 15.2-16: Lokalisationen des MALT-Lymphoms (Thieblemont et al. 1997).

| Organ | Prozent der Fälle |
|---|---|
| Gastrointestinaltrakt | 50 % |
| Lunge | 14 % |
| Kopf/Hals | 14 % |
| Tränendrüse | 12 % |
| Haut | 11 % |
| Schilddrüse | 4 % |
| Brustdrüse | 4 % |

## Immunphänotypen und chromosomale Veränderungen

Tab. 15.2-17: Immunphänotypen und chromosomale Veränderungen beim MALT-Lymphom.

| Immunphänotyp |
|---|
| CD19$^+$ und CD20$^+$ |
| IgM$^+$ |
| CD5$^-$ |
| CD10$^-$ |
| CD21$^+$ |
| CD23$^-$ |
| CD35$^-$ |
| **Chromosomale Veränderungen** |
| Trisomie 3 in 60 % (Wotherspoon et al. 1995, Brynes et al. 1996) |
| t(11;18) in 25–50 % (Ott et al. 1997) |

## Therapie (Abb. 15.2-7)

Die Therapie sollte im Rahmen der Deutschen Studiengruppe für Gastrointestinale Lymphome (s. unter „Adressen") durchgeführt werden.

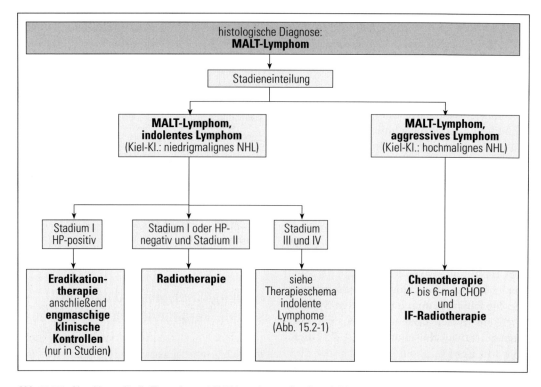

**Abb. 15.2-7:** Algorithmus für die Therapie von MALT-Lymphomen (mod. nach Pfreundschuh 2001; Koch et al. 2001a, Koch et al. 2001b). HP = Helicobacter pylori; CHOP = Cyclophosphamid, Doxorubicin, Vincristin und Prednisolon; IF = involved field.

# Nodales Marginalzonen-B-Zell-Lymphom

## Allgemeines

Beim nodalen Marginalzonen-B-Zell-Lymphom (nodal marginal zone B-cell lymphoma) handelt es sich um ein primär in der Marginalzone des Lymphknotens entstehendes Lymphom. Das Marginalzonen-Lymphom ist eine seltene Erkrankung und macht ungefähr 1,8 % der malignen Lymphome aus.

## Klinik

Neben den Lymphknoten können sowohl das Knochenmark als auch das periphere Blut beteiligt sein.

## Immunphänotypen

**Tab. 15.2-18:** Immunphänotypen beim nodalen Marginalzonen-B-Zell-Lymphom.

| Immunphänotyp |
|---|
| $CD19^+$ und $CD20^+$ |
| $IgM^+$ |
| $CD5^-$ |
| $CD10^-$ |
| $CD21^+$ |
| $CD23^-$ |
| $CD35^+$ |

## Therapie

Die Therapie erfolgt analog zu den indolenten Lymphomen (s. Abb. 15.2-1, S. 203).

# Folliculäres Lymphom

## Synonyme

- zentroblastisch-zentrozytisches Lymphom (cbcc-Lymphom)
- follikulär wachsendes zentroblastisches Lymphom (cb-Lymphom)
- Brill-Symmers-Syndrom
- Keimzentrum-Lymphom
- follicular lymphoma

## Allgemeines

Das 1925 von Brill und Symmers als erstes Non-Hodgkin-Lymphom beschriebene follikuläre Lymphom ist heute sowohl in Amerika als auch in Europa das am häufigsten vorkommende Lymphom.

Das follikuläre Lymphom, welches auch Keimzentrum-Lymphom genannt wird, entspricht weitestgehend dem zentroblastisch-zentrozytischen Lymphom (cbcc-Lymphom) der Kiel-Klassifikation. Dies trifft auf die follikulären Lymphome Grad I und II zu, die überwiegend aus Zentrozyten mit einzelnen oder vermehrt vorkommenden Zentroblasten bestehen. Sobald Rasen von Zentroblasten nachweisbar sind, handelt es sich um ein zentroblastisches Lymphom oder um ein follikuläres Lymphom Grad III, welches in der Kiel-Klassifikation der Gruppe der hochmalignen Lymphome angehört. Es kommen auch Übergänge von Grad I oder II in Grad III oder in ein diffuses großzelliges Lymphom (z. B. cb-Lymphom) vor. Derartige Fälle wurden früher als sekundär-simultan hochmalignes Lymphom bezeichnet. Entsprechend dem diffus wachsenden cbcc-Lymphom der Kiel-Klassifikation gibt es in der WHO-Klassifikation eine Variante, die als diffuses Keimzentrum-Lymphom bezeichnet wird.

Molekulargenetisch ist für das follikuläre Lymphom die Translokation t(14;18) charakteristisch, welche auch bei den sekundär hochmalignen zentroblastischen Lymphomen nachgewiesen werden kann.

## Einteilung in Grade nach dem Blastenanteil und dem Wachstumsmuster (siehe unten, Tab. 15.2-19)

**Tab. 15.2-19:** Einteilung des follikulären Lymphoms
**a**: Einteilung in Grade nach dem Blastenanteil. HPF = high-power field (40fache Vergrößerung im Mikroskop).

| Grad | Blasten | Kiel-Klassifikation |
|---|---|---|
| I | 0–5 Blasten (HPF) | cbcc-Lymphom = niedrigmalignes B-NHL |
| II | 6–15 Blasten (HPF) | blastenreiches cbcc-Lymphom = niedrigmalignes B-NHL |
| III<br>a) mit Zentrozyten<br>b) nur Zentroblasten | >15 Blasten (HPF) | cb-Lymphom = hochmalignes B-NHL |

**b**: Einteilung nach dem Wachstumsmuster.

| Wachstumsmuster | Prozent der Fälle |
|---|---|
| follikulär | >75 % |
| follikulär und diffus | 25–75 % |
| diffus nur fokal follikulär, mit und ohne Sklerose | <25 % |

## Klinik

Es handelt sich um ein überwiegend nodal wachsendes Lymphom, welches selten leukämisch verläuft.

## Immunphänotypen und chromosomale Veränderungen

**Tab. 15.2-20:** Immunphänotypen und chromosomale Veränderungen beim follikulären Lymphom.

| Immunphänotyp |
|---|
| CD19⁺ und CD20⁺ |
| sIg⁺ |
| CD5⁻ |
| CD10⁺ |
| CD23⁻ |
| bcl-2⁺ |
| bcl-6⁺ |
| **Chromosomale Veränderungen** |
| t(14;18)(q32;q21), bcl-2-Rearrangement in 70–95 % (Rowley 1988, Horsman et al. 1995) |
| bcl-6-Rearrangement in 15 % (Peng et al. 1999) |
| 3q27–28 in 15 % |
| +7 |
| +18 |
| 6q23–26 |
| 17p |

## Therapie

Die Therapie behandlungsbedürftiger Stadien sollte im Rahmen der Therapiestudie für niedrigmaligne Lymphome (Deutsche Studiengruppe für niedrigmaligne Non-Hodgkin-Lymphome DSLNHL, Studienleitung Prof. Dr. W. Hiddemann, LMU-München) erfolgen. Nach dem gleichen Konzept werden auch das lymphoplasmozytische Lymphom (Immunozytom) und das Mantelzell-Lymphom therapiert. (Hiddemann et al. 1998; s. Abb. 15.2-5, S. 209, Therapie des lymphoplasmozytischen Lymphoms).

# Mantelzell-Lymphom

## Synonyme

- zentrozytisches Lymphom (cc-Lymphom)
- mantle-cell lymphoma

## Allgemeines

Das Mantelzell-Lymphom entspricht dem zentrozytischen Lymphom (cc-Lymphom) der Kiel-Klassifikation und macht einen Anteil von ungefähr 3–10 % aller Non-Hodgkin-Lymphome aus. Seit dem Nachweis der für dieses Lymphom charakteristischen Translokation t(11;14) sind neben dem klassischen Subtyp weitere Subtypen entdeckt worden. Besonders von Bedeutung sind die pleomorphe und die blastoide Variante, welche hochmalignen Mantelzell-Lymphom-Varianten mit einer hohen Proliferationsaktivität und einem schnellen Wachstum entsprechen. Diese Lymphome wurden in der Kiel-Klassifikation in die Gruppe der zentroblastischen Lymphome vom zentrozytoiden Subtyp subsumiert.

## Subtypen

**Tab. 15.2-21:** Subtypen des Mantelzell-Lymphoms (mod. nach Campo et al. 1999).

| Subtyp (Morphologie) | Prozent der Fälle |
|---|---|
| klassisch | ca. 89 % |
| kleinzellig (wie bei B-CLL) | ca. 2 % |
| pleomorph (wie bei Zentroblasten) | ca. 6 % |
| blastoid (wie bei ALL) | ca. 3 % |

# Diffuse großzellige Lymphome

## Synonyme

- zentroblastisches Lymphom (cb-Lymphom)
- immunoblastisches Lymphom (ib-Lymphom)
- T-Zell-reiches B-Zell-Lymphom
- großzellig-anaplastisches Lymphom vom B-Typ
- diffuse large B-cell lymphoma (DLBCL)

## Allgemeines

Die diffusen großzelligen Lymphome sind mit einem Anteil von 30–40 % aller Non-Hodgkin-Lymphome die häufigsten Lymphome überhaupt. Zu dieser Gruppe gehören das diffuse zentroblastische Lymphom, das immunoblastische Lymphom, das T-Zell-reiche B-Zell-Lymphom (T-Cell rich B-Cell Lymphoma) und das anaplastische Lymphom. Zu beachten ist, dass das follikulär wachsende zentroblastische Lymphom dem follikulären Lymphom Grad III zugeordnet wird, aber auch bei einem diffus wachsenden zentroblastischen Lymphom häufig follikuläre Areale nachweisbar sind. Das charakteristische an diesen Lymphomen ist der Nachweis von Blastenrasen; je nach Typ dominieren Zentroblasten oder Immunoblasten. Die Proliferationsaktivität ist deutlich höher als bei den follikulären Lymphom Grad I und II und liegt bei 50–80 %. Es kommen auch Übergänge von follikulären Lymphomen Grad I oder II in ein diffuses großzelliges Lymphom (z. B. cb) vor. Hierbei handelt es sich um sekundär hochmaligne Lymphome, die aus einem niedrigmalignen follikulären Lymphom hervorgegangen sind. Häufig ist bei diesen Lymphomen die Translokation t(14;18) nachweisbar. Sonst findet sich in ungefähr 60 % der Fälle die Translokation t(3;14) mit Beteiligung des bcl-6-Gens.

## Klinik

Es handelt sich um ein überwiegend nodal wachsendes Lymphom, welches bei über 80 % der Patienten im Stadium III oder IV diagnostiziert wird. Eine Knochenmarkinfiltration findet sich in ungefähr 60 % der Fälle. In circa 30 % der Fälle liegt eine leukämische Verlaufsform vor, die mit einer eher ungünstigen Prognose assoziiert ist. Das durchschnittliche Erkrankungsalter beträgt 60 Jahre, die mediane Überlebenszeit 3–4 Jahre.

## Immunphänotypen und chromosomale Veränderungen

**Tab. 15.2-22:** Immunphänotypen und chromosomale Veränderungen beim Mantelzell-Lymphom.

| Immunphänotyp |
|---|
| $CD19^+$ und $CD20^+$ |
| $CD5^+$ |
| $CD10^-$ |
| $CD23^-$ |
| bcl-1/Cyclin $D1^+$ |
| **Chromosomale Veränderungen** (Williams et al. 1991) |
| t(11;14)(q13;q32), bcl-1-Cylclin-D1-Rearrangement |

## Therapie

Die Therapie sollte im Rahmen der Therapiestudie für niedrigmaligne Lymphome (Deutsche Studiengruppe für niedrigmaligne Non-Hodgkin-Lymphome DSLNHL, Studienleitung Prof. Dr. W. Hiddemann, LMU-München) erfolgen. Nach dem gleichen Konzept werden auch die follikulären Lymphome Grad I und II sowie das lymphoplasmozytische Lymphom (Immunozytom) therapiert (Hiddemann et al. 1998; s. Abb. 15.2-5, S. 209, Therapie des lymphoplasmozytischen Lymphoms).

Tab. 15.2-23: Prognosefaktoren für das diffuse großzellige Lymphom. ECOG = Eastern Cooperative Oncology Group.

|  | günstig | ungünstig |
|---|---|---|
| Alter | < 60 Jahre | > 60 Jahre |
| Stadium | I und II | III und IV |
| Allgemeinzustand (ECOG) | 0–1 | ≥ 2 |
| Anzahl extranodaler Manifestationen | 0–1 | ≥ 2 |
| Serum-LDH | normal | erhöht |

## Subtypen

- zentroblastisch (cb): monomorph, polymorph, multilobuliert
- immunoblastisch (ib)
- T-Zell-reiches B-Zell-Lymphom (T-cell rich B-cell Lymphoma)
- anaplastisch

## Prognosefaktoren

Die ungünstigen Prognosefaktoren werden mit je 1 Punkt summiert und als International Prognostic Index (IPI) mit den Werten 0 bis 5 angegeben. Die Therapie richtet sich nach dem IPI, dem Alter und dem Stadium der Erkrankung (Tab. 15.2-23).

## Klinik

Das Lymphom manifestiert sich überwiegend nodal, kann aber auch extranodal in der Haut, im ZNS, in Knochen, Hoden, Lunge, Niere, Milz, Leber und im Gastrointestinaltrakt auftreten. Bei den im Gastrointestinaltrakt lokalisierten Lymphomen handelt es sich zum Teil um MALT-Lymphome, die sekundär in ein hochmalignes Lymphom transformiert sind. In der neuen WHO-Klassifikation wurden diese Lymphome in die Gruppe der diffusen großzelligen Lymphome integriert.

## Immunphänotypen und chromosomale Veränderungen

Tab. 15.2-24: Immunphänotypen und chromosomale Veränderungen beim diffusen großzelligen Lymphom.

| Immunphänotyp |
|---|
| $CD19^+$ und $CD20^+$ |
| $CD5^-$ |
| $CD10^{+/-} CD23^-$ |
| $bcl-2^{+/-}$ |
| $bcl-6^{+/-}$ |
| **Chromosomale Veränderungen** |
| t(3;14), t(2;3), t(3;22), bcl-6-Rearrangement in ca. 60 % (Weiss et al. 1987) |
| t(14;18)(q32;q21), bcl-2-Rearrangement in ca. 20–30 %; darunter befinden sich vermutlich viele transformierte folliculäre Lymphome (Lipford et al. 1987) |

## Therapie

S. Abb. 15.2-8, S. 221, Tab. 15.2-25 u. Abb. 15.2-9, S. 222.

# Diffuse großzellige Lymphome

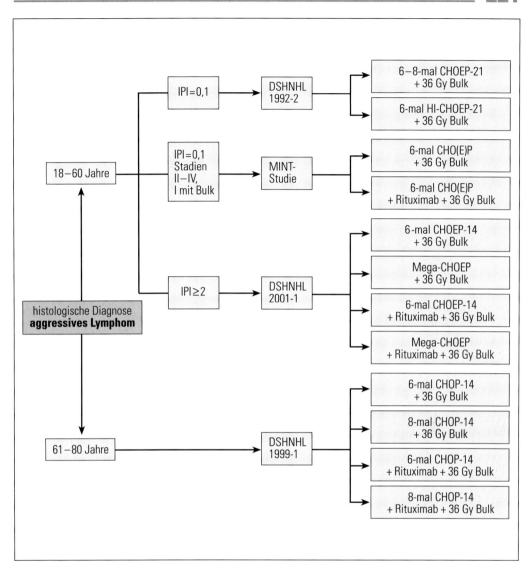

**Abb. 15.2-8:** Algorithmus für die Therapie von aggressiven (hochmalignen) Lymphomen gemäß dem Studienprotokoll der Studiengruppe für hochmaligne Non-Hodgkin-Lymphome (DSHNHL, s. unter „Adressen"). Siehe auch Tabelle 15.2-25. MINT = Mabthera International Trial (Studienleitung Prof. Dr. M. Pfreundschuh, s. unter „Adressen") IPI = International Prognostic Index; CHO(E)P = Cyclophosphamid, Doxorubicin, Vincristin, (Etoposid) und Prednisolon; Bulk = Lymphknotenvergrößerung > 5 cm, Konglomerattumor oder Mediastinaltumor > 7,5 cm.

**Tab. 15.2-25:** Polychemotherapie beim diffusen großzelligen Lymphom nach dem CHO(E)P-21-/CHO(E)P-14-Regime. Siehe auch Abbildungen 15.2-8 und 15.2-9.

| Acronym | Substanz | Dosierung | Applikation | Tag |
|---|---|---|---|---|
| C | Cyclophosphamid | 750 mg/m² KO | i. v. | 1 |
| H | Doxorubicin (Hydroxydaunorubicin) | 50 mg/m² KO | i. v. | 1 |
| O | Vincristin (Oncovin®) | 2 mg absolut | i. v. | 1 |
| (E) | Etoposid | 100 mg/m² KO | i. v. | 1–3 |
| P | Prednisolon | 100 mg absolut | p. o. | 1–5 |
|  | Filgrastim (G-CSF) | 300/480 mg absolut | s. c. | 4–12 |
| Wiederholung: |  |  |  |  |
| CHOP-21, CHOEP-21 |  |  |  | 22 |
| CHOP-14, CHOEP-14 |  |  |  | 15 |

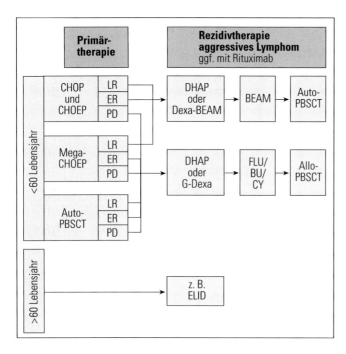

**Abb. 15.2-9:** Algorithmus für die Rezidivtherapie von aggressiven (hochmalignen) Lymphomen gemäß dem Studienprotokoll der Studiengruppe für hochmaligne Non-Hodgkin-Lymphome (DSHNHL). Siehe auch Tabelle 15.2-25. LR = late relaps; ER = early relaps; PD = progressive disease; DHAP = Dexamethason, Hochdosis-Alexan und Cisplatin; BEAM = Carmustin, Etoposid, Cytarabin und Mitoxantron; Dexa-BEAM = BEAM mit Dexamethason; G-Dexa = Gemcitabin und Dexamethason; FLU/BU/CY = Fludarabin, Busulfan und Cyclophosphamid; ELID = Etoposid, liposomales Doxorubicin (Caelyx) und Dexamethason; Auto-PBSCT = autologe Transplantation peripherer Blutstammzellen, Allo-PBSCT = allogene Transplantation peripherer Blutstammzellen.

# Mediastinales großzelliges B-Zell-Lymphom

## Synonyme

- großzelliges sklerosierendes B-Zell-Lymphom des Mediastinums
- mediastinal large B-cell lymphoma

## Allgemeines

Das mediastinale großzellige B-Zell-Lymphom ist ein seltener Subtyp des diffusen großzelligen B-Zell-Lymphoms. Histologisch ist es durch große, atypische Blasten mit einer deutlichen Vermehrung von Bindegewebe gekennzeichnet. Es besteht histologisch zum Teil große Ähnlichkeit mit einem undifferenzierten Karzinom, aber auch mit einer Hodgkin-Krankheit vom nodulär-sklerosierenden Subtyp.

## Klinik

Betroffen sind überwiegend Frauen zwischen dem 30. und dem 50. Lebensjahr. Das Lymphom ist häufig ausschließlich im vorderen Mediastinum lokalisiert und kann dadurch zu einem Vena-cava-superior-Syndrom führen. Falls es disseminiert auftritt, liegt meist auch ein extranodaler Befall mit Organinfiltration in Leber, Niere, Nebennieren, Haut und ZNS vor.

## Immunphänotypen und chromosomale Veränderungen

**Tab. 15.2-26:** Immunphänotypen und chromosomale Veränderungen beim mediastinalen großzelligen B-Zell-Lymphom.

| Immunphänotyp |
|---|
| CD19$^+$ und CD20$^+$ |
| CD5$^-$ |
| CD10$^-$ |
| CD23$^-$ |
| CD30$^{-/+}$ |
| CD45$^+$ |
| **Chromosomale Veränderungen** (Joos et al. 1996) |
| Zugewinn Chromosom 9p |

## Therapie

Siehe Therapie der diffusen großzelligen Lymphome (S. 220 ff).

# Intravaskuläres großzelliges B-Zell-Lymphom

## Allgemeines

Das intravaskuläre großzellige B-Zell-Lymphom (intravascular large B-cell lymphoma) ist ein seltener Subtyp des extranodalen diffusen großzelligen B-Zell-Lymphoms. Histologisch sieht man große intravasale Blasten, überwiegend in kleinen Kapillaren.

## Klinik

Betroffen sind fast ausschließlich Erwachsene. Das intravaskuläre großzellige B-Zell-Lymphom tritt häufig disseminiert auf. Meist ist das intravasale Wachstum auch im Knochenmark vorzufinden. Abhängig von der Lokalisation kann es zu verschiedenen klinischen Symptomen, wie zum Beispiel zu einer Verschlusssymptomatik kommen. So kann neben einer knotigen Hautbeteiligung auch eine neurologische Symptomatik im Vordergrund stehen. Ungefähr 10 % der Patienten werden durch eine B-Symptomatik klinisch auffällig.

## Immunphänotypen

**Tab. 15.2-27:** Immunphänotypen beim intravaskulären großzelligen B-Zell-Lymphom.

| Immunphänotyp |
|---|
| CD19⁺ und CD20⁺ |
| CD5⁻/⁺ |

## Therapie

Siehe Therapie der diffusen großzelligen Lymphome (S. 220 ff).

# Primary-effusion-Lymphom

## Allgemeines

Das Primary-effusion-Lymphom (Synonym: body cavity-based lymphoma) ist ein sehr seltener Typ eines B-Zell-Lymphoms. In der Histologie zeigen sich große Blasten, die alle positiv für das Herpes-Virus Typ 8 oder das Kaposi-Sarkom-Herpes-Virus (KSHV) sind. Häufig liegt eine Koinfektion der Tumorzellen durch das Epstein-Barr-Virus (EBV) vor.

## Klinik

Dieses seltene Lymphom entsteht überwiegend bei Patienten mit einer HIV-Infektion (Cesarman et al. 1995) und ist normalerweise mit einer Herpes-Virus Typ 8 und/oder einer Kaposi-Sarkom-Herpes-Virus-Infektion assoziiert. Manifestationsorte sind Pleura, Perikard und das Peritoneum. Normalerweise ist nur eine dieser Lokalisationen betroffen. Unbehandelt hat dieses Lymphom eine extrem ungünstige Prognose mit einer Gesamtüberlebenszeit von weniger als 6 Monaten.

## Immunphänotypen

**Tab. 15.2-28:** Immunphänotypen beim Primary-effusion-Lymphom.

| Immunphänotyp |
|---|
| CD45⁺ |
| CD19/CD20⁻ |
| cIg/sIg⁻ |
| CD30⁺/⁻ |
| CD38⁺ |
| CD138⁺ |

## Therapie

Siehe Therapie der diffusen großzelligen Lymphome (S. 220 ff).

# Burkitt-Lymphom

## Synonyme

- L3-ALL
- Burkitt lymphoma

## Klinik

Das Burkitt-Lymphom ist ein sehr aggressives Lymphom, welches häufig auch extranodale Manifestationen aufweist.

## Klinische Varianten

- **Endemisches Burkitt-Lymphom:** Diese Variante kommt überwiegend in Afrika vor, wo das Burkitt-Lymphom die häufigste maligne Erkrankung von Kindern zwischen dem 4. und dem 7. Lebensjahr darstellt. Zudem besteht eine Korrelation zwischen der geographischen Häufung und klimatischen Faktoren, wie zum Beispiel Niederschlag oder Höhenlage. In ungefähr 50 % der Fälle manifestiert sich das Burkitt-Lymphom im Bereich des Kopfes mit Infiltration des Kiefers oder der Orbita. Meist findet sich eine EBV-Infektion als mögliche Ursache der Erkrankung (Facer u. Playfair 1989, Wright 1971).
- **Sporadisches Burkitt-Lymphom:** Betroffen sind überwiegend Kinder und junge Erwachsene. Das sporadische Burkitt-Lymphom macht ungefähr 1–2 % der Lymphome insgesamt und 30–50 % der Lymphome im Kindesalter aus. Ein niedriger sozial-ökonomischer Status und eine frühe EBV-Infektion korrelieren mit einer höheren Prävalenz von EBV-assoziierten Burkitt-Lymphomen. Manifestationsort ist im Gegensatz zum endemischen Burkitt-Lymphom überwiegend das Abdomen und weniger der Kiefer. Zu einer bilateralen Beteiligung der Brustdrüsen und der Ovarien kommt es häufig im Rahmen der Pubertät, der Schwangerschaft oder in der Stillzeit. Die Ursache hierfür liegt darin, dass die Tumorzellen Progesteronrezeptoren besitzen. Eine EBV-Infektion liegt in weniger als 30 % der Fälle vor (Anwar et al., 1995).
- **Immundefekt-assoziiertes Burkitt-Lymphom:** Diese Variante ist überwiegend bei Patienten mit einer HIV-Infektion zu beobachten (Raphael et al. 1991). Zusätzlich ist das EBV in 25–40 % der Fälle nachweisbar. Manifestationsorte sind vor allem die Lymphknoten, das ZNS und das Knochenmark.

## Morphologische Varianten

- **klassisches Burkitt-Lymphom**
- **Burkitt-Lymphom mit plasmozytoider Differenzierung**
- **atypisches Burkitt-Lymphom (Burkitt like lymphoma)**

Ein Risiko für eine ZNS-Beteiligung ist bei allen drei Varianten zu beobachten. Eine rein leukämische Ausschwemmung ist selten. Eine Knochenmarkinfiltration ist häufig und prognostisch ungünstig. Im Blut sind sowohl LDH als auch Harnsäure deutlich erhöht. Die Proliferationsaktivität des Burkitt-Lymphoms ist mit über 95 % sehr hoch. Dies äußert sich klinisch in einem sehr raschen Wachstum, aber auch in einem guten Ansprechen auf eine Chemotherapie.

## Immunphänotypen und chromosomale Veränderungen

**Tab. 15.2-29:** Immunphänotypen und chromosomale Veränderungen beim Burkitt-Lymphom.

| Immunphänotyp |
|---|
| CD19+ und CD20+ |
| sIgM+ |
| CD5− |
| CD10+ |
| TdT− |
| CD23− |
| Ki-67 > 95 % |
| **Chromosomale Veränderungen** |
| (Neri et al. 1988, Pelicci et al. 1986) |
| Translokation des c-myc auf Chromosom 8q24 t(8;14), t(2;8) oder t(8;22) |

## Therapie

Siehe Kapitel 14.2 Akute lymphatische Leukämien, Tabelle 14.2-3 (S. 187 f)

# Lymphoblastische Lymphome/akute lymphatische Leukämien

Siehe Kapitel 14.2 Akute lymphatische Leukämien (S. 181 ff)

# T-Prolymphozyten-Leukämie

## Synonyme

- T-PLL
- T-CLL
- T-cell prolymphocytic leukaemia

## Allgemeines

Zu dieser Entität werden sowohl die T-CLL als auch die T-PLL der Kiel-Klassifikation gezählt.

## Klinik

Hierbei handelt es sich um ein aggressives leukämisches T-Zell-Lymphom, welches häufig neben dem Knochenmark auch Lymphknoten, Leber, Milz und die Haut infiltriert. Initiales Symptom ist meist eine Hepatosplenomegalie. In 20 % der Fälle sind zusätzlich Hautinfiltrate zu beobachten. Die Diagnose wird in der Regel anhand einer Blutuntersuchung gestellt, in der neben einer Lymphozytose auch eine Anämie und eine Thrombozytopenie bestehen.

## Immunphänotypen und chromosomale Veränderungen

**Tab. 15.2-30:** Immunphänotypen und chromosomale Veränderungen bei T-Prolymphozyten-Leukämie.

| Immunphänotyp |
|---|
| CD2+ |
| CD3+ |
| CD7+ |
| CD4+ und CD8− (60 %) |
| CD4+ und CD8+ (25 %) |
| CD4− und CD8+ (15 %) |
| CD20− |
| **Chromosomale Veränderungen** |
| Inversion Chromosom 14 in 80 % (Brito-Babapulle u. Catovsky 1991, Maljaei et al. 1998) |
| TCRαβ-Lokus mit Onkogenen tcl-1 und tcl-2 (Virgilio et al. 1994) |
| Abnormalitäten auf Chromosom 8 in 70–80 % (Sorour et al. 2000) |
| Deletion 11q23 ATM-Gen (Stilgenbauer et al. 1997) |

## Therapie

Siehe Therapie der B-CLL (s. 205 ff); als Option kommt auch eine Therapie mit Alemtuzumab (monoklonaler Anti-CD52-Antikörper) in Betracht.

# T-Zell-large-granular-Lymphozyten-Leukämie

## Synonyme

- LGL-Leukämie
- T-CLL
- T-cell large granular lymphocyte leukaemia
- γ-T-Lymphozytose

## Klinik

Diese Erkrankung ist charakterisiert durch eine Vermehrung von großen lymphatischen Zellen im Blut, die im Zytoplasma große rote Granula besitzen. Klinisch ist der Verlauf zum Teil durch eine schwere Neutropenie mit oder ohne Anämie gekennzeichnet. Außerdem bestehen eine moderate Splenomegalie und häufig Arthralgien.

## Immunphänotypen

**Tab. 15.2-31:** Immunphänotypen bei T-Zell-large-granular-Lymphozyten-Leukämie.

| Immunphänotyp |
|---|
| $CD3^+$ |
| $CD4^-$ |
| $CD8^+$ |
| $TCR\alpha\beta^+$ |
| $CD57^+$ |
| $TIA\text{-}1^+$ |

## Therapie

Die Therapie der LGL-Leukämie sollte mit den Immunsuppressiva Methotrexat oder Cyclosporin als Dauertherapie erfolgen. Die Neutropenie kann interventionell mittels G-CSF-Gaben beseitigt werden.

# Aggressive NK-Zell-Leukämie

## Allgemeines

Die aggressive NK-Zell-Leukämie (aggressive NK-cell leukaemia) ist durch eine systemische Proliferation von NK-Zellen gekennzeichnet. Diese sehr seltene Form einer Leukämie bzw. eines Lymphoms kommt überwiegend in Asien vor.

## Klinik

Meist sind Jugendliche oder junge Erwachsene betroffen. Neben einer leukämischen Ausschwemmung und einer Knochenmarkinfiltration sind häufig auch die Leber und die Milz infiltriert. Initial stehen die leukämische Ausschwemmung der Blasten und ein fieberhafter Verlauf im Vordergrund. Hautläsionen sind im Gegensatz zum adulten Typ (s. u.) selten. Es besteht eine enge Assoziation mit einer EBV-Infektion.

## Immunphänotypen

**Tab. 15.2-32:** Immunphänotypen bei der aggressiven NK-Zell-Leukämie.

| Immunphänotyp |
|---|
| CD2⁺ |
| CD3⁻ |
| CD20⁻ |
| CD56⁺ |
| CD57⁻ |

## Therapie

Siehe Therapie der diffusen großzelligen Lymphome (S. 220 ff) oder der ALL (Kap. 14.2 S. 181 ff). Die Prognose ist ungünstig!

# Adulte NK-Zell-Leukämie

## Allgemeines

Die adulte NK-Zell-Leukämie (adult NK-cell leukaemia) ist ein peripheres T-Zell-Lymphom, welches durch das Retrovirus humanes T-Zell-Leukämie-Virus Typ 1 (HTLV-1) verursacht wird (Tsukasaki et al. 1997). Es kommt endemisch in Japan und Teilen Afrikas vor.

## Klinik

Die Erkrankung hat eine lange Latenz zwischen viraler Infektion und dem Auftreten des Lymphoms. In über 60 % der Fälle sind die Lymphknoten und das periphere Blut betroffen. In 58 % der Fälle findet sich eine Knochenmarkinfiltration, die teilweise mit Osteolysen und einer Hyperkalzämie assoziiert ist. Bei Diagnosestellung befinden sich alle Patienten im Stadium IV. Zudem haben die meisten Patienten eine Haut-, Leber und Milzbeteiligung.

## Subtypen nach klinischem Verlauf

Je nach klinischem Verlauf werden 4 Subtypen unterschieden (Shimoyama 1991):
- akut
- lymphomatoid
- chronisch
- smoldering

## Immunphänotypen

**Tab. 15.2-33:** Immunphänotypen bei der adulten NK-Zell-Leukämie.

| Immunphänotyp |
|---|
| CD2⁺ |
| CD3⁺ |
| CD4⁺ |
| CD5⁺ |
| CD7⁻ |
| CD8⁻ |
| CD25⁺ |
| TIA-1⁻ |
| Granzyme⁻ |

## Therapie

Die Erkrankung ist in Europa extrem selten. Eine Therapieempfehlung ist nicht möglich.

# Blastisches NK-Zell-Lymphom

## Allgemeines

Das blastische NK-Zell-Lymphom (blastic NK-cell lymphoma) ist morphologisch der akuten lymphatischen Leukämie sehr ähnlich, besitzt jedoch Oberflächenmarker für NK-Zellen (CD56).

## Klinik

Neben der Beteiligung von peripherem Blut und Knochenmark liegt in vielen Fällen auch eine Hautinfiltration vor. Es besteht keine Assoziation mit einer EBV-Infektion. Der klinische Verlauf ist rasch progredient mit einem schlechten Ansprechen auf eine Chemotherapie.

## Immunphänotypen

Tab. 15.2-34: Immunphänotypen beim blastischen NK-Zell-Lymphom.

| Immunphänotyp |
| --- |
| CD2⁺/⁻ |
| CD3⁻ |
| CD4⁺ |
| CD43⁺ |
| CD56⁺ |

## Therapie

Insgesamt gibt es wenig Informationen zur Therapie. Ein Therapieversuch kann beispielsweise nach dem ALL-Protokoll erfolgen.

# Extranodales NK-/T-Zell-Lymphom vom nasalen Typ

## Synonyme

- letales Midline Granulom
- angiozentrisches T-Zell-Lymphom
- extranodal NK/T-cell lymphoma, nasal type

Das extranodale NK-/T-Zell-Lymphom vom nasalen Typ ist häufig durch angiozentrische Infiltrate der Tumorzellen besonders im Bereich der Nase charakterisiert. Häufig ist es mit einer EBV-Infektion assoziiert.

## Klinik

Das Lymphom tritt überwiegend in folgenden Bereichen auf: Nasenhöhle, Nasopharynx, Gaumen, Haut, Weichteile, Gastrointestinaltrakt und Hoden. Durch diese Lokalisationen kann es initial unter anderem durch Nasenbluten klinisch in Erscheinung treten. Eine Knocheninfiltration wird in der Regel nicht beobachtet. Einige Patienten entwickeln als Komplikation ein hämophagozytisches Syndrom. Im Bereich der Hautinfiltrate kann es zu Ulzerationen kommen, im Bereich des Gastrointestinaltrakts zu Perforationen.

## Immunphänotypen und chromosomale Veränderungen

Tab. 15.2-35: Immunphänotypen und chromosomale Veränderungen beim extranodalen NK-/T-Zell-Lymphom.

| Immunphänotyp |
| --- |
| CD2⁺ |
| CD3⁻ |
| CD4⁻ |
| CD5⁻ |
| CD8⁻ |
| CD56⁺ |
| CD57⁻ |
| **Chromosomale Veränderungen** (Siu et al., 1999) |
| Deletion (6)(q21q25) oder (6)(p10) |

## Therapie

Siehe Therapie der diffusen großzelligen Lymphome (S. 220 ff). Die Prognose ist extrem schlecht.

## Enteropathisches T-Zell-Lymphom

### Synonyme

- intestinales T-Zell-Lymphom
- Enteropathie-assoziiertes T-Zell-Lymphom
- enteropathy-type T-cell lymphoma

### Allgemeines

Das enteropathische T-Zell-Lymphom ist ein seltenes Lymphom, welches besonders in den geographischen Bereichen vorkommt, in denen auch gehäuft die einheimische Sprue auftritt.

### Klinik

Es kommt überwiegend im Jejunum und Ileum vor, selten im Magen, Duodenum, Kolon und auch außerhalb des Gastrointestinaltrakts. Als Vorerkrankung besteht bei der Mehrheit der Patienten eine Sprue-Symptomatik. Häufig führen Darmperforationen zur Diagnose. Die Prognose ist infaust.

### Immunphänotypen

Tab. 15.2-36: Immunphänotypen beim enteropathischen T-Zell-Lymphom.

| Immunphänotyp |
|---|
| $CD3^+$ |
| $CD4^-$ |
| $CD5^-$ |
| $CD7^+$ |
| $CD8^{-/+}$ |
| $CD103^+$ |

### Therapie

Siehe Therapie der MALT-Lymphome (S. 215 f).

## Hepatosplenisches T-Zell-Lymphom

### Synonyme

- hepatosplenisches γδ-T-Zell-Lymphom
- hepatosplenic T-cell lymphoma

Das hepatosplenische T-Zell-Lymphom ist ein seltenes, extranodales und systemisches T-Zell-Lymphom, welches aus den zytotoxischen T-Zellen mit einem γδ-T-Zell-Rezeptor-Typ entsteht.

### Klinik

Betroffen sind überwiegend Jugendliche und junge Erwachsene. Neben einer Infiltration von Milz und Leber weisen sie meist eine Knochenmarkinfiltration auf. Durch die Knochenmarkinfiltration haben die Patienten häufig eine Anämie und Thrombozytopenie (Cooke et al. 1996). In der Regel besteht vor allem im Anfangsstadium weder eine leukämische Ausschwemmung noch eine Lymphknotenbeteiligung.

### Immunphänotypen und chromosomale Veränderungen

Tab. 15.2-37: Immunphänotypen und chromosomale Veränderungen beim hepatosplenischen T-Zell-Lymphom.

| Immunphänotyp |
|---|
| $CD3^+$ |
| $CD4^-$ |
| $CD5^-$ |
| $CD8^-$ |
| $CD56^{+/-}$ |
| $TCR\gamma\delta^+$ |
| $TCR\alpha/\beta^-$ |

| Chromosomale Veränderungen |
|---|
| Isochromosom 7q (Wang et al. 1995, Alonsozana et al. 1997) Trisomie 8 (in einigen Fällen) |

### Therapie

Siehe Therapie der diffusen großzelligen Lymphome (S. 220 ff). Die Prognose ist extrem schlecht.

## Mycosis fungoides und Sézary-Syndrom (Mycosis fungoides and Sézary syndrome)

### Allgemeines

Bei der Mycosis fungoides handelt es sich um ein reifzelliges T-Zell-Lymphom, das sich überwiegend in der Haut manifestiert. Im generalisierten Stadium wird es im Allgemeinen auch Sézary-Syndrom genannt. Es macht ungefähr 0,5 % aller NHL aus.

### Klinik

Beide Lymphome betreffen Patienten im höheren Lebensalter mit einem leichten Überwiegen der Männer (2:1). Der klinische Verlauf erstreckt sich über Jahre. Im lokalisierten Stadium haben die Patienten eine normale Lebenserwartung. Die dermalen Manifestationen des Lymphoms, auch Plaques genannt, können sich auf der gesamten Haut ausbreiten und haben dann teilweise einen tumorartigen Charakter. Das Sézary-Syndrom ist durch eine generalisierte Manifestation mit Erythrodermie, leukämischer Ausschwemmung und Lymphknotenbeteiligung gekennzeichnet. Der klinische Verlauf ist hierbei deutlich aggressiver als bei der Mycosis fungoides.

### Immunphänotypen

Tab. 15.2-38: Immunphänotypen bei Mycosis fungoides und Sézary-Syndrom.

| Immunphänotyp |
|---|
| CD2$^+$ |
| CD3$^+$ |
| CD4$^+$ |
| CD5$^+$ |
| CD8$^-$ |

### Therapie

In lokalisierten Stadien Photochemotherapie mit UV-A-Bestrahlung (PUVA). Bei Generalisation erfolgt eine palliative Chemotherapie, beispielsweise mit Hodgkin-Protokollen (z. B. COPP oder ABVD).

## Großzellig-anaplastisches Lymphom

### Synonyme

- großzellig-anaplastisches Lymphom vom Null- oder T-Typ
- Ki-1-Lymphom
- anaplastic large cell lymphoma

### Allgemeines

Das großzellig-anaplastische Lymphom ist histologisch durch große undifferenzierte Blasten gekennzeichnet, die das CD30-Antigen exprimieren. Dies wurde ursprünglich Ki-1 genannt, wodurch auch die frühere Bezeichnung Ki-1-Lymphom bedingt ist. Mittlerweile weiß man, dass die meisten der großzellig-anaplastischen Lymphome die Translokation t(2;5) mit dem Nachweis des NPM-ALK1-Fusionsprotein aufweisen (Mason et al. 1990). Dies lässt sich sowohl immunhistochemisch, als auch anhand der Translokation molekulargenetisch nachweisen. Die undifferenzierten Blasten können, sofern sie einzeln und nicht im Zellverband vorkommen, leicht mit einer ebenfalls CD30-positiven Hodgkin-Krankheit verwechselt werden. Wegen des intrasinusoidalen Wachstums der undifferenzierten Blasten hat das Lymphom morphologisch auch Ähnlichkeiten mit einem undifferenzierten Karzinom. Aufgrund dessen sollte bei dieser Entität die Diagnose durch eine komplette immunhistochemische Analyse verifiziert werden.

## Varianten

Es werden 3 Varianten unterschieden (Harris et al. 1994, Benharroch et al. 1998):
- common (70 %)
- kleinzellig (5–10 %) (Kinney et al. 1993)
- lymphohistiozytisch (10 %) (Pileri et al. 1997)

## Klinik

Bei Erwachsenen macht dieses Lymphom ungefähr 3 % der NHL aus, bei Kindern ist es mit 10–30 % eine deutlich häufiger vorkommende Entität. Neben den Lymphknoten können auch die Haut (21 %), Knochen (17 %), Lunge (11 %) und Leber (8 %) infiltriert sein (Brugieres et al. 1998). In 30 % der Fälle liegt eine Knochenmarkinfiltration vor. Ungefähr 70 % der Patienten befinden sich im Stadium III oder IV und weisen eine B-Symptomatik auf. Diagnostisch und auch prognostisch wichtig ist der Nachweis der Translokation t(2;5) mit der ALK-Expression, die mit einer deutlich besseren Prognose assoziiert sind. Die 5-Jahre-Überlebensrate liegt bei über 80 %.

## Immunphänotypen und chromosomale Veränderungen

**Tab. 15.2-39:** Immunphänotypen und chromosomale Veränderungen beim großzellig-anaplastischen Lymphom.

| Immunphänotyp |
|---|
| CD2$^+$ |
| CD3$^-$ (75 %) |
| CD4$^+$ |
| CD8$^-$ |
| CD30$^+$ |
| CD45$^+$ |
| Alk1$^+$ (60–85 %) |
| EMA$^+$ |
| **Chromosomale Veränderungen** |
| NPM-ALK-Fusionsproteine: |
| t(2;5)(p23;q35) in 72,5 % (Mason et al. 1990, Lamant et al. 1996) |
| t(1;2)(q25;p23) in 17,5 % (Lamant et al. 1999) |
| t(2;3) (p23;q35) in 2,5 % (Rosenwald et al. 1999) |
| inv(2) (p23;q35) in 2,5 % (Wlodarska et al. 1998) |
| t(2;22) in 2,5 % |

## Therapie

Siehe Therapie der diffusen großzelligen Lymphome (S. 220 ff).

# Primär kutane CD30-positive lymphoproliferative T-Zell-Erkrankungen

## Synonyme

- Ki-1-Lymphom
- primary cutaneous CD30 positive lymphoproliferative disorders

## Typen

- primär kutane großzellig-anaplastische Lymphome
- lymphomatoide Papulose
- Borderline-Läsionen

## Allgemeines

Die drei Typen werden in der Gruppe der primär kutanen CD30-positiven lymphoproliferativen T-Zell-Erkrankungen zusammengefasst, da sie histologisch zum Teil identisch und alle CD30- und CD3-positiv sind (Willemze et al. 1997).
Außerdem ist eine genaue Diagnose meist nur in Kenntnis sowohl der Klinik, der Histologie als auch des Immunphänotyps möglich. Morphologisch sehen das primär kutane und das nodale großzellig-anaplastische Lymphom gleichartig aus. Auch die benigne lymphomatoide Papulose ist vom Ki-1-Lymphom morphogisch nicht sicher zu unterscheiden. Beide Erkrankungen können molekulargenetisch klonale Rearrangements des T-Zell-Rezeptors aufweisen. Bei der lymphomatoiden Papulose handelt es sich um eine chronische Erkrankung mit Hautläsionen, die morphologisch von einem Lymphom kaum zu trennen sind, im klinischen Verlauf aber häufig eine spontane Regression zeigen.

Borderline-Läsionen sind Erkrankungen, bei denen nicht sicher zu unterscheiden ist, ob es sich um eine lymphomatoide Papulose oder um ein primär kutanes großzellig-anaplastisches Lymphom handelt.

## Klinik

Das primär kutane großzellig-anaplastische Lymphom ist im Gegensatz zum nodalen großzellig-anaplastischen Lymphom nur auf die Haut beschränkt. Hiervon abzugrenzen sind Fälle eines nodalen großzelligen Lymphoms mit sekundärer Hautbeteiligung. Dies lässt sich gut durch den fehlenden Nachweis des ALK1-Fusionsproteins in der kutanen Form klären. Einige Läsionen können wie bei der lymphomatoiden Papulose eine spontane Regression zeigen. Das kutane großzellig-anaplastische Lymphom kann auch extranodal in regionäre Lymphknoten streuen (10 % der Fälle). Das Lymphom hat mit einer 5-Jahre-Überlebensrate von über 90 % eine sehr gute Prognose. Der Nachweis einer extrakutanen Manifestation ist ein prognostisch ungünstiges Zeichen.

## Immunphänotypen

Tab. 15.2-40: Immunphänotypen bei primär kutanen CD30-positiven lymphoproliferativen T-Zell-Erkrankungen.

| Immunphänotyp |
| --- |
| CD19$^+$ und CD20$^-$ |
| CD3$^+$ |
| CD4$^+$ |
| CD30$^+$ |
| ALK1$^-$ |

## Therapie

- operative Entfernung
- Radiotherapie (Röntgenweichstrahltherapie)

Diese Erkrankungen haben meist eine sehr gute Prognose.

# Angioimmunoblastisches T-Zell-Lymphom

## Synonyme

- AILD (angioimmunoblastische Lymphadenopathie mit Dysproteinämie)
- angioimmunoblastic T-cell lymphoma

## Allgemeines

Das angioimmunoblastische T-Zell-Lymphom ist ein peripheres T-Zell-Lymphom, welches im Lymphknoten Infiltrate durch polymorphe, überwiegend kleine T-Zellen zeigt. Typischerweise besteht zusätzlich eine Vermehrung von hochendothelialen Venolen sowie eine deutliche Vermehrung von follikulären dendritischen Retikulumzellen.

## Klinik

Das Lymphom betrifft überwiegend Menschen im mittleren bis höheren Lebensalter und macht ungefähr 1–2 % aller NHL aus. Typischerweise haben die Patienten generalisierte Lymphknotenschwellungen, häufig eine Hepatosplenomegalie, Knochenmark- und Hautinfiltrate. In über 75 % der Fälle lässt sich eine EBV-Infektion nachweisen, wobei es sich bei den infizierten Zellen um B-Zellen handelt (Weiss et al. 1992). Bei einigen Patienten kann es auch zum Übergang in ein EBV-positives B-Zell-Lymphom kommen.

## Immunphänotypen und chromosomale Veränderungen

**Tab. 15.2-41:** Immunphänotypen und chromosomale Veränderungen beim angioimmunoblastischen T-Zell-Lymphom.

| Immunphänotyp |
|---|
| $CD2^+$ |
| $CD3^+$ |
| $CD4^+$ |
| $CD7^+$ |
| **Chromosomale Veränderungen** (Kaneko et al. 1988, Schlegelberger et al. 1994) |
| Trisomie 3 |
| Trisomie 5 |

## Therapie

- Steroide
- CHOP (im Rahmen von Studien), Pneumocystis-carinii-Pneumomie-Prophylaxe.
- experimentell: Hochdosis-Therapie

# Adressen

CLL: Studienzentrale der deutschen CLL-Studiengruppe (DCLLSG). Prof. Dr. M. Hallek, Genzentrum der Universität München, Feodor-Lynen Straße 25, 81377 München. Tel: 089/2180 76774, Fax: 089/2180 76797, E-Mail: CLLSTUDIE@LRZ.UNI-MUENCHEN.de

Ostdeutsche Studiengruppe für Hämatologie und Onkologie e. V. (OSHO). Priv.-Doz. Dr. M. Herold, HELIOS Klinikum Erfurt GmbH, 2. Medizinische Klinik, Nordhäuserstr. 74, 99089 Erfurt. Tel: 0361/781 5205/-5290, Fax: 0361/781 5291,
E-Mail: miherold@erfurt.helios-kliniken.de

Niedrigmaligne Non-Hogkin-Lymphome: Deutsche Studiengruppe Niedrigmaligne Lymphome (GLSG). Prof. Dr. W. Hiddemann, Dr. M. Unterhalt, Klinikum der Universität München – Großhadern, Medizinische Klinik III, Studienzentrale, Tegernseer Landstr. 243, 81549 München. Tel: 089/6 995 83-0/-10/-11, Fax: 089/6 995 83–12, E-mail: studyce@med3.med.uni-muenchen.de

Deutsche Studiengruppe Gastrointestinale Lymphome: Dr. P. Koch, UKM Münster, Medizinische Klinik A, Hämatologie/Onkologie, Albert-Schweitzer-Str. 33, 48149 Münster. Tel: 0251/834 9526, Fax: 0251/834 7592

Deutsche Studiengruppe Hochmaligne Non-Hogkin-Lymphome (DSHNHL):
- Prof. Dr. M. Pfreundschuh, Prof. Dr. F. Hartmann, Priv.-Doz. Dr. R. Schmits, Innere Medizin I der Universität Homburg, Kirrberger Straße, Geb. 40, 66421 Homburg/Saar. Tel.: 06841/16 23084, Fax: 06841/16 23004, E-Mail: nhl.studiensekretariat@uniklinik-saarland.de
- Prof. Dr. M. Löffler, Dipl.-Math. M. Klöss, Dr. D. Hasenclever, Institut für Medizinische Informatik, Statistik und Epidemiologie der Universität Leipzig (IMISE), Liebigstraße 27, 04103 Leipzig. Tel.: 0341/972 5715, Fax: 0341/972 5719, E-Mail: dshnhl@imise.uni-leipzig.de

# Literatur

Alonsozana EL, Stamberg J, Kumar D, Jaffe ES, Medeiros LJ, Frantz C, Schiffer CA, O'Connell BA, Kerman S, Stass SA, Abruzzo LV. Isochromosome 7q: the primary cytogenetic abnormality in hepatosplenic gammadelta T cell lymphoma. Leukemia 1997; 11: 1367–72.

Anwar N, Kingma DW, Bloch AR, Mourad M, Raffeld M, Franklin J, Magrath I, el Bolkainy N, Jaffe ES. The investigation of Epstein-Barr viral sequences in 41 cases of Burkitt's lymphoma from Egypt: epidemiologic correlations. Cancer 1995; 76: 1245–52.

Benharroch D, Meguerian-Bedoyan Z, Lamant L, Amin C, Brugieres L, Terrier-Lacombe MJ, Haralambieva E, Pulford K, Pileri S, Morris SW, Mason DY, Delsol G. ALK-positive lymphoma: a single disease with a broad spectrum of morphology. Blood 1998; 91: 2076–84.

Bennett JM, Catovsky D, Daniel MT, Flandrin G, Galton DA, Gralnick HR, Sultan C. Proposals for the classification of chronic (mature) B and T lymphoid leukaemias. French-American-British (FAB) Cooperative Group. J Clin Pathol 1989; 42: 567–84.

Binet JL, Auquier A, Dighiero G, Chastang C, Piguet H, Goasguen J, Vaugier G, Potron G, Colona P, Oberling F, Thomas M, Tchernia G, Jacquillat C, Boivin P, Lesty C, Duault MT, Monconduit M, Belabbes S, Gremy F. A new prognostic classification of chronic lymphocytic leukemia derived from a multivariate survival analysis. Cancer 1981; 48: 198–206.

Brito-Babapulle V, and Catovsky D. Inversions and tandem translocations involving chromosome 14q11 and 14q32 in T-prolymphocytic leukemia and T-cell leukemias in patients with ataxia telangiectasia. Cancer Genet Cytogenet 1991; 55: 1–9.

Brugieres L, Deley MC, Pacquement H, Meguerian-Bedoyan Z, Terrier-Lacombe MJ, Robert A, Pondarre C, Leverger G, Devalck C, Rodary C, Delsol G, Hartmann O. CD30(+) anaplastic large-cell lymphoma in children: analysis of 82 patients enrolled in two consecutive studies of the French Society of Pediatric Oncology. Blood 1998; 92: 3591–8.

Brynes RK, Almaguer PD, Leathery KE, McCourty A, Arber DA, Medeiros LJ, Nathwani BN. Numerical cytogenetic abnormalities of chromosomes 3, 7, and 12 in marginal zone B-cell lymphomas. Mod Pathol 1996; 9: 995–1000.

Campo E, Raffeld M, Jaffe ES. Mantle-cell lymphoma. Semin Hematol 1999; 36: 115–27.

Carbone PP, Kaplan HS, Musshoff K, Smithers DW, Tubiana M. Report of the Committee on Hodgkin's Disease Staging Classification. Cancer Res 1971; 31: 1860–1.

Cesarman E, Chang Y, Moore PS, Said JW, Knowles DM. Kaposi's sarcoma-associated herpesvirus-like DNA sequences in AIDS-related body-cavity-based lymphomas. N Engl J Med 1995; 332: 1186–91.

Cooke CB, Krenacs L, Stetler-Stevenson M, Greiner TC, Raffeld M, Kingma DW, Abruzzo L, Frantz C, Kaviani M, Jaffe ES. Hepatosplenic T-cell lymphoma: a distinct clinicopathologic entity of cytotoxic gamma delta T-cell origin. Blood 1996; 88: 4265–74.

Döhner H, Stilgenbauer S, Benner A, Leupolt E, Krober A, Bullinger L, Dohner K, Bentz M, Lichter P. Genomic aberrations and survival in chronic lymphocytic leukemia. N Engl J Med 2000; 343: 1910–6.

Durie BG. Staging and kinetics of multiple myeloma. Semin Oncol 1986; 13: 300–9.

Durie BG, Salmon SE. A clinical staging system for multiple myeloma. Correlation of measured myeloma cell mass with presenting clinical features, response to treatment, and survival. Cancer 1975; 36: 842–54.

Facer CA, Playfair JH. Malaria, Epstein-Barr virus, and

the genesis of lymphomas. Adv Cancer Res 1989; 53: 33–72.

Garcia-Sanz R, Orfao A, Gonzalez M, Tabernero MD, Blade J, Moro MJ, Fernandez-Calvo J, Sanz MA, Perez-Simon JA, Rasillo A, Miguel JF. Primary plasma cell leukemia: clinical, immunophenotypic, DNA ploidy, and cytogenetic characteristics. Blood 1999; 93: 1032–7.

Hallek M, Schmitt B, Wilhelm M, Busch R, Krober A, Fostitsch HP, Sezer O, Herold M, Knauf W, Wendtner CM, Kuse R, Freund M, Franke A, Schriever F, Nerl C, Dohner H, Thiel E, Hiddemann W, Brittinger G, Emmerich B. Fludarabine plus cyclophosphamide is an efficient treatment for advanced chronic lymphocytic leukaemia (CLL): results of a phase II study of the German CLL Study Group. Br J Haematol 2001; 114: 342–8.

Harris NL, Jaffe ES, Stein H, Banks PM, Chan JK, Cleary ML, Delsol G, De Wolf-Peeters C, Falini B, Gatter KC. A revised European-American classification of lymphoid neoplasms: a proposal from the International Lymphoma Study Group. Blood 1994; 84: 1361–92.

Hiddemann W, Unterhalt M, Herrmann R, Woltjen HH, Kreuser ED, Trumper L, Reuss-Borst M, Terhardt-Kasten E, Busch M, Neubauer A, Kaiser U, Hanrath RD, Middeke H, Helm G, Freund M, Stein H, Tiemann M, Parwaresch R. Mantle-cell lymphomas have more widespread disease and a slower response to chemotherapy compared with follicle-center lymphomas: results of a prospective comparative analysis of the German Low-Grade Lymphoma Study Group. J Clin Oncol 1998; 16: 1922–30.

Hiddemann W, Dreyling M, Unterhalt M. Aktuelle Entwicklungen in der Therapie follikulärer Keimzentrumslymphome. Der Onkologe 2001; 7: 969–81.

Horsman DE, Gascoyne RD, Coupland RW, Coldman AJ, Adomat SA. Comparison of cytogenetic analysis, southern analysis, and polymerase chain reaction for the detection of t(14; 18) in follicular lymphoma. Am J Clin Pathol 1995; 103: 472–8.

Iida S, Rao PH, Nallasivam P, Hibshoosh H, Butler M, Louie DC, Dyomin V, Ohno H, Chaganti RS, Dalla-Favera R. The t(9;14)(p13;q32) chromosomal translocation associated with lymphoplasmacytoid lymphoma involves the PAX-5 gene. Blood 1996; 88: 4110–7.

Iida S, Rao PH, Ueda R, Chaganti RS, Dalla-Favera R. Chromosomal rearrangement of the PAX-5 locus in lymphoplasmacytic lymphoma with t(9;14)(p13;q32). Leuk Lymphoma 1999; 34: 25–33.

Jaffe ES, Harris NL, Stein H, Vardıman JW. World Health Organization Classification of Tumours. Pathology and Genetics of Tumours of Haematopoietic and Lymphoid Tissues. Lyon: IARC Press 2001.

Joos S, Otano-Joos MI, Ziegler S, Bruderlein S, du Manoir S, Bentz M, Moller P, Lichter P. Primary mediastinal (thymic) B-cell lymphoma is characterized by gains of chromosomal material including 9p and amplification of the REL gene. Blood 1996; 87: 1571–8.

Kaneko Y, Maseki N, Sakurai M, Takayama S, Nanba K, Kikuchi M, Frizzera G. Characteristic karyotypic pattern in T-cell lymphoproliferative disorders with reactive „angioimmunoblastic lymphadenopathy with dysproteinemia-type" features. Blood 1988; 72: 413–21.

Kassan SS, Thomas TL, Moutsopoulos HM, Hoover R, Kimberly RP, Budman DR, Costa J, Decker JL, Chused TM. Increased risk of lymphoma in sicca syndrome. Ann Intern Med (1978; 89: 888–92.

Kinney MC, Collins RD, Greer JP, Whitlock JA, Sioutos N, Kadin ME. A small-cell-predominant variant of primary Ki-1 (CD30)+ T-cell lymphoma. Am J Surg Pathol 1993; 17: 859–68.

Koch P, del Valle F, Berdel WE, Willich NA, Reers B, Hiddemann W, Grothaus-Pinke B, Reinartz G, Brockmann J, Temmesfeld A, Schmitz R, Rube C, Probst A, Jaenke G, Bodenstein H, Junker A, Pott C, Schultze J, Heinecke A, Parwaresch R, Tiemann M. Primary gastrointestinal non-Hodgkin's lymphoma: I. Anatomic and histologic distribution, clinical features, and survival data of 371 patients registered in the German Multicenter Study GIT NHL 01/92. J Clin Oncol 2001a; 19: 3861–73.

Koch P, del Valle F, Berdel WE, Willich NA, Reers B, Hiddemann W, Grothaus-Pinke B, Reinartz G, Brockmann J, Temmesfeld A, Schmitz R, Rube C, Probst A, Jaenke G, Bodenstein H, Junker A, Pott C, Schultze J, Heinecke A, Parwaresch R, Tiemann M. Primary gastrointestinal non-Hodgkin's lymphoma: II. Combined surgical and conservative or conservative management only in localized gastric lymphoma – results of the prospective German Multicenter Study GIT NHL 01/92. J Clin Oncol 2001b; 19: 3874–83.

Konigsberg R, Zojer N, Ackermann J, Kromer E, Kittler H, Fritz E, Kaufmann H, Nosslinger T, Riedl L, Gisslinger H, Jager U, Simonitsch I, Heinz R, Ludwig H, Huber H, Drach J. Predictive role of interphase cytogenetics for survival of patients with multiple myeloma. J Clin Oncol 2000; 18: 804–12.

Lamant L, Dastugue N, Pulford K, Delsol G, Mariame B. A new fusion gene TPM3-ALK in anaplastic large cell lymphoma created by a (1;2)(q25;p23) translocation. Blood 1999; 93: 3088–95.

Lamant L, Meggetto F, al Saati T, Brugieres L, de Paillerets BB, Dastugue N, Bernheim A, Rubie H, Terrier-Lacombe MJ, Robert A, Rigal F, Schlaifer D, Shiuta M, Mori S, Delsol G. High incidence of the t(2;5)(p23;q35) translocation in anaplastic large cell lymphoma and its lack of detection in Hodgkin's disease. Comparison of cytogenetic analysis, reverse transcriptase-polymerase chain reaction, and P-80 immunostaining. Blood 1996; 87: 284–91.

Lennert K, Feller AC. Histopathologie der Non-Hodgkin-Lymphome (nach der aktualisierten Kiel-Klassifikation). Berlin, Heidelberg, New York: Springer 1990.

Lipford E, Wright JJ, Urba W, Whang-Peng J, Kirsch IR, Raffeld M, Cossman J, Longo DL, Bakhshi A, Korsmeyer SJ. Refinement of lymphoma cytogenetics by the chromosome 18q21 major breakpoint region. Blood 1987; 70: 1816–23.

Maljaei SH, Brito-Babapulle V, Hiorns LR, Catovsky D. Abnormalities of chromosomes 8, 11, 14, and X in T-prolymphocytic leukemia studied by fluorescence in situ hybridization. Cancer Genet Cytogenet 1998; 103: 110–6.

Mason DY, Bastard C, Rimokh R, Dastugue N, Huret JL, Kristoffersson U, Magaud JP, Nezelof C, Tilly H, Vannier JP. CD30-positive large cell lymphomas ('Ki-1 lymphoma') are associated with a chromosomal translocation involving 5q35. Br J Haematol 1990; 74: 161–8.

Mateo M, Mollejo M, Villuendas R, Algara P, Sanchez-Beato M, Martinez P, Piris MA. 7q31–32 allelic loss is a frequent finding in splenic marginal zone lymphoma. Am J Pathol 1999; 154: 1583–9.

Neri A, Barriga F, Knowles DM, Magrath IT, Dalla-Favera R. Different regions of the immunoglobulin heavy-chain locus are involved in chromosomal translocations in distinct pathogenetic forms of Burkitt lymphoma. Proc Natl Acad Sci U S A 1988; 85: 2748–52.

Ott G, Katzenberger T, Greiner A, Kalla J, Rosenwald A, Heinrich U, Ott MM, Muller-Hermelink HK The t(11;18)(q21;q21) chromosome translocation is a frequent and specific aberration in low-grade but not high-grade malignant non-Hodgkin's lymphomas of the mucosa-associated lymphoid tissue (MALT-) type. Cancer Res 1997; 57: 3944–8.

Pelicci PG, Knowles DM, Magrath I, Dalla-Favera R. Chromosomal breakpoints and structural alterations of the c-myc locus differ in endemic and sporadic forms of Burkitt lymphoma. Proc Natl Acad Sci U S A 1986; 83: 2984–8.

Peng HZ, Du MQ, Koulis A, Aiello A, Dogan A, Pan LX, Isaacson PG. Nonimmunoglobulin gene hypermutation in germinal center B cells. Blood 1999; 93: 2167–72.

Pfreundschuh M. Zu neuen Ufern. Der Onkologe 2001; 9: 936–939.

Pileri SA, Pulford K, Mori S, Mason DY, Sabattini E, Roncador G, Piccioli M, Ceccarelli M, Piccaluga PP, Santini D, Leone O, Stein H, Falini B. Frequent expression of the NPM-ALK chimeric fusion protein in anaplastic large-cell lymphoma, lympho-histiocytic type. Am J Pathol 1997; 150: 1207–11.

Raphael M, Gentilhomme O, Tulliez M, Byron PA, Diebold J. Histopathologic features of high-grade non-Hodgkin's lymphomas in acquired immunodeficiency syndrome. The French Study Group of Pathology for Human Immunodeficiency Virus-Associated Tumors. Arch Pathol Lab Med 1991; 115: 15–20.

Rosenwald A, Ott G, Pulford K, Katzenberger T, Kuhl J, Kalla J, Ott MM, Mason DY, Muller-Hermelink HK. t(1;2)(q21;p23) and t(2;3)(p23;q21): two novel variant translocations of the t(2;5)(p23;q35) in anaplastic large cell lymphoma. Blood 1999; 94: 362–4.

Rowley JD. Chromosome studies in the non-Hodgkin's lymphomas: the role of the 14;18 translocation. J Clin Oncol 1988; 6: 919–25.

Sawyer JR, Waldron JA, Jagannath S, Barlogie B. Cytogenetic findings in 200 patients with multiple myeloma. Cancer Genet Cytogenet 1995; 82: 41–9.

Schlegelberger B, Zhang Y, Weber-Matthiesen K, Grote W. Detection of aberrant clones in nearly all cases of angioimmunoblastic lymphadenopathy with dysproteinemia-type T-cell lymphoma by combined interphase and metaphase cytogenetics. Blood 1994; 84: 2640–8.

Shimoyama M. Diagnostic criteria and classification of clinical subtypes of adult T-cell leukaemia-lymphoma. A report from the Lymphoma Study Group (1984–87). Br J Haematol 1991; 79: 428–37.

Siu LL, Wong KF, Chan JK, Kwong YL. Comparative genomic hybridization analysis of natural killer cell lymphoma/leukemia. Recognition of consistent patterns of genetic alterations. Am J Pathol 1999; 155: 1419–25.

Sorour A, Brito-Babapulle V, Smedley D, Yuille M, Catovsky D. Unusual breakpoint distribution of 8p abnormalities in T-prolymphocytic leukemia: a study with YACS mapping to 8p11-p12. Cancer Genet Cytogenet 2000; 121: 128–32.

Stilgenbauer S, Schaffner C, Litterst A, Liebisch P, Gilad S, Bar-Shira A, James MR, Lichter P, Dohner H. Biallelic mutations in the ATM gene in T-prolymphocytic leukemia. Nat Med 1997; 3: 1155–9.

Talal N, Sokoloff L, Barth WF. Extrasalivary lymphoid abnormalities in Sjogren's syndrome (reticulum cell sarcoma, „pseudolymphoma", macroglobulinemia). Am J Med 1967; 43: 50–65.

Thieblemont C, Bastion Y, Berger F, Rieux C, Salles G, Dumontet C, Felman P, Coiffier B. Mucosa-associated lymphoid tissue gastrointestinal and nongastrointestinal lymphoma behavior: analysis of 108 patients. J Clin Oncol 1997; 15: 1624–30.

Tsukasaki K, Tsushima H, Yamamura M, Hata T, Murata K, Maeda T, Atogami S, Sohda H, Momita S, Ideda S, Katamine S, Yamada Y, Kamihira S, Tomonaga M. Integration patterns of HTLV-I provirus in relation to the clinical course of ATL: frequent clonal change at crisis from indolent disease. Blood 1997; 89: 948–56.

Virgilio L, Narducci MG, Isobe M, Billips LG, Cooper MD, Croce CM, Russo G. Identification of the TCL1 gene involved in T-cell malignancies. Proc Natl Acad Sci U S A 1994; 91: 12530–4.

Wang CC, Tien HF, Lin MT, Su IJ, Wang CH, Chuang SM, Shen MC, Liu CH. Consistent presence of isochromosome 7q in hepatosplenic T gamma/delta lymphoma: a new cytogenetic-clinicopathologic entity. Genes Chromosomes Cancer 1995; 12: 161–4.

Weiss LM, Jaffe ES, Liu XF, Chen YY, Shibata D, Medeiros LJ. Detection and localization of Epstein-Barr viral genomes in angioimmunoblastic lymphadenopathy and angioimmunoblastic lymphadenopathy-like lymphoma. Blood 1992; 79: 1789–95.

Weiss LM, Warnke RA, Sklar J, Cleary ML. Molecular analysis of the t(14;18) chromosomal translocation in malignant lymphomas. N Engl J Med 1987; 317: 1185–9.

Willemze R, Kerl H, Sterry W, Berti E, Cerroni L, Chimenti S, Diaz-Perez JL, Geerts ML, Goos M, Knobler R, Ralfkiaer E, Santucci M, Smith N, Wechsler J, van Vloten W, Meijer CJ. EORTC classification for primary cutaneous lymphomas: a proposal from the Cutaneous Lymphoma Study Group of the European Organization for Research and Treatment of Cancer. Blood 1997; 90: 354–71.

Williams ME, Meeker TC, Swerdlow SH. Rearrangement of the chromosome 11 bcl-1 locus in centrocytic lymphoma: analysis with multiple breakpoint probes. Blood 1991; 78: 493–8.

Wlodarska I, De Wolf-Peeters C, Falini B, Verhoef G, Morris SW, Hagemeijer A, Van den Berghe B. The cryptic inv(2)(p23q35) defines a new molecular genetic subtype of ALK-positive anaplastic large-cell lymphoma. Blood 1998, 92: 2688–95.

Wotherspoon AC, Finn TM, Isaacson PG. Trisomy 3 in low-grade B-cell lymphomas of mucosa-associated lymphoid tissue. Blood 1995; 85: 2000–4.

Wright DH. Burkitt's lymphoma: a review of the pathology, immunology, and possible etiologic factors. Pathol Annu 1971; 6: 337–63.

# 16 Plasmozytom

Torsten Haferlach

## Einleitung

> Beim Plasmozytom (multiplen Myelom) kommt es zu einer monoklonalen Vermehrung maligner Plasmazellen.

In über 90 % der Fälle wird ein disseminierter Knochenmarkbefall diagnostiziert. Mittleres Erkrankungsalter ist 65 Jahre.

## Diagnose

Häufig führen Knochenschmerzen und eine durch das Paraprotein verursachte unklare BSG-Beschleunigung zur Diagnose. Auch eine Einschränkung der Nierenfunktion durch das Bence-Jones-Protein wird bei fortgeschrittenen Stadien beobachtet.

Die **Diagnose** wird anhand der Plasmazellinfiltration und -polymorphie im Knochenmark, des Paraproteins sowie der Skelettveränderungen gestellt. Die nach wie vor gültige Stadieneinteilung nach Durie und Salmon (1975) unterscheidet **drei Stadien** auf der Basis vom Hb-Wert, Calcium-Konzentration, Röntgenbefunden sowie Höhe des monoklonalen Immunglobulins (IgG, IgA, IgD, IgE) bzw. Bence-Jones-Proteins. Außerdem wird der Kreatinin-Wert mit den Grenzen < 2 mg/dl bzw. > 2 mg/dl als A- bzw. B-Stadium berücksichtigt.

Extramedulläre Plasmozytome findet man überwiegend im HNO-Bereich. Sie sind mit Operation und Bestrahlung häufig kurativ behandelbar. Ebenso lassen solitäre Plasmozytome im Knochen zum Beispiel nach einer Operation und einer anschließenden Strahlentherapie einen kurativen Ansatz zu.

Jedoch beträgt beim multiplen Myelom mit diffusem Knochenmarkbefall die mittlere Überlebenszeit unter konventioneller Chemotherapie im Stadium 1A etwa 5 Jahre, im Stadium 3B hingegen weniger als 15 Monate. Es ist zu erwarten, dass in Zukunft durch neuere prognostische Parameter wie beispielsweise $\beta_2$-Mikroglobulin, Plasmazell-Labelling-Index, CD138-Serumspiegel und insbesondere Zytogenetik und Molekulargenetik eine mehr an der Biologie der einzelnen Erkrankung orientierte Einteilung möglich sein wird.

## Therapie

Beim multiplen Myelom stellen sich die heutigen Therapieoptionen in folgender Weise dar: Bei älteren Patienten in **frühen Stadien** ist von Seiten der Chemotherapie eine abwartende Haltung möglich. Es ist zu erwarten, dass mit einer prophylaktischen monatlichen Gabe von Bisphosphonaten (z. B. Pamidronsäure: 90 mg alle 4 Wochen) ein längeres Intervall bis zum Progress und insbesondere weniger Knochenschmerzen und pathologische Frakturen erreicht werden können. Dieses ist für die späteren Stadien sowohl durch prophylaktische als auch therapeutische Gabe von Bisphosphonaten schon gezeigt worden (Berenson et al. 1998; s. u.).

Die **Standardtherapie** der Patienten über 60 Jahre ist unverändert nicht kurativ. Als Therapieindikation sind Knochenschmerzen, transfusionspflichtige Anämie oder Thrombopenie,

Niereninsuffizienz oder Hyperkalzämie zu sehen. Als Therapie erster Wahl gilt eine Kombination von Melphalan und Prednisolon (Tab. 16-1). Aufgrund unsicherer Resorptionsverhältnisse von Melphalan bei oraler Gabe sollte im Interesse einer berechenbaren Therapie die intravenöse Gabe vorgezogen werden. Die orale Verabreichung von Melphalan (z. B. pro Zyklus 0,5–1,0 mg/kg Körpergewicht, verteilt über drei Tage) muss sich am Nadir der Leukozyten orientieren, dieser ist allerdings intra- und interindividuell sehr unterschiedlich. Als Alternative kommt die Gabe von Cyclophosphamid, in neueren Studien auch von Bendamustin in Frage.

Bei **fortgeschrittenen Stadien** wird klassischerweise das VAD-Protokoll (Vincristin, Adriamycin, Dexamethason) verwendet (Tab. 16-2)

Bei **jüngeren Patienten** (< 60 Jahre) wird heute unter kurativem Anspruch die autologe bzw. die allogene Knochenmark- oder Stammzelltransplantation, zum Teil auch in kombinierter Form (autolog gefolgt von allogen), geprüft. Die Vortherapie besteht üblicherweise aus VAD oder ID (Idarubicin, Dexamethason), dann werden Stammzellen mobilisiert und anschließend erfolgt eine autologe Stammzelltransplantation (z. T. auch Tandemtransplantation, Barlogie et al. 1997). Es muss bisher offen bleiben, ob diese Therapie tatsächlich kurativ wirkt, die Zeit bis zum Rezidiv bzw. Progress wird jedoch statistisch signifikant verlängert. Die allogene Transplantation ist mit deutlich mehr Toxizität verbunden, könnte jedoch einen kurativen Ansatz darstellen.

Es ist offen, ob eine Interferon-Erhaltungstherapie nach Erreichen einer Remission nach Standardtherapie oder nach Transplantation die Zeit bis zum Rezidiv bzw. Progress verlängert. Trotz vielfacher Metaanalysen kann hier keine endgültige Empfehlung ausgesprochen werden. **Supportiv** kann die Gabe von Erythropoetin die Transfusionshäufigkeit reduzieren.

Bisphosphonate stellen das erste therapeutische Prinzip bei Hyperkalzämie dar. Bei Hyperviskositätssyndrom durch massive Proteinvermehrung ist an eine Plasmapherese zu denken.

Die genannten **neuen Therapieansätze** wie eine myeloablative Therapie mit anschließender Knochenmark- bzw. Stammzelltransplantation

**Tab. 16-1**: Standardtherapie bei Patienten über 60 Jahre.

| Substanz | Dosierung | Applikation | Applikationsdauer/-art | Tag |
|---|---|---|---|---|
| Melphalan | 16 mg/m² KO | i. v. | als Kurzinfusion | 1 |
| Prednisolon | 60 mg/m² KO | p. o. | | 1–4 |
| Wiederholung: Tag 28 (bis 42) | | | | |

**Tab. 16-2**: VAD-Protokoll (Vincristin, Adriamycin und Dexamethason) zur Therapie der fortgeschrittenen Stadien des Plasmozytoms.

| Substanz | Dosierung | Applikation | Applikationsdauer/-art | Tag |
|---|---|---|---|---|
| Vincristin | 0,4 mg (abs.) | i. v. | 24-h-Dauerinfusion | 1–4 |
| Adriamycin | 9,0 mg/m² KO | i. v. | 24-h-Dauerinfusion | 1–4 |
| Dexamethason | 40 mg (abs.) | p. o. | | 1–4, 9–12[1], 17–20[1] |
| Wiederholung: Tag 28 (bis 43) | | | | |

[1] Tag 9–12 und 17–20 nur im ersten Kurs; immer zentralen Venenkatheter verwenden.

sollten unbedingt im Rahmen von Studien geprüft werden, da in diesem Zusammenhang auch neue biologische Faktoren (z. B. aus der Zytogenetik) validiert werden können. Es ist zu erwarten, dass durch die verschiedenen Entwicklungen in der Diagnostik und der Therapie des multiplen Myeloms ein zunehmender Anteil von Plasmozytom-Patienten in Zukunft kurativ behandelbar sein wird.

## Waldenström-Krankheit, Lymphoplasmozytisches Immunozytom

Bei der so genannten Waldenström-Krankheit liegt eine IgM-Paraproteinämie vor. Der Krankheitsverlauf ist üblicherweise weniger aggressiv als beim Plasmozytom, die Erkrankung wird analog der CLL-Therapie behandelt. Als Therapeutika kommen eine Chlorambucil-Monotherapie (z. B. täglich 0,1 mg/kg KG p. o., nur bei Hämolyse in Kombination mit Kortikoiden), Cyclophosphamid, Fludarabin oder auch eine Kombination der beiden letztgenannten Medikamente in Frage.

## Literatur

Alexanian R, Salmon S, Bonnet J, Gehan E, Haut A, Weick J. Combination therapy for multiple myeloma. Cancer 1977; 40: 2765–71.

Barlogie B, Smith L, Alexanian R. Effective treatment of advanced multiple myeloma refractory to alkylating agents. N Engl J Med 1984; 310: 1353–6.

Barlogie B, Jagannath S, Vesole DH, Naucke S, Cheson B, Mattox S, Bracy D, Salmon S, Jacobson J, Crowley J, Tricot G. Superiority of tandem autologous transplantation over standard therapy for previously untreated multiple myeloma. Blood 1 997 ;89: 789–93.

Berenson JR, Lichtenstein A, Porter L, Dimopoulos MA, Bordoni R, George S, Lipton A, Keller A, Ballester O, Kovacs M, Blacklock H, Bell R, Simeone JF, Reitsma DJ, Heffernan M, Seaman J, Knight RD. Long-term pamidronate treatment of advanced multiple myeloma patients reduces skeletal events. Myeloma Aredia Study Group. J Clin Oncol 1998; 16: 593–602.

Durie B, Salmon SE. A clinical staging system for multiple myeloma. Correlation of measured myeloma cell mass with presenting clinical features, response to treatment, and survival. Cancer 1975; 36: 842–54.

# 17 Stammzelltransplantation

Peter Dreger

## Einleitung

Die Stammzelltransplantation (SCT, stem cell transplantation) nach vorhergegangener myeloablativer Therapie spielt mittlerweile bei der Therapie nahezu aller maligner hämatologischer Systemerkrankungen eine wichtige Rolle.

> Als myeloablativ bezeichnet man solche Behandlungsmaßnahmen, die zu einer irreversiblen Schädigung der hämatopoetischen Stammzellen und damit der Knochenmarkfunktion führen (z. B. Ganzkörperbestrahlung und/oder Hochdosis-Chemotherapie, aber auch biologische Formen der Myeloablation, s. u.).

Um das Überleben des Patienten nach einer solchen Therapie zu ermöglichen, müssen die zerstörten Stammzellen ersetzt werden. Dies kann grundsätzlich auf zweierlei Weise geschehen: zum einen durch Transfer von Stammzellen, welche von einem anderen, genetisch differenten, gesunden Individuum gewonnen wurden. Dieses Vorgehen wird als **allogene Stammzelltransplantation** bezeichnet; als Stammzellspender fungiert idealerweise ein HLA-identisches Geschwister. Zum anderen können patienteneigene Stammzellen, die vor der Hochdosis-Therapie gesammelt und außerhalb des Organismus konserviert wurden, zurückgegeben werden und im Knochenmarkstroma des Patienten die Blutbildung wieder aufnehmen. Hierbei handelt es sich um die so genannte **autologe Stammzelltransplantation**.

Während man bis Ende der Achtzigerjahre ausschließlich auf Knochenmark als Stammzellquelle angewiesen war, haben neuere Entwicklungen, insbesondere die Verfügbarkeit rekombinanter hämatopoetischer Wachstumsfaktoren (G-CSF), dazu geführt, dass in der autologen Situation **G-CSF-mobilisierte periphere Blutstammzellen (PBSC, peripheral blood stem cells)** Knochenmark als Stammzellquelle nahezu vollständig abgelöst haben. Auch für die allogene Transplantation stellen periphere Blutstammzellen mittlerweile das bevorzugte Transplantat dar. Aufgrund der durch die rasche Erholung der Hämatopoese verminderten Toxizität, durch welche die Transplantation peripherer Blutstammzellen (PBSCT, peripheral blood stem cell transplantation) gekennzeichnet ist, werden aplasiogene Therapieverfahren mit autologem oder allogenem Stammzellersatz zunehmend auch bei anderen Indikationen geprüft, bei denen eine dosisintensivierte Chemotherapie aussichtsreich erscheint. Hierzu gehören neben bestimmten soliden Tumoren auch niedrigmaligne Lymphome und die chronische lymphatische Leukämie (CLL).

Die einfache Gewinnbarkeit großer Mengen und rasche Regenerationskinetik autologer PBSC haben schließlich auch ihren Einsatz im Rahmen intensiver nicht myeloablativer Chemotherapien interessant gemacht. Bei dieser Anwendung ist die Reinfusion von Stammzellen keine unverzichtbare Voraussetzung zur Erhaltung der Knochenmarkfunktion, sondern stellt eher – analog den CSF – eine supportive Maßnahme zur Verkürzung der Aplasiedauer und zur Ermöglichung einer zeitgerechten Fortführung der Chemotherapie dar.

# Prinzip und biologische Grundlagen

## Hämatopoetische Stamm- und Progenitorzellen

Für die Rekonstitution der Blutbildung (und des Immunsystems) nach zytotoxischer Therapie bedarf es hämatopoetischer Stammzellen, welche durch eine myeloablative Behandlung per definitionem irreversibel bzw. langfristig geschädigt werden und daher exogen ersetzt werden müssen. Bei der autologen SCT erfolgt dies durch die Reinfusion einer definierten Anzahl von Stamm- bzw. Progenitorzellen, die vor der Hochdosis-Therapie vom Patienten selbst gewonnen und ex vivo kryokonserviert wurden (s. u.). Hämatopoetische Progenitorzellen machen nur einen sehr geringen Anteil der Knochenmarkzellen aus (1–4%; die eigentlichen Stammzellen, welche durch die Fähigkeit zur Selbsterneuerung und zur Ausdifferenzierung in sämtliche Entwicklungsrichtungen der Hämatopoese und Lymphopoese charakterisiert sind, kommen noch viel seltener vor) und ähneln morphologisch kleinen Blasten bzw. unreifen Lymphozyten. Zur Abgrenzung und Quantifizierung wesentlich besser geeignet als die Morphologie ist die Immunphänotypisierung, welche sich des Progenitorzell-spezifischen CD34-Antigens bedient.

Beim **CD34-Antigen** handelt es sich um ein Membranprotein mit einem Molekulargewicht von 115 kD, das auf allen hämatopoetischen Vorläuferzellen einschließlich der pluripotenten Stammzelle und der lymphopoetischen Stammzelle exprimiert ist (Krause et al. 1996). Mit zunehmender Differenzierung geht die CD34-Expression zurück, sodass sich das CD34-Molekül auf Zellen im Blastenstadium in der Regel nicht mehr findet. Mit Hilfe weiterer, differenzierungsspezifischer Membranantigene (z. B. CD33 für die myeloische Richtung, CD2 für die T-lymphatische Richtung oder CD19 für die B-lymphatische Richtung) lassen sich durch Mehrfachmarkierungen CD34-positive Progenitorzellen entsprechend ihrem Entwicklungsstadium und ihrer Entwicklungsrichtung voneinander unterscheiden. So exprimieren die determinierten Progenitorzellen der myelomonozytären Reihe CD34 zusammen mit CD33 und HLA-DR, während die pluripotente Stammzelle durch das Fehlen von HLA-Klasse-II-Antigenen, CD33, CD38 und anderen linienspezifischen Antigenen bei gleichzeitigem Vorhandensein von CD34 charakterisiert sein soll.

Als Minimum für ein zeitgerechtes (d. h. Erholung von Granulopoese und Thrombopoese innerhalb von zwei Wochen) Transplantatanwachsen nach autologer SCT wird eine Menge von $2 \cdot 10^6$ je kg KG CD34-positiver Zellen angesehen; zur Gewährleistung optimaler Dynamik und Stabilität der hämatopoetischen Regeneration werden allerdings $5–10 \cdot 10^6$ je kg KG CD34-positive Zellen empfohlen (Ketterer et al. 1998). Bei der allogenen Transplantation sollte die Progenitorzellmenge $4 \cdot 10^6$ je kg KG CD34-positive Zellen oder mehr betragen.

## Autologe Stammzelltransplantation

Nach Gewinnung und Kryokonservierung einer adäquaten Progenitorzellmenge (s. u.) erhält der Patient eine Hochdosis-Therapie, welche primär auf die Reduktion bzw. Elimination der Tumorzellen abzielt (Abb. 17-1). Der Effekt auf das Knochenmark, die Myeloablation, stellt bei der autologen SCT im Prinzip also nur einen Nebeneffekt dar, der durch die Reinfusion des Transplantats kompensiert wird. Letztere erfolgt in der Regel unmittelbar nach Beendigung der Hochdosis-Therapie durch einfache intravenöse Gabe. Vermittelt durch so genannte Homing-Rezeptoren, siedeln sich die Progenitorzellen wieder im Knochenmarkstroma an. Je nach Art und Menge des zurückgegebenen

Materials dauert es etwa 10–20 Tage bis zum Wiedererscheinen der ersten reifen Elemente der Hämatopoese im peripheren Blut (engraftment). Während dieser Phase der absoluten Zytopenie ist der Patient in der Hauptsache durch Infektionen und Blutungen gefährdet und bedarf entsprechender supportiver Maßnahmen (s. u.).

## Allogene Stammzelltransplantation

Nachdem man ursprünglich davon ausgegangen war, dass das Wirkprinzip bei der allogenen SCT ebenso wie bei der autologen in den unmittelbaren Effekten der Hochdosis-Therapie besteht, setzt sich seit einiger Zeit zunehmend die Erkenntnis durch, dass allogene und autologe Transplantation als grundsätzlich unterschiedliche Therapiemodalitäten aufzufassen sind:

> Während die Wirkung (und die Komplikationen) der autologen SCT ausschließlich auf den direkt durch die Hochdosis-Therapie vermittelten zytotoxischen Effekten beruht, dürfte ein zusätzlicher, häufig entscheidender Wirkmechanismus bei der allogenen Transplantation in der GVL-Aktivität (Graft-versus-leukemia-Aktivität) der mit dem Transplantat übertragenen T-Zellen bestehen (McSweeney et al. 2001).

Vom biologischen Ansatz her unterscheidet sich die autologe SCT dementsprechend von der konventionellen Chemotherapie lediglich durch eine gesteigerte Dosisintensität und eventuell durch die Hinzunahme einer radiotherapeutischen Komponente (Abb. 17-2). Aus diesem Grund ist bei Gewährleistung adäquater supportiver Maßnahmen die Verträglichkeit der autologen SCT akzeptabel und vor allem die Mortalität – gemessen an der allogenen Transplantation – heutzutage kaum höher als bei konventioneller Chemotherapie. Auf der anderen Seite kommt bei der allogenen SCT zur direkten physikalischen oder chemischen Zytotoxizität ein weiterer biologischer Wirkmechanismus in Gestalt der GVL-Aktivität hinzu. Die hierdurch wirksamen immuntherapeutischen Effekte dürften für die beobachteten überlegenen antileukämischen Wirkungen, vor allem bei indolenten hämatologischen Neoplasien, ebenso verantwortlich sein wie für die

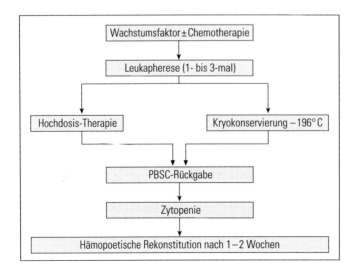

**Abb. 17-1:** Prinzip der autologen Transplantation peripherer Blutstammzellen (PBSCT).

wesentlich ausgeprägtere Toxizität der allogenen Transplantation (Tab. 17-1). Darüber hinaus richtet sich der immunologische Effekt der Spender-T-Zellen grundsätzlich auch gegen die physiologischen hämatopoetischen Gewebe des Empfängers. Dies kann dazu genutzt werden, auch mit dosisreduzierter, per se nicht myeloablativer Behandlung einen kompletten Chimärismus zu erzielen, vorausgesetzt es gelingt, durch die Konditionierung beim Empfänger eine Immunsuppression zu erzielen, welche ausreicht, um eine Abstoßung der transplantierten Spenderstammzellen zu verhindern (sog. minitransplant).

Die Kehrseite der immunvermittelten Anti-Empfänger-Aktivität besteht in der **Graft-versus-host-Reaktion (GVHR)**. Hierunter versteht man T-Zell-bedingte inflammatorische Prozesse an lebenswichtigen Organen, welche lebensbedrohliche Ausmaße annehmen können und die Hauptursache für die vergleichsweise hohe Mortalität bei der allogenen SCT darstellen.

> Zur Kontrolle der GVHR ist eine langfristige medikamentöse Immunsuppression des allogen Transplantierten erforderlich.

# Transplantatgewinnung und Transplantatherstellung

## Transplantatquellen

Als Stammzellquelle kommen im Wesentlichen Knochenmark und PBSC in Frage. Vorteile der PBSC gegenüber Knochenmarktransplantaten bestehen hauptsächlich in der leichteren Gewinnbarkeit, in der besseren Möglichkeit der Ex-vivo-Manipulation (Purging) sowie in einer wesentlich rascheren Repopulationskinetik. Dies bedeutet neben einer Verbesserung der subjektiven Verträglichkeit der Hochdosis-Therapie auch eine Reduktion der mit dem Eingriff verbundenen Kosten (Schmitz et al. 1996, Smith et al. 1997).

Als weitere mögliche Transplantatquellen kommen außerdem **CSF-mobilisiertes Knochenmark** und **ex vivo expandierte hämatopoetische Stammzellen** in Betracht. Während klinisch überzeugende Vorteile mobilisierter Knochenmarktransplantate gegenüber PBSC bisher nicht nachgewiesen werden konnten, ist die routinemäßige Anwendung ex vivo expandierter Progenitoren bisher an methodischen und logistischen Problemen gescheitert. Im Folgen-

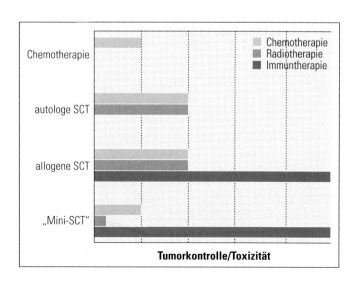

**Abb. 17-2:** Art und Ausmaß therapeutischer Wirkprinzipien bei konventioneller Chemotherapie, autologer Stammzelltransplantation (SCT), konventioneller allogener SCT sowie dosisreduzierter allogener SCT („Mini-SCT").

Tab. 17-1: Vor- und Nachteile autologer und allogener Stammzelltransplantation (SCT).

| | Vorteile | Nachteile |
|---|---|---|
| **Autologe SCT** | • kein Spender erforderlich<br>• niedrige Mortalität, keine GVHR<br>• keine medikamentöse Immunsuppression nötig | Risiko der Tumorzellkontamination des Transplantats<br>• keine GVL-Aktivität<br>• kein kurativer Effekt bei indolenten Neoplasien (CML, CLL etc.) |
| **Allogene SCT** | • Transplantat tumorfrei<br>• GVL-Aktivität, Möglichkeit der Donor-Lymphozyten-Infusion, Möglichkeit der dosisreduzierten Konditionierung<br>• kurative Perspektive bei indolenten Neoplasien (CML, CLL etc.) | • Spender erforderlich<br>• hohe Mortalität |

den soll daher nur auf die Gewinnung mobilisierter PBSC und unmobilisierter Knochenmarktransplantate eingegangen werden.

## Knochenmarkentnahme

Die Einrichtungen zur Knochenmarkentnahme sollten den **Standards** des Joint Accreditation Comitee der International Society of Hematotherapy and Graft Engineering (ISHAGE) und der Europäischen Gruppe für Blut und Knochenmarktransplantation (EBMT) genügen (JACIE standards; Sektionen C2.100 und C2.200; www.ebmt.org). Die Knochenmarkgewinnung erfolgt unter sterilen Bedingungen in Allgemeinnarkose oder Spinalanästhesie aus den Cristae iliacae bzw. den Spinae iliacae posteriores. Die angestrebte **Zellmenge** umfasst $3 \cdot 10^8$ je kg KG nukleäre Zellen und erfordert die Entnahme von circa 0,5 bis 1,5 l Knochenmarkblut über 100 bis 300 separate Aspirationen. Das gewonnene Material wird in geschlossene Beutelsysteme aufgenommen und gefiltert. Im Falle der allogenen Transplantation schließt sich in der Regel unmittelbar die Transfusion in den Empfänger an, während Produkte für den autologen Gebrauch nach Erythrozytendepletion kryokonserviert werden (s. u.) (Dreger und Schmitz 1998).

## Blutstammzellmobilisierung

Da unter physiologischen Bedingungen nur sehr geringe Stammzellmengen im peripheren Blut zirkulieren, ist vor Asservierung von PBSC mittels Leukapherese ihre Mobilisierung aus den Knochenmarkräumen erforderlich. Dies geschieht am wirksamsten durch die exogene Applikation von **Granulozyten-stimulierendem Wachstumsfaktor (G-CSF)**.

> Die mobilisierende Wirkung von G-CSF ist am ausgeprägtesten während der Regenerationsphase nach einer myelosuppressiven Chemotherapie (wahrscheinlich aufgrund der zusätzlichen Wirksamkeit endogen freigesetzter Zytokine), sodass die PBSC-Sammlung im Rahmen der autologen SCT in der Regel durch eine Kombination aus Chemotherapie und G-CSF-Gabe erfolgt.

Bei gesunden Spendern beschränkt man sich für die allogene Transplantation aus naheliegenden Gründen auf die Gabe von G-CSF. Außer G-CSF wurden und werden weitere Zytokine zur Stammzellmobilisierung untersucht; aufgrund des günstigsten Nutzen-Risiko-Profils stellt G-CSF aber nach wie vor den Goldstandard dar (Tab. 17-2).

**Tab. 17-2:** Zytokine zur Mobilisierung von peripheren Blutstammzellen.

| Zytokin | CD34⁺-Anreicherung | Tage bis zur maximalen Mobilisierung | Nebenwirkungen |
|---|---|---|---|
| G-CSF | 30- bis 100-mal | 4–5 | Knochenschmerz, Kopfschmerz, Fieber |
| GM-CSF | 3- bis 15-mal | 7–10 | Fieber, Erythem, Flüssigkeitsretention Anaphylaxie |
| Interleukin-3 | 2- bis 5-mal | 7–14 | Fieber, Erythem |
| Stammzellfaktor (SCF) | keine! (nur in Kombination mit G-CSF wirksam) | | Mastzellaktivierung Urtikaria, Erythem |

Da die Stammzellmobilisierbarkeit durch Noxen wie Großfeldbestrahlung und Chemotherapie mit stammzelltoxischen Substanzen (z. B. Carmustin oder Melphalan) stark beeinträchtigt werden kann, empfiehlt es sich, die Transplantatgewinnung bei absehbarer Transplantationsindikation möglichst frühzeitig vorzunehmen.

Zum Zeitpunkt der maximalen Mobilisierung CD34-positiver Zellen wird mit der Stammzellsammlung begonnen. Er ist bei alleiniger G-CSF-Gabe ziemlich regelhaft nach 4 bis 5 Tagen erreicht; bei einer Kombination von G-CSF-Gabe mit Chemotherapie wird er durch die regelmäßige Bestimmung von CD34-positiven Zellen im Blut erfasst, wobei erst nach Anstieg der Leukozyten auf $5 \cdot 10^9/l$ oder mehr mit optimaler Mobilisierung zu rechnen ist.

## Stammzellsammlung

Die Einrichtungen zur Stammzellsammlung sollten ebenfalls den JACIE standards (Sektionen C2.100 und C2.300) genügen. Die Stammzellsammlung erfolgt mittels **Leukapherese** mit geeigneten Zellseparationsgeräten über periphere Venen oder einen zentralvenösen Katheter. Üblicherweise wird das 2- bis 4fache des Blutvolumens prozessiert. Angestrebt wird eine **Menge** von mindestens $2 \cdot 10^6$ je kg KG CD34-positiver Progenitorzellen (s.o.).

## Purging und T-Zell-Depletion

Das gewonnene heterogene Blut- oder Knochenmarkstammzellgemisch, welches neben Progenitorzellen reichlich weitere zelluläre Bestandteile enthält (im Falle von PBSC v. a. Lymphozyten und Monozyten) kann nun ex vivo weiteren manipulativen Schritten unterzogen werden, welche im Wesentlichen auf die Beseitigung von kontaminierenden Tumorzellen abzielen (**Purging**). Letzteres erfolgt heutzutage vorzugsweise durch die immunomagnetische Positivselektion mittels CD34-Antikörpern in automatischen Zellseparationsgeräten (Tab. 17-3). Obwohl durch derartige Manöver ohne Beeinträchtigung des hämatopoetischen Potenzials bis zu 5 Zehnerpotenzen unerwünschter Zellen aus PBSC-Präparationen entfernt werden können, steht der Beweis eines klinischen Nutzens des Purgings immer noch aus.

Im Gegensatz zum Purging von Tumorzellen ist der biologische Effekt der selektiven T-Zell-Elimination (sog. **T-Zell-Depletion, TCD**) aus allogenen Stammzelltransplantaten gut belegt. Gelingt es, die T-Zell-Menge unter $1 \cdot 10^5$ je kg KG des Empfängers zu drücken, lässt sich zumindest in der HLA-identischen Situation die GVHR relativ zuverlässig verhindern. Mit den beschriebenen Positiv-Selektionssystemen werden diese Werte teilweise deutlich unterschritten. Dementsprechend lassen sich mit hoch-

**Tab. 17-3:** Separationssysteme zur CD34⁺-Selektion. TCD = T-Zell-Depletion (bei der allogenen Transplantation).

| System | Prinzip | Reinheit | Antikörper-Entfernung (moab-release) | Anwendungen |
|---|---|---|---|---|
| Isolex | immunomagnetisch (indirekt, Anti-Maus-Dynabeads) | > 90 % | ja | B-Zell-Lymphome, Mammakarzinom, TCD |
| CliniMACS | Immunomagnetisch (direkt, Anti-CD34-Microbead) | > 95 % | nein | Neuroblastom, B-Zell-Lymphome, TCD |

selektionierten PBSC auch allogene Transplantationen über größere immungenetische Barrieren hinweg realisieren, ohne dass es zu relevanten Problemen im Hinblick auf GVHR oder Transplantatabstoßung kommt (Handgretinger et al. 2001, Aversa et al. 1998). Aufgrund dieser sehr vielversprechenden Ergebnisse wird derzeit die TCD durch hocheffektive CD34-Selektion von zahlreichen Arbeitsgruppen geprüft und dürfte in naher Zukunft zu einer wesentlichen Erweiterung der therapeutischen Möglichkeiten auf dem Feld der allogenen Transplantation hämatopoetischen Gewebes führen. Momentan ist die TCD allerdings noch keinesfalls als Standardverfahren anzusehen.

## Kryokonservierung

In der Regel wird daher das gewonnene Leukohphereseprodukt unmanipuliert kryokonserviert. Auch hierbei sind die Anforderungen der „Good Manufacturing Practice" (GMP) einzuhalten und die JACIE standards zu beachten (insbesondere das Vorhandensein von Standard-Herstellungsprozeduren (SOP; JACIE standards A2.200) sowie interne und externe Qualitätskontrolle (JACIE standards A3.000; A4.000; D4.200). Der Kryokonservierungsprozess umfasst die Überführung der Zellen in ein Einfriermedium, welches Dimethylsulfoxid (DMSO) als Gefrierschutz enthält (angestrebte Zellkonzentration $1-4 \cdot 10^8$/ml), homogenes Herunterkühlen auf $-80\ °C$ mit computergesteuerten Einfrierautomaten sowie die kontrollierte Lagerung in der Gasphase flüssigen Stickstoffs (Dreger und Schmitz 1998).

# Ablauf der autologen Transplantation peripherer Blutstammzellen (PBSCT)

## Hochdosis-Therapie

Nach Insertion eines zentralvenösen Katheters erfolgt zunächst die Hochdosis-Therapie. Einige myeloablative Standard-Schemata für hämatologische Erkrankungen sind in Tabelle 17-4 aufgeführt. Bisher existieren für keine Entität Daten, die eine eindeutige Überlegenheit eines speziellen Regimes belegen. Die emetogene Potenz der Hochdosis-Therapie ist als stark bzw. sehr stark einzustufen. Dementsprechend sollte eine antiemtische Prophylaxe mit Serotonin-Rezeptor-Antagonisten, gegebenenfalls unter Hinzunahme von Dexamethason, erfolgen (s. Kap. 26 Supportive Therapie, S. 410 ff).

## Transplantation und Zytopeniephase

Ein bis drei Tage nach Beendigung der Hochdosis-Therapie (= Tag 0) wird das Transplantat aufgetaut und dem Patienten reinfundiert

Tab. 17-4: Wichtige Standard-Schemata zur Hochdosis-Therapie im Rahmen der autologen Transplantation peripherer Blutstammzellen (PBSCT) bei hämatologischen Neoplasien.

| Acronym | Modalität/Substanz | Gesamtdosis | Applikation | Zeit (Tag vor SCT) |
|---|---|---|---|---|
| TBI/CY | Ganzkörperbestrahlung (= total body irradiation, TBI) | 12–14,4 Gy | fraktioniert | –6 bis –4 |
| | Cyclophosphamid | 120–200 mg/kg KG | i. v. | –3 bis –2 |
| BU/CY | Busulfan | 12,8 mg/kg KG | i. v. | –7 bis –4 |
| | Cyclophosphamid | 120 mg/kg KG | i. v. | –3 bis –2 |
| BEAM | Carmustin (BCNU) | 300 mg/m² KO | i. v. | –6 |
| | Etoposid | 800–1 600 mg/m² KO | i. v. | –5 bis –2 |
| | Cytarabin | 1 600 mg/m² KO | i. v. | –5 bis –2 |
| | Melphalan | 140 mg/m² KO | i. v. | –1 |

(Abb. 17-1). Die in die Blutbahn gegebenen hämatopoetischen Stamm- und Progenitorzellen gelangen mit dem Blut ins Knochenmark, wo sie sich – vermittelt durch Adhäsionsmoleküle – im Stroma ansiedeln und Proliferation und Differenzierung aufnehmen. Es dauert allerdings längere Zeit, bis in der Peripherie reife und funktionstüchtige Zellen des hämatopoetischen Systems wieder nachweisbar werden. Diese beträgt nach PBSCT bei ausreichender Progenitorzellzahl und unter Verwendung von G-CSF relativ zuverlässig zwischen 8 und 10 Tagen für die Neutrophilenregeneration und zwischen 7 und 12 Tagen für die Thrombozytenregeneration.

## Infektiöse Komplikationen während der Zytopeniephase

Folge der **Granulozytopenie** ist ein deutlich erhöhtes Infektionsrisiko. Darüber hinaus wird aufgrund der fehlenden Granulozytenfunktion die Reparation der ebenfalls durch die Hochdosis-Therapie verursachten Organschäden, insbesondere der Mukositis im Bereich von Mund und Magen-Darm-Trakt, verhindert. Neben einer teilweise extremen Beeinträchtigung des subjektiven Befindens resultieren hieraus weitere Infektionsrisiken sowie die Möglichkeit gastrointestinaler Komplikationen bis hin zum paralytischen Ileus. Zusätzlich kann auch die autologe Transplantation eine langanhaltende Suppression bzw. Reduktion der spezifischen Immunfunktionen mit sich bringen. Bis zur annähernden Normalisierung insbesondere von T- und B-Zell-Funktionen werden circa 6 Monate und mehr benötigt (Guillaume et al. 1998, Dreger et al. 1999). Dennoch ist bei Verwendung von unmanipulierten Transplantaten das Risiko relativ gering, an Infektionen mit opportunistischen Erregern wie dem Zytomegalie-Virus (CMV), dem Herpes-simplex-Virus, Pneumocystis carinii oder Toxoplasma gondii zu erkranken. Prophylaxe und Therapie der infektiösen Komplikationen folgen dem unter „Supportive Maßnahmen" (s. u.) beschriebenen Vorgehen.

Die **Thrombopenie** bringt naturgemäß ein erhöhtes Blutungsrisiko mit sich. Durch adäquate Thrombozytensubstitution lassen sich fatale Blutungen aber in der Regel vermeiden. Auch die **Erythropoese** wird vorübergehend komplett ausgeschaltet; aufgrund der langen biologischen Lebensdauer ihrer Endprodukte, der Erythrozyten, entstehen hieraus in der Regel aber keine unmittelbaren Risiken für den Patienten. Gelegentliche Transfusionen reichen aus, um die resultierende Anämie in einem tolerablen Bereich zu halten.

## Weitere Komplikationen

Unter **Mukositis** versteht man die Entzündung der Schleimhaut, die innerhalb der ersten Tage als Folge der zytotoxischen Wirkung der Hochdosis-Therapie auftritt. Ihr Auftreten variiert und ist von der Konstitution des Patienten, der Art der Hochdosis-Therapie und der Begleitmedikation abhängig. Durch regelmäßige Mundpflege und antiinfektiöse Prophylaxe lässt sich die Mukositis abmildern, aber oft nicht komplett verhindern, sodass eine effektive Schmerzmedikation und parenterale Ernährung erforderlich werden (s. u., Supportive Maßnahmen). Mit dem Wiedererscheinen der Granulozyten bildet sich die Mukositis rasch zurück.

Bei allen Patienten kommt es infolge der Therapie zum **kompletten Haarausfall**. In den meisten Fällen entwickelt sich nach wenigen Monaten wieder ein normales Haarwachstum; unter der früher praktizierten oralen Busulfan-Verabreichung (mit entsprechend schlechter Steuerbarkeit der Wirkdosis) kam es allerdings gelegentlich zu einer irreversiblen Alopezie.

Eine **Lebervenenverschlusskrankheit** (VOD, venous occlusive disease) ist eine seltene Komplikation der autologen SCT und äußert sich durch Gewichtszunahme, Aszites, Leberkapselschmerz und Ikterus. Weitere organspezifische Komplikationen bestehen in der **toxischen Pneumonitis** (v. a. nach Regimes, welche Carmustin bzw. TBI enthalten), die unter Umständen erst Monate nach der SCT auftritt, und der **hämorrhagischen Zystitis** (v. a. nach BU/CY). Letzterer kann durch effektive Diurese und andere zystoprotektive Maßnahmen während der Hochdosis-Therapie vorgebeugt werden.

Die Hochdosis-Therapie ist zumindest bei Männern in der Regel von einer irreversiblen **Infertilität** begleitet. Auch bei Frauen kommt es häufig zu einer ovariellen Insuffizienz, sodass unter Umständen eine hormonelle Ersatzbehandlung angezeigt ist.

Eine **Katarakt** kann bei Patienten auftreten, die eine Ganzkörperbestrahlung erhalten haben, ist mit den modernen Bestrahlungstechniken aber sehr selten geworden.

Das Risiko einer **Zweitneoplasie** scheint nach autologer SCT erhöht. Ein besonderes Problem stellen maligne Erkrankungen des hämatopoetischen Systems im Sinne einer akuten myeloischen Leukämie bzw. eines myelodysplastischen Syndroms dar, welche vor allem in den ersten 5 Jahren nach Transplantation auftreten. Für diese Komplikation werden kumulative Häufigkeiten von 5 % oder mehr angegeben, wobei die Inzidenz offenbar stark durch das Ausmaß konventioneller Chemotherapie vor der Transplantation beeinflusst wird (Milligan et al. 1999, Friedberg et al. 1999, Pedersen-Bjergaard et al. 2000).

> Bei Verwendung einer ausreichenden Stammzelldosis ist ein komplettes oder partielles Transplantatversagen eine Rarität.

Insgesamt beträgt das Risiko, an der Transplantation oder ihren Folgen zu versterben, heutzutage weniger als 5 %.

Tabelle 17-5 fasst den Ablauf und die Akutkomplikationen der autologen SCT zusammen.

## Reinfusion autologer Blutstammzellen im Rahmen nicht myeloablativer Chemotherapien

Die autologe SCT stellt im Prinzip nichts anderes als eine supportive Maßnahme zur Kompensation myelotoxischer Nebenwirkungen dosisintensiver Therapien dar. Außer bei myeloablativen Protokollen ist die Reinfusion

**Tab. 17-5:** Ablauf und Akutkomplikationen bei autologer Stammzelltransplantation. ZKV = Zentraler Venenkatheter; FUO = Fieber unbekannter Genese.

| Phase | | Probleme | Dauer (Tage) |
|---|---|---|---|
| 1 | Voruntersuchungen, ZVK | - | 1–3 |
| 2 | Hochdosis-Therapie | Übelkeit, Hydratation | 2–6 |
| 3 | Stammzellreinfusion | Übelkeit, Bradykardie | 0 |
| 4 | Zytopeniephase | FUO, Pneumonie | 9–10 |
| 5 | Thrombozytenerholung, allgemeine Regeneration | persistierende Infekte, Inappetenz | 4–5 |
| Gesamt: | | Mortalität 1–5 % | 21–28 |

G-CSF-mobilisierter autologer PBSC unmittelbar nach Abschluss der Chemotherapieapplikation auch bei nicht myeloablativen Therapieregimes nützlich, die mit einer Zytopeniedauer von mehr als 10 Tagen nach Beendigung der Chemotherapie assoziiert sind. Durch PBSC-Reinfusionen kann in dieser Situation die hämatopoetische Regeneration signifikant beschleunigt und die Stammzellreserve des Patienten geschont werden. Da sich PBSC im Gegensatz zu Knochenmarktransplantaten normalerweise in Quantitäten gewinnen lassen, die den einmaligen Bedarf um ein Mehrfaches übersteigen, ist auch ein repetitiver Einsatz bei sequenziellen Hochdosis-Strategien möglich. Derartige sequenzielle Regimes können unter Umständen eine höhere Dosisintensität vermitteln als konventionelle Chemotherapien mit späterer myeloablativer Konsolidierung und scheinen sich in der Primärtherapie hochmaligner Lymphome mit Hochrisikokonstellation zu bewähren. Da die PBSC-Infusionen im Rahmen solcher sequenziellen Protokolle lediglich die zeitgerechte hämatopoetische Regeneration gewährleisten sollen, für eine dauerhafte Aufrechterhaltung der Knochenmarkfunktion aber nicht unbedingt erforderlich sind (weil die einzelnen Therapiezyklen nicht myeloablativ sind), können die angegeben Minimalmengen an CD34-positiven Zellen (s.o., Hämatopoetische Stamm- und Progenitorzellen) unter Umständen unterschritten werden. Aufgrund dieser Überlegungen wird zur Zeit an Protokollen gearbeitet, die an Stelle von Leukastapheresedukten nicht kryokonserviertes, mobilisiertes Vollblut verwenden (Jonkhoff et al. 2002).

# Ablauf der allogenen Stammzelltransplantation

## Spenderauswahl

Die Spenderauswahl wird durch das **HLA-Muster des Patienten** determiniert. Angestrebt wird ein HLA-identischer Spender, im Idealfall ein genotypisch übereinstimmendes Geschwister. Letzteres findet sich in etwa 30 % der Fälle. Für die übrigen Patienten muss entweder auf andere Verwandte oder HLA-kompatible unverwandte Spender zurückgegriffen werden. Aufgrund der in jüngster Zeit zur Verfügung stehenden hoch auflösenden molekularen Typisierungsverfahren lassen sich heutzutage unverwandte Spender mit nur noch minimaler immungenetischer Differenz identifizieren, sodass sich die klinischen Ergebnisse zwischen Geschwistertransplantation und Fremdspendertransplantation zunehmend angleichen. Aus diesem Grunde wird derzeit in der Regel einem passenden unverwandten Spender der Vorzug vor einem nicht vollständig kompatiblen verwandten Spender gegeben. Die Wahrscheinlichkeit, in den bestehenden Spenderdateien fündig zu werden, beträgt für einen mitteleuropäischen Patienten etwa 80 %. Eine gemischte Lymphozytenkultur zur biologischen Bestätigung der Spenderauswahl wird nicht mehr gefordert (Ottinger et al. 2001).

## Hochdosis-Therapie

Konventionelle Konditionierungsregimes für die allogene SCT müssen zwei **Voraussetzungen** erfüllen:
- eine maximale zytotoxische Wirkung auf die Zellen der Grunderkrankung entfalten
- das Empfänger-Immunsystem so stark supprimieren, dass eine Abstoßung der transplantierten Spender-Hämatopoese verhindert wird

Die myeloablativen Standard-Schemata für die allogene Transplantation sind TBI/CY und BU/CY (s. Tab. 3). Zahlreiche Modifikationen sind möglich und beruhen stets auf der Hinzunahme weiterer Substanzen, die entweder eine Verstärkung des zytotoxischen Effekts (Cytarabin, Etoposid, Thiotepa) oder des immunsuppressiven Potenzials (Anti-Lymphozyten-Globulin, monoklonale T-Zell-Antikörper, Fludarabin) zum Ziel haben. Das BEAM-Regime ist aufgrund seiner weniger ausgeprägten immunsuppressiven Wirkung in der allogenen Situation nicht gebräuchlich.

## Transplantation und Zytopeniephase

> Transplantation und Zytopeniephase unterscheiden sich insofern von der autologen Transplantation, als dass bei nicht T-Zell-depletierten Transplantaten zur Kontrolle der GVHR eine medikamentöse Immunsuppression erfolgen muss.

Goldstandard hierfür ist zur Zeit noch die Kombination aus Ciclosporin (Cyclosporin A, CSA) und Methotrexat. Da Methotrexat nicht nur das Transplantatanwachsen signifikant verzögert, sondern auch zu einer erheblichen Aggravation der Mukositis führt, wird momentan versucht, es durch andere Immunsuppressiva wie Mycophenolatmofetil (MMF) zu substituieren. Auch wenn diese Modifikationen im Vergleich zur autologen SCT nicht gravierend erscheinen, so bedeuten sie doch eine entscheidende Steigerung der Morbidität und sind auch mit einer drastischen Zunahme des Risikos opportunistischer Infektionen (CMV!) verbunden.

## Infektiöse Komplikationen

Infektiöse Komplikationen sind aufgrund der stärkeren Mukositis und der längeren Zytopeniedauer häufiger und schwerwiegender als nach autologer Transplantation. Insbesondere **Pilzinfektionen** muss besondere Beachtung geschenkt werden, auch nach Neutrophilenregenration, wenn zur GVHR-Therapie Steroide gegeben werden. Darüber hinaus führt die anhaltende Störung der T-Zell-Funktion zu einer deutlichen Erhöhung des Risikos **opportunistischer Infektionen** (CMV, PCP, Toxoplasmose), sodass einschlägige Prophylaxen empfohlen werden (s. u.).

## Graft-versus-host-Reaktion (GVHR)

Man unterscheidet eine akute von einer chronischen GVHR. Während die **akute GVHR** bei 40–60 % konventionell allogen transplantierter Patienten innerhalb der ersten 90 Tage nach

**Tab. 17-6:** Klinische Stadieneinteilung der akuten und chronischen GVHR (nach Glucksberg et al. 1974)

**a**: Akute GVHR.

| Grad | Haut | | Leber | | Darm |
|---|---|---|---|---|---|
| I | makulopapulöses Exanthem < 50 % der Körperoberfläche | | | | |
| II | generalisierte Erythrodermie | oder | Bilirubin 2–3 mg/dl | oder | Diarrhö 500–1 000 ml/Tag |
| III | | | Bilirubin > 3mg/dl | oder | Diarrhö > 1 000 ml/Tag |
| IV | generalisierte Erythrodermie mit Blasenbildung/Epidermiolyse und schwere Beeinträchtigung des Allgemeinzustands | oder | | | Diarrhö mit schweren Tenesmen |

**b**: Chronische GVHR.

| Limitiert |
|---|
| • lokalisierte Hautbeteiligung und/oder hepatische Dysfunktion |

| Extensiv |
|---|
| • generalisierte Hautbeteiligung oder Leberhistologie vereinbar mit chronisch aggressiver Hepatitis
• Augenbeteiligung
• Beteiligung der Speicheldrüsen bzw. der Mundschleimhaut
• Beteiligung anderer Organe |

SCT auftritt und durch akute entzündliche Veränderungen an Haut, Darmschleimhaut und/oder Leber gekennzeichnet ist, manifestiert sich die **chronische GVHR** nach dem dritten Monat in Form sklerodermiformer Hautveränderungen, einer häufig als sehr belastend empfundenen Sicca-Symptomatik an Konjunktiven und Mundschleimhaut, Leberfermenterhöhungen oder einer chronischen Bronchiolitis. Entscheidend für Behandlungsbedarf und Prognose beider Formen ist der jeweilige Schweregrad (Tab. 17-6). Die Häufigkeit der chronischen GVHR hängt offenbar von der Stammzellquelle ab und wird nach PBSCT bei bis zu 80 % der Fälle beobachtet, wohingegen sie nach Knochenmarktransplantation seltener ist.

Die **Therapie** besteht in einer Wiederaufnahme oder Intensivierung der Immunsuppression, primär in der Regel durch Hinzunahme von Steroiden. Dennoch lassen sich schwerere Verlaufsformen häufig nicht ausreichend kontrollieren und führen direkt oder durch das Auftreten infektiöser Komplikationen zum Tode. Akute und chronische GVHR sind die Hauptursache dafür, dass die therapieassoziierte Mortalität der allogenen Transplantation immer noch zwischen 10 und 30 % beträgt.

## Weitere Komplikationen

Die weiteren Komplikationen entsprechen den bei der autologen Transplantation beschriebenen. Das Risiko einer **Transplantatabstoßung** kann allerdings beträchtlich höher sein, insbesondere wenn
- eine TCD des Transplantats erfolgt ist oder
- dosisreduzierte Konditionierungsregimes verwendet wurden.

Das Risiko einer **Zweitneoplasie** nach allogener SCT ist möglicherweise niedriger als in der

**Tab. 17-7:** Gebräuchliche Schemata für die dosisreduzierte Konditionierung zur allogenen Stammzelltransplantation.

| Acronym | Modalität/Substanz | Gesamtdosis | Applikation | Zeit (Tag vor SCT) |
|---|---|---|---|---|
| TBI/FLU | Fludarabin | 90 mg/m$^2$ KO | i. v. | –4 bis –2 |
| | Ganzkörperbestrahlung | 2–4 Gy | fraktioniert | –1 |
| FLU/CY | Fludarabin | 150 mg/m$^2$ KO | i. v. | –6 bis –2 |
| | Cyclophosphamid | 2500 mg/m$^2$ KO | i. v. | –6 bis –2 |
| FLU/BU/ATG | Fludarabin | 180 mg/m$^2$ KO | i. v. | –10 bis –5 |
| | Busulfan | 6,4 mg/kg KG | i. v. | –6 bis –5 |
| | Anti-Thymozyten-Globulin | 10 mg/kg KG | i. v. | –4 bis –1 |

autologen Situation, allerdings existieren zu diesem Problem kaum informative Untersuchungen.

## Allogene Stammzelltransplantation mit intensitätsreduzierter Konditionierung („minitransplant")

Die schlechte Verträglichkeit der allogenen Transplantation kann möglicherweise durch Verwendung dosisreduzierter Konditionierungsregimes verbessert werden (McSweeney et al. 2001, Khouri et al. 1998). In jüngster Zeit sind verschiedene Strategien zur Reduktion der Toxizität der Konditionierungstherapie bei gleichzeitiger Erhaltung ihrer immunsuppressiven Wirkung entwickelt worden, die entweder auf der Integration von niedrig dosierter Ganzkörperbestrahlung (2–4 Gy) und/oder Fludarabin in das Konditionierungsregime bei gleichzeitigem Weglassen großer Anteile der oben beschriebenen Alkylanzien-Dosen beruhen. Einige Schemata sind in Tabelle 17-7 aufgelistet. Es besteht kein Zweifel, dass derartige Modifikationen zu einer erheblichen Reduktion der Akuttoxizität mit entsprechenden Vorteilen für den Patienten führen. Da Inzidenz und Schwere von akuter und chronischer GVHR aber vermutlich keine signifikante Änderung erfahren, ist es zum jetzigen Zeitpunkt noch völlig unklar, ob dosisreduzierte Ansätze tatsächlich die Mortalität verringern und damit die Erfolgsrate der allogenen SCT verbessern können.

Neben der Verminderung der Akuttoxizität besteht ein weiteres Charakteristikum der intensitätsreduzierten allogenen Transplantation in einer veränderten Kinetik der Chimärismusentwicklung. Da sich das neue Immunsystem sozusagen selbst „Platz schaffen" muss, kann es bis zum kompletten Donorchimärismus unter Umständen Monate dauern.

## Supportive Maßnahmen

Den genannten Komplikationen wird durch eine umfangreiche supportive Behandlung begegnet, die letztlich entscheidend zum Erfolg der SCT beiträgt, andererseits aber auch den großen Ressourcenverbrauch dieser Behandlungsform begründen.

### Antiinfektiöse Maßnahmen

Ein wesentlicher Anteil der supportiven Behandlung dient der Vermeidung bzw. Bekämpfung von Infektionen. Die Prinzipien der antiinfektiösen Prophylaxe sind im Kapitel 26

Supportive Therapie (s. S. 410 ff) auch für die Stammzelltransplantation ausführlich dargestellt. Im Folgenden sind die wichtigsten Punkte nochmals zusammengefasst.

Während zu Beginn der Ära der (allogenen) Knochenmarktransplantation sehr aufwändige gnotobiotische Maßnahmen zur Infektionsprophylaxe praktiziert wurden, beschränken sich die **aktuellen Empfehlungen zur Hygiene** auf folgende Punkte:

- persönliche Hygiene des Patienten: Mundhygiene, Waschen, Analpflege; körperliche Bewegung und Atemgymnastik
- Raumhygiene: Einzelzimmer, keine Zimmerpflanzen, abwischbare Oberflächen, Legionellenfilter; HEPA-Filterung der Raumluft erst bei Neutropeniedauer > 10 Tage (bei autologer SCT also im Prinzip nicht erforderlich)
- Personal: Händedesinfektion! Der Nutzen einer Umkehrisolation (Mundschutz, Überkittel etc.) ist nicht belegt.
- Nahrungsmittel: Zu vermeiden sind Rohkost, ungeschältes Obst, ungekochte und aufgewärmte Speisen, Trockenobst, Trockengewürze, Nüsse.

Zur **antibakteriellen Prophylaxe** wird derzeit Chinolonen der Vorzug gegeben, aufgrund effektiverer Verhütung vor allem gramnegativer Infekte, besserer Verträglichkeit und fehlender Myelosuppression. Allerdings konnte ein eindeutiger Vorteil im Hinblick auf das Gesamtüberleben nach autologer SCT bisher nicht nachgewiesen werden.

Der Stellenwert einer **antimykotischen Prophylaxe** ist in der autologen Situation wegen der kurzen Neutropeniedauer unklar und wird nicht generell empfohlen. Hingegen darf nach allogener Transplantation eine routinemäßige Prophylaxe mit systemisch gegebenem Fluconazol als ausreichend gesichert betrachtet werden.

Eine **antivirale Prophylaxe** mit Aciclovir (800–1600 mg p. o. bzw. 3 · 250 mg i. v.) zur Vermeidung von **Herpes-Simplex-Infektionen** wird dagegen generell für sinnvoll erachtet, insbesondere um einer Aggravation der Mukositis vorzubeugen. Nach hämatopoetischer Rekonstitution erscheint eine längere Fortführung der Aciclovir-Gabe mit niedrigeren Dosen (800–1000 mg p. o.) jedoch nur bei solchen Patienten gerechtfertigt, bei denen mit einer stark eingeschränkten T-Zell-Funktion und dadurch mit einem deutlich erhöhten Risiko der Reaktivierung von **Varizella-Zoster-Infektionen** gerechnet werden muss: Patienten mit allogener SCT und eventuell Empfänger CD34-selektionierter autologer Stammzelltransplantate (Bilgrami et al. 1999).

Klinisch relevante **Zytomegalie-Virus-Infektionen** treten nach autologer Transplantation unmanipulierter PBSC nicht auf. Da aus einigen Zentren eine erhöhte Inzidenz von CMV-Reaktivierungen nach Gabe CD34-selektionierter Produkte berichtet wurde, erscheint bei CMV-positiven Patienten in dieser Situation ebenso wie nach allogener Transplantation eine präemptive Strategie sinnvoll, das heißt Virämie-Screening mit virostatischer Intervention bei gesichertem Nachweis einer Virusreplikation (Holmberg et al. 1999). Die regelmäßige prophylaktische Gabe von Hyperimmunglobulin wird nicht empfohlen (Ljungman 1999).

Auch eine **Pneumocystis-carinii-Prophylaxe** mit niedrig dosiertem Co-trimoxazol für 3–6 Monate wird in solchen Situationen empfohlen, bei denen mit einer längerfristig eingeschränkten T-Zell-Funktion zu rechnen ist, wie bei autologer SCT bei Lymphomen, Verwendung CD34-selektionierter Transplantate oder Vorbehandlung mit Purin-Analoga.

Eine klinisch bedeutsame Verkürzung der Neutropeniedauer um 1–2 Wochen durch G-CSF ist nachgewiesen für die autologe Knochenmarktransplantation. Nach autologer PBSCT ist dieser positive Effekt deutlich weniger ausgeprägt. Es ist ausreichend, wenn mit dem Beginn der Zytokin-Gabe bis zum Tag + 5 nach Stammzellreinfusion gewartet wird, da ein früherer Beginn die Regeneration nicht weiter beschleunigt.

**Tab. 17-8:** Indikationen für die autologe und allogene Stammzelltransplantation (Erwachsene, in Anlehnung an Goldman et al. 1998). CR = komplette Remission; PR = partielle Remission.

| Erkrankung | autolog | allogen verwandt | allogen unverwandt |
|---|---|---|---|
| aplastische Anämie, schwere | nein | ja | experimentell |
| AML CR1, Standardrisiko | ja | ja | in Studien |
| AML > CR1 oder Hochrisiko | in Studien | ja | ja |
| AML-Rezidiv, unbehandelt | nein | experimentell | nein |
| Myelodysplasie, Hochrisiko | in Studien | ja | in Studien |
| ALL CR1, Hochrisiko | in Studien | ja | in Studien |
| ALL > CR1 oder t(9;22) | in Studien | ja | ja |
| ALL-Rezidiv, unbehandelt | nein | experimentell | nein |
| CML chronische Phase, Akzeleration mittleres/hohes Risiko | in Studien | ja | ja |
| CML, Niedrigrisiko | in Studien | in Studien | in Studien |
| CML, Blastenkrise | nein | experimentell | nein |
| CLL, Hochrisiko | in Studien | in Studien | experimentell |
| folliculäres Lymphom Stadium III–IV | in Studien | in Studien | experimentell |
| Mantelzell-Lymphom | in Studien | in Studien | experimentell |
| hochmalignes Lymphom, CR/PR1, Hochrisiko | ja | in Studien | in Studien |
| hochmalignes Lymphom > CR/PR1 | ja | in Studien | experimentell |
| Hodgkin-Krankheit CR1 | in Studien | experimentell | nein |
| Hodgkin-Krankheit > CR/PR1 | ja | in Studien | experimentell |
| multiples Myelom | ja | in Studien | in Studien |
| solide Tumoren | in Studien | experimentell | nein |

# Transfusionen

Die Indikation zur Transfusion von **Erythrozytenkonzentraten** stellt sich erst bei Auftreten von Symptomen, in der Regel bei Hämoglobinwerten von < 8g/dl. Die Erythrozytenkonzentrate sollten grundsätzlich einer Leukozytenfilterung unterzogen werden, um eine HLA-Immunisierung des Patienten zu vermeiden, welche bei eventuell durchzuführenden Thrombozytentransfusionen zu Problemen führen kann. Außerdem reduziert die Verwendung von Leukozytenfiltern das Risiko einer CMV-Übertragung. Eine zusätzliche Bestrahlung der Konzentrate zur Prävention einer Transfusions-GVHR ist bei T-Zell-defizienten Patienten erforderlich.

Bei Fehlen von Blutungszeichen ist es ausreichend, **Thrombozytentransfusionen** erst bei Plättchenwerten von unter $10 \cdot 10^9/l$ zu verabreichen.

## Prophylaxe und Therapie der Mukositis

Die Mukositis erreicht nach autologer Transplantation nur selten ein höhergradiges Ausmaß. Eine Ausnahme stellen Regimes mit hoher Etoposid-Dosis dar. **Präventive Maßnahmen** umfassen im Wesentlichen sorgfältige Mundpflege, die Vermeidung von Schleimhautläsionen aufgrund von Erbrechen und Diarrhö sowie eine effektive antiinfektiöse Prophylaxe (s.o.). Die **Mukositistherapie** beschränkt sich auf suffiziente Analgesie durch i. v. applizierte Opiate und gegebenenfalls Infektionsbehandlung. Dennoch ist häufig über mehrere Tage eine aktive Nahrungsaufnahme unmöglich, sodass die Indikation zur **parenteralen Ernährung** besteht.

Die heftigsten Mukositiden werden nach konventioneller allogener SCT unter Verwendung von Methotrexat als Prophylaktikum gegen GVHR gesehen, wo es zur kompletten Ulzeration der Mundhöhle und des Pharynx kommen kann. Aufgrund der Schwere und Dauer der Schleimhautschädigung ist in dieser Situation eine längerfristige parenterale Ernährung unumgänglich.

## Indikationen

Die Indikationen für die allogene und autologe Stammzelltransplantation hängen von Biologie und Prognose der Grunderkrankung sowie von konkurrierenden Therapieverfahren ab. Tabelle 17-8 zeigt eine Auswahl derzeit akzeptierter Indikationen für die SCT (Goldman et al. 1998).

## Literatur

Aversa F, Tabilio A, Velardi A, Cunningham I, Terenzi A, Falzetti F, Ruggeri L, Barbabietola G, Aristei C, Latini P, Reisner Y, Martelli MF Treatment of high-risk acute leukemia with T-cell-depleted stem cells from related donors with one fully mismatched HLA haplotype. N Engl J Med 1998; 339: 1186–93.

Bilgrami S, Chakraborty NG, Rodriguez-Pinero F, Khan AM, Feingold JM, Bona RD, Edwards RL, Clive J, Dorsky D, Mukherji B, Tutschka PJ. Varicella zoster virus infection associated with high-dose chemotherapy and autologous stem-cell rescue. Bone Marrow Transplant 1999; 23: 469–74.

Dreger P, Schmitz N. Sources of stem cells: Autografts. In: Apperley J, Gluckman E, Gratwohl A (eds). Blood and Marrow Transplantation – The EBMT Handbook. 2 ed. ESH/EBMT/Robert Arts Graphiques 1998; 73–86.

Dreger P, Viehmann K, von Neuhoff N, Glaubitz T, Petzoldt O, Glass B, Uharek L, Rautenberg P, Suttorp M, Mills B, Mitsky P, Schmitz N. Autografting of highly purified peripheral blood progenitor cells following myeloablative therapy in patients with lymphoma: A prospective study of the long-term effects on tumor eradication, reconstitution of hematopoiesis and immune recovery. Bone Marrow Transplant 1999; 24: 153–61.

Friedberg JW, Neuberg D, Stone RM, Alyea E, Jallow H, LaCasce A, Mauch PM, Gribben JG, Ritz J, Nadler LM, Soiffer RJ, Freedman AS. Outcome in patients with myelodysplastic syndrome after autologous bone marrow transplantation for non-Hodgkin's lymphoma. J Clin Oncol 1999; 17: 3128–35.

Glucksberg H, Storb R, Fefer A, Buckner CD, Neiman PE, Clift RA, Lerner KG, Thomas ED. Clinical manifestations of graft-versus-host disease in human recipients of marrow from HL-A-matched sibling donors. Transplantation 1974; 18: 295–304.

Goldman JM, Schmitz N, Niethammer D, Gratwohl A. Allogeneic and autologous transplantation for haematological diseases, solid tumours and immune disorders: current practice in Europe in 1998. Accreditation Sub-Committee of the European Group for Blood and Marrow Transplantation. Bone Marrow Transplant 1998; 21: 1–7.

Guillaume T, Rubinstein DB, Symann M. Immune reconstitution and immunotherapy after autologous hematopoietic stem cell transplantation. Blood 1998; 92: 1471–90.

Handgretinger R, Klingebiel T, Lang P, Schumm M, Neu S, Geiselhart A, Bader P, Schlegel PG, Greil J, Stachel D, Herzog RJ, Niethammer D. Megadose transplantation of purified peripheral blood CD34(+) progenitor cells from HLA-mismatched parental donors in children. Bone Marrow Transplant 2001; 27: 777–83.

Holmberg LA, Boeckh M, Hooper H, Leisenring W, Rowley S, Heimfeld S, Press O, Maloney DG,

McSweeney P, Corey L, Maziarz RT, Appelbaum FR, Bensinger W. Increased incidence of cytomegalovirus disease after autologous CD34-selected peripheral blood stem cell transplantation. Blood 1999; 94: 4029–35.

Jonkhoff AR, De Kreuk AM, Franschman G, Van Der Lelie J, Schuurhuis GJ, Drager AM, Zweegman S, Huijgens PC, Ossenkoppele GJ. Granulocyte colony-stimulating factor mobilized whole blood containing over $0.3 \times 10^6$/kg CD34+ cells is a sufficient graft in autologous transplantation for relapsed non-Hodgkin's lymphoma. Br J Haematol 2002; 118: 90–100.

Ketterer N, Salles G, Raba M, Espinouse D, Sonet A, Tremisi P, Dumontet C, Moullet I, Eljaafari-Corbin A, Neidhardt-Berard EM, Bouafia F, Coiffier B. High CD34(+) cell counts decrease hematologic toxicity of autologous peripheral blood progenitor cell transplantation. Blood 1998; 91: 3148–55.

Khouri IF, Keating M, Korbling M, Przepiorka D, Anderlini P, O'Brien S, Giralt S, Ippoliti C, von Wolff B, Gajewski J, Donato M, Claxton D, Ueno N, Andersson B, Gee A, Champlin R. Transplant-lite: induction of graft-versus-malignancy using fludarabine-based nonablative chemotherapy and allogeneic blood progenitor-cell transplantation as treatment for lymphoid malignancies. J Clin Oncol 1998; 16: 2817–24.

Krause DS, Fackler MJ, Civin CI, May WS. CD34: structure, biology, and clinical utility. Blood 1996; 87: 1–13.

Ljungman P. Lymphotropic Herpesviruses in hematology patients. Hematology (Am Soc Hematol Educ Program) 1999: 543–9.

McSweeney PA, Niederwieser D, Shizuru JA, Sandmaier BM, Molina AJ, Maloney DG, Chauncey TR, Gooley TA, Hegenbart U, Nash RA, Radich J, Wagner JL, Minor S, Appelbaum FR, Bensinger WI, Bryant E, Flowers ME, Georges GE, Grumet FC, Kiem HP, Torok-Storb B, Yu C, Blume KG, Storb RF. Hematopoietic cell transplantation in older patients with hematologic malignancies: replacing high-dose cytotoxic therapy with graft-versus-tumor effects. Blood 2001; 97: 3390–400.

Milligan DW, Ruiz De Elvira MC, Kolb HJ, Goldstone AH, Meloni G, Rohatiner AZ, Colombat P, Schmitz N. Secondary leukaemia and myelodysplasia after autografting for lymphoma: results from the EBMT. EBMT Lymphoma and Late Effects Working Parties. European Group for Blood and Marrow Transplantation. Br J Haematol 1999; 106: 1020–6.

Ottinger HD, Müller CR, Goldmann SF, Albert E, Arnold R, Beelen DW, Blasczyk R, Bunjes D, Casper J, Ebell W, Ehninger G, Eiermann T, Einsele H, Fauser A, Ferencik S, Finke J, Hertenstein B, Heyll A, Klingebiel T, Knipper A, Kremens B, Kolb HJ, Kolbe K, Lenartz E, Lindemann M, Muller CA, Mytilineos J, Niederwieser D, Runde V, Sayer H, Schaefer UW, Schmitz N, Schroder S, Schulze-Rath R, Schwerdtfeger R, Siegert W, Thiele B, Zander AR, Grosse-Wilde H. Second German consensus on immunogenetic donor search for allotransplantation of hematopoietic stem cells. Ann Hematol 2001; 80: 706–14.

Pedersen-Bjergaard J, Andersen MK, Christiansen DH. Therapy-related acute myeloid leukemia and myelodysplasia after high-dose chemotherapy and autologous stem cell transplantation. Blood 2000; 95: 3273–9.

Schmitz N, Linch DC, Dreger P, Goldstone AH, Boogaerts MA, Ferrant A, Demuynck HM, Link H, Zander A, Barge A. Randomised trial of filgrastim-mobilised peripheral blood progenitor cell transplantation versus autologous bone-marrow transplantation in lymphoma patients. Lancet 1996; 347: 353–7.

Smith TJ, Hillner BE, Schmitz N, Linch DC, Dreger P, Goldstone AH, Boogaerts MA, Ferrant A, Link H, Zander A, Yanovich S, Kitchin R, Erder MH. Economic analysis of a randomized clinical trial to compare filgrastim-mobilized peripheral-blood progenitor-cell transplantation and autologous bone marrow transplantation in patients with Hodgkin's and non-Hodgkin's lymphoma. J Clin Oncol 1997; 15: 5–10.

# 18 Gynäkologische Tumoren

## 18.1 Mammakarzinom

Jacobus Pfisterer, Walter Jonat

### Einleitung

In der Behandlung des Mammakarzinoms hat es in den letzten Jahren dramatische Veränderungen gegeben. Diese betreffen den chirurgischen, den strahlentherapeutischen und den systemisch medikamentösen Aspekt der Erkrankung: Seitens der **Chirurgie** gelingt es uns heute, etwa 70 % der Patientinnen brusterhaltend zu operieren und die gerade aufkommende Sentinel-Biopsie der Axilla ist möglicherweise in der Lage, in Zukunft der Hälfte der etwa 48 000 in Deutschland neu betroffenen Frauen pro Jahr die axilläre Lymphonodektomie zu ersparen. Die **Strahlentherapie** ist unverzichtbarer Bestandteil der brusterhaltenden Therapie des Mammakarzinoms und neuere Forschungsergebnisse haben dafür gesorgt, dass sie wieder einen größeren Stellenwert im Rahmen der Thoraxwandbestrahlung nach Mastektomie bekommt. Bei der **systemisch medikamentösen Behandlung** haben in den letzten Jahren nicht nur neue Substanzen ihren Einzug gehalten, auch die Ergebnisse der Meta-Analysen der Early Breast Cancer Trialists Collaborative Group (EBCTCG) sowie die alle drei Jahre stattfindenden Consensus-Treffen zur adjuvanten Therapie haben zu einschneidenden Veränderungen geführt (Early Breast Cancer Trialists Collaborative Group 1998a und 1998b)

### Systemisch medikamentöse Behandlung des Mammakarzinoms

Bei der systemisch medikamentösen Behandlung ist grundsätzlich die adjuvante Therapie von der Therapie des metastasierten Mammakarzinoms zu unterscheiden.

#### Adjuvante Therapie

Bei der **adjuvanten Therapie** wird eine klinisch, mit bildgebenden Verfahren und pathologisch-anatomisch tumorfreie Patientin unter der Vorstellung behandelt, eine inapparente und nicht detektierbare Mikrometastasierung mit der Therapie auszumerzen. Die neuesten Empfehlungen für die adjuvante medikamentöse Therapie beruhen auf den Ergebnissen der Meta-Analysen und wurden im Februar 2001 anlässlich der 6. Internationalen Konferenz zur adjuvanten Therapie des primären Mammakarzinoms in St. Gallen/Schweiz erarbeitet.

Prinzipiell werden verschiedene **Risikoklassen** unterschieden, die auch unterschiedlich therapiert werden (Tab. 18.1-1). Problematisch erscheint die Risikoklassifizierung insofern, als in die Niedrig-Risiko-Gruppe nur höchstens

**Tab. 18.1-1:** Einteilung in Risikogruppen beim Mammakarzinom (nach Thuerlimann 2001). ER = Estrogenrezeptor; PR = Progesteronrezeptor; Chemoth. = Polychemotherapie.

| Risikogruppe | Rezeptor-positiv | | Rezeptor-negativ | |
|---|---|---|---|---|
| | prämenopausal | postmenopausal | prämenopausal | postmenopausal |
| Niedrigrisiko (N0, Tumor <1 cm, G1, ER-positiv und/oder PR-positiv, ≥ 35 Jahre) | Tamoxifen *oder* nichts | Tamoxifen *oder* nichts | | |
| alle anderen Konstellationen (≥ 35 Jahre, N0/N+) | Ovarsuppression + Tam *oder* Chemoth. + Tamoxifen | *N0*: Tamoxifen *oder* Chemoth. + Tamoxifen *N+*: Chemoth. + Tamoxifen | Chemoth. | Chemoth. |
| < 35 Jahre, N0/N+ | Chemoth. + obligate endokrine Therapie | | Chemoth. | |

10 % der Patientinnen fallen und somit nahezu allen nodal negativen Patientinnen eine adjuvante Therapie empfohlen wird.

> Um den Erkenntnisgewinn über die Erkrankung und den Stellenwert von systemischen Therapien weiter untersuchen zu können, sollte jede Patientin innerhalb einer klinischen Studie behandelt werden.

Für die Behandlung außerhalb von Studien sollte die Auswahl einer adjuvanten Therapie nach folgenden Kriterien erfolgen:
- Abschätzung des Risikos eines Lokalrezidivs bzw. einer Fernmetastasierung
- Einschätzung der zu erwartenden Effektivität der adjuvanten Therapie unter Hinzuziehung der Ergebnisse großer Studien einschließlich der Meta-Analyse-Daten der EBCTCG
- Präferenz der Patientin nach ausführlicher Aufklärung des zu erwartenden Nutzens und Gewinns bezüglich der Lebensverlängerung
- beste Wahl bei äquipotenten Therapien durch den Arzt

Als **Standardtherapieregime** für die adjuvante Chemotherapie gelten 4 Zyklen Doxorubicin (oder Epirubicin) und Cyclophosphamid (DC/EC) oder 6 Zyklen Cyclophosphamid, Methotrexat, Fluorouracil (CMF). Der in Deutschland verbreitete „modifizierte" CMF-Applikationsmodus gilt im Vergleich zum „klassischen" Applikationsmodus als gleichwertig (Tab. 18.1-2 und 18.1-3).

**Nodal negative** Patientinnen mit niedrigem Risiko (< 10 % für ein Rezidiv oder Metastasierung innerhalb von 10 Jahren) sollten entweder Tamoxifen oder keine adjuvante Therapie erhalten. In die Therapieentscheidung wird vor allem mit einbezogen, dass Tamoxifen kontralaterale Mammakarzinome um 50 % reduziert. In laufenden Studien wird überprüft, ob andere endokrine Therapien dem Tamoxifen überlegen sind. Bei allen anderen nodal negativen Patientinnen ist die Gabe von Tamoxifen indiziert, wobei eine zusätzliche Chemotherapie nach Abwägen der individuellen Situation und entsprechend der Präferenz der Patientin verabreicht werden kann. Prämenopausale Patientinnen mit positivem Estrogenrezeptor- (ER-) und/oder Progesteronrezeptorstatus (PR-Status) können entweder eine Chemotherapie plus Tamoxifen oder eine beidseitige Ovarektomie oder GnRH-Agonisten erhalten. Bei negativem Steroidhormonrezeptorstatus ist nur eine Chemotherapie indiziert. Bei postmenopausalen

**Tab. 18.1-2:** Cyclophosphamid, Methotrexat und Fluorouracil (CMF) und Modifikationen.
**a**: CMF „klassisch".

| Substanz | Dosierung | Applikation | Tag |
|---|---|---|---|
| Cyclophosphamid | 100 mg/m² KO | p. o. | 1–14 |
| Methotrexat | 40 mg/m² KO | i. v. | 1, 8 |
| Fluorouracil | 600 mg/m² KO | i. v. | 1, 8 |
| Wiederholung: Tag 28; 6 Zyklen | | | |

**b**: CMF „modifiziert".

| Substanz | Dosierung | Applikation | Tag |
|---|---|---|---|
| Cyclophosphamid | 500 mg/m² KO | i. v. | 1, 8 |
| Methotrexat | 40 mg/m² KO | i. v. | 1, 8 |
| Fluorouracil | 600 mg/m² KO | i. v. | 1, 8 |
| Wiederholung: Tag 28; 6 Zyklen | | | |

**Tab. 18.1-3:** Anthracyclinhaltige Schemata.
**a**: Doxorubicin und Cyclophosphamid (DC).

| Substanz | Dosierung | Applikation | Tag |
|---|---|---|---|
| Doxorubicin | 60 mg/m² KO | i. v. | 1 |
| Cyclophosphamid | 600 mg/m² KO | i. v. | 1 |
| Wiederholung: Tag 21; 4 Zyklen | | | |

**b**: Epirubicin und Cyclophosphamid (EC).

| Substanz | Dosierung | Applikation | Tag |
|---|---|---|---|
| Epirubicin | 90 mg/m² KO | i. v. | 1 |
| Cyclophosphamid | 600 mg/m² KO | i. v. | 1 |
| Wiederholung: Tag 21; 4 Zyklen | | | |

(und bei den so genannten älteren Patientinnen) steht Tamoxifen im Vordergrund. Der Zusatz einer Chemotherapie ist zu erwägen, da auch bei älteren Frauen ein Überlebensvorteil von mehr als 3 % unabhängig vom Nodalstatus gefunden wurde.

Bei prämenopausalen, **nodal positiven** Patientinnen mit ER- und/oder PR-positiven Tumoren gelten als gleichwertige Standardtherapien die Chemotherapie allein, Chemotherapie plus Tamoxifen oder die beidseitige Ovarektomie.

In der Postmenopause sollten Patientinnen mit Hormonrezeptor-positiven Tumoren Tamoxifen und Chemotherapie erhalten. Bei der Gruppe der älteren Patientinnen steht die Gabe von Tamoxifen im Vordergrund, eine zusätzliche Chemotherapie ist individualisiert in Betracht zu ziehen. Bei negativem Hormonrezeptorstatus ist bei allen nodal positiven Patientinnen eine Chemotherapie erforderlich.

Die dargestellten Therapieempfehlungen beruhen auf den augenblicklich gebräuchlichen

Prognosefaktoren, mit denen sich jedoch das Rezidivrisiko nicht exakt eingrenzen lässt. Daher bedarf es dringend prognostischer und prädiktiver Faktoren, auf deren Basis sich eine individualisierte, am Rezidivrisiko adaptierte adjuvante Therapie nodal negativer Patientinnen durchführen lässt. Derzeit werden Studien unter Einbeziehung der neueren Prognosefaktoren der Proteasen u-PA (urokinase-type plasminogen activator, Plasminogenaktivator von Urokinase-Typ) und PAI-1 (plasminogen activator inhibitor-1, Plasminogenaktivator-Inhibitor-1) durchgeführt. Ebenso wird innerhalb von Studien versucht, die endokrine Therapie nodal negativer Patientinnen weiter zu optimieren.

Generell weisen anthracyclinhaltige Schemata einen signifikant höheren Effekt als CMF auf: Die relative Risikoreduktion für Rezidive beträgt 10,8 % und für Todesfälle 15,7 %. Die absolute Risikoreduktion nach 10 Jahren beträgt 3,5 % bzw. 4,6 %. Der Vorteil ist sowohl bei nodal negativen als auch bei nodal positiven Patientinnen signifikant.

Kombinationen von Anthracyclinen und Taxanen sowie dosisintensivierte, dosisdichte, sequenzielle Therapieprotokolle werden derzeit als vielversprechender Ansatz in Studien überprüft. Obwohl die jüngsten Zwischenergebnisse der Hochdosis-Studien nicht zuversichtlich stimmen, macht es Sinn, Patientinnen weiterhin in die auch in Deutschland laufenden Studien einzuschleusen, um diese Frage endgültig beantworten zu können.

Eine **neoadjuvante Chemotherapie** ist nicht nur geeignet, die Rate brusterhaltender Therapien zu erhöhen, sie ist bei Verwendung der gleichen Schemata in äquivalenter Dosisintensität auch als äquieffektiv zu bewerten. Als wichtigster Vorteil wird die rasche Information über die Chemosensitivität des Primärtumors eingestuft. Aus dieser sind Hinweise zu erhalten, welche Patientinnen von der gewählten zytostatischen Behandlung tatsächlich profitieren bzw. welche Patientinnen eine andere Therapie benötigen. In klinischen Studien wird derzeit überprüft, ob innovative Strategien (dosisintensive, dosisdichte, sequenzielle Therapien, Integration der Taxane) zu einer weiteren Verbesserung der neoadjuvanten Therapie führen.

## Therapie des metastasierten Mammakarzinoms

Die Therapie des **metastasierten Mammakarzinoms** besitzt unverändert einen palliativen Charakter. Hieran wird sich erst dann etwas ändern, wenn durch neuere Therapiekonzepte eine signifikante Heilungschance eröffnet wird. Bis dahin ist es Ziel jeder Therapie, eine Lebensverlängerung unter Erhalt oder nur geringer und vorübergehender Einschränkung der Lebensqualität zu erreichen. Hierzu bedarf es zu Beginn der Metastasierung und zu den Zeitpunkten der jeweiligen Progression eines interdisziplinär abgesprochenen Behandlungsplans. Das Primat liegt bei der Systemtherapie (Abb. 18.1-1). Lokale Therapiemaßnahmen wie Operation und/oder Strahlentherapie werden vornehmlich zur Therapie lokaler Komplikationen (z. B. Hirn- oder Skelettmetastasen) oder drohender Komplikationen eingesetzt.

Die Indikation zur **endokrinen Therapie** ist nach wie vor dann zu stellen, wenn keine ausgeprägte Beschwerdesymptomatik und kein Organausfall vorliegt oder in kürzerer Zeit zu erwarten ist (Tab. 18.1-4). Zusätzlich können folgende Kriterien herangezogen werden:
- langes krankheitsfreies Intervall
- Weichteil-, Knochenmetastasierung, geringfügige viszerale Metastasen
- geringe Tumormasse
- Nachweis von Estrogen- und/oder Progesteronrezeptoren

> Durch eine Hormontherapie kann der Einsatz einer zytostatischen Therapie herausgezögert und so länger eine bessere Lebensqualität der Patientin erzielt werden.

Hierbei ist es sinnvoll, mehrere endokrine Therapien aufeinander folgen zu lassen. Aus-

# Systemisch medikamentöse Behandlung des Mammakarzinoms

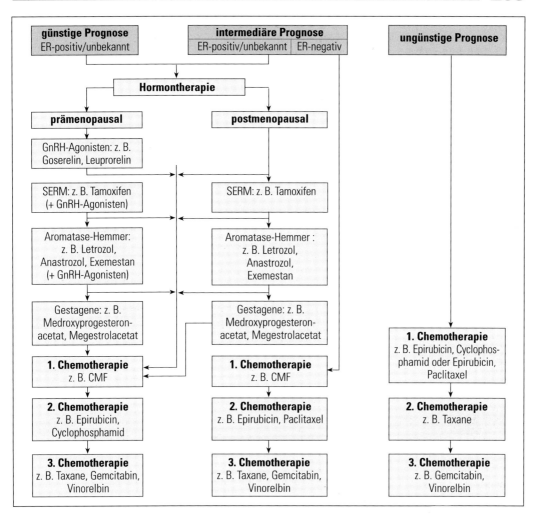

**Abb. 18.1-1:** Therapiemöglichkeiten beim metastasierten Mammakarzinom. ER = Estrogenrezeptor; SERM = selektive Estrogenrezeptor-Modulatoren; CMF = Cyclophosphamid, Methotrexat und Fluorouracil.

schlaggebend hierfür ist, dass es unter der ersten endokrinen Behandlung für einige Monate zu einem Krankheitsstillstand gekommen ist. Eine nachweisbare Remission ist jedoch nicht für einen weiteren Therapieversuch zu fordern.

## Antiestrogene und selektive Estrogenrezeptor-Modulatoren (SERM)

Tamoxifen ist nach wie vor die am besten überprüfte Substanz. Bisher konnte nicht gezeigt werden, dass andere Antiestrogene (z. B. Toremifen) eine bessere Wirksamkeit oder ein günstigeres Nebenwirkungsprofil als Tamoxifen aufweisen. Für neue selektive Estogenrezeptor-Modulatoren, wie beispielsweise Ralo-

**Tab. 18.1-4:** Dosisempfehlungen für die Hormontherapie metastasierter Mammakarzinome.
**a**: Antiestrogene und selektive Estrogenrezeptor-Modulatoren (SERM).

| Substanz | Dosierung | Applikation |
|---|---|---|
| Tamoxifen (z. B. Nolvadex®) | 20–30 mg/Tag | p. o. |
| Toremifen (z. B. Fareston®) | 60 mg/Tag | p. o. |
| Faslodex[1] | 250 mg/alle 4 Wochen | i. m. |

**b**: Aromatase-Hemmer

| Substanz | Dosierung | Applikation |
|---|---|---|
| Letrozol (z. B. Femara®) | 2,5 mg/Tag | p. o. |
| Anastrozol (z. B. Arimidex®) | 1 mg/Tag | p. o. |
| Exemestan (z. B. AROMASIN®) | 25 mg/Tag | p. o. |

**c**: GnRH-Agonisten

| Substanz | Dosierung | Applikation |
|---|---|---|
| Goserelinacetat (z. B. Zoladex®) | 3,6 mg/alle 4 Wochen | s. c. |
| Leuprorelinacetat (z. B. Enantone®-Gyn Monats-Depot) | 3,57 mg/alle 4 Wochen | i. m. *oder* s. c. |

**d**: Gestagene

| Substanz | Dosierung | Applikation |
|---|---|---|
| Medroxyprogesteronacetat (z. B. Farlutal®) | 250 bis 500 mg/Tag | p. o. |
| Megestrolacetat (z. B. Megestat®) | 160 mg/Tag | p. o. |

[1] Diese Substanz befindet sich in der klinischen Erprobungsphase.

xifen liegen derzeit nur Daten zur Prävention bei Frauen mit niedrigem Brustkrebsrisiko, jedoch nicht zur Behandlung von Metastasen vor. Zusätzlich gibt es so genannte reine Antiestrogene wie z. B. Faslodex. Patientinnen, die bereits Tamoxifen als adjuvante Therapie erhalten haben, sollten dieses Medikament nur erhalten, wenn ein längeres therapiefreies Intervall (mehr als zwei Jahre) vorliegt. Ansonsten sollte man direkt mit einem Aromatase-Inhibitor beginnen.

### Aromatase-Hemmer

Aufgrund der Neuentwicklung hochselektiver Hemmstoffe der Aromatase der dritten Generation mit deutlich verbessertem Nebenwirkungsprofil hat Aminoglutethimid heute keine Bedeutung mehr. Es werden steroidale (z. B. Exemestan) von nichtsteroidalen (z. B. Letrozol, Anastrozol) unterschieden. Sie hemmen direkt die Tumor-Aromatase und senken die Estogenproduktion im Tumor. Die orale Applikation der Medikamente der dritten Generation ist gegenüber der intramuskulären Applikation der Medikamente der zweiten Generation (z. B. Formestan) für die Patientin von Vorteil. Auch beim Einsatz im zweiten Therapieschritt scheint eine Verlängerung der Überlebenszeit möglich. Solange die Ergebnisse der derzeit laufenden Studien zum direkten Vergleich mit Tamoxifen nicht vorliegen, kann ihr Einsatz nur nach Tamoxifen-Behandlung empfohlen werden.

## GnRH-Agonisten

Aufgrund des Wirkmechanismus macht es nur Sinn, die Agonisten des Gonadotropin-releasing-Hormons bei prämenopausalen Patientinnen einzusetzen. Die endokrine Therapie besteht heute primär aus einer Kombination von einem GnRH-Analogon und einem Antiestrogen. Dieses Vorgehen ist einer sequenziellen Therapie überlegen. Die weiteren Schritte der endokrinen Therapie sind bei prämenopausalen Frauen derzeit nicht ausreichend abgesichert, orientieren sich jedoch an Abbildung 18.1-1. Zum einen liegen zu wenig Daten für die Kombination von GnRH-Agonisten mit Aromatase-Hemmern bzw. Gestagenen vor, zum anderen existieren keine Daten bezüglich des alleinigen Einsatzes von Aromatase-Hemmern bei prämenopausalen Frauen.

## Gestagene

Als dritter Therapieschritt sollten Gestagene eingesetzt werden. Es handelt sich jedoch sicher nur um eine kleine Gruppe von Patientinnen, deren Krankheitsverlauf mehrere sequenzielle endokrine Therapien zulässt. Eine engmaschige Therapieüberwachung ist erforderlich, um den richtigen Zeitpunkt für eine Chemotherapie nicht zu verpassen. Eine zusätzliche Indikation für die Gestagenbehandlung stellt die Tumorkachexie im Finalstadium dar.

## Chemotherapie

Die **Chemotherapie** stellt derzeit die wirksamste Therapiemodalität beim metastasierten Mammakarzinom dar. Da sie jedoch mit mehr Nebenwirkungen als die Hormontherapie behaftet ist, sollte sie in der palliativen Situation nur bei deren Unwirksamkeit eingesetzt werden, oder wenn aufgrund klinischer Symptomatik eine schnelle Tumorrückbildung erreicht werden soll (Abb. 18.1-1).

Als Hauptindikationen für eine Chemotherapie gelten daher:
- foudroyanter Verlauf
- Lymphangiosis carcinomatosa der Lunge
- ausgedehnte hepatische Metastasierung
- inflammatorisches Mammakarzinom

Die Wahl der Zytostatika richtet sich dabei nach folgenden Faktoren:
- Die Art der adjuvanten Vorbehandlung ist wahrscheinlich der entscheidendste Faktor. Progression während oder innerhalb von 12 Monaten nach der adjuvanten Therapie spricht für eine Chemotherapieresistenz, sodass nicht kreuzresistente Substanzen eingesetzt werden müssen. Nur wenn das krankheitsfreie Intervall länger ist, kann ein erneuter Einsatz der gleichen Substanz in Erwägung gezogen werden.
- Die Aggressivität der Erkrankung wie auch die Lokalisation der Metastasierung können die Wahl der Substanzen beeinflussen. So ist bei Patientinnen mit rasch fortschreitender Erkrankung und Leberbefall eine taxanhaltige Chemotherapie eher indiziert als bei einer langsam fortschreitenden Knochenmetastasierung.
- Bei reduziertem Allgemeinzustand und in höherem Lebensalter werden Zytostatika mit ausgeprägtem Nebenwirkungsspektrum nicht zum Einsatz kommen, während bei jüngeren Patientinnen eher aggressivere, nebenwirkungsreichere Schemata angewandt werden.

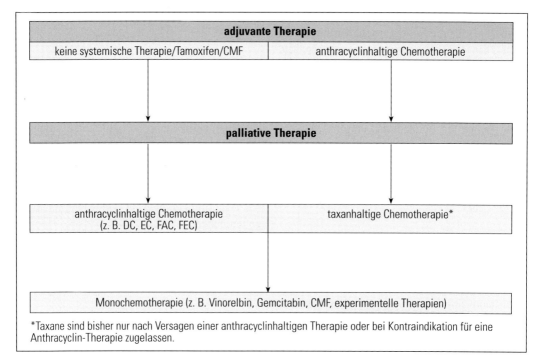

**Abb. 18.1-2:** Chemotherapie-Sequenz metastasierter Mammakarzinome außerhalb von Studienbedingungen. DC = Doxorubicin und Cyclophosphamid; EC = Epirubicin und Cyclophosphamid; FAC = Fluorouracil, Adriamycin und Cyclophosphamid; FEC = Fluorouracil, Epirubicin und Cyclophosphamid; CMF = Cyclophosphamid, Methotrexat und Fluorouracil.

- Zunehmend wird der Her-2/neu-Status für die Auswahl der Substanzen herangezogen. Patientinnen mit Her-2/neu-positiven Tumoren haben eine schlechtere Prognose und sollten eher mit einem anthracyclinhaltigen Schema behandelt werden.

In der Regel wird heute als erster Therapieschritt ein anthracyclinhaltiges Regime verabreicht (Tab. 18.1-3). Dies ist insbesondere dann der Fall, wenn bereits adjuvant eine Chemotherapie mit CMF durchgeführt worden war. Eine Chemotherapie mit Taxanen ist bislang nur nach einer Anthracyclin-Behandlung zugelassen (Abb. 18.1-2 u. Tab. 18.1-5). Die Kombination von Taxanen und Anthracyclinen ist noch als experimentell anzusehen und nur im Rahmen von klinischen Studien durchzuführen. Sollte eine Patientin jedoch bereits eine anthracyclinhaltige adjuvante Therapie erhalten haben und die kumulative Grenzdosis für eine Kardiotoxizität (450–550 mg/m$^2$ KO für Doxorubicin und 700–900 mg/m$^2$ KO für Epirubicin) in Kürze erreicht sein, ist die Taxan-Gabe auch als erster Therapieschritt zugelassen. Obwohl bisher keine direkten Vergleiche vorliegen, scheint Docetaxel die höchste Effektivität zu haben, ist jedoch mit Nebenwirkungen (Flüssigkeitsretention) verbunden.

Patientinnen, die sowohl nach einem Anthracyclin als auch nach einem Taxan einen Rückfall erleiden, stellen heute eine besondere Problemsituation dar. Es liegen nur wenig Daten über die Effektivität weiterer Chemotherapien vor. Zum Einsatz kommen sollten Monotherapien mit akzeptablem Toxizitätsprofil (Tab. 18.1-6).

**Tab. 18.1-5:** Taxanhaltige Schemata
**a**: Monotherapie.

| Substanz | Dosierung | Applikation (Applikationsdauer) | Tag |
|---|---|---|---|
| Paclitaxel | 175 mg/m² KO | i. v. (3 h) | 1 |
| Wiederholung: Tag 21 | | | |
| Docetaxel | 100 mg/m² KO | i. v. (1 h) | 1 |
| Wiederholung: Tag 21 | | | |

**b**: Kombinationstherapie.

| Substanz | Dosierung | Applikation (Applikationsdauer) | Tag |
|---|---|---|---|
| Epirubicin | 60 mg/m² KO | i. v. | 1 |
| Paclitaxel | 175 mg/m² KO | i. v. (3 h) | 1 |
| Wiederholung: Tag 21 | | | |
| Epirubicin | 60 mg/m² KO | i. v. | 1 |
| Docetaxel | 75 mg/m² KO | i. v. (1 h) | 1 |
| Wiederholung: Tag 21 | | | |

**Tab. 18.1-6:** Weitere Chemotherapeutika.

| Substanz | Dosierung | Applikation | Tag |
|---|---|---|---|
| Vinorelbin | 25–30 mg/m² KO | i. v. | 1 |
| Wiederholung: Tag 7 | | | |
| Gemcitabin | 1 000 mg/m² KO | i. v. | 1, 8, 15 |
| Wiederholung: Tag 28 | | | |

## Bisphosphonate

Bei manifester Knochenmetastasierung können durch Bisphosphonate (Clodronsäure, Pamidronsäure, Ibandronsäure) das Auftreten von Hyperkalzämien, Knochenschmerzen und pathologischen Frakturen um etwa 50 % verringert werden. Sie sollten daher zusätzlich zu anderen spezifisch antitumorös wirksamen Therapien (endokrin oder zytostatisch) gegeben werden (Tab. 18.1-7).

## Neue Therapieansätze

Hoffnungen werden zur Zeit vor allem in die Antikörpertherapie gesetzt. Mit Trastuzumab (Herceptin®) steht erstmalig ein tumorspezifischer Antikörper zur Verfügung. Der Nachweis einer Überexpression des Her-2/neu im Tumorgewebe ist für den Einsatz erforderlich. Es konnte gezeigt werden, dass die zusätzliche Gabe von Trastuzumab zu einer Chemotherapie zumindest einen additiven, eventuell einen

**Tab. 18.1-7: Bisphosphonate.**

| Substanz | Dosierung | Applikation | Tag |
|---|---|---|---|
| Clodronsäure | 300 mg | i. v. | 1 |
|  | 2-mal 800 mg | p. o. | pro Tag |
| Pamidronsäure | 60 mg | i. v. | 1 (Wiederholung: Tag 21) |
|  | *oder* 90 mg | i. v. | 1 (Wiederholung: Tag 28) |

synergistischen Effekt aufweist. Eine weitere Effektivitätsbeurteilung in Studien ist erforderlich. Hierbei ist auch die Kardiotoxizitiät zu berücksichtigen.

Auch oral verabreichte Fluorouracil-Abkömmlinge (Capecitabin) scheinen zunehmend eine größere Rolle in der Behandlung zu spielen. Die Effektivitätsergebnisse der derzeit durchgeführten Hochdosis-Chemotherapie-Studien stehen noch aus, sodass ihr Einsatz nur im Rahmen von klinischen Studien zulässig ist.

## Notwendigkeit klinischer Studien

Die Heterogenität der Brustkrebserkrankung und die Vielfalt der Therapiemöglichkeiten bereitet große Schwierigkeiten in der Standardisierung der systemischen Therapie des Mammakarzinoms sowohl in der adjuvanten als auch in der metastasierten Situation. Viele therapeutische Irrwege resultieren jedoch daraus, dass klinische Studien nicht oder nicht mit entsprechend großen Fallzahlen durchgeführt worden sind. Für die Etablierung und Weiterentwicklung von Standards sind jedoch große, prospektiv randomisierte Studien unerlässlich. Auch unter dem Aspekt der Qualitätssicherung ist deshalb jeder Arzt, der Patientinnen mit Brustkrebs behandelt, verpflichtet an solchen klinischen Studien aktiv teilzunehmen.

## Literatur

Early Breast Cancer Trialists Collaborative Group. Polychemotherapy for early breast cancer: an overview of the randomised trials. Lancet 1998a; 352: 930–42.

Early Breast Cancer Trialists Collaborative Group: Tamoxifen for early breast cancer: an overview of the randomised trials. Lancet 1998b; 351: 1451–67.

Thuerlimann B. International consensus meeting on the treatment of primary breast cancer 2001, St. Gallen, Switzerland. Breast Cancer 2001; 8: 294–7.

## 18.2 Therapiekonzepte des Endometrium- und des Zervixkarzinoms

Matthias W. Beckmann, Sven Ackermann, Peter A. Fasching

# Endometriumkarzinom

## Einleitung

Das Endometriumkarzinom ist der vierthäufigste maligne Tumor der Frau. In Deutschland erkranken pro Jahr circa 10 500 Frauen an Endometriumkarzinom, was einer Inzidenz von 15–26 je 100 000 entspricht. Die Erstdiagnose erfolgt mit einem Altersgipfel um das 70. Lebensjahr; 75 % der Patientinnen sind postmenopausal und nur 5 % erkranken vor dem 40. Lebensjahr.

Eine Reihe von **Risikofaktoren** wurden mit einer erhöhten Inzidenz des Endometriumkarzinoms in Verbindung gebracht (Tab. 18.2-1). Pathogenetisch ist bei den meisten ermittelten Risikofaktoren ein Zusammenhang mit erhöhter oder verlängerter Estrogenpräsenz zu sehen. Die Aktivierung der Proliferation durch Estrogene führt zu einer Endometriumhyperplasie, welche bei Atypien in circa 25 % der Fälle zu einem Karzinom fortschreitet (Beckmann et al. 2000a).

Zusätzlich ist das Endometriumkarzinom das zweithäufigste Karzinom bei Frauen mit HNPCC-Syndrom (hereditäres non-polypöses Kolonkarzinom). Beim Vorliegen einer genetischen Alteration beträgt die Inzidenz des Endometriumkarzinoms bis zum 80. Lebensjahr bis zu 43 % gegenüber 1,1 % in der allgemeinen Bevölkerung (Fasching et al. 2001).

In Bezug auf die Pathogenese werden die häufigeren, estrogenabhängigen Endometriumkarzinome mit Korrelation zu den typischen Risikofaktoren von den selteneren, estrogenunabhängigen Endometriumkarzinomen unterscheiden. Die **estrogenabhängigen Endometriumkarzinome** sind eher gut differenziert, gehen mit einer Endometriumhyperplasie einher, metastasieren weniger schnell und sprechen auf eine Hormontherapie an. Die **estrogenunabhängigen Endometriumkarzinome** dagegen sind eher schlechter differenziert, gehen von einem atrophen Endometrium aus, metastasieren schneller und sprechen seltener auf eine Hormontherapie an. Bei den Endometriumkarzinomen handelt es sich zu einem großen Teil (75–80 %) um endometriale Adenokarzinome. Muzinöse, seröse, klarzellige, adenosquamöse, serös-papilläre und undifferenzierte Adenokarzinome kommen nur selten vor, haben aber einen unproportional hohen Anteil an den Todesfällen.

**Tab. 18.2-1:** Risikofaktoren für die Entstehung eines Endometriumkarzinoms.

| Risikofaktor | relatives Risiko |
|---|---|
| Adipositas | 3–10 |
| wenige Geburten | 2–5 |
| späte Menopause (> 52. Lebensjahr) | 2,4 |
| Hormonersatztherapie ohne Gestagene | bis 6 |
| Hypertension | 1,5 |
| Diabetes mellitus | 2,6 |
| Tamoxifen | 2,5 |
| orale Kontrazeptiva (nicht Einphasenpräparate) | bis 7 |

## Diagnose und Staging

Das **Hauptsymptom** der Patientinnen ist die irreguläre postmenopausale Blutung, welche in der Mehrzahl der Fälle zur Diagnose Endometriumkarzinom führt (Beckmann et al. 2000b). Die Grundlage der **Klassifizierung** nach FIGO (1989) und American Joint Comittee on Cancer (1997) ist das chirurgische Staging. Lediglich bei inoperablen Patientinnen ist ein klinisches Staging (FIGO 1971) vor der Radiatio adäquat (Tab. 18.2-2). Zum Zeitpunkt der Diagnosestellung sind 60–70 % der Frauen im Stadium I, 13–16 % im Stadium II, 13–14 % im Stadium III und 4–8 % im Stadium IV (Creasman et al. 2001).

Das präoperative **Staging** beinhaltet die vaginale Untersuchung, Sonographie des inneren Genitales, gegebenenfalls Hysteroskopie und Kürettage, übliche Laboruntersuchungen, eine Röntgenaufnahme des Thorax und eine Bestimmung des Tumormarkers CA 125 als eventueller Hinweis auf extrauterine Manifestation oder als Verlaufskontrollparameter der folgenden Therapie. Im fortgeschrittenen Stadium können weitergehende Untersuchungen wie Sonographie der Nieren, Zystoskopie, Computertomographie oder Magnetresonanztomographie zur Beurteilung der Ausdehnung der Erkrankung in Betracht gezogen werden (Deutsche Krebsgesellschaft 2000b).

## Therapie

An **therapeutischen Optionen** sind je nach Stadium und histopathologischer Klassifikation Monotherapien (Operation, Strahlenthera-

**Tab. 18.2-2:** Stadieneinteilung des Endometriumkarzinoms nach FIGO (mod. nach Creasman et al. 2001).

| Stadium (FIGO) | Beschreibung |
| --- | --- |
| 0 | Carcinoma in situ |
| I | Tumor begrenzt auf Corpus uteri |
| IA | Tumor begrenzt auf Endometrium |
| IB | Tumor infiltriert maximal die innere Hälfte des Myometriums |
| IC | Tumor infiltriert weiter als in die innere Hälfte des Myometriums |
| II | Tumor infiltriert zusätzlich die Zervix, breitet sich jedoch nicht jenseits des Uterus aus |
| IIA | lediglich endozervikaler Drüsenbefall |
| IIB | Invasion des Stromas der Zervix |
| III | Ausdehnung außerhalb des Uterus, aber begrenzt auf das kleine Becken |
| IIIA | Tumor befällt Serosa und/oder Adnexe (direkte Ausbreitung oder Metastasen) und/oder Tumorzellen in Aszites oder Peritonealspülung |
| IIIB | Vaginalbefall (direkte Ausbreitung oder Metastasen) |
| IIIC | Metastasen in Becken- und/oder paraaortalen Lymphknoten |
| IV | der Tumor infiltriert die Blasen- oder Darmschleimhaut oder ist metastasiert |
| IVA | Tumor infiltriert Blasen- und/oder Darmschleimhaut |
| IVB | Fernmetastasen (ausgenommen Metastasen in Vagina, Beckenserosa oder Adnexen, einschließlich Metastasen in anderen intraabdominalen Lymphknoten als paraaortalen und/oder Leistenknoten) |

pie), kombinierte Therapien (Operation und Radiatio oder adjuvante medikamentöse Therapie) oder palliative Therapien (Radiatio und medikamentöse Therapie) möglich. Die stadienadaptierte Behandlung nach evidenzbasierten Kriterien (EBK) ist in Abbildung 18.2-1 dargestellt.

## Operative Therapie

Die operative Behandlung ist der maßgebliche Bestandteil der Therapie und Grundlage eines exakten Stagings und der selektiven, stadienadaptierten Behandlung.

Die derzeitigen Therapieempfehlungen umfassen die (abdominale) Hysterektomie mit beidseitiger Salpingo-Oophorektomie. Die Entfernung der Adnexe ist indiziert, da in circa 5 % der Fälle okkulte Metastasen gefunden werden. Beim selben Eingriff sollten eine Spülzytologie, Peritonealbiopsien und eine sorgfältige Inspektion des Situs vorgenommen werden. Bei makroskopischem Anhalt für eine lymphonodale Metastasierung, histologisch nachweisbarer Infiltration des Karzinoms in mehr als die innere Hälfte des Myometriums oder einem Grading > 2 sollte das chirurgische Vorgehen durch eine systematische pelvine Lymphonodektomie komplettiert werden. Insbesondere bei histologisch nachgewiesenen pelvinen Lymphknotenmetastasen sollte auch eine pa-

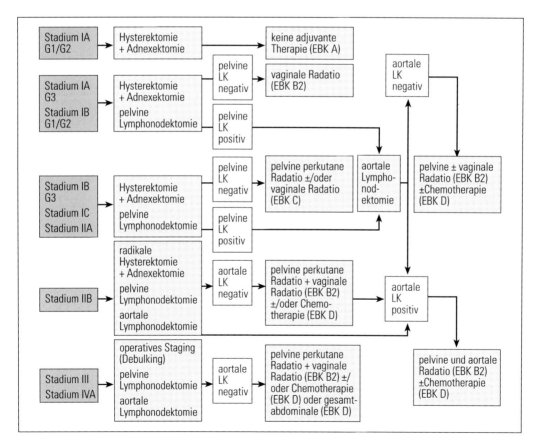

**Abb. 18.2-1:** Therapieoptionen beim Endometriumkarzinom. EBK = evidenzbasierte Kriterien (level of evidence); LK = Lymphknoten.

raaortale Lymphknotendissektion durchgeführt werden, da bei zwei Dritteln dieser Fälle paraaortale Lymphknotenmetastasen gefunden werden und nur 10 % der befallenen Lymphknoten pathologisch vergrößert sind. Im Stadium I finden sich bis zu 42 % Unterklassifizierungen (Burke und Wolfson 1994), daher ist die Erfassung von Faktoren, die zur Indikation einer adjuvanten Therapie führen, von großem klinischen und wissenschaftlichen Interesse ist (Bastert u. Grischke 1999, Emons u. Heyl 2000).

## Strahlentherapie

In Abhängigkeit vom chirurgischen Staging kann die Indikation zur adjuvanten Radiatio gestellt werden. Folgende Risikofaktoren sind maßgeblich für die Indikation:
- eine Myometriuminfiltration > 50 %
- der Differenzierungsgrad (G2, G3)
- der Karzinomtyp
- der positive Lymphknotenstatus
- ein positiver peritonealer zytologischer Befund

Liegen einer oder mehrere dieser Faktoren vor (Hochrisiko-Situation) ist eine adjuvante vaginale Brachytherapie mittels Afterloading-Technik ± perkutane Radiatio des Beckens indiziert. Im Stadium IA wird bei niedrigem Rezidivrisiko in der Regel keine adjuvante Radiatio durchgeführt. Lediglich beim Stadium IA mit einem Grading G3 kann eine vaginale Brachytherapie erwogen werden (Eltabbakh et al. 1997). Im Stadium IB G1 und G2 scheint die postoperative vaginale Brachytherapie im Vergleich zur alleinigen operativen Therapie zwar zur besseren Lokalkontrolle, nicht aber zur Verbesserung des Gesamtüberlebens zu führen (Kucera et al. 1990, Elliott et al. 1994, Creutzberg et al. 2000). Patientinnen mit Endometriumkarzinom ab Stadium IB G3 und IC (hohes Risiko) – besonders bei unklarem Lymphknotenstatus – sollten zusätzlich zur vaginalen Kontakttherapie eine perkutane Bestrahlung des kleinen Beckens erhalten. Bei exakt durchgeführtem chirurgischen Staging und negativem Lymphknotenstatus zeigen erste Ergebnisse mit alleiniger vaginaler Kontakttherapie eine gute lokoregionäre Kontrolle (Chadha et al. 1999). Zum Stadium II gibt es keine prospektiven randomisierten Studien zur Beurteilung der Behandlungssequenz in Bezug auf eine prä- bzw. postoperative pelvine Strahlentherapie. Die bisherige Datenlage zeigt ähnliche Behandlungsergebnisse für beide Patientengruppen (Lanciano et al. 1990). Bei primärer operativer Behandlung folgt eine vaginale Kontaktbestahlung und eine perkutane pelvine Radiatio, bei primärer Bestrahlung folgt 4–6 Wochen nach einer perkutanen und intrakavitären Bestrahlung die Hystero-Salpingo-Oophorektomie.

In weiter fortgeschrittenen Stadien (III und IV) sollte möglichst ein chirurgisches Staging durchgeführt werden. Publizierte Therapieoptionen begründen derzeit kein Standardvorgehen, sodass Patientinnen mit fortgeschrittener Erkrankung in laufende Studien eingeschleust werden sollten. In ausgewählten Fällen kann ein chirurgisches Debulking mit Lymphknotenentfernung zu einer Verbesserung des Krankheitsverlaufs führen. Die bisherige Datenlage zeigt für die pelvine Radiatio mit vaginaler Brachytherapie, dass Stadium-III-A-Patientinnen mit isoliertem adnexalen und pelvinen Befall ohne aortale Lymphknotenmetastasen eine 5-Jahres-rezidivfreie Zeit von 60–80 % haben. Patientinnen mit paraaortalen Lymphknotenmetastasen ohne weitere Fernmetastasen sollte eine Extended-field-Radiatio angeboten werden. Die Bedeutung einer Radiatio des gesamten Abdomens im fortgeschrittenen Stadium ist zurzeit Bestandteil verschiedener Studien, jedoch wird dieser Form der Bestrahlung eine gewisse Rolle eingeräumt (Hogberg et al 1999). In der Behandlung von Lokalrezidiven oder Metastasen kann die gezielt lokalisierte Radiatio eine effektive palliative Therapie sein, vor allem bei nicht vorbestrahlten Patientinnen.

## Hormontherapie

Beim Endometriumkarzinom korreliert der Differenzierungsgrad umgekehrt proportional mit dem Progesteron- und Estrogenrezeptorstatus, sodass der Einsatz einer Hormontherapie theoretisch naheliegt. Die adjuvante Hormontherapie hat bei Patientinnen mit frühen Stadien keinen Nutzen in Bezug auf das Gesamtüberleben gezeigt (Hirsch et al. 2000). Auch bei Patientinnen mit primär fortgeschrittenem Endometriumkarzinom konnte der Nutzen der adjuvanten Hormontherapie in verschiedenen Studien nicht nachgewiesen werden (Emons u. Heyl 2000). Weitere Studiendaten zur wechselnden bzw. kombinierten Therapie mit Gestagenen und Tamoxifen stehen noch aus. Neuere Substanzen wie selektive Estrogenrezeptor-Modulatoren (SERM), Aromatase-Inhibitoren oder reine Antiestrogene werden zurzeit in Phase-II- und Phase-III-Studien untersucht. Daten zur Überlebenszeit oder zum rezidivfreien Intervall bei Behandöung mit diesen Substanzen sind noch nicht publiziert.

In palliativer Intention kann die gut tolerierte Hormontherapie mit Gestagenen, z. B. 200–500 mg Medroxyprogesteronacetat peroral täglich, einen Nutzen (Ansprechrate um 20 %) bringen (Emons u. Heyl 2000). Im fortgeschrittenen Stadium mit oder ohne Metastasen hat die Hormontherapie unter Berücksichtigung der individuellen Lebensqualität ihren Stellenwert unter Umständen vor einer Chemotherapie. Eine kombinierte Hormon- und Chemotherapie bringt keinen Vorteil gegenüber einer alleinigen Chemotherapie (Fehr et al. 1999).

**Tab. 18.2-3:** Publizierte Chemotherapieprotokolle zur Behandlung von Patientinnen mit Endometriumkarzinom.
**a**: Fortgeschrittenes Endometriumkarzinom (mod. nach Thipgen et al. 1993).

| Substanz | Dosierung | Applikation | Applikationsdauer/-art | Tag |
|---|---|---|---|---|
| Doxorubicin | 60 mg/m² KO | i. v. | | 1 |
| Cisplatin | 50 mg/m² KO | i. v. | 1-h-Infusion | 1 |
| Wiederholung: Tag 22; maximal 6 Behandlungskurse | | | | |

**b**: Fortgeschrittenes Endometriumkarzinom (mod. nach Lissoni 1997).

| Substanz | Dosierung | Applikation | Applikationsdauer/-art | Tag |
|---|---|---|---|---|
| Paclitaxel | 175 mg/m² KO | i. v. | 3-h-Infusion | 1 |
| Epirubicin | 70 mg/m² KO | i. v. | | 1 |
| Cisplatin | 50 mg/m² KO | i. v. | 1-h-Infusion | 1 |
| Wiederholung: Tag 22 | | | | |

**c**: Adjuvante Chemotherapie (mod. nach Thigpen et al. 1993).

| Substanz | Dosierung | Applikation | Applikationsdauer/-art | Tag |
|---|---|---|---|---|
| Doxorubicin | 60 mg/m² KO | i. v. | | 1 |
| Cisplatin | 50 mg/m² KO | i. v. | 1-h-Infusion | 1 |
| Wiederholung: Tag 22; maximal 6 Behandlungskurse | | | | |

## Chemotherapie

Substanzen zur zytostatischen Mono-Chemotherapie sind Doxorubicin, Epirubicin, Cisplatin, Carboplatin, Epirubicin, Paclitaxel, Ifosfamid, Fluorouracil und Vincristin, mit Ansprechraten von 18–36 % (Bastert u. Grischke 1999). Auch Kombinationstherapien, z. B. Cisplatin, Doxorubicin oder Paclitaxel, Epirubicin, Cisplatin haben in den letzten Jahren einzelne Erfolge gezeigt. Indikation und Stellenwert sind Bestandteil verschiedener Studien, Daten zum Gesamtüberleben fehlen (Fehr et al. 1999). Bei Frauen bis Stadium IB und mit niedrigem Rezidivrisiko zeigte sich für das Gesamtüberleben kein Vorteil der adjuvanten Chemotherapie. Auch bei höheren Stadien und hohem Rezidivrisiko hat sich die adjuvante Chemotherapie nicht etabliert. In einer Gynecologic-Oncology-Group-Phase-III-Studie wird zurzeit die adjuvante Radiotherapie mit der adjuvanten Chemotherapie verglichen (GOG-Studien Nr. 156). Daten zum Gesamtüberleben liegen noch nicht vor. Bei Patientinnen mit fortgeschrittenem Endometriumkarzinom oder Metastasen kann die Indikation zur systemischen Chemotherapie diskutiert werden (Tab. 18.2-3). Die Kombinationstherapie mit Doxorubicin (60 mg/m$^2$ KO) und Cisplatin (50 mg/m$^2$ KO), Wiederholung Tag 21, hat in einer Phase-III-Studie eine Ansprechrate von 47 % gezeigt (Thigpen et al. 1993). Paclitaxel hat als Monotherapeutikum eine Ansprechrate von 36 %, die Kombination von Paclitaxel (175 mg/m$^2$ KO), Epirubicin (70 mg/m$^2$ KO) und Cisplatin (50 mg/m$^2$ KO), Wiederholung Tag 21, eine Ansprechrate von 73 % gezeigt (Lissoni et al. 1997). Daten zum Gesamtüberleben der Kombinationstherapien mit Taxanen fehlen, sodass diese Kombinationen weiterhin untersucht werden.

# Zervixkarzinom

## Einleitung

Jährlich gibt es in Deutschland circa 8 000 Zervixkarzinom-Neuerkrankungen (15–20 je 100 000). Damit umfasst das Zervixkarzinom circa 6 % aller bösartigen Erkrankungen der Frau. Pro Jahr sterben in Deutschland circa 1 800 Frauen an dieser Krankheit.

Nach epidemiologischen Studien ist eine Infektion mit humanen Papillomaviren (HPV) ein zentraler **Risikofaktor** für die Entstehung eines Zervixkarzinoms. Er überwiegt andere Risikofaktoren wie zum Beispiel hohe Geburtenzahl, niedriger sozioökonomischer Status, häufig wechselnde Geschlechtspartner, früh aufgenommener Geschlechtsverkehr und Herpes-Simplex-Infektion (Schneider et al. 1999).

## Diagnose und Staging

Die FIGO-Kommission (Montreal 1994) klassifiziert das Zervixkarzinom nach klinischen und chirurgischen Kriterien (Creasman et al. 2001) (Tab. 18.2-4).

Plattenepithelkarzinome umfassen circa 90 % und Adenokarzinome circa 10 % der Zervixkarzinome. Adenosquamöse und kleinzellige Karzinome sind selten, vereinzelt treten Sarkome oder Lymphome der Zervix auf. Das Zervixkarzinom entsteht bevorzugt an der Grenze des Plattenepithels zum Zylinderepithel (Transformationszone). Diese ist bei der jungen Frau vorwiegend an der Portiooberfläche, bei der älteren Frau zumeist endozervikal. Die Präneoplasie ist die Dysplasie (Cervicale intraepitheliale Neoplasie, CIN), die via Carcinoma in situ schrittweise zum invasiven Karzinom fortschreiten kann. Die Zeitspanne dieses Prozesses ist weit und dauert bei 30–70 % der Frauen bis zu 12 Jahre, in circa 10 % der Fälle weniger als eine Jahr. Lokal metastasiert das

Zervixkarzinom vorwiegend lymphatisch, aber auch hämatogen.

Prätherapeutisches **Staging** umfasst die gynäkologische Untersuchung, die Sonographie des inneren Genitales und der Nieren, die Röntgenuntersuchung des Thorax in zwei Ebenen, die Zysto- und Rektoskopie und bei endozervikalen Prozessen eine Kürettage. Vergrößerte Lymphknoten können zervikal mittels Sonographie der Skalenusregion und paraaortal mittels Computertomographie nachgewiesen werden. Neben üblichen Laboruntersuchungen kann die Bestimmung des Tumormarkers SCC für Plattenepithelkarzinome und CA 125 für Adenokarzinome zur Verlaufsbeurteilung nützlich sein (Deutsche Krebsgesellschaft 2000a).

# Therapie

Die Therapiewahl des Zervixkarzinoms ist abhängig vom **Staging-Resultat**, wobei das klinische Staging häufig zu Fehleinschätzungen des real vorliegenden Krankheitsstadiums führt.

> Basis der risiko- und stadienadaptierten Therapie sollte das chirurgische Staging mit intraoperativer Entscheidung über das weitere Vorgehen sein (Abb. 18.2-2).

Das Carcinoma in situ ist bei adäquater Behandlung zu 100% heilbar. Vor einer Behandlung muss ein invasives Wachstum

**Tab. 18.2-4:** Stadieneinteilung des Zervixkarzinoms nach TNM (histopathologisch) und FIGO (klinisch und operativ) (Creasman et al. 2001).

| TNM | Beschreibung | FIGO |
|---|---|---|
| Tis | Carcinoma in situ | 0 |
| T1 | begrenzt auf den Uterus | I |
| T1a | Diagnose nur durch Mikroskopie möglich | IA |
| T1a1 | Tiefe < 3 mm; horizontale Ausbreitung < 7 mm | IA1 |
| T1a2 | Tiefe > 3 und < 5 mm, horizontale Ausbreitung < 7 mm | IA2 |
| T1b | klinisch sichtbar oder größer als T1a2 | IB |
| T1b1 | < 4 cm | IB1 |
| T1b2 | > 4 cm | IB2 |
| T2 | Ausdehnung jenseits des Uterus, aber nicht zur Beckenwand und nicht zum unteren Vaginaldrittel | II |
| T2a | Parametrium frei | IIA |
| T2b | Parametrium befallen | IIB |
| T3 | Ausdehnung jenseits des Uterus bis zum unteren Vaginaldrittel oder bis zur Beckenwand oder Vorliegen einer Hydronephrose | III |
| T3a | unteres Vaginaldrittel | IIIA |
| T3b | Beckenwand/Hydronephrose | IIIB |
| T4 | Ausdehnung jenseits des Uterus bis zur Schleimhaut von Harnblase und/oder Rektum und/oder jenseits des kleinen Beckens | IVA |
| M1 | Fernmetastasen | IVB |

mittels bioptischer Sicherung ausgeschlossen werden.

## Stadium 0

Im Stadium 0 (Carcinoma in situ) wird in der Regel organerhaltend operiert. Die Entfernung der Läsion erfolgt in toto. Methoden zur Behandlung einer ektozervikalen Läsion sind Messerkonisation, Laserkonisation, LEEP (loop electrosurgical procedure) und gewebezerstörende Verfahren wie die Laservaporisation. Beim endozervikalen Befall ist die Messer- oder Laserkonisation ausreichend. Bei postreproduktiven Patientinnen oder bei positiven histologischen Befunden an der inneren Resektionsgrenze sollte eine einfache Hysterektomie durchgeführt werden.

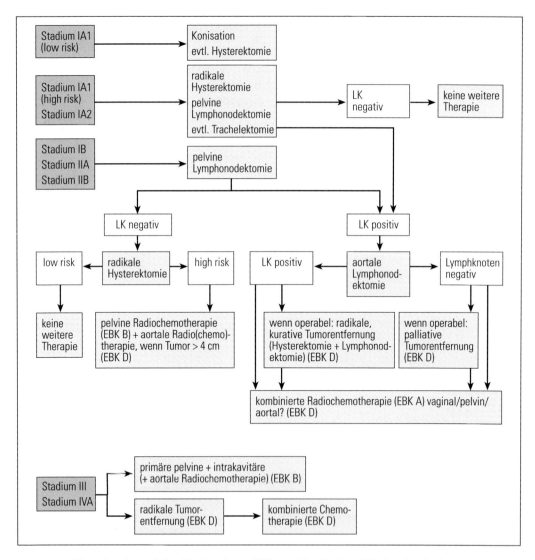

**Abb. 18.2-2:** Therapieoptionen beim Zervixkarzinom. EBK = evidenzbasierte Kriterien (level of evidence); LK = Lymphknoten.

## Stadium IA

Im **Stadium IA1** ist die Konisation als Therapieoption geeignet, wenn die Patientin den Erhalt ihrer Fertilität fordert, die Invasionstiefe < 3 mm ist, Blut- oder Lymphgefäße histologisch nicht beteiligt und die Grenzen des Konus frei von Tumorzellen sind. Ansonsten ist die Hysterektomie ohne Lymphknotendissektion mit optionaler Oophorektomie der Therapiestandard. Bei einer Invasionsausdehnung zwischen 3 und 5 mm (**Stadium IA2**) oder bei Stadium IA1 mit Lymph- oder Blutgefäßinvasion (hohes Risiko) ist die radikale Hysterektomie mit pelviner Lymphknotendissektion empfohlen, da hier bereits ein 10-prozentiges Risiko für befallene Lymphknoten besteht (Buckley et al 1996). Bei Patientinnen mit Kinderwunsch ist die Trachelektomie (subtotale Entfernung der Zervix mit angrenzenden Parametrien) mit pelviner Lymphonodektomie eine Therapieoption. Bei inoperablen Patientinnen mit einer Invasionstiefe < 3 mm kann eine Radiatio bis 12,5 cGy vaginale Oberflächendosis (Afterloading) durchgeführt werden (Grigsby u. Perez 1991).

## Stadium IB und II

Im **Stadium IB** und **IIA** stehen verschiedene, kontrovers diskutierte Therapieoptionen zur Wahl, deren Indikation individuell erwogen werden sollte:
- radikale Hysterektomie nach Wertheim-Meigs, gegebenenfalls mit paraaortaler Lymphonodektomie
- transkutane pelvine Bestrahlung mit intrakavitärer Afterloading-Strahlentherapie, gegebenenfalls paraaortale Radiatio bei einem Primärtumor > 4 cm
- kombinierte Radiochemotherapie (Cisplatin ± Fluorouracil)

Beim prospektiv randomisierten Vergleich zwischen Operation und primärer Radiatio zeigen sich nahezu identische 5-Jahre-Überlebensraten (Landoni et al. 1997). Da der Erkrankungsgipfel des Zervixkarzinoms zwischen dem 45. und dem 60. Lebensjahr liegt, besteht selten eine Kontraindikation zur Operation. Bei prämenopausalen Frauen können bei operativer Therapie die Ovarialfunktion erhalten und der Lymphknotenstatus und das Stadium exakt ermittelt werden. Bei pelvinem Rezidiv kann sekundär eine Radiatio oder kombinierte Radiochemotherapie durchgeführt werden. Aufgrund der operativen Risiken wird vor allem bei älteren, adipösen und multimorbiden Patientinnen die alleinige Radiotherapie eingesetzt. Eine Erweiterung dieses konservativen Therapieansatzes sind prospektiv randomisierte Phase-III-Studien mit Vergleich zwischen alleiniger Radiatio und kombinierter Radiochemotherapie (Cisplatin ± Fluorouracil). Letztere Therapieform zeigt einen signifikanten Überlebensvorteil (Reduktion der Zervixkarzinom-bedingten Mortalität um 30–50 %) (Whitney et al. 1999, Rose et al. 1999, Peters et al. 2000, Keys et al. 1999, Morris et al. 1999). Verschiedene Möglichkeiten der (Radio-)Chemotherapie sind in Tabelle 18.2-5 dargestellt.

Ungefähr ein Drittel der Patientinnen, die im **Stadium IB** operiert wurden, erhielten aufgrund intraoperativ gestellter Indikationen oder postoperativer histopathologischer Begutachtung eine adjuvante Radiatio (Creasman et al. 2001). Diese internationale Datenzusammenstellung unterstützt indirekt die Indikation zum prätherapeutischen operativen Staging. Basierend auf den Daten zur kombinierten Radiochemotherapie mit Cisplatin ± Fluorouracil sollte bei Patientinnen im Zustand nach radikaler Hysterektomie und pelviner Lymphonodektomie mit befallenen Lymphknoten und/oder Lymphgefäßeinbruch und/oder positiven oder fraglichen Resektionsrändern (hohes Risiko) eine adjuvante Radiochemotherapie erwogen werden (Peters et al. 2000).

Patientinnen im klinischen **Stadium IIB** werden international in über 70 % der Fälle mittels primärer Strahlentherapie (pelvine perkutane Radiatio + intrakavitäre Radiatio) behandelt

**Tab. 18.2-5:** Publizierte Protokolle zur neoadjuvanten, adjuvanten und palliativen (Radio-)Chemotherapie des Zervixkarzinoms.
**a**: (Neo)adjuvante Chemotherapie (mod. nach Meerpohl 1990).

| Substanz | Dosierung | Applikation | Applikationsdauer/-art | Tag |
|---|---|---|---|---|
| Carboplatin | AUC[1] 5 | i. v. | Kurzinfusion | 1 |
| Ifosfamid (+ Mesna) | 1,6 g/m² KO | i. v. | 8-h-Infusion | 1, 2, 3 |
| Wiederholung: Tag 22 | | | | |

[1]Carboplatin-Dosis [mg] = AUC [µg/ml · min] · (GFR [ml/min] + 25); AUC = area under the curve; GFR = glomeruläre Filtrationsrate

**b**: Palliative Therapie (mod. nach Bonomi 1985).

| Substanz | Dosierung | Applikation | Applikationsdauer/-art | Tag |
|---|---|---|---|---|
| Cisplatin | 50–75 mg/m² KO | i. v. | 1-h-Infusion | 1 |
| Wiederholung: Tag 22 | | | | |
| Cisplatin | 50 mg/m² KO | i. v. | 1-h-Infusion | 1 |
| Fluorouracil | 1 000 mg/m² KO | i. v. | 24-h-Infusion | 1, 2, 3, 4, 5 |
| Wiederholung: Tag 22 | | | | |

**c**: Kombinierte (neoadjuvante oder palliative) Radiochemotherapie (mod. nach Keys et al. 1999 und Rose et al. 1999).

| Substanz | Dosierung | Applikation | Applikationsdauer/-art | Tag |
|---|---|---|---|---|
| Cisplatin | 40 mg/m² KO (max. 70 mg) | i. v. | 1-h-Infusion | 1, 8, 15, 22, 29, 35, 42 |
| begleitend mit simultaner Bestrahlung des Beckens 5-mal pro Woche + nachfolgende Brachytherapie | | | | |

**d**: Kombinierte (adjuvante oder postoperative) Radiochemotherapie (mod. nach Peters et al. 2000).

| Substanz | Dosierung | Applikation | Applikationsdauer/-art | Tag |
|---|---|---|---|---|
| Cisplatin | 70 mg/m² KO | i. v. | 1-h-Infusion | 1 |
| Fluorouracil | 1 000 mg/m² KO | i. v. | 24-h-Infusion | 1, 2, 3, 4 |
| Wiederholung: Tag 22; insgesamt 4 Zyklen; begleitend mit pelviner Radiatio 5-mal pro Woche | | | | |

(Creasman et al. 2001). In einigen Ländern, unter anderem in Deutschland, werden in ausgewählten Zentren radikale Operationen durchgeführt, wenn eine R0-Resektion primär erreichbar erscheint. Durch die histopathologische Untersuchung des Operationspräparats können Tumorvolumen, Resektionsgrenzen von Zervix und Uterus sowie Tumorbefall der Parametrien, der Blut- und Lymphgefäße, der pelvinen und gegebenenfalls auch der paraaortalen Lymphknoten beurteilt werden; so kann ein adäquates Therapiemanagement festgelegt werden. Daten aus prospektiv randomisierten Studien zu diesen beiden Therapieoptionen fehlen (Burghardt et al. 1993).

## Stadium III und IVA

Die Behandlung der Stadien **III und IVA** erfolgt meistens mittels primärer Radio(chemo)therapie (perkutane pelvine Radiatio + intrakavitäre Radiatio). Bei jüngeren Patientinnen im Stadium IIIA und IVA kann eine radikale (interdisziplinäre) Operation, unter Umständen eine Exenteration mit Organrekonstruktion, in kurativer Intention in Betracht gezogen werden kann, wenn eine R0-Resektion durchführbar ist. Vorraussetzung ist eine systematische radikale (paraaortale) Lymphknotenentfernung mit Nachweis der Tumorfreiheit der oberen Lymphknotenstationen. 5-Jahre-Überlebensraten liegen hier bei isoliertem Blasen- und Rektumeinbruch bei circa 30 % (Kreienberg 1999). Bei Befall der oberen paraaortalen Lymphknoten sollte eine primäre palliative Radio(chemo)therapie durchgeführt werden.

gemeinzustand der Patientin stehen zur Verfügung: die palliative oder selten kurative Operation, die kombinierte Radiochemotherapie und die Chemotherapie. Liegt ein laterales Beckenrezidiv nach primärer Operation vor, sollte eine chirurgische Exploration und gegebenenfalls eine Radiatio oder eine kombierte Radiochemotherapie erfolgen; war aber die Radiatio die Primärtherapie, kann insbesondere beim zentralen Rezidiv eine radikale, evtl. organübergreifende Operation zu 5-Jahre-Überlebensraten von 30–60 % führen (Schnürch et al. 1996). An antineoplastischer Chemotherapie stehen die oben genannten Substanzen zur Verfügung. Die höchsten Remissionsraten zeigt die Kombinationstherapie von Cisplatin bzw. Carboplatin, Ifosfamid und Cisplatin, Paclitaxel (Rose et al. 1999). Vergleiche mit einer Cisplatin-Monotherapie stehen noch aus. Allen Therapieansätzen fehlt die endgültige Beurteilung in Bezug auf einen Überlebensvorteil der Patientinnen.

## Stadium IVB

Für Patientinnen mit **fernmetastasiertem Zervixkarzinom** gibt es keine Standard-Chemotherapie. Die Behandlung sollte im Rahmen von klinischen Studien erfolgen. Zytotoxische Monotherapeutika mit einer Ansprechrate zwischen 15 und 31 % sind: Cisplatin, Carboplatin, Ifosfamid, Epirubicin, Vinorelbin, Fluorouracil, Docetaxel und Paclitaxel. Kombinationstherapeutika mit Ansprechraten zwischen 41 und 63 % sind Cisplatin, Fluorouracil; Carboplatin, Fluorouracil; Cisplatin, Paclitaxel und Cisplatin, Gemcitabin (Möbus u. Kreienberg 1999).

Für die Behandlung des **Zervixkarzinom-Rezidivs** gibt es nur Individualentscheidungen. In Abhängigkeit von Lage und Ausdehnung des Rezidivs, Art der Primärbehandlung und All-

## Neoadjuvante Chemotherapie

Die neoadjuvante Chemotherapie wurde in verschiedenen Studien bei Patientinnen im **Stadium IB bis IVA** untersucht (Eifel u. Rose 2000). Ziel ist die Tumorverkleinerung als verbesserte Ausgangslage zur operativen Therapie – die Operation erfolgt in der Regel nach 3 Behandlungszyklen. Die meisten Erfahrungen liegen zur Monochemotherapie mit Cisplatin vor, Kombinationstherapeutika sind hauptsächlich Alkylanzien oder Fluorouracil. Die Daten zeigen keinen signifikanten Effekt auf das Gesamtüberleben, sodass diese Option bei relativ hoher Nebenwirkungsrate nur in Studien durchgeführt wird.

Auch bei neoadjuvanter Situation ist die Möglichkeit einer Radiochemotherapie (s. Tab. 18.2-5) gegeben (Keys et al. 1999).

# Literatur

Bastert G, Grischke EM. Chemotherapie des Endometriumkarzinoms. Der Onkologe 1999; 5: 422–6.

Beckmann MW, Jap D, Kuschel B, Dall P, Lux MP, Hanstein B, Bender HG. Ovarielle Steroidhormone und Anti-Östrogene: Risiken zur und Prävention in der Karzinogenese der Mamma und des Endometrium in der Postmenopause. Geburtshilfe Frauenheilkd 2000a; 60: 77–85.

Beckmann MW, Werner Y, Renner SP, Fasching PA, Jap D, Kuschel B. Krebsfrüherkennung in der Frauenärztlichen Praxis – aktuelle Aspekte der wissenschaftlichen Diskussion. Gynäkologe 2000b; 33: 474–82.

Bonomi P, Blessing JA, Stehmann FB, DiSaia PJ, Walton L, Major FJ. Randomized trial of three cisplatin dose schedules in squamous-cell carcinoma of the cervix: a Gynecologic Oncology Group study. J Clin Oncol 1985; 3: 1079–85.

Buckley SL, Tritz DM, Van Le L, Higgins R, Sevin BU, Ueland FR, DePriest PD, Gallion HH, Bailey CL, Kryscio RJ, Fowler W, Averette H, van Nagell JR Jr. Lymph node metastases and prognosis in patients with stage Ia2 cervical cancer. Gynecol Oncol 1996; 63: 4–9.

Burghardt E, Webb MJ, Monaghan JM. Surgical gynecological oncology. Stuttgart, New York: Thieme 1993.

Burke TW, Wolfson AH. Limited endometrial carcinoma: adjuvant therapy. Semin Onkol 1994; 21: 83–90.

Chadha M, Nanavati PJ, Liu P, Fanning J, Jacobs A. Patterns of failure in endometrial carcinoma stage IB grade 3 and IC patients treated with postoperative vaginal vault brachytherapy. Gynecol Oncol 1999; 75: 103–7.

Creasman WT, Maisonneuve P, Beller U, Benedet JL, Heitz APM, Ngan HYS, Sideri M, Pecorelli S, Boyle P, Vecchia CL, Walker A. Annual report on the results of treatment in gynaecologic cancer. J Epidem Biostat 2001; 6: 45–86.

Creutzberg CL, van Putten WL, Koper PC, Lybeert ML, Jobsen JJ, Warlam-Rodenhuis CC, De Winter KA, Lutgens LC, van den Bergh AC, van de Steen-Banasik E, Beerman H, van Lent M. Surgery and postoperative radiotherapy versus surgery alone for patients with stage-1 endometrial carcinoma: multicentre randomised trial. PORTEC Study Group. Post Operative Radiation Therapy in Endometrial Carcinoma. Lancet 2000; 355: 1404–11.

Deutsche Krebsgesellschaft e. V. (Hrsg). Qualitätssicherung in der Onkologie., Zervixkarzinom (B21). In: Kurzgefasste Interdisziplinäre Leitlinien 2000. München, Bern, Wien, New York: W. Zuckschwerdt Verlag 2000; 269–86.

Deutsche Krebsgesellschaft e. V. (Hrsg). Qualitätssicherung in der Onkologie. Endometriumkarzinom (B22). In: Kurzgefasste Interdisziplinäre Leitlinien 2000. München, Bern, Wien, New York: W. Zuckschwerdt Verlag 2000; 287–300.

Eifel PJ, Rose PG. Chemotherapy and Radiation Therapy for Cervical Cancer. Alexandria, VA: ASCO Educational Book 2000; 199–206.

Eltabbakh GH, Piver MS, Hempling RE, Shin KH. Excellent long term survival and absence of vaginal recurrences in 332 patients with low-risk stage I endometrial adenocarcinoma treated with hysterectomy and vaginal brachytherapy without formal staging lymph node sampling: report of a prospective trial. J Rad Oncol Biol Phys 1997; 38: 373–80.

Elliott P, Green D, Coates A, Krieger M, Russell P, Coppleson M, Solomon J, Tattersall M. The efficacy of postoperative vaginal irradiation in preventing vaginal recurrence in endometrial cancer. Int J Gynecol Cancer 1994; 4: 84–93.

Emons G, Heyl W. Hormonal treatment of endometrial cancer. J Cancer Res Clin Oncol 2000; 126: 619–23.

Fasching PA, Nestle-Krämling C, Brumm C, Djahansouzi S, Beckmann MW. Cancer in the family and implications for Hormone Replacement Therapy (HRT). 5th European Congress on Menopause. Excerpta Medica Int Congress Series 2001; 1229: 98–103.

Fehr MK, Wight E, Haller U. Chemotherapy of endometrial cancer revisited. Gynakol Geburtshilfliche Rundsch 1999; 39: 110–20.

Grigsby PW, Perez CA. Radiotherapy alone for medically inoperable carcinoma of the cervix; stage IA and carcinoma in situ. Int J Radiat Oncol Biol Phys 19991; 21: 375–8.

Hogberg T, Fredstorp M, Jhingran A. Indications for adjuvant radiotherapy in endometrial carcinoma. Hematol Oncol Clin North Am 1999; 13: 189–209.

Keys HM, Bundy BN, Stehman FB, Muderspach LI, Chafe WE, Suggs CL, Walker JL, Gersell D. Cisplatin, radiation, and adjuvant hysterectomy compared with radiation and adjuvant hysterectomy for bulky stage IB cervical carcinoma. N Engl J Med 1999; 340: 1154–61.

Kreienberg R. Fortgeschrittene Stadien des invasiven Zervixkarzinoms. Gynäkologe 1999; 32: 280–90.

Kucera H, Vavra N, Weghaupt K. Benefit of external irradiation in pathologic stage I endometrial carcinoma: A prospective clinical trial of 605 Patients who received postoperative vaginal irradiation and additional pelvic irradiation in the presence of unfavorable prognostic factors. Gynecol Oncol 1990; 38: 99–104.

Lanciano RM, Curran WJ, Greven KM, Fanning J, Stafford P, Randall ME, Hanks GE. Influence of grade, histological subtype and timing of radiotherapy on outcome among patients with stage II carcinoma of the endometrium. Gynecol Oncol 1990; 39: 368–73.

Landoni F, Maneo A, Colombo A, Placa F, Milani R, Pergeo P, Favini G, Ferri L., Mangioni C. Randomised study of radical surgery versus radiotherapy for stage Ib-IIa cervical cancer. Lancet 1997; 350: 535–8.

Lissoni A, Gabriele A, Gorga G, Tumolo S, Landoni F, Mangioni C, Sessa C. Cisplatin-, epirubicin- and paclitaxel-containing chemotherapy in uterine adenocarcinoma. Ann Oncol 1997; 8: 969–72.

Martin-Hirsch PL, Jarvis G, Kitchener H, Lilford R. Progestagens for endometrial cancer. Cochrane Database Syst Rev 2000; (2): CD001040.

Meerpohl HG, Pfleiderer A, Proteus CZ (Hrsg). Das Rezidiv in der gynäkologischen Onkologie. AGO, Arbeitsgemeinschaft für Gynäkologische Onkologie. Berlin, Heidelberg, New York: Springer 1990.

Möbus V, Kreienberg R. Systemische Therapie des Zervixkarzinoms. Gynäkologe 1999; 32: 322–8.

Morris M, Eifel PJ, Lu J, Grigsby PW, Levenback C, Stevens RE, Rotman M, Gershenson DM, Mutch DG. Pelvic radiation with concurrent chemotherapy compared with pelvic and para-aortic radiation for high-risk cervical cancer. N Engl J Med 1999; 340: 1137–3.

Peters WA 3rd, Liu PY, Barrett RJ 2nd, Stock RJ, Monk BJ, Berek JS, Souhami L, Grigsby P, Gordon W Jr, Alberts DS. Concurrent chemotherapy and pelvic radiation therapy compared with pelvic radiation therapy alone as adjuvant therapy after radical surgery in high-risk early-stage cancer of the cervix. J Clin Oncol 2000; 18: 1606–13.

Rose PG, Blessing JA, Gershenson DM, McGehee R. Paclitaxel and cisplatin as first-line therapy in recurrent or advanced squamous cell carcinoma of the cervix: a Gynecologic Oncology Group Study. J Clin Oncol 1999; 17: 2676–80.

Rose PG, Bundy BN, Watkins EB, Thigpen JT, Deppe G, Maiman MA, Clarke Pearson DL, Insalaco S. Concurrent cisplatin-based radiotherapy and chemotherapy for locally advanced cervical cancer. N Engl J Med 1999; 340: 1144–53.

Schneider A, Dürst M, Jochmus I, Gissmann L. Epidemiologie, Ätiologie und Prävention des Zervixkarzinoms. Gynäkologe 1999; 32: 247–60.

Schnürch HG, Beckmann M., Miller S, Bender HG. Exenterationen bei gynäkologischen Malignomen. Arch Gynecol Obstet 1996; 258 (Suppl): 177–81.

Thigpen T, Blessing J, Homesley H, Malfetano J, DiSaia P, Yordan E. Phase III trial of doxorubicin +/- cisplatin an advanced or recurrent endometrial carcinoma: A Gynecologic Oncology Group study. Proc Am Soc Clin Oncol 1993; 12: 26–31.

Whitney CW, Sause W, Bundy BN, Malfetano JH, Hannigan EV, Fowler WC, Clarke-Pearson DL, Liao SY. Randomized comparison of fluorouracil plus cisplatin versus hydroxyurea as an adjunct to radiation therapy in stage IIB-IVA carcinoma of the cervix with negative para-aortic lymph nodes: a Gynecologic Oncology Group and Southwest Oncology Group study. J Clin Oncol 1999; 17: 1339–48.

# 19 Bronchialkarzinome

Karl-Heinz Zurborn

## Einleitung

Die Prognose der Bronchialkarzinome wird im Wesentlichen von der Tumorhistologie und -ausdehnung beeinflusst. Die praktische klinisch relevante Einteilung nach dem histologischen Befund erfolgt in **kleinzellige** (ca. 20–25%) **und nichtkleinzellige Bronchialkarzinome**. Zu den nichtkleinzelligen Bronchialkarzinomen gehören mit jeweils verschiedenen Subtypen:
- die Plattenepithelkarzinome (ca. 50%)
- die Adenokarzinome (ca. 10%)
- die großzelligen Karzinome (ca. 10%)
- eine Gruppe seltener Subentitäten

Da kleinzellige und nichtkleinzellige Bronchialkarzinome sich wesentlich in Prognose und therapeutischer Strategie unterscheiden, werden beide Tumoren getrennt besprochen.

## Nichtkleinzellige Bronchialkarzinome

> Bei allen Patienten mit lokal begrenztem Tumorwachstum, das heißt den Tumorstadien T1–3, N0–2, M0, ist die chirurgische Resektion Therapie der Wahl.

Bei 65–75 Prozent der Patienten treten nach potenziell kurativer Operation Fernmetastasen auf, daher wurde eine adjuvante Chemotherapie in Studien geprüft. Bislang konnte jedoch kein sicherer signifikanter Effekt nachgewiesen werden, sodass eine Indikation hierfür derzeit nicht besteht. Eine adjuvante Strahlentherapie bei R0-Resektion gilt nicht als standardisierte Therapie.

Die **additive Radiotherapie** ist bei R1- oder R2-Resektion zu erwägen, bei der R2-Resektion auch als Afterloading-Therapie. Bei Vorliegen solitärer Metastasen in Leber, Gehirn, Nebenniere oder Lunge kommt eine Resektion in Frage und kann zur Lebensverlängerung beitragen. Ein spezielles Problem stellt der Pancoast-Tumor dar mit Infiltration der Thoraxwand und des Plexus brachialis. Dabei ist eine Therapie mit neoadjuvanter Strahlentherapie von 40 Gy, anschließender Operation und postoperativer Aufsättigung der Strahlendosis bis 60 Gy ein mögliches Vorgehen.

Das nichtkleinzellige Bronchialkarzinom gilt heute als Chemotherapie-sensibler Tumor. Daher wird die **Chemotherapie** im Rahmen multimodaler Therapiekonzepte oder auch als palliative Therapie bei fortgeschrittenen Stadien eingesetzt. In der **Monotherapie** stehen Medikamente mit höheren Remissionsraten zur Verfügung, wie Ifosfamid (26%), Cisplatin (20%), Mitomycin (20%) und Vindesin (18%) sowie neuere Substanzen wie Paclitaxel, Docetaxel, Topotecan und Gemcitabin. Mit der **Kombinationschemotherapie** sind höhere Remissionsraten (30–50%, Komplettremissionen dabei ca. 5%) und mittlere Überlebenszeiten aller Patienten von 6–10 Monaten sowie 12–15 Monaten bei Respondern zu erreichen. Die wirksamsten Protokolle enthalten Cisplatin, kombiniert mit Vindesin, Etoposid, Mitomycin oder mit Ifosfamid. Die erreichten Remissionen halten circa 6 Monate an. Ein Schema der ersten Wahl hat sich bislang nicht durchgesetzt. Kombinationen werden auch als neoadjuvante Therapie bei lokal fortgeschrittenen Stadien, insbesondere Stadium IIIB (T1–3, N2) eingesetzt. Es wurden hier verschiedene Kombination geprüft, wie das MIC-Schema (Mitomycin, Ifosfamid und Cisplatin; Rosell et al. 1994, Cullen et al. 1988), MVP (Mitomycin, Vindesin und Cisplatin; Gralla et al. 1981) und PE (Cisplatin und Etoposid; Longeval u. Klastersky 1982) (Tab. 19-1a bis c)

Der Stellenwert der neoadjuvanten kombinierten Radiochemotherapie, die höhere Toxizität aufweist, ist derzeit noch nicht gesichert. Im fortgeschrittenen Stadium wird unter palliativen Gesichtspunkten bei gutem Allgemeinzustand und nicht zu hohem Alter insbesondere bei Vorliegen einer Tumorprogression oder bei tumorassoziierten Beschwerden eingesetzt. Hier kommen Kombinationen aus Mitomycin und Vindesin mit relativ guter Verträglichkeit in Frage (Gatzemeier et al. 1990; Tab. 19-2)

**Tab. 19-1:** Therapieprotokolle für die neoadjuvante Kombinationschemotherapie bei lokal fortgeschrittenen Stadien des nichtkleinzelligen Bronchialkarzinoms.
**a**: MIC-Schema (mod. nach Rosell et al. 1994, Cullen et al. 1988).

| Acronym | Substanz | Dosierung | Applikation | Applikationsart/-dauer | Tag |
|---|---|---|---|---|---|
| M | Mitomycin | 6 mg/m² KO | i. v. | | 1 |
| I | Ifosfamid | 3 g/m² KO | i. v. | 1-h-Infusion | 1 |
| C | Cisplatin | 50 mg/m² KO | i. v. | 1-h-Infusion | 1 |

Wiederholung: Tag 29

**b**: MVP-Schema (mod. nach Gralla et al. 1981).

| Acronym | Substanz | Dosierung | Applikation | Applikationsart/-dauer | Tag |
|---|---|---|---|---|---|
| M | Mitomycin | 8 mg/m² KO | i. v. | Bolus-Injektion | 1 |
| V | Vindesin | 3 mg/m² KO | i. v. | Bolus-Injektion | 1, 8 und 15 |
| P | Cisplatin | 120 mg/m² KO | i. v. | 1-h-Infusion | 1 |

Wiederholung: Tag 29

**c**: PE-Schema (mod. nach Longeval u. Klastersky 1982).

| Acronym | Substanz | Dosierung | Applikation | Tag |
|---|---|---|---|---|
| P | Cisplatin | 60 mg/m² KO | i. v. | 1 |
| E | Etoposid | 120 mg/m² KO | i. v. | 3, 5 und 7 |

Wiederholung: Tag 22–29

**Tab. 19-2:** Therapieprotokoll für die Kombinationschemotherapie beim fortgeschrittenen nichtkleinzelligen Bronchialkarzinom: Mitomycin und Vindesin (mod. nach Gatzemeier et al. 1990).

| Substanz | Dosierung | Applikation | Tag |
|---|---|---|---|
| Mitomycin | 10 mg/m² KO | i. v. | 1 |
| Vindesin | 3 mg/m² KO | i. v. | 1 und 8 |

In der Monotherapie kann mit sehr wenig Nebenwirkungen Gemcitabin in einer Dosierung von 1 250 mg/m² KO als 3-h-Infusion am Tag 1, 8, 15 und dann 14-tägig weiter bis zur Tumorprogression eingesetzt werden (Gatzemeier 1998).

# Kleinzellige Bronchialkarzinome

Das kleinzellige Bronchialkarzinom zeichnet sich durch aggressives Wachstum und frühe regionale und systemische Metastasierung aus (ca. 70% Lymphknoten- und ca. 60% Fernmetastasen bei Diagnosestellung), daher steht die Chemotherapie an erster Stelle des multimodalen Therapiekonzeptes, dann erst folgt die Strahlentherapie und Operation.

Nur bei dem sehr seltenen Fall eines kleineren solitären peripheren Lungenrundherdes kommt die Operation mit kurativem Anspruch und adjuvanter Chemotherapie in Frage (sog. **very limited disease**: T1–2, N0–1; ca. 5 Prozent der Fälle). Die Operation kommt auch für Fälle in Frage, in denen die Histologie unklar ist oder die auf die Chemotherapie nicht ansprechen. Ein auf einen Hemithorax begrenztes Krankheitsstadium (**limited disease, LD**) geht mit einer mittleren Überlebenszeit ohne Therapie

**Tab. 19-3:** Einteilung der kleinzelligen Bronchialkarzinome nach der Ausdehnung.
a: limited disease

| limited disease (LD) |
|---|
| • Primärtumor auf den ipsilateralen Hemithorax beschränkt |
| • keine Thoraxwandinfiltration |
| • ipsilateraler hilärer oder supraklavikulärer Lymphknotenbefall |
| • ipsilateraler und kontralateraler mediastinaler Lymphknotenbefall |
| • evtl. Atelektase |
| • N.-recurrens- und/oder N.-phrenicus-Parese |
| • kleiner Winkelerguss ohne maligne Zellen |

b: extensive disease I

| extensive disease I (ED I, Beschränkung auf den Thoraxraum)<br>LD + zusätzlich: |
|---|
| • kontralateraler hilärer und/oder supraklavikulärer Lymphknotenbefall |
| • Thoraxwandinfiltration (auch ipsilateral) |
| • maligner Pleuraerguss (zytologischer Nachweis) |
| • Lymphangiosis carcinomatosa |
| • Vena-cava-superior-Syndrom (obere Einflussstauung) |
| • Einbruch des Tumors in große mediastinale Gefäße |

c: extensive disease II

| extensive Disease II (ED II, Vorliegen von Metastasen) |
|---|
| • kontralaterale Lungenmetastasen |
| • Fernmetastasen (Leber, Gehirn, Knochen, Nebennieren, sonstige Lymphknoten, etc.) |

von 14 Wochen einher, häufiger liegt jedoch bei Aufdeckung des Primärtumors bereits ein weiter fortgeschrittenes Stadium (**extensive disease, ED**) vor, mit einer mittleren Überlebenszeit ohne Therapie von nur 7 Wochen (Tab. 19-3). Nur bei LD ist eine Therapie mit primär kurativem Anspruch möglich. Mit Relevanz für das therapeutische Vorgehen

Tab. 19-4: Anthracyclinhaltige Therapieschemata beim kleinzelligen Bronchialkarzinom.
**a**: ACO-Schema (mod. nach Seeber et al. 1980).

| Acronym | Substanz | Dosierung | Applikation | Tag |
|---|---|---|---|---|
| A | Adriamycin | 60 mg/m² KO | i. v. | 1 |
| C | Cyclophosphamid[1] | 750 mg/m² KO | i. v. | 1 und 2 |
| O | Vincristin | 1,5 mg/m² KO | i. v. | 1, 8, 15 |
| Wiederholung: Tag 22 | | | | |

[1] Mesna: 150 mg/m² KO unmittelbar sowie 4 und 8 Stunden nach Cyclophosphamid-Gabe.

**b**: ACE-Schema (mod. nach Aisner et al. 1982).

| Acronym | Substanz | Dosierung | Applikation | Tag |
|---|---|---|---|---|
| A | Adriamycin | 45 mg/m² KO | i. v. | 1 |
| C | Cyclophosphamid[1] | 1 000 mg/m² KO | i. v. | 1 |
| E | Etoposid | 50 mg/m² KO | i. v. | 1–5 |
| Wiederholung: Tag 22 | | | | |

[1] Mesna: 200 mg/m² KO unmittelbar sowie 4 und 8 Stunden nach Cyclophosphamid-Gabe.

**c**: CDE-Schema (mod. nach Postmus et al. 1987).

| Acronym | Substanz | Dosierung | Applikation | Tag |
|---|---|---|---|---|
| C | Cyclophosphamid[1] | 1 000 mg/m² KO | i. v. | 1 |
| D | Doxorubicin | 45 mg/m² KO | i. v. | 1 |
| E | Etoposid | 100 mg/m² KO | i. v. | 1–3 |
| Wiederholung: Tag 22 | | | | |

[1] Mesna: 200 mg/m² KO unmittelbar sowie 4 und 8 Stunden nach Cyclophosphamid-Gabe.

**d**: EPICO-Schema (mod. nach Drings et al. 1986).

| Acronym | Substanz | Dosierung | Applikation | Tag |
|---|---|---|---|---|
| EPI | Epirubicin | 70 mg/m² KO | i. v. | 1 |
| C | Cyclophosphamid[1] | 1 000 mg/m² KO | i. v. | 1 |
| O | Vincristin | 2 mg abs. | i. v. | 1 |
| Wiederholung: Tag 22 | | | | |

[1] Mesna: 200 mg/m² KO unmittelbar sowie 4 und 8 Stunden nach Cyclophosphamid-Gabe.

werden heute das Stadium ED weiter unterteilt nach Beschränkung auf den Thoraxraum (ED I) und Vorliegen von Metastasen (ED II).

In der Monotherapie wirksam sind verschiedene Substanzen mit Remissionsraten zwischen 20 und 60 Prozent (Ifosfamid, Cyclophosphamid, Etoposid, Carboplatin, Vincristin, Adriamycin, Vindesin, Cisplatin) und neuere Substanzen wie Paclitaxel, Gemcitabin, Topotecan, Vinorelbin und Irinotecan (CPT 11).

Anhaltende Remissionen mit höherem Anteil an Komplettremissionen sind nur mit Kombinationen aus 2 bis 4 Medikamenten zu erreichen (Niederle et al. 1997). Hierzu gehören mit vergleichbar guter Wirksamkeit anthracyclinhaltige Schemata (ACO, ACE, CDE, EPICO; Tab. 19-4a bis d) und cisplatinhaltige Kombinationen (PE, CE, CEV; Tab. 19-5a bis c).

Abwandlungen vom Standardschema ACO (Tab. 19-4a) mit geringerer Neurotoxizität stellen bei den anthracyclinhaltigen Schemata das ACE-Schema (Tab. 19-4b) bzw. das CDE-Schema (Tab. 19-4c) dar (Aisner et al. 1982); eine weitere Abwandlung des ACO-Standard-

**Tab. 19-5:** Cisplatinhaltige Therapieschemata beim kleinzelligen Bronchialkarzinom.
**a:** PE-Schema (mod. nach Wolf et al. 1987).

| Acronym | Substanz | Dosierung | Applikation | Applikationsart/-dauer | Tag |
|---|---|---|---|---|---|
| P | Cisplatin | 80 mg/m² KO | i. v. | 1-h-Infusion | 1 |
| E | Etoposid | 150 mg/m² KO | i. v. | 1-h-Infusion | 1–3 |
| Wiederholung: Tag 22 | | | | | |

**b:** CE-Schema (mod. nach Bishop et al. 1987).

| Acronym | Substanz | Dosierung | Applikation | Applikationsart/-dauer | Tag |
|---|---|---|---|---|---|
| C | Carboplatin | 300 mg/m² KO | i. v. | 1-h-Infusion | 1 |
| E | Etoposid | 120 mg/m² KO | i. v. | 1-h-Infusion | 1–3 |
| Wiederholung: Tag 22 | | | | | |

**c:** CEV-Schema (mod. nach Gatzemeier et al. 1992).

| Acronym | Substanz | Dosierung | Applikation | Applikationsart/-dauer | Tag |
|---|---|---|---|---|---|
| C | Carboplatin | 300 mg/m² KO | i. v. | 30-min-Infusion | 1 |
| E | Etoposid[1] | 140 mg/m² KO | i. v. | 1-h-Infusion | 1–3 |
| V | Vincristin | 2 mg abs. | i. v. | | 1, 8 und 15 |
| Wiederholung: Tag 22–29 | | | | | |

[1] Das Schema kann auch mit auf 120 mg/m² KO reduzierter Etoposid-Dosis gegeben werden.

schemas ist das EPICO-Schema (Tab. 19-4d; Drings et al. 1986).
Als alternatives zweites, cisplatinhaltiges Standardschema beim kleinzelligen Bronchialkarzinom kann das PE-Schema (Tab. 19-5a) gelten (Wolf et al. 1987). Dieses Schema besitzt eine geringere Kardiotoxizität, kann allerdings nicht ambulant durchgeführt werden. Mit gleicher Wirksamkeit kann Cisplatin durch Carboplatin ersetzt werden (CE-Schema, Tab. 19-5b). Eine Variation des PE-Schemas, das CEV-Schema (Tab. 19-5c), dürfte durch zusätzliche Gabe von Vincristin stärkere Wirksamkeit besitzen (Gatzemeier et al. 1992).
Mit diesen angeführten Schemata sind folgende **Remissionsraten** zu erzielen:
- bei LD Remissionen in circa 90–95 Prozent, davon 40–60 Prozent Komplettremissionen; mittlere Überlebenszeit 16–20 Monate
- bei ED Remissionen in circa 70–80 Prozent, davon 15–30 Prozent Komplettremissionen; mittlere Überlebenszeit 8–12 Monate

Die von einigen Autoren empfohlene alternierende Gabe von ACO und PE (bzw. deren Varianten) ergibt hingegen keinen gesicherten Vorteil. Das Ansprechen der Therapie muss bereits nach dem ersten Zyklus beurteilt werden und bei Nichtansprechen auf eine alternative Chemotherapie übergegangen werden. 4 Zyklen insgesamt sind ausreichend. Eine Erhaltungstherapie führt nicht zur Verlängerung der Überlebenszeit und gehört daher nicht zur Standardtherapie. Bei schlechtem Allgemeinzustand bzw. bei älteren, multimorbiden Patienten, denen eine aggressive Chemotherapie nicht zugemutet werden kann, kommt eine weniger aggressive Polychemotherapie (ACO I, Tab. 19-6), eine Monotherapie oder auch eine palliative Strahlentherapie in Frage. Folgende Alternativen können als **Monotherapie** empfohlen werden (Gatzemeier 1984; Clark u. Cottier 1992):
- Etoposid: 170 mg/m$^2$ KO i. v. als 1-h-Infusion am Tag 1, 3 und 5 alle 3–4 Wochen
- Etoposid: 2-mal 50 mg/m$^2$ KO p. o., Tag 1–10
- Epirubicin: 25 mg/m$^2$ KO i. v., als Bolus-Injektion an Tag 1, wöchentlich
- Carboplatin: 400 mg/m$^2$ KO i. v., 15-min-Infusion am Tag 1 alle 4 Wochen

Trotz Erreichen einer Komplettremission ist in hohem Prozentsatz mit Lokalrezidiven und auch mit zerebralen Rezidiven zu rechnen. Daher ist im Stadium LD eine konsolidierende thorakale **Bestrahlung** mit 50 Gy angezeigt, die die lokale Rezidivrate von 50–80 Prozent auf circa 30 Prozent senken kann. Bei partieller Remission nach der Chemotherapie kann eine additive Radiotherapie diese noch in eine Komplettremission überführen. Die zu erwartende pulmonale Toxizität ist bei vorausgegangenem platinhaltigem Schema geringer als bei anthracyclinhaltigem Schema.
Das Risiko eines zerebralen Rezidivs nach Komplettremission bei LD liegt bei 20–40 Prozent. Daher ist eine adjuvante Radiotherapie

**Tab. 19-6:** ACO-I-Schema (mod. nach Seeber et al.1980).

| Acronym | Substanz | Dosierung | Applikation | Applikationsart/-dauer | Tag |
|---|---|---|---|---|---|
| A | Adriamycin | 60 mg/m$^2$ KO | i. v. | Kurzinfusion | 1 |
| C | Cyclophosphamid | 250 mg/m$^2$ KO | p. o. | | 2, 3, 4 und 5 |
| O | Vincristin[1] | 2 mg abs. | i. v. | Bolus-Injektion | 1, 8 |
| Wiederholung: Tag 22 | | | | | |

[1] Vincristin bei Patienten > 60 Jahre max. 1,5 mg und > 65 Jahre max. 1 mg.

mit 30 Gy indiziert, die das Risiko auf 5–8 Prozent senken kann (Sorensen et al 1998). Alle Patienten mit LD in Komplettremission sollten daher möglichst simultan mediastinal und kraniell bestrahlt werden. Keine Indikation besteht bei Patienten ohne Komplettremission und im Stadium ED.

In klinischen Notfällen ist eine sofortige Chemotherapie gerechtfertigt, wie zum Beispiel beim Vena-cava-superior-Syndrom (obere Einflussstauung), bei dem die Chemotherapie genauso gut wirksam ist wie die notfallmäßige Strahlentherapie (Manegold 1998). Indikationen für eine palliative Strahlentherapie bestehen weiterhin bei symptomatischen Metastasen (v. a. Skelettmetastasen), bei zerebralen und spinalen Metastasen, lokaler Tumorprogression unter Chemotherapie, Bronchostenose mit Retentionspneumonie und bei Ablehnung der Chemotherapie durch den Patienten. Ein spezielles Problem stellen Hirnmetastasen dar. Hierbei hat sich Topotecan als besonders gut wirksam erwiesen und dies sogar bei intensiver chemotherapeutischer und radiotherapeutischer Vorbehandlung. Topotecan kann offensichtlich die intakte Hirnschranke passieren. Allerdings besteht beim kleinzelligen Bronchialkarzinom allgemein die Beobachtung, dass sich zerebrale Metastasen unter Chemotherapie gleich gut zurückbilden wie extrakranielle Metastasen.

**Zusammenfassend** gilt, dass die Langzeitprognose der Patienten mit kleinzelligem Bronchialkarzinom nach wie vor ungünstig ist. In zahlreichen Studien wird daher versucht durch Dosisintensivierung unter Einsatz von hämatopoetischen Wachstumsfaktoren oder peripherer Stammzelltransplantation das Problem der hohen Rezidivrate und der unbefriedigenden Überlebenszeiten trotz Komplettremissionen zu überwinden. Derzeit gibt es hierzu jedoch noch keine schlüssigen Studienergebnisse, aus denen sich allgemeingültige Empfehlungen ableiten ließen.

## Literatur

Aisner J, Whitacre M, Van Echo DA, Wiernik PH. Combination chemotherapy for small cell carcinoma of the lung: continuous versus alternating non-cross-resistant combinations. Cancer Treat Rep 1982; 66: 221–30.

Bishop JF, Raghavan D, Stuart-Harris R, Morstyn G, Aroney R, Kefford R, Yuen K, Lee J, Gianoutsos P, Olver IN, et al. Carboplatin (CBDCA, JM-8) and VP-16-213 in previously untreated patients with small-cell lung cancer. J Clin Oncol 1987; 5: 1574–8.

Cullen MH, Joshi R, Chetiyawardana AD, Woodroffe CM. Mitomycin, ifosfamide and cis-platin in non-small cell lung cancer: treatment good enough to compare. Br J Cancer 1988; 58: 359–61.

Drings P, Bülzebruck H, Hruska D, Manke HG, Schuler G. EPICO für die Behandlung des kleinzelligen Bronchialkarzinoms. 3. Zwischenanalyse. Onkologie 1986; 9 (Suppl. 1): 14–20.

Gatzemeier U. Therapie mit Epirubicin wöchentlich bei älteren Patienten mit kleinzelligem Bronchialkarzinom. Aktuelle Onkologie 1998; 52: 63–69.

Gatzemeier U, Heckmayr M, Hossfeld DK, Kaukel E, Koschel G, Neuhauss R. Chemotherapie des fortgeschrittenen nicht-kleinzelligen Bronchialkarzinoms mit Mitomycin C/Ifosfamid versus Mitomycin C/Vindesin versus Cisplatin/Etoposid – Eine prospektive randomisierte Studie. Pneumologie 1990; 44: 258–60.

Gatzemeier U, Hossfeld DK, Neuhauss R, Reck M, Achterrath W, Lenaz L. Combination Chemotherapy with Carboplatin, Etoposid and Vincristine as first-line treatment in small-cell lung cancer. J Clin Oncol 1992; 10: 818–23.

Gatzemeier U, Zschaber R, Hossfeld DK, Radenbach D. Cisplatin, Vindesin und VP 16-213 in der Behandlung des inoperablen nichtkleinzelligen Bronchialkarzinoms. Onkologie 1984; 7: 308–15.

Gralla RJ, Casper ES, Kelsen DP, Braun DW Jr, Dukeman ME, Martini N, Young CW, Golbey RB. Cisplatin and vindesine combination chemotherapy for advanced carcinoma of the lung: a randomised trial investigating two schedules. Ann Intern Med 1981; 95: 414–20.

Longeval E, Klastersky J. Combination chemotherapy with cisplatin and etoposid in bronchogenic squamous cell carcinoma and adenocarcinoma. A study by the EORTC lung cancer working party (Belgium). Cancer 1982; 50: 2751–6.

Manegold C. Chemotherapie des kleinzelligen Bronchialkarzinoms. Onkologe 1998; 4: 1019–29.

Niederle N, Weidmann B, Budach V, Schirren J. Kleinzelliges Bronchialkarzinom. In Schmoll HJ et al. (Hrsg). Kompendium Internistische Onkologie. Teil 2. Berlin, Heidelberg, New York: Springer-Verlag 1997; 521–47.

Postmus PE, Berendsen HH, van Zandwijk N, Splinter TA, Burghouts JT, Bakker W. Retreatment with the induction regimen in small cell lung cancer relapsing after an initial response to short term chemotherapy. Eur J Cancer Clin Oncol 1987; 23: 1409–11.

Rosell R, Gomez-Codina J, Camps C, Maestre J, Padille J, Canto A, Mate JL, Li S, Roig J, Olazabal A, et al. A randomized trial comparing preoperative chemotherapy plus surgery with surgery alone in patients with non-small cell lung carcinoma. N Engl J Med 1994; 330: 153–8.

Seeber S, Niederle N, Schilcher RB, Schmidt CG. Adriamycin, Cyclophosphamid und Vincristin (ACO) beim kleinzelligen Bronchialkarzinom. Verlaufsanalyse und Langzeitergebnisse. Onkologie 1980; 3: 5–11.

Sorensen M, Lassen U, Hansen HH. Current therapy of small cell lung cancer. Current Opinion Oncol 1998; 10: 133–8.

Wolf M, Havemann K, Holle R, Gropp C, Drings P, Hans K, Schroeder M, Heim M, Dommes M, Mende S, et al. Cisplatin-Etoposide versus Ifosfamid/Etoposide combination chemotherapy in small cell lung cancer: A multicenter German randomized trial. J Clin Oncol 1987; 5: 1880–9.

# 20 Internistische Therapie maligner Tumoren des Gastrointestinaltrakts

Frank Gieseler, Ulrich R. Fölsch

## Histologische Subtypen

Maligne Tumoren des Gastrointestinaltrakts gehören zu den häufigsten Krebsarten in der Bundesrepublik Deutschland. Allein die Tumoren des Kolons und des Rektums stellen die zweithäufigste Krebstodesursache bei beiden Geschlechtern dar. Der Anteil der gastrointestinalen Tumoren an der Gesamtkrebsmortalität beträgt bei Männern etwa 12 % und bei Frauen etwa 14 %. Entsprechend den vorherrschenden Gewebearten weisen diese Tumoren die in Tabelle 20-1 beschriebenen histologischen Charakteristika auf.

Es gibt bisher keine Möglichkeit, auf die unterschiedlichen histologischen Subtypen mit einer differenziellen Therapie zu reagieren.

## Therapeutisches Procedere

Im therapeutischen Procedere haben maligne Tumoren des Gastrointestinaltrakts viele Ge-

**Tab. 20-1:** Histologische Subtypen gastrointestinaler Tumoren.

| Lokalisation | Histologie | Hinweise |
|---|---|---|
| Mund | > 90 % Plattenepithelkarzinome | |
| Speiseröhre | 60–70 % Plattenepithelkarzinome | mittleres und oberes Drittel |
| | 30–40 % Adenokarzinome | meist unteres Drittel, zunehmende Inzidenz |
| Magen | > 90 % Adenokarzinome | |
| Dünndarm | 45 % Adenokarzinome | seltene Tumoren |
| | 29 % Karzinoide | |
| | 15 % Lymphome | |
| | 10 % Sarkome | |
| kolorektal | 85–90 % Adenokarzinome | |
| anal | 70–75 % Plattenepithelkarzinome | |
| | 20–25 % Übergangsepithelkarzinome | kloakogenes Karzinom am Analrand |

meinsamkeiten. Für alle gilt, dass die internistische Therapie für die Prognose eine untergeordnete Rolle spielt; entscheidend für das Überleben des Patienten ist die Ausbreitung (das Staging) der Erkrankung bei Diagnosestellung und damit die Möglichkeit der kompletten Resektion. Ein therapeutisch kurativer Ansatz wird in der internistischen Onkologie bei neoadjuvanten Therapien, bei Downstaging-Konzepten oder im adjuvanten Ansatz verfolgt (s. Tab. 20-2). Bei fortgeschrittenen Tumoren ist der Erhalt oder die Verbesserung der Lebensqualität der Patienten die entscheidende Indikation für eine internistisch-onkologische Therapie.

Leider weisen die meisten Patienten mit malignen gastrointestinalen Tumoren bereits bei Diagnosestellung ein Tumorstadium auf, in dem eine komplette Resektion des Tumors nicht möglich ist. Für diese Patienten ist es notwendig, ein therapeutische Konzepte zu entwickeln. In vielen Studien hat sich gezeigt, dass es sinnvoll ist, in diese multimodalen Konzepte eine Chemotherapie zu integrieren.

> Das entscheidende therapeutische Ziel ist, die Lebensqualität der Patienten zu erhalten oder zu verbessern, und nicht, die Überlebenszeit um jeden (Nebenwirkungs-)Preis zu verlängern.

Mit dieser kritischen Einstellung müssen auch Publikationen betrachtet werden, die ein geringfügig höheres Ansprechen einer Therapie konstatieren und damit eine Verbesserung des therapeutischen Konzepts suggerieren. Bei der Festlegung des therapeutischen Procedere, das sich zwischen der Therapie mit dem höchsten Ansprechen und einer reinen symptomatischen Behandlung bewegt, muss der Patient mit einbezogen werden. Eine Reihe von Studien haben gezeigt, dass die Chemotherapie ein sinnvoller Bestandteil therapeutischer Konzepte zur Verbesserung der Lebensqualität ist. Das anzustrebende Ziel ist, die rasche Progredienz der Tumorerkrankung zu unterbinden. Wenn dieses therapeutische Ziel nicht erreicht wird, dann ist eine Einschränkung der Lebens-

Tab. 20-2: Therapeutische Ansätze in der internistischen Onkologie.

| Ansatz | Beschreibung | Ziel |
|---|---|---|
| **kurative Ansätze** | | |
| neoadjuvant | präoperative Chemotherapie eines operablen Patienten | Verbesserung der rezidivfreien Überlebenszeit nach R0-Resektion |
| adjuvant | postoperative Chemotherapie nach einer R0-Resektion | Verbesserung der rezidivfreien Überlebenszeit nach R0-Resektion |
| Downstaging | präoperative Chemotherapie eines nicht operablen Patienten | Herbeiführen einer Operabilität |
| **nicht kurative Ansätze** | | |
| palliativ | Chemotherapie eines Patienten mit fortgeschrittenem Tumorleiden | Verlangsamung des Tumorwachstums, Erhalt der Lebensqualität |
| symptomatisch | multimodale Therapie, die auch Chemotherapie beinhalten kann und sich an den Beschwerden des Patienten orientiert | Verbesserung einer eingeschränkten Lebensqualität |

qualität mit Sicherheit zu erwarten. Allerdings hat die klinische Erfahrung gezeigt, dass nicht mit allen Mitteln eine Remission angestrebt werden muss. Die Therapie sollte so gewählt werden, dass mit einem vertretbaren Maß an Nebenwirkungen eine „Kontrolle" des Tumorwachstums erreicht wird. Hierunter kann durchaus auch eine leichte Größenprogredienz verstanden werden, die aufgrund klinischer Erfahrungen als Zunahme der Tumormasse bis zu 25 % innerhalb eines Therapieblocks, bestehend aus 4–6 Zyklen, definiert wird. Leider wurde bei vielen Therapiestudien die Lebensqualität der Patienten nicht erfasst, so dass nicht alle Therapieempfehlungen, die in diesem Kapitel gegeben werden, mit Studien, die auf optimalen Evidenzen beruhen, begründet werden können.

Auf dem Gebiet der gastrointestinalen Onkologie gibt es eine Reihe von Leitlinien und publizierten Konsensempfehlungen der unterschiedlichen Fachgruppen. Leider können sich nur wenige Empfehlungen auf qualitativ ausreichende Studien im Sinne der evidenzbasierten Medizin berufen. In diesem Kapitel sollen diese Empfehlungen nicht einfach wiederholt werden, sondern ein therapeutisches Gesamtkonzept zur internistischen Therapie von Patienten mit Malignomen des Gastrointestinaltrakts soll vorgestellt werden. Besonderer Wert wird auf eine prospektive Therapieplanung gelegt, die von Anfang an den charakteristischen Verlauf einer gastrointestinalen Tumorerkrankung berücksichtigt. Natürlich muss die Therapie im Einzelfall variiert werden. Grundsätzlich bleibt der Patient ab der Diagnosestellung in internistisch-onkologischer Behandlung, in die die Chemotherapie sinnvoll integriert ist.

Das prinzipielle Vorgehen in der palliativen Situation sieht folgendermaßen aus:

- Dokumentation der augenblicklichen Beschwerden des Patienten durch eine ausführliche Untersuchung und Anamnese
- Erfassung der Tumorausbreitung, sowie bereits aufgetretener und drohender Komplikationen durch sinnvolle (kostenorientierte) Staging-Untersuchungen
- Erstellung eines therapeutischen Konzepts, in das die zu erwartenden Komplikationen und die aktuellen Beschwerden einbezogen werden. Die Chemotherapie zur Kontrolle des Tumorwachstums wird in dieses Konzept integriert. Hierbei müssen das Alter, sowie die Vor- und Begleiterkrankungen und der mehr oder weniger ausgeprägte Therapiewunsch des Patienten berücksichtigt werden.
- Die gewählte Chemotherapie sollte konsequent bis zur Progredienz der Erkrankung oder bis zum Eintreten unerwünschter Wirkungen appliziert werden, erst dann sollte auf die Zweitlinientherapie umgestellt werden. Da gastrointestinale Tumoren eine ausgesprochen niedrige Proliferationsrate aufweisen, kann ein Einfluss der Therapie frühestens nach dem ersten Therapieblock erwartet werden. Eine frühere Nachuntersuchung ist deshalb nicht sinnvoll. Ein Therapieblock besteht aus 4–6 Zyklen einer Chemotherapie.
- Früher oder später ist jeder maligne Tumor des Gastrointestinaltrakts auch unter der Chemotherapie progredient. Deswegen sollte ein sinnvolles Konzept bereits von Anfang an die Zweit- und Drittlinientherapie beinhalten, was bei vielen klinischen Studie die die Ansprechraten einer Primärtherapie untersuchen nicht berücksichtigt wird. Die Reihenfolge der Chemotherapien spielt eine wichtige Rolle, da die Ansprechrate der Zweitlinientherapie auch von der Vortherapie abhängig ist.

## 20.1 Internistische Therapie des Ösophaguskarzinoms

### Hintergrund

Das Ösophaguskarzinom ist eine behandelbare, aber selten heilbare Erkrankung. Primäre Therapiemöglichkeiten sind durch Operation, Bestrahlung oder durch eine Chemotherapie gegeben. Kombinierte Therapieansätze wie Operation plus Chemotherapie und/oder Radiatio, oder Chemotherapie plus Radiatio, werden zur Zeit in Studien evaluiert. Eine sinnvolle Palliation kann in der individuellen Situation des Patienten mit verschiedenen Kombinationen einer Operation, Chemotherapie, Radiotherapie, Stent-Einlage und/oder einer photodynamischen Therapie bzw. endoskopischen Lasertherapie erreicht werden (Bourke et al. 1996, Heier u. Heier 1994, Kubba 1999, Lightdale et al. 1995, Tietjen et al. 1994).

### Stadienabhängige Prognose

Die Langzeitprognose der Patienten mit Ösophaguskarzinomen ist im Wesentlichen von der Resektabilität abhängig. Eine Komplettresektion ist je nach Studie bei 5 bis 20 % der Patienten möglich. Patienten mit einem Barrett-Ösophagus, mit schweren Dysplasien sowie einem Carcinoma in situ haben exzellente Heilungschancen nach einer Resektion bzw. endoskopischen Ablation (z. B. Mukosektomie) (Tab 20.1-1).

Leider weisen die meisten Patienten (60–75 %) bei der Diagnosestellung ein fortgeschrittenes Stadium auf.

**Tab. 20.1-1:** Stadienabhängige Prognose bei Ösophaguskarzinom.

| Stadium nach UICC | TNM-Klassifikation | Überlebensrate (2 Jahre) |
|---|---|---|
| 0 | Tis N0 M0 | nicht eingeschränkt |
| I | T1 N0 M0 | |
| IIA | T2 N0 M0 | 55–70 % |
| | T3 N0 M0 | |
| IIB | T1 N1 M0 | |
| | T2 N1 M0 | |
| III | T3 N1 M0 | 10–15 % |
| | T4 Nx M0 | |
| IVA | Tx Nx M1a | < 5 % |
| | Tx Nx M1b | |

## Therapeutische Konzepte

Zur Erläuterung siehe auch Tabelle 20-2 S. 291.

### Neoadjuvante (präoperative) Therapie prinzipiell operabler Patienten

Nach der aktuellen Studienlage ist die neoadjuvante Radiotherapie des resektablen Ösophaguskarzinoms nicht zu empfehlen (Deutsche Krebsgesellschaft 1999). Die neoadjuvante kombinierte Radiochemotherapie ist beim Plattenepithelkarzinom prinzipiell wirksam, das heißt, ein Ansprechen der Tumoren konnte verzeichnet werden. Der Vergleich der neoadjuvanten Chemotherapie mit der neoadjuvanten Radiatio zeigte aber, dass keine der beiden Maßnahmen einen wesentlichen Effekt auf die Überlebensrate hatte (Meluch et al. 1999). Die Kombination beider Maßnahmen dagegen führte zu einer verbesserten progressionsfreien Überlebensrate und Gesamtüberlebensrate ohne statistisch signifikant zu werden (Lampert et al. 1999). Bei der Einschätzung dieses Vorgehens ist eine höhere Operationsmortalität zu berücksichtigen (Bosset et al. 1997). Eine neoadjuvante Therapie sollte deshalb bei resektablem Tumor derzeit nur innerhalb klinischer Studien eingesetzt werden und wird vor allem bei suprabifurkalem und zervikalem Plattenepithelkarzinom angewandt. Die bisherigen Studien wurden mit Fluorouracil-basierten Chemotherapien durchgeführt und es bleibt offen, ob eine neoadjuvante Chemo-/Radiotherapie unter Einschluss neuerer Substanzen, wie z. B. der Taxane sinnvoll ist.

### Präoperative Behandlung primär nicht operabler Patienten (Downstaging)

Dieses Konzept zielt darauf ab, den Tumor durch eine Vorbehandlung zu verkleinern und damit eine kurative Operation zu ermöglichen. Dabei ist zu berücksichtigen, dass sich durch die präoperative Behandlung, insbesondere Bestrahlung, die Operationsmortalität erhöht. Dies liegt sicher auch daran, dass der Altersgipfel für Patienten mit Speiseröhrenkrebs im 6. Lebensjahrzehnt liegt und dass eine Reihe von Patienten durch erhöhten Alkoholkonsum Begleiterkrankungen entwickelt haben. In einigen Studien wurde durch die Operationsmortalität der therapeutische Nutzen wieder aufgehoben (Bosset et al. 1997). Dies entspricht auch unserer eigenen Beobachtung und der Auswertung der Daten in Zusammenarbeit mit der Klinik für Chirurgie (bisher nicht publiziert). Es bleibt zu prüfen, ob durch eine alleinige, evtuell intensivierte Chemotherapie unter Einschluss neuer Substanzen und ohne Radiatio ein Downstaging-Konzept sinnvoll ist.

### Postoperative (adjuvante) Strahlen- und/oder Chemotherapie

Es existiert bisher keine valide Studie, die ein adjuvantes Therapiekonzept beim Ösophaguskarzinom rechtfertigen würde (Ando et al. 1999): Die postoperative Strahlentherapie nach R0-Resektion von Plattenepithelkarzinomen vermindert zwar die lokoregionäre Rezidivrate, verbessert aber die Überlebensrate nicht. Zur postoperativen adjuvanten Radiochemotherapie liegen keine Daten vor, die ihren Einsatz außerhalb von Studien rechtfertigen würde. Nach einer histologisch gesicherten R0-Resektion ist somit in der Regel keine weitere onkologische Therapie indiziert.

Nach R1-Resektion suprabifurkaler Plattenepithelkarzinome kann durch Radiotherapie mit Einbeziehung des Tracheobronchialsystems versucht werden, eine lokoregionäre Tumorprogression zu vermeiden; allerdings besteht die Gefahr einer ösophagotrachealen Fistel. Empfohlen wurden Gesamt-Referenzdosen im ehemaligen Tumorbereich von 54 bis maximal 60 Gy bei Einzeldosen von 1,8 Gy täglich. Ein retrosternal hochgezogener Magen ist primär keine Kontraindikation für die postoperative Radiotherapie.

## Palliative Therapie

Als **Primärtherapie** hat sich eine Kombination aus Fluorouracil und Cisplatin mit Remissionsraten von 30–40 % durchgesetzt. Hier bei wird das Fluorouracil als 24-stündige Dauerinfusion gegeben (Enzinger et al. 1999). Die vorliegenden Daten erlauben keine Aussage, ob eine Dauerinfusion besser als eine Kurzinfusion ist; die Erfahrungen aus der Therapie der Kolonkarzinome, wo die Dauerinfusion in der palliativen Situation sowohl zu einem besseren Ansprechen als auch zu einer besseren Verträglichkeit bei verändertem Nebenwirkungsprofil führten (siehe dort), wurden auf das Ösophaguskarzinom übertragen.

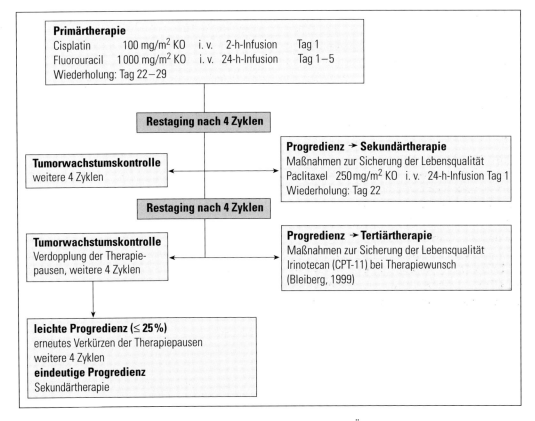

**Abb. 20.1-1:** Vorschlag für ein rationales Therapiekonzept beim metastasierten Ösophaguskarzinom.

In zwei aktuellen Studien konnte gezeigt werden, dass sowohl Irinotecan als auch beide Taxane (Paclitaxel, Docetaxel) in der **Zweitlinientherapie** nach Fluorouracil, Cisplatin erfolgreich eingesetzt werden können. Bei bis zu 60 % der Patienten konnte eine Krankheitskontrolle erreicht werden (Fenchel et al. 1999, Hecht et al. 1999). Diese Ergebnisse sollten bei der Gestaltung eines Behandlungskonzeptes berücksichtigt werden.

Es ist sicher nicht sinnvoll, Irinotecan (CPT 11) oder Taxane (Paclitaxel, Docetaxel) in die Primärtherapie für alle Patienten zu integrieren und sich damit die Chance auf eine effektive Zweitlinientherapie zu nehmen (s. Abb. 20.1-1). Ein rationales Konzept würde zum Beispiel Fluorouracil, Cisplatin als Primärtherapie vorsehen (Enzinger et al. 1999). Die Substanzen werden für 4 Zyklen appliziert, dann wird eine Nachuntersuchung durchgeführt. Die Therapie sollte nur umgestellt werden, wenn keine Kontrolle des Tumorwachstums (d. h. Remission, Status idem oder leichte Progredienz von ≤ 25 %) erreicht wurde oder Nebenwirkungen dazu zwingen. Bei gutem Ansprechen kann überlegt werden die Abstände zwischen den Zyklen zu verdoppeln. Bei einer Progredienz nach weiteren 4 Zyklen sollte nicht gleich auf die Zweitlinientherapie umgestellt werden, sondern zunächst die Abstände wieder verkürzt werden. Als Zweitlinientherapie käme neben weiteren Maßnahmen wie Radiatio, Stent-Einlage, Anlage einer PEG-Sonde (perkutane endoskopische Gastrostomie) etc., eine Paclitaxel-Therapie in Frage (Fenchel et al. 1999, Hecht et al. 1999, Ajani et al. 1995). Diese Empfehlung basiert allerdings lediglich auf Phase-II-Studien, in denen zwar ein Ansprechen auf Taxane dokumentiert, die Überlebenszeit dieser Patienten aber nicht untersucht wurde.

Zur **Beseitigung der Schluckbeschwerden** bei Patienten mit nicht resektablem Ösophaguskarzinom stehen eine Reihe endoskopischer, interventioneller, chirurgischer und radiotherapeutischer Maßnahmen zur Verfügung, die situationsabhängig zur Anwendung kommen. Hierzu gehört auch die intraluminale Bestrahlung in Afterloading-Technik. Bei starken thorakalen Schmerzen und/oder Kompression des Ösophaguslumens kann die kleinvolumige perkutane Radiotherapie mit 36–45 Gy als Palliativmaßnahme eingesetzt werden.

## Neue Chemotherapeutika

Sämtliche Studien, auf denen die Leitlinien der Deutschen Krebsgesellschaft (Deutsche Krebsgesellschaft 1999) und die Empfehlungen des National Cancer Institute (National Cancer Institute 2000) beruhen, wurden mit Fluorouracil und einem Platinderivat als Chemotherapeutika durchgeführt. Insbesondere seit der Einführung der Taxane ergeben sich aber neue Aspekte. Bereits als Monotherapeutikum hatte Paclitaxel im Vergleich hohe Ansprechraten von 31 % und ist deshalb als neues Therapeutikum vielversprechend (Ajani et al. 1995). Zusätzlich erhöht diese Substanz die Bestrahlungssensitivität und kann deshalb als Radiosensitizer eingesetzt werden (Meluch et al. 1999). Weitere erfolgversprechende neue Substanzen sind Irinotecan (CPT 11), Vindesin und Vinorelbin (Lokich et al. 1999, Bleiberg 1999). Allerdings ist die Studienlage für eine endgültige Beurteilung noch nicht ausreichend.

## 20.2 Internistische Therapie des Magenkarzinoms

### Hintergrund

Eine radikale Operation stellt die einzige Standardbehandlung mit kurativer Intention beim Magenkarzinom dar. Bei fortgeschrittenen Tumorstadien können operative Maßnahmen eine wichtige Rolle in der palliativen oder symptomatischen Therapie spielen. Die multimodale Behandlung von Patienten mit disseminierter Tumorerkrankung schließt die Chemotherapie mit ein. Sie kann zu einer Reduktion von Symptomen führen, Langzeitremissionen sind aber selten.

### Stadienabhängige Prognose

Über 50 % der Patienten mit lokalisierten Stadien können kurativ operiert werden und haben eine gute Langzeitprognose (Tab. 20.2-1). Allerdings betrifft dies nur eine Minderheit von 10–20 % der Patienten, die übrigen Patienten präsentieren bereits bei Diagnosestellung entweder ein lokal fortgeschrittenes Stadium oder Fernmetastasen.

Tab. 20.2-1: Stadien und Prognose beim Magenkarzinom.

| Stadium nach UICC | TNM-Klassifikation | Überlebensrate (5 Jahre) |
|---|---|---|
| 0 | Tis N0 M0 | 70–80 % |
| I | T1 N0 M0 | |
| | T2 N0 M0 | |
| II | T1 N2 M0 | 40–50 % |
| | T2 N1 M0 | |
| | T3 N0 M0 | |
| IIIa | T2 N2 M0 | 30–40 % |
| | T3 N1 M0 | |
| | T4 N0 M0 | |
| IIIb | T3 N2 M0 | 20 % |
| IV | T1–3 N3 M0 | < 5 % |
| | T4 N1–3 M0 | |
| | Tx Nx M1 | |

## Therapeutische Konzepte

Zur Erläuterung siehe auch Tabelle 20-2 S. 291.

> Bei der Auswahl der Chemotherapie sollte die Möglichkeit einer Zweit- und Drittlinientherapie von vorne herein berücksichtigt werden.

### Neoadjuvante Therapie

Bei einem Tumor, der klinisch für R0-resektabel eingeschätzt wird, ist eine neoadjuvante Therapie nicht indiziert. Es gibt Hinweise darauf, dass eine präoperative Chemo- oder Radiotherapie zum Downstaging bei Tumoren, die lokal fortgeschritten und nicht sicher resektabel erscheinen, sinnvoll ist (Gallardo-Rincon et al. 2000). Dieses Konzept muss aber noch in randomisierten klinischen Studien bestätigt werden (Schumacher et al. 2000). Möglich wären hier Protokolle, bei denen Taxane in Kombination mit einem Platinderivat ± Fluorouracil eingesetzt werden.

### Adjuvante Therapie

In einer Metaanalyse randomisierter Studien, die seit 1980 publiziert wurden, ergab die adjuvante postoperative Fluorouracil-basierte Chemotherapie nach kurativer Resektion lokalisierter Stadien keinen Überlebensvorteil (Hermans et al. 1993).

### Palliative Therapie

Für die Lebensqualität des Patienten ist es entscheidend, ein palliatives Therapiekonzept zu erstellen, in dem Begleiterkrankungen, bestehende und potenzielle Komplikationen und der Therapiewunsch des Patienten berücksichtigt werden. Zur Behandlung der Patienten stehen operative Maßnahmen, endoskopisch-palliative Behandlungsmöglichkeiten, die Strahlentherapie und die Chemotherapie zur Verfügung.

Wie bereits erläutert, sollte die Therapie prinzipiell frühzeitig, das heißt vor einer manifesten klinischen Einschränkung, und prospektiv zur Vermeidung drohender Komplikationen, wie zum Beispiel Fistelbildungen oder Stenosen eingesetzt werden.
Ein Vorschlag für ein palliatives Therapiekonzept ist in Abbildung 20.2-1 dargestellt. Nach den vorliegenden Daten ist Fluorouracil nach wie vor eines der bestwirksamen Medikamente in der Therapie des Magenkarzinoms. Die Ansprechraten (Komplett- und Partialremissionen) der Monotherapie liegen bereits bei circa 25%. Die Stellung des Calciumfolinats (Leucovorin®) in den vorliegenden Protokollen ist nicht durch vergleichende Studien gesichert. Aus diesen Gründen wurde bei der Auswahl der Protokolle neben der dokumentierten Ansprechrate auch besonders auf die Verträglichkeit geachtet. Eine mögliche Sequenz wäre, in der Primärtherapie ein Fluorouracil-basiertes Protokoll zu wählen (z. B. ELF: Etoposid, Calciumfolinat und Fluorouracil). Das ELF-Protokoll ist bei dokumentierten Ansprechraten von circa 40% und guter Verträglichkeit auch bei älteren Patienten problemlos einsetzbar (Wilke et al. 1990).
Es bleibt festzuhalten, dass es keine standardisierten Leitlinien zur Behandlung der Patienten mit metastasierten Magenkarzinomen gibt, die sich auf randomisierte Studien begründen. Das hier vorgestellte Vorgehen ist ein Vorschlag, um den Tumor so lange wie möglich unter Kontrolle zu behalten ohne die Lebensqualität der Patienten durch die therapeutischen Maßnahmen einzuschränken. Es ist zu empfehlen, die Therapie so lange zu applizieren, wie eine Tumorkontrolle zu verzeichnen ist. Hierunter ist nach klinischer Erfahrung neben der Reduktion der Tumormasse auch ein Erhalt des Status idem oder eine langsame Progredienz von bis

zu 25% nach einem Therapieblock (4–6 Zyklen) zu verstehen. Diese Definition der „Tumorkontrolle" ist nicht mit Studien im Sinne der evidenzbasierten Medizin begründet. Sie stützt sich auf die klinische Erfahrung, dass unter den genannten Kriterien die Lebensqualität weitgehend erhalten bleibt und somit keine Indikation zu einer Therapie-Umstellung oder Therapie-Intensivierung gegeben ist.

Nach 4 Zyklen erfolgt eine Nachuntersuchung. Bei gutem Ansprechen ist zu überlegen, ob die Therapiepausen verdoppelt werden können, um eine Art „Erhaltungstherapie" durchzuführen. Hierdurch können die Nebenwirkungen verringert werde und die Patienten sind nicht zu sehr an das Krankenhaus gebunden. Bei erneuter Progredienz, die nach weiteren 4 Zyklen evaluiert werden könnte, sollten die Abstände zunächst wieder verkürzt werden.

Bei Progredienz unter weiter fortgeführter Therapie oder kontinuierlicher Einschränkung der Lebensqualität durch Nebenwirkungen kann durch eine wöchentliche Hochdosis-Fluorouracil-Behandlung noch einmal bei 40–50% der Patienten eine Tumorkontrolle und eine mediane Überlebenszeit von 5 Monaten erzielt werden (Vanhoefer et al. 1994). Irinotecan (CPT 11) hat in den bisher vorliegenden Studien (Phase II) zu Ansprechraten von 18–43 % auch bei vorbehandelten Patienten geführt und ist somit als Zweit- oder Drittlinientherapie zu empfehlen (Bleiberg 1999). Taxan-basierte Protokolle (z. B. Doce-

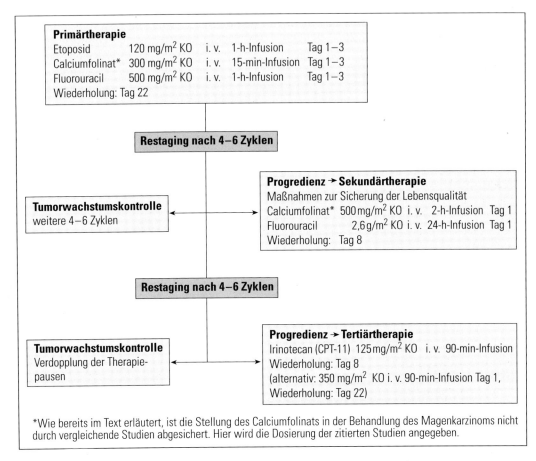

**Abb. 20.2-1:** Vorschlag für ein palliatives Therapiekonzept beim metastasierten Magenkarzinom.

taxel (Taxotere) ± Cisplatin) sind in der Therapie vorbehandelter Patienten mit Erfolg eingesetzt worden (Ajani 1998).

Insgesamt muss konstatiert werden, dass die therapeutischen Maßnahmen bei Patienten mit fortgeschrittenem Magenkarzinom leider sehr beschränkt sind und daher große Hoffnungen auf neue therapeutische Prinzipien, wie „biological response modifiers", immuntherapeutische Ansätze, die Blockade von Wachstumsfaktoren oder Angioneogenese-Inhibitoren gesetzt werden.

## 20.3 Internistische Therapie von Dünndarmtumoren

Tumoren des Dünndarms sind selten und machen lediglich 1–2 % der gastrointestinalen Tumoren aus. Wie in Tabelle 20-1 (S. 290) dargestellt, finden sich mehrere unterschiedliche histologische Subtypen. Das angestrebte therapeutische Vorgehen ist die komplette chirurgische Entfernung des Tumors. Das Langzeitüberleben wird im Wesentlichen von der Möglichkeit einer Operation bestimmt. Die 5-Jahre-Überlebensrate für resektable Adenokarzinome beträgt nur 20 %, während die 5-Jahre-Überlebensrate für resektable Leiomyosarkome, dem häufigsten Subtyp primärer Sarkome des Dünndarms, etwa 50 % beträgt. Karzinoide werden bei den endokrin aktiven Tumoren (vgl. Kap. 21.7 S. 328 f) besprochen (Chow et al. 1996, Rose et al. 1996, Matsuo u. Tsunoda 1994, Serour et al. 1992).

Die Indikation zur Chemotherapie ist bei nicht resektablen oder metastasierten Karzinomen bei nachgewiesener Progredienz oder klinischer Symptomatik gegeben. Das therapeutische Procedere kann sich an der Therapie der Kolonkarzinome orientieren (siehe dort).

## 20.4 Internistische Therapie des Kolonkarzinoms

### Hintergrund

Das Kolonkarzinom ist ein gut behandelbarer Tumor und bei limitierter Ausbreitung eine heilbare Erkrankung. Die primäre Behandlung besteht in einer Operation, die bei etwa 50 % der Patienten zur Heilung führt. Rezidive nach erfolgreicher Operation sind schlecht zu behandeln und führen häufig zum Tode. Es hat sich gezeigt, dass sowohl die Morbidität und Mortalität als auch das Langzeitüberleben bei älteren Patienten ( ≥ 65 Jahre) unter Standardtherapie akzeptabel sind, deshalb sollte diese in der Regel

## Stadienabhängige Prognose

Die Prognose der Patienten mit Kolonkarzinom ist abhängig von der Eindringtiefe des Tumors und davon, ob eine lymphatische oder hämatogene Metastasierung stattgefunden hat (Tab. 20.4-1).

## Therapeutische Konzepte

Zur Erläuterung siehe auch Tabelle 20-2 S. 291.

### Neoadjuvante Therapie

Es gibt keinen Hinweis darauf, dass eine neoadjuvante Chemotherapie beim operablen Kolonkarzinom sinnvoll ist.

### Adjuvante Therapie

Im Stadium Dukes C ist eine adjuvante Therapie der Patienten sinnvoll. Unter anderem konnte eine Studie von Moertel und Mitarbeitern einen eindeutigen Überlebensvorteil mit einer einjährigen adjuvanten Therapie mit Fluorouracil und Levamisol nachweisen (Moertel et al. 1992). In einer randomisierten Studie an 917 Patienten konnte darüber hinaus gezeigt werden, dass eine 6-monatige Therapie mit Fluorouracil und Calciumfolinat (Calciumfolinat 20 mg/m$^2$ KO i. v. als Bolus, gefolgt von Fluorouracil 425 mg/m$^2$ KO i. v. als Bolus Tag 1–5, Wiederholung Tag 29) einer einjährigen Therapie mit Fluorouracil und Levamisol gleichwertig ist (O'Conell et al. 1995). Eine Erhöhung der Fluorouracil-Dosis auf 600 mg/m$^2$ KO und der Calciumfolinat-Dosis auf 500 mg/m$^2$ KO erbrachte keine besseren Ergebnisse (Buroker et al. 1994). Ob durch eine Verlängerung der Applikationszeit und/oder eine Dosiserhöhung von Fluorouracil eine weitere Verbesserung zu erwarten ist, wird zur Zeit in Studien überprüft.

Ausgehend von den oben zitierten Studien gilt heute die adjuvante Therapie mit Fluorouracil und Calciumfolinat über 6 Monate bei Patienten

Tab. 20.4-1: Stadienabhängige Prognose der Patienten mit Kolonkarzinom.

| Stadium nach UICC | TNM-Klassifikation | Dukes-Einteilung | Überlebensrate (5 Jahre) |
|---|---|---|---|
| 0 | Tis N0 M0 | | |
| I | T1 N0 M0 | A | 90–95 % |
| | T2 N0 M0 | | |
| II | T3 N0 M0 | B | 60–80 % |
| | T4 N0 M0 | | |
| III | Tx N1 M0 | C | 30–50 % |
| | Tx N2 M0 | | |
| IV | Tx Nx M1 | D | < 10 % |

mit Kolonkarzinomen im Stadium Dukes C nach R0-Resektion als Standardtherapie. Der Überlebensvorteil durch eine adjuvante Therapie beträgt je nach Studie zwischen 22 und 33 %.

Im Gegensatz zur Lebensverlängerung einer adjuvanten Therapie bei Patienten, die bei der Diagnosestellung noch keine manifesten Metastasen ausgebildet haben, hat sich bei kolorektalen Karzinomen mit manifesten Metastasen (Stadium Dukes D) bisher keine Standardtherapie durchsetzen können. Eine Metaanalyse der Studien mit Fluorouracil mit und ohne Calciumfolinat konnte keine signifikante Verlängerung der Überlebenszeiten zeigen (ACCM-A Project 1992).

## Palliative Therapie

Bei etwa 10–20 % der Patienten mit fortgeschrittenem Kolonkarzinom kann eine Tumorkontrolle mit Fluorouracil erreicht werden. Eine Reihe von Studien legen nahe, dass eine Kombination von Calciumfolinat mit Fluorouracil die Response-Raten und die Palliation der Symptome, aber nicht immer die Überlebensraten erhöht (Borner et al. 1998, Doroshow et al. 1990, Erlichman et al. 1988, Petrelli et al. 1989, Poon et al. 1991, Project ACCM-A 1992, Valone et al. 1989).

In mindestens zwei Studien konnte durch eine Behandlung mit Irinotecan (CPT 11) bei Patienten, bei denen das Tumorwachstum unter Fluorouracil-Hochdosis-Therapie progredient war, sowohl das Überleben als auch die Lebensqualität verbessert werden (Iveson et al. 1999, Van Cutsem u. Blijham 1999). Die Kombination von Fluorouracil mit Irinotecan erhöht zwar die Ansprechrate, aber auch die Nebenwirkungsrate und es ist fraglich, ob dies in der palliativen Therapiesituation akzeptabel ist und sich langfristig für die Patienten auszahlt (Douillard et al. 1999, Saltz et al. 1999, Sargent et al. 2001).

Eine Reihe weiterer Substanzen sind in der klinischen Erprobung, hierzu gehören neue Thymidylatsynthetase-Inhibitoren (z. B. Raltitrexed (Tomudex®), Trimetrexate etc.) (Von Hoff 1998). Die oral verfügbare Prodrug des Fluorouracils, Capecitabin (Xeloda®), scheint ohne Calciumfolinat die gleichen Ansprechraten wie Fluorouracil zu haben (Cassidy 2001). Die Akzeptanz bei den Patienten ist hoch und die Implantation eines Port-Systems ist durch die orale Gabe nicht notwendig.

Oxaliplatin plus Fluorouracil hat gleichfalls Aktivität bei Patienten gezeigt, die refraktär auf Fluorouracil waren, und ist deswegen für die Zweit- oder Drittlinientherapie zu empfehlen (De Gramont et al. 1997, Von Hoff 1998).

Ein rationales Vorgehen bei Patienten mit metastasiertem Kolonkarzinom (s. Abb. 20.4-1 und Tab. 20.4-2) würde also in der Primärtherapie hochdosiertes Fluorouracil über 24 Stunden mit Calciumfolinat vorsehen (Ardalan et al. 1991). Diese Therapie sollte bei fehlenden Kontraindikationen zunächst wöchentlich für 6 Zyklen appliziert werden. Bei Status idem oder leichter Progredienz von ≤ 25 % und fehlenden Kontraindikationen wird ein weiterer Therapieblock verabreicht. Bei gutem Ansprechen sollten zunächst die Abstände zwischen den Therapien verdoppelt und weitere 6 Zyklen appliziert werden. Ist dann eine Progredienz zu verzeichnen, werden die Abstände wieder verringert. Bei weiterer Progredienz sollte auf Irinotecan (CPT 11) umgestellt werden. Hierfür gibt es ein dreiwöchentliches Protokoll, bei dem der Patient seltener die Klinik besuchen muss, und ein wöchentliches Protokoll, das etwas besser vertragen wird (Pitot et al. 1997, Rougier et al. 1997). Nach Applikation von mindestens 4 Zyklen erfolgt eine Nachkontrolle. Als Drittlinensubstanzen steht beispielsweise Oxaliplatin zur Verfügung.

Im Vergleich zur adjuvanten Therapie (Mayo-Schema: Calciumfolinat 20 mg/m² KO an Tag 1–5, Fluorouracil 425 mg/m² KO an Tag 1–5), ist die Dosierung der Calciumfolinat in der palliativen Therapie nicht durch Studien belegt. Es gibt Hinweise darauf, dass sich die molekulare Wirkweise des Fluorouracils im Vergleich zwischen Bolus-Gabe und Dauerinfusion unter-

# Therapeutische Konzepte

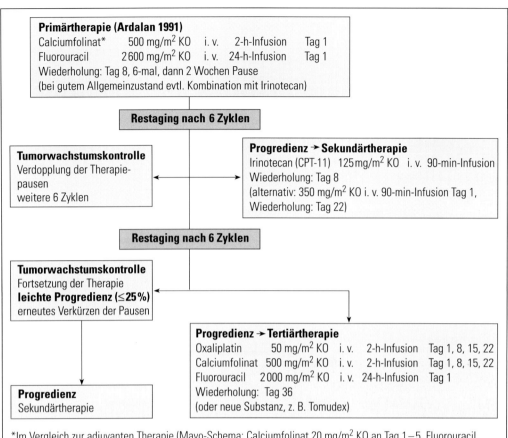

**Abb. 20.4-1:** Vorschlag für ein rationales Therapiekonzept beim metastasiertem Kolonkarzinom, vgl. auch Tab. 20.4-2.

scheidet. Hierfür spricht das Ansprechen auf Dauerinfusion auch bei Therapieversagern nach Bolus-Applikation und auch das veränderte Nebenwirkungsprofil (Ardalan et al. 1991, Cancer M-aGI 1998). Gerade vor diesem Hintergrund wäre eine Evaluation der Notwendigkeit und Dosierung der Calciumfolinat bei Dauergabe sinnvoll. Die hier angegebenen Dosen sind den im Text zitierten Studien entnommen.

**Tab. 20.4-2:** Therapieschemata bei Kolonkarzinom, vgl. auch Abb. 20.4-1.

**a**: 5FU/FA (nach Ardalan et al.).

| Acronym | Substanz | Gesamtdosis | Applikation | Applikations-dauer/ -art | Zeit |
|---|---|---|---|---|---|
| 5FU/FA | Fluorouracil | 2600 mg/m² KO | i. v. | 14-h-Infusion, über Port-System | 6-mal wöchentlich |
| | Calciumfolinat | 500 mg/m² KO | i. v. | 2-h-Infusion | 6-mal wöchentlich |
| danach 2 Wochen Pause | | | | | |

**b**: Irinotecan (nach Iveson et al. 1999, Van Cutsem u. Blijham 1999).

| Substanz | Gesamtdosis | Applikation | Applikationsdauer/ -art | Tag |
|---|---|---|---|---|
| Irinotecan (CPT 11) | 125 mg/m² KO | i. v. | 90-min-Infusion | 6-mal wöchentlich |
| Wiederholung: Tag 36 | | | | |

**c**: FolFOx (nach De Gramont et al. 1997).

| Acronym | Substanz | Gesamtdosis | Applikation | Applikations-dauer/ -art | Tag |
|---|---|---|---|---|---|
| FolFOx | Calciumfolinat | 40 mg/m² KO | i. v. | Bolus-Injektion | 1 |
| | Fluorouracil | 400 mg/m² KO | i. v. | Bolus-Injektion | 1 |
| | Fluorouracil | 1200–1500 mg/m² KO | i. v. | 24-h-Infusion | 1, 2 |
| | Oxaliplatin | 100 mg/m² KO | i. v. | 2-h-Infusion | 1 |
| Wiederholung: Tag 15 | | | | | |

**d**: Definition von „Good Performance Status".

- erhaltene Lebensqualität
- intakte Organfunktionen
- Karnofsky-Index 80 % (normale Aktivität mit Anstrengung möglich, geringe Krankeitssymptome)

**e**: Definitionen der Response-Raten (nach WHO).

- stabile Erkrankung 1 oder 2: Tumorkontrolle
- partielle Remission: Größenabnahme (Fläche) um mehr als 50 %
- Progression: Größenzunahme um mehr als 25 %

## 20.5 Internistische Therapie des Rektumkarzinoms

### Hintergrund

Rektumkarzinome sind per definitionem nicht mehr als 16 cm von der Anokutanlinie entfernt. Die optimale Therapie besteht in einer kompletten Resektion, die bei etwa 45 % der Patienten zur Heilung führt. Zur präoperativen Untersuchung gehört neben einer digitalen rektalen Austastung und einer Computertomographie oder Kernspindarstellung die endoskopische Untersuchung einschließlich Gewinnung von Gewebe zur histologischen Untersuchung und eine Darstellung mittels endoskopischem Ultraschall (EUS).

Zur Evaluation der Tumorausbreitung hat der EUS eine Genauigkeit von 95 %, für die Erfassung befallener Lymphknoten 74 % (Snady u. Merrick 1998). Eine genaue Staging-Untersuchung ist für die Operationsentscheidung unumgänglich. Die Stadieneinteilung entspricht der Einteilung der Kolonkarzinome (vgl. Tab. 20.4-1 S. 301).

### Therapeutische Konzepte

Zur Erläuterung siehe auch Tabelle 20-2 S. 291. Falls aufgrund des präoperativen Stagings oder nach explorativer Laparatomie eine R0-Resektion nicht erreichbar erscheint, kann eine neoadjuvante Radiotherapie oder Radiochemotherapie mit dem Ziel eines Downstagings erwogen werden. Die Therapie des Rektumkarzinoms erfolgt adaptiert an das präoperative Stadium, die Operationstechnik und die Resektabilität des Tumors. Bei einem Rektumkarzinom im Stadium I (T1–2, N0, M0) erfolgt keine adjuvante Therapie, während ein Stadium II-III eine adjuvante Radiochemotherapie nach R0-Resektion erfordert, solange keine präoperative Behandlung erfolgte. Aktuell wird diskutiert, ob eine adjuvante Therapie auch dann indiziert ist, wenn eine totale mesorektale Exzision (TME) durchgeführt wurde. Hierbei wird das perirektale Gewebe vollständig reseziert, wodurch die Lokalrezidivrate auf <10 % sinken soll; es liegen allerdings noch keine vergleichenden Studien vor (MacFarlane et al. 1993). Bei inoperablen Tumoren, nach R1- oder R2-Resektionen und im Stadium IV ist die Indikation zu einer palliativen Chemotherapie gegeben. Es kommen die gleichen Therapieschemata wie bei der palliativen Behandlung der Kolonkarzinome zum Einsatz (vgl. Abb. 20.4-1 S. 303 und Tab. 20.4-2 S. 304).

## 20.6 Internistische Behandlung des exokrinen Pankreaskarzinoms

### Hintergrund

Die Heilungsrate der Patienten mit einem Karzinom des exokrinen Pankreas ist im Wesentlichen von der Resektabilität abhängig. Die besten Überlebensraten finden sich bei lokalisierten Erkrankungen, die das Pankreas nicht überschreiten, leider betrifft dies nur eine kleine Gruppe von weniger als 20% der Patienten. Die 5-Jahre-Überlebensraten liegen bei komplett resezierbaren Tumoren bei circa 20%, aber nur bei circa 4% in der Gesamtgruppe der Patienten. Moderne Untersuchungstechniken wie die Spiralcomputertomographie, die Kernspintomographie, die Laparoskopie und insbesondere die Endosonographie helfen, die Patienten zu definieren, die von einer Operation nicht profitieren (Riker et al. 1997). Die chirurgische Intervention bei Patienten mit fortgeschrittenem Tumorleiden hat zwar ihren Stellenwert, um Symptome, wie Gallengangskompressionen, Magenausgangsstenosen, oder Schmerzsymptome zu bekämpfen, eine Verlängerung des Überlebens ist aber nicht zu erwarten; die durchschnittliche Überlebenszeit dieser Patienten ist kürzer als ein Jahr (Nitecki et al. 1995). Alle therapeutischen Bemühungen einschließlich Chirurgie, Radiatio, Chemotherapie und Kombinationen dieser Maßnahmen konnten die schlechte Prognose der Patienten mit fortgeschrittenem Pankreaskarzinom bisher nicht verbessern. Schon aus diesem Grunde ist es notwendig, möglichst alle Patienten mit Pankreaskarzinomen in klinische Studien einzuschließen.

### Therapeutische Konzepte

#### Operabler Tumor

Bei ausgeprägter Cholestase mit Bilirubinwerten von >20 mg/dl kann präoperativ durch endoskopische Stent-Implantation oder perkutane transhepatische Drainage eine Ableitung der abführenden Gallenwege und dadurch eine Verbesserung der Leberfunktion erreicht werden. Weiterhin kann ein Malabsorptionssyndrom durch eine exokrine Pankreasinsuffizienz dazu zwingen, präoperativ durch eine Substitution der Pankreas-Enzyme und diätetische Maßnahmen den Allgemeinzustand der Patienten zu verbessern. Im Wesentlichen soll aber ein Patient mit potenziell operablem Tumor ohne weitere Verzögerung in der Chirurgie vorgestellt werden. Eine neoadjuvante Chemo- und/oder Radiotherapie ist nur im Rahmen klinischer Studien vertretbar. Das Ziel des operativen Eingriffs ist die Tumorentfernung im Gesunden einschließlich des regionalen Lymphabflussgebiets. Gelingt eine R0-Resektion, kann ein Langzeitüberleben erreicht werden (Conlon et al. 1996).

Kann eine R0-Resektion wegen des Lokalbefunds nicht durchgeführt werden oder liegt bereits bei Diagnosestellung eine Fernmetastasierung vor, stellt der Befund eine Kontraindikation zur Operation dar, da die Prognose dieser Patienten durch eine Operation nicht verbessert werden kann.

Präoperativ oder spätestens intraoperativ soll eine histologische Bestätigung des Karzinomverdachts durchgeführt werden, die nicht nur die Begründung für die Operation gibt, sondern auch die Grundlage für alle weiteren Maßnahmen bildet.

# Adjuvante Therapie

Es gibt Hinweise darauf, dass Patienten mit Pankreaskarzinomen im Stadium I oder II nach R0-Resektion von einer adjuvanten Kombinationstherapie, bestehend aus lokaler Radiatio und Fluorouracil profitieren (Cameron et al. 1991, GITS Group 1987). Die adjuvante Therapie ist aber bisher kein Standardverfahren und sollte deshalb nicht außerhalb klinischer Studien durchgeführt werden, da insbesondere die Bestrahlung im Bereich des Oberbauchs zu erheblichen Komplikationen und Nebenwirkungen führen kann.

# Palliative Therapie

Die durchschnittliche Überlebenszeit von Patienten mit Pankreaskarzinomen, die sich bereits bei der Diagnosestellung in einem fortgeschrittenem Stadium befinden, liegt unter einem Jahr. Diese schlechte Prognose konnte bisher durch keine therapeutische Maßnahme wesentlich beeinflusst werden. Deswegen ist es besonders wichtig, für diese Patienten Konzepte zu entwickeln, deren primäres Ziel der Erhalt der Lebensqualität ist. Hierzu gehört auch, drohende Komplikationen rechtzeitig zu erkennen und gezielt zu behandeln. Mögliche Komplikationen und Gegenmaßnahmen sind in der Tabelle 20.6-1 aufgeführt.

Die höchsten Remissionsraten können mit einer kombinierten Radiochemotherapie erreicht werden. Moertel et al. berichteten bereits 1969 über eine Überlebenszeit von 10,4 Monaten durch Radiatio plus Fluorouracil im Vergleich zu einer Überlebenszeit von 6,3 Monaten durch alleinige Radiatio. Pro Studienarm sind 32 Patienten untersucht worden (Moertel et al. 1969). Allerdings sind die zu erwartenden Nebenwirkungen dieses Vorgehens durch die Radiatio im Bereich des Oberbauches so hoch, dass es sich nicht durchgesetzt hat und nur wenigen Patienten empfohlen werden kann.

Durch eine Reihe von Studien ist belegt, dass es sinnvoll ist, die Applikation gut verträglicher Zytostatika in ein palliativ-symptomatisches Behandlungskonzept für Patienten mit fortgeschrittenen Pankreaskarzinomen zu integrieren. Hierdurch kann nicht nur eine Verzögerung der Progression, sondern auch eine Verbesserung der klinischen Symptomatik erreicht werden (O'Conell 1985). Insbesondere kommen hier die Substanzen Fluorouracil und Gemcitabin in Frage (Strumberg et al. 1999, Rothenberg et al.

**Tab. 20.6-1:** Zu erwartende Komplikationen und mögliche Gegenmaßnahmen bei Patienten mit fortgeschrittenen Pankreaskarzinomen.

| Komplikation | Mögliche Maßnahme |
| --- | --- |
| Cholestase durch Kompression | • interne Drainage<br>• biliäre Bypass-Operation<br>• externe Drainage |
| Magenausgangsstenose | • Stent-Überbrückung<br>• PEJ-Ernährungssonde (perkutane endoskopische Jejunalsonde) |
| Malnutrition | • Substitution der Pankreas-Enzyme |
| Schmerzen | • systemische Schmerztherapie (WHO-Schema)<br>• perkutane Radiatio<br>• chemische Splanchnikektomie mit 50 %igem Alkohol (Lillemoe et al. 1993) |

1996). Gemcitabin konnte sowohl in der First-line-Therapie (Burris et al. 1997), als auch bei vorbehandelten und gegen Fluorouracil resistenten Patienten (Rothenberg et al. 1996) eine Verbesserung der Lebensqualität erreichen. In der Studie von Rothenberg wurde dies als „clinical benefit" bezeichnet und bedeutete insbesondere eine Verbesserung der Schmerzsymptomatik; weiterhin wurde die medianen Überlebenszeit um 1,2 Monate verlängert (Rothenberg et al. 1996). Der „clinical benefit" in dieser Studie führte zur Zulassung des Gemcitabins in der Behandlung des fortgeschrittenen Pankreaskarzinoms.

Die aktuelle Studienlage ermöglicht bisher keine Empfehlung für eine rational begründete Standardtherapie, deswegen sollten die Patienten in Therapiestudien eingeschlossen werden. Außerhalb von Studien wäre das in Abbildung 20.6-1 dargestellte Vorgehen zu empfehlen.

## Literatur

ACCM-A Project. Modulation of fluorouracil by leucovorin in patients with advanced colorectal cancer: evidence in terms of response rate. Advanced Colorectal Cancer Meta-Analysis Project. J Clin Oncol 1992; 10: 896–903.

Ajani J. A., Ilson D. H., Daugherty K., Kelsen D. P. Paclitaxel in the treatment of carcinoma of the esophagus. Semin Oncol 1995; 22: 35–40.

Ajani JA. Current status of therapy for advanced gastric carcinoma. Oncology 1998; 8: 99–102.

Ando N, Iizuka T, Ide H, Ishida K, Fukuda HA. Randomized trial of surgery alone vs surgery plus postoperative chemotherapy with cisplatin and 5-fluorouracil for localized squamous carcinoma of the thoracic esophagus: the Japan Clinical Oncology Group Study (JCOG 9204). Proc ASCO 1999; Abs. #1034.

Ardalan B, Chua L, Tian EM, Reddy R, Sridhar K, Benedetto P, Richman S, Legaspi A, Waldman S, Morrell L, et al. A phase II study of weekly 24-hour infusion with high-dose fluorouracil with leucovorin in colorectal carcinoma. J Clin Oncol 1991; 9: 625–30.

Bleiberg H. CPT-11 in gastrointestinal cancer. Eur J Cancer 1999; 35: 371–9.

Borner MM, Castiglione M, Bacchi M, Weber W, Herrmann R, Fey MF, Pagani O, Leyvraz S, Morant

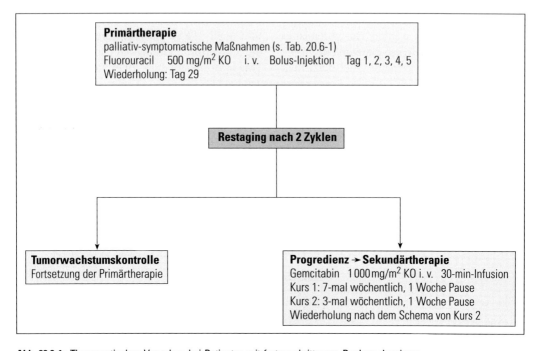

**Abb. 20.6-1:** Therapeutisches Vorgehen bei Patienten mit fortgeschrittenem Pankreaskarzinom.

R, Pestalozzi B, Hanselmann S, Goldhirsch A. The impact of adding low-dose leucovorin to monthly 5-fluorouracil in advanced colorectal carcinoma: results of a phase III trial. Swiss Group for Clinical Cancer Research (SAKK). Ann Oncol 1998; 9: 535–41.

Bosset JF, Gignoux M, Triboulet JP, Tiret E, Mantion G, Elias D, Lozach P, Ollier JC, Pavy JJ, Mercier M, Sahmoud T. Chemoradiotherapy followed by surgery compared with surgery alone in squamous-cell cancer of the esophagus. N Engl J Med 1997; 337: 161–7.

Bourke MJ, Hope RL, Chu G, Gillespie PE, Bull C, O'Rourke I, Williams SJ. Laser palliation of inoperable malignant dysphagia: initial and at death. Gastrointest Endosc 1996; 43: 29–32.

Buroker TR, O'Connell MJ, Wieand HS, Krook JE, Gerstner JB, Mailliard JA, Schaefer PL, Levitt R, Kardinal CG, Gesme DH Jr. Randomized comparison of two schedules of fluorouracil and leucovorin in the treatment of advanced colorectal cancer. J Clin Oncol 1994; 12: 14–20.

Burris HA 3rd, Moore MJ, Andersen J, Green MR, Rothenberg ML, Modiano MR, Cripps MC, Portenoy RK, Storniolo AM, Tarassoff P, Nelson R, Dorr FA, Stephens CD, Von Hoff DD. Improvements in survival and clinical benefit with gemcitabine as first-line therapy for patients with advanced pancreas cancer: a randomized trial. J Clin Oncol 1997; 15: 2403–13.

Cameron JL, Crist DW, Sitzmann JV, Hruban RH, Boitnott JK, Seidler AJ, Coleman J. Factors influencing survival after pancreaticoduodenectomy for pancreatic cancer. Am J Surg 1991; 161: 120–4; discussion 124–5.

Cancer M-aGI. Efficacy of intravenous continuous infusion of fluorouracil compared with bolus administration in advanced colorectal cancer. J Clin Oncol 1998; 16: 301–8.

Cassidy J. Xeloda in colorectal cancer. Int J Clin Pract 2001; 55: 326–8.

Chiara S, Nobile MT, Vincenti M, Lionetto R, Gozza A, Barzacchi MC, Sanguineti O, Repetto L, Rosso R. Advanced colorectal cancer in the elderly: results of consecutive trials with 5-fluorouracil-based chemotherapy. Cancer Chemother Pharmacol 1998; 42: 336–40.

Chow JS, Chen CC, Ahsan H. A population-based study of the incidence of malignant small bowel tumours: SEER, 1973–1990. International Journal of Epidemiology 1996; 25: 722–8.

Conlon KC, Klimstra DS, Brennan MF. Long-term survival after curative resection for pancreatic ductal adenocarcinoma. Clinicopathologic analysis of 5-year survivors. Ann Surg 1996; 223: 273–9.

De Gramont A, Vignoud J, Tournigand C, Louvet C, Andre T, Varette C, Raymond E, Moreau S, Le Bail N, Krulik M. Oxaliplatin with high-dose leucovorin and 5-fluorouracil 48-hour continuous infusion in pretreated metastatic colorectal cancer. Eur J Cancer 1997; 33: 214–9.

Deutsche Krebsgesellschaft. Qualitätssicherung in der Onkologie – Interdisziplinäre Leitlinien: Diagnose und Therapie maligner Erkrankungen. München, Bern, Wien, New York: Zuckschwerdt 1999; 93 ff.

Doroshow JH, Multhauf P, Leong L, Margolin K, Litchfield T, Akman S, Carr B, Bertrand M, Goldberg D, Blayney D, et al. Prospective randomized comparison of fluorouracil versus fluorouracil and high-dose continuous infusion leucovorin calcium for the treatment of advanced measurable colorectal cancer in patients previously unexposed to chemotherapy. J Clin Oncol 1990; 8: 491–500.

Douillard JY, Cinningham D, Roth AD. Phase III assessment of weekly irinotecan (CPT-11) with continuous infusion 5-FU/FA as initial treatment for metastatic colorectal cancer. Proc ASCO 1999; 18: 898 (abstract).

Enzinger PC, Ilson DH, Kelsen DP. Chemotherapy in esophageal cancer. Semin Oncol 1999; 26: 12–20.

Erlichman C, Fine S, Wong A, Elhakim T. A randomized trial of fluorouracil and folinic acid in patients with metastatic colorectal carcinoma. J Clin Oncol 1988; 6: 469–75.

Fenchel K, Karthaus M, Steffens C, Dreher K, Boehme V, Pralle H, et al. Taxanes: an effective 2nd line treatment of advanced esophageal cancer – a randomised trial. Proc ASCO 1999; Abs. #1088.

Fitzgerald SD, Longo WE, Daniel GL, Vernava AM 3rd. Advanced colorectal neoplasia in the high-risk elderly patient: is surgical resection justified? Dis Colon Rectum 1993; 36: 161–6.

Gallardo-Rincon D, Onate-Ocana LF, Calderillo-Ruiz G. Neoadjuvant chemotherapy with P-ELF (cisplatin, etoposide, leucovorin, 5FU) followed by radical resection in patients with initially unresectable gastric adenocarcinoma: a phase II study. Ann Surg Oncol 2000; 7: 45–50.

GITS Group. Further evidence of effective adjuvant combined radiation and chemotherapy following curative resection of pancreatic cancer. Gastrointestinal Tumor Study Group. Cancer 1987; 59: 2006–10.

Hecht J, Parson M, Rosen L. A phase II trial of irinotecan (CPT-11) in patients with adenocarcinoma of the esophagus and gastric cardia. Proc ASCO 1999; Abs. #1100.

Heier SK, Heier LM. Tissue sensitizers. Gastrointest Endosc Clin N Am 1994; 4: 327–52.

Hermans J, Bonenkamp JJ, Boon MC, Bunt AM, Ohyama S, Sasako M, Van de Velde CJ. Adjuvant therapy after curative resection for gastric cancer: meta-analysis of randomized trials. J Clin Oncol 1993; 11: 1441–7.

Iveson TJ, Hickish T, Schmitt C, Van Cutsem E. Irinotecan in second-line treatment of metastatic colorectal cancer: improved survival and cost-effect compared with infusional 5-FU. Eur J Cancer 1999; 35: 1796–804.

Kubba AK. Role of photodynamic therapy in the management of gastrointestinal cancer. Digestion 1999; 60: 1–10.

Lampert C, Colarusso P, Goldberg M, Coia L, Dresler C,

Frucht H, et al. Survival following intensive preoperative combined modality therapy with paclitaxel, cisplatin, 5-fluorouracil and radiation in resectable esophageal carcinoma. Proc ASCO 1999; Abs. #962.

Lightdale CJ, Heier SK, Marcon NE, McCaughan JS Jr, Gerdes H, Overholt BF, Sivak MV Jr, Stiegmann GV, Nava HR. Photodynamic therapy with porfimer sodium versus thermal ablation therapy with Nd:YAG laser for palliation of esophageal cancer: a multicenter randomized trial. Gastrointest Endosc 1995; 42: 507–12.

Lillemoe KD, Cameron JL, Kaufman HS, Yeo CJ, Pitt HA, Sauter PK. Chemical splanchnicectomy in patients with unresectable pancreatic cancer. A prospective randomized trial. Ann Surg 1993; 217: 447–55; discussion 456–7.

Lokich J, Anderson N, Bern M, Coco F, Dow E. The multifractionated, twice-weekly dose schedule for a three-drug chemotherapy regimen: a phase I-II study of paclitaxel, cisplatin, and vinorelbine. Cancer 1999; 85: 499–503.

MacFarlane JK, Ryall RD, Heald RJ. Mesorectal excision for rectal cancer. Lancet 1993; 341: 457–60.

Matsuo S, Eto T, Tsunoda T, Kanematsu T, Shinozaki T. Small bowel tumors: an analysis of tumor-like lesions, benign and malignant neoplasms. Eur J Surg Oncol 1994; 20: 47–51.

Meluch AA, Hainsworth JD, Gray JR, Thomas M, Whitworth PL, Davis JL, Greco FA. Preoperative combined modality therapy with paclitaxel, carboplatin, prolonged infusion 5-fluorouracil, and radiation therapy in localized esophageal cancer: preliminary results of a Minnie Pearl Cancer Research Network phase II trial. Cancer J Sci Am 1999; 5: 84–91.

Moertel CG, Childs DS Jr, Reitemeier RJ, Colby MY Jr, Holbrook MA. Combined 5-fluorouracil and supervoltage radiation therapy of locally unresectable gastrointestinal cancer. Lancet 1969; 2: 865–7.

Moertel CG, Flemig TR, MacDonald J. The intergroup study of 5-FU plus levamisole and levamisole alone as adjuvant therapy for stage C colon cancer: A final report. Proc Amer Soc Clin Oncol 1992; 11: 161 (Abstract).

National Cancer Institute. Cancernet. http://cancernet.nci.nih.gov (2000)

Nitecki SS, Sarr MG, Colby TV, van Heerden JA. Long-term survival after resection for ductal adenocarcinoma of the pancreas. Is it really improving? Ann Surg 1995; 221: 59–66.

O'Connell MJ. Current status of chemotherapy for advanced pancreatic and gastric cancer. J Clin Oncol 1985; 3: 1032–9.

O'Connell MJ, Laurie JA, Shepard L. A prospective evaluation of chemotherapy duration and regimen as surgical adjuvant treatment for high risk colon cancer: A collaborative trial of the National Institute of Canada clinical trial group. Proc Am Soc Clin Oncol 1995; 14: 209 (Abstract).

Petrelli N, Douglass HO, Herrera L, Russell D, Stablein DM, Bruckner HW, Mayer RJ, Schinella R, Green MD, Muggia FM, et al. The modulation of fluorouracil with leucovorin in metastatic colorectal carcinoma: a prospective randomized phase III trial. Gastrointestinal Tumor Study Group. J Clin Oncol 1989; 7: 1419–26.

Pitot HC, Wender DB, O'Connell MJ, Schroeder G, Goldberg RM, Rubin J, Mailliard JA, Knost JA, Ghosh C, Kirschling RJ, Levitt R, Windschitl HE. Phase II trial of irinotecan in patients with metastatic colorectal carcinoma. J Clin Oncol 1997; 15: 2910–9.

Poon MA, O'Connell MJ, Wieand HS, Krook JE, Gerstner JB, Tschetter LK, Levitt R, Kardinal CG, Mailliard JA. Biochemical modulation of fluorouracil with leucovorin: confirmatory evidence of improved therapeutic efficacy in advanced colorectal cancer. J Clin Oncol 1991; 9: 1967–72.

Popescu RA, Norman A, Ross PJ, Parikh B, Cunningham D. Adjuvant or palliative chemotherapy for colorectal cancer in patients 70 years or older. J Clin Oncol 1999; 17: 2412–8.

Riker A, Libutti SK, Bartlett DL. Advances in the early detection, diagnosis, and staging of pancreatic cancer. Surg Oncol 1997; 6: 157–69.

Rose DM, Hochwald SN, Klimstra DS. Primary duodenal adenocarcinoma: a ten-year experience with 79 patients. Journal of the American College of Surgeons 1996; 183: 89–96.

Rothenberg ML, Moore MJ, Cripps MC, Andersen JS, Portenoy RK, Burris HA 3rd, Green MR, Tarassoff PG, Brown TD, Casper ES, Storniolo AM, Von Hoff DD. A phase II trial of gemcitabine in patients with 5-FU-refractory pancreas cancer. Ann Oncol 1996; 7: 347–53.

Rougier P, Bugat R, Douillard JY, Culine S, Suc E, Brunet P, Becouarn Y, Ychou M, Marty M, Extra JM, Bonneterre J, Adenis A, Seitz JF, Ganem G, Namer M, Conroy T, Negrier S, Merrouche Y, Burki F, Mousseau M, Herait P, Mahjoubi M. Phase II study of irinotecan in the treatment of advanced colorectal cancer in chemotherapy-naive patients and patients pretreated with fluorouracil-based chemotherapy. J Clin Oncol 1997; 15: 251–60.

Saltz LB, Locker PK, Pirotta N. Phase III assessment of weekly irinotecan (CPT-11) as initial treatment for metastatic colorectal cancer. Proc ASCO 1999; 18: 233 (abstract).

Sargent DJ, Niedzwiecki D, O'Connell MJ, Schilsky RL. Recommendation for caution with irinotecan, fluorouracil, and leucovorin for colorectal cancer. New Engl J Med 2001; 345: 144–5.

Schumacher C, Fink U, Siewert JR. Praeoperatives Down-Staging beim fortgeschrittenen Magenkarzinom. Wunschdenken oder Realität? Zentralbl Chir 2000; 125: 333–40.

Serour F, Dona G, Birkenfeld S, Balassiano M, Krispin M. Primary neoplasms of the small bowel. J Surg Oncol 1992; 49: 29–34.

Snady H, Merrick MA. Improving the treatment of colorectal cancer: the role of EUS. Cancer Invest 1998; 16: 572–81.

Strumberg D, Wilke H, Illinger HJ, Klempnauer J. Karzinom des exokrinen Pankreas. In: Schmoll HJ, Höffken K, Possinger K (Hrsg). Kompendium Internistische Onkologie. Berlin, Heidelberg, New York: Springer Verlag 1999; 1129.

Tietjen TG, Pasricha PJ, Kalloo AN. Management of malignant esophageal stricture with esophageal dilation and esophageal stents. Gastrointest Endosc Clin N Am 1994; 4: 851–62.

Valone FH, Friedman MA, Wittlinger PS, Drakes T, Eisenberg PD, Malec M, Hannigan JF, Brown BW Jr. Treatment of patients with advanced colorectal carcinomas with fluorouracil alone, high-dose leucovorin plus fluorouracil, or sequential methotrexate, fluorouracil, and leucovorin: a randomized trial of the Northern California Oncology Group. Journal of Clinical Oncology 1989; 7: 1427–36.

Van Cutsem E, Blijham GH. Irinotecan versus infusional 5-fluorouracil: a phase III study in metastatic colorectal cancer following failure on first-line 5-fluorouracil. V302 Study Group. Semin Oncol 1999; 26: 13–20.

Vanhoefer U, Wilke H, Weh HJ, Clemens M, Harstrick A, Stahl M, Hossfeld DK, Seeber S. Weekly high-dose 5-fluorouracil and folinic acid as salvage treatment in advanced gastric cancer. Ann Oncol 1994; 5: 850–1.

Von Hoff DD. Promising new agents for treatment of patients with colorectal cancer. Semin Oncol 1998; 25: 47–52.

Wilke H, Preusser P, Fink U, Achterrath W, Lenaz L, Stahl M, Schober C, Link H, Meyer HJ, Lucke B, et al. High dose folinic acid/etoposide/5-fluorouracil in advanced gastric cancer – a phase II study in elderly patients or patients with cardiac risk. Invest New Drugs 1990; 8: 65–70.

# 20.7 Regionale Chemotherapie von Lebermetastasen eines kolorektalen Karzinoms

Clemens Stoffregen; Karsten Ridwelski

## Einleitung

Die direkte Applikation eines Zytostatikums in die Leber über die Arteria hepatica wird als **regionale intraarterielle Chemotherapie** bezeichnet. Substanzen, die bei der ersten Passage eine hohe Extraktion in der Leber erfahren, werden im Tumorgewebe besonders konzentriert angereichert. Durch diesen First-pass-Effekt und diese Art der Applikation erhalten die fluorierten Pyrimidine, Fluorouracil (5-FU) und Fluorodesoxyuridin (FUDR, s. u.) einen bedeutenden Vorteil in Bezug auf die Wirkkonzentration im Lebertumor. Weitere Substanzen, wie Cisplatin, Adriamycin und Mitomycin werden ebenfalls einzeln oder auch in der Kombination mit den genannten Substanzen eingesetzt. Der therapeutische Vorteil ist hier gegenüber der systemischen Therapie geringer. Die intraarterielle Applikation bedarf einer aufwändigeren Technik als die systemische Applikation. Einen chirurgisch implantierten permanenten Katheter oder eine Punktion der Arteria subclavia oder der Arteria femoralis mit temporärer Katheterplatzierung sind Voraussetzung, um die Substanzen direkt in die Arteria hepatica applizieren zu können. Die Techniken sind heute standardisiert und werden in spezialisierten Zentren komplikationsarm durchgeführt. Jedoch hat die regionale Therapie aufgrund der bisher erzielten uneinheitlichen Ergebnisse lediglich den Wert einer wirksamen, jedoch nur bei besonderen Indikationen einzusetzenden Therapieform erlangt. Der Stellenwert dieses Konzepts ist weiterhin Gegenstand von Studien, sowohl in der palliativen Situation als auch in der adjuvanten Therapie nach Resektion eines malignen Lebertumors.

Ob durch eine zusätzliche, vorübergehende Blockade der intraarteriellen Sauerstoffzufuhr durch zur Therapie zugelassene Substanzen wie Amilomer (Spherex®) zusätzliche Vorteile erzielt werden können, muss ebenfalls überprüft werden.

## Techniken und Risiken

Die Leber empfängt als erstes parenchymatöses Organ das Blut aus dem gesamten Gastrointestinaltrakt. Dadurch zeigt dieses Organ die häufigste Metastasierung bei Tumoren dieses Systems auf. Im Gegensatz zum normalen Lebergewebe, welches überwiegend durch die Vena porta versorgt wird, zeigen Metastasen ab einer Größe von 0,5 cm eine arterielle Perfusion. Dadurch ist **der arterielle Zugang** für eine regionale Therapie einer Lebermetastasierung sinnvoll. Eine Reihe von Voraussetzungen sind jedoch zu beachten. Zunächst muss geklärt werden, ob die Gefäßversorgung der Leber beim Patienten die gezielte Applikation in den tumortragenden Leberlappen zulässt. Bei circa 20 % aller Patienten liegen neben der normal versorgenden Arterie zusätzliche Leberarterien vor. Da diese nicht alle verschlossen werden können, stellen sie eine Kontraindikation dar.

Als Zugangsweg zur A. hepatica bietet sich die **temporäre Katheterplatzierung** mittels Seldinger-Technik über die A. femoralis oder A. subclavia an. Aufwändiger ist ein **permanenter Zugang**. Minimal invasiv kann dabei der radiologisch platzierte Katheter mit einem Port verbunden werden. Dieser wird entsprechend in der Leiste oder auf den Brustkorb subkutan fixiert. Dabei empfiehlt sich der radiologische Verschluss der A. gastroduodenalis, um ein Abwandern der Substanzen in den Magen-Darm-Trakt und damit Nebenwirkungen wie etwa Ulzera zu verhindern.

Die Katheterimplantation durch eine Laparotomie ist ebenfalls möglich. Die Indikation für eine solche Operation zur alleinigen Port-Implantation ist jedoch nicht gerechtfertigt. Nur bei der Durchführung einer Laparotomie, beispielsweise zur geplanten und nicht möglichen Resektion von Lebermetastasen oder einer Kolonresektion, kann gleichzeitig ein intraarterielles Port-Katheter-System implantiert werden. Das entsprechende Einverständnis des Patienten muss dabei selbstverständlich präoperativ vorliegen.

Der Katheter wird in der A. gastroduodenalis so fixiert, dass die Spitze gerade die A. hepatica erreicht. Subkutan erfolgt dann die Konnektion mit einem Port oder einer implantierbaren Pumpe. Letztere ist gasgetrieben und besteht aus Titan oder Kunststoffen. Applikationszeiten und Mengen der Pumpensysteme können programmierbar sein; das Füllvolumen kann 20–60 ml betragen.

Die Entscheidung über Art und Ort der Platzierung des Katheter ist häufig mit dem Wissen um Varianten der Leberarterien verbunden.

> Inwieweit ligiert werden kann, chirurgisch skelettiert werden darf oder ein invasiv radiologischer Gefäßverschluss sinnvoll ist, bedarf der routinierten Zusammenarbeit zwischen Radiologen, Onkologen und Chirurgen.

Die dauerhafte Pflege und die Applikation der Medikamente über ein intraarterielles Port-System oder gar über ein Pumpensystem bedarf eines erfahrenen Therapeuten. Wenngleich die Komplikationsrate deutlich geringer geworden ist, so kommt es doch im Laufe der Zeit zu lokalen Problemen. Mögliche Komplikationen sind Infektionen, Okklusionen, Arterie-hepatica-Thrombosen, Katheterabbruch und Blutungen. Auch die Problematik der Katheterdislokation und des Bruchs müssen klinisch erkannt werden, um größere Komplikationen zu verhindern.

# Indikationen und laufende Therapiekonzepte

Die intraarterielle Gabe von **Fluoropyrimidinen** führt zu einer hohen Rate der Tumorrückbildung. Jedoch ist die hohe Remissionsrate im Vergleich zur Rate bei systemischen Therapien nicht mit einer signifikanten Verlängerung der Überlebenszeit verbunden In einer Metaanalyse der randomisierten Studien mit dieser Fragestellung konnte für eine Subgruppe mit weniger als 25 % Tumorvolumen in der Leber ein Überlebensvorteil ermittelt werden. Daraus resultiert, dass gegenwärtig keine absolute Therapieindikation besteht.

> Relative Indikationen zur regionalen intraarteriellen Therapie bestehen bei dominierender Lebermetastasierung, fehlendem extrahepatischen Tumornachweis sowie den beschrieben anatomischen Voraussetzungen.

Als Zytostatikum kommt in Deutschland und Europa überwiegend **Fluorouracil** zum Einsatz. Das in der USA hauptsächlich eingesetzte Fluorodesoxyuridin ist in Deutschland nicht zugelassen. Außerdem ist es an eine implantierbare teure Pumpe gebunden und bewirkt ein hohes Nebenwirkungspotenzial, zum Beispiel das einer sklerosierenden Cholangitis. Die im Folgenden aufgeführten Therapieprotokolle basieren deshalb alle auf dem Fluorouracil.

Die regionale intraarterielle Therapie stellt ebenfalls eine Alternative dar, wenn unter einer systemischen Therapie kein Ansprechen zu verzeichnen ist. Die lokale Therapie sollte jedoch nur in Studien durchgeführt werden.

Die Methode mit ihren potenziellen Vorteilen muss sich mit den Ergebnissen der neuen, intravenös zu verabreichenden Substanzen Irinotecan oder Oxaliplatin messen. Mit einem lokalen Einsatz neuer Medikamente und Wirkprinzipien entstehen aber auch neue Fragen, die zur Untersuchung anstehen. Auch die konzeptionelle Frage, ob eine intraarterielle Dauertherapie oder eher eine regionalen Induktionstherapie mit anschließender intravenöser Therapie zu bevorzugen ist, ist immer wieder Gegenstand der Diskussion.

Nach einer systemischen Vorbehandlung kann eine intraarterielle Therapie wirksam sein.

> Durch die kombinierte intraarterielle und intravenöse Therapie kann eventuell der Vorteil der lokalen Wirksamkeit mit der optimalen systemischen Wirksamkeit verstärkt werden.

Durch die Verringerung oder Verzögerung extrahepatischer Metastasen konnte in ersten Studien ein Hinweis auf weitere Therapieoptimierungen gefunden werden. Dies muss jedoch durch weitere Untersuchungen belegt werden.

# Auswahl von Therapieschemata

Es gibt keine Standardtherapien; deshalb sollen für die spezielle Situation nur wenige Schemata angegeben werden, die beispielhaft für viele weitere Varianten stehen.

## Supportivtherapien

Begleittherapien werden im üblichen Rahmen intravenös appliziert. Bei zusätzlicher Chemoembolisation sollte intraarteriell eine antiphlogistische Therapie mit 8 mg Dexamethason und eine Schmerztherapie mit 7,5 mg Pethidin erfolgen, um den Leberkapselschmerz zu reduzieren.

## Dauerinfusion mit Fluorouracil

Eine Dauerinfusion mit Fluorouracil erfolgt nach den Angaben in Tabelle 20.7-1.

## Kurzzeitinfusionen mit Fluorouracil

Kurzzeitinfusionen mit Fluorouracil erfolgen nach den Angaben in Tabelle 20.7-2. Es sollte keine Toxizität mit einem WHO-Grad > 2 auftreten.

## Kombinierte Therapieform mit Fluorouracil

Die kombinierte Therapieform mit Fluorouracil ist in Tabelle 20.7-3 wiedergegeben.

Tab. 20.7-1: Therapieschema für Dauerinfusionen mit Fluorouracil (nach Lorenz et al. 1998).

| Substanz | Dosis | Applikation | Applikationsdauer/-art | Tag |
|---|---|---|---|---|
| Calciumfolinat | 200 mg/m² KO | intraarteriell | 10-min-Kurzinfusion | 1–5 |
| Fluorouracil | 1 000 mg/m² KO | intraarteriell | 24-h-Infusion | 1–5 |
| Wiederholung: alle 4 Wochen, insgesamt 6 Zyklen | | | | |

Tab. 20.7-2: Therapieschema für Kurzzeitinfusion mit Fluorouracil (nach Ridwelski et al. 1998).

| Substanz | Dosis | Applikation | Applikationsdauer/-art | Tag |
|---|---|---|---|---|
| Calciumfolinat | 200 mg/m² KO | intraarteriell | 15-min-Kurzinfusion | 1–5 |
| Fluorouracil | 1 200 mg/m² KO | intraarteriell | 3-h-Infusion | 1–5 |
| Wiederholung: alle 3 Wochen, insgesamt 6 Zyklen | | | | |

Tab. 20.7-3: Therapieschema für die kombinierte Therapieform mit Fluorouracil (nach Gallkowski et al. 1995).

| Substanz | Dosis | Applikation | Applikationsdauer/-art | Tag |
|---|---|---|---|---|
| Calciumfolinat | 500 mg/m² KO | intraarteriell | 30-min-Kurzinfusion | 1–5 |
| Fluorouracil | 600 mg/m² KO | intraarteriell | 2-h-Infusion | 1–5 |
| Spherex®, zusammen mit Interferon-α | 400–600 mg/m² KO (7,5 ml in 25 ml NaCl) 5 Mio IE | intraarteriell intraarteriell | über 15 min | 1–5 |
| Wiederholung: alle 3–4 Wochen, insgesamt 6–8 Zyklen | | | | |

## Ausblick

Die intraarterielle Therapie für Lebermetastasen eines Kolonkarzinoms ist eine Technik, mit der eine Behandlung direkt die erkrankte Leber trifft und erst später die anderen Körperorgane. Die laufenden Studien werden zeigen, ob in der adjuvanten oder palliativen Therapie ein fester Stellenwert als Standard erarbeitet werden kann. Die Methode an sich eignet sich aber, auch neue Therapieformen, wie die Gentherapie oder Vakzinierungen an der erkrankten Leber zu überprüfen.

## Adressen

Auswahl an Adressen von Studiengruppen in Deutschland:

ALM (Arbeitsgruppe Lebermetastasen und Tumoren). Prof. Dr. med. W.O. Bechstein, Klinik für Allgemein- und Gefäßchirurgie, Klinikum der Johann-Wolfgang-Goethe-Universität, Theodor-Stern-Kai 7, 60590 Frankfurt am Main. Tel.: 0 69/6 31 43 46, Fax: 0 69/6 31 43 47, Homepage: www.kgu.de/alm

ART (Arbeitsgemeinschaft für regionale Chemotherapie). Priv.-Doz. Dr. med. J. Boese-Landgraf, Chefarzt der Klinik für Chirurgie, Klinikum Chemnitz, Krankenhaus Flemmingstraße, Postfach 948, 09009 Chemnitz. Tel.: 03 71/33 33 33 00, Fax: 03 71/33 33 33 03, E-Mail: chirurgie@skc.de

## Literatur

Ridwelski K, Gebauer T, Fahlke J, Lippert H. Results of 196 patients treated for livermetastases of colorectal carcinoma with i.a. chemotherapy. Hepato-Gastroenterol 1998; 45: CCCXI.

Lorenz M, Müller HH, Schramm H, Gassel HJ, Rau HG, Ridwelski K, Hauss J, Stieger R, Jauch KW, Bechstein WO, Encke A. Randomized trial of surgery versus surgery followed by adjuvant hepatic arterial infusion with 5-fluorouracil and folinic acid for liver metastases of colorectal cancer. German Cooperative on Liver Metastases (Arbeitsgruppe Lebermetastasen). Ann Surg 1998; 228:756–62.

Gallkowski U, Schmoll E, Boese-Landgraf J. Lokale Chemotherapie von Lebermetastasen mit Folinsäure/5-FU und einer Modulation mit Interferon alpha 2b und Stärkemikosphären – Erfahrungen und Ergebnisse an 100 Patienten. Acta Chirurgica Austriaca 1995; 27 (115): 27.

# 21 Endokrine Karzinome

## 21.1 Nebennierenrindenkarzinom

Heiner Mönig, Frank Gieseler

### Einleitung

Das Nebennierenrindenkarzinom (NNR-Karzinom) ist ein seltener, aber hochmaligner Tumor; ohne Therapie beträgt die mittlere Überlebenszeit 3 Monate (Macfarlane 1958). Die Tumoren machen sich durch die Symptome der lokalen Raumforderung oder durch ihre endokrine Aktivität bemerkbar (Cushing-Syndrom durch Cortisolproduktion, bei Frauen Virilisierung durch Androgenproduktion).

Die Tumoren sind bei Diagnosestellung in aller Regel sehr groß, das heißt > 6–8 cm. In seltenen Fällen können aber auch kleinere NNR-Karzinome mit bereits ausgedehnter Metastasierung gefunden werden (Abb. 21.1-1).

### Diagnose

Die Diagnostik umfasst **bildgebende Verfahren**:
- Sonographie
- Computertomographie
- Kernspintomographie

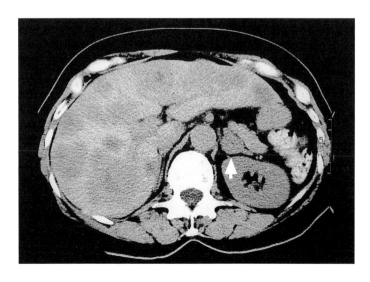

**Abb. 21.1-1:** Computertomogramm einer 55-jährigen Patientin mit ausgedehnter hepatischer Metastasierung eines relativ kleinen Nebennierenrindenkarzinoms links (Pfeil).

und die **endokrinologische Labordiagnostik**:
- Androgene (Testosteron, DHEAS, Androstendion)
- freies Cortisol im 24-Stunden-Urin
- Katecholamine im 24-Stunden-Urin
- Estradiol
- Aldosteron
- Plasmareninaktivität

Bei entsprechenden Hinweisen muss das Ausmaß der Metastasierung (z. B. Knochenmetastasen) durch weitere Verfahren (z. B. Skelettszintigraphie) festgelegt werden.
Bei fehlendem Nachweis von Metastasen ist die Differenzierung zwischen gutartigen NNR-Adenomen und NNR-Karzinomen schwierig. Bei einer Größe von unter 5 cm und fehlender endokriner Aktivität wird man bei zufällig gefundenen Nebennierentumoren unter Kontrolle des morphologischen Befundes zuwarten. Endokrin aktive Nebennierentumoren müssen dagegen in aller Regel operativ entfernt werden (Reincke u. Allolio 1995). Die Feinnadelbiopsie adrenokortikaler Tumoren hat nur einen geringen Stellenwert.

# Therapie

Die Konzepte zur Verbesserung der Prognose des Nebennierenrindenkarzinoms sind insgesamt nicht überzeugend. An erster Stelle steht die **operative Resektion** des Tumors, die auch dann angestrebt werden sollte, wenn eine komplette Entfernung der Tumormasse nicht möglich ist. Sie dient dazu, lokale Komplikationen durch die aggressiv wachsenden Karzinome zu verhindern und die Voraussetzungen für eine adjuvante Therapie zu verbessern. Allerdings sind deren Erfolge begrenzt und wegen der geringen Fallzahlen kaum in randomisierten Studien überprüft worden.

Die am häufigsten eingesetzte Substanz ist **Mitotane** (o,p'-DDD, Lysodren®), eine selektiv adrenotoxische Substanz (Luton et al. 1990). Da die adrenale Steroidbiosynthese gehemmt wird, ist dosisabhängig mit der Entwicklung einer Nebennierenrindeninsuffizienz zu rechnen, die eine Substitution mit Gluko- und Mineralokortikoiden erfordert. Mitotane muss einschleichend dosiert werden, zum Beispiel beginnend mit 1 g/Tag und langsamer Steigerung je nach Verträglichkeit bis zu einer Dosis von 10–15 g/Tag. Die typischen Nebenwirkungen, welche die Dosierung begrenzen oder zum Therapieabbruch zwingen, sind Übelkeit und Erbrechen. Mitotane ist in Deutschland nicht erhältlich und muss über die internationale Apotheke bestellt werden.

Die Ergebnisse der Mitotane-Therapie sind uneinheitlich. Während einige Autoren eine Normalisierung biochemischer Parameter und – in circa 30 % der Fälle – auch eine Reduktion der Tumorgröße beschrieben haben (Hutter u. Kayhoe 1966; Lubitz et al. 1973), konnten diese Ergebnisse von anderen Arbeitsgruppen nicht nachvollzogen werden (Nader et al. 1983). In Einzelfällen wurde allerdings über weitgehende oder sogar komplette Tumorremissionen unter Mitotane-Therapie berichtet (Kornely u. Schlaghecke 1994), ebenso unter einer kombinierten Therapie mit Fluorouracil und Mitotane (Ostuni u. Roginski 1975).

Der Stellenwert der **Strahlentherapie** wird unterschiedlich beurteilt. Er besteht in der Möglichkeit, ossäre Metastasen und abdominale Lokalrezidive palliativ zu behandeln.

# 21.2 Phäochromozytom

Heiner Mönig, Frank Gieseler

## Einleitung

> Phäochromozytome sind Tumoren, die sich von den enterochromaffinen Zellen des sympathischen Nervensystems ableiten und Katecholamine (Adrenalin, Noradrenalin oder beide, gelegentlich auch Dopamin) in die Zirkulation freisetzen.

Bei paroxysmaler Ausschüttung dieser Substanzen entstehen typische anfallartige Episoden mit Blutdruckanstieg, unangenehmen Palpitationen, Kopfschmerzen, Schwitzen, Blässe und Angstzuständen. Zwischen den Anfällen besteht oftmals eine Neigung zum Schwitzen, Kältegefühl in den Extremitäten, Gewichtsabnahme und Obstipation. Etwa die Hälfte der Patienten hat eine Dauerhypertonie, eventuell mit zusätzlichen episodischen Bluthochdruckkrisen.

Die Häufigkeit des Phäochromozytoms wird mit 1–2 Fällen pro 100 000 Einwohner pro Jahr (Beard et al. 1983) bzw. 0,1–0,7 % der Fälle mit diastolischer Hypertonie (Lehnert et al. 1993) angegeben. Trotz dieser geringen Inzidenz ist die frühzeitige Diagnostik wichtig, weil ein unerkanntes Phäochromozytom bei Schwangerschaft und Geburt sowie bei operativen Eingriffen durch krisenhafte Blutdruckentgleisungen zum Tode führen kann.

Die meisten Phäochromozytome sind in den Nebennieren lokalisiert; extraadrenale Manifestationen betreffen meisten die sympathischen Nervenstränge an den großen abdominalen Gefäßen. In Einzelfällen wurden auch Phäochromozytome außerhalb der Bauchhöhle beschrieben. Wichtig ist es, bei jedem Patienten mit Phäochromozytom familiäre Syndrome auszuschließen (multiple endokrine Neoplasie Typ 2a und 2b, Von-Hippel-Lindau-Syndrom) (Neumann et al. 1993); diese werden weiter unten diskutiert.

## Diagnose

Die **biochemische Diagnostik** stützt sich auf die Bestimmung der Katecholamine im 24-Stunden-Urin, wobei durch zusätzliche Bestimmung der Metanephrine eine höhere Sensitivität erzielt werden kann (Rosano et al. 1991). Als Bestätigungstest kann gegebenenfalls ein Clonidin-Suppressionstest angeschlossen werden.

Die **Lokalisationsdiagnostik** umfasst Sonographie, Computertomographie, Kernspintomographie sowie in jedem Fall die $^{131}$I-Metaiodbenzylguanidin-Szintigraphie ($^{131}$I-MIBG-Szintigraphie). Nur diese Methode erlaubt den Nachweis extraadrenaler Phäochromozytome und von Metastasen.

Phäochromozytome sind insgesamt in weniger als 10 % der Fälle maligne (Lenz u. Schulte 1994); bei extraadrenaler Manifestation liegt die Malignitätsrate allerdings bei 29–40 % (Whalen et al. 1992).

## Therapie

Die Therapie besteht in der **chirurgischen Resektion** des Tumors nach ausreichender Vorbehandlung mit einem α-**Rezeptoren-Blocker**, vorzugsweise Phenoxybenzamin in Tagesdosen zwischen 20 und 100 mg. Ist keine

Operation möglich (schlechter Allgemeinzustand, metastasierter Tumor), wird man in aller Regel eine Dauertherapie mit einem α-Rezeptoren-Blocker, eventuell kombiniert mit einem β-Rezeptoren-Blocker, einleiten müssen.
Ein Therapieverfahren, das sich zur Zeit noch in der Evaluation befindet, für den einzelnen Patienten mit metastasiertem Phäochromozytom aber schon zur Verfügung steht, ist die nuklearmedizinische Therapie mit $^{131}$I-Metaiodobenzylguanidin ($^{131}$I-MIBG; Loh et al. 1997), analog der Radiojodtherapie der Hyperthyreose. Voraussetzung ist eine ausreichende Speicherung des Radionuklids im Tumor.

## 21.3 Multiple endokrine Neoplasien (MEN)

Heiner Mönig, Frank Gieseler

### Einleitung

> Die MEN-Erkrankungen sind familiäre Syndrome, die durch benigne und maligne Tumoren in verschiedenen endokrinen Organen gekennzeichnet sind.

duzieren Hormone (Prolaktin, Wachstumshormon, ACTH) oder sind hormoninaktiv; bei den Pankreasaffektionen überwiegen Insulinome und Gastrinome mit den entsprechenden klinischen Bildern (Hypoglykämie, Zollinger-Ellison-Syndrom).

Malignität kommt in diesem Zusammenhang fast ausschließlich bei den gastrointestinalen Manifestationen der MEN-1 vor, so dass diese in dem entsprechenden Kapitel diskutiert werden.

### Multiple endokrine Neoplasie Typ 1 (MEN-1)

Die MEN-1 ist eine autosomal dominant vererbte Erkrankung mit hoher Penetranz, die durch Mutationen im so genannten Menin-Gen verursacht wird (Chandrasekharappa et al. 1997). Leitsymptom ist meistens ein primärer Hyperparathyreoidismus durch Epithelkörperchenhyperplasie; die weiteren Manifestationen umfassen Tumoren der Hirnanhangdrüse und des Pankreas. Auch andere Organe können betroffen sein. Die Hypophysenadenome pro-

### Multiple endokrine Neoplasie Typ 2 (MEN-2)

Die MEN-2, die ebenfalls autosomal dominant vererbt wird, tritt in zwei Varianten auf: MEN-2a und MEN-2b. Gemeinsam sind beiden Typen das medulläre Schilddrüsenkarzinom und das – meistens beidseitig lokalisierte – Phäochromozytom. Bei der **MEN-2a** tritt ein primärer Hyperparathyreoidismus hinzu (in ca. 20 % der Fälle). Die **MEN-2b** zeigt neben dem medullären Schilddrüsenkarzinom und Phäochromozytomen einen marfanoiden Habitus, Schleimhautneurinome und eine intestinale Ganglioneuromatose (Raue et al. 1994). Die Patienten fallen außerdem durch einen typischen äußeren Aspekt mit „aufgeworfenen" Lippen und Schleimhautneurinomen auf (Abb. 21.3-1). Die MEN-2b ist die prognostisch ungünstigste Variante; metastasierte medulläre Schilddrüsenkarzinome kommen schon im Säuglingsalter vor (s. u.).

Das medulläre Schilddrüsenkarzinom kann auch außerhalb der MEN-Syndrome familiär gehäuft auftreten (familial medullary thyroid carcinoma, FMTC). Von den vererbbaren Formen ist das sporadische medulläre Schilddrüsenkarzinom abzugrenzen.

Die MEN-2 ist mit **Mutationen des ret-Protoonkogens** assoziiert. Dabei korrelieren bestimmte Mutationen mit dem klinischen Erscheinungsbild; es ist aber zur Zeit noch nicht möglich, aus der Art der Mutation sicher auf den Phänotyp des einzelnen Patienten zu schließen (Höppner et al. 1996).

Die Prognose bei MEN-2 wird vom Zeitpunkt der Diagnose des medullären Schilddrüsenkar-

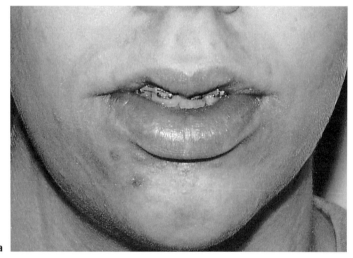

a

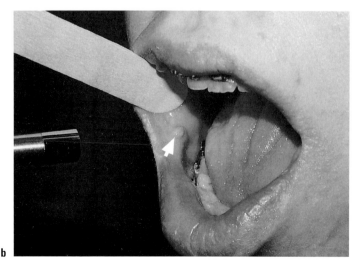

b

**Abb. 21.3-1:** 20-jährige Patientin mit multipler endokriner Neoplasie Typ 2b.
**a**: Typische Mundpartie mit „aufgeworfenen" Lippen.
**b**: Mukokutanes Neurinom.

zinoms und seinem Ausbreitungsgrad bestimmt. Zahlreiche Studien haben gezeigt, dass die Träger von ret-Mutationen bereits im Kleinkindesalter in einem hohen Prozentsatz C-Zell-Hyperplasien oder C-Zell-Karzinome aufweisen, und zwar auch dann, wenn der Pentagastrin-Test noch negativ war (Höppner et al. 1996; Lips et al. 1994, van Heurn et al. 1999). Wichtig ist, dass es sich auch dann um eine familiäre Variante eines medullären Schilddrüsenkarzinoms handeln kann, wenn die Familienanamnese negativ ist (unvollständige Anamnese, Neumutation). Daraus leiten sich folgende **Empfehlungen** ab (modifiziert nach Höppner et al. 1996):

- molekulargenetische Untersuchung bei *allen* Patienten mit medullärem Schilddrüsenkarzinom
- in bekannten MEN-2-Familien oder Familien mit medullärem Schilddrüsenkarzinom zunächst Untersuchung des Index-Patienten; anschließend Überprüfung aller übrigen Familienmitglieder auf diese Mutation. Bei Verdacht auf MEN-2b ist die Untersuchung bereits im 1. Lebensjahr, bei MEN-2a oder FMTC ab dem 4. Lebensjahr durchzuführen.
- Empfehlung einer genetischen Beratung aller Familien mit ret-Mutationen. Dabei sind die Richtlinien der Bundesärztekammer zu beachten (Bundesärztekammer 1998).
- bei Nachweis einer ret-Mutation vom MEN-2a- oder FMTC-Typ prophylaktische Thyreoidektomie im Alter von 6 Jahren. Diese Empfehlung beruht darauf, dass bei MEN-2a und FMTC bisher keine Lymphknotenmetastasen bei Kindern unter 8 Jahren beschrieben wurden (Ritter u. Höppner 1999). Bestätigungsanalyse der ret-Mutation vor dem chirurgischen Eingriff
- bei Nachweis einer MEN-2b-auslösenden Mutation unverzügliche Thyreoidektomie

Bei der **Therapie des medullären Schilddrüsenkarzinoms** steht die möglichst komplette Resektion des Tumors und der Lymphknotenmetastasen im Vordergrund. Die Operation sollte nur von einem erfahrenen endokrinen Chirurgen und unter Beachtung der aktuellen Empfehlungen zur Operationstaktik durchgeführt werden (Dralle et al. 1998).

Medikamentöse und strahlentherapeutische Behandlungen spielen beim medullären Schilddrüsenkarzinom praktisch keine Rolle. Therapieversuche mit Octreotid (Frank-Raue et al. 1995) oder mit Octreotid + Interferon-$\alpha$2b (Lupoli et al. 1996) waren in Einzelfällen erfolgreich; diese Behandlung hat sich jedoch nicht durchsetzen können.

Maligne Phäochromozytome kommen bei den MEN-Syndromen mit circa 4% selten vor. Dennoch waren in einer großen multizentrischen Studie immerhin 64% aller Todesfälle an MEN-2 mit einem teilweise bis dato unerkannten Phäochromozytom in Verbindung zu bringen (Modigliani 1995). Dies unterstreicht die unbedingte Notwendigkeit, bei MEN-2-Patienten gezielt nach Phäochromozytomen zu suchen. Wenn eine Schilddrüsenoperation geplant ist und der Patient ein Phäochromozytom hat, sollte dieses als erstes angegangen werden.

# 21.4 Paraendokrine Syndrome

Heiner Mönig, Frank Gieseler

## Einleitung

Viele Malignome sind in der Lage, ektop Hormone zu sezernieren, die zu klinischen Syndromen führen können. Der Begriff „ektope Hormonproduktion" ist dabei genau genommen nicht korrekt, weil das betreffende Gewebe oftmals bereits vor der tumorösen Entartung in der Lage ist, bestimmte Hormone zu bilden. Beispielsweise kommt Calcitonin, das von kleinzelligen Bronchialkarzinomen gebildet werden kann, auch in der normalen Bronchialschleimhaut vor (Cutz et al. 1981). Treffender ist der Begriff „paraendokrine Syndrome".

Die ektope Bildung von Hormonen kann in späten Stadien einer malignen Erkrankung auftreten, sie kann aber auch ein Frühsymptom, ja gelegentlich auch das einzige fassbare Symptom einer Tumorerkrankung sein (Beispiel: ACTH-Produktion durch ein Bronchuskarzinoid, das über Jahre unentdeckt bleiben kann). Weiterhin kann die ektope Hormonproduktion eine Tumorerkrankung klinisch wesentlich verschlimmern und die Lebensqualität des Patienten deutlich beeinträchtigen (Beispiel: Hyperkalzämie-Syndrom). Deshalb ist auch im fortgeschrittenen Tumorstadium eine adäquate Diagnostik und Therapie paraneoplastischer endokriner Syndrome gerechtfertigt.

## Cushing-Syndrom

Das Cushing-Syndrom durch **ektope ACTH-Produktion** wurde 1928 erstmals beschrieben (Brown 1928). Klinisch lässt sich das ektope Cushing-Syndrom nicht von den anderen Ursachen eines Hyperkortisolismus unterscheiden; allenfalls die rasche Entwicklung der Symptome kann als Hinweis auf ein malignes Geschehen gelten. Auch sind bei schnell wachsenden Tumoren die Zeichen des Cushing-Syndroms eher geringer ausgeprägt und treten gegenüber den allgemeinen Tumorzeichen (Gewichtsverlust, Müdigkeit, Anämie) in den Hintergrund.

Dennoch sollte bei jedem neu aufgetretenen Hyperkortisolismus an die Möglichkeit eines paraendokrinen Syndroms gedacht und das entsprechende differenzialdiagnostische Stufenschema abgearbeitet werden (Mönig u. Schulte 1992).

Das ektope ACTH-Syndrom wird in über 50 % der Fälle durch ein kleinzelliges Bronchialkarzinom verursacht. Bei etwa 20 % der Fälle liegt ein Karzinom des Thymus oder des Pankreas vor (Odell 1989). Die Lokalisationen Lunge, Pankreas und Thymus machen 70 % aller ektopen ACTH-Syndrome aus. Wenn die Ursache eines ektopen Cushing-Syndroms mehr als 6 Monate unentdeckt bleibt, spricht man von einem okkulten ACTH-Syndrom. Ursächlich ist dann meistens ein Bronchuskarzinoid.

Für die **Lokalisation** dieser okkulten Tumoren wurde über längere Zeit zusätzlich zu computer- bzw. kernspintomographischen Verfahren die Somatostatin-Rezeptor-Szintigraphie empfohlen. Neuere Studien zeigen jedoch, dass die Sensitivität dieser Methode für diese Fragestellung eher gering ist (Torpy et al. 1999), und dass konventionelle Verfahren, vor allem die Dünnschicht-Computertomographie, zuverlässiger sind.

Seltener sind ektope ACTH-Syndrome bei Karzinoiden des Ovars oder beim Zervixkarzi-

nom beschrieben worden (Schlaghecke et al. 1989; Shirahige et al. 1991).
**Therapeutisch** wird in erster Linie die zugrunde liegende Tumorerkrankung angegangen. Ist dies nicht möglich, kann versucht werden, die Steroidbiosynthese der Nebennierenrinde medikamentös zu blockieren. Unter den zur Verfügung stehenden Substanzen hat sich unseres Erachtens Ketoconazol in Tagesdosen zwischen 600 und 1 200 mg am besten bewährt. Die Erfahrungen mit Metyrapone[1], Aminoglutethimid, Etomidate oder Mitotane bei dieser Indikation sind eher spärlich; zum Teil waren die Therapieversuche mit gravierenden Nebenwirkungen verbunden (Engelhardt 1994). Bei allen diesen Substanzen einschließlich Ketoconazol muss mit einer Nebennierenrindeninsuffizienz gerechnet und eine Substitution mit Glukokortikoiden, eventuell auch mit Mineralokortikoiden eingeleitet werden. In sehr seltenen Fällen kann auch das hypothalamische **Corticotropin-releasing-Hormon** (CRH) ektop gebildet werden. Infolge der Stimulation der Adenohypophyse und anschließend gesteigerter ACTH- bzw. Cortisolproduktion resultiert ein Cushing-Syndrom. Die Lokalisation dieser Tumoren ist schwierig; die Diagnose wird durch den (ebenfalls schwierigen) Nachweis erhöhter CRH-Spiegel gestellt.

# Syndrom der inadäquaten ADH-Sekretion (SIADH)

Antidiuretisches Hormon (ADH, oder Arginin-Vasopressin, AVP) wird normalerweise in hypothalamischen Kernen gebildet, über den Hypophysenstiel in den Hypophysenhinterlappen transportiert, dort in perivaskulären Nervenendigungen gespeichert und bei Bedarf freigesetzt. Die adäquaten Stimuli dafür sind ein Anstieg der Plasmaosmolalität sowie ein Abfall des effektiven Blutvolumens. ADH führt dann an der Niere zu gesteigerter Rückresorption freien Wassers.

Eine ektope Sekretion von ADH wird bei 5 bis 15 % der Patienten mit kleinzelligem Bronchialkarzinom gefunden; bei anderen Malignomen wurde es sehr viel seltener beobachtet (Sørensen et al. 1995).

> Das Syndrom der inadäquaten Sekretion von ADH (SIADH, syndrome of inappropiate ADH secretion) wird nach den Erstbeschreibern auch Schwartz-Bartter-Syndrom genannt (Schwartz et al. 1957). Es kommt auch vor bei gutartigen Grunderkrankungen (z. B. akute intermittierende Porphyrie) sowie bei Einnahme zahlreicher Medikamente (z. B. Narkotika, Chlorpropamid[2], Thiazide, Carbamazepin, Clofibrat[3], Vincristin, Cyclophosphamid und Cisplatin) (Miller u. Moses 1976).

**Typische Charakteristika** des SIADH sind Hyponatriämie und Hypoosmolität des Serums bei inadäquat hoher Natriumkonzentration im Urin (> 20 mmol/l) und inadäquat hoher Urinosmolalität (> 50 mOsmol/kg). Zur Definition gehören außerdem das Fehlen eines Volumenmangels sowie der Nachweis einer normalen Funktion von Nieren, Nebennieren und Schilddrüse. Die Messung von ADH ist technisch schwierig und zur Diagnosestellung nicht notwendig.

Ödeme treten in der Regel nicht auf, weil es infolge der initialen Vergrößerung des Blutvolumens kompensatorisch zu einer erhöhten glomerulären Filtrationsrate und Suppression des Renin-Angiotensin-Aldosteron-Systems kommt.

---

[1] Ist in Deutschland nicht zugelassen; kann über internationale Apotheken bezogen werden.

[2] Ist in Deutschland nicht zugelassen.
[3] Ist als Etofyllinclofibrat sowie als Etofibrat (Verbindung von Clofibrinsäure mit Nikotinsäure über Ethylenglykol) im Handel.

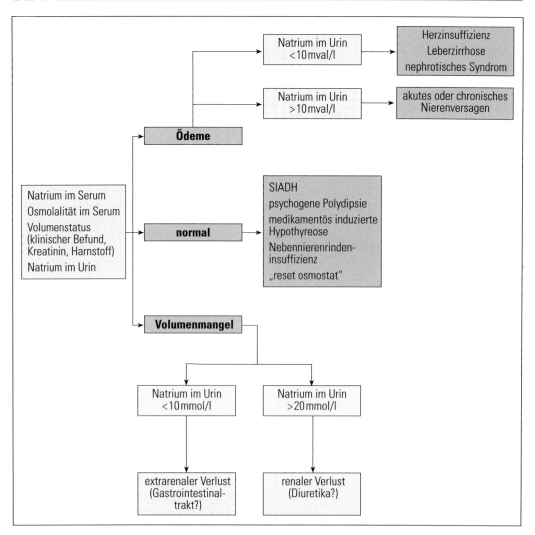

**Abb. 21.4-1:** Differenzialdiagnostische Schritte bei Hyponatriämie. SIADH = Syndrom der inadäquaten ADH-Sekretion.

Ein differenzialdiagnostisches Flussschema zur Hyponatriämie ist in Abb. 21.4-1 wiedergegeben

Das **klinische Bild** wird durch neurologische Symptome bestimmt (Müdigkeit, Appetitlosigkeit, Schwindel, Diarrhö, Kopfschmerzen). In weiter fortgeschrittenen Stadien, speziell bei Serum-Natrium-Konzentrationen unter 115 mmol/l, kommen Bewusstseinsstörungen, Krampfanfälle und komatöse Zustände bis zum Tod hinzu (Tab. 21.4-1)

Die **Therapie** richtet sich zunächst gegen die Grunderkrankung; kann diese günstig beeinflusst werden, bessert sich auch das SIADH (Hansen u. Pedersen 1986). Bei der Behandlung der Hyponatriämie spielen der klinische Zustand und die Geschwindigkeit, mit der sich dieser entwickelt hat, die entscheidende Rolle. Die asymptomatische Hyponatriämie erfordert lediglich eine Flüssigkeitsrestriktion auf 500 bis 1 000 ml pro Tag. Bei symptomatischen, insbesondere bei mit zerebralen Krämpfen

**Tab. 21.4-1:** Symptome der Hyponatriämie.

| Symptome der Hyponatriämie |
|---|
| • Verwirrtheit |
| • Lethargie |
| • Muskelschwäche |
| • Übelkeit, Erbrechen |
| • Krampfanfall |
| • Koma |

einhergehenden Fällen, ist eine Korrektur mit hypertoner (z. B. 3%iger) Kochsalzlösung erforderlich. Die Substitution darf wegen der Gefahr einer zentralen pontinen Myelinolyse nicht zu schnell erfolgen (Zielwert: 120–125 mmol/l; Korrekturgeschwindigkeit 0,5–2 mmol/l/h und < 25 mmol/l/48 h). Die Therapie muss auf einer Intensivstation und unter zunächst 2-stündlicher Kontrolle der Natriumkonzentration im Serum durchgeführt werden. Gelegentlich wird die zusätzliche Gabe von Furosemid empfohlen, um eine negative Flüssigkeitsbilanz zu erzielen (Sørensen et al. 1995). Dies ist nach unserer Erfahrung sehr selten notwendig.

An zusätzlichen medikamentösen Therapiemöglichkeiten steht in erster Linie Demeclocyclin (2–4-mal 300 mg/Tag) zu Verfügung. Weniger wirksam und durch Nebenwirkungen limitiert ist auch eine Behandlung mit Lithiumcarbonat (2–4-mal 300 mg/Tag). Eine Therapie mit Fludrocortison (0,05–0,2 mg 2-mal/Tag) ist ebenfalls wirksam, erfordert jedoch regelmäßige Kontrollen der Elektrolyte und des Blutdrucks (Hensen 1996).

# Hyperkalzämie

Die Hyperkalzämie ist die häufigste endokrinologische Komplikation maligner Tumoren; sie kommt bei bis zu 5 % aller Krebspatienten vor (Strewler 1998) und ist in der Regel Zeichen eines fortgeschrittenen Tumorleidens.

Tumorhyperkalzämie wird vor allem beim Plattenepithelkarzinom der Lunge sowie beim Mammakarzinom und beim multiplen Myelom angetroffen; sie wurde aber auch bei einer Reihe weiterer Tumoren beschrieben. Das Hyperkalzämie-Syndrom entwickelt sich meistens schnell und umfasst neuropsychiatrische und gastrointestinale Symptome; eine Exsikkose ist fast immer vorhanden. Die Nierenfunktion ist oftmals eingeschränkt.

Die Tumorhyperkalzämie wird bei über 80 % aller Patienten durch **Knochenresorption** verursacht, die durch das Parathormon-ähnliche Protein (parathyroid hormone-related protein, PTH-rP) vermittelt wird. Dabei handelt es sich um eine im Tumor produzierte Substanz mit struktureller Ähnlichkeit zum Parathormon (PTH), die den PTH-Rezeptor aktivieren kann. Es resultiert ein klinisches und laborchemisches Bild wie bei der PTH-induzierten Hyperkalzämie; das PTH ist aber supprimiert. Lokale osteolytische Mechanismen spielen eine untergeordnete Rolle. Obwohl die meisten Patienten mit Tumorhyperkalzämie Knochenmetastasen haben, sind diese keine Voraussetzung für die Entwicklung einer Tumorhyperkalzämie. Das Mammakarzinom nimmt hier insofern eine Sonderstellung ein, als zwar die meisten Patientinnen mit Tumorhyperkalzämie eine ausgedehnte Knochenmetastasierung, jedoch 50 % davon keine messbaren PTH-rP-Spiegel aufweisen. Bei Patienten mit Lymphomen und Hyperkalzämie wurden in etwa der Hälfte der Fälle hohe Spiegel des aktiven Vitamin-D-Hormons $1,25(OH)_2$-$D_3$ gemessen (Seymour et al. 1994).

**Differenzialdiagnostisch** sollte auch bei Vorliegen eines evidenten Tumorleidens ein primärer Hyperparathyreoidismus durch den Nachweis des supprimierten Parathormons ausgeschlossen werden. Bei Patienten mit Hyperkalzämie ohne Tumornachweis muss die gesamte endokrinologische Differenzialdiagnose abgearbeitet werden. Dazu wird auf die entsprechenden Lehrbücher verwiesen.

Bei der **Therapie** steht neben der Behandlung der Grundkrankheit zunächst die Rehydratation mit physiologischer Kochsalzlösung (nicht Ringer-Lösung!) im Vordergrund. Schon dadurch kann der Kalziumspiegel in vielen Fällen deutlich gesenkt werden. Anschließend sollte ein Bisphosphonat infundiert werden (z. B. Pamidronsäure 60 mg in 500 ml NaCl-Lösung 0,9 % über 6 Stunden; Wiederholung nach einigen Tagen oder Wochen). Thiazid-Diuretika müssen vermieden werden. Die Tumorhyperkalzämie beim Lymphom spricht häufig auf Glukokortikoide an.

## Tumorhypoglykämie

> Mit diesem Begriff ist die durch Nicht-Inselzell-Tumoren verursachte Hypoglykämie gemeint, die durch insulinähnliche Substanzen, vor allem IGF-II, verursacht wird.

Bei den Tumoren handelt es sich meistens um große, langsam wachsende mesenchymale Tumoren, also Sarkome, Mesotheliome und Hämangioperizytome (Strewler 1998). Das Syndrom wurde aber auch bei einer Reihe anderer Malignome beschrieben (u. a. hepatozelluläre Karzinome, Karzinoidtumoren, Nebennierenrindenkarzinome, Leukämien, Lymphome). Zusätzliche Faktoren zur Entwicklung einer Hypoglykämie können eine Leberinsuffizienz und ein gesteigerter Glukoseverbrauch durch den Tumor sein.

Die **Therapie** zielt auf die chirurgische, strahlentherapeutische oder medikamentöse Reduktion der Tumormassen. Gelegentlich kann es erforderlich sein, die Phase bis zum Wirksamwerden dieser Therapieformen durch andere Maßnahmen zu überbrücken. Dafür wurde eine Behandlung mit Wachstumshormon, Glukagon, Glukokortikoiden und Somatostatin versucht (Chung et al. 1996, Ron et al. 1989, Samaan et al. 1990, Hunter et al. 1994).

## Verschiedene paraendokrine Syndrome

In weniger als 1 % aller Fälle von **Akromegalie** wird die Erkrankung nicht durch einen Wachstumshormon produzierenden Hypophysentumor, sondern durch eine ektope GHRH-Produktion verursacht. Wir selbst haben diese Situation bei einer Patientin mit multipler endokriner Neoplasie Typ 1 beobachtet. Die Grunderkrankungen umfassen vor allem Karzinoidtumoren, Inselzell-Tumoren, Phäochromozytome und Paragangliome. In Anbetracht der Seltenheit der ektopen GHRH-Produktion ist die routinemäßige Bestimmung von GHRH bei jedem Patienten mit Akromegalie sicher nicht gerechtfertigt. Finden sich allerdings Hinweise auf extrahypophysäre Tumoren, sollte diese Bestimmung veranlasst werden. Sie ist jedoch nur in wenigen Speziallabors möglich.

Auch Wachstumshormon, humanes Plazenta-Laktogen (HPL), humanes Choriongonadotropin (HCG), Erythropoetin, Calcitonin, Endothelin, vasoaktives intestinales Polypeptid (VIP) und andere gastrointestinale Hormone könne ektop gebildet werden. Die klinische Bedeutung der daraus resultierenden Syndrome ist jedoch so gering, dass hier nicht näher darauf eingegangen wird.

# 21.5 Schilddrüsenkarzinom (ohne MEN-Erkrankungen)

Frank Gieseler, Heiner Mönig

Maligne Tumoren der Schilddrüse gehören mit einem Anteil von 0,5 % zu den seltenen Todesursachen der Bundesrepublik Deutschland. Die altersbereinigte Mortalität liegt bei 0,5 bis 0,6 (Becker u. Wahrendorf 1998). Der einzige sichere Risikofaktor ist ionisierende Strahlung. Auswertungen von Untersuchungen zur Krankheitsentstehung nach dem Atombombenabwurf in Hiroshima und nach dem Reaktorunfall in Tschernobyl haben gezeigt, dass Kinder wesentlich empfindlicher als Erwachsene sind. Die Latenzzeit bis zur Entwicklung von Schilddrüsenkarzinomen nach der Strahlenexposition beträgt durchschnittlich 4 Jahre (Ron et al. 1994, Beral u. Reeves 1992). Eine erhöhte Inzidenz, zum Beispiel in der Nachbarschaft von Kernkraftwerken, konnte in der Bundesrepublik Deutschland nicht nachgewiesen werden.

**Histologisch** handelt es sich zu 80–90 % um differenzierte Karzinome (papillär oder follikulär), 5–10 % sind undifferenzierte oder anaplastische Karzinome und 5 % sind andere histologische Subtypen wie Sarkome, Lymphome, Metastasen anderer Tumoren etc.

Die **Therapie** der Schilddrüsenkarzinome erfolgt multimodal und beinhaltet die Operation, Radiojodtherapie, perkutane Bestrahlung und die suppressive Hormonbehandlung. Eine Chemotherapie ist nur in der palliativen Situation bei diffuser Metastasierung nach Ausschöpfung aller chirurgischen und radioonkologischen Möglichkeiten zu überlegen. Beschrieben sind Therapien mit Doxorubicin und Cisplatin, zum Beispiel als Monotherapie mit Doxorubicin (60 mg/m$^2$ KO alle 3 Wochen), oder als Kombinationstherapie (Doxorubicin 60 mg/m$^2$ KO, Cisplatin 40 mg/m$^2$ KO alle 3 Wochen) mit etwas besseren Ansprechraten (komplette + partielle Remissionen: 17 % vs. 26 %) (Shimaoka et al. 1985).

> Zu beachten ist, dass jede Gabe von jodhaltigen Kontrastmitteln in der Staging-Phase unterbleiben sollte, um die Möglichkeit einer Radiojodtherapie bei Tumoren, die am Jodstoffwechsel teilnehmen (differenzierte Karzinome), nicht zu beschränken.

Gleichfalls sollte eine Substitutionsbehandlung (L-Thyroxin) 4 Wochen vor einer Radiojodtherapie abgesetzt werden. Bei undifferenzierten Karzinomen und C-Zell-Karzinomen ist eine Radiojodtherapie nicht indiziert. Hier kommt eventuell eine perkutane Radiatio in Frage. Die 5-Jahre-Überlebensraten betragen für die differenzierten Karzinome 70–85 %, für das medulläre Karzinom circa 70 % und für die undifferenzierten Karzinoms < 10 %.

## 21.6 Nebenschilddrüsenkarzinom

Frank Gieseler, Heiner Mönig

Maligne Tumoren der Nebenschilddrüse sind ausgesprochen selten. Sie machen 1–2 % der Fälle mit Hyperparathyreoidismus aus. Klinisch verdächtig ist die Kombination eines schweren Hyperparathyreoidismus mit einer einseitigen Rekurrensparese. Im Vordergrund der therapeutischen Optionen steht die Operation und die Radiotherapie. Eine Chemotherapie kommt nur in der palliativen Situation in Frage. Es gibt anekdotische Berichte von kurzzeitigen Remissionen mit Chemotherapie, aber keine tragenden Konzepte (Murphy et al. 1986).

## 21.7 Maligne neuroendokrine Tumoren (NET) des Gastrointestinaltrakts

Frank Gieseler, Heiner Mönig

Neuroendokrine Tumoren (NET) des Gastrointestinaltrakts sind selten, weltweit wurden bisher circa 5000 Fälle beschrieben. Die histologische Typisierung und die Nomenklatur endokriner Tumoren wurden im Jahr 2000 als „WHO-Klassifikation" veröffentlicht (Solcia et al. 2000).

NET wurden ursprünglich als Karzinoide, später als Apudome, B-Zell-Tumoren oder endokrin aktive Tumoren des Gastrointestinaltrakts bezeichnet, eine TNM-Klassifikation existiert bisher nicht. Es handelt sich um eine heterogene Gruppe von Tumoren. 1963 wurde unter Berücksichtigung der Primärlokalisation eine Unterteilung in „Foregut-, Midgut- und Hindgut-Karzinoide" vorgenommen, die aber offensichtlich keinen Bezug zur Biologie dieser Tumoren aufweist.

Die **Behandlung** der NET ist mutimodal und beinhaltet in erster Linie die Chirurgie, die als einzige Maßnahme kurativ sein kann. Eine Operation sollte auch dann erfolgen, wenn der Tumor nicht komplett reseziert werden kann, da eine Reduktion der Tumormasse bei den langsam wachsenden NET auch vor dem Hintergrund der Reduktion einer Hormonüberproduktion einen klinischen Nutzen erbringen kann. Deswegen kann auch eine chemische Embolisation von Leberherden sinnvoll sein. Kann der Tumor nicht komplett entfernt werden und steht eine klinische Symptomatik durch die erhöhte Hormonproduktion in Vordergrund, so muss eine medikamentöse Langzeittherapie zur Symptomreduktion eingeleitet werden. In einigen Fällen kann durch eine Kombination von Interferon-$\alpha$ und Somatostatin (bzw. Octreotid) eine Tumorverkleinerung oder eine Linderung der Symptome erreicht werden (IFN-$\alpha$2b 3 mU

3-mal/Woche s. c. + Octreotid 100 µg 2-mal/Tag) (Tiensuu et al. 1992). Chemotherapeutische Ansätze müssen als unbefriedigend bezeichnet werden. Beschrieben sind 10–40 %ige Ansprechraten bei Kombinationstherapien mit Streptozocin[1] (STZ) mit Fluorouracil und Adriamycin, seltener auch Cyclophosphamid und Cisplatin. Die mediane Remissionsdauer lag allenfalls bei 12 Monaten (Moertel u. Hanley 1979).

## Literatur

Beard CM, Sheps SG, Kurland LT, Carney JA, Lie JT. Occurence of pheochromocytoma in Rochester, Minnesota, 1 950 through 1979. Mayo Clin Proc 1983; 58: 802–4.

Becker N, Wahrendorf J. Krebsatlas der Bundesrepublik Deutschland. Berlin, Heidelberg, New York: Springer 1998.

Beral V, Reeves G. Childhood thyroid cancer in Belarus. Nature 1992; 359: 680–1.

Brown WH. A case of pluriglandular syndrome: diabetes of bearded woman. Lancet 1928; 215: 1022–3.

Bundesärztekammer. Richtlinien zur Diagnostik der genetischen Disposition für Krebserkrankungen. Dt Ärztebl 1998; 95: 1396–1403.

Chandrasekharappa SC, Guru SC, Manickam P, Olufemi SE, Collins FS, Emmert-Buck MR, Debelenko LV, Zhuang Z, Lubensky IA, Liotta LA, Crabtree JS, Wang Y, Roe BA, Weisemann J, Boguski MS, Agarwal SK, Kester MB, Kim YS, Heppner C, Dong Q, Spiegel AM, Burns AL, Marx SJ. Positional cloning of the gene for multiple endocrine neoplasia-Type I. Science 1997; 276: 404–6.

Chung J, Henry RR. Mechanism of tumor-induced hypoglycemia with intraabdominal hemangiopericytoma. J Clin Endocrinol Metab 1996; 81: 919–25.

Cutz E, Chan W, Track N. Bombesin, calcitonin, and leuenkephalin immunoreactivity in endocrine cells in human lung. Experientia 1981; 37: 765–7.

Engelhardt D. Steroid biosynthesis inhibitors in Cushing's syndrome. Clin Investig 1994; 72: 481–8.

Dralle H, Gimm O, Simon D, Frank-Raue K, Görtz G, Niederle B, Wahl RA, Koch B, Walgenbach S, Hampel R, Ritter MM, Spelsberg F, Heiss A, Hinze R, Höppner W. Prophylactic thyroidectomy in 75 children and adolescents with hereditary medullary thyroid carcinoma: German and Australian experience. World J Surg 1998; 22: 744–51.

Frank-Raue K, Raue F, Ziegler R. Therapie des metastasierten medullären Schilddrüsenkarzinoms mit dem Somatostatinanalogon Octreotide. Med Klin 1995; 90: 63–6.

Hansen M, Pedersen AG. Tumor markers in patients with lung cancer. Chest 1986; 89 (Suppl 4): 219S-24S.

Hensen J. Diabetes insipidus, Syndrom der inadäquaten ADH-Sekretion (SIADH), Hypo- und Hypernatriämie. In: Praktische Endokrinologie. Allolio B, Schulte HM (Hrsg). München, Jena: Urban und Fischer 1996; 69–78.

Höppner W, Frank-Raue K, Raue F. Empfehlungen zur molekulargenetischen Diagnostik medullärer Schilddrüsenkarzinome und den therapeutischen Konsequenzen des Mutationsnachweises im RET-Protoonkogen bei MEN2-Familien. Endokrinologie-Informationen 1996; 2: 32–35.

Hunter SJ, Daughaday WH, Callender ME, McKnight JA, McIlrath EM, Teale JD, Atkinson AB. A case of hepatoma associated with hypoglycaemia and overproduction of IGF-II (E-21): beneficial effects of treatment with growth hormone and intrahepatic adriamycin. Clin Endocrinol (Oxf) 1994; 41: 397–401.

Hutter AM Jr, Kayhoe DE. Adrenal cortical carcinoma: clinical features of 138 patients. Am J Med 1966; 41: 572–80.

Kornely E, Schlaghecke R. Complete remission of metastasized adrenocortical carcinoma unter o,p'-DDD. Exp Clin Endocrinol 1994; 102: 50–3.

Lehnert H, Dörr HG, Ziegler R. Nebennierenmark. In: Rationelle Diagnostik in der Endokrinologie. Deutsche Gesellschaft für Endokrinologie (Hrsg). Stuttgart, New York: Thieme 1993, 167–85.

Lenz T, Schulte KL. Klinik, Diagnostik und Therapie des Phäochromozytoms. Med Klin 1994; 89: 209–15.

Lips CJ, Landsvater RM, Höppener JW, Geerdink RA, Blijham G, van Veen JM, van Gils AP, de Wit MJ, Zewald RA, Berends MJ, Beemer FA, Brouwers-Smalbraak J, Jansen RP, Ploos van Amstel HK, van Vroonhoven TJMV, Vroom TM. Clinical screening as compared with DNA analysis in families with multiple endocrine neoplasia type 2A. N Engl J Med 1994; 331: 828–35.

Loh KC, Fitzgerald PA, Matthay KK, Yeo PP, Price DC. The treatment of malignant pheochromocytoma with iodine-131 metaiodobenzylguanidine (131I-MIBG): a comprehensive review of 116 reported patients. J Endocrinol Invest 1997; 20: 648–58.

Lubitz JA, Freeman L, Okun R. Mitotane use in inoperable adrenal cortical carcinoma. JAMA 1973; 223: 1109–12.

Lupoli G, Cascone E, Arlotta F, Vitale G, Celentano L, Salvatore M, Lombardi G. Treatment of advanced medullary thyroid carcinoma with a combination of recombinant interferon α-2b and ocreotide. Cancer 1996; 78: 1114–18.

---

[1] Ist in Deutschland nicht zugelassen; kann über internationale Apotheken unter dem Handelsnamen Zanosar® (Pharmacia) bezogen werden.

Luton JP, Cerdas S, Billaud L, Thomas G, Guilhaume B, Bertagna X, Laudat MH, Louvel A, Chapuis Y, Blondeau P, Bonnin A, Bricaire H. Clinical features of adrenocortical carcinoma, prognostic factors, and the effect of mitotane therapy. N Engl J Med 1990; 322: 1195–1201.

Macfarlane DA. Cancer of the adrenal cortex: the natural history, prognosis and treatment in a study of fifty-five cases. Ann R Coll Surg Engl 1958; 23: 155–86.

Miller M, Moses AM. Drug-induced states of impaired water excretion. Kidney Int 1976; 10: 96–103.

Modigliani E, Vasen HM, Raue K, Dralle H, Frilling A, Gheri RG, Brandl ML, Limbert E, Niederle B, Forgas L, Rosenberg-Bourgin M, Calmettes C, and the EUROMEN Study Group. Pheoochromocytoma in multiple endocrine neoplsia type 2: European study. J Intern Med 1995; 238: 363–7.

Mönig H, Schulte HM. Ektopes ACTH-Syndrom – Aktuelle klinische und molekularbiologische Aspekte. Dtsch Med Wschr 1992; 117: 1605–10.

Moertel CG, Hanley JA. Combination chemotherapy trials in metastatic carcinoid tumor and the malignant carcinoid syndrome. Cancer Clin Trials 1979; 2: 327–34.

Murphy MN, Glennon PG, Diocee MS, Wick MR, Cavers DJ. Nonsecretory parathyroid carcinoma of the mediastinum. Light microscopic, immunocytochemical, and ultrastructural features of a case and review of the literature. Cancer 1986;55:2468–72.

Nader S, Hickey RC, Sellin RV, Samaan NA. Adrenal cortical carcinoma:a study of 77 cases. Cancer 1983; 52: 707–11.

Neumann HPH, Berger DP, Sigmund G, Blum U, Schmidt D, Parmer RJ, Volk B, Kirste G. Pheochromocytomas, multiple endocrine neoplasia type 2, and von Hippel-Lindau disease. N Engl J Med 1993; 329: 1531–8.

Odell WD. Paraendocrine syndromes of cancer. Adv Intern Med 1989; 34: 325–51.

Ostuni JA, Roginski MS. Metastatic adrenal cortical carcinoma. Documented cure with combined chemotherapy. Arch Int Med 1975; 135: 1257–8.

Raue F, Frank-Raue K, Höppner W, Frilling A. Multiple endokrine Neoplasie Typ 2. Dt Ärztebl 1994; 91: A-3440–4.

Reincke M, Allolio B. Das Nebenniereninzidentalom. Dt Ärztebl 1995; 92: A-764–70.

Ritter MM, Höppner W. Multiple endokrine Neoplasien (MEN). Internist 1999; 40: 486–92.

Heiss MM. Gastrointestinale Tumoren. Empfehlungen zur Diagnostik, Therapie und Nachsorge. Tumorzentrum München 2001.

Ron D, Powers AC, Pandian MR, Godine JE, Axelrod L. Increased insulin-like growth factor II production and consequent suppression of growth hormone secretion: a dual mechanism for tumor-induced hypoglycemia. J Clin Endocrinol Metab 1989; 68: 701–6.

Ron E, Preston D, Mabuchi K, Thompson DE, Soda M. Cancer incidence in atomic bomb survivers. Epidemiology 1994; 5: 48–56.

Rosano TG, Swift TA, Hayes LW. Advances in catecholamine and metabolite measurements for the diagnosis of pheochromocytoma. Clin Chem 1991; 37: 1854–67.

Samaan NA, Pham FK, Sellin RV, Fernandez JF, Benjamin RS. Successful treatment of hypoglycemia using glucagon in a patient with an extrapancreatic tumor. Ann Int Med 1990; 113: 404–6.

Schlaghecke R, Kreuzpaintner G, Bürrig KF, Juli E, Kley HK. Cushing's syndrome due to ACTH production of an ovarian carcinoid. Klin Wochenschr 1989; 67: 640–4.

Schwartz WB, Bennett W, Curelop S, Bartter FC. A syndrome of renal sodium loss and hyponatremia probably resulting from inappropriate secretion of antidiuretic hormone. Am J Med 1957; 23: 529–42.

Seymour JF, Gagel RF, Hagemeister FB, Dimopoulos MA, Cabanillas F. Calcitriol production in hypercalcemic and normocalcemic patients with non-Hodgkin-lymphoma. Ann Int Med 1994; 121: 633–40.

Shimaoka K, Schoenfeld DA, Dewys WD, Creech RH, DeConti R. A randomized trial of doxorubicin versus doxorubicin plus cisplatin in patients with advanced thyroid carcinoma. Cancer 1985; 56: 2155–60.

Shirahige Y, Watanabe T, Oki Y, Sonoda T, Adachi I. A case of cervical carcinoma of the uterus presenting with hyperosmolar non-ketotic coma as a manifestation of ectopic adrenocorticotropic hormone syndrome. Jpn J Cancer Re 1991; 82: 710–5.

Solcia E, Kloppel G, Sobin LH. WHO: Histological typing of endocrine tumors. Heidelberg, Berlin New York: Springer 2000.

Sørensen JB, Andersen MK, Hansen HH. Syndrom of inappropriate secretion of antidiuretic hormone (SIADH) in malignant disease. J Intern Med 1995; 238: 97–110.

Strewler GJ. Humoral manifestations of malignancy. In: Williams textbook of endocrinology. Wilson JD, Foster DW, Kronenberg HM, Larsen PR (eds). Philadelphia, London, Toronto: W.B. Saunders Company 1998; 1693–1710.

Tiensuu JE, Ahlström H, Anderson T, Öberg KE. Octreotide and interferon alpha: A new combination for the treatment of malignant carcinoid tumours. Eur J Cancer 1992; 28: 1647–50.

Torpy DJ, Chen CC, Mullen N, Doppman JL, Carrasquillo JA, Chrousos GP, Nieman LK. Lack of utility of (111)In-pentetreotide scintigraphy in localizing ectopic ACTH producing tumors: follow-up of 18 patients. J Clin Endocrinol Metab 1999; 84: 1186–92.

Van Heurn LW, Schaap C, Sie G, Haagen AA, Gerver WJ, Freling G, van Amstel HK, Heineman E. Predicitve DNA testing for multiple endocrine neoplasia 2: a therapeutic challenge of prophylactic thyroidectomy in very young children. J Pediatr Surg 1999; 34: 568–71.

Whalen RK, Althausen AF, Daniels GH. Extraadrenal pheochromocytoma. J Urol 1992; 147: 1–10.

# 22 Sarkome

Rolf D. Issels

## Einleitung

Diese Tumoren umfassen neben den malignen Knochentumoren (z. B. Osteosarkom, Ewing-Sarkom, Chondrosarkom) auch die Gruppe der Weichteilsarkome.

## Weichteilsarkome

> Der Begriff Weichteilsarkom umfasst alle malignen nichtepithelialen, extraskeletalen Tumoren mit Ausnahme von Tumoren des retikuloendothelialen Systems, der Glia und des Stützgewebes der Eingeweide und spezifischer Organe. Das neuroektodermale Gewebe des peripheren und autonomen Nervensystems ist dabei miteingeschlossen.

Im Erwachsenenalter (25–70 Jahre) lassen sich entsprechend WHO circa 15 Subtypen klassifizieren (z. B. Fibrosarkom, malignes fibröses Histiozytom (= MFH), Liposarkom, Leiomyosarkom, Rhabdomyosarkom, Synovialsarkom, Angiosarkom, Neurofibrosarkom u. a.). Aus praktisch-onkologischer Sicht werden auch maligne Mesotheliome der Pleura und des Peritoneums sowie die mesenchymalen Chondrosarkome aufgrund ähnlicher therapeutischer Prinzipien zu den Weichteilsarkomen gerechnet.

Für die **Prognose und Therapiestrategie** sind die histopathologische Typisierung und die Bestimmung des Malignitätsgrads mittels verschiedener Grading-Systeme obligat erforderlich. Für die weitere Prognostizierung sind die Tumorgröße (T1 ≤ 5 cm, T2 > 5 cm), die oberflächliche oder tiefe Lokalisation (tiefe Faszie als Grenzlinie) sowie die kompartmentale Ausdehnung von Bedeutung.

Nach klinischen und histopathologischen Parametern erfolgt unter Einbeziehung des regionären Lymphknotenstatus und des Vorhandenseins von Fernmetastasen die **Stadieneinteilung** (TNM-Klassifikation oder Stadieneinteilung nach UICC 1997 oder AJCC 1997, Wittekind u. Wagner 1997, Fleming et al. 1997).

Die **Behandlung** eines Weichteilsarkoms erfolgt interdisziplinär und wird durch das Tumorstadium und die genannten Prognosefaktoren diktiert. Das prätherapeutische Staging erlaubt die Beantwortung der Frage, ob ein kurativer Ansatz oder eine nur palliative Intention zur Behandlung bestehen. Unter kurativer Intention sind die in Abbildung 22-1 aufgeführten Therapiestrategien zu sehen, in deren Mittelpunkt jeweils eine vollständige Tumorexstirpation (R0-Resektion) mit möglichst geringer Funktionseinschränkung steht.

Bei Hochrisiko-Patienten mit Primär- oder Rezidivtumor (Grad 2/3 + Tumor > 5 cm + tiefe Lage + extrakompartmentale Ausdehnung) kann eine **präoperative Behandlung** mit neoadjuvanter Chemotherapie ± regionaler Hyperthermie im Rahmen der Phase-III-Studie durchgeführt werden (EORTC 62961/ESHO RHT-95; Übersicht s. Abb. 22-2).

Als Standardvorgehen außerhalb eines Studienprotokolls bzw. bei Niedrigrisiko (z. B. Tumor 5 cm, Grad I) ist die onkologisch radikale **Operation mit weiter Resektion** („en bloc") im Gesunden bzw. eine Kompartmentresektion obligat, die nach Möglichkeit extremitäten- bzw. funktionserhaltend durchgeführt werden sollte. Ist eine adäquate chirurgische Resektion (R0-Resektion) nicht primär wahrscheinlich, so sollten interdisziplinär auch in diesen Fällen mögliche präoperative Therapiemaßnahmen diskutiert werden. Bei primärer Operation richtet sich die postoperative Weiterbehandlung nach dem Operationsergebnis und dem Malignitätsgrad: Bei Hochrisiko-Patienten ist auch nach Exzision weit im Gesunden (R0-Resektion) meist eine Nachbestrahlung indiziert. Bei endgültiger R1-Resektion (marginale Resektion) ist die Nachbestrahlung in jedem Falle indiziert. Bei Hochrisiko-Patienten (G2/3) mit adäquater Resektion ist die postoperative Strahlentherapie Standard. Zusätzlich wird der Stellenwert einer adjuvanten Chemotherapie im Rahmen einer Phase-III-Studie überprüft (EORTC 62931; Übersicht s. Abb. 22-3). Alle Hochrisiko-Patienten, die für eines der genannten Phase-III-Studienprotokolle in Frage kommen, sollten über die Möglichkeit dieser Behandlung aufgeklärt werden.

Bei metastasierten Stadien und progredienter Erkrankung wird eine **systemische Chemotherapie** durchgeführt. Bei solitärem bzw. multiplem Lungenbefall wird nach Beurteilung der Resektionsmöglichkeiten entweder eine sofortige Resektion oder die präoperative Chemotherapie mit nachfolgender Resektion durchgeführt. Bei jüngeren Patienten mit metastasierter Erkrankung kann nach Durchführung einer Induktionschemotherapie und gutem Ansprechen der Erkrankung (komplette oder partielle Remission) im Rahmen einer Phase-II-Studie anschließend eine Hochdosis-Chemotherapie mit autologer Stammzelltransplantation zur Konsolidierung durchgeführt werden (Münchner Protokoll 93/97).

Die **palliative Chemotherapie** außerhalb eines Studienprotokolls ist indiziert, wenn eine Tu-

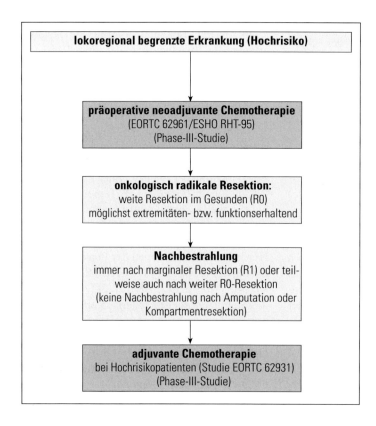

**Abb. 22-1:** Therapiemöglichkeiten bei Weichteilsarkomen (Primärtumor oder Rezidiv).

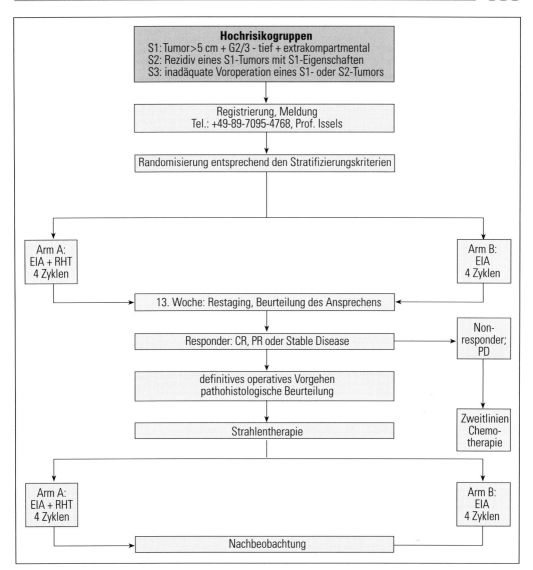

**Abb. 22-2:** Präoperative neoadjuvante Chemotherapie bei Hochrisiko-Patienten (EORTC 62961/ESHO RHT-95, für Erläuterungen und Informationen bitte Rücksprache mit der Studienleitung, s. unter „Adressen").

morprogression nachgewiesen ist und das biologische Alter des Patienten, seine Organfunktionen und sein Allgemeinzustand nicht dagegen sprechen. Die wichtigsten Zytostatika (Ansprechrate bei Monotherapie circa 15–30%) sind Adriamycin, Ifosfamid bzw. Cyclophosphamid (mittlere Ansprechrate 28%) und Dacarbacin (DTIC, mittlere Ansprechrate 17%). Etoposid (VP-16) und Carboplatin, deren Wirksamkeit bei Monotherapie bei unter 15% liegt, werden meist in Kombinationen eingesetzt (z. B. EIA-Schema: Etoposid, Ifosfamid und Adriamycin; ICE-Schema: Ifosfamid, Cyclophosphamid und Etoposid). Eine früher eingesetzte Kombination ist das CYVA-DIC-Schema (Cyclophosphamid, Vincristin,

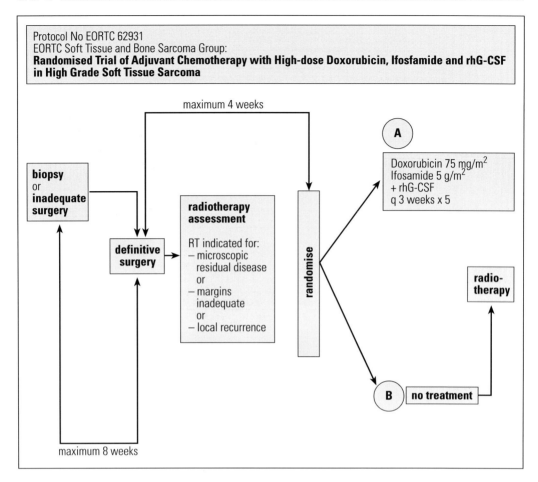

**Abb. 22-3:** Postoperative adjuvante Therapiestudie bei Hochrisiko-Patienten (EORTC 62931, für Erläuterungen und Informationen bitte Rücksprache mit der Studienleitung, s. unter „Adressen").

Adriamycin, Dacarbacin) nach Gottlieb, das nach den Ergebnissen einer randomisierten EORTC-Studie weitgehend durch die Zweierkombination Adriamycin + Ifosfamid abgelöst wurde. Auch mit einer Adriamycin-Monotherapie können ähnliche mediane Überlebenszeiten erzielt werden. Bei Kontraindikationen gegen Anthracyline kann auf die Kombination Ifosfamid + Etoposid ausgewichen werden.

Bei den speziellen Tumorentitäten der **Weichteilsarkome im Kindesalter** (meist embryonale Rhabdomyosarkome) werden im Rahmen der Cooperativen-Weichteil-Sarkom-Studie (CWS-Studie) die Patienten ähnlich wie bei Hochrisikosarkomen im Erwachsenenalter multimodal behandelt, wobei zusätzlich zu lokalen Maßnahmen (Operation, Bestrahlung) eine risikoadaptierte Chemotherapie erfolgt. Die Biologie dieser Tumoren im Kindesalter unterscheidet sich von den histogenetisch vergleichbaren Tumoren im Erwachsenenalter: Mit zunehmendem Alter (> 18–30 Jahre) werden die Behandlungsergebnisse schlechter. Das Alter zum Zeitpunkt der Diagnose ist daher ein unabhängiger Prognosefaktor für das Gesamtüberleben.

# Osteosarkom

Die osteogenen Sarkome haben einen Häufigkeitsgipfel zwischen dem 10. und dem 20. Lebensjahr. In diese Dekade fallen circa 60 % aller Erkrankungen.

Diagnostik und Therapie der Osteosarkome lassen sich nicht isoliert betrachten. Bei einem ersten klinischen Verdacht auf das Vorliegen eines Osteosarkoms ist es notwendig, im Rahmen einer interdisziplinären Zusammenarbeit (z. B. in Tumorzentren) die Strategie des gesamten weiteren diagnostischen und therapeutischen Vorgehens festzulegen.

Die **lokale operative Therapie** des Osteosarkoms stellt eine entscheidende Säule für das Überleben der Patienten dar; sie wird in einen multimodalen Therapieplan integriert. Bei Primärtumor und lokal begrenzter Erkrankung erfolgt in den meisten Fällen nach der **Diagnose durch Biopsie** die **präoperative zytostatische Therapie**. Ziel dieser Therapie ist es, den

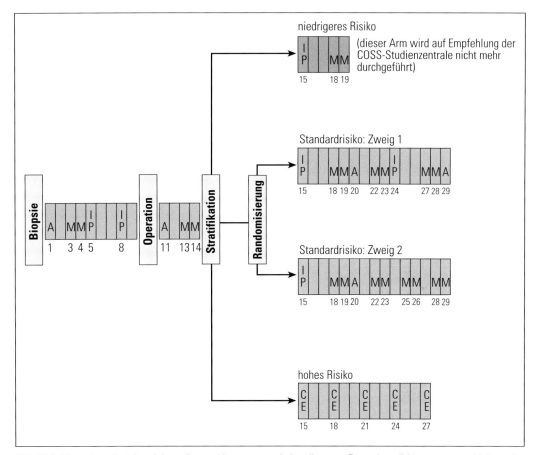

**Abb. 22-4:** Therapieverlauf der mittlerweile geschlossenen (31.12.02) COSS-96-Studie. Der Standardrisiko-Zweig 1 wird derzeit als Standardtherapie für alle Osteosarkom-Patienten empfohlen. Die Zahlen geben die Woche der Gesamtbehandlung an. Für weitere Erläuterungen und Informationen bitte Rücksprache mit der Studienleitung (s. unter „Adressen").

Primärtumor zu verkleinern. Außerdem ist sie im Sinne einer neoadjuvanten Induktionschemotherapie schon früh gegen nicht nachweisbare disseminierte Mikrometastasen wirksam. Danach erfolgt die **onkologisch radikale Operation**. Die postoperative Weiterbehandlung richtet sich nach der histologischen Evaluierung des Chemotherapieeffekts, wobei Responder und Nonresponder unterschiedlichen **adjuvanten Chemotherapiemaßnahmen** zugeführt werden. Die 5-Jahre-Überlebensraten betragen nach Durchführung dieser multimodalen Therapiestrategie zwischen 40 und 70%. Die Chemotherapie wird durch das in der Kinderonkologie etablierte COSS-96-Protokoll vorgegeben (s. Abb. 22-4, für weitere Informationen bitte Rücksprache mit der Studienleitung, s. unter „Adressen"), wobei in Abhängigkeit von dem initialen Tumorvolumen und dem jeweiligen Regressionsrat nach präoperativer Chemotherapie verschiedene Risikogruppen definiert werden. Nicht-Studien-Patienten bzw. Beobachtungspatienten sollten nach dem Standardrisiko-Zweig 1 behandelt werden, der dem bereits ausreichend erprobten und bewährten Behandlungskonzept der COSS-86C-Studie entspricht. Beim **metastasiertem Krankheitsstadium** ist das Vorgehen im Prinzip ähnlich. Auch hier wird nach bioptischer Diagnosestellung eine Therapie entsprechend den Empfehlungen der COSS-Studie eingeleitet. Bei Tumorregression oder Stabilisierung der Erkrankung werden möglichst alle Tumormanifestationen einschließlich der Metastasen operativ entfernt. Wenn sich so klinische Tumorfreiheit erzielen lässt, wird eine adjuvante Chemotherapie (Rücksprache mit der Studienleitung) angeschlossen.

## Ewing-Sarkom

> Das Ewing-Sarkom ist typischerweise ein Tumor des Jugendlichen mit einer besonderen Häufung zwischen dem 10. und 15. Lebensjahr.

Im Alter von über 20 Jahren tritt die Erkrankung seltener auf (< 20% der Fälle). Zum Zeitpunkt der Erstdiagnose finden sich bei circa 20% der Patienten bereits **Fernmetastasen**, wobei die Hälfte dieser Fälle eine pulmonale Metastasierung aufweist. Neben der frühen hämatogenen Aussaat in die Lunge sind multiple Knochenläsionen im Skelettsystem mit oder ohne diffusen Knochenmarkbefall festzustellen. Diese für das Ewing-Sarkom typische Dynamik der Erkrankung hat die therapeutischen Richtlinien in den letzten 20 Jahren entscheidend beeinflusst.

In Ergänzung zu **Operation und/oder Bestrahlung** zur lokalen Tumorkontrolle wird in den meisten Fällen vorher eine frühzeitige systemische Kombinationschemotherapie eingesetzt, um eine bereits bestehende okkulte Mikrometastasierung initial zu erfassen (**neoadjuvante Chemotherapie**). Mit alleiniger Operation oder Strahlentherapie betragen die 5-Jahre-Überlebensraten aller Patienten mit einem Ewing-Sarkom aufgrund eines späteren Auftretens pulmonaler und/oder multipler Knochenmetastasen nur 5–10%. Seit Einführung der neoadjuvanten Therapiekonzepte konnte die Prognose wesentlich verbessert werden. Bei klinisch lokal begrenztem Ewing-Sarkom überleben heute circa 50–60% aller Patienten langfristig rezidivfrei.

Das derzeit gültige international empfohlene Vorgehen wird in der so genannten **EURO-E.W.I.N.G. 99** festgelegt, wobei die Patienten nach den prognostisch bedeutsamen Parametern (Tumorvolumen, Ansprechen auf die präoperative Chemotherapie sowie initiale Metastasierung) eingeteilt werden. In Abbildung 22-5 ist das EURO-E.W.I.N.G.-99-Protokoll mit den verschiedenen Chemotherapieblöcken dargestellt. Im Rahmen dieser Studie wird als Standardtherapie die VIDE-Kombination (Vincristin, Ifosfamid, Doxorubicin und Etoposid) über 16 Wochen durchgeführt. Nach 6 Zyklen VIDE werden verschiedene Randomisierung (R1–R3) in Abhängigkeit von Tumorvolumen, histopathologischem Ansprechen, lokaler Therapie und initialer Metastasierung vorgenom-

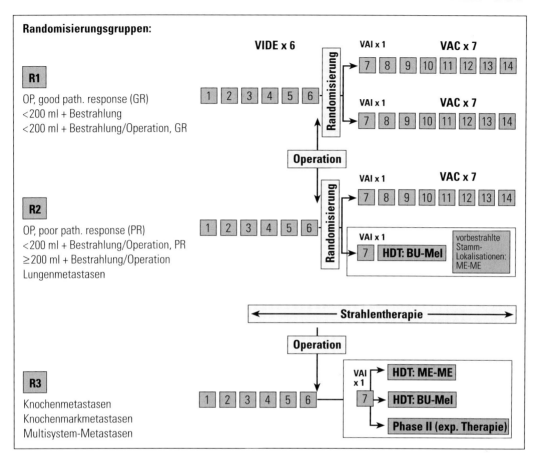

**Abb. 22-5:** EURO.-E.W.I.N.G. 99. Für weitere Erläuterungen und Informationen bitte Rücksprache mit der Studienleitung (s. unter „Adressen").

men. Nach Abschluss der lokaltherapeutischen Vorgehens (Operation/Bestrahlung) erhalten alle Patienten zunächst einen Zyklus VAI (Vincristin, Actinomycin und Ifosfamid) und anschließend wird entsprechend der Randomisierung (R1-R3) die jeweils angegebene Therapie eingeleitet. Für Hochrisiko-Patienten sind hier zusätzliche Therapiemodalitäten in das EURO-E.W.I.N.G.-99-Studienkonzept integriert worden, um erste erfolgversprechende Ergebnisse an größeren Patientengruppen überprüfen zu können (z. B. autologe Stammzelltransplantation nach myeloablativer Hochdosistherapie).

# Adressen

EORTC 62961/ESHO RHT-95: Prof. Dr. R. Issels, Medizinische Klinik III, Klinikum Großhadern, Marchioninistr. 15, 81377 München. Tel.: 089/70 95 47 68, Fax: 089/70 95 88 76, E-Mail: issels@med3.med.uni-muenchen.de

EORTC 62931: Prof. Dr. R. Issels, Medizinische Klinik III, Klinikum Großhadern, s.o.

Münchner Protokoll 93/97-Hochdosis: Prof. Dr. R. Issels, Medizinische Klinik III, Klinikum Großhadern, s.o.

COSS-Protokoll: Priv.-Doz. Dr. S. Bielack, Klinik und Poliklinik für Kinderheilkunde, Pädiatrische Onkologie/Hämatologie, Universitätsklinikum Münster, Albert-Schweitzer-Str. 33, 48149 Münster.

CWS-Protokoll: Prof. Dr. J. Treuner, Olga-Hospital, Abteilung für Pädiatrische Onkologie/Hämatologie/Immunologie, Bismarckstr. 8, 70176 Stuttgart, Tel.: 0711/992 2461, Fax 0711/992 2462,
E-Mail: cws.study@olgahospital.s.shuttle.de

EURO-EWING: Prof. Dr. H. Jürgens, Direktor der Klinik und Poliklinik für Kinderheilkunde, Pädiatrische Onkologie/Hämatologie, Universitätsklinikum Münster, Albert-Schweitzer-Str. 33, 48149 Münster, Tel.: 0251/834 7742, Fax: 0251/834 7828,
E-Mail: ewing@uni-muenster.de

## Literatur

Bacci G, Ferrari S, Bertoni F, Ruggieri P, Picci P, Longhi A, Casadei R, Fabbri N, Forni C, Versari M, Campanacci M. Long-term outcome for patients with nonmetastatic osteosarcoma of the extremity treated at the Istituto Ortopedico Rizzoli according to the Istituto Ortopedico Rizzoli/osteosarcoma-2 protocol: An updated report. J Clin Oncol 2000; 18: 4016–27, 2000.

Bielack SS, Wulff B, Delling G, Gobel U, Kotz R, Ritter J, Winkler K. Osteosarcoma of the trunck treated by multimodal therapy: Experience of the Cooperative Osteosarcoma Study Group (COSS). Med Ped Oncol 1995; 24: 6–12.

Blay JY, Bouhour D, Ray-Coquard I, Dumontet C, Philip T, Biron P. High-dose chemotherapy with autologous hematopoietic stem-cell transplantation for advanced soft-tissue sarcoma in adults. J Clin Oncol 2000; 3643–50.

Fleming ID, Cooper JS, Henson DE, Hutter RVP, Kennedy BJ, Murphy GP, O'Sullivan B, Sobin LH, Yarbo JW (eds). AJCC cancer staging manual. 5th edition. Philadelphia: Lippincott 1997.

Gaynor JJ, Tan CC, Casper ES, Collin CF, Friedrich C, Shiu M, Hajdu SI, Brennan MF. Refinement of clinicopathologic staging for localized soft tissue sarcoma of the extremity: A study of 423 adults. J Clin Oncol 1992; 10: 1317–29.

Issels R. Empfehlungen zur Diagnostik, Therapie und Nachsorge. Knochentumoren/ Weichteilsarkome. Tumorzentrum München: 3. Auflage 1999.

Issels R, Abdel-Rahman S, Wendtner C, Falk MH, Kurze V, Sauer H, Aydemir U, Hiddemann W. Neoadjuvant chemotherapy combined with regional hyperthermie (RHT) for locally advanced primary or recurrent high-risk adult soft-tissue sarcomas (STS) of adults: long-term results of a phase II study. Eur J Cancer 2001; 37: 1599–608.

Koscielniak E, Harms D, Henze G, Jurgens H, Gadner H, Herbst M, Klingebiel T, Schmidt BF, Morgan M, Knietig R, Treuner J. Results of treatment for soft tissue sarcoma in childhood and adolescence: A final report of the German Cooperative Soft Tissue Sarcoma Group CWS-86. J Clin Oncol 1999; 17: 3706–19.

Kushner BH, Meyers PA. How effective is dose-intensive/ myeloablative therapy against Ewing's sarcoma/primitive neuroectodermal tumor metastatic to bone or bone marrow? The Memorial Sloan-Kettering experience and a literature review. J Clin Oncol 2001; 19: 870–80.

Paulussen M, Ahrens S, Dunst J, Winkelmann W, Exner GU, Kotz R, Amann G, Dockhorn-Dworniczak B, Harms D, Muller-Weihrich S, Welte K, Kornhuber B, Janka-Schaub G, Gobel U, Treuner J, Voute PA, Zoubek A, Gadner H, Jurgens H. Localized Ewing tumor of bone: Final results of the Cooperative Ewing's Sarcoma Study CESS 86. J Clin Oncol 2001; 19: 1818–29.

Pisters PW, Patel SR, Varma DG, Cheng SC, Chen NP, Nguyen HT, Feig BW, Pollack A, Pollock RE, Benjamin RS. Preoperative chemotherapy for stage IIIB extremity soft tissue sarcoma: Long-term results from a single institution. J Clin Oncol 1997; 15: 3481–7.

Wendtner CM, Abdel-Rahman, Baumert S, Falk MH, Krych M, Santl M, Hiddemann W, Issels RD. Treatment of primary, recurrent or inadequately resected high-risk soft-tissue sarcomas (STS) of adults: results of a phase II pilot study (RHT-95) of neoadjuvant chemotherapy combined with regional hyperthermia. Eur J Cancer 2001; 37: 1609–16.

Wendtner CM, Abdel-Rahman S, Krych M, Baumert J, Lindner LH, Baur A, Hiddemann W, Issels RD. Response to neoadjuvant chemotherapy combined with regional hyperthermia predicts long-term survival for adult patients with retroperitoneal and visceral high-risk soft tissue sarcomas. J Clin Oncol 2002; 20: 3156–64.

Wittekind C, Wagner G (Hrsg). International Union against Cancer (UICC). TNM-Klassifikation maligner Tumoren. 5. Aufl. Berlin, Heidelberg, New York: Springer 1997.

# 23 Kutane Lymphome

J. Marcus Muche, Sylke Gellrich, Wolfram Sterry

## Einleitung

### Definition

Primär kutane Lymphome repräsentieren eine heterogene Gruppe der Non-Hodgkin-Lymphome (NHL). Die einzelnen Entitäten zeichnen sich durch eine ausgesprochene Variabilität sowohl der klinischen, histologischen und immunologischen Eigenschaften als auch der Prognose aus. Nach den primär gastrointestinalen Lymphomen bilden sie die zweithäufigste Gruppe extranodaler NHL mit einer jährlichen Inzidenz von 0,5–1 pro 100 000.

> Ungeachtet ihrer Heterogenität lassen sich primär kutane Lymphome definieren als klonale Proliferationen hautinfiltrierender B- oder T-Lymphozyten, die sich primär (innerhalb der ersten 6 Monate des Bestehens) an der Haut manifestieren.

Die Unterscheidung primär kutaner und primär extrakutaner Lymphome ist besonders wichtig, weil trotz gleicher Zytologie erhebliche Unterschiede in Bezug auf das klinische Verhalten und die Prognose bestehen. Aus diesem Grund sind auch die bekannten Klassifikationen für NHL auf die kutanen Lymphome nur begrenzt anwendbar.

### Klassifikation

> Zur Klassifikation primär kutaner Lymphome empfiehlt sich die **EORTC-Klassifikation**, die eine Einteilung nach klinischen, histologischen, immunphänotypischen und genetischen Kriterien vornimmt (Willemze et al. 1997).

Es werden T- und B-Zell-Lymphome unterschieden und diese in indolente, intermediäre, aggressive bzw. provisorische Formen unterteilt. Die einzelnen Entitäten sind in Tabelle 23-1 mit Angaben zu Häufigkeit und Überleben sowie im Vergleich mit der WHO-Klassifikation (Jaffe et al. 2001) dargestellt.

Das klassische primär kutane T-Zell-Lymphom (CTCL) ist es **Mycosis fungoides** (MF). Klinisch zeigt sie die aufeinanderfolgende Entwicklung ekzematoider, plaqueförmiger und knotiger Hauterscheinungen mit Betonung der Flankenregionen. Insbesondere in den Frühstadien typisch ist eine epidermale Atrophie und ein Verlust der Hautanhangsgebilde in den Läsionen. Histologisch kennzeichnend ist eine Proliferation kleiner und epidermotroper neoplastischer T-Zellen mit zerebriformem Kern. Die **MF-assoziierte follikuläre Muzinose** zeigt klinisch ähnliche Hautveränderungen, die jedoch bevorzugt im Kopf- und Nackenbereich auftreten und häufig eine Alopezie verursachen. Histologisch fällt eine ausgeprägte Follikulotropie der ebenfalls kleinen bis mittelgroßen neoplastischen T-Zellen auf, die zu einer muzinösen Degeneration der Haarfollikel führt. Die **pagetoide Retikulose** (Woringer-Kolopp-Krankheit) ist ebenfalls eine Variante der MF, bei der insbesondere an den distalen Extremitäten hyperkeratotische oder psoriasiforme Plaques auftreten. Histologisch imponiert eine intraepidermale Proliferation eher großer neoplastischer T-Zellen. Chronisch-rezidivierende, papulonoduläre und pa-

**Tab. 23-1:** EORTC-Klassifikation primär kutaner Lymphome. Relative Häufigkeit (in %), 5-Jahre-Überlebensrate (5-ÜR) und Vergleich zur WHO-Klassifikation. Die angegebenen Zahlen basieren auf 508 im Niederländischen Register für kutane Lymphome aufgenommenen Patienten.

| EORTC-Klassifikation | Relative Häufigkeit (%) | 5-ÜR (%) | WHO-Klassifikation |
|---|---|---|---|
| **primär kutane T-Zell-Lymphome** | | | |
| **indolent** | | | |
| Mycosis fungoides (MF) | 44 | 87 | Mycosis fungoides |
| MF mit follikulärer Muzinose | 4 | 70 | – |
| pagetoide Retikulose | < 1 | (100) | – |
| CD30-positives großzelliges T-Zell-Lymphom | 9 | 90 | anaplastisches großzelliges Lymphom, primär kutaner Typ |
| lymphomatoide Papulose | 11 | 100 | – |
| **aggressiv** | | | |
| Sézary-Syndrom | 2 | 11 | Sézary-Syndrom |
| CD30-negatives großzelliges T-Zell-Lymphom | 5 | 15 | peripheres T-Zell-Lymphom, nicht spezifiziert |
| **provisorisch** | | | |
| granulomatous slack skin | < 1 | – | – |
| pleomorphes klein-/mittelgroßzelliges CTCL | 3 | 62 | peripheres T-Zell-Lymphom, nicht spezifiziert |
| subkutanes CTCL | – | – | subkutanes pannikulitisches T-Zell-Lymphom |
| **primär kutane B-Zell-Lymphome** | | | |
| **indolent** | | | |
| Follikelzentrumszell-Lymphom | 13 | 97 | follikuläres Lymphom |
| Marginalzonen-B-Zell-Lymphom (primär kutanes Immunozytom) | 2 | 100 | extranodales Marginalzonen-Lymphom |
| **intermediär** | | | |
| großzelliges B-Zell-Lymphom der unteren Extremität | 3 | 58 | diffuses großzelliges B-Zell-Lymphom |
| **provisorisch** | | | |
| intravaskuläres B-Zell-Lymphom | < 1 | (50) | – |
| Plasmozytom | | | extramedulläres Plasmozytom |

pulonekrotische Hautläsionen kennzeichnen die **lymphomatoide Papulose**. Typisch ist das Nebeneinanderbestehen von Hautveränderungen in unterschiedlichen Entwicklungsstadien. Histologisch werden drei Subtypen (A, B und C) unterschieden, die entweder durch ein MF-ähnliches Bild oder das Auftreten von Aggregaten großer CD30-positiver neoplastischer T-Zellen mit unterschiedlichen Anteilen an reaktiven Zellen charakterisiert sind. Das **CD30-positive großzellige CTCL** ist durch das Auftreten solitärer oder lokalisierter, häufig ulzerierender Knoten gekennzeichnet. Hier wird das histologische Bild ebenfalls von großen CD30-positiven Tumorzellen mit anaplastischer, immunoblastischer oder pleomorpher Morphologie geprägt.

Das **CD30-negative großzellige T-Zell-Lymphom** definiert sich durch das rasche Auftreten lokalisierter, häufiger generalisierter Knoten und Plaques, ohne vorab oder gleichzeitig bestehende MF. Histologisch fallen noduläre oder diffuse dermale Infiltrate von großen CD30-negativen T-Zellen in der Dermis bis Subkutis auf. Das **Sézary-Syndrom** ist durch die Trias Erythrodermie, generalisierte Lymphadenopathie und leukämische Aussaat von Sézary-Zellen gekennzeichnet. Da die Definition der Sézary-Zelle international unterschiedlich gehandhabt wird, sollte als drittes Kriterium das Vorhandensein klonaler T-Zellen im peripheren Blut in Kombination mit einer CD4-CD8-Ratio größer 10 bevorzugt werden. Klinisch fallen zudem palmoplantare Hyperkeratosen und eine Alopezie auf, das histologische Bild gleicht dem der MF.

Die provisorische Entität „**granulomatous slack skin**" stellt ein ausgesprochen seltenes CTCL dar, das durch ein granulomatöses Infiltrat klonaler T-Zellen in der Dermis mit nachfolgender Destruktion der elastischen Fasern gekennzeichnet ist. Hierdurch kommt es zur Ausbildung großer infiltrierter Hautfalten in der Achsel- und Leistenregion. Das **pleomorphe klein- bis mittelgroßzellige CTCL** zeichnet sich durch das Auftreten einzelner kutaner Knoten aus. MF-typische Plaques oder ekzematoide Läsionen bestehen nicht. Histologisch imponiert ein diffuses oder noduläres Infiltrat pleomorpher, klein- bis mittelgroßzelliger T-Zellen in der Dermis, Epidermotropismus besteht selten. **Subkutane CTCL** sind im deutschsprachigen Raum äußerst selten, ihr Auftreten scheint jedoch mit einer schlechten Prognose verbunden zu sein.

Häufigstes primär kutanes B-Zell-Lymphom (CBCL) ist das **Follikelzentrumszell-Lymphom**, welches sich durch das solitäre oder gruppierte Auftreten von nichtschuppenden Knoten in der Kopf- und Nackenregion auszeichnet. Histologisch zeigt sich unter charakteristischer Aussparung der Epidermis ein diffuses bis noduläres Infiltrat von Follikelzentrumszellen (Zentrozyten und Zentroblasten) in der Dermis. Ein zusätzliches reaktives T-Zell-Infiltrat besteht in wechselnder Dichte. Das **primär kutane Immunozytom (oder Marginalzonen-B-Zell-Lymphom)** zeigt klinisch ähnliche Läsionen, die jedoch bevorzugt an den distalen Extremitäten zu finden sind. Histologisch imponieren lymphoplasmozytoide oder plasmozytoide Zellen, die eine Leichtkettenrestriktion aufweisen und im Randbereich eines Infiltrats aus reaktiven T- und kleinen B-Zellen auftreten.

Das **großzellige B-Zell-Lymphom der unteren Extremität** tritt bevorzugt bei älteren Frauen auf und hat eine schlechte Prognose. Klinisch fallen rasch zunehmende subkutane Knoten von blauroter Farbe an den Beinen auf. Histologisch zeigt sich eine knotige Infiltration von großen B-Zellen (Zentroblasten und Immunoblasten) in der Dermis und Subkutis. Auf eine Beschreibung der provisorischen Entitäten Plasmozytom und intravaskuläres, großzelliges B-Zell-Lymphom soll an dieser Stelle verzichtet werden.

## Stadieneinteilung

Eine Stadieneinteilung nach dem TNM-System ist nicht für alle Entitäten kutaner Lymphome

Tab. 23-2: TNM-Stadieneinteilung kutaner Lymphome (nach Demierre et al. 1997).

| Stadium | T (Tumor) | N (Lymphknoten) | M (Metastasen) |
|---|---|---|---|
| IA | Makeln und Plaques < 10 % der Körperoberfläche | keine Lymphadenopathie, keine histologischen Veränderungen | kein viszeraler Befall |
| IB | Makeln und Plaques > 10 % der Körperoberfläche | keine Lymphadenopathie, keine histologischen Veränderungen | kein viszeraler Befall |
| IIA | Makeln und Plaques | Lymphadenopathie, keine spezifische Histologie | kein viszeraler Befall |
| IIB | Tumoren | keine spezifische Histologie | kein viszeraler Befall |
| III | Erythrodermie | keine spezifische Histologie | kein viszeraler Befall |
| IVA | unabhängig | spezifische Histologie | kein viszeraler Befall |
| IVB | unabhängig | unabhängig | viszeraler Befall |

sinnvoll. Bei den meistem CTCL hat sie sich jedoch für die adaptierte Therapieentscheidung bewährt und ist deswegen in Tabelle 23-2 aufgeführt.

# Therapie primär kutaner T-Zell-Lymphome

Bisher besteht in der Therapie kutaner T-Zell-Lymphome nicht die Möglichkeit eines kurativen Ansatzes. Die Behandlung sollte deswegen immer an die CTCL-Entität und das Krankheitsstadium adaptiert erfolgen.

Die wichtigsten Therapieoptionen sollen im Folgenden hinsichtlich Indikation, Ansprechrate, Applikation und Nebenwirkungen besprochen werden. Tabelle 23-3 fasst die bisherigen Erfahrungen in einem Therapieschema für CTCL zusammen.

## Lokale Therapie

Zur lokalen Behandlung von CTCL stehen sowohl topische Therapeutika (Kortikosteroide, Mechlorthamin, Carmustin) als auch radiotherapeutische Verfahren (Röntgenweichstrahlung, schnelle Elektronen) zur Verfügung.
**Kortikosteroide** (Klasse II bis IV in Cremegrundlagen) sollten nur adjuvant verwendet werden. Lediglich im Stadium IA kommen sie mit einer Vollremissionsrate von etwa 60 % als Primärtherapie in Betracht.
Die topische Anwendung der **Zytostatika** Chlormethin[1] (Mechlorethamin, Mustargen®) und Carmustin (BCNU) kann in den Stadien I–III erfolgen. Gute Ergebnisse mit Vollremissionsraten bis 70 % und längeren rezidivfreien Intervallen werden insbesondere im Stadium I erreicht, während Tumorläsionen nur ungenügend ansprechen. Applikation (tägliche Pinselung des ganzen Körpers, kurze Haltbarkeit der Lösungen) und Nebenwirkungen (Kontaktallergie in bis zu 67 % der Fälle, erhöhtes Risiko für

---
[1] Diese Substanz ist in Deutschland und in Österreich nicht zugelassen.

**Tab. 23-3:** Therapie primär kutaner T-Zell-Lymphome (CTCL). CD30+ = CD30-positives großzelliges CTCL; CD30– = CD30-negatives großzelliges CTCL; CHOP = Cyclophosphamid, Adriamycin, Vincristin und Prednisolon; Dexa-BEAM = Dexamethason, Carmustin, Etoposid, Cytarabin und Melphalan; ECP = extrakorporale Photopherese; FM = follikuläre Muzinose; GSS = granulomatous slack skin; IMVP-16 = Ifosfamid, Methotrexat und Etoposid; lyPaP = lymphomatoide Papulose; MF = Mycosis fungoides; pagRet = pagetoide Retikulose; pleo CTCL = pleomorphes klein- bis mittelgroßzelliges CTCL; PUVA = Photochemotherapie mit UV-A-Bestrahlung; Ret = Retinoide; sc CTCL = subkutanes CTCL.

| Entität | Stadium | Initialtherapie | Alternativtherapie | Adjuvantien | Rezidivtherapie | Erhaltungstherapie |
|---|---|---|---|---|---|---|
| **MF/FM** | I–IIA | PUVA | • PUVA<br>• PUVA + Ret<br>• PUVA + IFN-α + Ret | Steroide lokal | • PUVA + IFN-α<br>• PUVA + IFN-α + Ret<br>• PUVA | • PUVA 1-mal/Monat<br>• IFN-α |
|  | IIB | PUVA + IFN-α + Ret | PUVA + Ret | Radiatio lokal | • PUVA + IFN-α + Ret<br>• CHOP | IFN-α |
|  | III | ECP + IFN-α | • ECP<br>• Chlorambucil + Prednisolon<br>• Methotrexat | Steroide lokal | Chlorambucil + Prednisolon | • IFN-α<br>• Chlorambucil + Prednisolon |
|  | IV | CHOP |  | • Radiatio lokal<br>• Steroide lokal | • IMVP-16<br>• Dexa-BEAM |  |
| **pagRet** |  | PUVA | • PUVA + IFN-a<br>• Radiatio lokal | Steroide lokal | PUVA + IFN-α |  |
| **lyPaP** |  | PUVA + IFN-α | Methotrexat | Steroide lokal | Methotrexat |  |
| **CD30+** | IA | Exzision + Radiatio lokal | • Radiatio lokal<br>• PUVA + IFN-α + Ret | Steroide lokal | PUVA + IFN-α + Ret |  |
|  | IB–IIB | PUVA + IFN-α + Ret |  | Steroide lokal | • PUVA + IFN-α + Ret<br>• CHOP |  |
|  | IV | CHOP |  | Radiatio lokal | IMVP-16 |  |
| **Sézary-Syndrom** |  | ECP + IFN-α | • ECP<br>• Chlorambucil + Prednisolon<br>• Methotrexat | Steroide lokal | Chlorambucil + Prednisolon | • IFN-α<br>• Chlorambucil + Prednisolon |
| **CD30–** | IA | Exzision + Radiatio lokal | CHOP |  | CHOP |  |
|  | IB–IV | CHOP |  |  | • IMVP-16<br>• Dexa-BEAM |  |
| **pleo CTCL** |  | Exzision + Radiatio lokal | • Radiatio lokal<br>• PUVA + IFN-α + Ret | Steroide lokal | PUVA + IFN-α + Ret | • PUVA 1-mal/Monat<br>• IFN-α |

**Tab. 23-3:** Fortsetzung

| Entität | Stadium | Initialtherapie | Alternativtherapie | Adjuvantien | Rezidivtherapie | Erhaltungstherapie |
|---|---|---|---|---|---|---|
| GSS | | PUVA | • PUVA<br>• Radiatio lokal | Steroide lokal | PUVA + IFN-α | |
| sc CTCL | | CHOP | | | IMVP-16 | |

Zweitmalignome) beschränken jedoch den Einsatz dieser Therapeutika.

Die Applikation von **Röntgenweichstrahlen** erfolgt bei Tumorläsionen. Als Primärtherapie bei solitären Knoten kann sie langanhaltende Remissionen erzielen, aber auch bei multiplem Befall der Haut mit Plaques und Tumoren ist sie am Einzelherd erfolgreich. Es sollte eine Gesamtdosis von mindestens 30 Gy in Einzeldosen von 2–4 Gy appliziert werden, die Röhrenspannung richtet sich nach der sonographisch bestimmten Tumordicke. Leider werden Rezidive im Randbereich des Bestrahlungsfelds beobachtet.

Durch eine **Ganzhautbestrahlung mit schnellen Elektronen** können im Stadium IA langanhaltende Vollremissionen erreicht werden (90 %, 50 % rezidivfrei nach 5 Jahren). Gute Ergebnisse werden auch im Stadium IB und III (hier nur T4 N0 M0) erzielt (Vollremission in etwa 65 %). Es sollten etwa 30–36 Gy in Einzeldosen von 2 Gy appliziert werden. Diese Behandlungsform ist technisch aufwändig und nur an einigen Zentren in guter Qualität verfügbar. Zudem bestehen Einschränkungen wegen erheblicher Nebenwirkungen (totale Alopezie [transient, wenn Gesamtdosis < 25 Gy], Verlust der Schweißdrüsen, Xerosis cutis).

## UV-Therapie

Neben lokalen Effekten an der Haut kommt es bei Applikation von UV-Strahlung, insbesondere im Falle einer Kombination mit Photosensibilisatoren (sog. Photochemotherapie), auch zu systemischen Veränderungen, weswegen diese Therapieform von lokalen Behandlungen unterschieden werden sollte.

> Die Kombination aus **Photosensibilisator und UV-A-Bestrahlung (PUVA)** hat sich als eine Standardtherapie bei CTCL etabliert.

Sie ist im Stadium IA-IIA indiziert und erreicht als Monotherapie Vollremissionen in 80–90 % der Fälle. Bei gleichzeitiger Anwendung einer lokalen Radiatio kann sie mit gutem Erfolg (ca. 60 % Vollremissionen) auch im Stadium IIB eingesetzt werden. Im Allgemeinen wird Methoxsalen (8-Methoxypsoralen) als Photosensibilisator eingesetzt (0,6 mg/kg KG oral oder im Folienbad). Die UV-Dosen sind vom verwendeten Gerät abhängig, grundsätzlich zeigen Patienten mit CTCL jedoch eine hohe Lichtempfindlichkeit, weswegen eine vorsichtige UV-Dosierung angebracht ist. Bis zum Ansprechen der Hauterscheinungen wird die Therapie 4-mal wöchentlich durchgeführt, im Anschluss sollten bis zum Erreichen der Remission 3 Expositionen pro Woche erfolgen. Erhaltungstherapien mit 1–2 Expositionen pro Monat sind beschrieben. Im Mittel kommt es bei 30–70 % der Patienten nach 11–44 Monaten zum CTCL-Rezidiv, das jedoch erneut auf eine PUVA-Therapie anspricht. Als Langzeitnebenwirkung bei wiederholter Anwendung ist ein erhöhtes Risiko für Spinaliome, Katarakt und Amyloid-Ablagerungen angegeben worden, ein vermehrtes Auftreten von Melanomen wird diskutiert. Die orale Gabe von Methoxsalen kann mit transienten Transaminasen-Anstiegen und gastrointestinalen Nebenwirkungen einhergehen.

Die **extrakorporale Photophorese (ECP)**, ein Verfahren, bei dem die peripheren mononukleären Zellen präpariert, lichtsensibilisiert (Psoralene) und nach extrakorporaler UVA-Bestrahlung reinfundiert werden, hat sich als Therapie der ersten Wahl beim erythrodermen CTCL etabliert. Es werden Vollremissionen in bis zu 80% der Fälle beobachtet, wobei sich initiale Lymphozytenzahlen von < 15 000/ml, eine normale Zahl CD8-positiver Zellen und ein primäres Auftreten der Erythrodermie als prognostisch günstige Faktoren ergeben haben. Daneben ist die ECP auch zur Erhaltungstherapie bei Patienten mit Plaque- oder Tumorläsionen nach Induktion einer Vollremission durch Radiotherapie geeignet. Initial sollte eine Behandlung an 2 aufeinander folgenden Tagen pro Monat durchgeführt werden. Das Ansprechen wird nach 6 Monaten evaluiert, eine Erhaltungstherapie kann 4–6 Monate nach kompletter Remission begonnen werden, indem das Behandlungsintervall nach jeweils 3 Zyklen um 1 Woche verlängert wird, bis ein Therapieabstand von 8 Wochen erreicht ist. Außer transienten Fieberschüben nach Reinfusion der UV-bestrahlten Zellen sind keine schwerwiegenden Nebenwirkungen der ECP beschrieben worden.

## Immuntherapie

Zur Immuntherapie kutaner T-Zell-Lymphome sind in erster Linie **Interferone (IFN)** eingesetzt worden, um eine Normalisierung des Zytokinprofils (vom Typ 2 zum Typ 1) und eine erhöhte Aktivität der zytotoxischen Zellen zu induzieren.
Ähnliche Effekte und die Induktion einer spezifischen zytotoxischen Immunantwort gegen den Tumor erhofft man sich von derzeit noch **experimentellen Therapiestrategien** wie Fusionsproteinen, tumorspezifischen Peptiden oder Hybridzellen. Fusionsproteine sind Moleküle, die an tumorspezifischen Oberflächenmarkern binden und therapeutische Wirkungen über an sie angelagerte (fusionierte) Substanzen vermitteln. Erste Versuche sind mit Molekülen, die aus Teilen von Interleukin-2 und dem Diphterie-Toxin bestehen, unternommen worden. Tumorspezifische Peptide, die aus MHC-Klasse-I-Molekülen der neoplastischen Zellen eluiert bzw. entsprechend der CDR3 (komplementaritätsbestimmende Region 3) der neoplastischen Zellen synthetisiert wurden, sollen tumorspezifische zytotoxische T-Zellen aktivieren. Ein ähnliches Prinzip liegt der Gabe von mit Tumorzellen fusionierten B-Zellen oder dendritischen Zellen (sog. Hybridzellen) zu Grunde, die durch Präsentation von Tumor-Antigen ebenfalls tumorspezifische zytotoxische T-Zellen induzieren sollen.
Durchgesetzt hat sich derzeit nur die Anwendung von **IFN-α**, welches in der adjuvanten Therapie im Stadium I-III gegeben wird. Dazu werden zur Zeit 3-mal 9 ME (Millionen Einheiten) pro Woche subkutan appliziert, eine Dosierung von 3-mal 3 ME pro Woche oder 7-mal 3 ME pro Woche ist Gegenstand laufender Studienprotokolle. Bei Verwendung als Monotherapie sind Ansprechraten von etwa 50% und komplette Remissionen in 17% der Fälle (mittlere Remissionsdauer 4–8 Monate) beobachtet worden. 1–4 Stunden nach subkutaner Applikation von IFN-α kommt es zum Auftreten eines grippeähnlichen Symptomkomplexes, der jedoch mit nichtsteroidalen Antiphlogistika gut coupiert werden kann. Daneben sind bei Langzeitanwendung insbesondere Depressionen beschrieben worden.
Eine große Rolle spielt IFN-α in Kombination mit einer PUVA-Therapie, worauf im Folgenden Abschnitt näher eingegangen werden soll.

## Kombinationstherapie

Kombinationstherapien werden häufig bei CTCL angewendet, um synergistische Wirkungen zu erzielen, Langzeitnebenwirkungen zu vermindern und die Remissionsdauer zu verlängern. Zudem können so Behandlungen, die

**Tab. 23-4:** Polychemotherapie primär kutaner T-Zell-Lymphome (CTCL).

| Polychemotherapie | Ansprechen | Vollremission | mittlere Ansprechdauer |
|---|---|---|---|
| BAM (Bleomycin, Adriamycin, Methotrexat) | 8 (10) | 7 (10) | 41 Monate |
| CAVE (Cyclophosphamid, Adriamycin, Vincristin, Etoposid) | 47 (52) | 20 (52) | – |
| CBP + Ret (Cyclophosphamid, Bleomycin, Prednisolon, Retinoide) | 25 (32) | 19 (32) | 8 Monate |
| CHOP (Cyclophosphamid, Adriamycin, Vincristin, Prednisolon) | 16 (17) | 7 (17) | 5 Monate |
| COPP/MOPP (Cyclophosphamid/Chlormethin[1], Vincristin, Procarabazin, Prednisolon) | 19 (21) | 11 (21) | 14 Monate |

[1] Diese Substanz ist in Deutschland und in Österreich nicht zugelassen.

primär kutane Wirkung zeigen, mit primär systemisch wirksamen Therapien verbunden werden. Dies ist insbesondere zu fordern, weil bereits in frühen Stadien von CTCL zirkulierende klonale T-Zellen im peripheren Blut nachgewiesen wurden.

> So ist die **Standardbehandlung** im Stadium I-IIA und, mit zusätzlicher lokaler Radiatio auch im Stadium IIB, die Kombination von PUVA-Therapie und subkutaner Gabe von IFN-α.

Sie erreicht Vollremissionen in 70–80 % der Fälle und mithilfe einer Erhaltungstherapie können lang andauernde Remissionsphasen erreicht werden. In Kombination mit IFN-α 3-mal 9 ME subkutan pro Woche wird eine PUVA-Bad- oder eine orale PUVA-Therapie nach dem oben genannten Schema durchgeführt und nach dem Erreichen der Vollremission eine PUVA- oder IFN-α-Monotherapie (s.o.) zur Erhaltung angeschlossen. Inwieweit sich die beiden UV-Therapien hinsichtlich Ansprechrate und Remissionsdauer unterscheiden, muss zum gegenwärtigen Zeitpunkt noch durch Studien ermittelt werden.

Zusätzlich oder in alleiniger Kombination mit einer PUVA-Therapie können auch **Retinoide** angewendet werden. Diese Therapieform zeigt Ansprech- und Rezidivraten wie eine PUVA-Monotherapie, zeichnet sich aber durch eine signifikant verringerte UV-Gesamtdosis und Anzahl von UV-Expositionen sowie eine signifikant längere Remissionsdauer aus. Die Retinoid-Gabe (1 mg/kg KG) sollte circa 3 Wochen vor der PUVA-Therapie begonnen werden, die Retinoid-Dosis kann nach dem Ansprechen auf 0,5 mg/kg KG gesenkt werden. Als Erhaltungstherapie empfiehlt sich die tägliche Gabe von 0,2–0,3 mg/kg KG Retinoid oder 1–2 Expositionen PUVA pro Monat. Retinoide können auch in Kombination mit einer ECP appliziert werden, insbesondere um die bei Erythrodermien häufig auftretenden Palmoplantarkeratosen zu behandeln. Als Nebenwirkungen entstehen Haut- und Schleimhauttrockenheit, eine transiente, diffuse Alopezie sowie Kopf- und Gelenkschmerzen. Die Teratogenität der Substanz ist wegen des Durchschnittalters von 62 Jahren von untergeordneter Bedeutung.

## Zytostatische Therapie

> Eine zytostatische Therapie ist im Stadium IV indiziert, sie kann auch im Stadium III und bei einem ausgeprägten Stadium IIB erwogen werden.

Die Gabe von Chlorambucil (4–8 mg/Tag, während der Therapie steigern) und Prednisolon (10–30 mg/Tag, während der Therapie reduzieren) empfiehlt sich beim erythrodermen CTCL, insbesondere im Falle eines Rezidivs. Mit dieser Behandlung können Ansprechraten von bis zu 58 % erreicht werden.
Methotrexat in einer Dosierung von 10–30 mg pro Woche zeigt hohe Ansprechraten in der Behandlung der lymphomatoiden Papulose und kann auch bei erythrodermen CTCL verabreicht werden.
Im Stadium IV und bei CTCL-Entitäten mit schlechter Prognose (CD30-negatives großzelliges CTCL) sollte eine Polychemotherapie erfolgen. Standardtherapie ist noch immer die Gabe von 6 Zyklen CHOP (Cyclophosphamid, Doxorubicin, Vincristin und Prednisolon). Es empfehlen sich aber auch andere Schemata, deren Ansprech- und Remissionsraten sowie mittlere Ansprechzeiten in Tabelle 23-4 dargestellt sind.

# Therapie primär kutaner B-Zell-Lymphome

Die Therapie des primär kutanen B-Zell-Lymphoms (CBCL) ist an die gewöhnlich gute Prognose dieser Erkrankungen, vor allem bei Manifestation an Kopf und Rücken, adaptiert (5-Jahre-Überlebensrate: 95–100 %). Auch bei den primär kutanen B-Zell-Lymphomen besteht nicht die Möglichkeit eines kurativen Ansatzes und die Wahl der Therapie hängt von Entität und Ausbreitung des CBCL ab. Die einzelnen Optionen sollen im Anschluss diskutiert werden und sind in Tabelle 25-5 zusammengefasst.

## Lokale Therapie

**Bei unilokulärer Manifestation** wird eine vollständige Exzision empfohlen. Zusätzlich ist eine lokale Radiotherapie mit Röntgenweichstrahlung (Einzeldosis 3–4 Gy, Gesamtdosis 30–40 Gy) oder eine lokale Anwendung von schnellen Elektronen möglich (Summendosis 30 Gy). Darunter wird häufig eine lebenslange Vollremission erreicht.

## Immuntherapie

Immuntherapeutische Methoden umfassen die kombinierte Anwendung von Interleukin-2 und IFN-α oder die Gabe des Anti-CD20-Antikörpers Rituximab (Mabthera®) bei CD20-positiven B-Zell-Lymphomen. Letzterer kann sowohl systemisch als auch intra- bzw. periläsional angewendet werden. Die Wertigkeit dieser Verfahren wird derzeit in Studien untersucht.
Vakzinierungstherapien, die über die Gabe von tumorspezifischen Peptiden und/oder Hybridzellen eine tumorspezifische Immunantwort induzieren sollen, müssen ihren Stellenwert noch beweisen.

## Systemische Therapie

Systemische Therapien sind dem Vorliegen eines großzelligen B-Zell-Lymphoms der unte-

**Tab. 23-5:** Therapie primär kutaner B-Zell-Lymphome.

| Manifestation | Therapieoption |
| --- | --- |
| lokal | • Radiatio<br>• Exzision<br>• Exzision und Radiatio<br>• (antivirale/antibiotische Therapie) |
| multilokulär | • IFN-α und IL-2<br>• Anti-CD20-Antikörper<br>• Polychemotherapie |
| extrakutan | • Polychemotherapie<br>• Polychemotherapie und Radiatio |
| großzelliges B-Zell-Lymphom der unteren Extremität | • Exzision und Radiatio<br>• Exzision, Radiatio und Polychemotherapie |
| extrakutanes Rezidiv | • Polychemotherapie<br>• Polychemotherapie und Radiatio |

ren Extremität, dem Auftreten multipler Läsionen anderer CBCL bzw. extrakutanen Manifestationen vorbehalten. Auch in diesem Fall sollten Exzision und Radiatio als primäre Therapie angestrebt werden, diese führen jedoch meistens nicht zur Vollremission. Bei großer Ausdehnung wird eine Chemotherapie (6 Zyklen CHOP [s. Tab. 23-4] oder COP [Cyclophosphamid, Vincristin, Prednisolon]) durchgeführt und bei Erreichen einer Vollremission eine Erhaltungstherapie mit IFN-α in einer Dosierung von 3-mal 3 ME subkutan wöchentlich angestrebt. Beschrieben ist ebenfalls die Durchführung einer Polychemotherapie (COP) mit verlängerten Intervallen von 4 bis 12 Wochen.

Im Stadium IV besteht zudem die Möglichkeit einer kombinierten myeloablativen Chemotherapie und Radiatio mit anschließender autologer Knochenmarktransplantation. Hierzu liegen jedoch noch wenig Erfahrungen bei CBCL vor.

# Therapie sekundär kutaner Lymphome

Die Hautmanifestationen bei sekundär kutanen Lymphomen werden in Abhängigkeit vom zugrunde liegenden Malignom systemisch behandelt. Einzelläsionen in ungünstiger Lokalisation, z. B. am Augenwinkel, können zusätzlich lokal mittels Exzision bzw. Strahlentherapie versorgt werden.

# Literatur

Demierre MF, Foss FM, Koh HK. Proceedings of the International Consensus Conference on Cutaneous T-cell Lymphoma (CTCL) Treatment Recommendations. Boston, Massachusetts, Oct. 1 and 2, 1994. J Am Acad Dermatol 1997; 36: 460–6.

Foon KA, Bunn PA Jr. Alpha-interferon treatment of cutaneous T cell lymphoma and chronic lymphocytic leukemia. Semin Oncol 1986; 13: 35–9.

Herrmann JJ, Roenigk HH Jr, Hurria A, Kuzel TM, Samuelson E, Rademaker AW, Rosen ST. Treatment of mycosis fungoides with photochemotherapy (PUVA): long-term follow-up. J Am Acad Dermatol 1995; 33: 234–42.

Hoppe RT, Cox RS, Fuks Z, Price NM, Bagshaw MA, Farber EM. Electron-beam therapy for mycosis fungoides: the Stanford University experience. Cancer Treat Rep 1979; 63: 691–700.

Knox S, Hoppe RT, Maloney D, Gibbs I, Fowler S, Marquez C, Cornbleet PJ, Levy R. Treatment of cutaneous T-cell lymphoma with chimeric anti-CD4 monoclonal antibody. Blood 1996; 87:893–9.

Micaily B, Miyamoto C, Kantor G, Lessin S, Rook A, Brady L, Goodman R, Vonderheid EC. Radiotherapy for unilesional mycosis fungoides. Int J Radiat Oncol Biol Phys 1998; 42: 361–4.

Olsen EA, Bunn PA. Interferon in the treatment of cutaneous T-cell lymphoma. Hematol Oncol Clin North Am 1995; 9: 1089–107.

Rook AH, Gottlieb SL, Wolfe JT, Vowels BR, Sood SS, Niu Z, Lessin SR, Fox FE. Pathogenesis of cutaneous T-cell lymphoma: implications for the use of recombinant cytokines and photopheresis. Clin Exp Immunol 1997; 107: 16–20.

Saleh MN, LeMaistre CF, Kuzel TM, Foss F, Platanias LC, Schwartz G, Ratain M, Rook A, Freytes CO, Craig F, Reuben J, Sams MW, Nichols JC. Antitumor activity of DAB389IL-2 fusion toxin in mycosis fungoides. J Am Acad Dermatol 1998; 39: 63–73.

Stadler R, Otte HG, Luger T, Henz BM, Kuhl P, Zwingers T, Sterry W. Prospective randomized multicenter clinical trial on the use of interferon-2α plus acitretin versus interferon-2α plus PUVA in patients with cutaneous T-cell lymphoma stages I and II. Blood 1998; 92: 3578–81.

Vonderheid EC, Sajjadian A, Kadin ME. Methotrexate is effective therapy for lymphomatoid papulosis and other primary cutaneous CD30-positive lymphoproliferative disorders. J Am Acad Dermatol 1996; 34: 470–81.

Vonderheid EC, Tan ET, Kantor AF, Shrager L, Micaily B, Van Scott EJ. Long-term efficacy, curative potential, and carcinogenicity of topical mechlorethamine chemotherapy in cutaneous T cell lymphoma. J Am Acad Dermatol 1989; 20: 416–28.

Willemze R, Kerl H, Sterry W, Berti E, Cerroni L, Chimenti S, Diaz-Perez JL, Geerts ML, Goos M, Knobler R, Ralfkiaer E, Santucci M, Smith N, Wechsler J, van Vloten WA, Meijer CJ. EORTC classification for primary cutaneous lymphomas: a proposal from the Cutaneous Lymphoma Study Group of the European Organization for Research and Treatment of Cancer. Blood 1997; 90: 354–71.

Winkelmann RK, Diaz-Perez JL, Buechner SA. The treatment of Sezary syndrome. J Am Acad Dermatol 1984; 10: 1000–4.

Zackheim HS, Epstein EH, Crain WR. Topical carmustine (BCNU) for cutaneous T cell lymphoma: a 15-year experience in 143 patients. J Am Acad Dermatol 1990; 22: 802–10.

Zackheim HS, Kashani-Sabet M, Amin S. Topical corticosteroids for mycosis fungoides. Experience in 79 patients. Arch Dermatol 1998; 134: 949–54.

Zackheim HS, Kashani-Sabet M, Hwang ST. Low-dose methotrexate to treat erythrodermic cutaneous T-cell lymphoma: results in twenty-nine patients. J Am Acad Dermatol 1996; 34: 626–31.

# 24 Melanom

Axel Hauschild, Enno Christophers

## Einleitung

Unter den malignen Tumoren zeigt das Melanom die größte Inzidenzsteigerungsrate der letzten Jahrzehnte. Derzeit findet man in Deutschland etwa 10 Neuerkrankungen pro 100 000 Einwohner und Jahr, in Australien beträgt die Inzidenzrate bereits 60. Berechnungen haben für die USA ergeben, dass im Jahr 2000 etwa jeder achtzigste hellhäutige Einwohner an einem Melanom erkrankte (Garbe 1997). Trotz aller Aufklärungskampagnen zur Früherkennung des malignen Melanoms sterben auch heute noch 20 bis 25 % aller Melanom-Patienten an einer disseminierten Metastasierung.

Die einzelnen Therapiemodalitäten orientieren sich überwiegend an der stadienabhängigen Prognose. Tabelle 24-1 stellt die Prognose der Melanom-Patienten in Anlehnung an die TNM-Klassifikation dar (Orfanos et al. 1994); die Tabellen 24-2 und 24-3 zeigen die aktuelle TNM-Klassifikation und die neue Stadieneinteilung des AJCC (Balch et al. 2001a).

Das Spektrum der Behandlungsmaßnahmen umfasst normalerweise die operative Therapie sowie adjuvante und palliative medikamentöse Therapieverfahren. In bestimmten Situationen, wie beispielsweise bei schmerzhaften Knochenmetastasen, ausgedehnten Hirnmetastasen oder inoperablen Weichteilmetastasen wird auch eine Strahlentherapie eingesetzt, bei der zumeist fraktioniert auf 15 bis 20 Bestrahlungen eine Gesamt-Dosis von 40–60 Gray (Gy) verwendet wird.

**Tab. 24-1:** Stadieneinteilung des Melanoms (nach Empfehlung der Deutschen Dermatologischen Gesellschaft; Orfanos et al. 1994).

| Stadium | Primärtumor | Lymphknoten | Fernmetastasen | 10-Jahre-Überlebensrate |
|---|---|---|---|---|
| IA | pT1 (≤ 0,75 mm) | N0 | M0 | 97 % |
| IB | pT2 (0,76–1,5 mm) | N0 | M0 | 90 % |
| IIA | pT3 (1,51–4,0 mm) | N0 | M0 | 67 % |
| IIB | pT4 (≥ 4,0 mm) | N0 | M0 | 43 % |
| IIIA | pTa[1], pTb[2] | N0 | M0 | 28 % |
| IIIB | jedes pT | N1, N2 | M0 | 19 % |
| IV | jedes pT | jedes N | M1 | 3 % |

[1] Satellitenmetastasen
[2] In-Transit-Metastasen

**Tab. 24-2:** AJCC-Klassifikation des malignen Melanoms (nach Balch et al. 2001a).
**a**: T-Klassifikation des Primärtumors beim malignen Melanom.

| T-Klassifikation | Tumordicke | Weitere prognostische Parameter |
|---|---|---|
| T1 | ≥ 1,0 mm | a: ohne Ulzeration, Level II–III<br>b: mit Ulzeration oder Level IV oder V |
| T2 | 1,01–2,0 mm | a: ohne Ulzeration<br>b: mit Ulzeration |
| T3 | 2,01–4,0 mm | a: ohne Ulzeration<br>b: mit Ulzeration |
| T4 | > 4,0 mm | a: ohne Ulzeration<br>b: mit Ulzeration |

**b**: N-Klassifikation der regionären Lymphknoten beim malignen Melanom.

| N-Klassifikation | Zahl metastatisch befallener Lymphknoten (LK) | Ausmaß der Lymphknotenmetastasierung |
|---|---|---|
| N1 | 1 LK | a: Mikrometastasierung<br>b: Makrometastasierung |
| N2 | 2–3 LK | a: Mikrometastasierung<br>b: Makrometastasierung<br>c: Satelliten- oder In-transit-Metastasen |
| N3 | > 4 LK | Satelliten- oder In-transit-Metastasen |

**c**: M-Klassifikation der Fernmetastasen beim malignen Melanom.

| M-Klassifikation | Art der Fernmetastasierung | LDH |
|---|---|---|
| M1a | Haut, subkutan oder Lymphknoten | normal |
| M1b | Lunge | normal |
| M1c | alle anderen Organmetastasen<br>jede Art von Fernmetastasierung | normal<br>erhöht |

**Tab. 24-3:** AJCC-Stadieneinteilung des malignen Melanoms (nach Balch et al. 2001a).

| Stadium | Primärtumor (pT) | Regionäre Lymphknotenmetastasen (N) | Fernmetastasen (M) |
|---|---|---|---|
| 0 | In-situ-Tumoren | keine | keine |
| IA | < 1,0 mm, keine Ulzeration | keine | keine |
| IB | < 1,0 mm mit Ulzeration oder Clark Level IV oder V | keine | keine |
|  | 1,01–2,0 mm, keine Ulzeration | keine | keine |

**Tab. 24-3:** Fortsetzung

| Stadium | Primärtumor (pT) | Regionäre Lymphknoten-metastasen (N) | Fernmetastasen (M) |
|---|---|---|---|
| IIA | 1,01–2,0 mm mit Ulzeration | keine | keine |
|  | 2,01–4,0 mm, keine Ulzeration | keine | keine |
| IIB | 2,01–4,0 mm mit Ulzeration | keine | keine |
|  | >4,0 mm, keine Ulzeration | keine | keine |
| IIC | >4,0 mm mit Ulzeration | keine | keine |
| IIIA | jede Tumordicke, keine Ulzeration | Mikrometastasen | keine |
| IIIB | jede Tumordicke mit Ulzeration | Mikrometastasen | keine |
|  | jede Tumordicke, keine Ulzeration | bis zu 3 Makrometastasen | keine |
|  | jede Tumordicke ± Ulzeration | keine, aber Satelliten- oder In-transit-Metastasen | keine |
| IIIC | jede Tumordicke mit Ulzeration | bis zu 3 Makrometastasen | keine |
|  | jede Tumordicke ± Ulzeration | 4 oder mehr Makrometastasen oder kapselüberschreitender Lymphknotenbefall oder In-transit-Metastasen mit Lymphknotenbefall | keine |
| IV |  |  | Fernmetastasen |

# Operative Therapie

## Operative Maßnahmen beim Primärtumor

> Im **Primärtumor-Stadium** (Stadium I und II) erfolgt die operative Therapie in kurativer Intention.

In den letzten Jahrzehnten veränderte sich das operative Vorgehen beim Vorliegen eines Melanom-Primärtumors beträchtlich. Ergebnisse von randomisierten Studien haben dazu geführt, dass das Ausmaß der operativen Radikalität bei der Entfernung des Primärtumors heutzutage stark reduziert worden ist. So konnte gezeigt werden, dass die Tumorexstirpation mit einem Sicherheitsabstand von 3–5 cm im Vergleich zu einem dem individuellen Metastasierungsrisiko angepassten Sicherheitsabstand von 0,5–2,0 cm keine Verbesserung der Überlebensrate erbringt. Wenngleich ein geringerer Abstand mit erhöhtem Auftreten von Satellitenmetastasen vergesellschaftet sein kann, so bleibt die Häufigkeit von Fernmetastasierungen insgesamt unverändert (Hauschild et al. 2001).

Heute wird in den meisten deutschen Hautkliniken ein mit gewissen Modifikationen einheitliches, abgestuftes **Schema bei der Einhaltung von Sicherheitsabständen** verwendet (Tab. 24-4). Das Melanom in situ kann klein (0,5 cm Sicherheitsabstand) exzidiert werden. Tumoren mit einem maximalen vertikalen Tumordurchmesser von bis zu 2,0 mm werden mit einem Sicherheitsabstand von 1 cm exzi-

**Tab. 24-4:** Sicherheitsabstände bei der Melanom-Primärtumor-Exzision.

| Tumordicke | Sicherheitsabstand |
|---|---|
| Melanoma in situ | 0,5 cm |
| < 2,0 mm | 1 cm |
| ≥ 2,0 mm | 2 cm |

diert. Größere Tumoren (> 2,0 mm Tumordicke) sollten mit einem Sicherheitsabstand von 2 cm exzidiert werden (Hauschild et al. 2001).

Die meisten Tumorexzisionen können in **Lokalanästhesie** durchgeführt werden. Die Defekte an der Haut können durch Dehnungsplastiken und/oder Verschiebelappen-Plastiken im Normalfall primär verschlossen werden. An ungünstigen Arealen, in denen dieses Vorgehen nicht möglich ist, kann alternativ eine Defektdeckung nach vorheriger Granulationsphase durch ein Vollhaut- oder Spalthauttransplantat vorgenommen werden.

## Elektive Lymphknotendissektion

Die jahrelange **kontrovers geführte Diskussion** um den möglichen Nutzen einer elektiven (prophylaktischen) Lymphknotendissektion im regionären Abschlussgebiet eines Melanom-Primärtumors ist mittlerweile beendet. Während Befürworter der elektiven Lymphknotendissektion eine okkulte Lymphknotenmetastasierung mit konsekutiver Fernmetastasierung hervorhoben, gaben Gegner dieser Methode zu bedenken, dass bei etwa 80% der operierten Melanom-Patienten keine Mikrometastasen nachweisbar sind. Somit würde eine Morbidität durch das üblicherweise entstehende Lymphödem ohne Verlängerung der Gesamtüberlebenszeit entstehen. Verschiedene retrospektive und prospektive Studien zu dieser Fragestellung wurden in den letzten Jahren abgeschlossen.

> Zusammenfassend lässt sich feststellen, dass eine elektive Lymphknotendissektion heute nur noch in Einzelfällen durchgeführt wird, da allenfalls eine Verbesserung der rezidivfreien Überlebenszeit, aber nicht der Gesamtüberlebenszeit der Patienten zu erreichen ist.

In der vormals kontroversen Diskussion der Befürworter und Gegner der elektiven Lymphknotendissektion zeichnet sich mit der Einführung der so genannten Sentinel-node-Biopsie ein Kompromiss ab.

## Sentinel-node-Biopsie

Diese von Donald Morton (USA) inaugurierte diagnostische Methode, die auch unter dem Namen „lymphatic mapping" bekannt ist, basiert auf der Annahme, dass sich abhängig von der primären Lokalisation des Tumors bestimmte regionale Lymphknoten-„Filter"-Stationen darstellen lassen. In diesen Filterstationen soll ein **vorgeschalteter Lymphknoten (sentinel node, „Schildwächter"-Lymphknoten)** identifizierbar sein, der das „Auffangbecken" der initialen lymphogenen Metastasierung darstellt. Es gilt, diesen wegweisenden Lymphknoten mit einer Lymphabstromszintigraphie und einer speziellen Markierung aufzufinden. Dazu wird entweder Patentblau und/oder ein radioaktiv markierter Tracer (z. B. Technetium) angrenzend an den Primärtumor in die Haut injiziert, um dann den sentinel node farblich und/oder mittels einer Gammasonde identifizieren und entfernen zu können. Bei einem histologisch nachgewiesenen metastatischen Befall dieses Lymphknotens wird zumeist die gesamte Lymphknotenstation ausgeräumt, im Falle des fehlenden Nachweises von Mikrometastasen wird keine weitere operative Maßnahme durchgeführt. Eine US-amerikanische Multizenter-Studie zeigte eindrucksvoll, dass der Sentinel-node-Status ein ausgezeichneter Prognoseparameter ist. Patienten mit einem positiven sentinel node zeigten nach einer dreijährigen Nachbeobachtungsphase in 55% der Fälle ein rezidivfreies Überleben, Patienten mit einem negativen sentinel node dagegen in 88% der Fälle. Die prognostischen Unterschiede zwischen Sentinel-node-positiven und Sentinel-node-negativen Patienten werden von verschiedenen anderen Arbeitsgruppen bestätigt (Gershenwald et al. 1999). Ob allerdings durch die Sentinel-node-Biopsie ein Vorteil im Hinblick auf die Gesamtüberlebenszeit für so behandelte Patienten zu erreichen ist, ist völlig unklar. Randomisierte Studien zu dieser Fragestellung wurden in den USA und einigen Ländern Europas initiiert.

> Bis endgültige Ergebnisse vorliegen, ist die Sentinel-node-Biopsie weiterhin als diagnostisches Verfahren und nicht als Therapieprogramm anzusehen (McMasters et al. 2001).

## Therapeutische Lymphadenektomie

> Die Therapie der Wahl bei klinisch manifesten Lymphknotenmetastasen ist nach wie vor die radikale Lymphadenektomie der betroffenen Lymphknotenregion.

Zu betonen ist, dass die reine Exstirpation eines metastatisch befallenen Lymphknotens keineswegs ausreichend ist, sondern lediglich die erste Maßnahme zur histologischen Sicherung darstellt. Nachfolgend sollte immer eine **radikale Lymphadenektomie** in kurativer Absicht erfolgen, da auch bei nachgewiesener Lymphknotenmetastasierung noch bei circa 30% aller Patienten eine Heilung durch ausschließlich operative Maßnahmen zu erreichen ist. Eventuell kann die Heilungsrate durch zusätzliche medikamentöse Verfahren (s. u., Adjuvante medikamentöse Therapie) noch verbessert werden.

## Operative Therapie bei Fernmetastasen

> Die operative Therapie von Fernmetastasen eines malignen Melanoms setzt eine sorgfältige **Indikationsstellung** voraus, die **interdisziplinär** zu treffen ist.

Beispiele für Operationsindikationen sind stabilitätsgefährdende Frakturen durch osteolytische Melanom-Metastasen, stenosierende Metastasen des Gastrointestinaltrakts oder symptomatische Metastasen des Gehirns. In solchen Fällen steht die Lebensqualität der Patienten in der palliativen Situation im Vordergrund.
Auch die Resektion von chirurgisch gut erreichbaren solitären Lungenmetastasen wird vielerorts befürwortet, wenngleich neuerdings diskutiert wird, ob nicht eine **neoadjuvante Therapie** ein vielversprechender Ansatz sein kann (Buzaid et al. 1998). Bei der neoadjuvanten Therapie würden Patienten mit zum Beispiel einer solitären Lungenmetastase zunächst mit einer systemischen medikamentösen Therapie vorbehandelt, im Falle einer Stabilisierung oder einer Remission der Metastase würde dann erst nachfolgend die operative Entfernung des verbliebenen Tumormaterials vorgenommen. Dieses Vorgehen hat den Vorteil, dass Patienten mit einer raschen Tumorprogression von Patienten mit einer langsameren Progression durch eine „In-vivo-Chemosensitivitäts-Testung" separiert werden können. Sollten die noch existenten Metastasen auf eine systemische Therapie ansprechen oder hat sich eine Remission eingestellt, so erfolgt nach der Operation eine Weiterbehandlung mit dem gleichen Therapieschema. Erste Pilotstudien zur neoadjuvanten Therapie bei klinisch manifesten Lymphknotenmetastasen liegen aus den USA vor (Buzaid et al. 1998).

> Keine Operationsindikation besteht im Allgemeinen bei Patienten mit multitoper Organmetastasierung.

Die verbleibende Überlebenszeit bei hoher Tumorlast beträgt normalerweise nicht mehr als drei bis vier Monate. Außerdem ist aus vielen Studien bekannt, dass Patienten, bei denen keine vollständige Tumorentfernung (R0-Resektion) möglich ist, nicht von einer operativen Therapie im Sinne einer Überlebensverlängerung profitieren. In Fällen mit disseminierter Melanom-Metastasierung ist daher in erster Linie eine palliative systemische medikamentöse Therapie oder auch der Verzicht auf eine antitumorale Therapie vorzuziehen.

# Adjuvante medikamentöse Therapie

> Die Verhinderung von Rezidiven und Zerstörung bereits vorhandener **Mikrometastasen** stellt das Ziel für eine adjuvante Therapie bei tumorfreien Patienten dar.

Aus zahlreichen Studien ist bekannt, dass der Erfolg einer systemischen Therapie umgekehrt proportional zur Tumormasse ist. Klinisch okkulte Mikrometastasen sprechen empfindlicher als größere Metastasen auf die Therapie an. Die Zeitspanne zwischen Operation und anschließender adjuvanter Therapie sollte möglichst kurz sein, das heißt üblicherweise nicht länger als 4–6 Wochen. Eine adjuvante Therapie kann sowohl nach Exzision des Primärtumors als auch nach vollständiger Entfernung von lokoregionären Metastasen (z. B. Lymphknotenmetastasen) oder Fernmetastasen durchgeführt werden. Die Indikationsstellung für eine adjuvante Therapie richtet sich im Allgemeinen nach dem Risiko einer Metastasierung in der Folgezeit (s. Tab. 24-1 S. 352).

Nach zahlreichen, zum Teil ernüchternden Therapiestudien, bei denen unter anderem die Wirkungslosigkeit einer adjuvanten Chemotherapie beispielsweise mit Dacarbazin (DTIC) oder auch von unspezifischen Immunstimulanzien (z. B. Bacillus-Calmette-Guerin-Präparate [BCG-Präparate]) gezeigt wurde, folgte in den letzten Jahren die Entwicklung wirksamerer adjuvanter Therapieverfahren.

Eine US-amerikanische Studie an 286 Melanom-Patienten, bei denen entweder ein Hochrisiko-Primärtumor (größer als 4 mm Tumordicke) oder der Zustand nach Lymphknotenmetastasen vorlag, konnte zeigen, dass eine adjuvante **Hochdosis-Interferon-α2b-Therapie** im Vergleich zu einer abwartenden Haltung (regelmäßige klinische Kontrolluntersuchungen) eine Verbesserung der rezidivfreien Überlebenszeit und auch eine Verlängerung der Gesamtüberlebenszeit bewirkte (Tab. 24-5; Kirkwood et al. 1996). Diese Studie war weltweit die erste, die signifikante Überlebensvorteile durch eine adjuvante Therapie zeigen konnte. Die Ergebnisse führten zur Zulassung von Interferon-α2b (IntronA) in den USA und Kanada sowie nachfolgend auch in einigen europäischen Ländern wie Deutschland. Eine nachfolgende Studie konnte den positiven Effekt im Hinblick auf eine Verlängerung der rezidivfreien Überlebenszeit bestätigen. Ein Einfluss auf die Gesamtüberlebenszeit war jedoch nicht zu beobachten. Aus diesem Grunde wird der Stellenwert der Hochdosis-Interferon-Therapie kontrovers diskutiert. Dabei wurde nicht außer acht gelassen, dass die **Toxizität** unter dieser Hochdosis-Interferon-Behandlung (Tab. 24-5) ausgesprochen hoch war. Bei zwei Dritteln aller Patienten musste eine Dosisreduktion vorgenommen werden, 25 % der Patienten brachen die Therapie vorzeitig ab.

Die adjuvante Therapie mit **Niedrigdosis-Interferon-α2a** (Roferon®-A) (Tab. 24-6) zeigte in Studien aus Österreich und Frankreich an Patienten mit Melanomen mit mehr als 1,5 mm Tumordicke ebenfalls einen positiven Effekt auf die redizivfreie Überlebenszeit (Grob et al.

**Tab. 24-5:** Adjuvante Hochdosis-Interferon-α2b-Therapie (nach Kirkwood et al. 1996).

| Substanz | Dosierung | Applikation | Tag | Zeitraum |
|---|---|---|---|---|
| IFN-α2b | 20 Mio IE/m² KO | i. v. | 1 bis 5 | 1.–4. Woche |
| IFN-α2b | 10 Mio IE/m² KO | s. c. | 1, 3, 5 der jeweiligen Wochen | 2.–12. Monat |

**Tab. 24-6:** Adjuvante Niedrigdosis-Interferon-α2a-Therapie (nach Grob et al. 1998).

| Substanz | Dosierung | Applikation | Tag | Zeitraum |
|---|---|---|---|---|
| IFN-α2a | 3 Mio IE | s. c. | 1, 3, 5 der jeweiligen Wochen | über ca. 2 Jahre |

1998). Nachfolgend wurde auch niedrig dosiertes Interferon-α in mehreren europäischen Ländern zur Behandlung von Melanom-Patienten in der adjuvanten Therapiesituation zugelassen.

> Somit bestehen zahlreiche Hinweise, dass sich eine adjuvante Therapie mit Interferon-α bei Hochrisiko-Primärtumoren sowie bei Zustand nach Lymphknotenmetastasen zu einem Standard entwickeln wird.

Allerdings sind die optimale Dosierung und der optimale Applikationsweg nach wie vor nicht eindeutig geklärt. Aus diesem Grunde wurden europaweit (EORTC-Studie) und in Deutschland (Arbeitsgemeinschaft Dermatologische Onkologie, ADO) Studien etabliert, die verschiedene Interferon-Dosierungen miteinander vergleichen.

## Palliative medikamentöse Therapie

Im Stadium der **Fernmetastasierung** (Stadium IV) ist im Allgemeinen durch therapeutische Maßnahmen keine Heilung mehr zu erreichen. Die mediane Überlebenszeit von Patienten mit fortgeschrittener Metastasierung beträgt zwischen 6 und 9 Monaten, im Allgemeinen überleben nur etwa 10 % der Patienten 2 Jahre. Die für die Therapieentscheidung wichtigen **prognostischen Faktoren** sind vor allem (Balch et al. 2001b):
- die Zahl und Größe der Metastasen
- die betroffenen Organe (prognostisch ungünstig: Hirn, Leber, Knochen)
- der Allgemeinzustand des Patienten
- der LDH-Wert und die Protein-S100B-Serumkonzentration (Hauschild et al. 1999)

Die Zahl der kompletten und partiellen Remissionen nach systemischer Therapie gerät derzeit im Rahmen von wissenschaftlichen Studien immer mehr zu einem Parameter zweiter Ordnung, da aus der Zahl der Remissionen nicht unbedingt auf eine Überlebensverlängerung geschlossen werden kann.

> Das vorrangige Endziel aller Therapieversuche sollte die Verlängerung der Gesamtüberlebenszeit unter akzeptablen Lebensqualitätsbedingungen sein.

## Chemotherapie

Leider hat die Entwicklung neuerer Chemotherapeutika nicht zur Verbesserung der Behandlung des malignen Melanoms geführt. Auch

Tab. 24-7: Ansprechraten von Zytostatika und Zytokinen beim fernmetastasierten Melanom (Stadium IV).

| Substanzen | Remissionsrate |
|---|---|
| Dacarbazin | 10–20 % |
| Fotemustin | 10–20 % |
| Cisplatin | 12–18 % |
| Vindesin | 12–18 % |
| Taxol | 10–15 % |
| Interferon-α | 15 % |
| Interleukin-2 | 15 % |

heute noch liegen die Remissionsraten im Allgemeinen zwischen 10 und 20 % für Monochemotherapien (Tab. 24-4).

Das **Standardchemotherapeutikum** beim Melanom ist nach wie vor die Substanz **Dacarbazin (DTIC)** mit einer Ansprechrate um 15 % (Tab. 24-7 u. 24-8). Die Entwicklung neuer Medikamente, wie das liquorgängige Fotemustin (Muphoran®, über die internationale Apotheke zu beziehen; Tab. 24-9), hat dazu geführt, dass auch bei Patienten mit disseminierten Hirnmetastasen vereinzelt Remissionen erzielt werden können. Mit dem DTIC-Analogon Temozolomid, das liquorgängig und oral verfügbar ist, steht ein neues Zytostatikum zur Verfügung, das eine dem DTIC vergleichbare Wirkung aufweist.

**Kombinationstherapien** aus Dacarbazin und Substanzen wie Cisplatin, Vindesin (Tab. 24-10) oder auch Taxol haben zwar zu höheren Remissionsraten geführt (bis etwa 40 %), der Effekt auf die Gesamtüberlebenszeit bleibt aber wegen der nur kurzen Remissionsdauer von im Schnitt nur 6 Monaten ebenfalls fraglich.

> Somit kann zusammenfassend gesagt werden, dass zwar durch die Polychemotherapie höhere Ansprechraten erzielt werden, diese jedoch auch mit einer höheren Toxizität verbunden sind und der Effekt auf die Gesamtüberlebenszeit fraglich bleibt. Das Melanom ist nach wie vor ein wenig chemosensitiver Tumor.

# Immuntherapie-Verfahren

Die Remissionsraten von **Interferon-α** oder auch **Interleukin-2** als Monotherapeutika im Stadium IV liegen vergleichbar zur Chemo-

Tab. 24-8: Palliative Dacarbazin-Monotherapie.

| Substanz | Dosierung | Applikation | Tag |
|---|---|---|---|
| Dacarbazin (DTIC) | 850 mg/m² KO | i. v. | Tag 1 |
| Wiederholung: alle 3–4 Wochen | | | |

Tab. 24-9: Palliative Fotemustin[1]-Therapie.

| Substanz | Dosierung | Applikation | Tag |
|---|---|---|---|
| Fotemustin (Muphoran®)[1] | 100 mg/m² KO | i. v. | 1, 8, 15, danach 5 Wochen Pause |
| bei Ansprechen: Erhaltungstherapie alle 21 Tage | | | |

[1] Ist in Deutschland nicht zugelassen; kann über internationale Apotheken bezogen werden.

therapie bei etwa 15 % (Tab. 24-7). Durch zusätzliche Verwendung der rekombinant herstellbaren Zytokine Interferon-α und Interleukin-2 zu Mono- oder Polychemotherapieverfahren konnten in den meisten Studien höhere Remissionsraten erreicht werden. Aus den USA sind mit einer derartigen **Chemoimmuntherapie** bis zu 70 % Remissionen beschrieben worden, allerdings zeigt sich immer wieder, dass bei Überprüfung von monozentrischen durch multizentrische Studien durchweg schlechtere Ergebnisse erzielt werden.

Dennoch ist sehr interessant, dass bei einer Subgruppe von aggressiv therapierten Patienten (z. B. Dacarbazin, Vinblastin, Cisplatin + Interleukin-2/Interferon-α) offensichtlich ein Langzeitüberleben resultieren kann. So konnte eine Studie aus Houston (Texas) bei 10 % aller Patienten ein Langzeitüberleben von mehr als 3 Jahren feststellen und es besteht die berechtigte Hoffnung, dass diese Patienten geheilt sind.

Auch in Deutschland wurden multizentrische Therapieoptimierungsprotokolle durchgeführt, die zumeist das Chemotherapeutikum Dacarbazin (DTIC) und die Zytokine Interferon-α und Interleukin-2 in verschiedenen Kombinationen eingesetzt haben (Tab. 24-11). Die mediane Überlebenszeit im Rahmen einer groß angelegten Studie der Arbeitsgemeinschaft Dermatologische Onkologie (ADO) lag bei 11 Monaten. In Deutschland wird die DTIC- oder auch Temozolomid-Therapie (Middleton et al. 2000) zusammen mit Interferon-α zumeist der Monotherapie mit einem Zytostatikum alleine vorgezogen. Die Remissionsraten liegen mit 20–30 % im Allgemeinen höher. Außerdem ist ein Trend zu einer verlängerten Gesamtüberlebenszeit zu beobachten (Schadendorf 2002).

> Vorzugsweise sollten Patienten mit Fernmetastasen in randomisierte Therapieoptimierungsprotokolle eingebracht werden, die neben der Therapieoptimierung auch den Vorteil haben, dass Patienten einem sorgfältigen Monitoring unterzogen und ausschließlich von erfahrenen Ärzten behandelt werden.

Der Versuch, die weltweit in Studien verwendeten Zytostatika-Zytokin-Therapieschemata zu vergleichen, gestaltet sich aufgrund der unterschiedlichen Studiendesigns als schwierig.

**Tab. 24-10:** Palliative Polychemotherapie: CVD-Schema.

| Acronym | Substanz | Dosierung | Applikation | Tag |
|---|---|---|---|---|
| C | Cisplatin | 50 mg/m² KO | i. v. | 1, 8 |
| V | Vindesin | 3 mg/m² KO | i. v. | 1, 8 |
| D | Dacarbazin (DTIC) | 450 mg/m² KO | i. v. | 1, 8 |
| Wiederholung an Tag 29 und 36 | | | | |

**Tab. 24-11:** Palliative Chemoimmuntherapie: DTIC + IFN-α ± IL-2.

| Substanz | Dosierung | Applikation | Tag | Zeitraum |
|---|---|---|---|---|
| Dacarbazin (DITC) | 850 mg/m² KO | i. v. | 1 | |
| Interferon-α | 3 Mio IE/m² KO | s. c. | 2 bis 5 | 1. Woche |
| | 5 Mio IE/m² KO | s. c. | 1, 3, 5 | 2.–4. Woche |

Unterschiedliche Verabreichungswege (i. v., i. m., s. c.), Verabreichungsarten (Bolustherapie oder Dauerinfusion bei intravenöser Gabe), Verabreichungsformen (eskalierend vs. intermittierend vs. Dauertherapie) sowie variierende Dosierungen und eine divergierende Gesamttherapiedauer bedingen per se schon unterschiedliche Ergebnisse. Das größte Problem stellen aber die Auswahlkriterien bei Patienten dar, aus denen sich zum Teil erheblich variierende Ansprechraten (10–80 %) ergeben.

So können bei Patienten mit einer „günstigen" Metastasenverteilung (z. B. Haut-, Lymphknoten- oder Lungenmetastasen) wesentlich mehr Remissionen und längere Überlebenszeiten erreicht werden als bei Patienten mit den bekannt „ungünstigen" Lokalisationen wie Hirn-, Leber- oder Knochenmetastasen.

# Experimentelle Therapieverfahren

Im Jahre 2003 werden auch in Deutschland zahlreiche klinische Studien zu experimentellen Therapieverfahren bei malignem Melanom durchgeführt. Am weitesten fortgeschritten ist eine prospektiv-randomisierte Studie an 750 Melanom-Patienten zu so genannten **BCL-2-Antisense-Oligonukleotiden**, die die Chemoresistenz des malignen Melanoms beeinflussen sollen. Die intravenös applizierten BLC-2-Antisense-Oligonukleotide werden über fünf Tage als Dauerinfusion intravenös appliziert, im Anschluss wird eine DTIC-Chemotherapie verabreicht (Jansen et al. 2000). Mit Ergebnissen der Zulassungsstudie ist frühestens im Jahr 2004 zu rechnen.

Ebenfalls in einer prospektiv-randomisierten Studie wird die Wirkung von **Histamindihydrochlorid** bei Melanom-Patienten mit Lebermetastasen überprüft. Für Histamindihydrochlorid ist bekannt, dass es die Freisetzung von freien Sauerstoffradikalen aus tumorinfiltrierenden Makrophagen inhibieren und somit der Apoptose von T-Zellen und NK-Zellen entgegenwirken kann. Man verspricht sich von diesem neuen Immunmodulanz eine höhere Zytotoxizität der Effektorzellen des Immunsystems bei der Attackierung von Melanomzellen (Agarwala et al. 2002).

Nach einer Phase-II-Studie zur **Vakzinierung mit Melanompeptid-beladenen dendritischen Zellen**, in der eine Remissionsrate von 30 % gezeigt werden konnte, wird dieser neue Therapieansatz jetzt mit einer konventionellen DTIC-Chemotherapie verglichen. Bei diesem deutschen Studienprojekt handelt es sich weltweit um die erste prospektiv-randomisierte Studie bei Melanom-Patienten mit Fernmetastasen zu dieser Fragestellung.

Zahlreiche weitere Therapieversuche befinden sich derzeit in Phase-I- oder Phase-II-Studien, so z. B. die Therapie mit Angiogenese-Inhibitoren. Welche dieser Substanzen in den nächsten Jahren zulassungsrelevant werden, ist derzeit noch nicht absehbar.

Aufgrund der bekannten Chemoresistenz des malignen Melanoms, der relativ schlechten Remissionsraten und insbesondere der kurzen Remissionsdauer bei Fernmetastasierung ist der Einschluss von Melanom-Patienten in experimentelle Therapieprotokolle auch ethisch gut zu vertreten. Nur so wird die mediane Überlebenszeit von derzeit nur neun Monaten bei Patienten mit fernmetastasiertem Melanom wirkungsvoll verbessert werden können. Ein besonderes Augenmerk zukünftiger Forschung liegt aber auch darauf, Subgruppen von Melanom-Patienten zu identifizieren, die von spezifischeren Therapieansätzen profitieren könnten (Nestle et al. 1998).

# Adressen

Arbeitsgemeinschaft Dermatologische Onkologie (ADO). 1. Vorsitzender: Priv.-Doz. Dr. med. Axel Hauschild, Klinik für Dermatologie, Venerologie und Allergologie des Universitäts-

klinikum Schleswig-Holstein, Campus Kiel, Schittenhelmstraße 7, 24105 Kiel. Tel. 04 31/5 97 15 12, Fax 04 31/5 97 18 53,
E-Mail: ahauschild@dermatology.uni-kiel.de

European Organisation for Research and Treatment of Cancer (EORTC), Melanomgruppe. Chairman: Prof. Dr. med. Ulrich Keilholz, Klinikum Benjamin Franklin, Medizinische Klinik III, Abteilung für Hämatologie, Onkologie und Transfusionsmedizin, Hindenburgdamm 30, 12200 Berlin, Tel. 0 30/84 45 39 06, Fax 0 30/8 4 45 44 68,
E-Mail: ulrich.keilholz@medizin.fu-berlin.de

# Literatur

Agarwala SS, Glaspy J, O'Day SJ, Mitchell M, Gutheil J, Whitman E, Gonzalez R, Hersh E, Feun L, Belt R, Meyskens F, Hellstrand K, Wood D, Kirkwood JM, Gehlsen KR, Naredi P. Results from a randomized phase III study comparing combined treatment with histamine dihydrochloride plus interleukin-2 versus interleukin-2 alone in patients with metastatic melanoma. J Clin Oncol 2002; 20:125–33.

Balch CM, Buzaid AC, Soong SJ, Atkins MB, Cascinelli N, Coit DG, Fleming ID, Gershenwald JE, Houghton A Jr, Kirkwood JM, McMasters KM, Mihm MF, Morton DL, Reintgen DS, Ross MI, Sober A, Thompson JA, Thompson JF. Final version of the American Joint Committee on Cancer staging system for cutaneous melanoma. J Clin Oncol 2001a; 19: 3635–48.

Balch CM, Soong SJ, Gershenwald JE, Thompson JF, Reintgen DS, Cascinelli N, Urist M, McMasters KM, Ross MI, Kirkwood JM, Atkins MB, Thompson JA, Coit DG, Byrd D, Desmond R, Zhang Y, Liu PY, Lyman GH, Morabito A. Prognostic factors analysis of 17,600 melanoma patients: validation of the American Joint Committee on Cancer melanoma staging system. J Clin Oncol 2001b; 19: 3622–34.

Buzaid AC, Colome M, Bedikian A, Eton O, Legha SS, Papadopoulos N, Plager C, Ross M, Lee JE, Mansfield P, Rice J, Ring S, Lee JJ, Strom E, Benjamin R. Phase II study of neoadjuvant concurrent biochemotherapy in melanoma patients with local-regional metastases. Melanoma Res 1998; 8: 549–56.

Garbe C. Epidemiologie des Hautkrebses. In: Garbe C, Dummer R, Kaufmann R, Tilgen W (Hrsg) Dermatologische Onkologie. Berlin, Heidelberg, New York, Tokio: Springer 1997; 40–56.

Gershenwald JE, Thompson W, Mansfield PF, Lee JE, Colome MI, Tseng CH, Lee JJ, Balch CM, Reintgen DS, Ross MI. Multi-institutional melanoma lymphatic mapping experience: the prognostic value of sentinel lymph node status in 612 stage I or II melanoma patients. J Clin Oncol 1999; 17: 976–83.

Grob JJ, Dreno B, de la Salmoniere P, Delaunay M, Cupissol D, Guillot B, Souteyrand P, Sassolas B, Cesarini JP, Lionnet S, Lok C, Chastang C, Bonerandi JJ. Randomised trial of interferon alpha-2a as adjuvant therapy in resected primary melanoma thicker than 1.5 mm without clinically detectable node metastases. French Cooperative Group on Melanoma. Lancet 1998; 351: 1905–10.

Hauschild A, Eiling S, Lischner S, Haacke TC, Christophers E. Sicherheitsabstände bei der Exzision des primären malignen Melanoms. Hautarzt 2001; 52: 1003–10.

Hauschild A, Michaelsen J, Brenner W, Rudolph P, Glaser R, Henze E, Christophers E. Prognostic significance of serum S100B detection compared with routine blood parameters in advanced metastatic melanoma patients. Melanoma Res 1999; 9: 155–61.

Jansen B, Wacheck V, Heere-Ress E, Schlagbauer-Wadl H, Hoeller C, Lucas T, Hoermann M, Hollenstein U, Wolff K, Pehamberger H. Chemosensitisation of malignant melanoma by BCL2 antisense therapy. Lancet 2000; 356: 1728–33.

Kirkwood JM, Strawderman MH, Ernstoff MS, Smith TJ, Borden EC, Blum RH. Interferon alfa-2b adjuvant therapy of high-risk resected cutaneous melanoma: the Eastern Cooperative Oncology Group Trial EST 1684. J Clin Oncol 1996; 14: 7–17.

McMasters KM, Reintgen DS, Ross MI, Gershenwald JE, Edwards MJ, Sober A, Fenske N, Glass F, Balch CM, Coit DG. Sentinel lymph node biopsy for melanoma: controversy despite widespread agreement. J Clin Oncol 2001; 19: 2851–5.

Middleton MR, Grob JJ, Aaronson N, Fierlbeck G, Tilgen W, Seiter S, Gore M, Aamdal S, Cebon J, Coates A, Dreno B, Henz M, Schadendorf D, Kapp A, Weiss J, Fraass U, Statkevich P, Muller M, Thatcher N. Randomized phase III study of temozolomide versus dacarbazine in the treatment of patients with advanced metastatic malignant melanoma. J Clin Oncol 2000; 18: 158–66.

Nestle FO, Alijagic S, Gilliet M, Sun Y, Grabbe S, Dummer R, Burg G, Schadendorf D. Vaccination of melanoma patients with peptide- or tumor lysate-pulsed dendritic cells. Nat Med 1998; 4: 328–32.

Orfanos CE, Jung EG, Rassner G, Wolff HH, Garbe C. Stellungnahme und Empfehlungen der Kommission malignes Melanom der Deutschen Dermatologischen Gesellschaft zur Diagnostik, Behandlung und Nachsorge des malignen Melanoms der Haut. Stand 1993/94. Hautarzt 1994; 45: 285–91.

Schadendorf D. Is there a standard for the palliative treatment of melanoma? Onkologie 2002; 25: 74–6.

# 25 Urologische Tumoren

## 25.1 Nierenzellkarzinom

Volker Rohde, Klaus Weichert-Jacobsen

### Einleitung

#### Epidemiologie

Das Nierenzellkarzinom (NZK) zeigt in der Bundesrepublik eine Inzidenz von 16,6 bei Männern und von 6,8 bei Frauen je 100 000 Einwohner. Jährlich erkranken in der Bundesrepublik circa 7 000 Patienten an diesem Tumor (DGU 1998), wobei in den letzten Jahrzehnten eine Tendenz zur Zunahme beobachtet worden ist (Katz et al. 1994). Insgesamt fallen 3 % aller malignen Erkrankungen auf die Niere. Der Häufigkeitsgipfel liegt zwischen dem 40. und dem 70. Lebensjahr.

#### Risikofaktoren

> Für das Nierenzellkarzinom lassen sich drei wichtige Gruppen ableiten, für die ein erhöhtes Erkrankungsrisiko beschrieben worden ist.

Bei der **chronischen Niereninsuffizienz**, insbesondere bei der erworbenen zystischen Nephropathie (acquired cystic kidney disease, ACKD) ist das Risiko, an einem Nierenzellkarzinom zu erkranken im Vergleich zu Gesunden 5–10-mal erhöht. Insgesamt erkranken 5 % dieser Patientengruppe an einem Nierenzellkarzinom. Bei der autosomal dominanten polyzystischen Nierenerkrankung (autosomal dominant (adult) polycystic kidney disease, ADPKD) werden zwar gehäuft hyperplastische Veränderungen und papilläre Adenome gefunden, insgesamt zeigt diese Erkrankungsform aber kein erhöhtes Risiko für die Entstehung eines Nierenzellkarzinoms (Keith et al. 1994, Matson u. Cohen 1990).

Das **Von-Hippel-Lindau-Syndrom (VHL-Syndrom)** stellt die häufigste Form des familiären Nierenzellkarzinoms dar. Beim Von-Hippel-Lindau-Syndrom handelt es sich um ein seltenes autosomal dominant vererbtes Tumorprädispositions-Syndrom. Die Inzidenz wird auf 1 : 35 000 bis 1 : 40 000 geschätzt. Das Von-Hippel-Lindau-Gen ist ein Tumorsuppressorgen und auf Chromosom 3p25-p26 lokalisiert. Zu den häufigsten Manifestationen des VHL-Syndroms gehören die Angiomatosis retinae (50–57 %), die Hämangioblastome des Kleinhirns (55 %) und des Spinalkanals (14 %), das Nierenzellkarzinom (24–28 %), das Phäochromozytom (7–19 %) sowie Nierenzysten (25–76 %) und Pankreaszysten (8–72 %) (Maher et al. 1995).

Die bei VHL-Patienten auftretenden Nierenzellkarzinome sind histologisch klarzellig und in den meisten Fällen mit multiplen Zysten des Nierenparenchyms, seltener aber auch mit Zysten des Pankreas und des Nebenhodens assoziiert. Die häufig bilateral und multipel auftretenden Nierenzellkarzinome wachsen durchschnittlich langsamer und treten 15 bis 25 Jahre früher als sporadische Formen auf. Aufgrund dieses besonderen biologischen Verhaltens dieser Tumorentität wird therapeutisch häufig die Indikation zur organerhaltenden Nierenteilresektion gestellt. Die Wahrscheinlichkeit für einen an einem VHL-Syndrom leidenden Patienten bis zum 60. Lebensjahr entweder an retinalen oder zerebralen Hänangioblastomen oder an einem Nierenzellkarzinom zu erkranken, liegt bei 70 % (Maher et al. 1990).

Erst kürzlich ist eine familiäre Form für das papilläre Nierenzellkarzinom beschrieben worden. Durch Genkopplungsanalysen fand sich eine enge Kopplung zwischen dem MET-Onkogen auf dem langen Arm von Chromosom 7 und dem Nachweis von papillären Nierenzellkarzinomen (Schmidt et al. 1998).

Für Familienmitglieder, bei denen eine sporadische Form eines Nierenzellkarzinoms bei einem Verwandten ersten Grades vorliegt, wird ein signifikant erhöhtes Erkrankungsrisiko beschrieben (Schlehofer et al. 1996).

Bei den an **tuberöser Sklerose** leidenden Menschen finden sich in circa 2 % der Fälle Nierenzellkarziome, interesssanterweise aber auch in 45–81 % der Fälle gutartige Angiomyolipome. Ein exakter molekularbiologischer Nachweis, dass die Veränderungen in den beiden bisher identifizierten Genen (TSG1- und TSG2-Gen) eine Bedeutung bei der Entstehung des Nierenzellkarzinoms haben, ist nicht bekannt (Decker u. Zabel 2000).

Eine Reihe weiterer Umweltfaktoren (Blei, Asbest, aromatische Kohlenwasserstoffverbindungen, Nikotin) sind in Fallkontrollstudien untersucht worden, ohne dass eine Korrelation dieser Faktoren mit dem Nierenzellkarzinom gezeigt werden konnte.

# Diagnostik

Wird in der **Sonographie** der Verdacht auf eine solide Raumforderung in einer Niere gestellt, wird dieser mit der **Computertomographie (CT)** in Nativtechnik und einer Kontrastmittelserie überprüft. Sollte im Einzelfall die Indikation zur Nierenteilresektion gestellt werden, ist der Ausschluss von Satellitentumoren in der betroffenen Niere durch das CT ausreichend sensitiv. Die **Magnetresonanztomographie (MRT)** bleibt Patienten mit schwerer Kontrastmittelallergie oder chronischer Niereninsuffizienz vorbehalten. Obwohl die Sensitivität und die Spezifität dem CT nicht überlegen sind, ist das MRT im Einzelfall zur Beurteilung eines Tumorzapfens in der Vena cava hilfreich.

**Tumormarker** zur verbesserten Diagnostik oder zur Überwachung des Krankheitsverlaufs stehen derzeit nicht zur Verfügung.

Ist die Indikation zur operativen Freilegung gestellt worden, sind die präoperative Angiographie oder die präoperative Embolisation nicht mehr als Routineverfahren anzusehen. Die selektive Arteriographie wird nur noch in Einzelfällen vor einer geplanten Nierenteilresektion oder auch zur Abgrenzung von benignen Angiomyolipomen mit dann fehlenden pathologischen Gefäßen durchgeführt.

Sind Raumforderungen durch bildgebende Verfahren nicht ausreichend sicher einem Krankheitsbild zuzuordnen, ist für bestimmte Patientengruppen (Patienten mit einer Einzelniere, einer Niereninsuffizienz, einem Malignom in der Vorgeschichte, einem vorbeschriebenen renalen Lymphom u. a.) eine **Feinnadelbiopsie** eine weitere Möglichkeit, vor einer operativen Freilegung eine sichere histologische Diagnose stellen zu können (Newhouse 1993).

> Die Feinnadelbiopsie einer Raumforderung in einer Niere ist keine Standarduntersuchung und bleibt speziellen Patienten und gesonderten Fragestellungen vorbehalten.

# Pathomorphologische Klassifikation

Basierend auf der Klassifikation von 1997 ergeben sich die in Tabelle 25.1-1 dargestellten Inzidenzen für die Subtypen der epithelialen Nierentumoren (Störkel 1999).

## Abgrenzung Adenom versus Karzinom

Einigkeit besteht in der Eingruppierung des metanephrogenen und des onkozytären Typs in die Gruppe der Adenome.

> Für den Alltag hat sich der Vorschlag von Thoenes und Mitarbeitern (Thoenes et al. 1986) bewährt, neben der Größe auch den Differenzierungsgrad des Tumors für die Klassifikation Karzinom/Adenom einzubeziehen.

Hiernach werden Tumore mit einem Durchmesser unter 1 cm und einem Differenzierungsgrad 1 als Adenome eingruppiert, Tumoren mit einen Durchmesser von 1–3 cm und einem Differenzierungsgrad 1 als Tumoren mit geringer metastatischer Potenz bzw. mit unbekannter Dignität bezeichnet. Alle Tumoren mit einem Durchmesser über 3 cm und einem Differenzierungsgrad 1 sowie Tumoren aller Größen mit einem Differenzierungsgrad von 2 oder 3 werden als Karzinome eingestuft (Störkel 1999).

## Zytogenetische Korrelationen zur Morphologie

Neuere Resultate der zytogenetischen und molekulargenetischen Charakterisierung stützen die morphologische Klassifikation. Erste Aussagen zur Tumorinitiation und zur Progression der häufigen Nierentumor-Subtypen sind in einem Modell zusammengetragen. Es beschreibt die Tumorinitiation vom Tubulus-Sammelgang-System über eine Adenom-Zwischenstufe zu einer Adenom-Karzinom-Sequenz (Störkel 1999).

Das **klarzellige Nierenzellkarzinom**: Sowohl für die hereditäre als auch für die sporadische Form des klarzelligen Nierenzellkarzinoms ist ein partieller oder ein kompletter Verlust von Chromosom 3 charakteristisch. In der Region 3p25–26 wurde zwischenzeitig der Von-Hippel-Lindau-Gen-Lokus identifiziert und das Gen vollständig kloniert. Es hat die Funktion eines Tumorsuppressorgens. Ob eine Mutation im VHL-Gen allein ausreichend ist, das Vollbild eines Nierenzellkarzinoms zu induzieren, ist derzeit noch unklar. Weitere interessante Regionen, in denen Tumorsuppressorgene vermutet werden, sind die Regionen 3p13–14 sowie 3p21–22. In der weiteren Entdifferenzierung des Karzinoms finden sich Veränderungen auf den Chromosomen 7, 5q und 10. Eine Amplifikation auf 1q wird häufig im Stadium der Metastasierung beobachtet.

Beim **chromophoben Nierenzellkarzinom** zeigen sich bei zytogenetischen Untersuchungen chromosomale Verluste von −1, −2, −6, −10, −13, −17, −21.

**Tab. 25.1-1:** Inzidenz häufiger epithelialer Tumoren der Niere (nach Störkel 1999).

| Tumortyp | Häufigkeit |
|---|---|
| klarzelliges Nierenzellkarzinom (NZK) | 73 % |
| chromophiles (papilläres) NZK | 12 % |
| chromophobes NZK | 5 % |
| Duct-Bellini-Karzinom | < 1 % |
| Onkozytom (onkozytäres Adenom) | 5 % |
| metanephrogenes Adenom | < 1 % |

Beim **chromophilen, papillären Nierenzellkarzinom** findet sich charakteristischerweise eine Trisomie 7 bzw. eine Tetrasomie 17. In der weiteren Entdifferenzierung sind Überexpressionen auf den Chromosomen 12, 16 und 3q beschrieben. Typisch für papilläre G3-Tumoren ist eine Amplifikation auf Chromosom 10 (Störkel 1999).

## Prognose

> Die **Tumorgröße** und die **Tumorlokalisation** sowie die **Tumorinfiltration** in das venöse Gefäßsystem sind wesentliche Faktoren zur Abschätzung der Prognose und der Überlebenszeiten nach einer chirurgischen Behandlung (Gettmann et al. 2001).

**Tab. 25.1-2:** Die TNM-Klassifikation des Nierenzellkarzinoms der International Union Against Cancer von 1987, 1997 und 2002 im Vergleich (Hermaneck 1986, Wittekind u. Wagner 1997, Wittekind et al. 2002).

| Stadium | TNM-Klassifikation | | |
|---|---|---|---|
| | 4. Auflage 1987 | 5. Auflage 1997 | 6. Auflage 2002 |
| pT1 | Tumor bis 2,5 cm, auf die Niere begrenzt | Tumor bis 7 cm, begrenzt auf die Niere | unverändert z. 5. Auflage |
| pT1a | – | – | Tumor 4 cm oder weniger in größter Ausdehnung |
| pT1b | – | – | Tumor mehr als 4 cm aber nicht mehr als 7 cm in größter Ausdehnung |
| pT2 | Tumor > 2,5 cm, auf die Niere begrenzt | Tumor > 7 cm, begrenzt auf die Niere | unverändert z. 5. Auflage |
| pT3a | Tumor infiltriert Nebenniere oder perirenales Gewebe, nicht aber über die Gerota-Faszie hinaus | Tumor infiltriert Nebenniere oder perirenales Gewebe, nicht aber über die Gerota-Faszie hinaus | unverändert z. 5. Auflage |
| pT3b | Tumor infiltriert die Nierenvene | Tumor mit makroskopischer Ausdehnung in Nierenvene oder Vena cava unterhalb des Zwerchfells | unverändert z. 5. Auflage |
| pT3c | Tumor infiltriert Vena cava unterhalb des Zwerchfells | Tumor mit makroskopischer Ausdehnung in die Vena cava oberhalb des Zwerchfells | unverändert z. 5. Auflage |
| pT4 | | Tumor infiltriert über die Gerota-Faszie hinaus | unverändert z. 5. Auflage |
| pT4a | Tumor infiltriert über die Gerota-Faszie hinaus | | |
| pT4b | Tumor mit makroskopischer Ausdehnung in die Vena cava oberhalb des Zwerchfells | | |

Um die prognostische Signifikanz der TNM-Klassifikation zu verbessern, ist in der Überarbeitung der 5. Auflage der TNM-Klassifikation von 1997 (Wittekind u. Wagner 1997) zum einen die Tumorgröße in größter Ausdehnung verändert worden, um T1-Tumoren von T2-Tumoren besser unterscheiden zu können. Zum anderen hat sich die Klassifikation für Erkrankungsbilder geändert, bei denen die Vena cava von einer Tumorinfiltration betroffen ist (Tab. 25.1-2). Hinsichtlich der prognostischen Vorhersagekraft zeigt sich mit dem System der 5. Auflage bei verschiedenen Autoren ein signifikanter Überlebensvorteil der Patienten im T1-Stadium (Siemer et al. 2000, Javidan et al. 1999, Gettmann et al. 2001; s. Tab 25.1-3). Da sich eine prognostische Relevanz aus der Tumorgröße in der Gruppe der pT1-Tumoren ergibt, ist dies in der TNM-Klassifikation von 2002 berücksichtigt worden (s. u., „Die organerhaltende operative Therapie"). Dem Stadium pT1a werden Tumoren mit einer Größe bis zu 4 cm zugeordnet, im Stadium pT1b werden Tumoren mit einer Größe von mehr als 4 aber nicht mehr als 7 cm in größter Ausdehnung erfasst (Wittekind et al. 2002).

Das Tumor-Graging, die Ploidie, die Kernmorphologie oder die Vimentin-Expression werden in unterschiedlichen Studien als signifikante **Prädiktoren** beschrieben, sie sind derzeit in der TNM-Klassifikation aber nicht berücksichtigt (Fuhrman et al. 1982, Nativ et al. 1996, 1997, Sabo et al. 1997). Bemerkenswert sind in diesem Zusammenhang auch Untersuchungen von Bonsib und Mitarbeitern, die eine Tumorzellinvasion in die renalen Sinusvenen auch bei organbegrenzten Tumoren als einen Risikofaktor für eine Metastasierung identifiziert haben (Bonsib et al. 2000).

Die Stadiengruppierung nach UICC (International Union Against Cancer) und die 5-Jahre-Überlebensraten der Stadien III und IV nach UICC sind in den Tabellen 25.1-4 und 25.1-5 aufgeführt. Eine detaillierte Diskussion der Überlebensdaten findet sich unter „Die organerhaltende operative Therapie", unter „Fernmetastasen", und „Systemische Therapie" (s. u.).

## Prognoseabschätzung unter Immuntherapie

In einer multivarianten Analyse von 620 Patienten mit einem rezidivierten oder metastasierten Nierenzellkarzinom konnten 5 Faktoren herausgearbeitet werden, die als unabhängige Einflussgrößen einen **negativen Einfluss auf die Überlebenszeit** haben. Es sind dies:

- der körperliche Allgemeinzustand, der „Performance-Status" (5 Stufen) nach Eastern Cooperative Oncology Group (ECOG)
- das zeitliche Intervall zwischen der Diagnose des Primärtumors und dem Auftreten des Rezidivs bzw. der Metastase

**Tab. 25.1-3:** Retrospektive der Überlebensraten (ÜR) durch den Vergleich der 4. (1987) und der 5. (1997) Auflage der TNM-Klassifikation (Hermaneck 1986; Wittekind u. Wagner 1997).

| Stadium | Siemer et al. 2000 5-Jahre-ÜR | Javidan et al. 1999 5-Jahre-ÜR | Javidan et al. 1999 10-Jahre-ÜR | Gettmann et al. 2001 10-Jahre-ÜR |
|---|---|---|---|---|
| T1 1987 | 94 % | 96 % | 96 % | 97 % |
| T1 1997 | 87,5 | 95 % | 95 % | 91 % |
| T2 1987 | 92 % | 94 % | 92 % | 84 |
| T2 1997 | 80 % | 88 % | 81 % | 70 |

- die Lokalisation und Anzahl der Metastasen
- Gewichtsabnahme in den letzten 6 Monaten vor Diagnosestellung
- eine vorangegangene Chemotherapie

Aus diesen Faktoren können **5 Risikogruppen** gebildet werden, wobei zur jeweiligen Performance-Stufe weitere, vorliegende Risikofaktoren addiert werden. Diese Risikogruppen kor-

Tab. 25.1-4: Stadiengruppierung des Nierenzellkarzinoms nach der UICC (International Union Against Cancer; Wittekind u. Wagner 1997).

| Stadium nach UICC | TNM-Klassifikation | | |
|---|---|---|---|
| I | T1 | N0 | M0 |
| II | T2 | N0 | M0 |
| III | T1 | N1 | M0 |
| | T2 | N1 | M0 |
| | T3 | N0, N1 | M0 |
| IV | T4 | N0, N1 | M0 |
| | jedes T | N2 | M0 |
| | jedes T | jedes N | M1 |

Tab. 25.1-5: 5-Jahre-Überlebensraten der Stadien III und IV nach UICC.

| Autoren (Jahr) | Stadium III | Stadium IV |
|---|---|---|
| Marshall et al. 1997 | 59,8 % | 11,1 % |
| Javidan et al. 1999 | 59 % | 14 % |
| Giuliani et al. 1983 | 36 % | 14 % |
| Skinner et al. 1972 | 52 % | 9 % |

Tab. 25.1-6: Mittlere Überlebenszeiten und 1-Jahr-Überlebensraten von Patienten mit einem metastasierten oder rezidivierten Nierenzellkarzinom, unterteilt nach Risikogruppen (nach Elson et al. 1988).

| Anzahl der Risikofaktoren | Risikogruppe | 1-Jahr-Überlebensrate | Mittlere Überlebenszeit (Monate) |
|---|---|---|---|
| 0–1 | 1 | 52 % | 12,8 |
| 2 | 2 | 31 % | 7,7 |
| 3 | 3 | 18 % | 5,3 |
| 4 | 4 | 9 % | 3,4 |
| > 5 | 5 | 1 % | 2,1 |

relieren mit der Überlebenswahrscheinlichkeit (Elson et al. 1988, vgl. Tab. 25.1-6). Mit dieser Methode kann im klinischen Alltag die Effektivität einer systemischen Therapie abgeschätzt werden. Weitere Arbeitsgruppen kommen nach der Analyse ihrer Überlebensraten zu vergleichbaren Daten (Lopez Hanninen et al. 1996, Negrier et al. 1998).

# Operative Therapie

> Da eine Heilung nur durch eine komplette Entfernung des Tumors möglich ist, stehen je nach präoperativem Staging sowie unter Berücksichtigung der bestehenden Begleit- oder Grunderkrankungen mit der radikalen Tumornephrektomie und der Nierenteilresektion **zwei operative Verfahren** zur Verfügung.

Bei der Wahl des operativen Zugangswegs entscheidet wesentlich die lokale Ausdehnung des Tumors. Während bei kleinen, organbegrenzten Tumoren der **extraperitoneale Flankenschnitt** bevorzugt wird, wird bei größeren Tumoren oder nachgewiesenen Vena-cava-Thromben ein **transabdomineller bzw. thorakoabdomineller Zugang** gewählt.

Im Rahmen der radikalen Nephrektomie wird bei einem präoperativ gesicherten Tumor des oberen Nierenpols, Metastasenverdacht oder sehr großen Tumoren die **Adrenalektomie** durchgeführt. Bei unauffälliger bildgebender Diagnostik oder einer Tumorlokalisation im mittleren oder unteren Drittel kann auf eine Nebennierentfernung verzichtet werden. Nebennierenmetastasen werden in 1,4–5 % der Fälle angegeben (DGU 1998).

## Die organerhaltende operative Therapie

Bei der **organerhaltenden Chirurgie** des Nierenzellkarzinoms werden eine imperative und eine elektive Indikation unterschieden. Die **imperative Indikation** besteht bei einem bilateralen Organbefall, eingeschränkter Nierenfunktion sowie bei Einzelnieren. **Die elektive Indikation** zur Nierenteilrektion kann bei Tumoren bis 4 cm Größe in Abhängigkeit der Lokalisation gestellt werden. Bei der organerhaltenden Nierenteilresektion ist ein Sicherheitsabstand – intraoperativ durch die Schnellschnittdiagnostik gesichert – von wenigen Millimetern ausreichend.

Die Indikation zur elektiven Teilresektion bei gesunder kontralateraler Niere wird weiterhin kontrovers diskutiert. Insbesondere das auftretende multifokale Wachstum macht eine sorgfältige präoperative Patientenselektion notwendig. Schlichter und Mitarbeiter fanden in 372 aufgearbeiteten Nephrektomie-Präparaten, unabhängig von der Größe des Primärtumors, in 16,4 % der Fälle ein oder mehrere Satellitentumoren (Schlichter et al. 2000). Baltaci und Mitarbeiter fanden in 21,4 % von 103 untersuchten Fälle Satellitentumoren, wobei die Inzidenz für ein multifokales Wachstumsmuster in T3-Tumoren statistisch höher ist als in T1- oder T2-Tumoren (Baltaci et al. 2000).

Hafez und Mitarbeiter untersuchten 485 Patienten nach Nierenteilresektionen und fanden bei Tumoren, die 4 cm oder kleiner waren, ein tumorspezifisches Überleben von 96 % nach 5 Jahren und von 90 % nach 10 Jahren. Für Tumoren > 4 cm fanden sich bemerkenswerterweise signifikant geringere Überlebensraten von 86 % nach 5 Jahren, bzw. von 66 % nach 10 Jahren. Zusätzlich wurden signifikante Unterschiede im Auftreten von Tumorrezidiven in Abhängigkeit zur Tumorgröße beobachtet. Bei einer Tumorgröße < 4 cm fanden sich nach 10 Jahren in 7 % der Fälle Rezidive, während bei einer Tumorgröße von > 4 cm in 25 % der

Fälle Tumorrezidive nach 10 Jahren registriert worden sind (Hafez et al. 1999). Diese Ergebnisse fanden Berücksichtigung in der überarbeiteten 6. Auflage der TNM-Klassifikation von 2002 (Wittekind et al. 2002).

Ein besonders sorgsames Vorgehen ist **bei bilateralen Nierentumoren bei Von-Hippel-Lindau-Patienten** angezeigt. Um eine Dialyse möglichst lange hinausschieben zu können, wird die imperative Nierenteilresektion vielerorts bevorzugt. Gerechtfertigt wird dieses Vorgehen durch das sich von der sporadischen Form des Nierenzellkarzinoms abgrenzende biologische Verhalten dieser Tumorentität bei VHL-Patienten. Argumente für ein weniger aggressives Management werden durch die geringere Metastasierungsneigung erhärtet. Als kritische Tumorgröße werden 7 cm von mehreren Autoren übereinstimmend angegeben (Neuman et al. 1998, Choyke et al. 1992). Im Vergleich zu sporadischen Nierenzellkarzinomen wachsen die VHL-Nierenzellkarzinome mit 0,26 cm/Jahr deutlich langsamer als sporadische Nierenzellkarzinome mit 1,6 cm/Jahr (Choyke et al. 1992). Als wichtigstes Argument wird die signifikant bessere tumorspezifische Überlebenszeit von VHL-Patienten angeführt. Nach den Daten von Neumann und Mitarbeitern leben nach 10 Jahren 86 % der VHL-Patienten mit einem therapierten Nierenzellkarzinom, während im gleichen Zeitraum nur noch 62 % der Patienten mit einem therapierten sporadischen Nierenzellkarzinom leben (Neumann et al. 1998).

> Wesentlich erscheint bei der Therapie der nierenerhaltenden Chirurgie ein **engmaschiges Nachsorgeprogramm** durch computer- oder kernspintomographische Untersuchungen, um häufig auftretende Lokalrezidive rechtzeitig erneut operieren zu können.

Steinbach und Mitarbeiter zeigten im Langzeitverlauf von 65 VHL-Patienten nach 5 Jahren noch bei 71 % der Patienten ein rezidivfreies Überleben, während dies nach 10 Jahren nur noch 15 % waren (Steinbach et al. 1995).

Die **operative Mortalität** liegt bei Nierenteilresektionen mit 1,5 % nicht höher als bei der radikalen Tumornephrektomie. Nachblutungen werden in 3 % der Fälle angegeben, während die Urinfistel durch ein unbemerktes Eröffnen des Nierenbeckenhohlsystems in 7–20 % der Fälle die häufigste berichtete Komplikation darstellt (Moll et al. 1993).

## Die Lymphadenektomie

Der Stellenwert der hiliären, ipsilateralen **Lymphadenektomie** als effektive therapeutische Maßnahme zur Verbesserung der Prognose wird weiterhin kontrovers diskutiert. Da es schwierig ist, die älteren Studien zur Lymphadenektomie untereinander zu vergleichen und da Art und Ausmaß der operativen Strategie sowie die Patientenselektion unterschiedlich sind bzw. Daten zur operativen Morbidität fehlen, hat die European Organization for Research and Treatment of Cancer (EORTC) 1988 ein Protokoll zur Untersuchung der operativen Lymphknotenausräumung aufgelegt (Mickisch 1999, Nr. 30881). In dieser größten prospektiv randomisierten Studie sind nur Patienten mit resektablen T1–T3 Tumoren und im durch CT belegten N0- und M0-Stadium eingeschlossen worden, unter der Annahme, dass frühere Stadien von einer Lymphknotenentfernung profitieren würden. Zwischenzeitlich sind jedoch Daten publiziert, nach denen bei radiologisch verdächtigen Lymphknoten in nur 50 % der Fälle histologisch ein Tumorbefall nachzuweisen ist (Studer et al. 1990). In einer ersten Analyse der im EORTC-Protokoll erfassten Daten bestand zwischen beiden Kollektiven nach 7 Jahren kein Unterschied im krankheitsfreien Intervall, in der Überlebenszeit oder der perioperativen Morbidität. Eine Langzeitanalyse liegt bisher noch nicht vor. Als gesichert gilt bisher, dass die Lymphknotenausräumung diagnostisch sinnvoll ist. Ob sich hieraus auch ein therapeutischer Vorteil entwickelt, ist allein aus historischen oder nicht randomisierten Studien nicht zu beweisen (Mickisch 1999).

## Thrombus in der Vena cava

Bei etwa 5 % aller Patienten mit einem diagnostizierten Nierenzellkarzinom findet sich gleichzeitig ein venöser Tumorthrombus, entweder isoliert in der Nierenvene (25–35 %) oder weiter fortschreitend in der Vena cava (4–10 %), der unter Umständen bis in den rechten Vorhof vorwächst (Skinner et al. 1972). Unabhängig von seiner Ausdehnung stellt der nachgewiesene Vena-cava-Thrombus keine unabhängige prognostische Variable für das Langzeitüberleben der Patienten dar (Kuczyk et al. 1997, Swierzewski et al. 1994). Bei fehlenden hämatogenen und lymphatogenen Metastasen ist eine möglichst komplette Entfernung im Rahmen einer Tumornephrektomie anzustreben, bei supradiaphragmaler Ausdehnung oder Ausdehnung in den rechten Vorhof unter Einsatz einer extrakorporalen Zirkulation (Kuczyk et al. 1999).

## Das lokal infiltrierende Nierenzellkarzinom

Die Therapie des lokal infiltrierenden Nierenzellkarzinoms ist schwierig, da das organüberschreitende Wachstum häufig mit Fernmetastasen einhergeht. Insgesamt liegt die 5-Jahre-Überlebensrate nach Tumorentfernung aus benachbarten Organen unter 5 % (DeKernion 1986). Staehler und Mitarbeiter operierten in einer Serie 29 Patienten mit lokal infiltrierten Nierentumoren, von denen intraoperativ nur bei 12 Patienten der Tumor makroskopisch komplett reseziert werden konnten. Bei jedem dieser Patienten trat durchschnittlich nach 4 Monaten eine Tumorprogredienz auf, die mediane Überlebensrate betrug 6 Monate. Das heißt, dass sogar eine makroskopische R0-Resektion die Prognose nicht verbessern kann. Die perioperative Mortalität ist mit 24 % bei ausgedehnten Befunden sehr hoch (Staehler et al. 2000).

## Fernmetastasen

> Wesentlichen Einfluss auf die Prognose und damit auf die Indikationsstellung einer operativen Entfernung von **Fernmetastasen** haben die Anzahl der Metastasen, deren Lokalisation sowie der Zeitpunkt ihres Auftretens.

Metastasen des Nierenzellkarzinoms finden sich vor allem in der Lunge (31 %), im Knochen (15 %), in den Lymphknoten (14 %), im Gehirn (8 %) sowie in der Leber (5 %) (Tolia u. Whitmore 1975, O'Dea et al. 1978). Grundsätzlich können sie aber in allen Organen auftreten. Liegen alleinige, resektable **Lungenfiliae** vor, ergibt sich für dieses Patientenkollektiv nach Tumornephrektomie und kompletter Resektion der pulmonalen Metastasen eine 5-Jahre-Überlebensrate zwischen 21 und 37 % (Cerfolio et al. 1994). Entscheidend für die Prognose ist jedoch der Zeitpunkt des Auftretens der Metastasen. Treten innerhalb ersten 2,5 Jahre nach Tumornephrektomie pulmonale Filiae auf, ist die Prognose trotz operativer Resektion infaust. Treten die Metastasen nach diesem kritischen Intervall auf, ist die 5-Jahre-Überlebensrate signifikant besser (58 %), so dass Patienten zumindest mit Solitärmetastasen die nach mehr als 2 Jahren auftreten von einem aggressiven operativen Vorgehen profitieren.

Obwohl die 1-Jahr-Überlebensraten bei resezierten **Hirnmetastasen** mit 31 %, sowie bei bestrahlten Hirnmetastasen mit 15 % ausgesprochen schlecht sind, haben Patienten, die

folgende Merkmale aufweisen, die beste Langzeitprognose (Pomer et al. 1997):
- Alter < 50 Lebenjahre
- Solitärmetastasen
- guter Allgemeinzustand (Karnofsky-Index > 70)
- langes metastasenfreies Intervall nach Tumornephrektomie
- fehlende oder minimale extrakranielle Metastasen

Für die Mehrzahl der betroffenen Patienten steht die Palliation absolut im Vordergrund. Ziel ist, durch die operative Entlastung die neurologischen Symptome effektiv zu reduzieren und eine angemessene Lebensqualität zu ermöglichen.

Unstrittig ist die Indikation zur **palliativen Tumornephrektomie** bei multiplen Metastasen in Fällen, bei denen eine konservative palliative Therapie nicht die angestrebte Linderung zeigt. Da toxisch-systemische (Fieber, Anämie, u. a.) oder endokrine Folgen (Hyperkalzämie, Erythrozytose) auch von den Metastasen ausgehen können, beschränkt sich die palliative Tumornephrektomie auf Fälle mit lokal unstillbaren Schmerzen, unzumutbarem psychologischen Druck oder einer unstillbaren Blutung des Nierentumors.

Bei einem guten Allgemeinzustand (WHO performance score 0 und 1) ergibt sich für Patienten mit einer durchgeführten palliativen Nephrektomie und einer Interferon-basierten Immuntherapie ein statistisch signifikanter Überlebensvorteil (Flanigan et al. 2001, Mickisch et al. 2001; s. u., „Immuntherapie").

## Spontanremission

Die alleinige Entfernung der tumortragenden Niere bei asymptomatischen Patienten mit nachgewiesenen Fernmetastasen zur Induktion einer Spontanremission muss sehr kritisch betrachtet werden.

> Die Spontanremission wird nach Everson und Cole definiert als partielle oder vollständige Rückbildung eines bösartigen Tumors ohne jede therapeutische Maßnahme oder unter einer Behandlung, die als nicht adäquat angesehen wird (Cole 1981).

Spontanremissionen von Metastasen werden in bis zu 0,8 % aller Fälle von Nierenzellkarzinom beschrieben, wobei bei fast allen in der Weltliteratur beschriebenen Fälle zuvor eine Tumornephrektomie durchgeführt worden ist. Bei diesen aufgeführten Fällen handelt es sich vorwiegend um pulmonale Metastasen (Riese et al. 1998). Da bei infiltrierenden Nierentumoren eine hohe perioperative Mortalität besteht, erscheint die Tumornephrektomie bei Patienten mit multiplen Metastasen zur alleinigen Induktion einer Spontanremission aus onkologischer Sicht nicht indiziert.

Wird im konkreten Fall ein operativer Eingriff als zu risikobehaftet eingeschätzt, ist die Stillung einer Blutung aus dem Primärtumor effektiv über eine **Nierenarterienembolisation** möglich. Da sich für eine präoperative Embolisation weder in der Überlebensrate noch im perioperativen Blutverlust signifikante Unterschiede gezeigt haben, wird diese Indikation nur noch in Einzelfällen gestellt (Mebust et al. 1984, Christensen et al. 1985).

## Systemische Therapie

### Hormontherapie

Gestagene, Androgene sowie Antiandrogene erbrachten beim metastasierten Nierenzellkarzinom Remissionsraten, die unter 5 % lagen, Überlebensvorteile wurden nicht registriert. Pizzocaro und Mitarbeiter verglichen den therapeutischen Effekt der adjuvanten Applikation von Progesteron gegen einen therapeutischen Nullarm bei 136 konsekutiv untersuchten Patienten ohne Hinweis auf Fernmetastasen nach radikaler Nephrektomie. Ein Tumorrezidiv wurde bei 32,7 % der behandelten, sowie bei 33,9 % der nicht behandelten Patienten registriert. Zusätzlich wurden bei den behandelten Patienten in 56,9 % der Fälle Komplikationen als Folge der hormonellen Langzeittherapie beobachtet (Pizzocaro et al. 1986). Bei nachgewiesener fehlender Wirksamkeit wird eine Hormontherapie weder palliativ noch adjuvant empfohlen.

## Chemotherapie

> Die Ergebnisse der unterschiedlichen Therapieansätze in der Chemotherapie des Nierenzellkarzinoms sind ernüchternd. Sowohl Monotherapien als auch Kombinationstherapien konnten die Überlebensrate nicht verbessern.

In einer prospektiven Studie verglichen Kriegmair und Mitarbeiter die Wirksamkeit von Vinblastin und Interferon-α mit der von Progesteron (Medroxyprogesteronacetat). Im Chemotherapie-Arm fand sich eine Ansprechrate von 20,5 %, verglichen mit 0 % im Progesteron-Arm, ein statistisch signifikanter Überlebensvorteil ergab sich jedoch nicht (Kriegmair et al. 1995). In weiteren Kombinationstherapien war die Toxizität zum Teil erheblich ausgeprägt, so dass in bis zu 20 % der Fälle Therapieabbrüche die Folge waren (Kübler et al. 1993, Fossa et al. 1991).

Yagoda und Mitarbeiter trugen Studienergebnisse von insgesamt 73 zytotoxischen Chemotherapeutika zusammen, die entweder als Monopräparate oder in Zweifach-Kombination zur Therapie des fortgeschrittenen Nierenzellkarzinoms eingesetzt worden sind. In dieser Recherche fanden sich bei 3 502 Patienten in nur 197 Fällen, entsprechend 5,6 %, komplette oder partielle Remissionen. Die Prognose konnte in keiner dieser Untersuchungen verbessert werden. Auf der Grundlage dieser Ergebnisse muss das Nierenzellkarzinom derzeit als ein **chemotherapieresistentes Karzinom** eingestuft werden (Yagoda et al. 1993).

## Immuntherapie

> Auch wenn nach ersten experimentell erfolgsversprechenden Ansätzen viele unterschiedliche Wege verfolgt worden sind, bleibt festzuhalten, dass es bisher kein standardisiertes und valide geprüftes Therapiekonzept für Patienten mit einem metastasierten Nierenzellkarzinom gibt.

Alle Therapieansätze, die unter dem Begriff der immunmodulierenden Therapie subsumiert werden, haben das gemeinsame Ziel, durch eine Stimulation des Immunsystems eine Änderung des biologischen Verhaltens der Tumorzellen zu bewirken.

Im Rahmen der Tumorgenese kommt es zur qualitativen und quantitativen Veränderung molekularer Strukturen. Erkennt der tumortragende Wirt solche tumorassoziierten Strukturen mit seinem Immunsystem als fremd, werden diese Tumorantigene mit den miteinander vernetzten zellulären und humoralen Abwehrmechanismen bekämpft. Diese Mechanismen versucht man sich auch bei der adaptiven Therapie zu Nutze zu machen, bei der tumorinfiltrierende Lymphozyten (TIL) oder Lymphokin-aktivierte Killerzellen (LAK) appliziert werden. Weiterhin werden allogene und autologe Vakzine verabreicht, die jedoch in älteren Untersuchungen Ansprechraten von lediglich 1–2 Prozent und keinen Überlebensvorteil aufwiesen (McCune et al. 1990, Tallberg u. Tykkä 1986).

Die Zahl identifizierter Tumorantigene nimmt stetig zu, so dass zu erwarten ist, dass sich nach ihrer molekularen Charakterisierung auf genetischer und proteinchemischer Ebene das Verständnis des malignen Geno- und Phänotyps verbessern wird und zu neuen immuntherapeutischen Therapien auch beim Nierenzellkarzinom beitragen kann (Wullich 2000).

Am häufigsten wird derzeit die Zytokintherapie mit **Interleukin-2 und/oder Interferon-α2** eingesetzt, häufig kombiniert mit Fluorouracil, Vinblastin, oder Retinoiden.

In der bisher größten randomisierten Multizenter-Studie, der CRECY-Studie, wurde bei 425 Patienten die Monotherapie mit Interleukin-2 (IL-2) bzw. mit Interferon-α2, (IFN-α2) mit der Kombinationstherapie von IFN-α2 und IL-2 verglichen. Es fanden sich Ansprechraten von 6,5 % (IL-2) und 7,5 % (IFN-α2) sowie von 18,6 % (IL-2 + IFN-α2). Obwohl sich die „event-free"- Überlebensraten in den Gruppen mit 15 %, 12 % und 20 % signifikant unterschieden, ergeben sich bei der gesamten Überlebensrate keine Unterschiede. Aus der Untersuchung geht jedoch auch hervor, dass die besseren Ansprechraten und die verbesserten „event-free"-Überlebensraten mit einer erhöhten Toxizität und damit mit einer reduzierten Lebensqualität einhergehen (Negrier et al. 1998).

Die Analyse weiterer Studien zeigt, dass diese häufig retrospektiv angelegt waren, eine geringe Fallzahl aufwiesen, und überwiegend keine krankheitsbezogenen Überlebenszeiten publizierten. Die wenigen verfügbaren krankheitsbezogenen Überlebenszeiten lagen bei ungefähr 12 Monaten, was dem Spontanverlauf des metastasierten Nierenzellkarzinoms entspricht (Fischer et al. 2000). Interessante Ergebnisse berichten Gleave und Mitarbeiter, die als einzige Arbeitsgruppe die Effekte einer immunmodulierenden Therapie beim metastasierten Nierenzellkarzinom plazebokontrolliert durchgeführt haben. Alle eingebrachten 197 Patienten aus 17 kanadischen Zentren wurden zuvor entweder nephrektomiert oder embolisiert. Bezogen auf die Überlebensraten sowie die partiellen oder kompletten Remissionen gab es zwischen den mit Interferon (Interferon-γ1b) behandelten Patienten und den plazebokontrollierten Patienten keinen statistisch signifikanten Unterschied (Gleave et al. 1998).

Ein weiterer Ansatz wird bei der Therapie des pulmonal metastasierten Nierenzellkarzinoms mit einer **Inhalationstherapie von IL-2** verfolgt. Hierbei induziert das IL-2 nach Vernebelung ein Ansteigen der immunkompetenten Zellen in der bronchoalveolären Lavage und erhöht die Makrophagenaktivität. Insgesamt wurden 188 Patienten mit diesem Therapieregime als Monotherapie oder in Kombination mit niedrig dosiertem und systemisch appliziertem IL-2 oder IFN-α2 in einer unizentrischen Studie behandelt (Heinzer et al. 1999a). Eine Progression der pulmonalen Filiae konnte im Median 9,8 Monate verhindert werden, das mediane Überleben lag bei 12,4 Monaten. Die Autoren werten dies als Erfolg, da nach einer Risikoberechnung nach Elson (Elson et al. 1988) nur von einem medianen Überleben von 5,3 Monaten ausgegangen werden konnte. Die mit einer solchen Therapie einhergehende Beeinträchtigung der Lebensqualität wird als gering beschrieben (Heinzer et al. 1999b).

Für den klinischen Einsatz bei palliativem Therapieansatz des metastasierten Nierenzellkarzinoms besteht eine Zulassung für Interferon und Interleukin-2. Dies gilt auch für die subkutane Applikationsform von Interleukin-2. Durch die subkutane Gabe konnten die zum Teil erheblichen Nebenwirkungen von Interleukin-2 deutlich reduziert werden.

> Die inhalative Applikation von Interleukin-2 ist eine **Off-label-Therapie** (Einsatz eines Arzneimittels in einem Anwendungsgebiet, in dem das Medikament keine Zulassung besitzt).

Bei einer solchen Off-label-Therapie sind die Krankenkassen nicht automatisch zur Kostenerstattung verpflichtet. Es ist sinnvoll, bei einer bestehenden Indikation vor Beginn einer inhalativen Therapie mit dem jeweiligen Kostenträger die Kostenübernahme zu klären.

# Palliative Tumornephrektomie vor Beginn einer Immunchemotherapie

In einem Entscheidungsprozess für oder gegen eine Immunchemotherapie sollten die Daten zweier Studien der Southwest Oncology Group, SWOG (Studiennummer 8949) und der European Organisation for Research and Treatment of Cancer, EORTC (Studiennummer 309479) berücksichtigt werden, die die Wertigkeit einer palliativen Tumornephrektomie vor einer Immuntherapie für Patienten mit einem metastasierten Nierenzellkarzinom untersuchten (Flanigan et al. 2001, Mickisch et al. 2001). In beiden Studien wurde Interferon dreimal wöchentlich mit einer Dosis von 5 Millionen Units/m$^2$ KO appliziert. In beide Studien wurden jeweils Patienten mit einem guten Allgemeinzustand (WHO performance score von 0 oder 1) eingeschleust. In der EORTC-Studie, in die 85 Patienten eingeschleust wurden, fand sich ein statistisch signifikanter Vorteil in der mittleren Überlebensrate von 17 versus 7 Monaten zu Gunsten der im Vorfeld nephrektomierten Patienten. In der SWOG-Studie fand sich bei den 120 zuvor operierten Patienten ein mittlerer Überlebensvorteil von 11,1 Monaten versus 8,1 Monaten bei den ausschließlich mit Interferon behandelten 121 Patienten. Die Unterschiede der mittleren Überlebenszeit in den beiden Gruppen war unabhängig vom Allgemeinzustand (performance score) oder dem Vorhandensein oder Fehlen messbarer metastatischer Läsionen (Flanigan et al. 2001, Mickisch et al. 2001).

> Die palliative Tumornephrektomie vor Beginn einer Immunchemotherapie verbessert die mittleren Überlebensraten signifikant gegenüber der rein medikamentösen Behandlung von Patienten mit einem guten Allgemeinzustand.

# Tumornachsorge

Aus den Überlebensdaten der Patienten mit einem Nierenzellkarzinom geht hervor, dass ein Drittel der Patienten im Stadium pT3a N0 M0 und über die Hälfte der Patienten im Stadium pT3b N0 M0 an einem Lokalrezidiv oder Spätmetastasen erkranken (Schön et al. 1989). Ist ein Patient bei einem lokal begrenzten Nierenzellkarzinom potenziell kurativ operiert worden, muss es Ziel einer Nachsorge sein, ein lokales Tumorrezidiv oder Fern- bzw. Spätmetastasen so früh wie möglich zu erfassen, um die Möglichkeiten einer **operativen Sanierung** aussichtsreich in Erwägung ziehen zu können. Leider stellt sich die Indikation zur Metastasenchirurgie nur in 2% der Fälle. Alle übrigen Patienten werden wegen eines nicht resektablen Lokalrezidivs oder multipler Fernmetastasen nicht operiert, möglicherweise jedoch noch einer systemischen Therapie unter Studienbedingungen zugeführt.

Für diese Patienten steht eine ausreichend **effektive Schmerztherapie** im Vordergrund. Patienten mit Wirbelkörpermetastasen sollten bei radiologischen Zeichen drohender Instabilität je nach konkreter Befundkonstellation entweder bestrahlt oder neurochirurgisch bzw. orthopädisch operativ stabilisiert werden, bevor eine irreversible Querschnittlähmung auftritt.

Drei Viertel aller Metastasen treten innerhalb der ersten 2 Jahre auf, so dass in diesem Zeitraum eine intensive Nachsorge betrieben werden muss. Der Nachsorgezeitraum ist im Allgemeinen auf 10 Jahre begrenzt, auch wenn vereinzelt noch nach 30 Jahren Spätmetastasen beobachtet werden (DeKernion 1986).

Obwohl alle Organsysteme in unterschiedlicher Häufigkeit von Fernmetastasen des Nierenzellkarzinoms betroffen sein können, sind Lungenmetastasen in mehr als zwei Dritteln der Fälle als isolierter Organbefall am häufigsten (DeKernion 1986). Somit gehört die **Röntgen-Thoraxaufnahme** zu den empfohlenen Nachsorgeuntersuchungen. Sie sollte in den ersten 2 Jahren im 3-Monate-Rhythmus, im 3. und 4. Jahr halbjährlich und ab dem 5. Jahr in jährlichen Abständen stattfinden. Nach den Leitlinien der deutschen Gesellschaft für Urologie und der Deutschen Krebsgesellschaft im Rahmen der Arbeitsgemeinschaft der Wissenschaftlichen Medizinischen Fachgesellschaften (AWMF) beinhaltet die Nachsorge weiterhin die **Serum-Kreatinin-Bestimmung** und das **Abdomen-CT** (AWMF 2001). Das Abdomen-CT besitzt insbesondere bei Patienten, die aus elektiver, imperativer Indikation oder bei Von-Hippel-Lindau-Syndrom nierenerhaltend operiert worden sind, einen besonderen Stellenwert. In Abhängigkeit der Größe des erhaltenen Nierenrindenparenchyms sollte eine **Nierenfunktionsuntersuchung** der Restniere durchgeführt werden, insbesondere wenn nach einer imperativen Indikation operiert worden ist.

Die Wahrscheinlichkeit für das Auftreten eines asynchronen, sporadischen Nierentumors in der kontralateralen Niere liegt ungefähr bei 1 %. Somit besitzt die verbliebene Niere keine besondere Priorität in der Nachsorge (Vermillion et al. 1972).

## Alternativ-Therapien

Wobe-Mugos®, NeyTumorin®, Vitaminpräparate sowie Thymus- und Mistelextrakte werden häufig unter der Vorstellung einer immunmodulierenden Eigenschaft dieser Wirkstoffe in der palliativen Therapiephase eingesetzt. Ein messbarer Therapieeffekt konnte bisher auch für das Nierenzellkarzinom nicht nachgewiesen werden (Kjaer 1989).

## Literatur

Arbeitsgemeinschaft der Wissenschaftlichen Medizinischen Fachgesellschaften (AWMF). Interdisziplinäre kurzgefasste Leitlinien der Deutschen Krebsgesellschaft und der Deutschen Gesellschaft für Urologie. Nierenzellkarzinom. AWMF-Leitlinien-Register Nr. 032/037, 2001, A25 331ff. www.uni-duesseldorf.de/WWW/AWMF/11/index.htm

Baltaci S, Orhan D, Soyupek S, Beduk Y, Tulunay O, Gogus O. Influence of tumor stage, size, grade, vascular involvement, histological cell type and histological pattern on multifocality of renal cell carcinoma. J Urol 2000; 164: 36–9.

Bonsib SM, Gibson D, Mhoon M, Greene GF. Renal sinus involvement in renal cell carcinomas. Am J Surg Pathol 2000; 24: 451–8.

Cerfolio RJ, Allen MS, Deschamps C, Daly RC, Wallrichs SL, Trastek VF, Pairolero PC. Pulmonary resection of metastatic renal cell carcinoma. Ann Thorac Surg 1994; 57: 339–44.

Choyke PL, Glenn GM, Walther MM, Zbar B, Weiss GH, Alexander RB, Hayes WS, Long JP, Thakore KN, Linehan WM. The natural history of renal lesions in von Hippel-Lindau disease: a serial CT study in 28 patients. AJR Am J Roentgenol 1992; 159: 1229–34.

Christensen K, Dyreborg U, Andersen JF, Nissen HM. The value of transvascular embolization in the treatment of renal carcinoma. J Urol 1985; 133: 191–3.

Cole WH. Efforts to explain spontaneous regression of cancer. J Surg Oncol 1981; 17: 201–9.

Decker J, Zabel B. Familiäre Tumorerkrankungen. In: Wullich B Zang K (Hrsg). Genetik von Krankheiten des Urogenitalsystems. Berlin, Heidelberg, New York: Springer 2000; 275–302.

DeKernion JB. Renal cell carcinoma. J Urol 1986; 136: 882.

Deutsche Gesellschaft für Urologie (DGU). Leitlinien zur Diagnostik und Therapie des Nierenparenchymkarzinoms. Urologe A 1998; 37: 327–41.

Elson PJ, Witte RS, Trump DL. Prognostic factors for survival in patients with recurrent or metastatic renal cell carcinoma. Cancer Res 1988; 48: 7310–3.

Fischer CG, Oberneder R, Altwein J, Wirth M, Miller K. Immuntherapie des Nierenzellkarzinoms. Deutsches Ärzteblatt 2000; 42: 2362–5.

Flanigan RC, Salmon SE, Blumenstein BA, Bearman SI, Roy V, McGrath PC, Caton JR Jr, Munshi N, Crawford ED. Nephrectomy followed by interferon alfa-2b compared with interferon alfa-2b alone for metastatic renal-cell cancer. N Engl J Med 2001; 345: 1655–9.

Fossa SD, Lien HH, Lindegaard M. Effect of recombinant interferon alfa on bone metastases of renal-cell carcinoma. N Engl J Med 1991; 324: 633–4.

Fuhrman SA, Lasky LC, Limas C. Prognostic significance of morphologic parameters in renal cell carcinoma. Am J Surg Pathol 1982; 6: 655–63.

Gettman MT, Blute ML, Spotts B, Bryant SC, Zincke H. Pathologic staging of renal cell carcinoma: significance of tumor classification with the 1997 TNM staging system. Cancer 2001; 91: 354–61.

Giuliani L, Martorana G, Giberti C, Pescatore D, Magnani G. Results of radical nephrectomy with extensive lymphadenectomy for renal cell carcinoma. J Urol 1983; 130: 664–8.

Gleave ME, Elhilali M, Fradet Y, Davis I, Venner P, Saad F, Klotz LH, Moore MJ, Paton V, Bajamonde A. Interferon gamma-1b compared with placebo in metastatic renal-cell carcinoma. Canadian Urologic Oncology Group. N Engl J Med 1998; 338: 1265–71.

Hafez KS, Fergany AF, Novick AC. Nephron sparing surgery for localized renal cell carcinoma: impact of tumor size on patient survival, tumor recurrence and TNM staging. J Urol 1999; 162: 1930–3.

Heinzer H, Huland E, Aalamian M, Huland H. Treatment of pulmonary metastases from kidney cell carcinoma with inhalational interleukin-2. 10-year experience Hamburger Unicenter. Urologe A 1999a; 38: 466–73.

Heinzer H, Mir TS, Huland E, Huland H. Subjective and objective prospective, long-term analysis of quality of life during inhaled interleukin-2 immunotherapy. J Clin Oncol 1999b; 17: 3612–20.

Hermaneck P. Neue TNM/pTNM-Klassifikation und Stadieneinteilung urologischer Tumoren ab 1987. Urologe B 1986; 26: 193–7.

Javidan J, Stricker HJ, Tamboli P, Amin MB, Peabody JO, Deshpande A, Menon M, Amin MB. Prognostic significance of the 1997 TNM classification of renal cell carcinoma. J Urol 1999; 162: 1277–81.

Katz DL, Zheng T, Holford TR, Flannery J. Time trends in the incidence of renal carcinoma: analysis of Connecticut Tumor Registry data, 1935–1989. Int J Cancer 1994; 58: 57–63.

Keith DS, Torres VE, King BF, Zincki H, Farrow GM. Renal cell carcinoma in autosomal dominant polycystic kidney disease. J Am Soc Nephrol 1994; 4: 1661–9.

Kjaer M. Misteltoe (Iscador) therapy in stage IV renal adenocarcinoma. A phase II study in patients with measurable lung metastases. Acta Oncol 1989; 28: 489–94.

Kriegmair M, Oberneder R, Hofstetter A. Interferon alfa and vinblastine versus medroxyprogesterone acetate in the treatment of metastatic renal cell carcinoma. Urology 1995; 45: 758–62.

Kuczyk M, Bokemeyer C, Kohn G, Stief CG, Machtens S, Truss M, Hofner K, Jonas U. Prognostic relevance of intracaval neoplastic extension for patients with renal cell cancer. Br J Urol 1997; 80: 18–24.

Kuczyk M, Munch T, Machtens S, Wunning T, Grunewald V, Stief CG, Hofner K, Jonas U. Therapy for kidney cell carcinoma with cava thrombus. Importance of extracorporeal circulation and prognostic value of cranial tumor extension. Urologe A 1999; 38: 460–5.

Kuebler JP, Whitehead RP, Ward DL, Hemstreet GP, Bradley EC. Treatment of metastatic renal cell carcinoma with recombinant interleukin-2 in combination with vinblastine or lymphokine-activated killer cells. J Urol 1993; 150: 814–20.

Lopez Hanninen E, Kirchner H, Atzpodien J. Interleukin-2 based home therapy of metastatic renal cell carcinoma: risks and benefits in 215 consecutive single institution patients. J Urol 1996; 155: 19–25.

Maher ER, Webster AR, Moore AT. Clinical features and molecular genetics of Von Hippel-Lindau disease. Ophthalmic Genet 1995; 16: 79–84.

Maher ER, Yates JR, Harries R, Benjamin C, Harris R, Moore AT, Ferguson-Smith MA. Clinical features and natural history of von Hippel-Lindau disease. Q J Med 1990; 77: 1151–63.

Marshall FF, Stewart AK, Menck HR. The National Cancer Data Base: report on kidney cancers. The American College of Surgeons Commission on Cancer and the American Cancer Society. Cancer 1997; 80: 2167–74.

Matson MA, Cohen EP. Acquired cystic kidney disease: occurrence, prevalence, and renal cancers. Medicine (Baltimore) 1990; 69: 217–26.

McCune CS, O'Donnell RW, Marquis DM, Sahasrabudhe DM. Renal cell carcinoma treated by vaccines for active specific immunotherapy: correlation of survival with skin testing by autologous tumor cells. Cancer Immunol Immunother 1990; 32: 62–6.

Mebust WK, Weigel JW, Lee KR, Cox GG, Jewell WR, Krishnan EC. Renal cell carcinoma – angioinfarction. J Urol 1984; 131: 231–5.

Mickisch G. Lymphatic metastases in renal cell carcinoma. What is the value of operation and adjuvant therapy? Urologe A 1999; 38: 326–31.

Mickisch GH, Garin A, van Poppel H, de Prijck L, Sylvester R Radical nephrectomy plus interferon-alfa-based immunotherapy compared with interferon alfa alone in metastatic renal-cell carcinoma: a randomised trial. Lancet 2001; 358: 966–70.

Moll V, Becht E, Ziegler M. Kidney preserving surgery in renal cell tumors: indications, techniques and results in 152 patients. J Urol 1993; 150: 319–23.

Nativ O, Sabo E, Bejar J, Halachmi S, Moskovitz B, Miselevich I. A comparison between histological grade and nuclear morphometry for predicting the clinical outcome of localized renal cell carcinoma. Br J Urol 1996; 78: 33–8.

Nativ O, Sabo E, Raviv G, Madjar S, Halachmi S, Moskovitz B. The impact of tumor size on clinical outcome in patients with localized renal cell carcinoma treated by radical nephrectomy. J Urol 1997; 158: 729–32.

Negrier S, Escudier B, Lasset C, Douillard JY, Savary J, Chevreau C, Ravaud A, Mercatello A, Peny J, Mousseau M, Philip T, Tursz T. Recombinant human interleukin-2, recombinant human interferon alfa-2a, or both in metastatic renal-cell carcinoma. Groupe Francais d' Immunotherapie. N Engl J Med 1998; 338: 1272–8

Neumann HP, Bender BU, Berger DP, Laubenberger J, Schultze-Seemann W, Wetterauer U, Ferstl FJ, Herbst EW, Schwarzkopf G, Hes FJ, Lips CJ, Lamiell JM, Masek O, Riegler P, Mueller B, Glavac D, Brauch H. Prevalence, morphology and biology of renal cell carcinoma in von Hippel-Lindau disease compared to sporadic renal cell carcinoma. J Urol 1998; 160: 1248–54.

Newhouse JH. The radiologic evaluation of the patient

with renal cancer. Urol Clin N AM 1993; 20: 231–46.

O'dea MJ, Zincke H, Utz DC, Bernatz PE. The treatment of renal cell carcinoma with solitary metastasis. J Urol 1978; 120: 540–2.

Pizzocaro G, Piva L, Salvioni R, Di Fronzo G, Ronchi E, Miodini P. Adjuvant medroxyprogesterone acetate and steroid hormone receptors in category M0 renal cell carcinoma. An interim report of a prospective randomized study. J Urol. 1986; 135: 18–21.

Pomer S, Klopp M, Steiner HH, Brkovic D, Staehler G, Cabillin-Engenhart R. Brain metastases in renal cell carcinoma. Results of treatment and prognosis. Urologe A 1997; 36: 117–25.

Riese W, Goldenberg K, Freytag A. Spontanremissionen und deren Einfluss auf die Prognose von Patienten mit metastasiertem Nierenzellkarzinom. In: Heim M, Schwarz R (Hrsg). Spontanremissionen in der Onkologie. Stuttgart, New York: Schattauer 1998; 223–40.

Sabo E, Miselevich I, Bejar J, Segenreich M, Wald M, Moskovitz B, Nativ O. The role of vimentin expression in predicting the long-term outcome of patients with localized renal cell carcinoma. Br J Urol 1997; 80: 864–8.

Schlehofer B, Pommer W, Mellemgaard A, Stewart JH, McCredie M, Niwa S, Lindblad P, Mandel JS, McLaughlin JK, Wahrendorf J. International renal-cell-cancer study. VI. the role of medical and family history. Int J Cancer 1996; 66: 723–6.

Schlichter A, Wunderlich H, Junker K, Kosmehl H, Zermann DH, Schubert J. Where are the limits of elective nephron-sparing surgery in renal cell carcinoma? Eur Urol 2000; 37: 517–20.

Schmidt L, Junker K, Weirich G, Glenn G, Choyke P, Lubensky I, Zhuang Z, Jeffers M, Vande Woude G, Neumann H, Walther M, Linehan WM, Zbar B. Two North American families with hereditary papillary renal carcinoma and identical novel mutations in the MET proto-oncogene. Cancer Res 1998; 58: 1719–22.

Schön D, Bertz J, Hoffmeister H Bevölkerungsbezogene Krebsregister in der Bundesrepublik Deutschland, Bd II, BGA Schrift 4/89. München 1989: MMV Medizin.

Siemer S, Pönicke C, Humke U, Ziegler M, Stöckle M. Prognostische Vorhersagekraft der TNM-Klassifikation: Retrospektiver Vergleich zwischen der 4. und 5. Auflage anhand von 1 794 Nierenzellkarzinompatienten. Aktuel Urol 2000; 31: 308–10.

Skinner DG, Pfister RF, Colvin R. Extension of renal cell carcinoma into the vena cava: the rationale for aggressive surgical management. J Urol 1972; 107: 711–6.

Staehler G, Brkovic D. The role of radical surgery for renal cell carcinoma with extension into the vena cava. Urol 2000; 163: 1671–5.

Steinbach F, Novick AC, Zincke H, Miller DP, Williams RD, Lund G, Skinner DG, Esrig D, Richie JP, deKernion JB, et al. Treatment of renal cell carcinoma in von Hippel-Lindau disease: a multicenter study. J Urol 1995; 153: 1812–6.

Störkel S. Epithelial tumors of the kidney. Pathological subtyping and cytogenetic correlation. Urologe A 1999; 38: 425–32.

Studer UE, Scherz S, Scheidegger J, Kraft R, Sonntag R, Ackermann D, Zingg EJ. Enlargement of regional lymph nodes in renal cell carcinoma is often not due to metastases. J Urol 1990; 144: 243–5.

Swierzewski DJ, Swierzewski MJ, Libertino JA. Radical nephrectomy in patients with renal cell carcinoma with venous, vena caval, and atrial extension. Am J Surg 1994; 168: 205–9.

Tallberg T, Tykkä H. Specific active immunotherapy in advanced renal cell carcinoma: A clinical longterm follow up study. World J Urol 1986; 3: 234–44.

Thoenes W, Storkel S, Rumpelt HJ. Histopathology and classification of renal cell tumors (adenomas, oncocytomas and carcinomas). The basic cytological and histopathological elements and their use for diagnostics. Pathol Res Pract 1986; 181: 125–43.

Tolia BM, Whitmore WF. Solitary metastasis from renal cell carcinoma. J Urol 1975; 114: 836–8.

Vermillion CD, Skinner DG, Pfister RC. Bilateral renal cell carcinoma. J Urol 1972; 108: 219–22.

Wittekind C, Wagner G (Hrsg). International Union against Cancer (UICC). TNM-Klassifikation maligner Tumoren. 5. Aufl. Berlin, Heidelberg, New York: Springer 1997.

Wittekind CH, Bootz F, Meyer HJ (Hrsg). TNM, Klassifikation maligner Tumoren. Berlin, Heidelberg, New York: Springer 2002.

Wullich B. Molecular genetic principles of progression of malignant diseases. Urologe A 2000; 39: 222–7.

Yagoda A, Petrylak D, Thompson S. Cytotoxic chemotherapy for advanced renal cell carcinoma. Urol Clin North Am 1993; 20: 303–21.

## 25.2 Harnblasenkarzinom

Klaus Weichert-Jacobsen, Volker Rohde

# Einleitung

## Ätiologie

Bereits Ende des 19. Jahrhunderts wurde beobachtet, dass bei Arbeitern mit Kontakt zu Anilinfarbstoffen Harnblasenkarzinome gehäuft auftraten. Als Ursache gelten heute aromatische Amine. Sie sind wahrscheinlich auch verantwortlich für das deutlich erhöhte Blasenkarzinomrisiko durch Zigarettenrauchen. Während diese Faktoren Urothelkarzinome begünstigen, führen chronische Harnwegsinfekte und die Bilharziose eher zu Plattenepithelkarzinomen der Harnblase (Bedwani et al. 1998, Case u. Pearson 1954).

## Epidemiologie und Pathologie

Die **Inzidenz** des Harnblasenkarzinoms ist geschlechtsabhängig, sie beträgt bei Männern etwa 30 : 100 000, bei Frauen 8 : 100 000. Die Erkrankungshäufigkeit steigt mit zunehmendem Lebensalter mit einem Häufigkeitsgipfel jenseits des 60. Lebensjahres. Abgesehen von Endemiegebieten der Bilharziose haben Menschen in Industrieländern ein besonders hohes Erkrankungsrisiko.
In Deutschland sind circa 90 % aller Harnblasenkarzinome **urotheliale Karzinome** (Übergangszellkarzinome), daneben kommen **Plattenepithelkarzinome** in weniger als 10 % aller Erkrankungen und selten auch **Adenokarzinome** vor. Grundsätzlich liegt beim Harnblasenkarzinom eine Erkrankung des gesamten Urothels vor mit Neigung zum multifokalen Auftreten und einem Rezidivrisiko im ganzen Harntrakt, allerdings mit deutlicher Bevorzugung der Blase.

Die **Stadieneinteilung** der Blasentumoren erfolgt nach dem TNM-System der UICC (Tab. 25.2-1). Bei der histopathologischen Klassifikation wird das **Grading** für Übergangszellkarzinome von der WHO nach dem Grad der zellulären Anaplasie von G1 bis G3 festgelegt, benutzt werden aber auch differenziertere Klassifizierungsvorschläge für G1- bis G3-Urothelkarzinome. Oberflächliche Tumoren sind mehrheitlich gut differenziert, während invasive Karzinome eher mittelgradig oder schlecht differenziert sind.

> Entscheidende prognostische und damit auch therapeutische Bedeutung wird der **Invasionstiefe** des Blasentumors beigemessen.

Unterschieden wird zwischen den oberflächlichen Ta- und T1-Tumoren sowie den in-

**Tab. 25.2-1:** Stadieneinteilung der Blasentumoren nach dem TNM-System der UICC (mod. nach Wittekind u. Wagner 1997).

| Stadium | Beschreibung |
|---|---|
| Tis | Carcinoma in situ |
| Ta | nichtinvasiver Tumor, papillär |
| T1 | Invasion der Lamina propria |
| T2 | Infiltration der Blasenmuskulatur |
| T3 | Infiltration des perivesikalen Fettgewebes |
| T4 | Infiltration von Nachbarorganen einschließlich Prostata |

vasiven T2- bis T4-Tumoren. Die formal zu den oberflächlichen Blasentumoren zählenden T1G3-Karzinome und das Carcinoma in situ (CIS) werden wegen ihrer besonderen Progressionsneigung aggressiv behandelt, viele Kliniken verfolgen besonders beim T1G3-Karzinom Behandlungskonzepte wie bei muskelinvasiven Karzinomen. Klinisch erschwerend kommt hinzu, dass die pathohistologische Differenzierung zwischen G2- und G3-Karzinomen, aber auch zwischen Ta- und T1-Stadien eine erhebliche Untersucherabhängigkeit aufweist, sowohl interindividuelle als auch intraindividuelle Kontrollbefunde führten zu stark divergierenden Ergebnissen (Ooms et al. 1983).

Die Klassifikation der **Lymphknoten-** und der **Fernmetastasierung** folgt weitgehend der N- und M-Klassifikation anderer Tumoren.

## Klinische Symptomatik

Das **Leitsymptom** des Harnblasenkarzinoms ist die schmerzlose Makrohämaturie. Viele Tumoren werden aber auch durch eine zufällig entdeckte Mikrohämaturie auffällig. Miktionsbeschwerden sind anfangs selten und treten besonders bei großen Tumoren oder beim Carcinoma in situ auf.

## Diagnostik

Die **somatische Untersuchung** dient dazu, symptomatische Harnstauungsnieren, große Beckentumoren oder eine Fixierung des potenziellen Blasentumors am Becken und den Beckenorganen zu erfassen. Sie sollte deshalb immer eine rektale und vaginale Untersuchung einschließen.

Die **Urinuntersuchung** soll Harnwegsinfekte ausschließen und eine Hämaturie erfassen.

Die **Urinzytologie** kann bis zu 90 % aller Carcinomae in situ nachweisen, entdeckt aber weniger als 50 % der gut differenzierten Tumoren. Ihre Wertigkeit wird weiter eingeschränkt durch falsch positive Befunde besonders bei begleitenden Harnwegsinfekten, Fremdkörpern im Harntrakt und ausgeprägter Hämaturie.

**Sonographisch** können Harnstauungsnieren erfasst, größere Tumoren lokalisiert und in ihrer Ausdehnung beurteilt werden. Bei gefüllter Harnblase werden viele Blasentumoren bereits im Ultraschall entdeckt.

Die **Urographie** wird zur Erkennung von Urotheltumoren im oberen Harntrakt eingesetzt und sollte Bestandteil der Primärdiagnostik sein.

> Die **Urethrozystoskopie** ist die Schlüsseluntersuchung zum Nachweis oder Ausschluss eines Blasenkarzinoms. Sie ermöglicht neben der Diagnose des Blasentumors auch die Erfassung von Anzahl und Lokalisation der Läsionen und eine erste Einschätzung der Infiltrationstiefe.

Zur Verbesserung der optischen Erfassung von Tumorläsionen bei Endoskopien der Harnblase wird die Fluoreszenzzystoskopie mit 5-Aminolävulinsäure (ALA) vorgeschlagen, diese Methode ist aber nicht allgemein akzeptiert (Zaak et al. 1999).

Die **transurethrale Elektroresektion (TUR)** hat eine diagnostische und bei oberflächlichen Blasenkarzinomen zugleich auch eine therapeutische Funktion. Diagnostisch dient sie der histologischen Sicherung des Karzinoms mit Festlegung des Entdifferenzierungsgrads und der lokalen Infiltrationstiefe. Um die lokale Tumorausbreitung ausreichend sicher zu erfassen, wird ein standardisiertes operatives Vorgehen mit separatem Abtragen des exophytischen Tumors, des Tumorgrunds und der tumornahen Schleimhautareale eingesetzt; fakultativ werden kalte Schleimhautbiopsien gewonnen, um ein Carcinoma in situ zu erfassen.

# Therapie

Bei Ta-Blasentumoren ist die TUR zugleich die alleinige therapeutische Maßnahme, bei **T1-Karzinomen** ist wegen des hohen lokalen Rezidivrisikos eine Nachresektion erforderlich, die spätestens 6 Wochen nach der Erstresektion erfolgen sollte.

Wegen des hohen Rezidivrisikos wird bei oberflächlichen Blasenkarzinomen die **adjuvante intravesikale Instillationstherapie** eingesetzt. Dafür stehen eine Reihe verschiedener Zytostatika und BCG-Präparate (Bacillus Calmette-Guérin) zur Verfügung, die lokal zusätzlich immunmodulatorisch wirken. Die Instillationsprophylaxe ist wenig standardisiert: Es gibt kein allgemein akzeptiertes Zytostatikum der ersten Wahl, verwendet werden vielfach Doxorubicin oder Mitomycin. Auch für den Beginn und die Dauer sowie die Dosierung der Zytostatika gibt es keinen allgemein akzeptierten Standard. Häufig wird die Instillationstherapie mit einer einmal wöchentlichen Behandlung für die Dauer von 8 Wochen begonnen und durch einmal monatliche Applikation in Form einer Erhaltungstherapie bis zum Ende des ersten Jahres fortgesetzt (Tab. 25.2-2).

Da die Rezidivhäufigkeit und bei aggressiven Tumoren auch das Progressionsrisiko von der Infiltrationstiefe und der Entdifferenzierung des Tumors abhängen (Rübben et al. 1988), kann die adjuvante Instillationstherapie bei allen T1- und Tis-Tumoren schon beim Primärtumor eingesetzt werden, das gleiche Vorgehen ist auch bei TaG2/G3-Tumoren möglich. TaG1-Karzinome werden meistens erst nach Auftreten eines Rezidivs der Instillationsprophylaxe zugeführt. Schon die einmalige Frühinstillation eines Zytostatikums in den ersten 24 Stunden postoperativ kann das Rezidivrisiko mindern.

Die Instillationsprophylaxe verlängert das Zeitintervall bis zum Auftreten von Rezidiven, hat aber keinen bewiesenen Einfluss auf die Progressionsrate des Blasenkarzinoms und damit auch nicht auf die Überlebensrate oder die Überlebenszeit. Deshalb spielen Überlegungen zur Lebensqualität bei der Indikationsstellung zur Instillationsprophylaxe eine zunehmende Rolle, denn diese Behandlung ist mit einer intermittierenden Katheterisierung der Harnblase und häufig mit einer lokalen Reizsymptomatik belastet (Böhle et al. 1996).

Bei der intravesikalen BCG-Instillation wird zusätzlich ein positiver Effekt auf die Progressionshäufigkeit beim prognostisch ungünstigen Tis- und T1G3-Stadium des Urothelkarzinoms diskutiert (Lamm et al. 1997).

Das optimale Vorgehen bei dem zur lokalen Progredienz und Metastasierung neigenden T1G3-Karzinom wird kontrovers diskutiert. Nach TUR und Nachresektion ist der Versuch eines Organerhalts mittels intravesikaler BCG-Therapie möglich. Kommt es zu einem Rezidiv, ist die radikale Zystektomie notwendig.

Kritiker der organerhaltenden Therapiestrategie weisen darauf hin, dass bei Verzögerung der Zystektomie bis zum Tumorrezidiv die 5-Jahre-Überlebensrate deutlich sinkt und schlechter ist als bei T2-Tumoren mit allgemein akzeptierter frühzeitiger Zystektomie. Wenn die definitive Heilung des T1G3-Blasenkarzinoms das Hauptziel der Therapie ist – das gilt besonders für junge Patienten mit wenigen operativen Risikofaktoren – dann bietet die frühzeitige radikale Zystektomie die optimale Tumorkontrolle (Stöckle et al. 1997).

> Beim **Carcinoma in situ** ist die BCG-Instillationstherapie obligat, sie führt bei einem erheblichen Anteil der Patienten zu einer langanhaltenden Tumorfreiheit der Harnblase.

**Tab. 25.2-2:** Zytostatikadosierungen bei intravesikaler Chemotherapie bzw. Prophylaxe.

| Wirkstoff | Dosierung |
| --- | --- |
| Mitomycin | 20 mg, gelöst in 20 ml NaCl 0,9 % |
| Doxorubicin | 50 mg, gelöst in 50 ml NaCl 0,9 % |

Die topische Therapie des Carcinoma in situ durch BCG-Instillation erfolgt 1-mal wöchentlich über 6 Wochen, gefolgt von einer Erhaltungstherapie. Es stehen verschiedene BCG-Stämme zur Verfügung (s. Tab. 25.2-3). Ist nach dreimonatiger Instillationstherapie keine Tumorfreiheit zu erreichen oder tritt ein Rezidiv auf, ist die radikale Zystektomie Therapie der Wahl.

Bei lokal begrenzten **muskelinvasiven Blasentumoren** und internistischer Operabilität des Patienten erfolgt eine radikale Zystektomie mit Harnableitung. Vor Indikationsstellung zur Operation ist eine weitergehende Diagnostik zum Ausschluss von Metastasen und einer Tumorinfiltration in Nachbarorgane sinnvoll. Die Röntgenthoraxaufnahme in 2 Ebenen ist obligater Bestandteil dieser Diagnostik, bei fraglichen Befunden kann sie durch ein CT des Thorax ergänzt werden. CT und MRT sind gleichwertige Verfahren bei der Beurteilung einer möglichen Tumorinfiltration in Nachbarorgane und besitzen dabei eine Sensitivität und Spezifität von etwa 80 %. Beide Verfahren weisen nur eine geringe Sensitivität bei der Entdeckung von **Lymphknotenmetastasen** auf (Beer et al. 1989).

Die **radikale Zystektomie** erstreckt sich beim Mann auf die Entfernung von Harnblase und Prostata mit Samenblasen, bei der Frau in der Regel auf die En-bloc-Entfernung von Harnblase, Uterus, beiden Adnexen und der vorderen Scheidenwand mit Harnröhre, wobei die Notwendigkeit der Harnröhrenentfernung zunehmend kontrovers diskutiert wird. Zusätzlich erfolgt eine **pelvine Lymphadenektomie**, die sich mindestens auf die obturatorischen Lymphknoten und das Lymphgewebe um die externen Iliakalgefäße erstreckt. Die 5-Jahre-Überlebensraten nach radikaler Zystektomie schwanken zwischen 90 % bei frühzeitiger Operation von T1G3-Karzinomen, 70–80 % bei T2-Tumoren und etwa 20 % bei blasenüberschreitendem Tumorwachstum (Hautmann et al. 1997, Otto u. Krege 1999, Stein u. Skinner 1998).

Zur **Harnableitung nach Zystektomie** stehen eine Reihe verschiedener Operationsverfahren zur Verfügung. Das **Conduit** ist als einfaches und relativ komplikationsarmes inkontinentes Harnableitungsverfahren weit verbreitet und gut geeignet für ältere Patienten und Menschen mit erheblicher Komorbidität. Als Darmsegmente für die Conduit-Bildung sind sowohl Dünndarm- als auch Dickdarmanteile geeignet. **Kontinente Harnableitungen** werden bevorzugt bei jüngeren Patienten angelegt. Sie können beim Mann und in Ausnahmefällen auch bei der Frau in Form einer orthotopen Darmersatzblase (z. B. Ileum-Neoblase) an die Urethra angeschlossen werden. Ist ein Anschluss an die Harnröhre aus Radikalitätsgründen unmöglich (Routine-Urethrektomie bei der Frau, Urethrektomie beim Harnröhrenbefall des Mannes), dann ist eine Ausleitung des kontinenten supravesikalen Pouches über die Bauchwand notwendig. Als vorteilhaft hat sich der kontinente Anschluss der Appendix oder bei appendektomierten Patienten eines appendixähnlich rekonstruierten Darmwandanteils an den Bauchnabel erwiesen. Die Pouch-Entleerung erfolgt über Einmalkatheterismus, den die Patientinnen und Patienten rasch selbst erlernen. Dieser Einmalkatheterismus ist bei Bauchnabelableitungen zugleich auch zur kontinuierlichen Stoma-Bougierung erforderlich, weil das Hautstoma eine ausgeprägte Neigung zur Stenosebildung besitzt.

Eine weitere Form der Harnableitung ist die **Harnleiter-Darm-Implantation**. Sie erfolgt als Ureterosigmoideostomie, wobei zur Kapazitätsvergrößerung des Reservoirs eine Auto-

**Tab. 25.2-3:** Bacillus-Calmette-Guérin-Stämme und Dosierungen. VE = vermehrungsfähige Einheiten.

| Präparat | Dosierung |
| --- | --- |
| OncoTICE® | $2 \cdot 10^8$ VE BCG auf 50 ml NaCl 0,9 % |
| BCG Connaught IMMUCYST® | $1,8 \cdot 10^8$ VE BCG auf 50 ml NaCl 0,9 % |
| BCG-S-medac | $2 \cdot 10^8$ VE BCG auf 50 ml NaCl 0,9 % |

augmentation des Darms durchgeführt werden kann. Der anale Schließmuskel dient als Kontinenzorgan. Diese Art der Harnableitung ist heute seltener als die drei vorbeschriebenen Formen und belastet durch Pyelonephritiden (bei möglichem Reflux des Darminhalts in den oberen Harntrakt) und sekundäre Malignombildung an den Harnleiter-Darm-Implantationsstellen.

> Bei allen kontinenten Harnableitungen muss beachtet werden, dass über das Resorptionsvermögen der verwendeten Darmschleimhaut korrekturbedürftige metabolische Azidosen entstehen können. Auch Medikamente können aus dem Urin rückresorbiert werden.

# Metastasiertes Harnblasenkarzinom

Metastasierte Harnblasenkarzinome haben eine schlechte Prognose mit Langzeitüberlebensraten von weniger als 20%. Mehrere Faktoren werden diskutiert, die metastasierte Stadien heute nicht mehr wie noch vor einem Jahrzehnt als völlig inkurabel erscheinen lassen:
- Patienten mit einer geringen lokoregionären lymphogenen Metastasierung scheinen von der **Lymphadenektomie** zu profitieren. In diesem Zusammenhang wird das Ausmaß der Lymphknotendissektion kontrovers diskutiert. Bislang konnte nicht bewiesen werden, dass eine Erweiterung etwa bis zur Aortenbifurkation Überlebensvorteile gegenüber dem Standardvorgehen bewirkt.
- Unklar ist auch, ob zystektomierte Patienten mit einzelnen kleinen Metastasen im Lymphknotenresektat von einer **adjuvanten Chemotherapie** profitieren. Mehrere Autoren konnten für kleinere Kollektive mit organüberschreitenden oder lymphogen metastasierten Tumoren signifikante Überlebensvorteile nach Polychemotherapie zeigen (Stöckle et al. 1996).

Cisplatin und Methotrexat wurden als wirksame Einzelsubstanzen im Rahmen von Monochemotherapie-Konzepten eingesetzt. **Polychemotherapie-Schemata** haben sich aber als wirksamer erwiesen (Logothetis et al. 2001).
Am besten dokumentiert und als Standard akzeptiert ist heute die MVAC oder MVEC Chemotherapie (Methotrexat, Vinblastin, Adriamycin oder Epirubicin und Cisplatin), alternativ wird auch mit CM- oder CMV-Kombinationen (Cisplatin, Methotrexat [und Vinblastin]) behandelt, die subjektiv besser vertragen werden (Tab. 25.2-4). Die induktive Polychemotherapie metastasierter Urothelkarzinome führt bei circa 30% der Patienten zu kompletten Remissionen. Die Remissionschance zeigt eine Abhängigkeit von der Metastasenlokalisation, die besten Ergebnisse lassen sich bei pulmonalen Filiae erzielen. Eine Abhängigkeit von der Primärtumorlokalisation (oberer Harntrakt oder Harnblase) hat sich bislang nicht nachweisen lassen (Mc Caffrey et al. 1998).
Die Langzeitüberlebensrate nach induktiver Chemotherapie ist dennoch schlecht, die 5-Jahre-Überlebensrate beträgt nur 10%, mit einer mittleren Überlebenszeit von weniger als 15 Monaten.
Die eingeschränkten Remissionschancen unter Chemotherapie werden von erheblichen toxischen Effekten begleitet, unter denen die in der Regel alten und multimorbiden Blasentumor-

**Tab. 25.2-4:** MVA(E)C-Schema.

| Substanz | Dosierung | Tag |
|---|---|---|
| Methotrexat | 30 mg/m² KO | 1, 15, 22 |
| Vinblastin | 3 mg/m² KO | 2, 15, 22 |
| Doxorubicin (= Adriamycin) oder Epirubicin | 30 mg/m² KO | 2 |
| Cisplatin | 70 mg/m² KO | 2 |

patienten besonders leiden. Die Nebenwirkungen verzögern die zeitgerechte Therapie und zwingen zur Dosisreduktion mit weiterer Verschlechterung der Therapiechancen. Deshalb wird gegenwärtig untersucht, ob neue Pharmaka wie Taxan-Abkömmlinge und Gemcitabin effektiver oder zumindest äquieffektiv bei reduzierter Toxizität sind (von der Maase et al. 2000). Die bislang vorliegenden Daten sprechen für eine bessere Verträglichkeit von Gemcitabin plus Cisplatin im Vergleich zu MVAC bei gleichem progressionsfreien und medianen Überleben.

> Wegen des geringen klinischen Vorteils und der ausgeprägten Toxizität kann die Polychemotherapie beim metastasierten Urothelkarzinom derzeit nicht als Standardtherapie empfohlen werden.

# Plattenepithel- und Adenokarzinome

Die seltenen Plattenepithel- und Adenokarzinome der Harnblase werden wegen der geringen Symptomatik vielfach erst spät diagnostiziert und sind dann bereits muskelinvasiv. Entsprechend schlecht ist die Prognose: Die 5-Jahre-Überlebensrate der Adenokarzinome liegt unter 35 %. Für beide Tumorarten gibt es keine wirksame Chemotherapie. Im Falle der Metastasierung wird deshalb die Indikation zur Polychemotherapie nur zurückhaltend gestellt. Allgemein akzeptiert sind operative Konzepte wie die radikale Zystektomie bei lokal begrenzten Tumoren.

# Literatur

Bedwani R, Renganathan E, El Kwhsky F, Braga C, Abu Seif HH, Abul Azm T, Zaki A, Franceschi S, Boffetta P, La Vecchia C. Schistosomiasis and the risk of bladder cancer in Alexandria, Egypt. Br J Cancer 1998; 77: 1186–9.

Beer M, Schmidt H, Riedl R. Klinische Wertigkeit des präoperativen Stagings von Blasen- und Prostatakarzinomen mit NMR und Computertomographie. Urologe A 1989; 28: 65–9.

Böhle A, Balck F, von Weitersheim J, Jocham D. The quality of life during intravesical Bacillus Calmette-Guerin therapy. J Urol 1996; 155: 1221–6.

Case RAM, Pearson JT. Tumours of the urinary bladder in workmen engaged in the manufacture and use of certain dyestuff intermediates in the British chemical industry. Part II: Further consideration of the role of aniline and of the manufacture of auramine and magenta (fuchsine) as possible causative agents. Br J Ind Med 1954; 11: 213–18.

Hautmann RE, Paiss T, Kleinschmidt K, de Petriconi R. Impact of early cystectomy on survival in bladder cancer patients. J Urol 1997; 157: 374A.

Lamm DL, Blumenstein B, Sarosdy M, Grossmann HB, Crawford DE. Significant long-term patient benefit with BCG maintenance therapy. J Urol 1997; 157: 831.

Logothetis CJ, Dexeus FH, Finn L, Sella A, Amato RJ, Ayala AG, Kilbourn RG. A prospective randomized trial comparing MVAC and CISCA chemotherapy for patients with metastatic urothelial tumors. J Clin Oncol 2001; 19: 1229–31.

Mc Caffrey JA, Dodd PM, Herr H, Scher HI, Bajorin DF. Anatomic site of primary TCC does not affect probability of response to M-VAC or survival. J Urol 1998; 159: 634.

Ooms EC, Anderson WA, Alons CL, Boon ME, Veldhuizen RW. Analysis of the performance of pathologists in the grading of bladder tumours. Hum Pathol 1983; 14: 140–3.

Otto T, Krege S. Aktuelle Aspekte in der operativen Therapie des Harnblasenkarzinoms. Urologe B 1999; 39: 310.

Rübben H, Lutzeyer W, Fischer N, Deutz F, Lagrange W, Giani G. Natural history and treatment of low and high risk superficial bladder tumours. J Urol 1988; 139: 283–5.

Stein JP, Skinner EC. Radical cystectomy in the treatment of invasive bladder cancer: long term results in a large group of patients. J Urol 1998; 159: 823.

Stöckle M, Alken P, Engelmann U, Jacobi GH, Riedmiller H, Hohenfellner R. Radical cystectomy-often too late? Eur Urol 1987; 13: 361–7.

Stöckle M, Wellek S, Meyenburg W, Voges GE, Fischer U, Gertenbach U, Thuroff JW, Huber C, Hohenfellner R. Radical cystectomy with or without adjuvant polychemotherapy for non-organ-confined transitional cell carcinoma of the urinary bladder: prognostic impact of lymph node involvement. Urology 1996; 48: 868–75.

von der Maase H, Hansen SW, Roberts JT, Dogliotti L, Oliver T, Moore MJ, Bodrogi I, Albers P, Knuth A, Lippert CM, Kerbrat P, Sanchez Rovira P, Wersall P, Cleall SP, Roychowdhury DF, Tomlin I, Visseren-Grul CM, Conte PF. Gemcitabine and cisplatin versus methotrexate, vinblastine, doxorubicin, and cisplatin in advanced or metastatic bladder cancer: results of a large, randomized, multinational, multicenter, phase III study. J Clin Oncol 2000; 18:3068–77.

Wittekind C, Wagner G (Hrsg). International Union against Cancer (UICC). TNM-Klassifikation maligner Tumoren. 5. Aufl. Berlin, Heidelberg, New York: Springer 1997.

Zaak D, Stepp H, Baumgartner R, Kriegmair M, Hofstetter A. Endoscopic detection of urinary bladder cancer with 5-ALA based flourecence endoscopy. J Urol 1999; 161: 170.

## 25.3 Peniskarzinom

Klaus Weichert-Jacobsen, Volker Rohde

## Einleitung

### Ätiologie

Peniskarzinome treten bei Männern, die im Säuglingsalter zirkumzidiert wurden, sehr selten auf. Andererseits sind Penistumoren dort besonders häufig anzutreffen, wo feucht-warme klimatische und schlechte hygienische Verhältnisse gleichzeitig vorliegen und die rituelle Zirkumzision nicht praktiziert wird. Diese Fakten sind ein deutlicher Hinweis auf die Bedeutung mangelhafter Genitalhygiene bei der Ätiologie des Peniskarzinoms (Dillner et al. 2000). Andere mögliche Faktoren sind Asbestexposition, Rauchen und HPV-Infektionen (humanes Papillomavirus).

### Epidemiologie und Pathologie

Mehr als 90 % aller Penistumoren sind **Plattenepithelkarzinome**. Daneben finden sich in bis zu 10 % der Fälle **Präkanzerosen** (von Krogh u. Horenblas 2000), klinisch wichtig sind die Erythroplasie, die Leukoplakie und die Bowen-Krankheit. Im ersten Fall entwickeln sich in etwa 10 %, im letzten in etwa 5 % der Fälle im weiteren Verlauf Plattenepithelkarzinome.

Das Peniskarzinom macht in Deutschland 0,4 % aller Malignome beim Mann aus, das sind circa 600 Neuerkrankungen pro Jahr in Deutschland. Bemerkenswert ist, dass bei einem Durchschnittsalter von 59 Jahren bei Diagnosestellung 75 % der Patienten unter 50 Jahre alt sind. Die **Primärtumorlokalisation** bezieht in den meisten Fällen die Glans penis mit ein. In verschiedenen Patientenkollektiven mit insgesamt 533 Patienten waren die Glans allein in

**Tab. 25.3-1:** Stadieneinteilung der Peniskarzinome nach dem TNM-System der UICC (mod. nach Wittekind u. Wagner 1997).

| Stadium | Beschreibung |
|---|---|
| Tis | Carcinoma in situ |
| Ta | nichtinvasives verruköses Karzinom |
| T1 | Tumor infiltriert subepitheliales Bindegewebe |
| T2 | Tumor infiltriert Corpus spongiosum oder cavernosum |
| T3 | Tumor infiltriert Urethra oder Prostata |
| T4 | Tumor infiltriert andere Nachbarstrukturen |

36–45 %, die Glans und das Präputium in 7–18 % und der Penisschaft in 1–17 % der Fälle Primärtumorsitz.

Die Vielzahl der in der Vergangenheit gebräuchlichen klinischen **Klassifikationssysteme** des Peniskarzinoms, die untereinander kaum vergleichbar sind, ließ valide Aussagen zur Prognose und sinnvolle Therapiestrategien bei diesem seltenen Tumor kaum zu. Heute hat sich das TNM-System der UICC vor allem in Europa durchgesetzt (Tab. 25.3-1; Wittekind u. Wagner 1997).

Das **histopathologische Grading** unterscheidet G1- (gut differenziert) bis G3-Tumoren (schlecht differenziert) und orientiert sich an den Kriterien für andere Plattenepithelkarzinome.

Regionale **Lymphknotenmetastasen** finden sind in den inguinalen und pelvinen Lymphknotengruppen, wobei eine strenge Seitenzuordnung nicht besteht.

40 % aller Patienten weisen bei Diagnosestellung bereits Metastasen auf. Das **Metastasierungsrisiko** ist vom lokalen Tumorstadium abhängig: Bei Tis- und T1G1-Tumoren ist die Filialisierungsneigung gering, bei T1G2/G3-Karzinomen werden Lymphknotenabsiedlungen häufiger gesehen, bei T2-Karzinomen findet man sie in 40–60 % und bei T3- und T4-Karzinomen in fast 100 % aller Fälle.

## Diagnostik

Die **somatische Untersuchung** des Patienten ist entscheidend für die Entdeckung des Primärbefunds. Peniskarzinome werden häufig von Phimosen maskiert.

> Zur definitiven Diagnosestellung ist die histologische Untersuchung einer Gewebeprobe aus der suspekten Läsion obligat.

Die Diagnostik von **Lymphknotenmetastasen** ist unzuverlässig. Während 50 bis 70 % der Patienten mit suspektem Tastbefund tatsächlich Lymphknoten-positiv sind, finden sich Lymphknotenmetastasen auch bei 25 % der Patienten mit unauffälligem inguinalen Tastbefund. Eingeschränkt beurteilbar ist der inguinale Tastbefund besonders durch reaktiv-entzündliche Veränderungen der Lymphknoten, die durch Superinfektion des Primärtumors auftreten können. Nur der histologische Lymphknotenmetastasennachweis ist letztlich beweisend.

Wenn Lymphknotenmetastasen vorliegen, dann in bis zu 60 % der Fälle bilateral. Liegen inguinale Lymphknotenmetastasen vor, muss in etwa 30 % der Fälle zusätzlich mit pelvinen Lymphknotenmetastasen gerechnet werden. Umgekehrt sind pelvine Lymphknotenmetastasen ohne Leistenlymphknotenmetastasen sehr selten.

Ein hinreichend sicherer Ausschluss von Lymphknotenmetastasen durch **bildgebende Verfahren** (CT, MRT, Ultraschall, Lymphographie) ist nicht möglich. Auch die Biopsie eines von Cabanas propagierten Sentinel-Lymphknotens schließt Lymphknotenmetastasen nicht zuverlässig aus (Cabanas 1977, Wespes et al. 1986).

Eine Watch-and-wait-Strategie führt bei den Patienten, die im Verlauf klinisch oder bildgebend diagnostizierbare Lymphknotenmetastasen entwickeln, zu einer schlechten Prognose: Die 5-Jahre-Überlebensrate beträgt dann nur 13 %. Andererseits haben Patienten, die bei einer Lymphadenektomie 1–2 positive Lymphknoten aufweisen, eine günstige 5-Jahre-Überlebensrate von immerhin 80 %.

## Therapie

Das therapeutische Vorgehen orientiert sich an den **prognoserelevanten Parametern**:
- histologisches Grading
- lokales Tumorstadium
- Metastasierungswahrscheinlichkeit

# Therapie

Das **Carcinoma in situ (Tis)** wird organerhaltend therapiert. Möglich sind eine lokale Tumorexzision mit 5 mm Sicherheitsabstand, eine topische Therapie mit Fluorouracil-Creme über 4 bis 6 Wochen sowie eine Laserkoagulation (Nd-YAG-Laser). Das Problem dieser organhaltenden Therapiestrategien sind Lokalrezidive, Metastasierungen sind selten.

**T1-Karzinome** können dann organerhaltend operiert werden, wenn der Tumor kleiner als 3,5 cm ist und niedrig differenzierte G3-Tumoranteile ausgeschlossen sind. Das lokal erhöhte Rezidivrisiko muss für Arzt und Patienten akzeptabel sein und die Bereitschaft zur Salvage-Penektomie bei Rezidiv sollte bestehen. Befindet sich der Tumor ausschließlich im distalen Vorhautdrittel und ist ein Sicherheitsabstand von 2 cm möglich, können T1-Karzinome auch durch eine alleinige Zirkumzision behandelt werden.

Ansonsten ist die partielle Penektomie mit einem Sicherheitsabstand von 2 cm (Schnellschnittdiagnostik) Therapie der Wahl. Lokalrezidive sind bei dieser Vorgehensweise sehr selten.

Als Alternativen, besonders bei inoperablen Patienten, werden bei T1-Karzinomen laserchirurgische und strahlentherapeutische Verfahren angesehen, mit denen einzelne Arbeitsgruppen überzeugende Ergebnisse vorweisen können (Hofstetter 1986). Die Strahlentherapie des T1-Karzinoms (Brachytherapie/Teletherapie) hat nach einzelnen Mitteilungen 5-Jahre-Überlebensraten wie die klassische chirurgische Therapie, ist aber mit 10–40 % Lokalrezidiven belastet. Darüber hinaus ist die Unterscheidung zwischen Strahlennekrosen und echten Rezidiven schwierig und die Patienten haben mit Harnröhrenstrikturen, Urethrafisteln und Penissklerosen sowie Nekrosen belastende Nebenwirkungen, die nach klassischer chirurgischer Therapie selten auftreten. Die Strahlentherapie größerer Lokalbefunde (> 3 cm) hat palliativen Charakter (Brkovic et al. 1997, Lopes et al. 1996).

**T2/T3-Karzinome** werden durch partielle Penektomie mit 2 cm Sicherheitsabstand behandelt. Ist die Einhaltung des Sicherheitsabstands nicht möglich, erfolgt die totale Penektomie (inklusive Crura) oder die Emaskulation bei Skrotumbeteiligung.

Die **inguinale Lymphadenektomie** ist zugleich diagnostischer und therapeutischer Eingriff. Die Indikationsstellung orientiert sich vor allem am oben beschriebenen Metastasierungsrisiko. Zur Wahl stehen verschiedene Operationsmethoden (Johnson u. Lo 1984, Lopes et al. 2000, McDougal 1995):

- die **erweiterte inguinale Lymphadenektomie**, wie sie von Dassler bereits 1948 vorgestellt wurde. Das Problem der inguinalen Lymphadenektomie sind die perioperativen Komplikationen. Dazu zählen Infektionen in 2–20 %, Hautnekrosen in 6–44 % und Lymphödeme in 5–23 % der Fälle sowie häufig Beinödeme.
- die **modifizierte inguinale Lymphadenektomie** nach Catalona, bei der die Dissektionsfelder lateral und caudal eingeschränkt werden, um die postoperative Morbidität zu senken (Catalona 1989)
- die **pelvine Lymphadenektomie**, die ausgedehnter erfolgt als bei Prostatakarzinomen üblich

In unserer Klinik hat sich folgendes Vorgehen bewährt:

- Durchgeführt wird die modifizierte inguinale Lymphadenektomie beidseits nur bei relevantem Metastasierungsrisiko, also ab T1G2-Karzinomen. Der Eingriff hat diagnostische Bedeutung.
- Die klassische beidseitige inguinale Lymphadenektomie erfolgt nur bei histologisch bewiesener Lymphknotenmetastasierung in der modifizierten inguinalen Lymphadenektomie.
- Eine pelvine Lymphadenektomie ist nur bei inguinalen Lymphknotenmetastasen erforderlich.

Vor allen inguinalen Lymphadenektomien erfolgt eine 2- bis 6-wöchige Antibiose zur

Vermeidung entzündungsbedingter Komplikationen.

Allgemein akzeptierte wirksame **adjuvante oder palliative Therapieregime** des Peniskarzinoms existieren nicht. Die adjuvante Strahlentherapie bei Lymphknoten-positiven Peniskarzinomen ist ohne sicheren Erfolg. Unsicher sind auch die Erfolgsraten der **Chemotherapie**. Vorgeschlagen werden Polychemotherapie-Schemata mit Vincristin, Bleomycin, Methotrexat, bei denen in kleinen Serien eine Verbesserung der 5-Jahre-Überlebensrate beobachtet wurde (Pizzocaro u. Piva 1988).

Mit Bleomycin-Monotherapie wurden partielle und komplette Remissionen in etwa 50 % der Fälle erreicht, allerdings war die Komplikationsrate hoch. Eine Cisplatin-Monotherapie führte nur in 15 % der Fälle zu partiellen Remissionen mit einer Remissionsdauer von 1 bis 3 Monaten

In Anlehnung an gute Remissionraten bei Hautkarzinomen wird derzeit die Wirksamkeit von Retinoiden und Interferon geprüft.

# Literatur

Brkovic D, Kälble T, Dörsam J, Pomer S, Lötzerich C, Banafsche R, Riedasch G, Staehler G. Surgical treatment of invasive penile cancer – the Heidelberg expierence from 1968 to 1994. Eur Urol 1997; 31: 339–42.

Cabanas R. An approach for the treatment of penile carcinoma. Cancer 1977; 39: 456–66.

Catalona W. Lymphadenectomy in the management of carcinoma of the penis. In: Carlton CE (ed) Controversies in urology. Chicago: Year Book Medical Publishers 1989; 311.

Dillner J, von Krogh G, Horenblas S, Meijer CJ. Etiology of squamous cell carcinoma of the penis. Scand J Urol Nephrol Suppl 2000; 205: 189–93.

Hofstetter A. Laser in urology. Lasers Surg Med 1986; 5: 412–4.

Johnson D, Lo R. Management of regional lymph nodes in penile carcinoma. Five-year results following therapeutic groin dissections. Urology 1984; 24: 308–11.

Lopes A, Hidalgo G, Kowalski L, Torloni H, Rossi B, Fonseca F. Prognostic factors in the carcinoma of the penis: Multivariate analysis of 145 patients treated with amputation and lymphadenectomy. J Urol 1996; 156: 1637–42.

Lopes A, Bezerra AL, Serrano SV, Hidalgo GS. Iliac nodal metastases from carcinoma of the penis treated surgically. BJU Int 2000; 86: 690–3.

McDougal WS. Carcinoma of the penis: Improved survival by early regional lymphadenectomy based on the histological grade and depth of invasion of the primary lesion. J Urol 1995; 154: 1364–6.

Pizzocaro G, Piva L. Adjuvant and neoadjuvant vincristine, bleomycine and methotrexate for inguinal metastases from squamous cell carcinoma of the penis. Acta oncol 1988; 27: 823–4.

von Krogh G, Horenblas S. Diagnosis and clinical presentation of premalignant lesions of the penis. Scand J Urol Nephrol Suppl 2000; 205: 201–14.

Wespes E, Simon J, Schulman CC. Cabanas approach: is sentinel node biopsy reliable for staging penile carcinoma? Urology 1986; 28: 278–9.

Wittekind C, Wagner G (Hrsg). International Union against Cancer (UICC). TNM-Klassifikation maligner Tumoren. 5. Aufl. Berlin, Heidelberg, New York: Springer 1997.

## 25.4 Hodentumor

Volker Rohde, Klaus Weichert-Jacobsen

## Einleitung: Epidemiologie und Ätiologie

Die geschätzte Anzahl von Neuerkrankungen für Hodentumoren im Jahre 1998 in Deutschland betrug 3278 Patienten (Robert Koch Institut 2003). Mit einer Inzidenz von 6,5 : 100 000 Männern gehört Deutschland zu den Ländern mit einer hohen Inzidenz. Dänemark registriert mit 9,2 : 100 000 Männern in Europa die höchste Erkrankungsrate. 70% aller betroffenen Männer sind zwischen 20 und 40 Jahre alt, der Altersgipfel für Patienten mit einem diagnostizierten Seminom liegt bei 37 Jahren, bei Patienten mit einem Nichtseminom bei 28 Jahren (Sommerhoff 1982).
Gesicherte **Risikofaktoren** für die Entstehung eines Hodentumors sind

- Zugehörigkeit zur weißen Rasse
- Maldescensus des Hodens
- ein bereits vorbestehender und behandelter unilateraler Hodentumor

Das Risiko für eine maligne Entartung bei einem beidseitigen Maldescensus ist höher als bei einem einseitigen, interessanterweise besteht auch ein erhöhtes Risiko für den orthotop gelegenen Hoden bei einem einseitigen Kryptorchismus. Bei einem Leistenhoden beträgt das Entartungsrisiko 1–2%, für einen abdominell gelegenen Hoden zwischen 5–10%, wobei der Zeitpunkt der Lagekorrektur des maldescenten Hodens keinen Einfluss auf das Entartungsrisiko zu haben scheint (Swerdtlow et al. 1997). Das relative Risiko von Familienangehörigen ebenfalls an einem Hodentumor zu erkranken untersuchten Heimdal und Mitarbeiter. Brüder der Betroffenen haben danach ein relatives Risiko von 10, die Söhne ein Risiko von 5,7 und die Väter von 2–4,3 (Heimdal et al. 1996). Erfreulicherweise werden bei einer stadienunabhängigen Betrachtung derzeit 94% aller Hodentumorpatienten geheilt. Hierbei stimmt die standardisierte Mortalitätsrate von 0,4 mit der erwarteten Mortalität überein.

Über den möglichen **Einfluss molekularer Pathomechanismen** liegen zahlreiche Daten vor. Die Untersuchung familiärer Keimzelltumoren zur Identifikation involvierter Gene in der Karzinogenese von Hodentumoren stellt einen vielversprechenden Ansatz dar. Leahy und Mitarbeiter analysierten 35 Familien mit 32 Brüderpaaren und identifizierten 6 chromosomale Abschnitte, die allerdings bei 54 Familien mit mindestens zwei betroffenen Mitgliedern nicht reproduziert werden konnten (Leahy et al. 1995). Wegweisend erscheinen die Daten von Rapley und Mitarbeitern, die die chromosomale Region Xq27 für die Lokalisation eines putativen Hodentumorgens auf der Grundlage von 134 untersuchten Familien herausarbeiteten. Hierbei zeigten Familien mit mindestens einem Fall eines bilateralen Hodentumors eine statistisch höhere Assoziation zum chromosomalen Abschnitt Xq27 als Familien, in denen kein bilateraler Befall vorkam. Familien mit einem Fall eines Kryptorchismus zeigten ebenfalls häufiger Veränderungen in diesem chromosomalen Abschnitt als Mitglieder von Familien ohne positive Kryptorchismus-Anamnese. Weitere untersuchte Faktoren wie Alter, Zeitpunkt der Diagnose oder histologische Subtypisierung ließen keine Assoziationen erkennen. Die Autoren folgern, dass der Lokus Xq27 der wahrscheinliche Lokus für das Testicular germ cell tumor predisposition gene (TGCTX) sei (Rapley et al. 2000).
Eine weitere zytogenetische Veränderung testikulärer Keimzelltumoren ist die Amplifika-

tion des kurzen Armes des Chromosoms 12, i(12p), die in 60–90 % der untersuchten Tumoren nachweisbar ist. Interessanterweise finden sich bei nicht seminomatösen Keimzelltumoren höhere Kopienzahlen als bei seminomatösen Keimzelltumoren. Die Tatsache, dass diese zytogenetischen Veränderungen auch in den testikulären intraepithelialen Neoplasien (TIN) nachweisbar sind, deutet darauf hin, dass die Amplifikation dieses Isochromosoms i(12p) ein frühes Ereignis in der Karzinogenese der Keimzelltumoren zu sein scheint. Auf dem Isochromosom i(p12) ist beispielsweise das Parathyroid-hormone-related-Gen (PTHLH-Gen) identifiziert worden, das als Protoonkogen nur in seminomatösen und chorionkarzinomatösen, nicht jedoch in embryonalen Karzinomen oder reifen Teratomen exprimiert wird (Shimogaki et al. 1993).

> Derzeit gibt es keinen molekularen Marker, der neben den bereits etablierten Tumormarkern als Prognose- oder Verlaufsparameter eine zumindest gleichwertige Bedeutung erlangen könnte.

## Diagnostik

Die wichtigsten Untersuchungen zum Nachweis eines Hodentumors sind die **Palpation** und die **Sonographie**, durch die mehr als 90 % der Tumoren identifiziert werden können. Der hochauflösende skrotale Ultraschall (mindestens 7,5 MHz) zeigt bei den meisten Tumoren ein hyporeflexives oder ein gemischtes Bild, wobei zystische, solide, sowie intra- und extratestikuläre Veränderungen unterschieden werden können. Es werden immer beide Hoden im Vergleich untersucht, synchrone bilaterale Hodentumoren werden in circa 1 % der Fälle beschrieben.

Ein hinweisgebendes sonographisches Merkmal für eine möglicherweise vorliegende testikuläre intraepitheliale Neoplasie (TIN) ist die Mikrolithiasis testis. Bei diesen morphologischen Veränderungen treten typischerweise keine Echoschatten auf. Nach Untersuchungen von Renshaw und Mitarbeitern finden sich in bis zu 40 % solch histologisch verifizierter Verkalkungen maligne Hodentumoren (Renshaw 1998).

Mit dem AFP, HCG, LDH, und PlAP stehen aussagekräftige **Serumtumormarker** zur Verfügung, die eine Stadienzuordnung sowie eine Verlaufkontrolle ermöglichen (Tab. 25.4-1 und 25.4-2).

**Tab. 25.4-1:** Serumtumormarker nach UICC 1997. Die S-Klassifikation basiert auf dem niedrigsten Wert von AFP (α-Fetoprotein) und HCG (humanes Choriongonadotropin) nach Ablatio testis. LDH (Laktatdehydrogenase) hat eine prognostische Bedeutung bei Patienten mit nachgewiesenen Metastasen. N = obere Grenze des Normwerts für LDH (mod. nach Wittekind und Wagner 1997).

| Sx | Serumtumormarker nicht verfügbar | | |
|---|---|---|---|
| S0 | Marker innerhalb der normalen Grenzen | | |
| S1–S3 | mindestens einer der Marker ist erhöht | | |
| | LDH | HCG (mIU/ml) | AFP (ng/ml) |
| S1 | < 1,5 · N | < 5 000 | < 1 000 |
| S2 | 1,5–10 · N | 5 000–50 000 | 1 000–10 000 |
| S3 | >10 · N | > 50 000 | > 10 000 |

Das α-**Fetoprotein (AFP)** wird bei gonadalen und extragonadalen Keimzelltumoren nachgewiesen (Nichtseminom). Es hat eine Halbwertszeit von 5 Tagen. Es kann auch bei benignen, beispielsweise alkoholinduzierten Lebererkrankungen, Hepatitiden und dem hepatozellulären Karzinom sowie bei gastrointestinalen Tumoren und dem Bronchialkarzinom erhöht sein, ohne dass bei diesen Erkrankungen das AFP als Prognose- oder Verlaufsparameter eingesetzt werden könnte (Lamerz 2000).

Das **humane Choriongonadotropin (HCG)** wird überwiegend vom Nicht-Seminom sezerniert, findet sich aber auch in 20 % der Seminome erhöht. Auch dieser Marker ist nicht organ- oder tumorspezifisch, sondern wird auch bei Blasenmolen, Chorionkarzinomen, gastrointestinalen Tumoren sowie bei benignen und malignen Lebererkrankungen freigesetzt. Die Halbwertszeit beträgt 24–36 Stunden. Wichtig ist bei diesem Marker, dass sowohl das gesamte Molekül als auch nur eine β-Kette sezerniert werden können, so dass nur Labortests zur Analyse eingesetzt werden sollten, die beide Varianten nachweisen können (Mann u. Siddle 1988).

Die **Laktatdehydrogenase (LDH)** ist ein unspezifischer Tumormarker, der beim fortgeschrittenen Seminom sowohl zum Monitoring als auch zur Verlaufskontrolle eingesetzt wird. Neben dem AFP und dem HCG wird die LDH in der UICC-Klassifikation zur Stadieneinteilung und in der IGCCCG-Klassifikation (International Germ Cell Cancer Collaboration Group) zur Prognoseabschätzung herangezogen.

Die **plazentare alkalische Phosphatase (PlAP)** ist ein seit den 80er-Jahren eingesetzter Tumormarker beim Seminom. Die Halbwerts-

**Tab. 25.4-2:** Abschätzung der Prognose von Patienten mit einem fortgeschrittenem Hodentumor nach den Kriterien der IGCCCG (Mead et al. 1997).

| Günstige Prognose | Merkmale | Gesamtüberleben: 92 % |
|---|---|---|
| Nichtseminom | gonadaler oder primärer retroperitonealer Tumor, keine extrapulmonalen Organmetastasen | niedrige Marker:<br>AFP < 1 000 ng/ml<br>HCG < 5 000 mIU/ml<br>LDH < 1,5 · oberen Normwert |
| Seminom | jede Primärlokalisation, jede Markerhöhe, keine Organmetastasen | normales AFP<br>jedes HCG und LDH |
| **Intermediäre Prognose** | **Merkmale** | **Gesamtüberleben: 80 %** |
| Nichtseminom | gonadaler oder primärer retroperitonealer Tumor, keine extrapulmonalen Organmetastasen | intermediäre Marker:<br>AFP = 1 000–10 000 ng/ml<br>HCG < 5 000–50 000 mIU/ml<br>LDH = 1,5–10 · oberen Normwert |
| Seminom | jede Primärtumorlokalisation, jede Markerhöhe, keine Organmetastasen | normales AFP<br>jedes HCG und LDH |
| **Schlechte Prognose** | **Merkmale** | **Gesamtüberleben: 48 %** |
| Nichtseminom | primärer extragonadaler, mediastinaler Keimzelltumor oder ungünstige Markerkonstellation oder extrapulmonale Organmetastasen | ungünstige Marker:<br>AFP > 10 000 ng/ml<br>HCG > 50 000 mIU/ml<br>LDH > 10 · oberen Normwert |
| Seminom | keine | |

zeit beträgt 24 Stunden. Bei Rauchern kann der Wert unspezifisch erhöht sein. Weißbach und Mitarbeiter setzten in der Serumdiagnostik LDH, HCG und PlAP in Kombination ein und beschrieben, dass 80 % der Seminome markeraktiv sind (Weißbach u. Bussar-Maatz 1993).

> Eine nachgewiesene PlAP-Expression im histologischen Schnittpräparat sichert die Diagnose einer testikulären intraepithelialen Neoplasie (TIN).

**Zeitpunkte** zur Bestimmung der Hodentumormarker sind der Tag vor der Operation sowie 5–7 Tage post operationem. Weiterhin soll die Bestimmung vor jeder weiteren Therapiemaßnahme, also vor jedem Chemotherapiezyklus, vor der Bestrahlung oder vor der retroperitonealen Lymphadenektomie erfolgen. Grundsätzlich weist eine Erhöhung auf eine Tumoraktivität hin, ein Anstieg lässt eine Tumorprogression vermuten. Bei der Wahl des Bestimmungszeitpunkts und der Interpretation dieser Werte ist das **Release-Phänomen** zu berücksichtigen, bei dem es durch die Wirkung der Chemotherapeutika zum Einschmelzen der Tumoranteile und damit zur Freisetzung der Marker kommen kann.

> Eine negative Markerkonstellation schließt eine Tumoraktivität nicht aus. In der Nachsorge sollte auch bei initial Markernegativen Tumoren eine Tumormarker-Bestimmung durchgeführt werden, da Residualtumoren oder Metastasen zu jeder Zeit mit der Synthese dieser Marker beginnen können.

Nach der letzten Update-Konferenz zur Diagnostik und Verlaufkontrolle von Hodentumoren werden zur Ausbreitungsdiagnostik die **Computertomographie (CT)** des Abdomens und des Beckens unter Gabe oraler und intravenöser Röntgenkontrastmittel sowie das CT des Thorax als Standardverfahren empfohlen. Die konventionelle Röngten-Thorax-Untersuchung in 2 Ebenen kann die CT-Untersuchung des Thorax nicht ersetzen. Die Grenzen dieses bildgebenden Verfahrens liegen bei pulmonalen oder pleuralen knotigen Veränderungen, die kleiner als 1 cm sind und zu falsch positiven Befunden führen können (Krege et al. 2001).

Die Größenbestimmung und die Bewertung der Dignität retroperitonealer Lymphknoten stellt auch beim CT des Abdomens einen begrenzenden Faktor dar. Donohoe und Mitarbeiter berichten über 23 % falsch negative und 30 % falsch positive CT-Befunde und damit eine entsprechend falsche Stadienzuordnung der betroffenen Patienten (Donohue et al. 1987).

Der Einsatz der **Magnetresonanztomographie (MRT)** sollte auf Patienten mit bestehenden Kontraindikationen auf intravenöse Röntgenkontrastmittel beschränkt bleiben, da sie keinen zusätzlichen Informationsgewinn bietet (Hogeboom et al. 1993). Die **Skelettszintigraphie** und das **CT des Schädels** sind indiziert bei symptomatischen Patienten und solchen mit exzessiv erhöhten Tumormarkern entsprechend der Gruppierung in die intermediäre oder schlechte Prognose-Gruppe der International Germ Cell Cancer Collaboration Group (IGCCCG).

Die **Positronen-Emissions-Tomographie (PET)** hat bisher in der Diagnostik der Hodentumoren keinen gesicherten Stellenwert. Dies ist begründet mit falsch negativen Befunden bei differenzierten Teratomen und falsch positiven Ergebnissen bei entzündlichen Prozessen (Hoh et al. 1998).

Die **histologischen Charakteristika** von Hodentumoren sind sehr vielseitig. Die **WHO-Klassifikation** berücksichtigt alle Differenzierungen von Keimzelltumoren (Mostofi u. Sesterhenn 1998). Als Hauptgruppen werden zum einen die Keimzelltumoren aufgelistet, wobei in dieser Gruppe ausschließlich Strukturen eines Seminoms (oder eines spermatozytischen Seminoms) als Nur-Seminome bezeichnet werden, alle übrigen Keimzelltumoren werden als Nicht-Seminome klassifiziert. Zum anderen werden deutlich seltener vorkommende Tumorentitäten in die Gruppen der Keimstrang-Stroma-Tumoren sowie in die Gruppe von Tumoren mit Keimstrang-Stroma-Tumor-Anteilen und Keimzelltumoranteilen bzw. in verschiedene Tumoren eingruppiert.

In der aktualisierten 5. Auflage der **TNM-Klassifikation** der UICC (Wittekind und Wagner 1997) ist zur Unterscheidung von pT1- und pT2-Stadium die Gefäßinvasion aufgenommen worden, dies wurde in der 6. Auflage von 2002 beibehalten (Wittekind et al. 2002 (Tab. 25.4-3). Der Nachweis einer Adhäsion eines Tumorzellverbandes am Endothel und/oder eine Ausfüllung eines mit Endothel ausgekleideten Lumens im Schnittpräparat wird histologisch als vaskuläre Invasion definiert. Eine sicher nachgewiesene Gefäßinvasion wird dem pT2-Stadium zugeordnet und hat sich als Parameter zur Abschätzung okkulter Metastasen etabliert.

In diese Klassifikation sind auch die Serumtumormarker aufgenommen, aus deren Werten gemeinsam mit der klinischen TNM-Klassifikation eine Stadiengruppierung vorgenommen wird (Tab. 25.4-4). Diese Stadiengruppierung ist die Basis für eine festzulegende Therapie und zur Abschätzung der Prognose. Nicht zuletzt wegen dieser häufig nicht einfachen diagnostischen Entscheidung ist in den Leitlinien zur Diagnostik von Hodentumoren von 1999 die pathologische Diagnostik aufgelistet. Dort ist unter anderem festgeschrieben, dass ein Orchiektomiepräparat vollständig quer in 3 mm dicke Scheiben lamelliert werden muss.

## Testikuläre intraepitheliale Neoplasie (TIN)

Bei der testikulären intraepithelialen Neoplasie (TIN) handelt es sich um atypische Keimzellen mit großem Zellkern, reichlich Zytoplasma sowie atypischen Nukleolen. Diese neoplastischen Keimzellen dehnen sich intratubulär aus.

**Tab. 25.4-3:** TNM-Klassifikation maligner Hodentumoren von 2002 (nach Wittekind et al. 2002).

| | |
|---|---|
| pTis | intratubuläre Keimzellneoplasie |
| pT1 | Hoden und Nebenhoden, ohne Blut-/Lymphgefäßinvasion, Tumor kann Tunica albuginea infiltrieren, nicht aber die Tunica vaginalis |
| pT2 | Hoden und Nebenhoden, mit Blut/Lymphgefäßinvasion, oder Tumor mit Ausdehnung durch die Tunica albuginea mit Befall der Tunica vaginalis |
| pT3 | Samenstrang, mit oder ohne Blut-/Lymphgefäßinvasion |
| pT4 | Skrotum, mit oder ohne Blut-/Lymphgefäßinvasion |
| N1 | in Form eines Lymphknotenkonglomerats mit 2 cm oder weniger in größter Ausdehnung, bis zu 5 positive Lymphknoten, keiner mehr als 2 cm in größter Ausdehnung |
| N2 | in Form eines Lymphknotenkonglomerats mit mehr als 2 cm aber nicht mehr als 5 cm in größter Ausdehnung, oder mehr als 5 positive Lymphknoten, keiner mehr als 5 cm in größter Ausdehnung, oder extranodale Tumorausdehnung |
| N3 | in Form eines Lymphknotenkonglomerats mit mehr als 5 cm in größter Ausdehnung |
| M1a | nichtregionäre Lymphknoten oder Lungenmetastasen |
| M1b | andere Fernmetastasen |

Die Diagnose gilt nur als gesichert, wenn die zytologisch verdächtigen Zellen auch die plazentare alkalische Phosphatase (PlAP) exprimieren.

Da Patienten mit einem Hodenvolumen < 12 ml und einem Lebensalter von < 30 Jahren ein Risiko von 34 % für das Vorliegen einer TIN haben (Harland et al. 1998), wird eine **Biopsie** bei Patienten besonders dieser Risikogruppe empfohlen (Souchon et al. 2002). Bei Patienten mit einem einseitigen Hodentumor konnte in 4,9 %

Tab. 25.4-4: Stadiengruppierung nach UICC von 2002 (Wittekind et al. 2002).

| Stadium | Primärtumor | regionäre Lymphknoten | Fernmetastasen | Serumtumormarker |
|---|---|---|---|---|
| 0 | pTis | N0 | M0 | S0SX |
| I | pT1–4 | N0 | M0 | Sx |
| IA | pT1 | N0 | M0 | S0 |
| IB | pT2 | N0 | M0 | S0 |
|  | pT3 | N0 | M0 | S0 |
|  | pT4 | N0 | M0 | S0 |
| IS | jedes pT/TX | N0 | M0 | S1–3 |
| II | jedes pT/TX | N1–3 | M0 | Sx |
| IIA | jedes pT/TX | N1 | M0 | S0 |
|  | jedes pT/TX | N1 | M0 | S1 |
| IIB | jedes pT/TX | N2 | M0 | S0 |
|  | jedes pT/TX | N2 | M0 | S1 |
| IIC | jedes pT/TX | N3 | M0 | S0 |
|  | jedes pT/TX | N3 | M0 | S1 |
| III | jedes pT/TX | jedes N | M1, M1a | Sx |
| IIIA | jedes pT/TX | jedes N | M1, M1a | S0 |
|  | jedes pT/TX | jedes N | M1, M1a | S1 |
| IIIB | jedes pT/TX | jedes N | M0 | S2 |
|  | jedes pT/TX | jedes N | M1, M1a | S2 |
| IIIC | jedes pT/TX | jedes N | M0 | S3 |
|  | jedes pT/TX | jedes N | M1, M1a | S3 |
|  | jedes pT/TX | jedes N | M1b | S3 |

der Fälle mit einer ungezielten Biopsie ein TIN diagnostiziert werden. Montinori und Mitarbeiter zeigten, dass nach 5 Jahren bereits 50 % der Patienten mit einem nachgewiesenen TIN ein invasives Karzinom entwickeln (Montironi 2002).

Aus dieser kumulativen Wahrscheinlichkeit rechtfertigt sich die Therapie der TIN. Ist primär eine **Chemotherapie** geplant, kann in zwei Dritteln der Fälle davon ausgegangen werden, dass diese Patienten durch die Chemotherapie geheilt werden. Zeigen sich 6 Monate nach einer Chemotherapie in einer Kontrollbiopsie neoplastische Keimzellen im Sinne einer TIN, sollte sekundär bestrahlt werden.

Wird nach einer Ablatio testis bei nachgewiesenem Hodentumor eine TIN im Einzelhoden gesichert, sollte eine **Strahlentherapie** mit 18 Gy in neun Fraktionen über 14 Tage erfolgen. Da es zur Insuffizienz der Leydig-Zellen unter dieser Therapie kommen kann, werden halbjährliche Kontrollen des Testosteronspiegels empfohlen. Eine erneute Biopsie als Therapieerfolgskontrolle wird derzeit für nicht erforderlich gehalten. Da es sich bei der Entwicklung von einer TIN zu einem malignen Hodentumor um einem zeitlich längeren Verlauf handelt, ist bei Kinderwunsch und gleichzeitig ausreichender Spermiogenese eine abwartende Haltung vertretbar. Die hierzu notwendigen Kontrolluntersuchungen setzen allerdings eine genügende Compliance der Patienten voraus.

# Therapie

Grundsätzlich kann durch die Hodentumortherapie die **Fertilität** gefährdet werden. Die Ablatio testis oder eine Strahlentherapie vernichten die Fertilität des Hodens dauerhaft, bei einer Chemotherapie ist eine partielle Erholung je nach eingesetztem Schema möglich. Somit sollte im Rahmen einer prätherapeutischen Aufklärung auf die Möglichkeit einer **Kryokonservierung** durch Asservierung einer Ejakulatprobe oder einer testikulären Spermienextraktion (TESE) hingewiesen werden. Für die entstehenden Kosten einer Konservierung muss der Patient selbst aufkommen, da diese in der Regel nicht von der gesetzlichen Krankenkasse übernommen werden.

## Behandlung des Primärtumors

Bei klinischem Verdacht (Palpation, Sonographie, erhöhte Serumtumormarker) muss zur Sicherung der Diagnose eine inguinale Hodenfreilegung auf der betroffenen Seite, unter Umständen mit Schnellschnittbiopsie, und fakultativ auch die Entnahme einer transskrotalen reiskorngroßen Biopsieprobe des kontralateralen Hodens erfolgen, wenn der Schnellschnitt aus dem tumortragenden Hoden eine Malignität ergibt. Im weiteren operativen Verlauf wird der Funiculus spermaticus nahe der peritonealen Umschlagfalte im Gesunden abgesetzt. Eine Hemiskrotektomie ist nur indiziert, wenn die Skrotalwand durch den Tumor kontaminiert ist.

## Therapie und Nachsorge des Seminoms im Stadium I

Im klinischen Stadium I ist nach der **Ablatio testis** die **Strahlentherapie** mit 26 Gy die empfohlene Therapie. Das paraaortale Bestrahlungsfeld ist einmal durch den Brustwirbelkörper 11 und den Lendenwirbelkörper 4 sowie seitlich durch die Querfortsätze der Wirbelkörper begrenzt. Zusätzlich gilt auch die **Überwachungsstrategie (Surveillance)** als vertretbar, in der zwar 16 % der Patienten Rezidive erleiden, gleichzeitig aber im Vergleich zu den adjuvant bestrahlten Patienten keine Unterschiede im Gesamtüberleben aufzeigen. Eine Monotherapie mit Carboplatin ist nur innerhalb von Studien indiziert.

Vorteilhaft bei der Strahlentherapie sind die insgesamt geringen Nebenwirkungen, sowie die

Quote von 3–4 % an Rezidiven, die bevorzugt außerhalb des Strahlengebietes auftreten. Die Induktion eines Zweitmalignoms wird als Nachteil der Strahlentherapie angesehen (Travis et al. 1997).

80 % der Patienten sind nach der Ablatio testis geheilt. Der Vorteil der Überwachungsstrategie besteht darin, dass diese Patienten nicht durch eine unnötige Therapie belastet werden. Die 20 % verzögert zu behandelnden Patienten benötigen häufig eine höhere Strahlendosis oder sogar eine Chemotherapie, so dass dies als Nachteil gewertet wird. Dies gilt in gleicher Weise für die erforderlich hohe Compliance des Patienten für die engmaschige Nachsorge.

Auch die **Nachsorge** findet stadienabhängig risikoadaptiert statt. Im Stadium I des Seminoms gilt: Neben der klinischen Untersuchung, der Serumtumormarker-Bestimmung und der Sonographie wird die konventionelle Thoraxuntersuchung im ersten Jahr im 2-monatlichen Rhythmus empfohlen. Im zweiten Jahr kann diese Untersuchung auf einen 4-monatlichen, im dritten und vierten Jahr auf einen 6-monatlichen und ab dem fünften Jahr auf einen jährlichen Rhythmus ausgedehnt werden.

Da sich zwei Drittel der Rezidive retroperitoneal manifestieren, wird nach der Bestrahlung einmal im Jahr ein CT des Abdomens empfohlen. Bei nur überwachten Patienten sollte dieses in den ersten 2 Jahren vierteljährlich und anschließend ebenfalls in jährlichen Abständen veranlasst werden.

Die Behandlung von **Rezidiven** im Stadium I nach einer Strahlentherapie erfolgt mit 3 Zyklen Cisplatin, Etoposid und Bleomycin (PEB).

## Therapie des Seminoms im Stadium IIA/B

Im Stadium II erfolgt nach der **Ablatio testis** ebenfalls eine homogene **Bestrahlung**. Das klinische Stadium IIA wird mit 30 Gy, das Stadium IIB mit 36 Gy bestrahlt. Das Bestrahlungsfeld wird in diesen Stadien ebenfalls paraaortal und kranial am Brustwirbelkörper 11 begrenzt, kaudal aber bis zum Oberrand des Acetabulums erweitert. Im Stadium IIB werden die lateralen Feldgrenzen individuell nach vorliegendem Befund festgelegt. Eine erste CT-Kontrolle des Therapieerfolgs sollte nach 4–6 Wochen stattfinden.

**Nachsorge** des Seminoms im klinischen Stadium IIA/B entspricht dem Vorgehen bei Patienten mit dem klinischen Stadium I, inklusive einer jährlichen CT-Untersuchung des Abdomens.

**Komplikationen** der Strahlentherapie müssen in den Seminomstadien I und II bedacht werden:

- Genetische Schäden in der Nachkommenschaft: Obwohl im Vergleich zur Normalbevölkerung kein erhöhtes genetisches Risiko für die erste Generation beschrieben worden ist, wird eine Kontrazeption für weitere 18 Monate nach Bestrahlungsende empfohlen.
- Zweitkarzinom: Das relative Risiko zur Entwicklung eines Zweitkarzinoms liegt je nach untersuchtem Kollektiv zwischen 1,3 und 3,4 (Weißbach u. Albers 2000). Die häufigsten Zweitmalignome sind therapieunabhängig unterschiedliche Formen der Leukämie (Travis et al. 1997). Bei der Risikoabwägung sind allerdings Daten berücksichtigt worden, die auf historischen Therapien basieren, die sich erheblich von aktuellen Therapiemodalitäten unterscheiden.

## Therapie und Nachsorge des Seminoms im Stadium IIC und III

Nach **Ablatio testis** erfolgt eine **Chemotherapie** mit 3 Zyklen Cisplatin, Etoposid und Bleomycin (PEB). Bei diesen im Durchschnitt älteren Patienten ist besonders die Lungentoxizität des Bleomycins zu beachten. So wird im Einzelfall bei bekanntem Lungenemphysem oder einer obstruktiven Lungenerkrankung auf die Zweierkombination von Cisplatin und Etoposid zurückgegriffen, von der 4 Zyklen im 3-Wochen-Abstand appliziert werden. Grundsätzlich erhalten Patienten mit einer guten Prognose (IGCCCG-Kriterien, s. Tab. 25-13) 3 Zyklen PEB, Patienten mit einer intermediären Prognose erhalten 4 Zyklen PEB. Die klinischen Stadien IIC und III werden in gleicher Weise behandelt. Residuale Tumormassen, die größer als 3 cm sind, werden operativ entfernt.

Die **Nachsorge** wird in gleicher Weise wie bei Patienten mit einem Nichtseminom im Stadium IIC durchgeführt (s. u.).

## Therapie und Nachsorge des Nichtseminoms im klinischen Stadium I

Das klinische Stadium I besagt, dass sich in der Ausbreitungsdiagnostik keine Mctastasierung findet. In diesem Fall stehen nach der **Ablatio testis** mit der modifizierten retroperitonealen Lymphadenektomie (RLA), der Chemotherapie und der Überwachungsstrategie drei Möglichkeiten mit vergleichbaren Überlebensdaten zur Verfügung, die aber unterschiedliche Morbiditäten aufweisen. Die Heilungsrate beträgt unabhängig vom therapeutischen Vorgehen 99%. Belegt ist, dass 17–33% der Patienten im Stadium I eine okkulte retroperitoneale Metastasierung haben. Weitere 8% werden eine pulmonale Filiarisierung entwickeln. Um das Risiko einer okkulten Metastasierung prognostisch abschätzen zu können, hilft der Risikofaktor einer vaskulären Invasion (Synonym: Gefäßinvasion). Fehlen die histologischen Kriterien einer vaskulären Invasion im Primärtumor, tritt in dieser Niedrigrisiko-Gruppe nur in 14–22% der Fälle ein Rezidiv auf. Werden Zeichen einer Gefäßinvasion nachgewiesen, entwickeln sich nach prospektiven Untersuchungen in der Hochrisiko-Gruppe zu 61%

retroperitoneale und zu 25% pulmonale Metastasen.

Da auch in der Leitlinie zur Diagnostik und Therapie von Hodentumoren keine abschließende Empfehlung formuliert wird, werden Vor- und Nachteile der Optionen nachfolgend dargestellt (Souchon et al. 2002).

- **Nervschonende retroperitoneale Lymphadenektomie** ohne Risikoadaptation: Obwohl das postoperative Risiko eines retroperitonealen Progresses nur 0–2% beträgt, wird in 8% der Fälle eine Chemotherapie zur Behandlung der pulmonalen Metastasen notwendig werden. Gegenüber einer risikoadaptierten Therapie bedeutet dieses Vorgehen für 70–83% der Patienten eine Übertherapie, wobei zusätzlich eine operative Morbidität von 9% in Kauf genommen werden muss.
- Risikoadaptiertes Vorgehen auf der Basis einer **Überwachungsstrategie**: Fehlen die Zeichen einer vaskulären Invasion im Orchiektomiepräparat, entwickeln sich in 14–22% der Fälle Metastasen, d. h. nur wenige Patienten benötigen eine Chemotherapie; die verbleibenden 78–86% der Patienten sind nach Entfernung des Primärtumors geheilt.
- Risikoadaptiertes Vorgehen mit einer **adjuvanten Chemotherapie**: Beim Nachweis einer Gefäßinvasion kann das Risiko einer retroperitonealen oder pulmonalen Metastasierung mit einer adjuvanten Chemotherapie (2 Zyklen PEB) auf 3% gesenkt werden. Man nimmt dabei aber in Kauf, 52% der Patienten unnötig zu therapieren. Überwachte man diese Patienten lediglich, entstünden in 48% der Fälle Metastasen (Hochrisiko-Gruppe).

Einen wünschenswerten prognostischen Marker, der bei fehlender Gefäßinvasion das Risiko einer Metastasierung voraussagt oder umgekehrt, bei einer bestehenden Gefäßinvasion fehlende Progressionseigenschaften des Tumors abbildet, gibt es derzeit nicht.

## Therapie des Nichtseminoms im klinischen Stadium IIA/B

Heilungsraten von 98 % können mit drei zur Verfügung stehenden Therapieoptionen (s. u.) erreicht werden, d. h. die Morbidität und das Ausmaß der Behandlung erhalten bei der Wahl der Therapie ein hohes Gewicht. Ein risikoadaptiertes Vorgehen ist nicht möglich.

- **Nervschonende retroperitoneale Lymphadenektomie und adjuvante Chemotherapie** (2 Zyklen PEB): Neben einem geringen Rezidivrisiko von 4 % findet sich in 12 % der Fälle ein histologisch gesichertes Stadium I (eine Chemotherapie ist dann nicht notwendig) (Weißbach et al. 2000).
- **Nervschonende retroperitoneale Lymphadenektomie ohne adjuvante Chemotherapie:** Nach einer histopathologischen Stadiensicherung bleibt allen Patienten, die nach der Operation kein progredientes Tumorwachstum aufweisen, die potenzielle Toxizität der Chemotherapie erspart. Die operativ bedingte Morbidität beträgt 10 %. Die Gefahr, die Fähigkeit zur anterograden Ejakulation zu verlieren, liegt zwischen 5 und 15 %. Im Stadium IIA sind es bis zu 25 %, im Stadium IIB sind es 50 % der Patienten, die ein Rezidiv ohne adjuvante Chemotherapie entwickeln. Ein nachgewiesenes Rezidiv muss mit 3 Zyklen PEB behandelt werden.
- **Primäre Chemotherapie und Residualtumorresektion:** Diese Möglichkeit steht insbesondere Patienten offen, die eine Operation ablehnen. Mit 3 Zyklen PEB werden 83–91 % der Patienten im Stadium IIA und 6–87 % der Patienten im Stadium IIB primär geheilt. Eine sekundäre RLA mit oft erhöhtem operativen Schwierigkeitsgrad ist für 9–17 % der Fälle im Stadium IIA und für 13–39 % im Stadium IIB notwendig. Unter den Rezidiven finden sich auch die „growing teratoma", die nicht oder wenig chemotherapiesensibel sind. Für diese Patienten sind im Rahmen der Nachsorge drei zusätzliche CT-Untersuchungen des Abdomens vorgesehen.

## Therapie des Nichtseminoms im klinischen Stadiums III

Im fortgeschrittenen Tumorstadium orientiert sich die Therapie an Prognosefaktoren (Definition der IGCCCG, s. Tab. 25-13):

- Patienten mit einer **guten Prognose** erhalten als Standardverfahren 3 Zyklen PEB. Alternativ werden 4 Zyklen PE verabreicht, wenn beispielsweise Kontraindikationen gegen Bleomycin bestehen.
- Patienten mit einer **intermediären Prognose** sollen nach Empfehlung der Leitlinie zur Diagnostik und Therapie von Hodentumoren 4 Zyklen PEB als Standardtherapie unter Studienbedingungen erhalten, da es noch keine Daten aus prospektiven Studien gibt (Souchon et al. 2002).
- Patienten mit einer **schlechten Prognose** erhalten als Standardtherapie 4 Zyklen PEB, wahlweise 4 Zyklen PEI (Cisplatin, Etoposid und Ifosfamid), welches aber toxischer ist (Nichols et al. 1998). Eine Hochdosis-Chemotherapie sollte nur in speziellen Zentren und in prospektiv randomisierten Studien durchgeführt werden, da eine verbesserte Überlebensrate bisher nicht nachgewiesen werden konnte (Motzer et al. 1997).

Das Management unter laufender Therapie hat wesentlichen Einfluss auf den Therapieerfolg. Eine Indikation zur prophylaktischen Gabe eines **hämatopoetischen Wachstumsfaktors** besteht nur dann, wenn infektiöse Komplikationen unter laufender Therapie auftreten. Eine Verzögerung der Zyklen sollte nur erfolgen, wenn Fieber, eine Granulozytopenie oder eine Thrombozytopenie (< 100 000/µl) vorliegen. Nach 2 Zyklen wird eine **Therapieerfolgskontrolle** durch eine CT-Untersuchung von Thorax

und Abdomen sowie durch eine Tumormarker-Bestimmung durchgeführt. Je nach Befundkonstellation ergibt sich konsekutiv das weitere Vorgehen:
- Markerabfall mit Metastasen in Remission oder stabiler Manifestation: Die begonnene Therapie wird zeitgerecht beendet.
- Markerabfall mit wachsenden Metastasen: Nach Beendigung der Induktionstherapie erfolgt die operative Resektion der Metastasen, wobei bei Befall von Thorax und Abdomen zuerst die größeren Metastasen entfernt werden.
- Tumormarkeranstieg: Ein Wechsel zur Hochdosis-Chemotherapie unter Studienbedingungen an ausgewiesenen Zentren ist erstrebenswert, da andere konventionelle Alternativen keine Aussicht auf einen Therapieerfolg versprechen.

Findet sich nach einer abgeschlossenen Chemotherapie eine partielle Remission, müssen die Tumorresiduen operativ entfernt werden.
Lassen sich histologisch vitale Tumorzellen nachweisen, sollten als Salvage-Chemotherapie 2 Zyklen eines cisplatinhaltigen Behandlungsregimes verabreicht werden. Patienten mit einer zum Zeitpunkt der Primärdiagnostik nachgewiesenen **Hirnmetastasierung** haben eine 30–40%ige Überlebenswahrscheinlichkeit, während für Patienten, bei denen sich im Verlauf einer Therapie sekundär eine Hirnmetastasierung entwickelt, die Überlebenswahrscheinlichkeit auf 2% sinkt, wobei die Lokalisation und das Ausmaß der Hirnmetastasen die Prognose ebenfalls beeinflussen. Überwiegend werden die Strahlentherapie (36 Gy) und die Chemotherapie (4 Zyklen einer Standardkombination) parallel appliziert. Die operative Entfernung auch einer nur unilokulären Metastase ist in ihrem Wert nicht gesichert. In individuellen Fällen erscheint es aber sinnvoll, Metastasen eines teratomhaltigen Primärtumors operativ zu entfernen.

## Nachsorge des Nichtseminoms

Die Intervalle sind nach Beendigung der Behandlung für alle Stadien oder durchgeführten Therapien gleich.

> Die klinische Untersuchung, Sonographie des kontralateralen Hodens, Serumtumormarker-Bestimmung und bildgebende Diagnostik werden im ersten und zweiten Jahr alle drei Monate, im dritten Jahr alle vier Monate und im vierten und fünften Jahr alle sechs Monate durchgeführt.

Spätere Kontrolluntersuchungen haben das Ziel, potenziell induzierte Zweitkarzinome zu erfassen. Dies ist nur ein bewährtes, aber keinesfalls ein starres Schema. Wenn individuelle Befundkonstellationen dies erforderlich machen, sind Abweichungen natürlich sinnvoll.

# Literatur

Donohue JP, Rowland RG, Kopecky K, Steidle CP, Geier G, Ney KG, Einhorn L, Williams S, Loehrer P. Correlation of computerized tomographic changes and histological findings in 80 patients having radical retroperitoneal lymph node dissection after chemotherapy for testis cancer. J Urol 1987; 137: 1176–9.

Harland SJ, Cook PA, Fossa SD, Horwich A, Mead GM, Parkinson MC, Roberts JT, Stenning SP. Intratubular germ cell neoplasia of the contralateral testis in testicular cancer: defining a high risk group. J Urol 1998; 160: 1353–7.

Heimdal K, Olsson H, Tretli S, Flodgren P, Borresen AL, Fossa SD. Risk of cancer in relatives of testicular cancer patients. Br J Cancer 1996; 73: 970–3.

Hogeboom WR, Hoekstra HJ, Mooyaart EL, Sleijfer DT, Schraffordt Koops H. Magnetic resonance imaging of retroperitoneal lymph node metastases of non-seminomatous germ cell tumours of the testis. Eur J Surg Oncol 1993; 19: 429–37.

Hoh CK, Seltzer MA, Franklin J, deKernion JB, Phelps ME, Belldegrun A. Positron emission tomography in urological oncology. J Urol 1998; 159: 347–56.

Krege S, Schmoll HJ, Souchon R. Interdisciplinary consensus in diagnosis and therapy of testicular tumors. Results of an update conference founded on evidence-based medicine (EBM). Urologe A 2001; 40: 137–47.

Lamerz R. Alpha-Fetoprotein. In: Thomas L (Hrsg). Labor und Diagnose. 5. Aufl. Marburg: TH-Books-Verlaggesellschaft 2000.

Leahy MG, Tonks S, Moses JH, Brett AR, Huddart R, Forman D, Oliver RT, Bishop DT, Bodmer JG. Candidate regions for a testicular cancer susceptibility gene. Hum Mol Genet 1995; 4: 1551–5.

Leitlinien zur Diagnostik von Hodentumoren. Urologe A 1999; 38: 73–82.

Leitlininien zur Therapie von Hodentumoren. Urologe A 1999; 38: 201–7.

Mann K, Siddle K. Evidence for free beta-subunit secretion in so-called human chorionic gonadotropin-positive seminoma. Cancer 1988; 62: 2378–82.

Mead GM, Stenning SP. The International Germ Cell Consensus Classification: a new prognostic factor-based staging classification for metastatic germ cell tumours. Clin Oncol (R Coll Radiol) 1997; 9: 207–9.

Montironi R. Intratubular germ cell neoplasia of the testis: testicular intraepithelial neoplasia. Eur Urol 2002; 41: 651–4.

Mostofi FK, Sesterhenn IA. Histogiscal typing of testis tumours. WHO International Histogiscal Classification of Tumours, 2$^{nd}$ ed. Berlin, Heidelberg, New York, Tokyo: Springer 1998.

Motzer RJ, Mazumdar M, Bajorin DF, Bosl GJ, Lyn P, Vlamis V. High-dose carboplatin, etoposide, and cyclophosphamide with autologous bone marrow transplantation in first-line therapy for patients with poor-risk germ cell tumors. J Clin Oncol 1997; 15: 2546–52.

Nichols CR, Catalano PJ, Crawford ED, Vogelzang NJ, Einhorn LH, Loehrer PJ. Randomized comparison of cisplatin and etoposide and either bleomycin or ifosfamide in treatment of advanced disseminated germ cell tumors: an Eastern Cooperative Oncology Group, Southwest Oncology Group, and Cancer and Leukemia Group B Study. J Clin Oncol 1998; 16: 1287–93.

Rapley EA, Crockford GP, Teare D, Biggs P, Seal S, Barfoot R, Edwards S, Hamoudi R, Heimdal K, Fossa SD, Tucker K, Donald J, Collins F, Friedlander M, Hogg D, Goss P, Heidenreich A, Ormiston W, Daly PA, Forman D, Oliver TD, Leahy M, Huddart R, Cooper CS, Bodmer JG, et al. Localization to Xq27 of a susceptibility gene for testicular germ-cell tumours. Nat Genet 2000; 24: 197–200.

Renshaw AA. Testicular calcifications: incidence, histology and proposed pathological criteria for testicular microlithiasis. J Urol 1998; 160: 1625–8.

Robert Koch Institut 2003. http://www.rki.de/GBE/KREBS/KREBS.HTM

Shimogaki H, Kitazawa S, Maeda S, Kamidono S. Variable expression of hst-1, int-2 and parathyroid hormone-related protein in different histological types of human testicular germ cell tumors. Cancer J 1993, 6: 8186.

Sommerhoff CH. Altersverteilung. In: Weißbach L, Hildenbrand G (Hrsg). Register- und Verbundstudie für Hodentumoren – Bonn. Ergebnisse einer prospektiven Untersuchung. S209–214, München: W. Zuckschwerdt Verlag 1982.

Souchon R, Schmoll HJ, Krege S. Leitlinie zur Diagnostik und Therapie von Hodentumoren auf Grundlage evidenzbasierter Medizin (EBM). Im Auftrag der deutschen Krebsgesellschaft. München (u. a.): .W. Zuckschwerdt Verlag 2002.

Swerdtlow AJ, Higgins CD Pike MC. Risk of testicular cancer in cohort of boys with cryptorchism. BJM 1997; 314: 1507–11.

Travis LB, Curtis RE, Storm H, Hall P, Holowaty E, Van Leeuwen FE, Kohler BA, Pukkala E, Lynch CF, Andersson M, Bergfeldt K, Clarke EA, Wiklund T, Stoter G, Gospodarowicz M, Sturgeon J, Fraumeni JF Jr, Boice JD Jr. Risk of second malignant neoplasms among long-term survivors of testicular cancer. J Natl Cancer Inst 1997; 89: 1429–39.

Weißbach L, Albers P. In: Rübben H (Hrsg) Uroonkologie, Hodentumoren. Berlin, Heidelberg, New York: Springer 2000; 361–467.

Weißbach L, Bussar-Maatz R. HCG-positive seminoma. Eur Urol 1993; 23 (Suppl 2): 29–32.

Weißbach L, Bussar-Maatz R, Flechtner H, Pichlmeier U, Hartmann M, Keller L. RPLND or primary chemotherapy in clinical stage IIA/B nonseminomatous germ cell tumors? Results of a prospective multicenter trial including quality of life assessment. Eur Urol 2000; 37: 582–94.

Wittekind C, Wagner G (Hrsg). International Union against Cancer (UICC). TNM-Klassifikation maligner Tumoren. 5. Aufl. Berlin, Heidelberg, New York: Springer 1997.

Wittekind CH, Bootz F, Meyer HJ (Hrsg). TNM, Klassifikation maligner Tumoren. Berlin, Heidelberg, New York: Springer 2002.

## 25.5 Prostatakarzinom

Klaus Weichert-Jacobsen, Volker Rohde

## Einleitung: Ätiologie und Epidemiologie

Die Inzidenz des Prostatakarzinoms (PCA) ist abhängig von zahlreichen Faktoren. Diskutiert werden hormonelle, diätetische, infektiologische und genetische Einflüsse.

> Die familiäre Häufung des Prostatakarzinoms ist belegt: Bei Erkrankung von Verwandten ersten Grades steigt das Risiko um den Faktor 3, das Karzinom tritt außerdem durchschnittlich 10 Jahre früher auf.

Offensichtlich sind auch **ethnographische Unterschiede** in der Erkrankungshäufigkeit. In den USA ist das Prostatakarzinom der häufigste maligne Tumor des Mannes mit einer deutlichen Inzidenzsteigerung in den letzten zwei Jahrzehnten um den Faktor 4 auf 184 000 Neuerkrankungen im Jahr 1995. Ein besonders hohes Erkrankungsrisiko haben farbige Amerikaner mit einer Häufigkeit von 437 : 100 000. Im Gegensatz dazu ist die Inzidenz des Prostatakarzinoms in Japan und China gering: 0,8 : 100 000. In Deutschland ist das Prostatakarzinom mit einer Inzidenz von 30 : 100 000 inzwischen der zweithäufigste maligne Tumor des Mannes und der häufigste Tumor im Fachgebiet Urologie. Eine Steigerung der Erkrankungshäufigkeit wie in den USA ließ sich in Deutschland nicht beobachten. Ein mögliche Ursache ist, dass in den USA in den letzten Jahren eine Intensivierung der Früherkennung stattfand, während sich an der in Deutschland seit 1 971 gesetzlich verankerten **Früherkennung** durch rektale digitale Untersuchung nichts geändert hat. Während in Deutschland unter dieser Früherkennungspolitik die Mortalitätsrate des Prostatakarzinoms von 1980 bis 1996 von 25,6 auf 31,4 Todesfälle pro 100 000 Einwohner weiter anstieg, nahm sie in den USA unter den aggressiven Früherkennungsmaßnahmen relevant ab. Vor Intensivierung der Früherkennung betrug auch in den USA die Steigerung der Mortalität jährlich 2–3 %.

Die Inzidenz des Prostatakarzinoms nimmt mit dem Alter stark zu. In der weißen männlichen US-Bevölkerung betrug sie 1995 6,9 : 100 000 bei 45–49-Jährigen, 462,5 bei 65–69-Jährigen und 1155,4 bei 80- bis 84-Jährigen (Landis et al. 1998, Stamey et al. 1998, Waterbor u. Bueschen 1995).

## Pathologie

> Prostatakarzinome entwickeln sich in mehr als 95 % der Fälle in der **peripheren Zone**, sind dort auch bei ausreichender Größe aber nur zum Teil mit der rektalen Untersuchung zu erreichen.

Die Karzinomentstehung in der periurethral gelegenen **Übergangszone** ist seltener (ca. 10 %) und nicht tastbar.

Es wird das organtypische **azinäre Adenokarzinom** vom **ungewöhnlichen Prostatakarzinom** unterschieden. Zu letzterem zählen unter anderem muzinöse, adenoid-zystische und papillär-duktale Karzinome, Karzinoide und kleinzellige Karzinome, Plattenepithelkarzinome, neuroendokrine Karzinome und undifferenzierte Karzinome.

Das azinäre Adenokarzinom wird in Deutschland entweder nach WHO, nach dem Pathologisch-Urologischen Arbeitskreis Prostatakarzinom oder dem in den USA dominierenden Grading nach Gleason klassifiziert, das gut mit prognostischen Kriterien korreliert. Das Grading nach WHO ist in Tabelle 25.5-1 wiedergegeben; Tabelle 25.5-2 zeigt die Stadieneinteilung nach UICC.

Die **prostatische intraepitheliale Neoplasie (PIN)** ist eine prämaligne Veränderung, die in Low-grade-PIN und High-grade-PIN unterteilt wird. Die High-grade-PIN ist oft mit einem Prostatakarzinom kombiniert. Deshalb ist eine sorgfältige pathologische Aufarbeitung des Biopsiepräparats und eine engmaschige klinische Kontrolle des Patienten erforderlich.

**Lymphogene Metastasen** finden sich besonders in der Fossa obturatoria, **Fernmetastasen**

**Tab. 25.5-1:** WHO-Grading des Prostatakarzinoms.

|  | Stadium | Beschreibung |
|---|---|---|
| **drüsige Differenzierung** | G1 | einfache Drüsen, teilweise mit papillären Strukturen |
|  | G2 | verschmolzene Drüsen und kribriforme Muster |
|  | G3–4 | nur wenig oder abortive Drüsenbildung |
| **Kernanaplasie** | G1 | gering |
|  | G2 | mäßig |
|  | G3–4 | stark |
| Festlegung der G-Kategorie nach dem ungünstigsten Grad bei drüsiger Differenzierung oder Kernanaplasie | | |

**Tab. 25.5-2:** Stadieneinteilung des Prostatakarzinoms (PCA) nach UICC (Wittekind und Wagner 1997).

| Stadium | Beschreibung |
|---|---|
| T1 | Tumor klinisch nicht erkennbar |
| T1a | Tumor zufälliger Befund in 5 % des Resektats |
| T1b | Tumor zufälliger Befund in > 5 % des Resektats |
| T1c | Tumor bioptisch gesichert wegen erhöhtem PSA |
| T2 | Tumor begrenzt auf Prostata |
| T2a | PCA befällt einen Lappen |
| T2b | PCA befällt beide Lappen |
| T3 | extrakapsuläre Ausbreitung |
| T3a | extrakapsulär ohne Samenblasenbefall |
| T3b | Samenblasenbefall |
| T4 | Tumor fixiert oder Infiltration anderer Nachbarstrukturen außer Samenblasen |

bevorzugen als osteoblastische Filiae Wirbelkörper, den proximalen Femur, Rippen, Schädel, Humerus und das Sternum.

# Diagnostik

Prostatakarzinome mit lokaler, der benignen Prostata-Hypertrophie ähnlichen Symptomatik sind in der Regel lokal fortgeschritten. Viele Prostatakarzinome werden erst durch Knochenmetastasen auffällig.
Prostatakarzinome in der peripheren Zone der Drüse können durch rektale Palpation (digitale rektale Examination, DRE) erkannt werden. Weitere diagnostisch sinnvolle Verfahren sind die PSA-Wert-Bestimmung (prostataspezifisches Antigen) und der transrektale Ultraschall (TRUS).

> Die histologische Diagnose ist bis auf wenige Ausnahmen vor Therapiebeginn obligat. Alternativ ist die Diagnose in selteneren Fällen auch punktionszytologisch möglich.

Die **digitale rektale Examination** durch geübte Untersucher erfasst etwa 70 % der klinisch relevanten Karzinome in der peripheren Zone, Prostatakarzinome der Übergangszone und T1-Karzinome entziehen sich dem Tastbefund. Bis zu 66 % der tastbaren Karzinome sind nicht organbegrenzt, so dass eine kurative Therapie nicht mehr möglich ist. Mit der DRE werden etwa 10 % der Karzinome ohne PSA-Erhöhung diagnostiziert.
Das **prostataspezifische Antigen (PSA)** wird in allen Drüsenzellen der Prostata produziert. Es ist bei benigner Prostatahyperplasie, Prostatitis und Prostatakarzinom erhöht. Biochemisch handelt es sich um ein Glykoprotein (Serinprotease), das die Verflüssigung des seminalen Koagulums bewirkt. Das PSA hat heute unter den Tumormarkern und Prognosemarkern des Prostatakarzinoms die größte klinische Bedeutung und die früher eingesetzten Laborparameter verdrängt (Papadopoulos et al. 1996). Bei nicht palpablem Tumor führt ein erhöhter PSA-Wert (> 4 ng/ml, Hybritech-Assay) zur Indikationstellung für eine Prostabiopsie (Brawer et al. 1999, Luboldt u. Rübben 2000).
Etwa 20 % der Prostatakarzinome haben normale PSA-Werte. Eine Senkung der oberen Normwertgrenze führt zur weiteren Steigerung der Sensitivität, die Spezifität des PSA-Werts wird aber so niedrig, dass unvertretbar viele Patienten einer invasiven Diagnostik unterzogen würden. Bei der PSA-Wert-Interpretation ist die Kenntnis des eingesetzten PSA-Testverfahrens und der Normwerte wichtig: Es bestehen erhebliche Unterschiede zwischen den kommerziell verfügbaren Assays. Die meisten Literaturdaten und Diagnostikalgorithmen beziehen sich auf den Hybritech-Assay (Semjonow et al. 2000).
Der PSA-Wert steigt mit der Prostatagröße. Deshalb wurde versucht, durch volumenkorrigierte PSA-Werte (PSA-Dichte) die Aussagekraft bei der Früherkennung zu verbessern (Stephan et al. 1997). Wegen der Ungenauigkeit der individuellen Volumenbestimmung hat sich dieses theoretisch überzeugende Vorgehen in der Praxis aber als unzuverlässig erwiesen. Auch alterskorrigierte PSA-Werte haben zu keiner Verbesserung der Detektionsraten geführt.
Grundsätzlich kann die Bestimmung der molekularen Fraktionen des PSA zur Verbesserung der Karzinomerkennung führen. Besonders der Anteil des freien PSA am Gesamt-PSA ist von klinischem Interesse.

> Der Quotient aus freiem PSA (f-PSA) und Gesamt-PSA ist bei Patienten mit einem Prostatakarzinom erniedrigt (< 15 %).

Eine Verbesserung der Sensitivität und Spezifität durch f-PSA ergibt sich aber nur dann, wenn:
- f-PSA im Graubereich zwischen 4–10 ng/ml Gesamt-PSA eingesetzt wird,

- beide Teste vom gleichen Hersteller stammen,
- Verdünnungseffekte durch große Adenomanteile ausgeschlossen sind (max. Volumen 40 ml) und
- es sich um äquimolar messende Teste handelt.

Sind diese Faktoren nicht im Detail bekannt oder liegen sie nicht vor, schadet das f-PSA mehr als es nutzt. Deshalb führt der Einsatz des f-PSA zu keiner allgemein akzeptierten Verbesserung der laborgestützten PCA-Erkennung.

> Beachtung verdient der individuelle PSA-Wert-Anstieg im Zeitverlauf (PSA-Velocity).

Eine Werteerhöhung um > 0,75 ng/ml pro Jahr, besonders wenn sie mehrfach in aufeinanderfolgenden Jahren beobachtet wird, sollte zu einer intensivierten Diagnostik (TRUS, Sextantenbiopsien) führen. Voraussetzung ist auch hier die Nutzung eines gleichbleibenden und zuverlässigen Testsystems.

**Prostatabiopsien** sind von perineal und transrektal möglich. Die Biopsie kann unter digitaler Führung in eine tastbare Läsion hinein erfolgen oder aber unter sonographischer Sicht mithilfe der TRUS. Empfehlenswert ist folgendes Vorgehen: Bei der Prostatabiopsie werden transrektal ultraschallgesteuert aus jedem Lappen 3 Stanzen entnommen (Sextantenbiopsie) und vom Pathologen seitengetrennt beurteilt. Dieses Vorgehen lässt neben der histologischen Diagnose auch eine Größenabschätzung des Prostatakarzinoms zu. Eine Rebiopsie bei negativer Sextantenbiopsie ist sinnvoll bei PIN-Läsionen, auffälligem Tast- oder TRUS-Befund und deutlich oder konstant erhöhtem PSA.

Vor transrektaler Stanze erfolgt zur Prostatitisprophylaxe die Einmalgabe eines Chinolons oder Aminoglykosids mit hoher Gewebegängigkeit (z. B. Ciprofloxacin, 500-mg-Tablette)

Die **transrektale Prostatasonographie (transrektaler Ultraschall, TRUS)** eignet sich nicht nur als Biopsiehilfe. Mit ihr können erfahrene Untersucher PCA-Läsionen bildgebend darstellen und in Ihrer lokalen Ausdehnung beurteilen. Die meisten Prostatakarzinome sind in der TRUS echoarm. Die Methode erlaubt außerdem eine zuverlässige Volumetrie der Drüse und eventueller Läsionen.

Weiterentwicklungen der TRUS, die durch neuronale Netzwerkanalysen der Ultraschallsignale eine optimierte Tumorerkennung erwarten lassen, befinden sich im experimentellen Stadium.

Zur Festlegung der prätherapeutischen **lokalen Tumorausdehnung (T-Stadium)** dienen die rektale Palpation, der TRUS und die Zahl und Lokalisation der positiven Stanzen in der Sextantenbiopsie. Auch die Höhe des PSA-Werts weist auf die Tumorausdehnung hin, allerdings eignet sich der PSA-Wert wegen der Streubreite nicht zur individuellen Stadienfestlegung.

**Regionäre Lymphknotenmetastasen** in der Fossa obturatoria und im Bereich der externen Iliakalgefäße können bildgebend (Sonographie, Lymphographie, CT, MRT) nicht ausgeschlossen werden. Sinnvoll ist dagegen die diagnostische offene oder laparoskopische Lymphadenektomie. Lymphknotenmetastasen sind selten bei PSA-Werten < 10 ng/ml.

**Fernmetastasen** werden durch eine Skelettszintigraphie und Röntgen des Thorax ausgeschlossen. Das Skelettszintigramm ist bei einem PSA-Wert < 10 ng/ml und asymptomatischem Patienten wegen der geringen Metastasierungswahrscheinlichkeit nicht erforderlich. Das Infusionsurogramm und die Urethrozystoskopie tragen nicht zur Stadieneinteilung des Prostatakarzinoms bei. Ihr Wert liegt in der Erkennung von **Nebendiagnosen**. Ein Teil der urologischen Kliniken führt diese Untersuchungen vor invasiven therapeutischen Maßnahmen wie der radikalen Prostatektomie generell durch, andere nur bei Auffälligkeiten im Sonogramm oder bei Hämaturie.

Der Umfang der **Ausbreitungsdiagnostik** orientiert sich an den potenziellen therapeutischen Konsequenzen. Eine ausgedehnte Metas-

# Früherkennung

Für das diagnostische Vorgehen im Rahmen der PCA-Früherkennung hat sich die in Tabelle 25.5-3 dargestellten Algorithmus bewährt

# Therapie

## Lokal begrenzter Tumor

> Die **radikale Prostatovesikulektomie**, die meistens als retropubischer Eingriff in Kombination mit einer Lymphadenektomie durchgeführt wird, ist das operative Standardverfahren zur kurativen Therapie des lokal begrenzten Prostatakarzinoms.

Seltener erfolgt der Eingriff von perineal mit separater retropubischer oder laparoskopischer Lymphadenektomie. Die laparoskopische radikale Prostatektomie ist auf wenige Zentren beschränkt und nicht allgemein akzeptiert.

Die perioperative Mortalität liegt zwischen 0 und 1,5 %. Operationskomplikationen sind nach Standardisierung und zunehmender Verbreitung der Operationsmethoden deutlich rückläufig. Im Vordergrund stehen Anastomoseninsuffizienzen, die in der Regel ausheilen, Lymphozelen mit guter Heilungstendenz und Therapierbarkeit, mangelnde Frühkontinenz bei Entlassung aus der stationären Behandlung und eine langfristige (> 12 Monate) drittgradige Inkontinenz bei bis zu 7 % der Patienten. Fast 100 % der radikal prostatektomierten Männer haben postoperativ eine erektile Dysfunktion. Als Spätfolgen treten Urethrastrikturen und Anastomosenengen in 5 % der Fälle auf (Hammerer et al. 1995, Walsh 1997).

Die erektile Potenz kann bei kleinem einseitigen Tumor durch Schonung des Gefäßnervenbündels der Gegenseite zumindest bei einem Teil der Patienten erhalten werden. Wegen der erhöhten Gefahr von R1-Resektionen und dem häufig multifokalen Auftreten des Prostatakarzinoms innerhalb der Drüse ist die potenzerhaltende Operationstechnik aber nicht allgemein akzeptiert.

T1b- und T2N0M0-Prostatakarzinome stellen die klassische Indikation für eine radikale Prostatektomie dar. Wegen des langsamen Wachstums von Prostatakarzinomen profitieren nur die Patienten vom operativen Vorgehen,

**Tab. 25.5-3:** Algorithmus für das diagnostische Vorgehen zur Früherkennung eines Prostatakarzinoms. Alle PSA-Werte beziehen sich auf Hybritech-Assay.

| | |
|---|---|
| **Suspekter Tastbefund, PSA bis 4 ng/ml** | TRUS, falls keine eindeutige benigne Erklärung (Verkalkung) Biopsie |
| **PSA 4–10 ng/ml** | Wertekontrolle, falls Bestätigung:<br>• bei suspektem Tastbefund gezielte + TRUS-gesteuerte Sextantenbiopsie<br>• bei unauffälligem Tastbefund TRUS-gesteuerte Sextantenbiopsie |
| **PSA > 10 ng/ml** | • bei suspektem Tastbefund gezielte + TRUS-gesteuerte Sextantenbiopsie<br>• bei unauffälligem Tastbefund TRUS gesteuerte Sextantenbiopsie |

deren Lebenserwartung 8–10 Jahre übersteigt (Zincke et al. 1994).

T1cN0M0-Prostatakarzinome haben fast immer ein klinisch relevantes Tumorvolumen und werden deshalb wie T2-Tumoren behandelt.

T1aN0M0-Karzinome bedürfen keiner Therapie, besonders dann nicht, wenn es sich um G1-Karzinome mit niedrigem PSA (< 2,0 ng/ml) handelt. In allen anderen Fällen muss die Indikation zur radikalen Prostatektomie individuell bedacht werden, das gilt besonders, wenn die biologische Lebenserwartung 15 Jahre übersteigt, der PSA-Wert hoch ist oder steigt und der Tumor entdifferenziert ist. Bis zu 90 % der radikal prostatektomierten Patienten mit diesen günstigen Tumorstadien überleben 10 Jahre progressionsfrei (Huland et al. 1996).

Ungünstiger sind die operativen Ergebnisse bei T3N0M0-Karzinomen. Die Erfolgsraten sind eingeschränkt durch Lokalrezidive und nicht erkannte Mikrometastasierungen mit PSA-Progressraten von 35–75 %.

Die Häufigkeit von Kapselpenetrationen und damit auch die Prognose hängen ab vom Tumorvolumen. Generell können schon kleine Prostatakarzinome von 1 ml Volumen in 10 % Kapselpenentrationen hervorrufen; das Risiko steigt aber deutlich erst ab einem Karzinomvolumen von 4 ml.

Nach radikaler Prostatektomie ist PSA idealerweise nicht mehr nachweisbar. Ist postoperativ PSA noch in geringer Konzentration vorhanden, dann stammt dieses PSA nicht notwendigerweise aus verbliebenem Tumorgewebe oder einer nicht erkannten Metastasierung. Auch nicht vollständig resezierte benigne Kapsel- oder Adenomanteile exprimieren PSA. Tumorsuspekt ist dagegen der **PSA-Anstieg** im Verlauf, wobei er in mehreren aufeinanderfolgenden Kontrollen kontinuierlich weiter steigen sollte (Wirth u. Fröhner 2000).

**Adjuvante Therapiemodalitäten** für diese ungünstigen Stadien werden diskutiert. Eine Lebensverlängerung durch adjuvante Strahlen-, Hormon- oder Chemotherapie konnte bislang nicht belegt werden. Allerdings scheint der klinische Progress durch die adjuvante Therapie verzögert zu werden. Ob der Patient unter Berücksichtigung der Nebenwirkungen davon profitiert, bleibt unklar.

Die **transurethrale Elektroresektion** der Prostata kann bei obstruktivem progredientem Prostatakarzinom zur Verbesserung der Blasenentleerung eingesetzt werden. Einen Einfluss auf die Heilungsrate oder das Überleben hat diese Operationsmethode jedoch nicht: Als kurative Maßnahme ist sie ungeeignet.

Eine Vielzahl technisch unterschiedlicher **Strahlentherapiekonzepte** werden für lokal begrenzte Prostatakarzinome angeboten. Die therapeutischen Ergebnisse der Strahlentherapie sind aufgrund moderner Techniken deutlich besser geworden bei gleichzeitiger Reduktion der Strahlenschäden an Blase, Harnröhre und Rektum, die in milder Form 50 % der Patienten betreffen. Schwere Nebenwirkungen oder Spätschäden treten mit 3 % selten auf. Ziel der Bestrahlung ist ein PSA-Nadir < 0,5 ng/ml.

Interessant erscheint die Brachytherapie mit Iridium-192 in Kombination mit einer perkutanen Strahlentherapie. Ihre Bedeutung hat die Methode zumindest bei älteren inoperablen Patienten und bei lokal fortgeschrittenen Tumorstadien mit hohem R1-Resektionsrisiko. Neuere Strahlentherapieoptionen wie die Seed-Implantation haben derzeit noch experimentellen Charakter.

Eine abschließende Bewertung der strahlentherapeutischen Verfahren unter kurativer Intention steht noch aus.

## Lokal fortgeschrittenes und metastasiertes Prostatakarzinom

Die **Androgendeprivation** ist die Therapie der Wahl beim fortgeschrittenem Prostatakarzinom. Die 1941 von Huggins entdeckte Hormonabhängigkeit besteht bei 80 % der Patienten; der Androgenentzug führt bei einer entsprechenden Anzahl von Karzinomträgern zu einem Ansprechen des Tumors mit einer median 2–4 Jahre anhaltenden Remission. In Einzelfällen mit wenig aggressiven Tumoren (Gleason-Score < 4) führt die Hormontherapie auch zu jahrzehntelangen Remissionen. Dennoch liegt die 5-Jahre-Überlebensrate fernmetastasierter Prostatakarzinome unter 50 %. Bislang ist unklar, ob die Hormontherapie grundsätzlich zu einer Lebensverlängerung führt.

Die älteste und einfachste Form des Hormonentzugs ist die **beidseitige Orchiektomie**, die aus kosmetischen und psychologischen Gründen als subkapsuläre Entfernung des Hodengewebes nach Riba durchgeführt werden kann. Diese Operation ist nebenwirkungsarm, wenig belastend und unabhängig von der Compliance der häufig wenig mobilen älteren Patienten. Sie besitzt die gleiche therapeutische Wirksamkeit wie die medikamentöse Alternativbehandlung mit **GnRH-Analoga**. Die subkutane Applikation dieser synthetischen Analoga des Gonadotropin-releasing-Hormons führt nach einem initialen Anstieg des Testosteronspiegels (sog. flare-up) zu seiner Senkung bis in den Kastrationsbereich. Heute werden von mehreren Herstellern verschiedene Präparate als 1-Monat- oder 3-Monate-Depotspritzen angeboten. Wegen des initialen Flare-up-Phänomens ist eine auf 2 Wochen begrenzte begleitende Therapie mit einem Antiandrogen empfehlenswert.

Außerdem werden Antiandrogene als medikamentöse Therapie eingesetzt. Man unterscheidet **steroidale** (z. B. Cyproteronacetat) **und nichtsteroidale Antiandrogene** (z. B. Flutamid). Es handelt sich um Endorganantagonisten. Der unter reinen Antiandrogenen durch Rückkopplung steigende Testosteronspiegel hat keine Auswirkungen auf das Prostatakarzinom. Dennoch wird die Monotherapie mit Antiandrogenen kritisch bewertet, nicht zuletzt wegen der Gefahr eines fulminanten Tumorprogresses bei Compliance-Problemen. Die antiandrogene Monotherapie gilt deshalb nicht als Standardtherapie des Prostatakarzinoms, wird aber in Einzelfällen bei jüngeren Patienten mit Wunsch nach Potenzerhaltung eingesetzt (reines Antiandrogen).

Eine allgemein akzeptierte Indikation für die **maximale Androgenblockade (MAD; komplette Androgenblockade)** durch Orchiektomie beidseitig oder GnRH-Analoga plus Antiandrogen besteht nicht. Eine Ausnahme stellt die Addition des Antiandrogens zur GnRH-Analoga-Therapie bei Hitzewallungen dar. Ob zukünftig bei der Therapiewahl zwischen Patienten mit Metastasen und einem guten sowie einem schlechten prognostischen Score unterschieden werden kann, ist gegenwärtig in der Diskussion. PCA-Patienten mit gutem Prognose-Score scheinen nach neueren Daten zumindest marginal von einer maximalen Androgenblockade zu profitieren (Altwein u. Pummer 1998, Weißbach 1998).

**Östrogene** hemmen die Produktion des luteinisierenden Hormons und haben damit einen positiven Effekt auf das Prostatakarzinom ähnlich den Antiandrogenen. Die Östrogentherapie wurde in der Vergangenheit breit eingesetzt, hat heute aber wegen gravierender kardiovaskulärer Komplikationen kaum noch Bedeutung.

> Grundsätzlich handelt es sich bei allen hormonellen Manipulationen um palliative Therapieformen. Sie müssen nicht zwingend bei Diagnosestellung eingesetzt werden, besonders dann nicht, wenn der Patient alt und beschwerdefrei ist.

Patienten mit einem symptomatischen Progress bei hormonrefraktärem Prostatakarzinom werden symptomorientiert behandelt. Sollten sie unter maximaler Androgenblockade stehen, wird zunächst das Antiandrogen abgesetzt. 30 bis zu mehr als 50 % der Patienten reagieren dann mit einem PSA-Abfall für wenige Monate, einige zeigen auch eine klinische Besserung. Dieses Phänomen wird als Antiandrogen-Entzugssyndrom bezeichnet und basiert vermutlich auf einer Mutation des Androgenrezeptors, der dann von Antiandrogenen stimuliert werden kann.

Bei **Knochenschmerzen** ist der bildgebende Ausschluss frakturgefährdeter Areale in tragenden Skelettanteilen wichtig, weil pathologische Frakturen zu einer deutlichen Einschränkung der Lebensqualität führen. Symptome durch lokalen Tumorprogress wie subvesikale Obstruktion oder Harnstauungsnieren können durch transurethrale Resektionen und andere endourologische Operationen gebessert werden. Bei Knochen- und Weichteilschmerzen sowie Ödemen in den unteren Körperpartien stehen analgetische und allgemein roborierende Aspekte im Vordergrund. Lebensverlängernde Therapiekonzepte stehen nicht zur Verfügung. Es ist nicht erwiesen, dass die Chemotherapie der Schmerztherapie überlegen ist. Unter diesem Gesichtspunkt müssen die toxischen zytostatischen (Monochemotherapie) Therapieoptionen kritisch eingesetzt werden. Sie führen nur bei einem Teil der Patienten zu einer subjektiven Besserung.

> Falls eine Chemotherapie durchgeführt wird, sollte nach jedem Kurs kritisch geprüft werden, ob es tatsächlich zu einer Verbesserung des Allgemeinzustands und besonders der Schmerzsituation kommt. Falls nicht, muss die Chemotherapie abgebrochen werden. Eine PSA-Senkung ohne subjektive Besserung ist in dieser palliativen Situation kein Behandlungserfolg.

Zytostatika der ersten Wahl existieren nicht. Verwendung finden Epirubicin, Mitomycin, Cyclophosphamid, Ifosfamid, Mitoxantron und Estramustin. Eine Kombination mit Kortisonpräparaten scheint sich bei einem Teil der Patienten günstig auszuwirken.

Lokalisierte Knochenschmerzen bei ossären Metastasen können analgetisch bestrahlt werden. Bei diffusen Knochenschmerzen und ausreichender Knochenmarkreserve ist eine metabolische Radiotherapie mit Samarium, Rhenium oder Strontium in vielen Fällen für einen begrenzten Zeitraum erfolgreich (Schöneich et al. 1997).

Letztlich ist fast immer eine **Analgetikatherapie** erforderlich, die in ihren Grundkonzepten nicht von den Behandlungsrichtlinien anderer Tumorschmerzen abweicht: Die kontinuierliche (prophylaktische) Applikation aber ist besser als die bedarfsorientierte. Ein Vorgehen nach Stufenschema, der Einsatz von Medikamentenkombinationen oder der rechtzeitige Einsatz von Opiaten sind wichtige Faktoren für eine wirksame Schmerztherapie.

## Literatur

Altwein JE, Pummer K. Hat die maximale Androgenblockade zur Therapie des fortgeschrittenen Prostatakarzinoms noch eine Berechtigung? Aktuel Urol 1998; 29: 103–7.

Brawer MK, Benson MC, Bostwick DG, Djavan B, Lilja H, Semjon A, Su S, Zhou Z. Prostate-specific antigen and other serum markers: current concepts from the World Health Organisartion Second Consultation on Prostate Cancer. Semin Urol Oncol 1999; 17: 206–21.

Hammerer P, Hübner D, Gonnermann D, Huland H. Perioperative und postoperative Komplikationen der pelvinen Lymphadenektomie und radikalen Prostatektomie bei 320 konsekutiven Patienten. Urologe A 1995; 34: 334–42.

Huland H, Hammerer P, Henke R, Huland E. Preoperative prediction of tumor heterogeneity and recurrence after radical prostatectomy for localized prostatic carcinoma with rectal digital examination, prostate specific antigen and the result of 6 systematic biopsies. J Urol 1996; 155: 1344–7.

Landis SH, Murray T, Bolden S, Wingo PA. Cancer Statistics. CA Cancer J Clin 1998; 48: 6–29.

Loch T, Leuschner I, Genberg C, Weichert-Jacobsen K, Küppers F, Yfantis E, Evans M, Tsarev V, Stöckle M. Artificial neural network analysis (ANNA) of prostatic transrectal ultrasound. Prostate 1999; 39: 198–204.

Luboldt H, Rübben H. PSA-Früherkennung des Prostatakarzinoms. Urologe A 2000; 39: 22–6.

Papadopoulos I, Rudolph P, Wirth B, Weichert-Jacobsen K. p53 expression, proliferation marker ki-S5, DNA content and serum PSA as possible biopotential markers in human prostatic cancer. Urology 1996; 48: 261–8.

Semjonow A, De Angelis G, Oberpenning F, Schmid HP, Brandt B, Hertle L. The clinical impact of different assays for prostate specific antigen. BJU Int 2000; 86: 590–7.

Schoeneich G, Palmedo H, Dierke-Dzierzon C, Muller SC, Biersack HJ. Rhenium-186 HEDP: palliative radionuclide therapy of painful bone metastases.

Preliminary results. Scand J Urol Nephrol 1997; 31: 445–8.

Stamey TA, Donaldson AN, Yemoto CE, McNeal JE, Sozen S, Gill H. Histological and clinical findings in 896 consecutive prostates treated only with radical retropubic prostatectomy: epidemiologic significance of annual changes. J Urol 1998; 160: 2412–7.

Stephan C, Lein M, Jung K, Schnorr D, Loening SA. The influence of prostate volume on the ratio of free to total prostate specific antigen in serum of patients with prostate carcinoma and benign prostate hyperplasia. Cancer 1997; 79: 104–9.

Walsh P. The natural history of localized prostate cancer: a guide to therapy. In: Walsh P, Retik A, Stamey T, Vaughan EJ (eds). Campell's Urology. 7th ed. Philadelphia: Saunders 1997; 2539.

Waterbor JW, Bueschen AJ. Prostate cancer screening (United States). Cancer Causes Control 1995; 6: 267–74.

Weißbach L. Hormontherapie des metastasierten Prostatakarzinoms. Urologe A 1998; 37 (Suppl 1): 118.

Wirth M, Fröhner M. PSA-Anstieg nach radikaler Prostatektomie. Urologe A 2000; 39: 3–8.

Wittekind C, Wagner G (Hrsg). International Union against Cancer (UICC). TNM-Klassifikation maligner Tumoren. 5. Aufl. Berlin, Heidelberg, New York: Springer 1997.

Zincke H, Oesterling JE, Blute ML, Bergstralh EJ, Myers RP, Barrett DM. Long-term (15 years) results after radical prostatectomy for clinically localized (stage T2c or lower) prostate cancer. J Urol 1994; 152: 1850–7.

# 26 Supportive Therapie

Peter Dreger

## Einleitung

Bei der Behandlung von Patienten mit Malignomen ist neben spezifischen tumorbedingten Symptomen mit einer Reihe von weiteren Komplikationen zu rechnen, die entweder mittelbar auf die Tumorerkrankung zurückzuführen sind oder eine Folge der Therapie darstellen. Im Wesentlichen handelt es sich um
- Chemotherapie-assoziiertes Erbrechen
- Infektionen
- Anämie und Thrombozytopenie
- Schleimhautschäden (Mukositis)
- Schmerzen
- nutritive Probleme

> Unter supportiver Therapie versteht man prophylaktische bzw. therapeutische Maßnahmen, die geeignet sind, die angesprochenen Komplikationen zu vermeiden oder zu lindern.

## Chemotherapie-assoziiertes Erbrechen

Man unterscheidet drei Erscheinungsformen:
- **akutes Erbrechen:** Auftreten 1–2 Stunden nach Infusionsbeginn, spätestens am gleichen Tag. Ausprägung abhängig von der emetogenen Potenz der eingesetzten Zytostatika (s. u.)
- **verzögertes Erbrechen:** Auftreten zwischen 24 und 120 Stunden nach Abschluss der Chemotherapie
- **antizipatorisches Erbrechen:** Beginn nach oder bereits vor der Chemotherapie als Folge der Konditionierung durch vorausgegangenes Chemotherapie-assoziiertes Erbrechen

## Akutes Erbrechen

Zur antiemetischen Prophylaxe stehen heutzutage hochwirksame Medikamente zur Verfügung, die allein oder in Kombination verwendet werden können. Die wichtigsten Substanzklassen sind in Tabelle 26-1 aufgelistet. Die Intensität der antiemetischen Maßnahmen orientiert sich an der emetogenen Potenz der eingesetzten Zytostatika, die in 4 Stufen eingeteilt wird (s. Tab. 26-2). Bei **sehr stark emetogener** Chemotherapie sind Serotoninrezeptor-Antagonisten und Dexamethason in Kombination einzusetzen (z. B. Ondansetron i. v. je 8 mg Stunde –1, +7, +15 plus Dexamethason i. v. 20 mg Stunde –1, je 8 mg Stunde +7, +15). Bei **stark emetogener** Chemotherapie kann unter Umständen auf Dexamethason verzichtet werden. Bei **mäßig emetogenen** Chemotherapien reicht in der Regel die alleinige Gabe von Serotoninrezeptor-Antagonisten aus. Eine kostengünstigere Alternative sind hochdosierte Dopamin-Antagonisten (z. B. Metoclopramid 1mg/kg KG 1 Stunde vor, 7 Stunden bzw. 15 Stunden nach Chemotherapie; Cave: extrapyramidale Nebenwirkungen!) in Kombination mit Steroiden. Bei **leicht emetogener** Chemotherapie kann auf Antiemetika verzichtet werden oder gegebenenfalls mit niedrig dosierten Dopamin-Antagonisten gearbeitet werden (Antiemetic Subcommittee of the Multinational Association of Supportive Care in Cancer (MASCC) 1998; Gralla et al. 1999).

## Verzögertes Erbrechen

Verzögertes Erbrechen tritt insbesondere nach Cisplatin auf, kann aber im Prinzip bei allen sehr stark bzw. stark emetogenen Therapien vorkommen. Wirksame Prophylaxe ist problematischer als bei akutem Erbrechen, insbesondere Serotoninrezeptor-Antagonisten als Monosubstanzen sind kaum effektiv. Am besten erscheinen Kombinationen aus Steroiden und hochdosierten Dopamin-Antagonisten bzw. Serotoninrezeptor-Antagonisten (z. B. Dexamethason p. o. 3-mal 8 mg Tag 2–3 und 3-mal 4 mg Tag 4–5 plus Ondansetron p. o. 2-mal 8 mg Tag 2–5).

## Antizipatorisches Erbrechen

Die beste Prophylaxe besteht in der primären Vermeidung Chemotherapie-induzierter Emesis durch optimale Prävention des Akuterbrechens bereits während der ersten Chemotherapie. Ansonsten hilft die Gabe von Anxiolytika vor der Zytostatika-Applikation (z. B. Lorazepam 1–2 mg am Vorabend und einige Stunden vor Beginn).

**Tab. 26-1:** Antiemetika.

| Wirkgruppe | Substanzen | Indikation |
|---|---|---|
| Serotoninrezeptor-Antagonisten (5-HT$_3$-Anatogonisten) | Dolasetron Granisetron Ondansetron Tropisetron | Akuterbrechen bei mäßig bis sehr stark emetogener Chemotherapie |
| Steroide | Dexamethason Prednisolon | Akuterbrechen bei mäßig bis sehr stark emetogener Chemotherapie; verzögertes Erbrechen |
| Dopamin-Antagonisten | Metoclopramid Alizaprid | Akuterbrechen bei leicht bis mäßig emetogener Chemotherapie; verzögertes Erbrechen |
| Benzodiazepine | Lorazepam Diazepam | antizipatorisches Erbrechen Anxiolyse |
| Neurokin-Antagonisten | MK-869 | Akuterbrechen und verzögertes Erbrechen |

**Tab. 26-2:** Emetogene Potenz von Zytostatika.

| Emetogene Potenz | Substanzen |
|---|---|
| Sehr stark (Übelkeit bei > 90 % der Patienten) | Cisplatin, Dacarbazin, Hochdosis-Cyclophosphamid, Hochdosis-Carmustin |
| Stark (Übelkeit bei 30–90 % der Patienten) | Carboplatin, Cyclophosphamid, Carmustin, Anthracycline, Cytarabin, Ifosfamid |
| Mäßig (Übelkeit bei 10–30 % der Patienten) | Methotrexat, Taxane, Topoisomerase-Inhibitoren, Gemcitabin |
| Leicht (Übelkeit bei < 10 % der Patienten) | Fluorouracil, Thioguanin, Mercaptopurin, Vinca-Alkaloide, Purin-Analoga, Bleomycin, Asparaginase, Busulfan, Melphalan, Chlorambucil, Hydroxycarbamid |

## Besondere Probleme

### Kinder

Es gelten die gleichen Empfehlungen wie für Erwachsene; allerdings sollte auf Dopamin-Antagonisten wegen des großen Risikos dyskinetischer Nebenwirkungen verzichtet werden.

### Hochdosis-Therapie und Stammzelltransplantation

Die emetogene Potenz ist üblicherweise stark oder sehr stark. Dementsprechend sollte die Prophylaxe mit Serotoninrezeptor-Antagonisten mit oder ohne Dexamethason erfolgen.

### Radiotherapie

Bei Ganzkörperbestrahlung im Rahmen von myeloablativen Protokollen besteht ein hohes emetisches Risiko, welches aber mit der alleinigen Gabe von Serotoninrezeptor-Antagonisten in der Regel kontrolliert werden kann, bei Bedarf unter Hinzunahme von Steroiden. Die Bestrahlung begrenzter Felder einschließlich des Schädels ist mit leichtem bis mäßigen emetogenen Potenzial vergesellschaftet, so dass eine antiemetische Prophylaxe nur bei Bedarf erfolgen sollte.

### Erbrechen trotz optimaler Prophylaxe

Übelkeit und Erbrechen trotz Gabe der Kombination Steroid + Serotoninrezeptor-Antagonist können eventuell durch Hinzufügen von Anxiolytika und/oder Dopamin-Antagonisten positiv beeinflusst werden. Eine weitere Verbesserung der Prophylaxe sowohl des akuten als auch des verzögerten Erbrechens verspricht die neue Substanzklasse der Neurokin-Antagonisten, welche in Kombination mit Dexamethason bzw. Serotoninrezeptor-Antagonisten eingesetzt werden können (Campos et al. 2001).

# Prophylaxe von Infektionen bei neutropenischen Patienten

Das **erhöhte Infektionsrisiko** bei Patienten mit Tumorerkrankungen kann auf einer Reihe von **Ursachen** beruhen:
- Störung der Produktion und Funktion von Granulozyten, Monozyten und Lymphozyten durch die Grunderkrankung und die Therapie (Zytostatika, Steroide)
- Beeinträchtigung mechanischer und biologischer Barrieren (Haut und Schleimhäute) durch Chemotherapie oder Tumorinfiltration
- Eintrittspforten über Venenkatheter oder anderes Fremdmaterial
- Tumorkachexie und Mangelernährung

Strategien zur Vermeidung von Infektionen müssen die Art und Dauer der Schädigung der an der Infektabwehr beteiligten Mechanismen berücksichtigen.

> Das Infektionsrisiko im Rahmen von Chemotherapien hängt in erster Linie von dem Ausmaß und der Dauer der Neutropenie ab.

Kritische Infektionen sind bei einer Neutropeniedauer von weniger als 5 Tagen selten, so dass eine pharmakologische antimikrobielle Prophylaxe bei diesen Patienten nicht zwingend erforderlich scheint. Patienten mit längerer Zytopeniedauer werden in **4 Gruppen** eingeteilt:
- **Gruppe 1:** Neutropeniedauer 5–10 Tage (z. B. intensive Standard- und Rezidivtherapien bei Lymphomerkrankungen). Hier be-

steht das Hauptproblem in der Neutropenie selbst, die in diesem Zeitraum vor allem zu bakteriellen Infektionen prädisponiert.
- **Gruppe 2:** Myeloablative Therapie mit autologer Blutstammzelltransplantation (PBSCT). Auch bei dieser Gruppe dürfte die Neutropeniedauer 10 Tage nur selten überschreiten. Hinzu kommt aber eine intensivere Schleimhautschädigung und eine ausgeprägtere Beeinträchtigung des lymphatischen Systems, so dass verstärkt mit Infektionen durch grampositive Bakterien und Viren (Herpes-Gruppe!) zu rechnen ist.
- **Gruppe 3:** Neutropeniedauer > 10 Tage (z. B. Schemata zur Behandlung der akuten myeloischen Leukämie). Neben dem weiter erhöhten Risiko bakterieller Infektionen treten hier vor allem Pilzinfektionen in den Vordergrund.
- **Gruppe 4:** Allogene PBSCT/Knochenmarktransplantation. Bei dem klassischen Vorgehen mit myeloablativer Konditionierung und GVHR-Prophylaxe mit Methotrexat liegen in dieser Gruppe sowohl eine prolongierte Neutropenie als auch eine profunde Störung der T-Zell-Funktion und des Makrophagensystems vor. Hinzu kommt eine häufig dramatische Schleimhautschädigung, so dass neben bakteriellen und mykotischen Infektionen auch mit viralen (Zytomegalie-Virus [CMV]) und opportunistischen Erregern (Pneumocystis, Toxoplasmose) gerechnet werden muss.

Eine Reihe von hygienischen, chemoprophylaktischen und weiteren supportiven Maßnahmen kann wirksam zur Prävention von Infektionen bei den genannten Risikogruppen beitragen.

## Hygienische Maßnahmen

- persönliche Hygiene des Patienten (Mundhygiene, Waschen, Analpflege (besonders wichtig bei Diarrhöe!)
- körperliche Bewegung und Atemgymnastik
- Raumhygiene: Einzelzimmer, keine Zimmerpflanzen, wischbare Oberflächen, Legionellenfilter; bei Neutropeniedauer >10 Tage HEPA-Filterung der Raumluft wünschenswert.
- Personal: Händedesinfektion! Der Nachweis des Nutzens der früher vielfach praktizierten Umkehrisolation (Mundschutz, Überkittel etc.) ist bisher lediglich für Patienten mit allogener Knochmarktransplantation geführt.
- Nahrungsmittel: Zu vermeiden sind Rohkost, ungeschältes Obst, ungekochte und aufgewärmte Speisen, Trockenobst, Trockengewürze, Nüsse.
- Katheter: Die Insertion zentralvenöser Zugänge sollte unter aseptischen Bedingungen in die Venae jugulares internae oder die V. subclaviae erfolgen. Zur Pflege empfiehlt sich ein Verbandwechsel und Austausch des Infusionssytems alle 48–72 Stunden. Händedesinfektion vor Manipulationen am Katheter! Ohne gesicherten Nutzen ist die Verwendung antibiotikahaltiger Salben und bakteriendichter Infusionsfilter. Auch ein routinemäßiger Katheterwechsel ist nicht indiziert.

## Chemoprophylaxe

Die folgenden Empfehlungen lehnen sich an die Leitlinien der Arbeitsgemeinschaft Infektionen in der Hämatologie und Onkologie an (Kern et al. 2000). Die **antibakterielle Prophylaxe** wurde traditionell mit Co-trimoxazol in Kombination mit einem nicht resorbierbaren Darmdekontaminans (z. B. Colistin) betrieben. Aufgrund effektiver Verhütung vor allem gramnegativer Infekte, besserer Verträglichkeit und fehlender Myelosuppression wird heute Chinolonen der Vorzug gegeben (z. B. Ciprofloxacin 2-mal 500 mg p. o.). Ein eindeutiger Vorteil im Hinblick auf das Gesamtüberleben konnte allerdings bisher nicht nachgewiesen werden.

Insbesondere bei Niedrigrisiko-Patienten (Gruppe 1 und 2) ist der Nutzen einer antibakteriellen Chemoprophylaxe nur unzureichend belegt, während bei den Gruppen mit höherem Risiko (3 und 4) die Datenlage den prophylaktischen Einsatz von Gyrasehemmern rechtfertigt. Zur **antimykotischen Prophylaxe** stehen nicht resorbierbare Polyen-Suspensionen und intravenös oder peroral applizierbare Azol-Antimykotika zur Verfügung. Polyen-Suspensionen (Nystatin oder Amphotericin B), wenn ausreichend hochdosiert, vermögen die Häufigkeit oberflächlicher Infektionen durch Candida-Species zu senken. Auf das Auftreten systemischer Pilzinfektionen haben sie jedoch allenfalls einen marginalen Einfluss. Insbesondere die klinisch bedeutsamen invasiven Aspergillosen werden durch topische Antimykotika aufgrund des aerogenen Übertragungswegs von Apergillus-Sporen nicht verhindert. Das systemisch wirksame Fluconazol ist bei Aspergillus-Infektionen zwar ebenfalls unwirksam, kann aber bei Hochrisiko-Patienten (Gruppe 3 und vor allem 4) signifikant die Inzidenz von oberflächlichen und systemischen Candidosen reduzieren, den Einsatz systemischer Amphotericin-Gabe verzögern und das Gesamtüberleben verbessern (Goodman et al. 1992, Rotstein et al. 1999). Gegenüber den nicht resorbierbaren Suspensionen besteht ein weiterer Vorteil in der für den Patienten angenehmeren Einnahme und der Möglichkeit der intravenösen Anwendung. Mit dem Aspergillus-wirksamen Itraconazol lassen sich mit den zur Zeit verfügbaren Darreichungsformen ausreichende Gewebespiegel nicht zuverlässig erreichen, so dass die bisherigen Studien eine Reduktion oberflächlicher oder systemischer Mykosen nur teilweise belegen konnten. Eine wesentliche Verbesserung der antimykotischen Prophylaxe lässt sich möglicherweise durch neue, oral applizierbare Aspergillus-wirksame Azol-Derivate wie Voriconazol erreichen.

> Von daher darf derzeit nur die systemische Gabe von Fluconazol (z. B. 200–400 mg Diflucan i. v. oder p. o.) bei den Hochrisikogruppen 3 und 4 als ausreichend gesichert betrachtet werden, wobei für die Gruppe 3 2 000 mg/Tag Amphotericin-B-Suspension (oral) als gleichwertig anzusehen sind. In den Niedrigrisikogruppen 1 und 2 ist der Stellenwert der antimykotischen Pharmakoprophylaxe unklar.

Eine **antivirale Prophylaxe** mit Aciclovir (800–1 600 mg p. o. bzw. 3-mal 250 mg i. v.) zur Vermeidung von *Herpes-simplex*-Infektionen wird nur für Patienten mit autologer oder allogener Stammzelltransplantation empfohlen, insbesondere um einer Aggravation der Mukositis vorzubeugen. Nach hämatopoetischer Rekonstitution erscheint eine längere Fortführung der Aciclovir-Gabe mit niedrigeren Dosen (800–1 000 mg p. o.) bei solchen Patienten gerechtfertigt, bei denen mit einer stark eingeschränkten T-Zell-Funktion und dadurch mit einem deutlich erhöhten Risiko der Reaktivierung von *Varizella-zoster*-Infektionen gerechnet werden muss: Patienten mit allogener Stammzelltransplantation und eventuell Empfänger CD34-selektionierter autologer Stammzelltransplantate (Bilgrami et al. 1999).

Klinisch relevante CMV-Infektionen treten im Wesentlichen nur nach allogener Stammzelltransplantation auf. Neben der Auswahl CMV-negativer Transplantate und Blutprodukte sowie der Leukozytenfilterung von Erythrozyten- und Thrombozytenkonzentraten hat sich hier die präemptive Therapie bewährt: Der Patient wird nach der Transplantation engmaschig auf das Vorhandensein einer Virämie (mittels Early-antigen-Assay oder PCR) überprüft. Nur bei gesichertem Virusnachweis erfolgt eine mehrwöchige virostatische Behandlung mit Ganciclovir oder Foscarnet. Die regelmäßige prophylaktische Gabe von Hyperimmunglobulin wird heute nicht mehr empfohlen (Ljungman 1999). Die Aggravation oder Reaktivierung von Hepatitis-B-Infektionen bei Patienten mit serologisch nachgewiesenem HBV-Kontakt lässt sich auch bei stark immunsuppressiven Therapien wirksam durch die Einnahme von Lamivudin (100 mg p. o.) verhindern (Strasser u. McDonald 1999).

Eine **Pneumocystis-carinii-Prophylaxe** wird in Situationen empfohlen, bei denen mit einer längerfristig eingeschränkten T-Zell-Funktion zu rechnen ist:
- Induktionstherapie der akuten lymphatischen Leukämie
- autologe Stammzelltransplantation bei Lymphomen (3–6 Monate)
- allogene Stammzelltransplantation (6 Monate bzw. bis zur Beendigung der immunsuppressiven Behandlung)
- Patienten mit CD4-Werten < 200/µl (z. B. Therapie mit Purin-Analoga bei chronischer lymphatischer Leukämie)

Mittel der Wahl ist Co-trimoxazol in einer Dosierung von 2-mal 960 mg an 2 Tagen in der Woche. Hierdurch ist auch ein Schutz vor Toxoplasmose gegeben. Bei Co-trimoxazol-Unverträglichkeit kann alternativ Pentamidin inhaliert werden (300 mg alle 4 Wochen).

## Hämatopoetische Wachstumsfaktoren (CSF)

In Europa klinisch verfügbar und relevant in diesem Zusammenhang sind Granulozyten-Makrophagen-Kolonie-stimulierender-Faktor (GM-CSF, Molgramostim) und Granulozyten-Kolonie-stimulierender-Faktor (G-CSF, Filgrastim oder Lenograstim). Hierbei handelt es sich Zytokine, deren biologische Wirkungen in der Stimulation der Granulopoese und Aktivierung der Granulozytenfunktion bestehen. **GM-CSF** wirkt darüber hinaus auch auf das Monozyten-Makrophagen-System, wodurch sich auch die im Vergleich zu G-CSF ausgeprägteren systemischen Nebenwirkungen erklären (Fieber, Krankheitsgefühl, Flüssigkeitsretention). Da außerdem die Granulopoese weniger effektiv stimuliert wird als mit G-CSF, spielt GM-CSF trotz einiger positiver Studien (Link et al. 1992) in der Klinik nur eine untergeordnete Rolle.

**G-CSF** ist in einer nicht glykolisierten Form (Filgrastim) und einer glykolisierten Form (Lenograstim) erhältlich. Bei Verwendung bioäquivalenter Dosen bestehen keine klinisch bedeutsamen Unterschiede zwischen beiden Präparationen. Nebenwirkungen von G-CSF können in reversiblen Knochen- und Muskelschmerzen bestehen. G-CSF führt vor allem zu einer nachhaltigen Stimulation neutrophil determinierter Progenitorzellen. Dies kann dazu ausgenutzt werden, die Neutropeniedauer nach intensiven Standardchemotherapien und Stammzelltransplantation signifikant zu verkürzen. Nicht gesichert ist der Nutzen von G-CSF dagegen einerseits bei Chemotherapien, welche die determinierten Progenitorzellen nur wenig schädigen, da auch ohne G-CSF primär keine kritische Neutropenie zu erwarten ist. Andererseits ändert der Einsatz von G-CSF relativ wenig auch bei solchen Chemotherapie-Regimes, welche zu einer völligen Beseitigung der determinierten Progenitorzellen führen (AML-Therapie). Von daher bestehen die akzeptierten **Indikationen von G-CSF** neben der Mobilisierung von Blutstammzellen in:
- der **Primärprophylaxe** bei Chemotherapie-Protokollen, bei denen die Wahrscheinlichkeit neutropenischen Fiebers > 40 % beträgt, was bei einer Neutropeniedauer von ≥ 7 Tagen zu erwarten ist. Ein Beispiel für ein derartiges Regime wäre das eskalierte BEACOPP-Schema in der Behandlung der Hodgkin-Krankheit (vgl. Kapitel 15.1 S. 193 ff). Die Mehrzahl der in der Primärtherapie solider Tumoren und maligner Lymphome verwendeten Regimes erfüllt diese Kriterien aber *nicht*! (American Society of Clinical Oncology 1996);
- der **Sekundärprophylaxe** auch bei weniger intensiven Regimes, wenn es im vorangegangenen Zyklus zu neutropenischem Fieber gekommen ist;
- der Beschleunigung der Regeneration der Granulopoese **nach autologer Knochenmarktransplantation**. Hier kann die Neu-

tropeniedauer durch G-CSF unter Umständen um 1–2 Wochen (!) verkürzt werden (Schmitz et al. 1995). Nach autologer PBSCT ist dieser positive Effekt deutlich weniger ausgeprägt, aber unter Umständen dennoch klinisch bedeutsam (Marcus et al. 2002).

Die **empfohlenen Dosen** betragen 5 µg/kg KG für Filgrastim und 150 µg/m$^2$ KG für Lenograstim. Nach Knochenmark- bzw. Blutstammzelltransplantation ist es ausreichend, wenn mit dem Beginn der Zytokingabe bis zum Tag +5 nach Stammzellreinfusion gewartet wird, da ein früherer Beginn die Regeneration nicht weiter beschleunigt.

## Reinfusion autologer Blutstammzellen

Auch die autologe Stammzelltransplantation stellt letztlich nichts anderes als eine supportive Maßnahme zur Kompensation myelotoxischer Nebenwirkungen dosisintensiver Therapien dar. Außer bei myeloablativen Protokollen ist die Reinfusion G-CSF-mobilisierter autologer peripherer Blutstammzellen (PBSC) unmittelbar nach Abschluss der Chemotherapie-Applikation auch bei nicht myeloablativen Therapie-Regimes nützlich, die mit einer Zytopeniedauer von mehr als 10 Tagen nach Beendigung der Chemotherapie assoziiert sind. Durch PBSC-Reinfusionen kann in dieser Situation die hämatopoetische Regeneration signifikant beschleunigt und die Stammzellreserve des Patienten geschont werden. Derartige sequenzielle Hochdosis-Regimes werden in der Therapie des Mammakarzinoms und maligner Lymphome untersucht.

## Diagnostik von Infektionen bei neutropenischen Patienten

Zur frühzeitigen Erkennung von Infektionen und anderer Komplikationen ist die zweimal wöchentliche Bestimmung folgender **Laborwerte** erforderlich: großes Blutbild, SGOT, SGPT, LDH, AP, GGT, Bilirubin, Harnstoff, Kreatinin, Elektrolyte, Gerinnung. Ein **mikrobiologisches Monitoring** im Sinne serieller Materialgewinnung aus Blut, Urin, Stuhl, Abstrichen ist nicht indiziert (Ausnahme: Stammzelltransplantation). Bei Auftreten von **Fieber** (oral) > 38,3 °C ist bei neutropenischen Patienten **folgende Diagnostik** durchzuführen (Link et al. 2001):

- sorgfältige klinische Untersuchung (Haut- und Schleimhautveränderungen, Eintrittstellen venöser Zugänge, Lunge, Urogenitalsystem, Abdomen und Perianalregion, Puls, Blutdruck)
- Röntgenaufnahme des Thorax in zwei Ebenen
- Blutkulturen (mindestens zwei innerhalb von 30–60 Minuten aus dem peripheren Blut; zusätzlich aus zentralvenösem Katheter, wenn vorhanden)
- nur bei organbezogener Symptomatik: mikrobiologische Diagnostik aus Urin, Stuhl, Wundabstrich, Liquor

Bei über 72 Stunden **persistierendem Fieber** müssen die aufgelisteten Maßnahmen wiederholt werden; darüber hinaus sind anzuschließen:

- hochauflösende Computertomographie der Lunge
- Sonographie der Abdominalorgane
- eventuell echokardiographische Suche nach Klappenvegetationen

# Therapie von Infektionen bei neutropenischen Patienten

> Bei neutropenischem Fieber ist die antibiotische Behandlung unverzüglich zu beginnen, ein Erregernachweis kann nicht abgewartet werden.

Die Therapie erfolgt empirisch und wird bei fehlendem Ansprechen nach einem **Stufenschema** modifiziert. Das derzeit von der Arbeitsgemeinschaft Infektiologie der Deutschen Gesellschaft für Hämatologie und Onkologie empfohlene Vorgehen zeigt Tabelle 26-3. Bei Ansprechen ist das erfolgreiche Antibiotika-Regime über 7 Tage nach Entfieberung fortzuführen; nach erfolgter Neutrophilenregeneration kann die Antibiotikagabe bereits nach zweitägiger Fieberfreiheit beendet werden.

Bei Hochrisikopatienten (Gruppe 3, s.o.) ist bereits bei der ersten Modifikation ein Antimykotikum hinzuzufügen. Bei röntgenologisch oder computertomographisch nachgewiesenen Lungeninfiltraten sollte dies (ggf. auch in der Initialtherapie) Amphotericin B sein. Die parenterale Anwendung von Amphotericin B ist durch häufige Unverträglichkeitsreaktionen (Schüttelfrost!) und Nephrotoxizität belastet. Zur **Minimierung der Amphotericin-assoziierten Komplikationen** wird folgendes Vorgehen empfohlen:
- ausreichende Kochsalzzufuhr vor Amphotericin-Gabe
- Gabe einer Testdosis von 5–10 mg (absolut) vor Verabreichung der Gesamtdosis (0,75–1 mg/kg KG pro Tag)
- Behandlung und gegebenenfalls Prophylaxe von Schüttelfrost mit Antihistaminika und Pethidin intravenös
- nur bei schweren Akutreaktionen Steroide

**Tab. 26-3:** Stufenschema zur empirischen antibiotischen Therapie bei Fieber unklarer Genese (nach Link et al. 2001).

| Stufe | Substanzen | Beispiel |
|---|---|---|
| **Initialtherapie** | Acylamino-Penicillin + Aminoglykosid | Piperacillin + Gentamicin |
| | *oder* Drittgenerations-Cefalosporin + Aminoglykosid | Ceftriaxon + Gentamicin |
| | *oder* Monotherapie mit Pseudomonas-aktivem Penicillin, Cefalosporin bzw. Carbapenem | Ceftazidim, Cefepim, Piperacillin + Tazobactam, Imipenem + Cilastatin, Meropenem |
| **1. Modifikation** bei persistierendem Fieber (> 72 h) | vorher Monotherapie: zusätzlich Aminoglykosid | |
| | vorher Duotherapie: Carbapenem | Meropenem |
| | bei Mukositis oder v. a. Katheterinfektion: zusätzlich Glykopeptid | Meropenem + Vancomycin |
| **2. Modifikation** bei persistierendem Fieber (> 7 Tage) | in jedem Fall: zusätzlich Antimykotikum | Amphotericin B oder (wenn keine pulmonalen Infiltrate) Fluconazol |
| | vorher Carbapenem: zusätzlich Glykopeptid | Meropenem + Vancomycin |

Patienten, die trotz dieser Maßnahmen konventionelles Amphotericin B nicht tolerieren, müssen mit **neueren, alternativen Antimykotika** behandelt werden. Hierzu gehören liposomales Amphotericin, Echinocandine (Caspofungin) und Aspergillus-wirksame Azol-Derivate wie Voriconazol und Itraconazol in intravenöser Formulierung. Alle diese Medikamente sind bei zumindest vergleichbarer Wirkung wesentlich besser verträglich, allerdings auch unverhältnismäßig viel teurer als konventionelles Amphotericin B (Herbrecht et al 2002, Walsh et al 2002).

Flucytosin zusätzlich zu Amphotericin B ist in der Therapie des neutropenischen Patienten ohne nachgewiesenen Effekt und durch die Möglichkeit myelosuppressiver Effekte belastet (Wingard 1999). Eine intravenös applizierbare Darreichungsform von Itraconazol ist in Vorbereitung; die zugelassene Kapsel-Formulierung ist aufgrund der unsicheren Gewebespiegel nur für die orale Fortsetzung der Amphotericin-Therapie nach Entlassung aus stationärer Behandlung indiziert.

Die **Transfusion von bestrahlten Granulozyten** von G-CSF-stimulierten Spendern kann bei Infektionen neutropenischer Patienten hilfreich sein. Der therapeutische Stellenwert dieser aufwändigen Maßnahme ist allerdings derzeit noch unklar; der systematische Einsatz von Granulozytentransfusionen sollte daher klinischen Studien vorbehalten bleiben (Schulz et al. 2000).

# Immunglobuline

Die regelmäßige Gabe von intravenösen Immunglobulinpräparationen (200–400 mg/kg KG alle 4–6 Wochen) ist indiziert bei Patienten mit Antikörpermangelsyndrom und rezidivierenden Infektionen. Ein asymptomatischer Antikörpermangel stellt keine Indikation für intravenöse IgG-Gabe dar.

# Anämie und Thrombozytopenie

## Anämiebehandlung

Eine Anämie bei Tumorkranken kann folgende **Ursachen** haben:
- Eisenmangel bei chronischer Blutung
- Tumoranämie durch Eisenverwertungsstörung
- hämolytische Anämie bei paraneoplastischer Immunhämolyse (niedrigmaligne Lymphome!) oder thrombotisch-thrombozytopenischer Purpura (TTP)
- Verdrängung der Erythropoese durch Tumorinfiltration der Markräume
- Suppression der Erythropoese durch tumorassoziierte Zytokine
- Chemotherapie-induzierte Suppression der Hämatopoese

> Neben der kausalen Behandlung ist die Transfusion von **Erythrozytenkonzentraten** die Therapie der Wahl (Ausnahme: Immunhämolyse!).

Die Indikation zur Transfusion stellt sich erst bei Auftreten von Symptomen, in der Regel bei Hämoglobinwerten von < 8 g/dl. Die Erythrozytenkonzentrate müssen einer Leukozytenfilterung unterzogen werden, um eine HLA-Immunisierung des Patienten zu vermeiden, welche bei eventuell durchzuführenden Thrombozytentransfusionen zu Problemen führen kann. Außerdem reduziert die Verwendung von Leukozytenfiltern das Risiko einer CMV-Übertragung. Eine zusätzliche Bestrahlung der Konzentrate zur Prävention einer Transfusions-GVHR ist nur bei T-Zell-defizienten Patienten erforderlich. Ein Erythrozytenkonzentrat hebt den Hämoglobinwert um etwa 1 g/dl.

Zur Vermeidung der Transfusions-assoziierten Nebenwirkungen (Eisenüberladung, Infektionsrisiko) bei chronischer Anämie und ausreichend

langer Lebenserwartung kann auch die Gabe von **Erythropoetin (Epoetin, EPO)** erwogen werden. Erfolgversprechend ist EPO (3-mal 150 U/kg KG pro Woche s. c.) insbesondere bei Tumoranämie oder Suppression der Hämatopoese durch parakrine Mechanismen bzw. Chemotherapie, wenn der endogene EPO-Spiegel prätherapeutisch unter 100 mU/ml liegt. Die Nebenwirkungen von EPO sind gering und beschränken sich auf gelegentliche Irritationen an der Einstichstelle und Grippe-ähnliche Symptome. Ist es trotz ausreichender EPO-Spiegel nach 6- bis 8-wöchiger Therapie nicht zu einem Anstieg des Hämoglobinspiegels gekommen, ist davon auszugehen, dass der Patient nicht ansprechen wird, so dass die EPO-Gabe beendet werden kann (Rizzo et al. 2002).
Eine paraneoplastische **autoimmunhämolytische Anämie (AIHA)** ist primär immunsuppressiv zu behandeln: Mehr als die Hälfte der Patienten spricht innerhalb von einer Woche auf Prednisolon (1–2 mg/kg KG) an. Lässt sich der hämolytische Prozess damit nicht ausreichend kontrollieren, können zusätzlich Immunsuppressiva wie Cyclosporin A oder Cyclophosphamid erwogen werden, wobei es bei diesen Substanzen bis zu 4 Wochen bis zum Ansprechen dauern kann. Bei selektionierten Patienten kann schließlich eine Splenektomie hilfreich sein. Transfusionen sind primär zu vermeiden und nur im Notfall mit ausgewählten, gewaschenen Produkten durchzuführen.

## Behandlung der Thrombozytopenie

Die Hauptursache der Thrombozytopenie besteht neben der Verdrängung der physiologischen Thrombopoese durch die Grunderkrankung in der Chemotherapie-induzierten Myelosuppression.
Neben der kausal ansetzenden Behandlung besteht auch hier die Therapie der Wahl in der Transfusion (Ausnahme auch hier: Immunthrombopenie und TTP!). Nach neueren Untersuchungen ist es ausreichend, prophylaktische **Thrombozytentransfusionen** erst bei Plättchenwerten von unter $10 \times 10^9/l$ zu verabreichen, um das Blutungsrisiko in einem akzeptablen Rahmen zu halten (Schiffer et al. 2001). Bei chronischer Thrombozytopenie (z. B. Patienten mit myelodysplastischem Syndrom) können noch niedrigere Schwellenwerte toleriert werden. Auf der anderen Seite können Thrombozytengaben bei symptomatischer Thrombopenie, Vorliegen einer Infektion oder beabsichtigter Operation bzw. Punktion auch bei höheren Plättchenzahlen indiziert sein. Hinsichtlich Leukozytenfiltrierung, Spenderauswahl und Bestrahlung gelten die gleichen Gesichtspunkte wie bei Erythrozytentransfusionen. Ein Thrombozytenkonzentrat aus 2 Litern Aphereseprodukt oder 4–6 Vollblutspenden hebt den Plättchenwert um $20–50 \times 10^9/l$ an. Aufgrund der im Vergleich zu roten Blutkörperchen deutlich kürzeren Lebensdauer müssen Thrombozytenkonzentrate unter Umständen mehrmals pro Woche gegeben werden. Ursachen für einen mangelnden Anstieg der Thrombozytenzahl nach Transfusion können bestehen in einem Verbrauch im Rahmen einer septischen disseminierten intravasalen Gerinnung, Hypersplenismus, Autoimmunprozessen, oder – am häufigsten – im Vorhandensein von HLA-Antikörpern. In diesem Falle müssen HLA-kompatible Thrombozytenkonzentrate ausgewählt werden; Versuche der Ausschaltung der Alloantikörper durch Prednisolon oder intravenöse IgG-Gabe sind in der Regel erfolglos.
Klinische Studien mit rekombinantem **Thrombopoetin (TPO)** haben in der Situation der Chemotherapie-induzierten Thrombopenie bisher enttäuschende Ergebnisse geliefert.
Die Behandlungsprinzipien der **autoimmunhämolytischen Thrompozytopenie** ähneln denen der für die AIHA geschilderten. Ergänzend ist die intravenöse Gabe von hochdosiertem Immunoglobulin zu erwähnen, welches bei sehr niedrigen Thrombozytenzahlen oder bedrohlichen Blutungen angewendet werden kann (> 100 g, verteilt über mehrere Tage) und bei der

Mehrzahl der Patienten zu einer kurzfristigen Durchbrechung des Antikörper-vermittelten Thrombozytenabbaus führt.

## Mukositis

Folgende Faktoren begünstigen das Auftreten einer Chemotherapie- oder Radiotherapie-assoziierten Schädigung der Schleimhäute von Mundhöhle, Ösophagus, Magen und Darm (Mukositis):
- unzureichende Mundhygiene
- hochgradige Neutropenie
- Verwendung von Zytostatika mit ausgeprägter Schleimhauttoxizität (z. B. Methotrexat, Etoposid, Fluoruracil, Irinotecan)
- Bestrahlung im Kopf-/Hals-Bereich bzw. abdominell

Die heftigsten Mukositiden werden nach allogener Stammzelltransplantation unter Verwendung von Methotrexat als GVHR-Prophylaktikum gesehen, wo es zur kompletten Ulzeration der Mundhöhle und des Pharynx kommen kann. Die **klinische Symptomatik** der Mukositis im Mundbereich besteht neben Geschmacksstörungen, Schleimbildung und Blutungen im Wesentlichen in Schmerzen, welche bei höhergradiger Stomatitis oft nur mit Opiaten beherrscht werden. Die Mukositis des Ösophagus macht sich durch typische retrosternale Beschwerden im Zusammenhang mit dem Schluckakt bemerkbar. Charakteristikum der gastrointestinalen Mukositis sind neben Tenesmen vor allem Diarrhöen, welche wiederum die Entwicklung schmerzhafter Erosionen im Analbereich begünstigen. Allerdings können auch ileusartige Zustände Folge einer intestinalen Mukositis sein.

Maßnahmen zur **Prävention** der Mukositis umfassen Weglassen von Süßigkeiten und Schokolade, sorgfältige und regelmäßige Mundpflege sowie die Vermeidung von Erbrechen und Diarrhö. Eine effektive antimykotische und antivirale Prophylaxe (s.o.) kann weiterer Schleimhautschädigung durch Verhinderung von Superinfektionen vorbeugen.

Zentrales Element der **Mukositistherapie** ist die Schmerztherapie. Neben der Anwendung von Lokalanästhetika-haltigen Mundspüllösungen ist der Einsatz von Opiaten häufig unvermeidbar. Da orale und transkutane Anwendung bei intensiv chemotherapierten Patienten mit Unsicherheiten belastet sind, empfiehlt sich die intravenöse Gabe, z. B. als Morphin-Dauerinfusion (Cave: proemetischer Effekt!), wodurch auch die möglicherweise bestehenden Diarrhöen positiv beeinflusst werden. Adjuvant können Mukolytika nützlich sein. Die Regeneration der Schleimhaut hängt ganz wesentlich von der Anwesenheit neutrophiler Granulozyten ab. Von daher sollten Maßnahmen zur Beschleunigung der Neutrophilenrekonstitution (G-CSF) geeignet sein, Schwere und Dauer der Mukositis zu vermindern, auch wenn sich dieser Effekt durch Therapiestudien nur schwer belegen lässt. In der Entwicklung befinden sich Medikamente, welche die Schleimhautregeneration direkt fördern, wie KGF (keratinocyte growth factor, Keratinozyten-Wachstumsfaktor), wobei überzeugende klinische Ergebnisse hierzu allerdings noch ausstehen.

Die pharmakologische **Behandlung der Diarrhö** setzt zunächst den Ausschluss einer mikrobiellen Genese durch bakteriologische und unter Umständen virologische Stuhldiagnostik voraus. Von großer Bedeutung sind Verfahren zum Nachweis von *Clostridium difficile*, dem Erreger der antibiotikainduzierten pseudomembranösen Colitis. Therapie der Wahl bei positivem Toxinnachweis ist Vancomycin 4-mal 250 mg peroral, alternativ Metronidazol 2–3-mal 250 mg intravenös. Nach Ausschluss einer infektiösen Ursache können neben Schmerzmitteln motilitätshemmende Medikamente eingesetzt werden, und zwar in der folgenden Reihenfolge:
1. Loperamid, 4 mg peroral alle 2 Stunden bis zum Sistieren der Durchfälle
2. Tinctura Opii 1 %, 3-mal 15 Tropfen/Tag peroral
3. Octreotid, 3-mal 50–100 µg/Tag subkutan

# Ernährung

Der Bedarf an Kalorien und Flüssigkeit beträgt bei Patienten mit Tumorerkrankungen 35–45 kcal/kg KG bzw. 30 ml/kg KG pro Tag. Grundsätzlich sollte die Nahrungs- und Flüssigkeitsaufnahme möglichst lange oral erfolgen, notfalls unter Einsatz hochkalorischer Flüssignahrungen, von denen eine Vielzahl verschiedener Präparationen zur Verfügung steht. Von Vorteil sind Zubereitungen, die ballaststoff-, fett- und eiweißreich sind, da Tumorkranke Fett effizient, Kohlenhydrate aber relativ schlecht verstoffwechseln. Eine passagere parenterale Ernährung sollte Patienten mit therapiebedingter Unfähigkeit zu oralen Nahrungsaufnahme vorbehalten bleiben; für die parenterale Ernährung terminal Tumorkranker konnte kein positiver Einfluss auf die Überlebenszeit nachgewiesen werden. Die wichtigsten Komponenten parenteraler Basisernährung sind in Tabelle 26-4 aufgelistet. Anstelle der aufgezählten Einzelkomponenten können auch fertige hypertone Ernährungslösungen verwendet werden, welche meist 900–1000 kcal/l enthalten.

# Literatur

American Society of Clinical Oncology. Update of recommendations for the use of hematopoietic colony-stimulating factors: evidence-based clinical practice guidelines. J Clin Oncol 1996; 14: 1957–60.

Antiemetic Subcommittee of the Multinational Association of Supportive Care in Cancer (MASCC). Prevention of chemotherapy- and radiotherapy-induced emesis: results of Perugia Consensus Conference. Ann Oncol 1998; 9: 811–9.

Bilgrami S, Chakraborty NG, Rodriguez-Pinero F, Khan AM, Feingold JM, Bona RD, Edwards RL, Dorsky D, Clive J, Mukherji B, Tutschka PJ. Varicella zoster virus infection associated with high-dose chemotherapy and autologous stem-cell rescue. Bone Marrow Transplant 1999; 23 :469–74.

Campos D, Pereira JR, Reinhardt RR, Carracedo C, Poli S, Vogel C, Martinez-Cedillo J, Erazo A, Wittreich J, Eriksson LO, Carides AD, Gertz BJ. Prevention of cisplatin-induced emesis by the oral neurokinin-1 antagonist, MK-869, in combination with granisetron

**Tab. 26-4:** Komponenten parenteraler Ernährung.

| Komponente | Dosierung |
|---|---|
| Glukose 40 % | z. B. 1 000 ml; max. 7 g/kg KG pro Tag; Insulin nach Bedarf (Blutzuckerspiegel 130–250 mg/dl) |
| Lipidlösung 10–20 % | z. B. 250 ml; max. 2 g/kg KG pro Tag zusätzlich fettlösliche Vitamine (s. u.) |
| Aminosäuren 5 % | z. B. 500 ml |
| Elektrolyte | Na: 60–120 mval/Tag<br>K: 60–100 mval/Tag<br>Cl: 60–120 mval/Tag<br>Mg: 8–12 mval/Tag<br>Ca: 200–400 mg/Tag<br>P: 300–400 mg/Tag<br>(gegebenenfalls aktuellen Serumspiegeln anpassen) |
| Vitamine | z. B. 1 Ampulle Cernevit®/Tag<br>1 Ampulle Konakion®/Woche |
| Spurenelemente | z. B. Inzolen® 100–200 ml/Woche |

and dexamethasone or with dexamethasone alone. J Clin Oncol 2001; 19: 1759–67.

Goodman JL, Winston DJ, Greenfield RA, Chandrasekar PH, Fox B, Kaizer H, Shadduck RK, Shea TC, Stiff P, Friedman DJ et al. A controlled trial of fluconazole to prevent fungal infections in patients undergoing bone marrow transplantation. N Engl J Med 1992; 326: 845–51.

Gralla RJ, Osoba D, Kris MG, Hesketh PJ, Chinnery LW, Clark-Snow R, Gill DP, Groshen S, Grunberg S, Koeller JM, Morrow GR, Perez EA, Silber JH, Pfister DG. Recommendations for the use of antiemetics: evidence-based, clinical practice guidelines. American Society of Clinical Oncology (published erratum appears in J Clin Oncol 1999; 17: 3860). J Clin Oncol 1999; 17: 2971–94.

Herbrecht R, Denning DW, Patterson TF, Bennett JE, Greene RE, Oestmann JW, Kern WV, Marr KA, Ribaud P, Lortholary O, Sylvester R, Rubin RH, Wingard JR, Stark P, Durand C, Caillot D, Thiel E, Chandrasekar PH, Hodges MR, Schlamm HT, Troke PF, de Pauw B. Voriconazole versus amphotericin B for primary therapy of invasive aspergillosis. N Engl J Med 2002; 347: 408–15.

Kern WV, Beyer J, Bohme A, Buchheidt D, Cornely O, Einsele H, Kisro J, Kruger W, Maschmeyer G, Ruhnke M, Schmidt CA, Schwartz S, Szelenyi H. Infektionsprophylaxe bei neutropenischen Patienten. Leitlinien der Arbeitsgemeinschaft Infektionen in der Hämatologie und Onkologie. Dtsch Med Wochenschr 2000; 125: 1582–8.

Link H, Boogaerts MA, Carella AM, Ferrant A, Gadner H, Gorin NC, Harabacz I, Harousseau JL, Herve P, Holldack J et al. A controlled trial of recombinant human granulocyte-macrophage colony-stimulating factor after total body irradiation, high-dose chemotherapy, and autologous bone marrow transplantation for acute lymphoblastic leukemia or malignant lymphoma. Blood 1992; 80: 2188–95.

Link H, Blumenstengel K, Böhme A, Cornely O, Kellner O, Kern WV, Mahlberg R, Maschmeyer G, Nowrousian MR, Ostermann H, Ruhnke M, Sezer O, Schiel X, Wilhelm M, Auner HW. Antimikrobielle Therapie von unerklärtem Fieber bei Neutropenie. Standardempfehlungen der Arbeitsgemeinschaft Infektionen in der Hämatologie und Onkologie (AGIHO) der Deutschen Gesellschaft für Hämatologie und Onkologie (DGHO), Arbeitsgruppe Interventionstherapie bei ungeklärtem Fieber und der Arbeitsgemeinschaft Supportivtherapie (AK-SUPPO) der Deutschen Krebsgesellschaft (DKG). 2. aktualisierte Fassung Januar 2001. www.dgho-infektionen.de/agiho/content/e125/e616/FUO.pdf

Ljungman P. Lymphotropic Herpesviruses in hematology patients. Hematology 1999. American Society of Hematology Education Program Book 1999: 543–9.

Marcus R, Linkesch W, Solano C, Alegre A, Ljungman P, Simonsson B, Fischer T, Soufi-Mahjoubi R, Schmitz N. Effect of lenograstim on infections after high-dose chemotherapy and autologous peripheral stem cell transplantation. Bone Marrow Transplant 2002; 29: suppl. 2.

Prentice HG, Hann IM, Herbrecht R, Aoun M, Kvaloy S, Catovsky D, Pinkerton CR, Schey SA, Jacobs F, Oakhill A, Stevens RF, Darbyshire PJ, Gibson BE. A randomized comparison of liposomal versus conventional amphotericin B for the treatment of pyrexia of unknown origin in neutropenic patients. Br J Haematol 1997; 98: 711–8.

Rizzo JD, Lichtin AE, Woolf SH, Seidenfeld J, Bennett CL, Cella D, Djulbegovic B, Goode MJ, Jakubowski AA, Lee SJ, Miller CB, Rarick MU, Regan DH, Browman GP, Gordon MS. Use of epoetin in patients with cancer: evidence-based clinical practice guidelines of the American Society of Clinical Oncology and the American Society of Hematology. Blood 2002; 100: 2303–20.

Rotstein C, Bow EJ, Laverdiere M, Ioannou S, Carr D, Moghaddam N. Randomized placebo-controlled trial of fluconazole prophylaxis for neutropenic cancer patients: benefit based on purpose and intensity of cytotoxic therapy. The Canadian Fluconazole Prophylaxis Study Group. Clin Infect Dis 1999; 28: 331–40.

Schiffer CA, Anderson KC, Bennett CL, Bernstein S, Elting LS, Goldsmith M, Goldstein M, Hume H, McCullough JJ, McIntyre RE, Powell BL, Rainey JM, Rowley SD, Rebulla P, Troner MB, Wagnon AH. Platelet transfusion for patients with cancer: clinical practice guidelines of the American Society of Clinical Oncology. J Clin Oncol 2001; 19: 1519–38.

Schulz A, Hartmann P, Scheid C, et al. Granulozyten-Transfusion bei neutropenischen Patienten. Arzneimitteltherapie 2000; 18: 49–55.

Schmitz N, Dreger P, Zander AR, Ehninger G, Wandt H, Fauser AA, Kolb HJ, Zumsprekel A, Martin A, Hecht T. Results of a randomised, controlled, multicentre study of recombinant human granulocyte colony-stimulating factor (filgrastim) in patients with Hodgkin's disease and non-Hodgkin's lymphoma undergoing autologous bone marrow transplantation. Bone Marrow Transplant 1995; 15: 261–6.

Strasser SI, McDonald GB. Hepatitis viruses and hematopoietic cell transplantation: a guide to patient and donor management. Blood 1999; 93: 1127–36.

Walsh TJ, Pappas P, Winston DJ, Lazarus HM, Petersen F, Raffalli J, Yanovich S, Stiff P, Greenberg R, Donowitz G, Schuster M, Reboli A, Wingard J, Arndt C, Reinhardt J, Hadley S, Finberg R, Laverdiere M, Perfect J, Garber G, Fioritoni G, Anaissie E, Lee J. Voriconazole compared with liposomal amphotericin B for empirical antifungal therapy in patients with neutropenia and persistent fever. N Engl J Med 2002, 346: 225–34.

Wingard JR. Prevention and management of invasive fungal infections. Hematology 1999. American Society of Hematology Education Program Book 1999; 533–5.

# 27 Onkologische Psychosomatik

Hubert Speidel

Psychoonkologie gehört zu den ältesten medizinischen Themen. Seit Hippokrates wurden Depressionen als Ursache für Krebserkrankungen gesehen. Galen (um 190 n. Chr.) beobachtete, dass melancholische Frauen häufiger an Brustkrebs erkrankten als sanguinische. Diese Lehrmeinung hielt sich noch im 18. und 19. Jahrhundert und wurde erneut in den 20er- und 30er-Jahren des 20. Jahrhunderts aufgegriffen (vgl. Bahnson 1979). Seit den fünfziger Jahren des 20. Jahrhunderts wurde dieser Frage der **Psychoätiologie** der malignen Erkrankungen mit modernen klinischen und empirischen Mitteln nachgegangen. Drei bedeutende Pioniere dieser Epoche und wissenschaftlichen Forschungsrichtung sind vor allem zu nennen: LeShan (1956; 1966; 1991), Kissen (1963; 1966) und Bahnson (Bahnson u. Bahnson 1964, 1966; Bahnson 1982, 1986). LeShans langjährige klinische und testpsychologische Studien an circa 500 Kranken führte zur Konzeption eines emotionalen Musters, das der Autor als typisch für die Krebspatienten ansah: Kindheit und Adoleszenz waren durch Einsamkeit gekennzeichnet; daraus entwickelte sich das Gefühl, dass intensive und bedeutsame Beziehungen gefährlich sind und Leiden und Ablehnung mit sich bringen. Später im Leben konnte eine wichtige Beziehung ihnen das Erlebnis des Angenommenseins und einen Lebenssinn vermitteln. Der Verlust dieser Beziehung führte zu Verzweiflung und Hoffnungslosigkeit. Die Krebserkrankung wurde jeweils einige Zeit nach dieser deletären emotionalen Entwicklung manifest. Das Weltbild dieser Menschen ist von Gleichgültigkeit und Lieblosigkeit gekennzeichnet. Kissen (1963) fand in einer Untersuchung von 300 Lungenkranken, dass eine Gruppe von Patienten, die sich durch geringe Möglichkeiten der Spannungsabfuhr auszeichneten, häufiger an Krebs erkrankten. Diese Befunde wurden an größeren Populationen bestätigt, und zwar unabhängig vom Zigarettenkonsum. Die Untersuchungen von Bahnson (1966, 1979) führten zu einer Differenzierung der Verlust-Depression-Hypothese. Zur Beurteilung des psychischen Krebsrisikos müssen die in der Vergangenheit erworbene individuelle Struktur und die dazugehörigen Abwehrprozesse des Ichs herangezogen werden. Danach waren später an Krebs erkrankte Menschen als Kind in konflikthafter Weise an ein Elternteil fixiert geblieben. Durch einen kompensatorischen Umgang mit dem unbefriedigenden Abhängigkeits- und Aggressionsbedürfnis war es ihnen gelungen, mittels massiver Verdrängung von aggressiven und anderen nicht akzeptablen Gefühlen ein sozial angepasstes Leben zu führen. Einige Jahre vor dem Ausbruch der malignen Erkrankung war dieses kompensatorische System zusammengebrochen, und die ambivalenten Verhaltensmuster der Kindheit wiederholten sich. Als Folge dieser labilen Balance kommt es zu depressiven Zuständen oder einer rigiden Verengung der Lebensperspektive, welche die Erwachsenenebene ihres Lebens prägt, mit einem darunter liegenden, verwundeten, hoffnungslosen, unverstandenen kindlichen Selbst, das sich nach Zuneigung und Befriedigung sehnt, ohne dass diese beiden Schichten kommunizieren können.

Schmale und Iker (1966, 1971) konnten anhand des Kriteriums der Hoffnungslosigkeit im präbioptischen Stadium bei Frauen mit dem Befund einer Zervixzytologie Stadium III nach Papanicolaou eine Dysplasie (ohne Hoffnungslosigkeit) bzw. ein Karzinom (mit Hoffnungslosigkeit) treffsicher voraussagen (vgl. Speidel 1969). Aufgrund dieser und anderer Befunde bürgerte sich der Begriff der **Krebspersönlichkeit** (Typ C) ein.

Eine große Zahl späterer Studien führte zu widersprüchlichen Ergebnissen (Schwarz 1993), was auf unterschiedliche methodische Ansätze zurückzuführen ist. Berücksichtigt man die verschiedenen Möglichkeiten psychosomatischer Zusammenhänge von Krebs, so lassen sich drei Kategorien unterscheiden:
- verhaltensbedingte Risiken (Tabak- und Alkoholabusus, UV-Lichtexposition, Ernährungsgewohnheiten, berufsbedingte Schädigungen und Stress)
- psychosomatische Leiden als Ursache (Colitis ulcerosa, Crohn-Krankheit)
- die Krebspersönlichkeit

Das Vorhandensein der letzteren wird zur Zeit unter psychoonkologisch tätigen Ärzten und Psychologen überwiegend abgelehnt, und zwar aus folgenden Gründen (Schwarz 1993): Weil retrospektiven Studien zu wenig Beweiskraft zugesprochen wird und prospektive Studien schwer durchzuführen sind, wurde häufig ein präbioptischer Ansatz gewählt. Dieser ist im Sinne eines prospektiven Vorgehens aber fragwürdig, weil sich herausgestellt hat, dass ein hoher Prozentsatz von Patienten schon vor dem Bekanntwerden des Untersuchungsergebnisses die Art des Leidens zutreffend einschätzte. Auf die Untersuchung von Schmale und Iker (1966; 1971) trifft diese Kritik allerdings nicht zu. Psychoätiologische Vorstellungen über die Krebsentwicklung sind aufgrund dieser methodischen Kritik aus der Mode gekommen, vielleicht auch deshalb, weil die psychoonkologisch Tätigen dankbar dafür sind, dass sie mit empirischen Argumenten ihre Patienten von dem schwer erträglichen Gefühl, für das bedrohliche Leiden auch noch selbst verantwortlich zu sein, entlasten können. Wenn aufgrund der vorhandenen Datenlage (s. u.) davon auszugehen ist, dass psychische Faktoren positive und negative Folgen für den Zustand des Immunsystems und selbst für die Überlebensdauer haben können, so ist es nicht logisch, biographisch erworbene psychische Wirkfaktoren aus diesem Kontext auszuschließen. Auch methodische Argumente dienen dazu nicht, weil ihre Kritik vorläufig allseits gilt. Der Verzicht auf psychoätiologische Konzepte hat aber Folgen für den zu wählenden psychotherapeutischen Ansatz. Er hat sich zu einer Doktrin entwickelt, die verhindert, manche neuere empirische Befunde zu rezipieren und die Problematik negativer Befunde angemessen zu diskutieren.

Mehrere große **prospektive Studien**, welche die Hypothese des Verlustes des Lebenspartners als ätiologischen Faktor für die Krebsentstehung untersuchten, führten zu dem Ergebnis, dass nach 10–12 Jahren für Männer ein erhöhtes Sterberisiko besteht, unter anderem aufgrund einer Krebserkrankung (Hürny 1996). Eine Prospektivstudie an 2020 männlichen Angestellten der Western Electric Co. mit dem Minnesota Multiphasic Personality Inventory (MMPI) ergab, dass von denjenigen, welche 1958 Depressivität als höchsten Wert in ihrem Persönlichkeitsprofil angegeben hatten, 17 Jahre später 2,3-mal mehr an Krebs gestorben waren als bei den Kontrollpersonen, und dieses Ergebnis blieb bestehen, nachdem andere Risikofaktoren herausgerechnet waren. Eine Korrelation zwischen hohem Depressionswert und der Mortalität an anderen Krankheiten wurde nicht gefunden. Auch nach 20 Jahren wurde noch eine signifikante Korrelation zwischen Depressivität und Krebsinzidenz sowie Krebsmortalität gefunden (Shekelle et al. 1981).

Hagnell (1966) untersuchte 1957 in einer prospektiven schwedischen Feldstudie, die 1947 mit einem Persönlichkeitsfragebogen von Sjöbring bei 2550 Personen einer umschriebenen Region begonnen worden war, den Zusammenhang von Krebserkrankungen mit Persönlichkeitsfaktoren. Für die 22 Frauen, die in diesem Zeitraum an Krebs erkrankt waren, konnte ein hochsignifikanter Zusammenhang mit dem Faktor „substabile Persönlichkeit" des Sjöbring-Fragebogens, der dem Depressionskonzept sehr nahe steht, gefunden werden. Andere Prospektivstudien konnten diesen Effekt nicht bestätigen (vgl. Hürny 1996). Allerdings bedienen sich derartige epidemiologische Studien relativ grober Instrumente, welche die Risikokriterien, wie sie LeShan und vor allem Bahnson formuliert haben, nicht reproduzieren können. So ist beispielsweise die Untersuchung der Bedeutung von Depressivität, Verlust und Krebs schon deshalb ungenügend, weil sie das Zusammenspiel von Bedingungs- bzw. Risikofaktoren, wie es von Bahnson beschrieben wurde, nicht abbildet.

Generell lässt sich zum jetzigen Zeitpunkt sagen, dass alle vorliegenden Studien methodische Mängel aufweisen, die vorläufig angesichts der Komplexität des Untersuchungsgegenstandes unvermeidlich sind (vgl. Hürny 1996). Untersuchungen, die am klinischen Befund orientiert sind, haben den Vorteil struktureller und systemischer Differenziertheit und Evidenz, aber den Nachteil der beobachterabhängigen Sichtweise. Studien, die sich auf standardisierte Instrumente stützen, werden der Komplexität der Zusammenhänge nicht gerecht. Die Beobachtungen hocherfahrener Kliniker als methodisch ungenügend und veraltet zu erklären, ist aber angesichts unbefriedigender methodischer Alternativen ungerechtfertigt. Sie werden vielmehr durch einige wenig berücksichtigte Studien bestätigt. Im deutschsprachigen Raum praktisch nicht zur Kenntnis genommen wird die mit dem Fragebogen von Bahnson durchgeführte umfangreichste aller Prospektivstudien an über 20 000 weiblichen und 14 000 männlichen Angehörigen der Siebenten-Tags-Adventisten in Kalifornien (Boehne Sellers 1987). Diese Population wurde gewählt, weil ihre Krebsmortalität die der anderen US-Amerikaner um ein Drittel übersteigt. Die Studie überprüft die folgenden Hypothesen: Verluste signifikanter Personen in den ersten 15 Lebensjahren und in den letzten drei Jahren und die Kombination beider Arten von Verlusten, extreme Form von Typ-A- und Typ-B-Persönlichkeiten, negative soziale Beziehungen, Arbeitsbelastung, Gefühle der Verzweiflung, Mangel an emotionaler Ausdrucksfähigkeit, sowie Unterdrückung und Verleugnung als psychische Abwehrmechanismen sollten das Risiko einer Krebserkrankung vorhersagen können. Die Nachuntersuchung im Abstand von 10 Jahren nach der ersten Datenerhebung bestätigte die Hypothesen. Insbesondere frühe und rezente Verluste sowie besonders deren Kombination und die Unterdrückung aggressiver Impulse erwiesen sich hochsignifikant als Risikofaktoren. Die kirchlich Aktiveren waren gefährdeter.

In einer prospektiven Studie an 1337 Medizinstudenten mit einer Nachuntersuchung an den 40- bis 59-jährigen Ärzten (Thomas et al. 1979) erwies sich, dass die im Laufe dieser Zeit an Krebs erkrankten Versuchspersonen durch ihren Mangel an Beziehungsdichte zu den Eltern sich von der Kontrollgruppe unterschieden.

In einer Studie an 97 Probandinnen mit Verdacht auf Brustkrebs wurden die relevanten Lebensereignisse in den acht Jahren vor der Erhebung untersucht (Geyer 1991). Die Gruppe mit den negativsten Lebensereignissen wurde signifikant gehäuft unter den 31 Fällen mit Krebsdiagnose gefunden.

Der größte Teil dieser Studien wurde an Brustkrebs-Patientinnen, ein kleinerer Teil an Melanom-Patienten durchgeführt. Klinische Befunde (mündl. Mitteilung Bahnson) und vereinzelte systematische Studien sprechen dafür, dass es Persönlichkeitsunterschiede zwischen Patienten mit soliden und hämatologischen Tumoren gibt. In einer Arbeit von Pettingale et al. (1988) wurde bei Hodgkin- und Non-Hodgkin-Patienten eine Abhängigkeit der Symptome Angst und Depression von Verlauf und Prognose gefunden, nicht aber bei Brustkrebs-Patientinnen.

Seit nachgewiesen werden konnte, dass Psychotherapie Einfluss auf das Immunsystem und auf die Überlebensdauer von Krebspatienten hat (s. u.), sind die älteren Befunde einer biographisch bedingten Beziehungsvulnerabilität und deren Folgen eines erhöhten Erkrankungsrisikos für Malignome bei Verlusterlebnissen auch immunologisch gut begründbar geworden. Die **Psycho-Immunologie** (Solomon und Moos 1964) bzw. **Psycho-Neuro-Immunologie** (Ader 1981) hat dazu eine Fülle bedeutsamer

Daten beigetragen. So ist vor allem in den letzten beiden Jahrzehnten die enge funktionale Verknüpfung neuronaler und immunologischer Strukturen erforscht worden. Schon früher war die Schädigung der Immunreaktionen – zum Beispiel im Zusammenhang mit Krebsimpfungen – als Folge einer Destruktion anteriorer hypothalamischer Nuclei bekannt (Kavetski et al. 1969; Korneva 1967; Korneva et al. 1972; Stein et al 1976). Über pharmakologische Einflussnahmen am Großhirn kann unter anderem die Aktivität der NK-Zellen blockiert werden (Forni et al. 1983). Noradrenerge hormonelle Beziehungen zwischen Nerven und Immunsystem (Felten et al. 1987), direkte neuronale Kontakte mit lymphoiden Organen, beispielsweise direkte Kontakte zwischen Nervenenden und Lymphozyten (Felten und Olschowka 1987), die Funktionen der Immunzellen als mobiles endokrines System wie auch als sensibles Organ (Blalock und Smith 1985; Bahnson 1997) sowie die Gemeinsamkeit der Rezeptoren für verschiedene Neurotransmitter im Nervensystem und in Zellen des Immunsystems (Blalock und Smith 1985; Bahnson 1997), aber auch die Effekte der Interleukine unter anderem auf ACTH und Kortikosteroide wurden entdeckt.

Die Einflüsse von Neuropeptiden auf Immunreaktionen (NK-Zellen und primäre Antikörperreaktion) haben zu der Vorstellung geführt, dass das Netz der Neuropeptide eine biochemische Basis für emotionale Erregungen und deren Bedeutung für Krankheiten darstellt und ein psychosomatisches Netz genannt werden kann (Pert et al. 1985; Pert et al. 1991).

Von hier aus lässt sich theoretisch die Brücke zu den Befunden der psychischen Beeinflussung des Immunsystems einerseits, der Krebsentstehung und dessen Verlaufs andererseits spannen. Aber auch experimentell ist dies gelungen, mit der Konditionierung einer antigeninduzierten peritonealen Entzündungsreaktion (Metalnikov u. Chorine 1926), der konditionierten Immunreaktion bei Ratten (Ader 1985, Ader u. Cohen 1987) und den Beobachtungen von konditionierten Reaktionen auf Chemotherapie bei Krebspatienten (Bovbjerg 1989; Klosterhalfen 1991, zit. n. Bahnson 1997).

Besonders überzeugend sind die Ergebnisse zahlreicher **Stressexperimente** seit den sechziger Jahren. Impft man zum Beispiel Mäuse mit Krebszellen, so weisen Mäuse, die einem starken Stress unterworfen wurden, eine schlechtere Immunkompetenz und eine verkürzte Lebensdauer gegenüber Mäusen auf, die diesem Stress nicht unterworfen worden waren (Riley 1981). Besonders T-Zell-Funktion und NK-Zell-Aktivität werden dadurch unterdrückt (Bahnson 1997). Bei Menschen wurden unter anderem Examensstressfolgen bei Medizinstudenten untersucht, und es wurde gefunden, dass NK-Zell-Aktivitäten und SIgA beeinflusst wurden, und zwar wiesen Studenten mit zahlreichen Lebensveränderungen und einem ungenügenden sozialen Netz eine stärkere examensabhängige Störung der Immunfunktion auf (Kiecolt-Glaser et al. 1984, 1987).

Naturalistische Studien über Langzeitstress betreffen beispielsweise die Belastungen von Familienangehörigen von Alzheimer-Patienten und von Menschen, die von einer Scheidung betroffen sind. Hier fanden sich reduzierte Reaktionen der $T_4$- bzw. $T_8$-Lymphozyten und reduzierte NK-Zell-Aktivitäten (Kiecolt-Glaser et al. 1987). Frauen mit kranken oder verstorbenen Ehepartnern waren depressiver und hatten verminderte NK-Zell-Aktivitäten gegenüber Frauen mit gesunden Ehemännern, aber nur Witwen hatten einen erhöhten Plasmakortisolspiegel (Irwin et al. 1987).

Objektverlust durch den Tod des Ehepartners führt zur Immunsuppression (Bartrop et al. 1977). Dieser Effekt konnte auch experimentell bei Affen und Ratten ausgelöst werden (Keller et al. 1983, Laudenschlager 1988, Hofer et al. 1972). Das Absinken des Immunglobulinspiegels bei stationären depressiven Patienten in Abhängigkeit von ihrem Zustand wurde von Bahnson (1982) nachgewiesen. Dies ist nur ein Beispiel für die Korrelation von Emotionen und Emotionsverarbeitung mit Immunkompetenz. Verschiedene Studien haben gezeigt, dass unter anderem die Verdrängung aggressiver Gefühle die Immunkompetenz hochsignifikant verschlechtert (vgl. Bahnson 1997). Untersucht man Patientinnen mit einer bevorstehenden Krebsoperation im Hinblick auf dieses Emotionsverarbeitungsmerkmal, so findet man eine schlechtere Immunkompetenz bei denjenigen Patientinnen, die ihre Aggressionen verdrängen (Biondi et al. 1981).

Verschiedentlich wurde die günstige Wirkung sozialer Unterstützung auf die NK-Zell-Aktivität gefunden (Levy et al. 1990, Kiecolt-Glaser et al. 1999). Schwierige Umweltbedingungen sind somit bei Menschen und Tieren mit Immunschwäche korreliert (Bahnson 1997). Es lässt sich zusammenfassend feststellen, dass psychischer Stress die zelluläre Immunantwort vermindern kann. Der funktionale Zusammenhang zwischen Zentralnervensystem und Immunsystem ist ein komplexes Netzwerk bidirektionaler Signale, die das Nervensystem, das endokrine System und das Immunsystem verknüpfen. Stress stört die Homöostase dieses funktionalen Netzes, wodurch wiederum die Immunfunktion beeinträchtigt wird (Rozlog et al. 1999).

Wenn **Emotionen** und ihre Verarbeitung somit in enger Beziehung zur Immunkompetenz stehen, so müsste sich das im klinischen Krankheitsverlauf abbilden lassen. Das ist auch der Fall: In einer Längsschnittstudie hatten diejenigen mastektomierten Patientinnen, die ihre negativen Gefühle äußern konnten, eine bessere Überlebenschance gegenüber denjenigen, die diese Gefühle verdrängten oder verleugneten (Derogatis et al. 1979). Eine 5-Jahre-Studie vom vorbioptischen Stadium an zeigte, dass im Hinblick auf die 5-Jahre-Überlebensrate diejenigen Frauen, die eine verleugnende Haltung bzw. eine kämpferische Einstellung hatten, gegenüber den stoischen und den hilf- und hoffnungslosen günstigere Ergebnisse hatten. Dies wurde durch die 15-Jahre-Katamnese bestätigt (Greer et al. 1990).

Die Umgangsweisen mit Gefühlen und die daraus erwachsenden Handlungsmuster im Zusammenhang mit Krankheiten werden als **Bewältigungsprozesse** (Coping) bezeichnet. Hierunter werden Typen von Verhaltensmustern im Umgang mit der Krankheit verstanden, zum Beispiel aktive, vermeidende, verleugnende, passive Formen. Die Ergebnisse der inzwischen reichlich vorhandenen Forschung sind insgesamt eher enttäuschend: Weil sich die typologische Reduzierung eher für die Vergleichsforschung größerer Gruppen eignet als für den klinischen Fall, und weil derartige Bewältigungsmuster in den verschiedenen Krankheitsstadien eine unterschiedliche Bedeutung haben. Für die Beurteilung der psychischen Einflüsse auf das Überleben von Patienten mit malignen Erkrankungen allerdings ist dieses Konzept offensichtlich nützlich (s. o.).

Ein anderes für die Betrachtung der psychosozialen Dimension der onkologischen Erkrankungen bedeutsames, in den letzten Jahren populär gewordenes Konzept ist dasjenige der **Lebensqualität**. Es handelt sich um eine globale Beurteilungsweise, die nicht direkt messbar, aber über ihre operationalisierbaren Teilbereiche der körperlichen Verfassung, des psychischen Befindens, der sozialen Beziehungen, der Funktionsfähigkeit im Alltag bestimmbar ist (Schumacher 1994). Die Gewichtung der verschiedenen Komponenten ist allerdings von Autor zu Autor unterschiedlich. Ein erster Versuch stammt von Karnofski (1949), dessen zehnstufiger „Performance Status" als Maß für die psychophysische Funktionsfähigkeit bis heute in Gebrauch ist (Leiberich et al. 1993). Für Spitzer et al. (1981) gehören zur Lebensqualität der körperliche, soziale und emotionale Zustand des Patienten, aber auch das Krankheitsverständnis, die individuellen Merkmale des täglichen Lebens und die Krankheitskosten. Für Aaronson (1986) sind Krankheitssymptome und Behandlungsnebenwirkungen, Funktionsstatus, psychischer Stress, soziale Interaktion, Sexualität und Körperselbstbild sowie die Zufriedenheit mit der medizinischen Behandlung die Inhalte der Lebensqualität.

Mithilfe der Lebensqualitätsforschung kann man beispielsweise feststellen, dass Patienten mit einer allogenen Knochenmarktransplantation eine schlechtere Lebensqualität haben als solche mit einem autologen Transplantat (Andrykowski et al. 1995), und man kann beim Vorhandensein depressiver Symptome, geringer Zustimmung zum Procedere und verschlechterter sozialer Anpassung eine schlechtere Lebensqualität vorhersagen (Molassiotis et al. 1996a, Molassiotis et al. 1996b), aber all das besagt wenig, und angesichts eines Konzepts mit so heterogenen Inhalten bleibt oft eine der Lebensqualität immanente Unklarheit, was sie wirklich bedeutet. So kann bei vergleichbarem Krankheitszustand und ausreichender sozialer Unterstützung die Lebensqualität sehr unterschiedlich sein (Leiberich et al. 1993). Krebskranke geben oft eine bessere Lebensqualität an als Gesunde. Man kann daraus schließen, dass sie ihre Ansprüche an das Leben reduziert oder ihre Situation mit derjenigen noch Kränkerer verglichen oder aber ihre Werteordnung verändert haben (vgl. Kerekjarto et al. 1996). Aber Aufschluss hierüber bekommt man nicht durch Lebensqualitätsforschung, sondern durch Gespräche mit dem Patienten. Entgegen der großen Beliebtheit der Lebensqualität bei Psychoonkologen muss man feststellen, dass es sich um ein ziemlich steriles wissenschaftliches Konzept handelt. Seine wirkliche Bedeutung erhält der Begriff der Lebensqualität durch seinen auch Laien einleuchtenden Charakter, und deshalb hat die Psychoonkologie bei Onkologen und Chirurgen an Renommee gewonnen, was wiederum den Patienten zugute kommt.

Wichtiger, weil für die konkreten Behandlungsmaßnahmen folgenreich, sind psychische Belastungen durch die psychosozialen Probleme im Zusammenhang mit der Krankheit und der Weise ihrer Verarbeitung sowie durch die Bedingungen der Behandlungssituation. Hierzu gibt es eine umfangreiche Literatur.

Auf dem Gebiet der hämatologischen Onkologie hat in den letzten Jahren die **Knochenmarktransplantation** bei weitem das meiste Interesse gefunden. Sie ist eines der jüngeren Beispiele dafür, dass die für die Überlebenschancen der betroffenen Kranken so wichtige Behandlungsmaßnahmen ihrerseits **psychische und soziale Belastungen** erzeugen, ähnlich wie dies ein bis zwei Jahrzehnte früher bei der Hämodialyse ausführlich untersucht wurde (Balck et al. 1985). Auch die Art der Belastungen ist ähnlich. Für die Situation der Patienten, die sich der Knochenmarktransplantation unterziehen, hat Lesko (1994) sieben Problembereiche unterschieden:
- Tod und Sterben
- Abhängigkeiten
- Veränderungen des Körpers
- Beeinträchtigung sozialer Rollen und Aufgaben
- Störung sozialer Beziehungen
- Schmerzen und andere körperliche Belastungen
- die Aufgabe der Patientenrolle zu Gunsten der Rückkehr zu sozialen Funktionen

Der Patient ist vom Tod bedroht und muss sich dementsprechend mit seiner Todesangst auseinandersetzen. Hier gibt es unterschiedliche Arten des Umgangs des Patienten mit seiner Krankheit und ihren Folgen, die der behandelnde Arzt erkennen muss. Zwischen Verleugnung, welche die Behandlung gefährdet, und dem Fehlen von Abwehrmechanismen, die den Patienten einer schweren Depression mit Hoffnungslosigkeit und Suizidalität aussetzt (Molassiotis u. Morris 1997), gibt es sehr unterschiedliche Einstellungen mehr aktiver, kontrollierender oder passiver Art, welche die Arzt-Patient-Beziehung, die Behandlung und evtl. auch den Verlauf sehr beeinflussen können. Neben diesen individuellen psychischen Erlebnis- und Verhaltensweisen des Patienten, die sich im Verlauf der Erkrankung und der Behandlung ändern können, spielen die besonderen Umstände der Behandlung eine wichtige und in mehrfacher Hinsicht äußerst belastende Rolle. So hat der Patient sich für eine Behandlung zu entscheiden, die aufgrund von Spender-gegen-Wirt-Reaktionen mit einer Frühmortalität von circa 20 % ein hohes Risiko enthält (Schulz-Kindermann et al. 1998). Diese Problematik begleitet den Patienten durch die gesamte Warte- und Vorbereitungszeit, bis ein

Spender gefunden und der Zeitpunkt der Knochenmarkpunktion festgelegt werden kann. Dementsprechend ist ein sehr gestörtes Befinden, vor allem mit depressiven Reaktionen, häufig und mit circa 30 % zu veranschlagen (Baker et al. 1997, Rodrigue et al. 1993). Allerdings entwickeln in dieser schwierigen Phase mit objektiver und subjektiver Bedrohung viele Patienten neue und zum Teil durchaus positive Perspektiven auf ihr Leben, ihre Partnerschaft und ihr Wertesystem (Andrykowski et al. 1993), wie das auch bei anderen Patienten in lebensbedrohlichen Situationen beobachtet wurde (Speidel 1985).

Die Zeit des Behandlungsbeginns ist durch eine Fülle körperlicher Beschwerden (Schmerz, Schlafstörungen), psychischer Beeinträchtigungen (Angst, Unsicherheit, depressive Verstimmungen) und sozialer Probleme (Isolation, reglementierte Pflege, Noncompliance) gekennzeichnet (Andrykowski 1994, Lesko 1989, 1994). Die Hochdosis-Therapie hat eine Fülle gravierender Nebenwirkungen zur Folge: Krampfanfälle, Schwindel, Übelkeit, Erbrechen, Magenschmerzen. Durch deren Wechsel und die extreme Abhängigkeit von Ärzten, Schwestern und von Medikamenten kann es zu einem ausgeprägten Kontrollverlust und damit zu einem Mangel an psychischer Stabilität kommen (Schulz-Kindermann et al. 1998). Die Nebenwirkungen steigern sich mit der Aplasie als Folge des extremen Absinkens von Leuko-, Erythro- und Thrombozyten, in Gestalt von Infektionen und Fieber, Oberbauchschmerz (Leber) und Mukositis-bedingten Schmerzen. Schweigkofler et al. (1996) stellten bei Patienten in der Isolierphase in 47,5 % der Fälle die Diagnose „Anpassungsstörung mit depressiver Verstimmung", in 45 % „Anpassungsstörung mit ängstlicher Gestimmtheit", in 12,5 % „Alkoholmissbrauch" und in Einzelfällen einige andere Diagnosen. Der Zeitpunkt des Auftretens der ersten Blutzellen und des bevorstehenden Ausschleusens aus der Isoliereinheit ist durch widersprüchliche Zustände gekennzeichnet: von Euphorie aufgrund der aufkeimenden Hoffnung einerseits, von Niedergeschlagenheit und körperlicher Schwäche andererseits. Der Gedanke an eine langfristige Behinderung und eine Spender-gegen-Wirt-Reaktion, die eine Verlegung in die Intensivstation mit Intubation zur Folge haben kann, beeinträchtigen das psychische Befinden mehr oder minder schwer (Schulz-Kindermann et al. 1998). In dieser Phase wird das Problem der hohen Frühmortalität für Patient und Personal akut, wobei oft übersehen wird, dass die subjektive „Statistik" des Patienten nicht die objektive einer 80-zu-20-Prozent-Chance, sondern diejenige einer 50-zu-50-Prozent-Chance ist: leben oder sterben (Blacher 1982).

Auch die späteren Phasen nach einer Knochenmarktransplantation sind problematisch, durch Befindensstörungen, vor allem Schlafstörungen und Erschöpfbarkeit (Andrykowski et al. 1989, Peters et al. 1993, Schulz-Kindermann et al. 1998). Sie verstärken sich bis zum Entlassungszeitpunkt und nehmen im Verlauf des ersten Jahres wiederum ab (McQuellon et al. 1998). Das emotionale Befinden bessert sich vom Behandlungsbeginn bis zur 1-Jahr-Katamnese kontinuierlich (McQuellon et al. 1998). Die berufliche Rehabilitation ist vom jeweiligen sozialen System abhängig: Aus den USA wird eine Reintegration in den Beruf von drei Viertel der erfolgreich Transplantierten nach einem Jahr bei einer Zunahme der Teilzeitarbeit angegeben (Chao et al. 1992, Vose et al. 1992). Für Deutschland wurde ermittelt, dass nach zwei Jahren circa ein Drittel der Befragten berufstätig waren (Weis et al. 1998a). Eine psychosomatische Rehabilitationsbehandlung sollte jeweils erwogen werden.

Ein gravierendes Problem stellt die unvermeidliche Schädigung der Gonaden mit einer Verringerung des Volumens der Testes um 50 % innerhalb von 12 bis 24 Stunden und einer Azoospermie zwei Monate nach Beginn der mit der Knochenmarktransplantation verbundenen Behandlungsmaßnahmen dar. Die Reduktion des Volumens der Ovarien und das Verschwinden der Follikel ist innerhalb von 12 Stunden nachweisbar. Die Irreversibilität der Schädigung mit vorzeitiger Menopause ist der häufigste Verlauf, vor allem bei Frauen über 40 und nach Strahlentherapie. Die Erholung der Ovarien bei Patientinnen nach der Menarche wurde bei 38% der Fälle beobachtet. Die Veränderungen können bei beiden Geschlechtern Besorgnis im Hinblick auf die sexuelle Funktion und Rolle erzeugen (Chaterjee und Goldstone 1996). Noch nach Jahren werden sexuelle Unzufriedenheit und Funktionsstörungen bei circa einem Fünftel der Patienten beschrieben (Baruch et al. 1991, Wingard et al. 1992). Vor allem Potenzschwierigkeiten, Körperbildstörungen und verminderte sexuelle Zufriedenheit werden beklagt (Molassiotis et al. 1996a).

Die Frage der Selektion geeigneter Transplantationspatienten führte ähnlich wie bei der Leber- und der Herztransplantation (Bunzel 1993; Strenge et al. 1994) zu dem Ergebnis, dass es keine psychiatrischen Kontraindikationen gibt, wohl aber die Fragen der jeweils geeigneten psychosozialen Betreuung für problematische Patienten (Wellisch und Wolcott 1994).

Die Spenderauswahl ist nicht nur für den Empfänger, sondern häufig auch für den Spender schwierig. Innerhalb der Familien, in denen hauptsächlich Geschwister in Frage kommen, führt eine Qualifizierung bzw. Disqualifikation als Lebensretter zu dramatischen Situationen (Patenaude 1990). Zwar geben verwandte Spender an, dass die Spende ihr Leben wertvoller gemacht hat, aber ein erheblicher Teil der Spender gibt psychische Schwierigkeiten mit dem Spenden an (Switzer et al. 1998). Dies trifft auch für nicht verwandte Spender zu, die aus unterschiedlichen Motiven spenden (Switzer et al. 1997). Die somatische wie psychische Belastung kann auch über längere Zeit andauern (Stroncek et al. 1989, Schulz-Kindermann et al. 1998).

> Angesichts der häufig kritischen Situationen der Krebskranken und ihren unterschiedlichen und wechselnden Problemen sind Versuche nahe liegend und notwendig, ihnen außer mit medikamentösen, chirurgischen und radiologischen auch mit psychotherapeutischen Mitteln zu helfen.

Eine inzwischen große Zahl an **onkologischen Psychotherapieforschungsprojekten** beschäftigte sich mit unterschiedlichen Aufgaben:
- Einsicht in Lebenszusammenhänge
- Erleichterung der Situation
- Linderung von Symptomen, insbesondere von Angst, Depression, Schmerz, Übelkeit und Erbrechen

Dementsprechend wurden psychoanalytische bzw. tiefenpsychologische Einzeltherapie, verschiedene Formen der Gruppentherapie, suggestive Verfahren wie Hypnose, Entspannungsverfahren, geleitete Imagination und verhaltenstherapeutische Techniken angewandt, deren günstige Effekte trotz forschungsmethodischer Probleme und Mängel vielfach überzeugend nachgewiesen werden konnten (Larbig 1998).

Aus dem Bereich der hämatologischen Onkologie soll dies an einer Replikationsstudie illustriert werden, deren Ziel die Reduzierung der Mukositisschmerzen war. In einer kontrollierten Therapiestudie konnten bei 45 hämatologischen Patienten unter einer Knochenmarktransplantation Mukositisschmerzen durch Hypnose mit Entspannungsinduktion und schmerzlindernden Suggestionen signifikant reduziert werden (Syrjala et al. 1992). Dies Ergebnis ließ sich bei 94 Patienten replizieren (Syrjala et al. 1995).

Von besonderem Interesse sind Studien, die beweisen, dass Psychotherapie die **Verlängerung der Überlebenszeit** bewirken kann. In einer methodisch gut kontrollierten prospektiven Studie wurden Frauen mit metastasierendem Mammakarzinom zufällig der Interventionsgruppe (n = 50) mit Gruppenpsychotherapie bzw. der Kontrollgruppe (n = 30) mit unspezifischer psychologischer Unterstützung zugeteilt.

Bei einer Frequenz von 90 Minuten pro Woche mit einem trainierten Gruppenleiter und einer Patientin in Remission trafen sich die Gruppen mit sieben bis zehn Teilnehmerinnen über ein Jahr und hatten auch außerhalb der Sitzungen untereinander Kontakt. Gegenstand der Gespräche waren Tod und Sterben, familiäre Probleme in diesem Kontext, Schwierigkeiten mit Ärzten und Behandlung sowie die Planung der Lebensgestaltung in der verbleibenden Lebenszeit. Die Befindlichkeit wurde an vier Messzeitpunkten überprüft.

Nach einem Jahr litten die Patientinnen der Interventionsgruppe weniger an Angst, Depression, Schmerz und Müdigkeit und hatten angemessene Bewältigungsstrategien im Umgang mit der Krankheit, dies alles verglichen mit der Kontrollgruppe. In der 10-Jahre-Katamnese ergaben sich signifikant unterschiedliche Überlebenszeiten zwischen Interventions- und Kontrollgruppe. In der Interventionsgruppe lebten die Frauen im Mittel noch 36,2 Monate nach Therapieende, in der Kontrollgruppe waren die Frauen im Mittel nach 18,9 Monaten gestorben. Die psychotherapeutische Intervention hatte also die durchschnittliche Lebenszeit um circa 18 Monate verlängert (Spiegel et al. 1981, 1989).

In einer kontrollierten Studie mit Melanompatienten verglichen Fawzy et al. (1994) eine Gruppe von 34 Patienten mit wöchentlichen psychotherapeutischen Gruppensitzungen von 1,5 Stunden Dauer über sechs Wochen mit 34 Kontrollpatienten, die nur medizinisch behandelt wurden. Das Therapieprogramm der Interventionsgruppe enthielt eine Reihe unterschiedlicher Komponenten. Edukative Maßnahmen bestanden in Informationsbroschüren über Krankheit, Therapie und Nebenwirkungen. Es wurden Imaginationen mit der Anleitung zur Selbsthypnose angeboten, aktive Bewältigungsweisen gegenüber der Krankheit sowie soziale Unterstützung innerhalb und außerhalb der Gruppensitzungen. Ein Stressbewältigungsprogramm bestand aus der Erzeugung von Stressbewusstsein, Beeinflussung und Vermeidung von Stressquellen, deren Neubewertung und Entspannungstechniken. Passiv-vermeidende Bewältigungsstile wurden identifiziert und aktive eingeübt. Psychologische Unterstützung wurde in der Gruppe realisiert, und die erlernten Techniken wurden im Alltag gefördert. Auch die Anwendung von Sonnenschutzcreme und geeigneter Kleidung spielte eine Rolle.

Nach Beendigung der Therapie stiegen die immunologischen Parameter (Lymphozytenzahl, NK-Zell-Zahl, Interferon-α und induzierte NK-Zell-Zytotoxizität) signifikant an. In der 6-Jahre-Katamnese war bei 7 von 34 Patienten der Interventionsgruppe der Krankheitsprozess wieder manifest geworden und 3 Patienten waren gestorben. In der Kontrollgruppe war der Krankheitsprozess bei 13 von 34 Patienten wieder manifest geworden und 10 Patienten waren gestorben. Die Unterschiede sind signifikant, ebenso wie die Korrelation zwischen der Zunahme aktiver Bewältigungsformen und höheren Überlebensraten.

Die derzeit am häufigsten propagierten **Psychotherapiemethoden** sind symptomorientiert oder dienen der Steigerung des Lebensgefühls („Lebensqualität"). Sie verfehlen damit aber häufig die brisante existenzielle Auseinandersetzung mit der eigenen Biografie und den daraus zu entwickelnden existenziellen Konsequenzen. Es wäre aber jeweils zu fragen, ob dies nicht eher dem Schutz des Therapeuten vor unliebsamen Gefühlen als dem Anspruch des Patienten auf seine existenzielle Wahrheit dient. Dass eine umfassende Psychotherapie mit Berücksichtigung von biographischen sowie Übertragungs-Gegenübertragungs-Prozessen bei geeigneter Indikation hilfreich und wichtig ist, kann als hinreichend belegt gelten (s. Bahnson 1979).

Während es eine Fülle von Studien über die Wirksamkeit von Psychotherapie mit onkologischen Patienten gibt, von denen einige auch sehr überzeugende Resultate lieferten (s.o.), hat die **Untersuchung der Versorgungsstruktur** vergleichsweise geringes Interesse gefunden, obwohl sie von großer praktischer Bedeutung ist. Dass es gerade im Bereich der hämatologischen Onkologie einen besonders hohen Bedarf gibt, erweist sich, wenn in einem Klinikum ein psychosomatischer Konsiliar- bzw. Liaisondienst angeboten wird. Die Nachfrage von seiten der hämatologischen Onkologie ist dann besonders hoch (Thomas und Köhle 1999).

Die bisher umfangreichste Strukturstudie zum Bedarf an psychoonkologischer Versorgung untersuchte die Verhältnisse an 585 deutschen Akutkrankenhäusern und 42 Rehabilitationskliniken mit onkologischem Schwerpunkt (Weis et al. 1998b).

In der sehr detaillierten Recherche stellte sich heraus, dass die psychoonkologische Versorgung sich in den Akutkrankenhäusern überwiegend auf Sozialdienst und Seelsorge stützt und als qualitativ und quantitativ ungenügend bezeichnet werden muss, während die Qualität der psychoonkologischen Versorgung in den Rehabilitationskliniken weit besser ist. Die im Rahmen dieser Studie befragten onkologischen Experten reklamierten einen je nach Fach und Behandlungssituation unterschiedlichen Bedarf. Innere Medizin und Gynäkologie gaben – überdurchschnittlich – 3 Mitarbeiter pro 100 Patienten an. Favorisiert wird von den onkologischen Experten ein interdisziplinäres Team. Die dadurch bedingte Kostenzunahme wird auf 1–2,5 % geschätzt. Berücksichtigt man den nachgewiesenen kostenreduzierenden Effekt der psychosomatischen Medizin und der Psychotherapie (Lamprecht 1996), so ist in Wirklichkeit mit einer Kostenzunahme nicht zu rechnen, wohl aber mit einer qualitativen Verbesserung der Patientenversorgung. Kritisch muss zu der Studie von Weis et al. (1998b) festgestellt werden, dass sie zu sehr an der psychologischen Perspektive ohne Berücksichtigung des psychosomatischen Liaisonmodells (s. u.) orientiert ist.

Nicht vergessen werden darf in diesem Zusammenhang die in mehrfacher Hinsicht wirksame Selbsthilfebewegung (Möller 1985; Schmidt 1985). Auch an onkologischen Tageskliniken gibt es einen Bedarf an psychosozialen Hilfen, und zwar – in der Reihenfolge der Häufigkeit der Patientenwünsche – an Information, sozialrechtlicher Beratung, psychotherapeutischer Betreuung, Entspannungstherapie, häuslicher Pflege, Selbsthilfegruppen, Angehörigengruppen und anderem (Beutel et al. 1996).

Eine besondere Rolle spielt die psychosoziale Betreuung in der **pädiatrischen Onkologie**. Sie ist in den USA seit längerem integraler Bestandteil der Behandlung und auch in Deutschland an einer Reihe von Kliniken eingeführt. Allen Betreuungskonzepten ist der behandlungsbegleitende Charakter gemeinsam. Sie sollen die vorhandenen familiären Möglichkeiten für die belastende Situation des kranken Kindes nutzen helfen und die Kompetenzen für die aktive und vorausschauende Bewältigung vermehren (Landolt et al. 1999).

> Die wissenschaftlichen Fakten belegen eindeutig, dass onkologische Behandlungseinheiten ohne fachlich kompetente Psychoonkologie nicht gut genug und nicht mehr zeitgemäß sind.

So unwiderleglich diese Feststellung ist, so schwierig ist es, dem Interesse der Patienten wirklich zu dienen, weil gerade angesichts begrenzter Ressourcen die multiplen **Rivalitäten** – zwischen Onkologie und Psychoonkologie (Schwarz 1993), zwischen Psychologie und Psychotherapeutischer Medizin, zwischen Psychotherapeutischer Medizin und Psychiatrie – dem Patienteninteresse entgegenstehen.

Die psychotherapeutischen Spezialisten (Psychologen, ärztliche Psychotherapeuten, Psychiater) begründen wissenschaftlich ihre Bedeutung für onkologische Patienten, setzen sich dadurch aber in Konkurrenz zu den für die Versorgung primär zuständigen Onkologen. Damit ist der Sache nach niemandem gedient. Weil aber die Onkologen ihr Terrain verteidigen, die Psychologen, Psychotherapeuten und Psychiater ihre psychoonkologische Überlegenheit wissenschaftlich begründen (müssen), verschwindet das der Sache nach notwendige Interesse der Onkologen, nämlich dasjenige einer eigenen psychosomatischen Kompetenz zum Wohle ihrer Patienten. Eine Onkologie, die ihre Mitarbeiter nicht dazu bestimmt, psychosomatische Kenntnisse und Erfahrungen mindestens auf dem Niveau der psychosomatischen

Grundversorgung mit Balint-Gruppen-Erfahrung (Speidel 1996) zu erwerben, verfehlt aber wichtige Versorgungsbedürfnisse ihrer Patienten. 83 % der Patienten in einer neueren Studie nämlich wünschten sich die psychosoziale Beratung von ihrem Onkologen (Söllner et al. 1998).

Die Beschäftigung von Psychologen in onkologischen Stationen dient zwar der Behandlung der psychischen, krankheits- und belastungsbedingten Problematik der Patienten, enthebt aber die primär verantwortlichen Onkologen der Notwendigkeit, psychosomatische Aspekte in ihren eigenen Umgang mit Patienten zu implementieren. Als optimale Form der **interdisziplinären Kooperation** bietet sich diejenige mit einer psychosomatisch-psychotherapeutischen Einheit an, und zwar nicht im Sinne einer traditionellen Konsiliar-, sondern einer Liaisonbeziehung mit regelmäßiger, verlässlicher Anwesenheit von Mitarbeitern der psychosomatischen in der onkologischen Einheit. Sie müssen hierfür hinreichende onkologische Kenntnisse erwerben und in enger Zusammenarbeit die Probleme auf allen Ebenen (Kontakt mit Ärzten und Pflegepersonal, Patienten und Angehörigen) mit betreuen. Die intensive Kenntnisnahme des jeweils anderen Faches fördert die gegenseitige Achtung und die Qualität der Behandlung gleichermaßen, vorausgesetzt, die Zusammenarbeit geschieht in einem Klima gleichrangiger Partnerschaft.

Als **Modell einer** solchen **Liaisonarbeit** kann das Beispiel des Liaisondienstes der Klinik für Psychotherapie und Psychosomatik der Christian-Albrechts-Universität zu Kiel an der Klinik für Gynäkologie und Geburtshilfe desselben Klinikums gelten, das für die gesamte Onkologie adaptiert werden kann (C. Kollenbaum und J. Dürkop): Alle Tumorpatientinnen werden in der diagnostischen Phase über das psychoonkologische Betreuungsangebot informiert. Für die verschiedenen Stadien der Behandlung ergeben sich unterschiedliche Ansätze. Allen Tumorpatientinnen wird während des stationären Aufenthaltes ein circa 30-minütiges Gespräch angeboten, mit dem auch die für das klinische Personal unauffälligen und die wenig artikulierungsfähigen Patientinnen erreicht werden. Während der ambulanten chemotherapeutischen Behandlung und der Strahlenbehandlung findet ein täglicher Kontakt statt. Betreuungsgespräche können vereinbart werden; dies ist besonders für die kritische Phase nach dem Abschluss der medizinischen Behandlung wichtig, in der häufig Psychotherapiebedarf entsteht und vor allem auch im Falle von Rezidiven. Nicht selten erweist sich eine Sterbebegleitung als notwendig. Die Kooperation mit den Mitarbeitern der Institutionen findet auf mehreren Ebenen statt: Als psychoonkologische Fallbesprechungen, als Mitarbeiterbesprechungen in der Klinik für Psychotherapie und Psychosomatik und in der Klinik für Gynäkologie und Geburtshilfe, als fallbezogene Zusammenarbeit mit ärztlichem Personal und Pflegepersonal sowie mit dem Sozialdienst.

Im Erstkontakt wurde in 61,7 % der Fälle keine psychoonkologisch relevante Problematik festgestellt. In 13,7 % der Fälle wurden Anpassungsstörungen, in 9,7 % erhebliche Angst und in 9,0 % depressive Symptome diagnostiziert. Um eine dysfunktionale Krankheitsverarbeitung handelte es sich bei 4 % der Patientinnen, um Compliance-Probleme in 0,3 % der Fälle. Bei 1,6 % der Patientinnen fand eine Sterbebegleitung statt. Die Akzeptanz für drei und mehr Gespräche betrug 50 %.

Nicht alle Patient(inn)en bedürfen also einer psychoonkologischen Betreuung, aber für die Entscheidung, welche Patient(inn)en sie brauchen, und für die Durchführung dieser Betreuung bedarf es des spezifischen Sachverstandes.

# Literatur

Aaronson NK. Methodological issues in psychosocial oncology with special reference to clinical trials. In: Ventafridda D, van Dam FSAM, Yancik R, Tamburini M (eds). Assessment of quality of life and cancer treatment. Amsterdam: Experta Medica 1986; 29–50.

Ader R (ed). Psychoneuroimmunology. New York: Academic Press 1981.

Ader R. Behaviorally conditioned modulation of immunity. In: Guillemin RG, Cohen M, Melnechuk T (eds). Neural Modulation of Immunity. New York: Raven Press 1985.

Ader R, Cohen N. Conditioning phenomena and immune function. In: Jankovic BD, Marcovic BM, Spector NH (eds). Proceedings of the Second International Workshop on Neuroimmunomodulation. Ann NY Acad Sci 1987; 496: 376–8.

Andrykowski M. Psychiatric and psychosocial aspects of bone marrow transplantation. Psychosomatics 1994; 35: 13–24.

Andrykowski M, Brady M, Hunt J. Positive psychosocial adjustment in potential bone marrow transplant recipient: cancer as a psychosocial transition. Psycho-Oncology 1993, 2: 261–76.

Andrykowski MA, Creiner CB, Altmaier EM, Burish TG, Antin JH, Gingrich R, McGarigle C, Henslee-Downey PJ. Quality of life following bone marrow transplantation: findings from a multicentre study. Br J Cancer 1995; 71: 1322–9.

Andrykowski M, Henslee P, Farral M. Physical and psychosocial functioning of adult survivors of allogenic bone marrow transplantation. Bone Marrow Transplant 1989; 4: 75–81.

Bahnson CB. Das Krebsproblem in psychosomatischer Dimension. In: Uexküll Th v (Hrsg). Lehrbuch der Psychosomatischen Medizin. München, Wien, Baltimore: Urban und Schwarzenberg 1979; 685–98.

Bahnson CB. Psychosomatic issues in cancer. In: Gallon RL (ed). The psychosomatic approach to illness. New York: Elsevier 1982.

Bahnson CB. Trennungs- und Verlusterleben bei Frauen mit Mastektomie. Psychother Psychosom med Psychol 1986; 36: 25–31.

Bahnson CB. Psychoneuroimmunologie: systemische Integration in der psychosomatischen Medizin. In: Ahrens S (Hrsg). Lehrbuch der psychotherapeutischen Medizin. Stuttgart, New York: Schattauer 1997; 76–86.

Bahnson CB, Bahnson MB. Cancer as an alternative to psychosis; a theoretical model of somatic and psychologic regression. In: Kissen DM, LeShan L (eds). Psychosomatic aspects of neoplastic disease. Philadelphia: Lippincott 1964; 184–202.

Bahnson CB, Bahnson MB. Role of the ego defenses: denial and depression in the etiology of malignant neoplasm. Ann NY Acad Sci 1966; 125: 827–45.

Baker F, Marcellus D, Zabora, J. Psychological distress among adult patients being evaluated for bone marrow transplantation. Psychosomatics 1997; 37: 10–9.

Balck F, Koch U, Speidel H (Hrsg). Psychonephrologie. Berlin, Heidelberg, New York: Springer 1985.

Bartrop RW, Luckhurst E, Lazarus L, Kiloh LG, Penny R. Depressed lymphocyte function after bereavement. Lancet 1977; 1: 834–6.

Baruch J, Benjamin S, Treleaven J, Wilcox AH, Barron JL, Powles R. Male sexual function following bone marrow transplantation. Bone Marrow Transplant 1991; 7: 52.

Beutel M, Henrich G, Sellschopp A, Keller M, Adermayer W. Bedarf und Inanspruchnahme ambulanter psychosozialer Versorgung Krebskranker – am Beispiel der onkologischen Tagesklinik. Psychother Psychosom med Psychol 1996; 46: 304–11.

Biondi M, Conti C, Panchieri P, Sega E, Sega FM. Emotional reactivity and immune reactivity. Rivista Psichiatria 1981; 16: 378–94.

Blacher RS. The fantasy of resurrection and rebirth in cardiac surgery patients. In: Becker R, Katz J, Polonius MJ, Speidel H (eds): Psychopathological and neurological dysfunctions following open-heart-surgery. Berlin, Heidelberg, New York: Springer 1982; 269–75.

Blalock J, Smith E. A complete regulatory loop between the immune and neuroendocrine systems. Federation Proc 1985; 44: 108–11.

Boehne Sellers EE. A prospective longitudinal study of psychosocial variables associated with the incidence of cancer among seventh-day adventists. Dissertation, University of Michigan 1987.

Bovbjerg DH. Anticipatory nausea and immune suppression in cancer patients receiving cycles of chemotherapy. Conditioned responses? International Conference on Psychoneuroimmunology 1989, Hannover.

Bunzel B. Herztransplantation: psychosoziale Grundlagen und Forschungsergebnisse zur Lebensqualität. Stuttgart, New York: Thieme 1993.

Chao NJ, Tierney DK, Bloom JR, Long GD, Barr TA, Stallbaum BA, Wong RM, Negrin RS, Horning SJ, Blume KG. Dynamic assessment of quality of life after autologous bone marrow transplantation. Blood 1992; 80: 825–30.

Chatterjee R, Goldstone AH. Gonadal damage and effects on fertility in adult patients with haematological malignancy undergoing stem cell transplantation. Bone Marrow Transplant 1996; 17: 5–11.

Derogatis LR, Abeloff MD, Melisaratos N. Psychological coping mechanisms and survival time in metastatic breast cancer. J Am Med Ass 1979; 242: 1503–8.

Fawzy FS, Fawzy NW, Hyun CS. Short term psychiatric intervention for patients with malignant melanoma: effects on psychological state, coping and the immune system. In: The psychoimmunology of cancer. New York: Oxford University Press 1994.

Felten DL, Felten SY, Bellinger DL, Carlson SL, Ackerman KD, Madden KS, Olschowki JA, Livnat S. Noradrenergic sympathetic neural interactions with the immune system: structure and function. Immunol Rev 1987; 100: 225–60.

Felten SY, Olschowka J. Noradrenergic sympathetic innervation of the spleen: II. Tyrosine hydroxylase (TH)-positive nerve terminals form synapticlike contacts on lymphocytes in the splenic white pulp. J Neurosci Res 1987; 18: 37–48.

Forni G, Bindoni M, Santoni A, Belluardo N, Marchese AE, Giovarelli M. Radiofrequency destruction of the tuberoinfibular region of hypothalamus permanently abregates NK cell activity in mice. Nature 1983; 306: 181–4.

Geyer S. Life events prior to manifestation of breast cancer: a limited prospective study covering eight years before diagnosis. J Psychosom Res 1991; 35: 355–63.

Greer S, Morris T, Pettingale KW. Psychological responses to breast cancer: effect on outcome. Lancet 1979; 2: 785–7.

Greer S, Morris T, Pettingale KW, Haybittle JL. Psychological response to breast cancer and 15-year-outcome. Lancet 1990; 335: 49–50.

Hagnell O. The premorbid personality of persons who develop cancer in a total population investigated in 1947 and 1957. Ann N Y Acad Sci 1966; 125/3: 846–55.

Hofer MA, Wolff CT, Friedman SB, Mason JW. A psychoendocrine study of bereavement. Psychosom Med 1972; 34: 492–504.

Hürny Ch. Psychische und soziale Faktoren und Entstehung und Verlauf maligner Erkrankungen. In: Uexküll Th v (Hrsg). Psychosomatische Medizin. 5.Aufl. S. 953–969. München, Jena: Urban und Fischer 1996.

Irwin M, Daniels M, Bloom ET, Smith TL, Weiner H. Life events, depression symptoms and immune function. Am J Psychiatry 1987; 144: 437–41.

Karnofski D. Clinical evaluation of chemotherapeutic agents in cancer. In: McLeod CM (ed) Evaluation of chemotherapeutic agents. New York: Columbia University Press 1949.

Kavetski NM, Turkevich NM, Akimova RN, Khayetsky IK, Matveichuck YD. Induced carcinogenesis under various influences on the hypothalamus. In: Bahnson CB (ed). Second Conference on Psychophysiological Aspects of Cancer. Ann NY Sci Art 1969; 164: 517–9.

Keller SE, Weiss JM, Schleifer SJ, Miller NE, Stein M. Stress-induced suppression of immunity in adrenalectomized rats. Science 1983; 221: 1301–4.

Kerekjarto M v, Küchler T, Schulz KH. Onkologische Erkrankungen. In: Meyer AE, Freyberger H, Kerekjarto M v, Liedtke R, Speidel H (Hrsg). Jores Praktische Psychosomatik. 3. Aufl. Bern, Göttingen, Toronto, Seattle: Huber 1996; 393–422.

Kiecolt-Glaser JK, Glaser R. Psychoneuroimmunology and cancer: fact or fiction? Eur J Cancer 1999; 35: 1603–7.

Kiecolt-Glaser JK, Garner W, Speicher C, Penn GM, Holliday J, Glaser R: Psychosocial modifiers of immunocompetence in medical students. Psychosom Med 1984; 46: 7–14.

Kiecolt-Glaser JK, Glaser R, Shuttleworth EC, Dyer CS, Ogrocki P, Speicher CE. Chronic stress and immunity in family caregivers of Alzheimer's disease victims. Psychosom Med 1987; 49: 523–35.

Kissen DM. Personality factors in males conductive to lung cancer. British J Med Psychol 1963; 36: 27.

Kissen DM. The significance of personality in lung cancer in men. Ann NY Acad Sci 1966; 125: 820–6.

Klosterhalfen S. Conditioning of reactions to chemotherapy. In: Bahnson CB, Gallmeier HW, Kappauf S, Kleist S v, Munk K (eds). International Conference on Psychoneuroimmunology and Cancer 1991, Tutzing.

Korneva EA, Khai LM. The effect of stimulating different mesencephalic structures on protective immune response pattern. Fisiol Zh SSSR Sechenov 1967; 53: 42–7.

Korneva EA, Klimenko VM, Shkhinek EK. Neural maintenance of immune homeostasis. Chicago: University of Chicago Press 1972.

Lamprecht F. Die ökonomischen Folgen von Fehlbehandlungen psychosomatischer und somato-psychischer Erkrankungen. Psychother Psychosom med Psychol 1996; 46: 283–91.

Landolt MA, Dangel B, Twerenbold P, Schallberger U, Plüss H, Nüssli R. Elterliche Beurteilung eines psychoonkologischen Betreuungskonzeptes in der Pädiatrie. Prax Kinderpsychol Kinderpsychiat 1999; 48: 1–14.

Larbig W. Psychoonkologische Interventionen. Kritische Review. Psychother Psychosom med Psychol 1998; 48: 381–9.

Laudenschlager ML. The psychobiology of loss: lessons from human and nonhuman primates. J Soc Iss 1988; 44: 9–36.

Leiberich P, Avebeck M, Grote-Kusch M, Schroeder A, Olbrich E, Kalden JR. Lebensqualität von Tumorkranken als multidimensionales Konzept. Z psychosom Med 1993; 38: 26–37.

LeShan L. Some recurrent life history patterns observed in patients with malignant disease. J Nerv Mental DB 1956; 124: 460–5.

LeShan L. An emotional life-history pattern associated with neoplastic disease. Ann NY Acad Sci 1966; 125: 280–93.

LeShan L. Psychotherapie gegen den Krebs. 5.Aufl. Stuttgart: Klett-Cotta 1991.

Lesko LM. Bone marrow transplantation. In: Holland J, Rowlands J (eds). Handbook of Psychooncology. New York: Oxford University Press 1989; 163–73.

Lesko LM. Bone marrow transplantation: support of the patient and his/her family. Support Care Cancer 1994; 2: 35–49.

Levy SM, Herberman RB, Whiteside T, Sanzo K, Lee J, Kirkwood J. Perceived social support and tumor estrogen/progesterone receptor status as predictors of natural killer cell activity in breast cancer patients. Psychosom Med 1990; 52: 73–85.

McQuellon RP, Russel GB, Rambo TD, Craven BL, Radford J, Perry JJ, Cruz J, Hurd DD. Quality of life and psychological distress of bone marrow transplant recipients: the „time trajectory" to recovery over the first year. Bone Marrow Transplant 1998; 21: 477–86.

Möller ML. Selbsthilfegruppen. In: Balck F, Koch U, Speidel H (Hrsg). Psychonephrologie. Berlin, Heidelberg, New York: Springer 1985; 559–76.

Molassiotis A, Morris PJ. Suicide and suicidal ideation after bone marrow transplantation. Bone Marrow

Transplant 1997; 19: 87–90.

Molassiotis A, van den Akker OB, Milligan DW, Goldman JM, Boughton BJ, Holmes JA, Thomas S. Quality of life in long-term survivors of marrow transplantation: comparison with a matched group receiving maintenance chemotherapy. Bone Marrow Transplant 1996a; 17: 249–58.

Molassiotis A, van den Akker OB, Milligan DW, Goldman JM, Boughton BJ, Holmes JA, Thomas S. Psychological adaption and symptom distress in bone marrow transplant recipients. Psycho-Oncology 1996b; 5: 9–22.

Patenaude AF. Psychological impact of bone marrow transplantation: current perspectives. Yale J Biol Med 1990; 63: 515–9.

Pert CB. The wisdom of the receptors: Neuropeptides and the emotions. In: Bahnson CB, Gallmeier HW, Kappauf S, Kleist S v, Munk K (Hrsg). Onkologie 1991; 14 (Suppl 1): 1–48.

Pert CB, Ruff MR, Weber RJ, Herkenham M. Neuropeptides and their receptors: A psychosomatic network. J Immunol 1985; 135: 820–6.

Peters WP, Ross M, Vredenburgh JJ, Meisenberg B, Marks LB, Winer E, Kurtzberg J, Bast RC Jr, Jones R, Shpall E, et al. High-dose chemotherapy and autologous bone marrow support on consolidation after standard-dose adjuvant therapy for high-risk primary breast cancer. J Clin Oncol 1993; 11: 1132–43.

Pettingale KW, Burgess C, Greer S. Psychological response to cancer diagnosis – I. Correlation with prognostic variables. J Psychosom Res 1988; 32: 255–61.

Riley V. Psychoneuroendocrine influences on immunocompetence and neoplasia. Science 1981; 212: 1100–9.

Rodrigue JR, Boggs SR, Weiner RS, Behen JM. Mood, coping style, and personality functioning among adult bone marrow transplant candidates. Psychosomatics 1993; 34: 159–164.

Rozlog LA, Kiecolt-Glaser JK, Marucha PT, Sheridan JF, Glaser R. Stress and immunity: implications for viral disease and wound healing. J Periodontol 1999; 70: 786–92.

Schmale AH, Iker H. The affect of hopelessness and the development of cancer. Psychosom Med 1966; 28: 714–21.

Schmale AH, Iker H. Hopelessness as a predictor of cervical cancer. Soc Sci Med 1971; 5: 95–100.

Schmidt U. Frauenselbsthilfe nach Krebs. In: Jäger RI, Bauer K (Hrsg). Psychosoziale Nachsorge von Krebskranken. 2. Aufl. Frankfurt: Deutsches Institut für Internationale Pädagogische Forschung 1985.

Schulz-Kindermann F, Weis J, Ramm G, Linhart D, Birmele M, Zander AR, Hasenbring M. Psychologische Probleme und Handlungsmöglichkeiten in der Intensivmedizin am Beispiel der Knochenmarktransplantation. Psychother Psychosom med Psychol 1998; 48: 390–7.

Schumacher A. Lebensqualität bei akuter myeloischer Leukämie. Med Klin 1994; 89: 410–5.

Schwarz R. Die Bedeutung der psychosozialen Onkologie in der Behandlung von Krebskranken. Z psychosom Med 1993; 39: 14–25.

Schweigkofler H, Sperner-Unterweger B, Kopp M, Tröger-Zeidler M, Holzner B. Psychische Probleme von Patienten unter Knochenmarktransplantation während der Isolation. Nervenarzt 1996; 67: 799–804.

Shekelle RB, Raynor WJ, Ostfeld AM, Garron DC, Bielauskas LA, Lin C, Maliza C, Paul O. Psychological depression and 17-year risk of death from cancer. Psychosom Med 1981; 43: 117–25.

Söllner W, Zingg-Schir M, Rumpold G, Mairinger G, Fritsch P. Need for supportion counseling – the professionals' versus the patients' perspective. A survey in a representative sample of 236 melanoma patients. Psychosom Psychother 1998; 67: 94–104.

Solomon GT, Moos RH. Emotion, immunity and disease. A speculative theoretical integration. Arch Gen Psychiatry 1964; 11: 657–74.

Speidel H. Zur Karzinogenese aus psychosomatischer Sicht. Geburtsh Frauenhk 1969; 30: 85–6.

Speidel H. Die Beziehung chronischer körperlicher Krankheit zum Altern. In: Balck F, Koch U, Speidel H (Hrsg). Psychonephrologie. Berlin, Heidelberg, New York: Springer 1985; 593–605.

Speidel H. Balint-Gruppe und psychosomatische Grundversorgung. In: Meyer AE, Freyberger H, Krekejarto M v, Liedtke R, Speidel H (Hrsg). Jores Praktische Psychosomatik. 3. Aufl. . Bern, Göttingen, Toronto, Seattle: Huber 1996; 80–8.

Spiegel D, Bloom JR, Yalom ID. Group support for patients with metastatic cancer. Ad Gen Psychiat 1981; 38: 527–33.

Spiegel B, Bloom JR, Kraemer HC, Gottheid E. Effect of psychosocial treatment on survival of patients with metastatic breast cancer. Lancet 1989; 2: 888–91.

Spitzer WO Dobson AJ, Hall J, Chesterman E, Levi J, Shepherd R, Battista RN, Catchlove BR. Measuring the quality of life of cancer patients: a concise QL-index for use by physicians.. J Chronic Dis 1981; 34: 585–97.

Stein M, Schiavi RC, Cumerino M. Influence of brain and behavior on the immune system. The effect of hypothalamic lesions on immune processes. Science 1976; 191: 435–40.

Strenge H, Strauß B, Stauch C (Hrsg). Ein neues Herz. Göttingen, Bern, Toronto, Seattle: Hogrefe 1994.

Stroncek D, Strand R, Scott E, Kamstra-Halvorson L, Halagan N, Rogers G, McCullough J. Attitudes and physical condition of unrelated bone marrow donors immediatly after donation. Transfusion 1989; 29: 317–22.

Switzer GE, Dew MA, Butterworth VA, Simmons RG, Schimmel M. Understanding donors' motivation: a study of unrelated bone marrow donors. Soc Sci Med 1997; 45: 137–47.

Switzer GE, Dew MA, Magistro CA, Goycoolea JM, Twillman RK, Alter C, Simmons RG. The effects of bereavement on adult sibling bone marrow donors' psychological well-being and reactions to donation. Bone Marrow Transplant 1998; 21: 181–8.

Syrjala KL, Cummings C, Donaldson GW. Hypnosis or cognitive behavioral training for the reduction of pain and nausea during cancer treatment: a controlled clinical trial. Pain 1992; 48: 137–46.

Syrjala KL, Donaldson GW, Davis MW, Kippes ME, Carr JE. Relaxation and imagery and cognitive-behavioral training reduce pain during cancer treatment: a controlled clinical trial. Pain 1995; 63: 189–98.

Thomas CB, Duszynski KR, Shaffer JW. Family attitudes reported in youth as potential predictors of cancer. Psychosom Med 1979; 41: 287–302.

Thomas W, Köhle K. Inanspruchnahme und Kosten psychoonkologischer Liaisondienste. Psychother Psychosom med Psychol 1999; 49: 160–7.

Vose JM, Kennedy BC, Biermann PJ, Kessinger A, Armitage JO. Long-term sequelae of autologous bone marrow and peripheral stem cell transplantation of lymphoid malignancies. Cancer 1992; 69: 784–9.

Weis J, Ehlers K, Mumm A et al. Quality of life after a PBSCT/BMT rehabilitation program. Psycho-Oncology 1998a; 7: 213–4.

Weis J, Koch U, Matthey K. Bedarf psychoonkologischer Versorgung in Deutschland – Ein Ist-Soll-Vergleich. Psychother Psychosom med Psychol 1998b; 48: 417–25.

Wellisch DK, Wolcott DL. Psychological issues in bone marrow transplantation. In: Forman SJ, Blume KG, Thomas ED (eds). Bone marrow transplantation. Cambridge: Blackwell 1994; 556–70.

Wingard JR, Curbow B, Baker F, Zabora J, Piantadosi S. Sexual satisfaction in survivors of bone marrow transplantation. Bone Marrow Transplant 1992; 9: 185–90.

# Abkürzungsverzeichnis

**ACKD:** acquired cystic kidney disease
**ACTH:** adrenokortikotropes Hormon
**ADH:** antidiuretisches Hormon
**AFP:** α-Fetoprotein
**AIHA:** autoimmunhämolytische Anämie
**AILD:** angioimmunoblastisches T-Zell-Lymphom
**AJCC:** American Joint Committee on Cancer
**ALL:** akute lymphatische Leukämie (c-ALL: common ALL)
**AML:** akute myeloische Leukämie
**AP:** alkalische Phosphatase
**Ara-C:** Cytarabin
**ATG:** Anti-Thymozyten-Globulin
**AUC:** area under the curve
**AWMF:** Arbeitsgemeinschaft der Wissenschaftlichen Medizinischen Fachgesellschaften

**BCG-Präparate:** Bacillus-Calmette-Guerin-Präparate
**B-CLL:** chronische lymphatische Leukämie
**BCNU:** Carmustin
**BCR:** breakpoint cluster region
**BSAP:** B-Zell-spezifisches Aktivator-Protein
**BSG:** Blutsenkungsgeschwindigkeit

**CA:** carbohydrate antigen (Kohlenhydrat-Antigen)
**cbcc-Lymphom:** zentroblastisch-zentrozytisches Lymphom
**CBCL:** klassisches primär kutanes B-Zell-Lymphom
**cb-Lymphom:** zentroblastisches Lymphom
**cc-Lymphom:** zentrozytisches Lymphom
**CD:** cluster of differentiation
**CDR:** complementary determining region (komplementaritätsbestimmende Region)
**CEA:** carcinoembryonic antigen (karzinoembryonales Antigen)

**CGH:** comparative genomic hybridization (vergleichende genomische Hybridisierung)
**cIgM:** zytoplasmatisches IgM
**CLL:** chronische lymphatische Leukämie
**CML:** chronische myeloische Leukämie (a-CML: atypische CML)
**CMML:** chronische myelomonozytäre Leukämie
**CMV:** Zytomegalie-Virus
**CP:** cancer procoagulant
**CR:** complete remission (komplette Remission)
**CRH:** Corticotropin-releasing-Hormon
**CSF:** Kolonie-stimulierender-Faktor (colony stimulating factor)
  **GM-CSF:** für Granulozyten und Makrophagen
  **G-CSF:** für Granulozyten
  **M-CSF:** für Makrophagen
  **multi-CSF:** für Interleukin-3
**CT:** Computertomographie, -tomogramm
**CTCL:** klassisches primär kutanes T-Zell-Lymphom
**CYFRA 21-1:** Cytokeratin-19-Fragmente

**DHC:** Ductus hepatocholedochus
**DHEAS:** Dehydroepiandrosteronsulfat
**DMSO:** Dimethylsulfoxid
**DNR:** Daunorubicin
**DRE:** digitale rektale Examination
**DTIC:** Dacarbazin

**E:** Einheit(en)
**EBV:** Epstein-Barr-Virus
**ECP:** extrakorporale Photophorese
**ED:** extensive disease
**EMA:** epitheliales Membranantigen
**EORTC:** European Organisation for Research and Treatment of Cancer
**EPO:** Erythropoetin (Epoetin)
**ER:** Estrogenrezeptor
**ER:** early relaps

**ERCP:** endoskopische retrograde Cholangiopankreatographie
**EUS:** elektronischer Ultraschall

**FAB(-Gruppe):** French-American-British (Group)
**FIGO:** Fédération Internationale de Gynécologie et d'Obstétrique (Internationale Föderation für Gynäkologie und Geburtshilfe)
**FISH:** Fluoreszenz-in-situ-Hybridisierung
**FITC:** Fluoresceinisothiocyanat
**FLU:** Fludarabin
**FMTC:** familial medullary thyroid carcinoma
**FNH:** fokale noduläre Hyperplasie
**FSH:** Follikel-stimulierendes-Hormon
**FUDR:** Fluorodesoxyuridin
**FUO:** fever of undetermined origine (Fieber unbekannter Genese)

**GFR:** glomeruläre Filtrationsrate
**GGT:** γ-Glutamyltransferase
**GHRH:** growth hormon releasing hormone, Somatoliberin
**GnRH:** Gonadotropin-releasing-Hormon
**GVL-Aktivität:** Graft-versus-leukemia-Aktivität
**GVHR:** Graft-versus-host-Reaktion

**Hb:** Hämoglobin
**HCC:** hepatozelluläres Karzinom
**hCG (= HCG):** humanes Choriongonadotropin
**hCT:** humanes Calcitonin
**HEPA-Filter:** high efficiency particulate airfilter (Hochleistungsluftfilter)
**HE:** Hounsfield-Einheit
**HF-Thermoablation:** Hochfrequenz-Thermoablation
**HL:** Hodgkin-Lymphom
**HLA:** human leucocyte antigen (humanes Leukozyten-Antigen)
**HNPCC:** hereditary non-polyposis colorectal carcinoma (hereditäres non-polypöses Kolonkarzinom)
**HPF:** high-power field (40fache Vergrößerung im Mikroskop)
**HPL:** humanes Plazenta-Laktogen
**HPV:** humanes Papillomavirus
**HTLV-1:** humanes T-Zell-Leukämie-Virus Typ 1

**ib-Lymphom:** immunoblastisches Lymphom
**IF:** involved field
**IFN-α:** Interferon-α
**IGCCCG:** International Germ Cell Cancer Collaboration Group
**IGF:** insulin-like growth factor (insulinartiger Wachstumsfaktor)
**IL:** Interleukin(e)
**IPI:** International Prognostic Index (beim diffusen großzelligen Lymphom)
**IPSS:** International Prognostic Scoring System
**ISCN:** International System of Cytogenetic Nomenclature
**i. th.:** intrathekal

**J-Kette:** joining chain (verbindende Kette)
**JMML:** juvenile myelomonozytäre Leukämie

**Ki-1-Lymphom:** großzellig-anaplastisches Lymphom

**lb-Lymphom:** lymphoblastisches Lymphom
**LD:** limited disease
**LDH:** Laktatdehydrogenase
**LEEP:** loop electrosurgical procedure
**LGL:** Large-granular-lymphocyte-Leukämie
**LPHL:** Lymphozyten-prädominantes Hodgkin-Lymphom
**LR:** late relaps

**MAK:** monklonale Antikörper
**MALT:** mucosa-associated lymphoid tissue (Schleimhaut-assoziiertes lymphatisches Gewebe)
**MCA:** mucin-like cancer associated antigen
**MDR:** Multi-drug-Resistenz
**MDS:** myelodysplastische Syndrome
**MEN:** multiple endokrine Neoplasien
**MF:** Mycosis fungoides
**MFH:** malignes fibröses Histiozytom
**MGUS:** monoklonale Gammopathie unklarer Signifikanz
**MHC:** major histocompatibility complex (Hauptthistokompatibilitätskomplex)
**MIBG-Szintigraphie:** Metaiodbenzylguanidin-Szintigraphie

**MRD:** minimal residual disease (minimale Resterkrankung)
**MRT:** Magnetresonanztomographie, -tomogramm

**NHL:** Non-Hodgkin-Lymphom
**NNR-Karzinom:** Nebennierenrindenkarzinom
**NPM-ALK1-Fusionsprotein:** durch Zusammenlagerung der Gene NPM (nucleophosmin; Chromosom 5) und ALK (anaplastic-lymphoma kinase; chromosom 2) entstehendes Protein
**NSE:** neuronenspezifische Enolase

**PA:** Plasminogenaktivator
**PAI:** Plasminogenaktivator-Inhibitor
**PAS-Reaktion:** periodic acid Schiff reaction (Perjodsäure-Schiff-Reaktion)
**PBSC:** periphere Blutstammzellen
**PBSCT:** peripheral blood stem cell transplantation (Transplantation peripherer Blutstammzellen)
**PCA:** Prostatakarzinom
**PCP:** Pneumocystis-carinii-Pneumonie
**PCR:** polymerase chain reaction (Polymerase-Kettenreaktion)
**PD:** progressive disease
**PEG:** perkutane endoskopische Gastrostomie
**PIN:** prostatische intraepitheliale Neoplasie
**PIAP:** plazentare alkalische Phosphatase
**PLL:** Prolymphozyten-Leukämie
**PR:** partielle Remission
**PR:** Progesteronrezeptor
**PSA:** prostataspezifisches Antigen
**PTH:** Parathormon
**PTH-rP:** parathyroid hormone-related protein (Parathormon-ähnliches Protein)
**PUVA:** Photochemotherapie mit UV-A-Bestrahlung

**RA:** refraktäre Anämie
**RAEB:** refraktäre Anämie mit Blastenvermehrung (RAEB-T: RAEB in Transformation)

**RARS:** refraktärer Anämie mit Ringsideroblasten
**RLA:** retroperitoneale Lymphadenektomie

**SCC:** squamous cell carcinoma antigen
**SCF:** Stammzellfaktor
**SCT:** Stammzelltransplantation
**SERM:** selektive Estrogenrezeptor-Modulatoren
**SGOT:** Serum-Glutamat-Oxalacetat-Transaminase
**SGPT:** Serum-Glutamat-Pyruvat-Transaminase
**sIgM:** surface-IgM (Oberflächen-IgM)

**TBI:** total body irradiation (Ganzkörperbestrahlung)
**TCD:** T-Zell-Depletion
**TCR:** T-Zell-Rezeptor
**TF:** tissue factor
**TG:** Thyreoglobulin
**TIA-1:** T-cell intracellular antigen
**TIN:** testikuläre intraepitheliale Neoplasie
**TME:** totale mesorektale Exzision
**TRUS:** transrektale Ultraschall
**TTP:** thrombotisch-thrombozytopenische Purpura
**TUR:** transurethrale Elektroresektion

**U:** unit(s)
**UICC:** Union Internationale Contre le Cancer (International Union Against Cancer)
**u-PA:** urokinase-type plasminogen activator (Plasminogenaktivator von Urokinase-Typ)

**VCS-Technologie:** Volumen-, Konduktivitäts- und Laserlichtstreuungs-Messung (Leukozytendifferenzierung)
**VHL-Syndrom:** Von-Hippel-Lindau-Syndrom
**VIP:** vasoaktives intestinales Polypeptid
**VOD:** venous occlusive disease (Lebervenenverschlusskrankheit)
**VPF:** vaskulärer Permeabilitätsfaktor

**ZKV:** Zentraler Venenkatheter

## Chemotherapie-Acronyme

**AC:** Cytarabin[1] und Cyclophosphamid
**ABVD:** Adriamycin, Bleomycin, Vinblastin und Dacarbazin
**AC/EC:** Adriamycin (oder Epirubicin) und Cyclophosphamid
**AD:** Cytarabin[1] und Daunorubicin
**AT:** Cytarabin[1] und Tioguanin
**BAM:** Bleomycin, Adriamycin und Methotrexat
**BEACOPP:** Bleomycin, Etoposid, Adriamycin, Cyclophosphamid, Vincristin[2], Procarbazin und Prednisolon
**BEAM:** Carmustin[3], Etoposid, Cytarabin[1] und Melphalan
**BU:** Busulfan
**BU/CY:** Busulfan und Cyclophophamid
**CAVE:** Cyclophosphamid, Adriamycin, Vincristin und Etoposid
**CBP + Ret:** Cyclophosphamid, Bleomycin, Prednisolon und Retinoide
**CHOP:** Cyclophosphamid, Doxorubicin[4], Vincristin[2] und Prednisolon
**CHOP-R:** CHOP mit Rituximab
**CMF:** Cyclophosphamid, Methotrexat und Fluorouracil
**COPP:** Cyclophosphamid, Vincristin[2], Procarbazin und Prednisolon (vgl. auch MOPP)
**CY:** Cyclophosphamid
**CYVADIC:** Cyclophosphamid, Vincristin, Adriamycin und Dacarbacin[5]
**Dexa-BEAM:** BEAM mit Dexamethason
**DHAP:** Dexamethason, Hochdosis-Alexan und Cisplatin
**EIA:** Etoposid, Ifosfamid und Adriamycin
**ELF:** Etoposid, Calciumfolinat[6] und Fluorouracil
**ELID:** Etoposid, Doxorubicin und Dexamethason
**FAC:** Fluorouracil, Adriamycin und Cyclophosphamid
**FC:** Fludarabin und Cyclophosphamid
**FCM:** Fludarabin, Cyclophosphamid und Mitoxantron
**FEC:** Fluorouracil, Epirubicin und Cyclophosphamid
**FLU/BU/CY:** Fludarabin, Busulfan und Cyclophosphamid
**FolFOx:** Calciumfolinat, Fluorouracil und Oxaliplatin
**5FU/FA:** Fluorouracil und Calciumfolinat
**G-BEAM:** BEAM mit Gemcitabin
**HAM:** Hochdosis-Cytarabin[1] und Mitoxantron (S-HAM = sequenziell HAM)
**HDAra-C:** Hochdosis-Cytarabin[1]
**ICE:** Ifosfamid, Cyclophosphamid und Etoposid
**IMVP-16:** Ifosfamid, Methotrexat und Etoposid[7]
**IVA:** Idarubicin, Etoposid[7] und Cytarabin[1]
**m-AMSA1:** Amsacrin
**MHDAra-C:** Mittelhochdosis-Cytarabin[1]
**MOPP:** Mechlorethamin, Vincristin[2], Procarabazin und Prednisolon (vgl. auch COPP)
**MP:** Melphalan und Prednisolon
**PEB:** Cisplatin, Etoposid und Bleomycin
**PEI:** Cisplatin, Etoposid und Ifosfamid
**TAD:** Tioguanin, Cytarabin[1] und Daunorubicin
**TBI/CY:** Ganzkörperbestrahlung[8] mit Gabe von Cyclophosphamid
**VAD:** Vincristin, Adriamycin und Dexamethason
**VAI:** Vincristin, Actinomycin und Ifosfamid
**VIDE:** Vincristin, Ifosfamid, Doxorubicin und Etoposid

---

[1] Cytarabin = Ara-C
[2] vormals Oncovin®
[3] Carmustin = BCNU
[4] Doxorubicin = Hydroxydaunorubicin (= Adriamycin)
[5] Dacarbazin = CTIC
[6] Calciumfolinat = Leucovorin®
[7] Etoposid = VP-16
[8] Ganzkörperbestrahlung = total body irradiation

# Sachverzeichnis

## A

Ablatio testis 393 ff
ABNOBAviscum® 137
Abwehrreaktion, unspezifische, Stimulation 125
Acetylsalicylsäure 70
– Wirkung, antimetastatische, Tiertumormodell 63
Aciclovir 412
– Stammzelltransplantation 255
Acrolein 96
ACTH-Produktion, ektope 322 f
– Therapie 323
– Tumorlokalisation 322
Actinomycin D s. Dactinomycin
Adenokarzinom
– azinäres 399
– endometriales 269
– gastrointestinales 290
– Pankreas 26
– Rektum 24
– vesikales 377
  – Therapie 382
Adenom-Karzinom-Sequenz, Nierenzellkarzinom 363
Aderlass 163
ADH-Sekretion, inadäquate 323 ff
– Differenzialdiagnose 324
Adnexektomie 271
Adrenokortikotropes Hormon (ACTH), ektope Produktion s. ACTH-Produktion, ektope
Adriamycin s. Doxorubicin
AFP s. α-Fetoprotein
Afterloading-Technik 144
AILD (angioimmunoblastische Lymphadenopathie mit Dysproteinämie) 234
Akromegalie, paraendokrine 326
Akute-Phase-Reaktion 61
Alemtuzumab 126 f
Alexan, Rezidivtherapie aggressiver Lymphome 222
Alkaloide, pflanzliche 94, 106 ff
Alkoholunverträglichkeit, Procarbazin-bedingte 101
Alkylanzien 94 ff
– Nebenwirkungen 96
– nichtklassische 99
Alkylierung
– bifunktionelle 95
– monofunktionelle 95, 101
Alkylsulfonate 95, 98
ALL s. Leukämie, akute, lymphatische
Allergische Reaktion
– Pegaspargase 115
– Procarbazin-bedingte 101
Allopurinol 97, 102
– Dosisreduktion 102, 104
ALLREZ-Studie 191
ALP-Index 163
Alveolarzellkarzinom, Computertomographie 18
Alveolitis, fibrosierende
– Bleomycin-bedingte 118
– Busulfan-bedingte 96, 98
– Carmustin-bedingte 98
Amethopterin s. Methotrexat
Aminoglutethimid 120, 123
AML s. Leukämie, akute, myeloische
Amsacrin 111, 113
Amyloidablagerung 213
Anagrelide 163 f
Anämie 416 ff
– autoimmunhämolytische 417
– hämolytische, mikroangiopathische 66
– Plasmozytom/multiples Myelom 213
Anaphylaktoide Reaktion, Bleomycin-bedingte 113
Anastrozol 120, 124
– metastasiertes Mammakarzinom 264
Androgenblockade, komplette 405
Angiogene Faktoren 80
Angiogenese 79
– unkontrollierte 79
Angiogenic switch 80
Angiographie, Magnetresonanztomographie 11
Angiopathie, toxische, Bleomycin-bedingte 118
Angiostatin 80
Ann-Arbor-Klassifikation, modifizierte 200 f
Anthracycline 111 ff
– Kardiotoxizität 112, 118 f
– metastasiertes Mammakarzinom 266
Antiandrogene 405
Antiandrogen-Entzugssyndrom 405
Antiangiogene Faktoren 80
Antiangiogene Substanz 84
Antibiotika, zytostatisch wirksame 94, 110 ff
Antibiotikaprophylaxe 411 ff
Anti-CD20 s. Rituximab
Antidiuretisches Hormon (ADH), inadäquate Sekretion 323 ff
– Differenzialdiagnose 324
Antiemetika 408 f
Antiestrogene 120, 123, 263 f
Antigen
– karzinoembryonales 8, 46 f
– prostataspezifisches 49 f, 401 f
Antigenstrukturnachweis 8
Antihormonbehandlung 120
Antikoagulanzienresistenz 69
Antikoagulanzientherapie 63, 69 ff
– adjuvante 70 f
– Einfluss auf die Antitumortherapie 71 ff
– konventionelle 70
Antikörper
– monoklonale 8, 53 ff
  – CD-Cluster 53 ff
  – humanisierte, rekombinante 126 f
  – gegen VEGF 83 f
– polyklonale 8
Antimetabolite 94, 101 ff
Antitumortherapie, Antikoagula-

tionseinfluss 71 ff
APC-Resistenz 66
Apoptose 92
– Mechanismen 75
– Thrombineinfluss 72 ff
Aromatase-Inhibitoren 120 f, 123 f, 264 f
Asparaginase 114
Atemwegsobstruktion, tumorbedingte 156
Auer-Stäbchen 43
Autoimmunphänomene, Lymphom, lymphoplasmozytisches 208

## B

B-ALL 181 f
Basophilie 161
BCG-Instillation, intravesikale 379
B-CLL s. Leukämie, chronische lymphatische
BCNU s. Carmustin
BCR-ABL-Fusionstranskript 161, 181
Bence-Jones-Protein 239
Bendamustin 240
Bestrahlung s. auch Strahlentherapie
Bestrahlungsmethode, Bewertungskriterien 149 f
Bestrahlungsplanung 148 ff
– Simulation, virtuelle 150 f
Bewältigungsprozess 425
B-Immunoblasten 57
Bisphosphonat 267 f, 326
Blasten, intravasale 223
Blastenkrise 115, 161 f
Blastenzahl, follikuläres Lymphom 217
Bleomycin 111, 113
– Hodgkin-Lymphom-Behandlung 196 ff
– Nebenwirkungen 113, 118
– Peniskarzinom 386
– Wirkungsweise 111
Bleomycin-Lunge 118
B-Linien-ALL 181 ff
– Rezidiv 191
– Risikostratifikation 184
Blutbildparameter, Erfassung 41 ff
Blutbildung, extramedulläre 163
Blutstammzellen (s. auch Stammzellen)

– autologe, Reinfusion 414
– CD34-positive 247
– periphere 242, 245
   – autologe, Transplantation 242 ff
Blutstammzellmobilisierung 246 f
– G-CSF 242, 246 f
– GM-CSF 247
Blutungsgefahr, antikoagulanzienbedingte 69
B-Lymphozyten, hautinfiltrierende, klonale Proliferation 339
B1-Lymphozyten 57
B2-Lymphozyten 58
Borderline-Läsionen 233
Bowen-Krankheit 383
B-PLL (B-Prolymphozyten-Leukämie) 207 f
B-Prolymphozyten-Leukämie 207 f
Brachytherapie, vaginale 272
Brill-Symmers-Syndrom 217 f
Bronchialkarzinom 282 ff
– CYFRA 21-1 48
– kleinzelliges 284 ff
   – ACTH-Produktion 322
   – ADH-Sekretion, ektope 323
   – Bestrahlung, thorakale, konsolidierende 287
   – Chemotherapie 285 ff
   – extensive disease 284 f
   – Gerinnungssystemaktivierung 61 f
   – limited disease 284
   – Mono-Chemotherapie 287
   – Prognose 288
   – Remission, chemotherapiebedingte 287
   – very limited disease 284
– Magnetresonanztomographie 18 f
– Nebennierenmetastasen 16 f
– nichtkleinzelliges 282 ff
   – Kombinationschemotherapie 282 f
      – neoadjuvante 283
   – Mono-Chemotherapie 282
   – Radiochemotherapie, neoadjuvante 283
– obstruierendes, Strahlentherapie, palliative 156
– peripheres 18
– SCC-Bestimmung 50
– Spiral-CT 16

– zentrales 17 f
   – Gefäßinfiltration 18
   – Tumorinvasion 17 f
Bronchuskarzinoid, ACTH-Produktion 322
B-Symptomatik
– B-Zell-Lymphom, großzelliges, intravaskuläres 224
– Hodgkin-Lymphom 194
– Lymphom, großzellig-anaplastisches 232
– Non-Hodgkin-Lymphom 202
Burkitt-Lymphom 225 f
– atypisches 225
– endemisches 225
– Immundefekt-assoziiertes 225
– mit plasmozytoider Differenzierung 225
– sporadisches 225
Buserelin 121, 124
Busulfan 98
– Nebenwirkung 96, 98, 117
– Rezidivtherapie aggressiver Lymphome 222
Busulfan-Lunge 96, 98
B-Zellen
– Entwicklung, Schema 58
– Immunphänotypisierung 53 ff
B-Zell-Erkrankung 193
B-Zell-Lymphom
– CD20-positives, primär kutanes 347
– großzelliges
   – intravaskuläres 223 f
   – mediastinales 223
   – primär kutanes, der unteren Extremität 340 f
– niedrigmalignes 201 f
– primär kutanes 339 ff
   – Immuntherapie 347
   – Therapie 347 f
– T-Zell-reiches 219
B-Zell-Marker 193
B-Zell-Neoplasie 201
– reife 201
B-Zell-Reihe 57 f

## C

CA 125 47, 270, 275
CA 15-3 47
CA 19-9 47
CA 549 48
Calcitonin, humanes 48

Calciumfolinat 314
- Kolonkarzinom 301 ff
- Magenkarzinom 299
Camptothecin-Derivate 109 f
Capecitabin 105 f
- Wirkungsweise 103
Carboplatin 99 f
- Weichteilsarkom 333
- Zervixkarzinom 278
Carcinoma in situ
- Penis 385
- vesikales 379 f
Carmustin 96, 98
- B-CLL-Therapie 207
- Rezidivtherapie aggressiver Lymphome 222
Cavafilter 71
CCNU (Lomustin) 96
CD (Cluster of differentiation) 53
CD15 195
CD20 193
CD30 194 f, 232 f
CD34-Antigen 243
CD34-Selektion, T-Zell-Depletion 248
CD52-Antigen, Antikörper, monoklonale 126
CEA (karzinoembryonales Antigen) 8, 46 f
Cefalektin® 137 f
C-Faktor, TNM-System 7
CGH (comparative genomic hybridization; vergleichende genomische Hybridisierung) 37
Chemoimmuntherapie, Melanom 358
Chemotherapie 89 ff
- ACO-I-Schema 287
- adjuvante 94
- Antikoagulanzientherapie, adjuvante 70 f
- CHOEP-Schema s. CHOEP-Chemotherapieschema
- CHOP-Schema s. CHOP-Chemotherapieschema
- COP-Schema 348
- Good Performance Status 304
- intraarterielle, regionale 311 ff
  - Indikation 313
  - Katheterimplantation 311 f
  - Komplikation 312
  - bei Lebermetastasen 311 ff
  - Studiengruppen 315

- Supportivtherapie 313
- Kontrazeption 116
- Kontrolluntersuchungen 116
- kurativer Ansatz 89
- MVAC-Schema 381
- MVAEC-Schema 381
- Nebenwirkungen 115 ff
- neoadjuvante 94
- palliative 89
- perioperative 94
- Response-Raten 304
- Schaden-Nutzen-Relation 116
- Schema
  - anthracyclinhaltiges 285
  - Cisplatin-haltiges 286
- Taxan-basierte 299 f
- Therapieansätze 92 ff
- therapiefreies Intervall 117
- Thromboembolie 64 ff
- Toxizitätsabschwächung 125 f
- VAD-Schema 240
Chemotherapieresistenz 371
Chinolone bei Stammzelltransplantation 255
Chlorambucil 97
- B-CLL-Therapie 207
- lymphoplasmozytisches Immunozytom 241
- primär kutanes T-Zell-Lymphom 347
- Waldenström-Krankheit 241
CHOEP-Chemotherapieschema
- diffuses großzelliges Lymphom 222
- hochmaligne Lymphome 221
CHOP-Chemotherapieschema
- B-Prolymphozyten-Leukämie 208
- diffuses großzelliges Lymphom 222
- niedrigmaligne Lymphome 209
- primär kutanes Lymphom 347 f
Choriongonadotropin, humanes 48
- Hodentumor 388 f
Chorionkarzinom 48
Chromosomen
- Aufbau 36
- Klassifizierung 35 f
Chromosomenaberration 36
Chromosomenanalyse 35 ff
Chromosomen-Bänderungstechnik 35
Ciclosporin
- nach allogener Stammzelltrans-

plantation 252
- LGL-Leukämie-Behandlung 227
CIN (cervicale intraepitheliale Neoplasie) 274
CiniMACS 248
Cisplatin 99 f
- emetogenes Potenzial 100, 118
- Endometriumkarzinom 273 f
- Harnblasenkarzinom 381
- Nebenwirkung 117
- nichtkleinzelliges Bronchialkarzinom 282 ff
- Ösophaguskarzinom 295
- Peniskarzinom 386
- Rezidivtherapie aggressiver Lymphome 222
- Schilddrüsenkarzinom 327
- Zervixkarzinom 277 f
Citrovorum-Faktor 102
Cladribin 102, 105
- Haarzell-Leukämie 212
- Wirkungsweise 102 f
Clodronsäure 268
Cluster of differentiation (CD) 53
CML s. Leukämie, chronische, myeloische
CMML s. Leukämie, chronische myelomonozytäre
CMV-Infektion 412
Cocktail monoklonaler Antikörper 8
Cognac-Schmerz 197
Computertomographie 10 ff
- abdominelle, bei Hodentumor 390
- Doppelspiraltechnik 10
- Graustufen 10
- Inkrementalmodus 11
- Kontrastmittel 12
- mit Lipiodol, Karzinom, hepatozelluläres 24 f
- Mehrzeilendetektor 10
- Prinzip 10
- Punktion 13
- Spiralmodus 10
Conduit-Bildung 380
COP-Chemotherapieschema bei primär kutanem B-Zell-Lymphom 348
Coping 425
Corticotropin-releasing-Hormon, ektopische Bildung 323
CRH (Corticotropin-releasing-

Hormon), ektopische Bildung 323
CT s. Computertomographie
Cushing-Syndrom
– Nebennierenrindenkarzinom 316
– paraendokrines 322 f
Cycline 91
Cyclophosphamid 95 f
– Aktivierung 95
– ALL-Therapie 185 ff
– B-CLL-Therapie 207
– diffuses großzelliges Lymphom 222
– Hodgkin-Lymphom-Behandlung 197 ff
– kleinzelliges Bronchialkarzinom 285
– Mammakarzinom 261, 263
– multiples Myelom 240
– Nebenwirkung 96
– Rezidivtherapie aggressiver Lymphome 222
– Weichteilsarkom 333
CYFRA 21-1 48
Cyproteronacetat 120, 123
Cytarabin 105
– ALL-Therapie 185 ff
– AML-Induktionstherapie 178 f
– B-CLL-Therapie 207
– hochdosiertes 178
– Rezidivtherapie aggressiver Lymphome 222
– Wirkungsweise 103

**D**

Dacarbazin 101
– Melanomtherapie, palliative 357
– Weichteilsarkom 333
– emetogenes Potenzial 101
– Hodgkin-Lymphom-Behandlung 196 f
Dactinomycin 111 f
Daunorubicin 111 f
– ALL-Therapie 185
– AML-Induktionstherapie 178 f
– Nebenwirkung 112, 118
Demeclocyclin 325
Depression, Procarbazin-bedingte 100
Dexamethason
– ALL-Therapie 185, 187 f
– B-CLL-Therapie 207

– multiples Myelom 240
– Rezidivtherapie aggressiver Lymphome 222
Diagnostik
– genetische 35 ff
– immunhistologische 7 f
– zytologische 4 f
Diarrhö, blutige 118
DNA-Alkylierung 95
– bifunktionelle 95
– monofunktionelle 95, 101
DNA-Sonde 37
Docetaxel 108 f
– metastasiertes Mammakarzinom 267
Doxorubicin 111 f
– ALL-Therapie 186, 188
– diffuses großzelliges Lymphom 222
– Endometriumkarzinom 273 f
– Harnblasenkarzinom 381
– Hodgkin-Lymphom 196 ff
– kleinzelliges Bronchialkarzinom 285
– liposomales, Rezidivtherapie aggressiver Lymphome 222
– Mammakarzinomtherapie, adjuvante 261
– multiples Myelom 240
– Nebenwirkung 112, 118
– Schilddrüsenkarzinom 327
– Weichteilsarkom 333
DTIC s. Dacarbazin
Dünndarmtumor, maligner 290
– Chemotherapie 300
– resektabler 300
Duodenum, Pankreaskarzinominfiltration 27
Dutcher bodies 208

**E**

EBV s. Epstein-Barr-Virus
Einflussstauung, obere, Strahlentherapie, palliative 156
Eisenoxidpartikel, Dextran-umhüllte 25
Elektronenbeschleuniger 142
Elektronenenergie 143
Elektroresektion, transurethrale
– Harnblasenkarzinom 378
– Prostatakarzinom 404
EMA (epitheliales Membranantigen) 8

Emaskulation 385
Emotionen, Immunkompetenz 425
Endokarditis, thrombotische, nichtbakterielle 66
Endometriumhyperplasie 269
Endometriumkarzinom 269 ff
– Brachytherapie, vaginale 272
– Chemotherapie 273 f
– Debulking, chirurgisches 272
– Diagnose 270
– estrogenabhängiges 269
– estrogenunabhängiges 269
– FIGO-Klassifikation 270
– Hormontherapie 273
– Metastasierung, lymphonodale 271
– Risikofaktoren 269
– Staging 270
– – chirurgisches 272
– Strahlentherapie, adjuvante 272
– Therapie 270 ff
– – evidenzbasierte Kriterien 271
Endoskopie, virtuelle 23
Endostatin 80
Energiedosis 141
Enolase, neuronenspezifische 49
EORTC-Klassifikation, Lymphom, primär kutanes 339 f
Epipodophyllotoxine 110
Epirubicin 111 ff
– bei Endometriumkarzinom 273 f
– Harnblasenkarzinom 381
– Mammakarzinomtherapie, adjuvante 261
– bei metastasiertem Mammakarzinom 267
Epstein-Barr-Virus 195, 224, 229
– Burkitt-Lymphom 225, 227
ER (Estrogen-Rezeptor) 50
Erbrechen
– antizipatorisches 409
– Chemotherapie-assoziiertes 408 ff
– bei Radiotherapie 410
Erhaltungstherapie 94
Ernährung 419
– parenterale 419
– – bei Mukositis 257
Erythrodermie 231
Erythrodysästhesie, palmoplantare 106

Erythroplasie, Penis 383
Erythropoese nach autologer Transplantation peripherer Blutstammzellen 249
Erythropoetin 127, 417
– bei myelodysplastischem Syndrom 168
Erythrozytapharese 163
Erythrozytengabe 167
Erythrozytenkonzentrat 416
Erythrozytenkonzentrat-Transfusion bei Stammzelltransplantation 256
Erythrozytenzahl, erhöhte 163
Estramustin 122
Estrogene
– hochdosierte 120
– Nebenwirkungen 122
– Prostatakarzinom 405
Estrogenrezeptor 50
Estrogenrezeptor-Modulatoren, selektive 263 f
Estrogentherapie, Komplikation, kardiovaskuläre 65
Ethylenimine 95, 98
Etoposid 110
– ALL-Therapie 185, 188
– B-CLL-Therapie 207
– diffuses großzelliges Lymphom 222
– Hodgkin-Lymphom-Behandlung 197 ff
– kleinzelliges Bronchialkarzinom 285 f
– Magenkarzinom 299
– nichtkleinzelliges Bronchialkarzinom 282 ff
– Rezidivtherapie aggressiver Lymphome 222
– Weichteilsarkom 333
Eurixor® 138
EURO-EWING-99-Protokoll 336 f
European Organisation for Research and Treatment of Cancer 360
Ewing-Sarkom 336 f
– Diagnostik, genetische 40
– Kombinations-Chemotherapie 336
Examination, rektale, digitale 401
Exemestan 264
Exfoliativzytologie 4
Exzidat 3 f

– Zuschneiden 4
Exzision
– mesorektale, totale 305
– in toto 3

# F

Faktor-X-Aktivator 60 f
– direkter, Faktor-VII-unabhängiger 60 f
– Faktor-VII-abhängiger 60
Faslodex 264
Feinnadelpunktat 3 ff
$\alpha$-Fetoprotein 47
– Hodentumor 388 f
– Referenzbereich 47
Fetusschädigung, zytostatikabedingte 102, 116 f
Fibrin 64
– Tumorzell-assoziiertes 62
– Wirtszell-assoziiertes 62
Fibrinolysesystemstörung 63 f
Fibrinopeptid A 68
Fieber, persistierendes 414
Filgrastim 126 ff
– B-CLL-Therapie 207
– diffuses großzelliges Lymphom 222
Finasterid 121
FISH (Fluoreszenz-in-situ-Hybridisierung) 36 f
FITC (Fluoresceinisothiocyanat) 53
Fluconazol 412
– bei Stammzelltransplantation 255
Fludarabin 102, 105
– ALL-Therapie 187
– B-CLL-Therapie 207
– Rezidivtherapie aggressiver Lymphome 222
– Wirkungsweise 102 f
Fludrocortison 325
Fluoresceinisothiocyanat 53
Fluoreszenz-Immunzytochemie 55
Fluoreszenz-in-situ-Hybridisierung 36 f
Fluorochrome 53, 55
Fluorodesoxyuridin, Chemotherapie, regionale, bei Lebermetastasen 311
Fluorouracil 105
– Chemotherapie, regionale, bei Lebermetastasen 311, 314

– Dauerinfusion 302 f, 314
– exokrines Pankreaskarzinom 307
– Kolonkarzinom 301 ff
– Magenkarzinom 299
– Mammakarzinom 261, 263
– Nebenwirkung 118
– Ösophaguskarzinom 295
– Wirkungsweise 103
– Zervixkarzinom 277 f
Flutamid 120, 122 f
FNH (fokale noduläre Hyperplasie der Leber) 26
Follikelzentrumszell-Lymphom 340 f
Folsäure-Antagonisten 101 f, 104
Fotemustin, Melanomtherapie, palliative 357
5-FU s. Fluorouracil
FUDR (Fluorodesoxyuridin) 311

# G

Gadolinium 12
Gammastrahlung 141 f
Gammopathie, monoklonale, unklarer Signifikanz 213
Ganglioneuromatose 320
Ganzhautbestrahlung bei primär kutanem T-Zell-Lymphom 344
Ganzhirnbestrahlung bei primärem Lymphombefall 203 f
Ganzkörperbestrahlung 153
Gastrinom 319
Gastritis, Helicobacter-pylori-assoziierte, chronische 215
Gastrointestinale Störung, Dacarbazin-bedingte 101
G-CSF (Granulozyten-Kolonie-stimulierender Faktor) 126, 413 f
– ALL-Therapie 185
– Blutstammzellmobilisierung 246 f
– bei Hodgkin-Lymphom-Rezidiv 199
– Indikation 413
– bei myelodysplastischem Syndrom 168
– Stammzellenmobilisierung 242, 246 f
– bei Stammzelltransplantation 255
Gefäßinfiltration 13
Gehirnbestrahlung, palliative 155

# Sachverzeichnis

Gemcitabin 102, 106
- exokrines Pankreaskarzinom 307 f
- metastasiertes Mammakarzinom 267
- Wirkungsweise 103

Generationszeit 90

Gerinnung, intravaskuläre, disseminierte 66

Gerinnungssystem, Aktivierung 59 f
- Tumorzell-assoziierte 61 f

Gestagene 264 f
- hochdosierte 120

Gewebefaktor 60 f

Gewebeprobe
- Entnahme 3
- Fixation 3
- Versand 3

GHRH-Produktion, ektope 326

Glioblastom, Chemotherapie 101

Glukokortikoide 121, 124

Glukokortikoid-Therapie mit L-Asparaginase-Therapie 68

GMALL-Studie 183 ff, 190 f

GM-CSF (Granulozyten-Makrophagen-Kolonie-stimulierender Faktor) 126
- Blutstammzellmobilisierung 247

GnRH-Agonisten 121, 124, 264 f

GnRH-Analoga 405

Gompertz-Kinetik 90 f

Gonadenschädigung, therapiebedingte, bei Knochenmarktransplantation 427

Good Performance Status 304

Goserelin 121

Goserelinacetat 264

Grading 6 f

Graft-versus-host-Reaktion
- akute 252 f
- nach allogener Stammzelltransplantation 245, 252 f
- chronische 253

Granulomatous slack skin 340 f

Granulozyten, bestrahlte, Transfusion 416

Granulozyten-Kolonie-stimulierender Faktor s. G-CSF

Granulozyten-Makrophagen-Kolonie-stimulierender Faktor s. GM-CSF

Granulozytenzahl, Alkylanzieneinfluss 96

Granulozytopenie 249

Gravidität 102, 116

Gray (Gy, Energiedosis) 141

Gumprecht-Kernschatten 206

GVHR s. Graft-versus-host-Reaktion

GVL-Aktivität (Graft-versus-leukemia-Aktivität) 179, 244

## H

Haarausfall 250

Haarzell-Leukämie 211 f
- Immunphänotypen 212

Hämatopoesestörung, Doxorubicin-bedingte 112

Hämoblastose 15 f

Hämophagozytisches Syndrom 229

Hämostaseparameter, pathologische 67

Hämostasestörung 59 ff
- Asparaginase-bedingte 114
- Diagnostik 67

HAM-Schema, AML-Therapie 176, 178 f

Hand-Fuss-Syndrom, Capecitabinbedingtes 106

Harnableitung 380 f

Harnblasenkarzinom 377 ff
- CYFRA 21-1 48
- Elektroresektion, transurethrale 378
- Instillationstherapie, adjuvante 379
- metastasiertes 380 ff
- muskelinvasives 380
- Therapie 379 ff
- TNM-Stadieneinteilung 377 f
- Verlaufskontrolle 48

Harnleiter-Darm-Implantation 380

hCG (humanes Choriongonadotropin) 48
- Hodentumor 388 f

hCT (humanes Calcitonin) 48

Helixor® 138 f

Hemiskrotektomie 393

Heparin-Therapie bei akuter Promyelozytenleukämie 71

Hepatosplenomegalie 226

Her-2, Antikörper, monoklonale 126

Herpes-Virus Typ 8 224

Hilumlymphknoten, Magnetresonanztomographie 19

Von-Hippel-Lindau-Syndrom 361 f

Hirnmetastasen
- Hodentumor 397
- Magnetresonanztomographie 19
- Melanom 354
- Nierenzellkarzinom 369 f
- Strahlentherapie, palliative 155

Hirntumor, Chemotherapie 98

HIV-Infektion
- Burkitt-Lymphom 225
- Hodgkin-Lymphom, lymphozytenarmes 195
- Primary-effusion-Lymphom 224

HL s. Hodgkin-Lymphom

HLA-Kompatibilität, Stammzellspender 251

Hochdosis-Chemotherapie
- Myeloablation 243
- Stammzelltransplantation, allogene 252
- Transplantation, autologe, peripherer Blutstammzellen 248 f

Hochdosis-Interferon-α2b-Therapie, adjuvante, Melanom 355

Hodentumor (s. auch Seminom) 387 ff
- Chemotherapie 395 f
- Computertomographie, abdominelle 390
- Hirnmetastasen 397
- Lymphadenektomie, retroperitoneale 395 f
- Nachsorge 394, 397
- Prognose 389
- Serumtumormarker 388
- Therapie 393 ff
  - prognoseabhängige 396
- TNM-Klassifikation 391
- Überwachungsstrategie 393, 395
- WHO-Klassifikation 390

Hodgkin-Lymphom 193 ff
- Adressen 198
- Ann-Arbor-Klassifikation, modifizierte 194
- Ausbreitungsmuster 150
- B-Symptome 194, 197
- Computertomographie 14
- kindliches 152

Hodgkin-Lymphom (Fortsetzung)
- klassisches 193 ff
  - Immunphänotypen 194
  - molekulargenetisches, Veränderungen 194
- lymphozytenarmes 195
- Lymphozyten-prädominantes 193 ff
  - Immunphänotypen 194
  - molekulargenetisches, Veränderungen 194
- lymphozytenreiches 195
- Magnetresonanztomographie 14
- Mischtyp 195
- nodulär sklerosierendes 195
- Polychemotherapie 152
- Rezidiv, Therapie 199
- Rezidivhäufigkeit 152
- Stadieneinteilung 194
- Strahlensensibilität 150
- Strahlentherapie 150 ff
  - Extended-field-Technik 151
  - Inolved-field-Technik 151
- Therapie 196 ff
Hodgkin-Zellen 195
Homing-Rezeptoren 243
Hormon-Antagonisten 94 f, 120
Hormondeprivation 120
Hormone 94 f
Hormonelle Maßnahmen, additive 120
Hormonrezeptoren 8, 119
- Verminderung 120
Hormonsekretion, ektope 322
Hormontherapie 119 ff
- Endometriumkarzinom 273
- Komplikation, kardiovaskuläre 65
- metastasiertes Mammakarzinom 262 ff
- Nierenzellkarzinom 370 f
Hounsfield-Einheit 10
HPV (humane Papillomaviren) 274
Hybridisierung, genomische, vergleichende 37
Hydroxycarbamid 114, 162, 164
Hydroxyharnstoff 114, 162, 164
Hydroxyurea 114, 162, 164
Hygiene
- Empfehlungen bei Stammzelltransplantation 255
- Maßnahmen 411

Hyperkalzämie
- Differenzialdiagnose 325 f
- bei malignem Tumor 325 f
Hyperkalzämie-Syndrom 325
Hyperkortisolismus 322
Hyperparathyreoidismus
- mit einseitiger Rekurrensparese 328
- multiple endokrine Neoplasie 319
Hyperplasie, noduläre, fokale, der Leber 26
Hyperthermie bei Strahlentherapie 145
Hyperviskositätssyndrom, Lymphom, lymphoplasmozytisches 208
Hypoglykämie bei malignem Tumor 326
Hyponatriämie bei SIADH 323 ff
Hypoosmolalität, SIADH 323 f
Hypophysenadenom, MEN-1 319
Hypoxie, VEGF-Expression 81
Hysterektomie
- bei Endometriumkarzinom 271
- bei Zervixkarzinom 276 f

I

Idarubicin 111
- ALL-Therapie 187
- Apoptose-Wirkung, Thrombineinfluss 72 f
IFN s. Interferon
Ifosfamid 95, 97
- Aktivierung 96
- ALL-Therapie 187
- nichtkleinzelliges Bronchialkarzinom 282 f
- Weichteilsarkom 333
- Zervixkarzinom 278
IgM-Paraproteinämie 241
IgM-Werte, erhöhte 208
Imatinib 115, 162
$^{131}$I-Metaiodobenzylguanidin bei metastasiertem Phäochromozytom 319
Immunglobulinrearrangements, monoklonale 193
Immunhistochemie, indirekte 55 f
Immunhistologie 7 ff
Immunkompetenz, Emotionseinfluss 425
Immunmodulation, Mistelextrakt-

bedingte 134
Immunoblasten 58
Immunozytom
- lymphoplasmozytisches s. Lymphom, lymphoplasmozytisches
- lymphoplasmozytoides s. Leukämie, chronische lymphatische
- primär kutanes 340 f
- splenomegales 211
Immunphänotypisierung, B-Zellen 53 ff
Immunsuppression, medikamentöse
- nach allogener Stammzelltransplantation 252 f
- bei GVHR nach allogener Stammzelltransplantation 245
Immunsystem, Stimulation 125
Immunzytochemie 53, 55 f
- direkte 55
- indirekte 55 f
  - Enzymreaktionsverstärkung 56
Induktionstherapie 93 f
Infektion
- nach allogener Stammzelltransplantation 252
- bakterielle, Prophylaxe 411 f
- Früherkennung bei Neutropenie 414
- Therapie 415 f
Infektionsprophylaxe bei Neutropenie 410 ff
Infertilität, chemotherapiebedingte 250
Instillationstherapie, intravesikale, adjuvante 379
Insulinom 319
Intensivierungstherapie 94
Interferon 126
Interferon-α 314
- CML 162
- Haarzell-Leukämie mit Panzytopenie 212
- Melanomtherapie 357 f
- niedrigmalignes Lymphomen 209 f
- Polycythaemia vera 163
- primär kutanes T-Zell-Lymphom 345
- primär kutanes B-Zell-Lymphom 347

# Sachverzeichnis

Interferon-α2, Nierenzellkarzinom 372
Interferon-α2b 321
– gastrointestinaler neuroendokriner Tumor 328
– Melanomtherapie, adjuvante 355 f
Interleukin-2 125
– Melanomtherapie 357 f
– Nierenzellkarzinom 372
– primär kutanes B-Zell-Lymphom 347
Interleukin-2-Inhalationstherapie 372
International Histological Classification of Tumours 6
Irinotecan 109 f
– Kolonkarzinom 302 ff
– Magenkarzinom 299
– Ösophaguskarzinom 295 f
Iscador® 139
ISCN (zytogenetisches Nomenklatursystem) 36
Isolex 248

## J

JACIE standards 246

## K

Kahler-Krankheit s. Myelom, multiples
Kalziumsubstitution 99
Kaposi-Sarkom-Herpes-Virus 224
Kardiomyopathie
– Daunorubicin-bedingte 112, 118
– Doxorubicin-bedingte 112, 118 f
Kardiotoxizität, Anthracycline 112, 118 f
Karyotyp-Formel 36
Karzinoid
– ACTH-Produktion 322
– gastrointestinales 290
Karzinom 6
– Antikörpernachweis 8
– chemotherapieresistentes 371
– endokrines 316 ff
– fibrolamelläres 24
– hepatozelluläres 24 f, 47
– kolorektales
– – Chemotherapie 100, 106

– Computertomographie 21 ff
– Endoskopie, virtuelle 23
– karzinoembryonales Antigen 46
– Lebermetastasen, Chemotherapie, regionale 311 ff
– Magnetresonanztomographie 21 ff
– Rezidivdiagnostik 22
– Markerkonstellation 9
– urotheliales 377
Katarakt nach Ganzkörperbestrahlung 250
Katheterimplantation, Chemotherapie, intraarterielle, regionale 312
Keimzellenschädigung, zytostatikabedingte 116
Keimzelltumor
– Choriongonadotropin, humanes 48
– familiärer 387
Keimzentrum-Lymphom 217 f
Ketoconazol 323
Ki-1-Lymphom 231, 233
Kiefernmistel 130
Kiel-Klassifikation, Lymphom, follikuläres 217
Kinasen, Cyclin-abhängige 91
Knochendestruktion, Plasmozytom/multiples Myelom 213
Knochenmark
– Computertomographie 15 f
– CSF-mobilisiertes 245
– Entnahme 246
– G-CSF-stimuliertes 246 f
– hyperzelluläres 161
– Magnetresonanztomographie 16
– Stammzellgewinnung 245 f
Knochenmarkaplasie, zytostatikabedingte 115 f
Knochenmarkdepression, radiochemotherapiebedingte 158 f
Knochenmarkfibrose 163
Knochenmarkplasmozytose 214
Knochenmarktoxizität 118
Knochenmarktransplantation 153
– akute myeloische Leukämie 178 ff
– allogene 178 ff
– autologe 180
– – primär kutanes B-Zell-Lymphom 348
– Gonadenschädigung 427

– multiples Myelom 240
– myelodysplastisches Syndrom 169
– psycho-soziale Belastung 426 f
– Spenderauswahl 428
Knochenresorption bei malignem Tumor 325
Knochenschmerzen bei Prostatakarzinom 406
Kohlenhydrat-Antigene 47 f
Kolonadenokarzinom, Lebermetastasen 24
Kolonkarzinom 300 ff
– Chemotherapie 301 ff
– – palliative 302 f
– invasives, u-PA-Aktivität 63
– metastasiertes 302 f
– Prognose 301
Kombinationschemotherapie 93
Konisation 276
Konsolidierungstherapie 93
Kontrastmittel 12
– paramagnetische 12
Kontrazeption 116
Kooperation, interdisziplinäre 431
Kortikosteroide, topische Anwendung 342
Krebspersönlichkeit 422
Krebszellenpopulation, Zytostatikawirkung 90 f
Krukenberg-Tumor 21
Kryokonservierung
– Leukaphereseprodukt 244, 248
– Samen 393
Kryptorchismus 387

## L

Laktatdehydrogenase, Hodentumor 388 f
L3-ALL s. Burkitt-Lymphom
Laserdifferenzierung, fluoreszente, der Leukozyten 42 f
L-Asparaginase 66 ff, 114
L-Asparaginase-Therapie
– Hämostaseparameter 68
– Hämostasestörung 66 ff
Laubholzmistel 130
LDH (Laktatdehydrogenase), Hodentumor 388 f
Lebenspartnerverlust 422, 424
Lebensqualität 425, 429
Leberadenom 25 f

Leberhämangiom 23 f
Leberläsion, fokale, Differenzialdiagnose 25
Lebermetastasen
- Chemotherapie, regionale 311 f
- Computertomographie 19, 23 f
- Magnetresonanztomographie 19, 23 f
- Studiengruppen 315
Leberparenchymschaden, Methotrexat-bedingter 118
Lebervenenverschlusskrankheit 250
Leberzellkarzinom (hepatozelluläres Karzinom) 24 f, 47
Lektine 131 ff
- Tumorzellenwachstumshemmung 132
Lektinol® 139 f
Lenograstim 126
Letrozol 120, 123
- metastasiertes Mammakarzinom 264
Leukämie
- akute
  - lymphatische 181 ff
    - Adressen 191 f
    - Diagnostik, genetische 38 f
    - Hochrisiko-Parameter 182
    - minimale Resterkrankung 182
    - refraktäre 189, 191
    - rezidivierte 182 ff, 189, 191
    - Studien 183 ff, 191
    - t(9;22)-positive 183
  - myeloische 163, 166, 173 ff
    - Diagnostik 39, 173 f
    - Erhaltungstherapie 178 f
    - FAB-Klassifikation 173 f
    - HAM-Schema 176, 178 f
    - Induktionstherapie 177 ff
    - intermediäres Risiko 175
    - Knochenmarktransplantation 178 ff
    - Konsolidierungstherapie 178 f

- Leukozytendifferenzierung, automatische 44
- Postinduktionstherapie 178 ff
- prognostische Faktoren 175
- Remission, komplette 177 f
- Stammzelltransplantation 178 ff
- Therapie 173 ff
  - bei älteren Patienten 178 ff
  - individuelle 180
  - beim Kind 180
  - Phasen 177
  - risikostratifizierte 177
  - Schema 176
  - Studien-Design 176
- chronische
- lymphatische 205 ff
  - Abgrenzung zu B-PLL 207
  - Chromosomenveränderung 206
  - Diagnostik, genetische 39
  - Immunphänotypen 206
  - monoklonale Antikörper 127
  - Prognosefaktoren 206
  - Stadieneinteilung 206
  - Therapie 205 ff
- myeloische 115, 161 f
- myelomonozytäre 166
  - Therapie 168
- Immunphänotypisierung 56
Leukapherese, Stammzellsammlung 247
Leukapherseprodukt, Kryokonservierung 244, 248
Leukoplakie, Penis 383
Leukozyten
- Differenzierung 42 ff
  - automatische 43 f
- Laserdifferenzierung, fluoreszente 42
- Zählung 42 f
- Zusammensetzung, Analyse 55
Leukozytopenie, strahlentherapiebedingte 158 f
Leukozytose mit Linksverschiebung 161

Leuprorelin 121
Leuprorelinacetat bei metastasiertem Mammakarzinom 264
Levamisol 301
LGL-Leukämie (T-Zell-large-granular-Lymphozyten-Leukämie) 227
L&H-Zellen (lymphocytic and histiocytic cells) 193
Liaisonarbeit 431
Linksverschiebung
- chronische myeloische Leukämie 161
- pathologische 41 f
  - Labordiagnostik 41 ff
- reaktive 42
Lipiodol 24 f
Lippen, aufgeworfene 320
Lithiumcarbonat 325
Log-cell-kill-Hypothese 90
Lomustin 96
LPHL (Lymphozyten-prädominantes Hodgkin-Lymphom) 193 ff
Lungenfibrose 117
- Bleomycin-bedingte 113, 118
- Busulfan-bedingte 98, 117
- Carmustin-bedingte 98
Lungenmetastase
- Interleukin-2-Inhalationstherapie 372
- Melanom 354
- Nierenzellkarzinom 369
Lungenrundherd 18
Lymphadenektomie 368, 380
- inguinale 385
- paraaortale 272, 277
- pelvine 271, 380
- retroperitoneale, nervenschonende 395 f
- therapeutische 354
Lymphadenopathie, angioimmunoblastische, mit Dysproteinämie 234
Lymphangiosis carcinomatosa, pulmonale 18
Lymphatisches System 56 ff
Lymphknotendissektion, elektive, bei Melanom 353
Lymphknotenmetastasen
- Computertomographie 14
- Endometriumkarzinom 271 f
- Magnetresonanztomographie 14
- Mammakarzinom 261 f

Sachverzeichnis

- mediastinale
  - Computertomographie 16 f
  - Magnetresonanztomographie 16 f
  - Mediastinoskopie 17
- Lymphknotenschmerz bei Alkoholgenuss 197
- Lymphogranulomatose s. Hodgkin-Krankheit
- Lymphom (s. auch Hodgkin-Lymphom; s. auch Non-Hodgkin-Lymphom) 6
- aggressives
  - Rezidivtherapie 222
  - Therapie 203 f
    - Algorithmus 221
- follikuläres 217 f
- gastrointestinales 290
- großzellig-anaplastisches 219, 231 f
  - primär kutanes 233
- großzelliges diffuses 219 ff
  - Polychemotherapie 222
- hochmalignes
  - Rezidivtherapie 222
  - Therapie 203 f
    - Algorithmus 221
- immunoblastisches 219
- indolentes 200, 202 f
- lymphoplasmozytisches 208 ff, 241
  - Chromosomenveränderung 209
  - Immunphänotypen 209
  - Therapie 209 f
- malignes 193 ff
  - Computertomographie 14 f
  - Hyperkalzämie 325
  - Kiel-Klassifikation 200 ff
  - Klassifikation 200 ff
  - Magnetresonanztomographie 14
  - WHO-Klassifikation 200 f
- niedrigmalignes 200 ff
  - Therapie 200, 202 f
- primär kutanes 339 ff
  - EORTC-Klassifikation 339 f
  - TNM-Stadieneinteilung 341 f
- primäres, des Zentralnervensystems 203 f
- sekundär kutanes 348
- zentroblastisches 219

- zentroblastisch-zentrozytisches 217 f
- zentrozytisches s. Mantelzell-Lymphom
- Lymphozyten, Verteilung im peripheren Blut 58
- Lymphozytenzahl, Alkylanzieneinfluss 96
- Lyovac-Cosmogen 111 f

# M

Magenkarzinom 297 ff
- Chemotherapie 298 ff
- Computertomographie 20 f
- Magnetresonanztomographie 21
- metastasiertes 21, 298
- muzinöses 21
- Organüberschreitung 21
- Primärtherapie 299
- Prognose, stadienabhängige 297
- Progredienz 299
- szirrhöses 21
- Therapie, neoadjuvante 298
- Tumorwachstumskontrolle 299

Magenlymphom 15
Magentumor, polypöser 21
Magenwandverdickung 20
Magnesiumsubstitution 99
Magnetite 12
Magnetresonanztomographie 10 ff
- Angiographie 11
- Artefakt 12
- Bildgebung, molekulare, primäre 11
- Empfängerspule, endorektale 23
- funktionelle 11
- Kontrastmittel 11 f
- Nachteile gegenüber der CT 12
- Prinzip 11
- Punktion 13
- Schnittführung, multiplanare 11
- sequenzielle 11
- Thermo-Mapping 13
- Vorteile gegenüber der CT 11
MAK s. Antikörper, monoklonale
Makroglobulinämie (Waldenström-Krankheit) s. Lymphom, lymphoplasmozytisches

Makrohämaturie, schmerzlose 378
Malignom s. auch Tumor, maligner
- okkultes, bei Thrombose 68
MALT-Lymphom 214 ff, 220
- Chromosomenveränderung 215
- Immunphänotypen 215
- Lokalisation 215
Mammaimplantat, Magnetresonanztomographie 30
Mammakarzinom 259 ff
- Chemotherapie 96 ff, 106 f, 265 ff
  - adjuvante 259 ff, 266
  - neoadjuvante 262
  - palliative 105, 262 ff, 265 f
  - Thromboembolieprophylaxe 69 f
  - Zytostatikawahl 265 f
- Chromosomenanalyse 40
- Estrogenrezeptoren 122
- Her-2-Expression 126, 266
- Hormontherapie 122 ff
- Hyperkalzämie 325
- klinische Studien 268
- Magnetresonanztomographie 29 f
- metastasiertes 262 ff
  - MCA-Wert 49
- Misteltherapiewirkung 135
- monoklonale Antikörper 127
- nodal negatives 260 f
- nodal positives 261 f
- relevante Lebensereignisse 423
- Rezidivrisikoverminderung, chemotherapiebedingte 262
- Risikogruppen 260
- Standardtherapieregime 260
- Steroidhormon-Rezeptoren 50, 260 f
- Therapie, systemisch medikamentöse 259 ff
Mammographie 29 f
Manin-Gen-Mutation 319
Mantelzell-Lymphom 218 f
- Subtypen 218
- Therapie 209 f, 219
Marginalzonen-B-Zell-Lymphom 341
- extranodales, vom MALT s. MALT-Lymphom
- nodales 216
Marginalzonen-Lymphom, splenisches 211

Marker
- immunhistologische 8 f
- neuroendokriner 8

MCA (Mucin-like cancer associated antigen) 48 f

Mechlorethamin 97 f

Mediastinoskopie, Lymphknotenmetastasen 17

Medroxyprogesteronacetat 120, 122
- bei metastasiertem Mammakarzinom 264

Megakaryozyten 164

Megestrolacetat 120, 122
- metastasiertes Mammakarzinom 264

Melanom 350 ff
- AJCC-Klassifikation 351 f
- Chemoimmuntherapie, palliative 358
- Chemotherapie, palliative 356 ff
- Fernmetastasen 354 f
  - Klassifikation 351
- Lymphadenektomie, therapeutische 354
- Lymphknotendissektion, elektive 353
- Lymphknoten-Klassifikation 351
- malignes, Lebermetastasen 13
- Organmetastasierung, multitope 355
- Sentinel-Node-Biopsie 353 f
- Stadieneinteilung 350
- Therapie
  - medikamentöse, adjuvante 355 f
  - neoadjuvante, bei Lungenmetastase 354
  - operative 352 ff
    - bei Fernmetastasen 354 f
    - Sicherheitsabstand 352 ff
  - palliative 356 ff
- Therapieoptimierungsprotokolle 358

Melphalan 97
- B-CLL-Therapie 207
- multiples Myelom 240

Membranantigen, epitheliales 8

Memory-cells 58

MEN s. Multiple endokrine Neoplasie

Mercaptopurin 104
- ALL-Therapie 185 f
- Wirkungsweise 102

Mesna 117

Methotrexat 101 f, 104
- nach allogener Stammzelltransplantation 252
- ALL-Therapie 185 ff
- Antagonisierung 102
- Harnblasenkarzinom 381
- LGL-Leukämie-Behandlung 227
- Mammakarzinom 261, 263
- Nebenwirkung 118
- primär kutanes T-Zell-Lymphom 347
- bei primärem Lymphombefall des ZNS 203 f
- Toxizität, Cisplatin-Wirkung 118
- Wirkungsweise 102

Metyrapone bei paraendokrinem Cushing-Syndrom 323

MF s. Mycosis fungoides 231, 339 f

M-Gradient, erhöhter 213 f

MGUS (monoklonale Gammopathie unklarer Signifikanz) 213

Midline-Granulom, letales 229

Mikrotubuli 108

Milzbestrahlung 164

Mini-SCT (dosisreduzierte allogene Stammzelltransplantation) 245

Minitransplant 254

Mistel 130 ff
- Inhaltsstoffe 131 ff

Mistelextrakt 133 f
- Wirkung 134

Mistelkraut 130 f

Mistellektine 131 ff
- Wirkung 132 ff

Mistelpräparate 130 f
- anthroposophische 135 f
- Anwendungsweise 136
- Kontraindikation 136
- Nebenwirkungen 136
- phytotherapeutische 136 f

Misteltherapie 130
- Erfolgskontrolle 136 f
- Wirksamkeit 134

Mitomycin 111, 113

- nichtkleinzelliges Bronchialkarzinom 282 f
- Wirkungsweise 111

Mitotane bei Nebennierenrindenkarzinom 317

Mitoxantron 111, 113
- AML-Therapie 179
- B-CLL-Therapie 207
- Rezidivtherapie aggressiver Lymphome 222

MMF (Mycophenolatmofetil) 252

Molgramostin 126

Monoaminooxidase-Hemmstoff 100

Monochemotherapie 93

Monosomie 36

Monozytopenie 211

MR-Angiographie 28

MR-Cholangiographie 28

MRD (minimal residual disease; minimale Resterkrankung), ALL 182

MRT s. Magnetresonanztomographie

MTX s. Methotrexat

Mucin-like cancer associated antigen 48 f

Mukositis 418
- nach autologer Transplantation peripherer Blutstammzellen 249 f
- Prophylaxe 257, 418
- strahlentherapiebedingte 158
- Therapie 257, 418

Multiple endokrine Neoplasie 319 ff
- Typ 1 319, 326
- Typ 2 319 ff
  - Empfehlungen 321
  - Typ 2a 319
  - Typ 2b 319 f

Muskelschwäche, Vincristin-bedingte 118

Mutation 35

Muzinose, follikuläre, MF-assoziierte 339 f

MVAC-Chemotherapieschema 381

MVAEC-Chemotherapieschema 381

Mycophenolatmofetil nach allogener Stammzelltransplantation 252

Mycosis fungoides 231, 339 f

Myeloablation vor Stammzell-
  transplantation 252, 243
Myelodysplastisches Syndrom
  166 ff
– Chemotherapie
  – intensive 169 f
  – niedrig dosierte 169
– Differenzierungstherapie 171
– FAB-Klassifikation 166
– Knochenmarktransplantation
  169, 171
– Scoring-System, prognostisches
  166 f
– Stammzelltransplantation 169,
  171
– Therapie 167 ff
  – risikostratifizierte 177
  – supportive 167 f
– WHO-Klassifikation 167
Myelom, multiples 212 ff, 239 ff
– Chromosomenveränderung
  214
– Diagnose 239
– diagnostische Kriterien 214
– Immunglobulin-Subtypen 213
– Immunphänotypen 214
– nichtsekretorisches 213
– Prognose 239
– Stadieneinteilung 212 f, 239
– Therapie 214, 239 ff
Myeloproliferative Erkrankung
  161 ff
– Thrombozytenvermehrung 70
Myelosuppression 117
– Carboplatin 100
– Methotrexat 118
– Paclitaxel 108
– Vinblastin 107, 118

# N

Nasenbluten 229
Nebennierenmetastasen 16 f
Nebennierenrindeninsuffizienz,
  medikamentös bedingte 323
Nebennierenrindenkarzinom
  316 f
– endokrin aktives 317
Nebenschilddrüsenkarzinom 328
Neoplasie
– endokrine, multiple s. Multiple
  endokrine Neoplasie
– hämatologische, Diagnostik,
  genetische 38 ff

– intraepitheliale
  – prostatische 400
  – testikuläre s. Testikuläre in-
    traepitheliale Neoplasie
  – zervikale 274
– leukämische, Immunphänotypi-
  sierung 56
Nephrektomie, radikale 367
Nephropathie, zystische, erwor-
  bene 361
Nephrotoxizität 117
– Cisplatin 99, 118
– Methotrexat 104
NET (neuroendokriner Tumor)
  328 f
Neurinome, mukokutane 320
Neuroblastom 40
Neurotoxizität
– Oxaliplatin 100
– Vinca-Alkaloide 107 f
– Vincristin 107, 118
Neutropenie 128
– Infektionsfrüherkennung 414
– Infektionsprophylaxe 410 ff
NHL s. Non-Hodgkin-Lymphom
Niedrigdosis-Interferon-α2b-The-
  rapie, adjuvante, Melanom
  355 f
Niereninsuffizienz, chronische
  361
Nierenteilresektion bei Nierenzell-
  karzinom 367 f
Nierenvene, Tumorthrombus 28
Nierenzellkarzinom 28 f, 361 ff
– bilaterales, bei VHL-Syndrom
  368
– Chemotherapieresistenz 371
– chromophobes 363
– Computertomographie 28 f
– Diagnostik, bildgebende 362
– Einflussfaktoren, negative
  365 f
– familiäres 361 f
– Feinnadelbiopsie 362
– Fernmetastasen 369 f
– Hormontherapie 370 f
– Immunchemotherapie nach
  palliativer Nephrektomie 373
– Immuntherapie 371 f
  – Prognoseabschätzung
    365 ff
– klarzelliges 363
– Klassifikation 363 f
– lokal infiltrierendes 369

– Lymphadenektomie 368 f
– Magnetresonanztomographie
  28 f
– Metastasenspontanremission
  370
– Metastasierung 29
– Nachsorge 373 f
– Palliation 370
– papilläres, chromophiles 364
– Prognose 364 f
– pulmonal metastasiertes, Off-
  label-Therapie 372
– Risikofaktoren 361 f
– Risikogruppen 366
– Therapie
  – alternative 374
  – operative 367 ff
  – palliative 372 f
– TNM-Klassifikation 364 f
– Tumorthrombus, venöser 28,
  369
– Zugang, operativer 367
– zystisches 29
Nierenzyste 29
Nitrosoharnstoffe 95 f, 98
NK-/T-Zell-Lymphom, extranoda-
  les, nasaler Typ 229
NK-Zell-Leukämie
– adulte 228
– aggressive 227 f
NK-Zell-Lymphom, blastisches
  228 f
NK-Zell-Neoplasie 201
Non-Hodgkin-Lymphom (s. auch
  Lymphom) 200 f
– Adressen 234 f
– Ann-Arbor-Klassifikation, mo-
  difizierte 200 f
– Computertomographie 14 f
– Diagnostik, genetische 39
– Einteilung 56
– hochmalignes 153
– Magnetresonanztomographie
  14
– niedrigmalignes 153
– Stadieneinteilung 200 f
– Strahlentherapie 152 f
– Untersuchung, immunhistoche-
  mische 56
NPM-ALK1-Fusionsprotein 232
NSE (neuronenspezifische Eno-
  lase) 49

## O

Octreotid 121, 125, 321
– beim gastrointestinalen neuroendokrinen Tumor 328 f
Ösophaguskarzinom 293 ff
– Chemotherapie, adjuvante 294 f
– interventionelle endoskopische Maßnahmen 296
– Magnetresonanztomographie 20
– metastasiertes, Therapiekonzept 295
– nicht operables 294
– operables 294
– Primärtherapie 295
– Prognose, stadienabhängige 293
– Progredienz 295
– SCC-Bestimmung 50
– Spiral-CT 19 f
– Strahlentherapie, adjuvante 294 f
– Therapie, internistische 294 f
– Tumorwachstumskontrolle 295
– Zweitlinientherapie 296
Östrogene s. Estrogene
Off-label-Therapie 372
OMS (Osteomyelosklerose) 163 f
Onkogenaktivierung 79, 81
Onkohämostaseologie 59 ff
Orchiektomie, beidseitige 405
Organinfiltration 13
Osteomyelosklerose 163 f
Osteosarkom 335 f
– metastasiertes 336
Ototoxizität, Cisplatin 99, 118
Oxaliplatin 100
– bei Kolonkarzinom 303 f
Oxazaphosphorine 95
– Nebenwirkung 96

## P

Paclitaxel 108
– Endometriumkarzinom 273 f
– metastasiertes Mammakarzinom 267
– Ösophaguskarzinom 295 f
Pamidronsäure 268
Pancoast-Tumor, Magnetresonanztomographie 19
Pankreasgangabbruch 27
Pankreaskarzinom 306 ff
– Computertomographie 26 f
– Duodenuminfiltration 27
– exokrines 306 ff
– – Behandlungskonzept, palliativ-symptomatisches 307
– – Chemotherapie 307 f
– – Komplikation 307
– – operables 306
– – Prognose 306
– Gefäßinfiltration 27
– Magnetresonanztomographie 27 f
– MR-Angiographie 27
– MR-Cholangiographie 28
– Radiochemotherapie 307
Pankreaskopfkarzinom 26 f
Pankreastumor, MEN-1 319
Panzytopenie
– Amsacrin-bedingte 113
– Haarzell-Leukämie 212
Papillomaviren, humane 274
Papulose, lymphomatoide 233, 340 f
Paraendokrines Syndrom 322 ff
Paragranulom, noduläres 193 ff
Paraneoplastisches Syndrom 50 f
Paraprotein
– Lymphom, lymphoplasmozytisches 208
– Plasmozytom/multiples Myelom 239
Paraproteinämie, maligne 66
Parathyroid hormone-related protein 325
Parese, Vincristin-bedingte 118
PBSC (peripheral blood stem cells) s. Blutstammzellen, periphere
PCR (polymerase chain reaction; Polymerase-Kettenreaktion) 37 f
PE (Phycoerythrin) 55
Pegaspargase 115
– ALL-Therapie 185 f
Penektomie
– partielle 385
– totale 385
Peniserythroplasie 383
Peniskarzinom 383 ff
– Chemotherapie 386
– Metastasierungsrisiko 384
– organerhaltende Operation 385
– Therapie 384 ff
– TNM-Stadieneinteilung 383 f

Penisleukoplakie 383
Penispräkanzerose 383
Pentagastrin-Stimulations-Test 48
Pentostatin 104 f
– Wirkungsweise 102
Performance Status 425
Peritonealkarzinose 21
Permeabilitätsfaktor 62
Phäochromozytom 318 f
– Lokalisationsdiagnostik 318
– malignes 321
– multiple endokrine Neoplasie 319, 321
– nuklearmedizinische Therapie 319
Pharyngitis 118
Philadelphia-Chromosom 115, 161, 181
Phimose 384
Phorbolester 81
Phosphatase, alkalische, plazentare 389 f
Phosphodiesterase-Hemmer, antimetastatische Wirkung im Tiertumormodell 63
Photochemotherapie 231
– primär kutanes T-Zell-Lymphom 344, 346
Photonen, ultraharte 141 f
Photophorese, extrakorporale 345
Photosensibilisator 344
Phycoerythrin 55
Pigmentanomalie, Bleomycin-bedingte 118
Pilzinfektion
– nach allogener Stammzelltransplantation 252
– Prophylaxe 412
PIN (prostatische intraepitheliale Neoplasie) 400
Plaques, Mycosis fungoides 231
Plasmazellen 58
Plasmazellenvermehrung, monoklonale 239
Plasmazellerkrankung 212 ff
Plasmazell-Leukämie 213
Plasmin 64
Plasminogenaktivator, Urokinase-Typ 63 f
Plasminogenaktivator-Inhibitor 64
Plasmozytom 212 ff, 239 ff
– Chromosomenveränderung 214
– Diagnose 214, 239
– extramedulläres 239

- Immunglobulin-Subtypen 213
- Immunphänotypen 214
- Stadieneinteilung 212 f, 239
- Therapie 214, 239 ff

Platin-Verbindungen 99 f
Plattenepithelkarzinom
- gastrointestinales 290
- Penis 383
- SCC-Bestimmung 50
- vesikales 377
  - Therapie 382
- Zervix 274

Pleurafinger 18
Pneumocystis-carinii-Infektion, Prophylaxe 413
- bei Stammzelltransplantation 255

Pneumonitis, toxische, nach autologer Transplantation peripherer Blutstammzellen 250
Podophyllotoxin-Derivate 110
POEMS-Syndrom 213
Polycythaemia vera 163
Polyglobulie 163
Polymerase-Kettenreaktion 37 f
Polysaccharide, Mistel 133
Popkorn-Zellen 193
PR (Progesteron-Rezeptor) 50
Prä-B-ALL 181
- Leukozytendifferenzierung, automatische 45

Prä-B-Zellen 57
Präkanzerose, Penis 383
Prä-prä-B-Zellen 57
Prä-T-ALL 181 f
Precursor-B-Zell-Neoplasie 201
Precursor-T-Zell-Neoplasie 201
Prednisolon 124
- diffuses großzelliges Lymphom 222
- Hodgkin-Lymphom-Behandlung 197 f
- primär kutanes T-Zell-Lymphom 347

Prednison 124
Primary-effusion-Lymphom 224
Pro-B-ALL 181 ff
- Therapie, individualisierte 183

Procarbazin 100 f
- Hodgkin-Lymphom-Behandlung 197 f

Progenitorzellen
- CD34-positive 243, 247
- Homing-Rezeptoren 243

Prokoagulanzien im Tumorgewebe 60
Prolymphozyten 207
Prolymphozytenleukämie s. B-PLL bzw. T-PLL
Promyelozytenleukämie
- akute, Heparin-Therapie 71
- Therapie 175, 177

Prostatabiopsie 402
Prostatakarzinom 399 ff
- Androgenentzug 404 f
- Elektroresektion, transurethrale 404
- Fernmetastasenausschluss 402
- Früherkennung 399, 403
- Hormonabhängigkeit 404
- hormonrefraktäres 405
- Hormontherapie 120 ff, 405
- Kapselpenetration 404
- Knochenmetastasen 406
- lokal fortgeschrittenes 404 f
- metastasiertes 404 ff
- Metastasierung 400
- PSA-Analyse 49
- Strahlentherapie 404
- Therapie 403 ff
- Tumorausdehnung 402
- UICC-Stadieneinteilung 400
- ungewöhnliches 399
- WHO-Grading 400

Prostatasonographie, transrektale 401 f
Prostatektomie, radikale, laparoskopische 403
Prostatische intraepitheliale Neoplasie 400
Prostatovesikulektomie, radikale 403
Pro-T-ALL 181 f
Protein, Parathormon-ähnliches 325
Protein-C-Mangel 66
Protein-S-Mangel 66
Prothrombin-Gen, Mutation 66
PSA (prostataspezifisches Antigen) 49 f, 401 f
Psychoätiologie 421
Psycho-(Neuro-)Immunologie 423 f
Psychoonkologie, pädiatrische 430
Psychosomatik, onkologische 421 ff
Psychotherapie 428 f

- Versorgungsstruktur 429 f

PTH-rP (Parathyroid hormone-related protein) 325
pTNM-Klassifikation 7
Punctio sicca 211
Punktion 13
- CT-geführte 13
- MRT-geführte 13

Punktionszytologie 4 f
Purging, Stammzellgemisch 247 f
Purin-Analoga 101 f
- Wirkungsweise 102

PUVA 231
- primär kutanes T-Zell-Lymphom 344, 346

Pyrimidin-Analoga 101, 103, 105 f

# R

Radiochemotherapie, neoadjuvante
- nichtkleinzelliges Bronchialkarzinom 283
- palliative, exokrines Pankreaskarzinom 307
- Rektumkarzinom 305

Radioiodtherapie 327
Radionuklid, umschlossenes 143 f
Radiotherapie, emetogenes Potenzial 410
5α-Reduktase-Hemmstoff 121
Reed-Sternberg-Zellen 195
Rektumkarzinom 305
- Lebermetastasen, Computertomographie 24
- Magnetresonanztomographie 22

Rekurrensparese, einseitige 328
Residualtumor-Klassifikation 7
Response-Raten, Definition 304
Resterkrankung, minimale, ALL 182
Retikulose, pagetoide 339 f
Retikulumzellen, dendritische, follikuläre, vermehrte 234
Retinoide bei primär kutanem T-Zell-Lymphom 346
ret-Protoonkogen-Mutation 320 f
α-Rezeptoren-Blocker vor Phäochromozytomresektion 318
Rhabdomyosarkom, alveoläres, Chromosomenanalyse 40
Richter-Syndrom 206

Rituximab
- ALL-Therapie 183, 187 f
- hochmalignes Lymphom 221
- niedrigmalignes Lymphom 209 f
- primär kutanes B-Zell-Lymphom 347
R-Klassifikation (Residualtumor-Klassifikation) 7
Röntgenstrahlung 141 f
Röntgenweichstrahlen bei primär kutanem T-Zell-Lymphom 344
Rückenmarkkompression, tumorbedingte 156 f
Rundherd, pulmonaler 18
Russel-Körperchen 208

## S

Salpingo-Oophorektomie, beidseitige 271
Samenkryokonservierung 393
Sarkom 6, 331 ff
- Antikörpernachweis 9
- gastrointestinales 290
Sauerstoffpartialdruck bei Strahlentherapie 145
SCC (Squamous cell carcinoma antigen) 50, 275
Schilddrüsenkarzinom 327
- medulläres
    - Calcitoninspiegel 48
    - im Kleinkindalter 321
    - multiple endokrine Neoplasie Typ 2 319 ff
- Therapie 321, 327
Schluckbeschwerden bei Ösophaguskarzinom 296
Schmerzen, skelettmetastasenbedingte, Strahlentherapie, palliative 155
Schnellschnittuntersuchung 3
Schwartz-Bartter-Syndrom 323 ff
α-Schwerketten-Krankheit 214
Sekundärtumor bei Strahlentherapie 159
Seminom s. auch Hodentumor
- Chemotherapie 394 f
- Strahlentherapie 393 f
    - Komplikation 394
- Therapie 393 ff
- Tumormarker 389 f
Sentinel-Node-Biopsie, Melanom 353 f

SERM (selektive Estrogenrezeptor-Modulatoren) 263 f
Serumtumormarker, Hodentumor 388
Sézary-Syndrom 231, 340 f
SIADH (Syndrom der inadäquaten ADH-Sekretion) 323 ff
Sjögren-Syndrom, Lymphomrisiko 215
Skelettmetastasen, Strahlentherapie, palliative 155
Skelettszintigraphie bei Hodentumor 390
Sklerose, tuberöse 362
Smoldering Myelom 213
Spender-T-Zellen, Stammzelltransplantation, allogene 244 f
Spermienextraktion, testikuläre, Kryokonservierung 393
Spindelgifte s. Vinca-Alkaloide
Spiral-CT, Prinzip 10
Splenektomie 164
Splenomegalie 161, 163
- Haarzell-Leukämie 211
- Marginalzonen-Lymphom, splenisches 211
Sprue-Symptomatik 230
Squamous cell carcinoma antigen 50
Staging 7
Stammzellen s. auch Blutstammzellen
- hämatopoetische 243
    - ex vivo expandierte 245
Stammzellgemisch
- Purging 247 f
- T-Zell-Depletion 247 f
Stammzellquelle 245 f
Stammzellsammlung 247
Stammzellspender 242
Stammzelltransplantat, allogenes, T-Zell-Depletion 247 f
Stammzelltransplantation 153, 242 ff
- bei akuter myeloischer Leukämie 178 ff
- allogene 178 ff, 242, 244 ff
    - Anti-Empfänger-Aktivität 245
    - bei CML 162
    - dosisreduzierte, Wirkung 245
    - GVL-Aktivität 244

- Hochdosis-Chemotherapie 252
- Immunsuppression, medikamentöse 252 f
- Indikation 256
- intensitätsreduzierte Konditionierung 254
- Komplikation 252 ff
- Mortalität 245
- Spenderauswahl 251 f
- Spender-T-Zellen 244 f
- Toxizität 245
- Vergleich mit autologer Stammzelltransplantation 246
- Wirkmechanismus, biologischer 244
- Wirkung 245
- Zytopeniephase 252
- antibakterielle Prophylaxe 255
- antiinfektiöse Maßnahmen 254 f
- antimykotische Prophylaxe 255
- antivirale Prophylaxe 255
- autologe 180, 243 f
    - Ablauf 248 ff
    - Hochdosis-Chemotherapie 248 f
    - Indikation 256
    - Komplikation 249 ff
        - infektiöse 249, 251
    - Letalität 250
    - bei nicht myeloablativer Therapie 250 f
    - Prinzip 244
    - repetitive 251
    - Wirkung 245
    - Zytopeniephase 249
- Hodgkin-Lymphom-Rezidiv 199
- Hygieneempfehlungen 255
- multiples Myelom 240
- niedrigmalignes Lymphom 209 f
- Rezidivtherapie aggressiver Lymphome 222
- supportive Maßnahmen 254 ff
Stanzbiopsat 3, 5
Steroidhormonfreisetzung, Regelkreis 119
Steroidhormon-Rezeptoren 50
Stickstofflost-Derivate 95 ff
- Aktivierung 95 f
- Zytotoxizität 95

Strahlen, ionisierende
- therapeutische Reichweite 143
- Toleranzdosis, organbezogene 148

Strahlendosis
- kurative 146
- palliative 154

Strahlenempfindlichkeit eines Gewebes 144 f

Strahlentherapie (s. auch Bestrahlung) 141 ff
- adjuvante, bei Endometriumkarzinom 272
- Afterloading-Technik 144
- Antikoagulanzientherapie, adjuvante 71
- Bewertungskriterien 149 f
- Blutbildungsstörung 158 f
- Darmreaktion 158
- Dosis-Effekt-Kurve 146
- Dosisfraktionierung 147, 158
- Extended-field-Technik 151
- Folgen 158
- genetisches Risiko 159
- Hautschutz 158
- Hyperthermiewirkung 145
- Inolved-field-Technik 151
- intrakavitäre 143 f
- Isodosenplan 148 f
- Komplikation, thromboembolische 65
- Mukositisrisiko 158
- Nebenwirkungen 158 f
- palliative 153 ff
  - Indikation 154
- postoperative 146
- Satellitentechnik 143
- Sauerstoffeffekt 145
- Sekundärtumor 159
- Simulation, virtuelle 150 f
- therapeutische Breite 146
- Zell-Absterberate 145

Strahlung
- ionisierende 141 ff
  - biologische Wirkung 144 ff
  - Tiefendosiskurve 142 f

Stress 424

Studiengruppen
- Arbeitsgemeinschaft Dermatologische Onkologie 359
- Arbeitsgemeinschaft für regionale Chemotherapie 315
- Arbeitsgruppe Lebermetastasen und Tumoren 315
- COSS-Protokoll 338
- CWS-Protokoll 338
- Deutsche Hodgkin-Studiengruppe 198
- Deutsche Studiengruppe Gastrointestinale Lymphome 235
- Deutsche Studiengruppe Hochmaligne Non-Hodgkin-Lymphome 235
- Deutsche Studiengruppe Niedrigmaligne Lymphome 235
- EORTC 337
- EURO-EWING 338
- European Organisation for Research and Treatment of Cancer (EORTC), Melanomgruppe 360
- GMALL-Studien 191
- Multizentrische Therapiestudie, akute lymphatische Leukämie 191
- Münchner Protokoll 93/97-Hochdosis 337
- Ostdeutsche Studiengruppe für Hämatologie und Onkologie 234
- Studienzentrale der deutschen CLL-Studiengruppe 234

Syndrom der inadäquaten ADH-Sekretion 323 ff

## T

T-ALL 181 ff
- Therapie, individualisierte 183

Tamoxifen 120, 123
- metastasiertes Mammakarzinom 263 f

Tannenmistel 130

Taxane 108 f, 299 f
- metastasiertes Mammakarzinom 266 f

TCD s. T-Zell-Depletion

T-CLL 226 f

Tegafur 106
- Wirkungsweise 103

Telegamma-Therapie 142

Temozolomid 101

Tenoposid 110
- ALL-Therapie 186 f

Testikuläre intraepitheliale Neoplasie 388, 391 ff
- Biopsieindikation 392
- Chemotherapie 393
- Strahlentherapie 393

Tetrahydrofolsäure 102

Tetraploidie 36

TG (Thyreoglobulin) 50

Therapie, supportive 408 ff

Thermo-Mapping 13

Thiotepa 98

Thrombin 72 ff
- Einfluss auf die Tumorzellenapoptose 72 ff

Thrombinentzug 73 f

Thrombinmarker 68 f

Thromboembolie
- bei Chemotherapie 64 ff
- bei Strahlentherapie 65

Thromboembolieprophylaxe 69 f

Thromboembolie-Rate
- tumorartabhängige 59
- bei Zytostatikatherapie 66

Thrombophilie 60 f
- angeborene 65 f
- postoperative 64

Thrombopoetin 417

Thrombose
- Inzidenz 66
- Malignom, okkultes 68
- Ursache, angeborene 65 f

Thrombozyten 67 f

Thrombozytenaggregate um Tumorzellen 63

Thrombozytenaktivierung 63

Thrombozytenfunktionsinhibitor 63

Thrombozytenkonzentrat 167

Thrombozytentransfusion bei Stammzelltransplantation 256

Thrombozytenzahl, Alkylanzieneinfluss 96

Thrombozythämie, essenzielle 164

Thrombozytopenie 63, 67, 416 ff
- autoimmunhämolytische 417
- nach autologer Transplantation peripherer Blutstammzellen 249
- strahlentherapiebedingte 159

Thrombozytose 67, 163
- chronische 164
- bei myeloproliferativer Erkrankung 70

Thyreoglobulin 50

Thyreoidektomie
- prophylaktische 321
- Thyreoglobulinbestimmung 50

Thyrosinkinase-Inhibitor bei CML 162
Tiefendosiskurve, Strahlung, ionisierende 142 f
TIN s. Testikuläre intraepitheliale Neoplasie
Tioguanin 104
- ALL-Therapie 186
- AML-Induktionstherapie 178 f
- Wirkungsweise 102
T-Linien-ALL 181 ff
- Rezidiv 191
- Risikostratifikation 184
T-Lymphozyten, hautinfiltrierende, klonale Proliferation 339
γ-T-Lymphozytose 227
TME (totale mesorektale Exzision) 305
TNF (Tumornekrosefaktor) 125 f
TNM-System 7
- C-Faktor 7
Todesursachen 66
Topoisomerase-Inhibitoren 109 f
Topotecan 109
Toremifen bei metastasiertem Mammakarzinom 264
Toxizität, chemotherapiebedingte, Abschwächung 125 f
T-PLL (T-Prolymphozyten-Leukämie) 226 f
T-Prolymphozyten-Leukämie 226 f
Translokation
- t(2;5) 232
- t(3;14) 219
- t(9;22) 161, 181
- t(11;14) 218
- t(14;18) 219
Transplantatabstoßung nach allogener Stammzelltransplantation 253
Transplantation-gegen-Leukämie-Effekt (GVL-Effekt) 180
Trastuzumab 126 f
Tretionin 171
Triploidic 36
Triptorelin 121
Trisomie 36
Trofosfamid 95, 97
- Aktivierung 96
Trousseau-Syndrom 66
Tubulusnekrose, Methotrexat-bedingte 104, 118

Tumor
- ausgereifter 6
- entdifferenzierter 6
- hochmaligner 6
- maligner
  - gastrointestinaler 290 ff
    - Chemotherapie 291 f
    - histologische Subtypen 290
    - internistische Therapie 291 f
    - nicht resektabler 291
    - progredienter 292
  - Gradeinteilung 6 f
  - okkulter, bei Thrombose 68
  - Stadieneinteilung 7
- neuroendokriner
  - maligner, gastrointestinaler 328 f
  - neuronenspezifische Enolase 49
- neuroepithelialer, peripherer, Chromosomenanalyse 40
- niedrigmaligner 6
- solider, Diagnostik, genetische 40
Tumorangiogenese 79 ff
- VEGF-vermittelte, experimentelle Therapie 83
Tumor-DNA 37
Tumorempfindlichkeit für Chemotherapeutika 93
Tumorgewebe
- prokoagulatorische Aktivität 60
- Zytostatikum-Sensitivitätstest 93
Tumorhyperkalzämie 325 f
Tumorhypoglykämie 326
Tumorinvasion, Fibrinolysesystembeteiligung 63 f
Tumorkinetik 89 ff
Tumormarker 46 ff
- Definition 46
- Hodentumor 388
- Sensitivität 46
- Spezifität 46
Tumormassenreduktion, medikamentöse 326
Tumornekrosefaktor 125 f
- zytotoxische Wirkung 125 f
Tumornephrektomie
- palliative 370, 373
- radikale 367

Tumorprokoagulanzien 60
Tumorstammzellen, Reduktion, strahlendosisabhängige 145
Tumorsuppressorgen
- Inaktivierung 79 f
- Verlust 81
Tumorthrombophilie 60 f
Tumorthrombus, venöser 369
- Nierenzellkarzinom 28
Tumortypdifferenzierung, onkohämostaseologische 62
Tumorverdopplungszeit 90
Tumorwachstum (s. auch Wachstum) 89 ff
- organüberschreitendes, Zeichen, computertomographische 13
Tumorzelldifferenzierung, Modulation 125
Tumorzellen
- Apoptose, Thrombineinfluss 72 ff
- Beseitigung aus Stammzellgemisch 247
- zytostatikaresistente 91 f
Tumorzellproliferation, Modulation 125
Tumorzell-Thromboplastin 75
TUR s. Elektroresektion, transurethrale
Typing 6
T-Zell-Depletion
- CD34-Selektion 248
- Separationssysteme 248
- Stammzellgemisch 247 f
T-Zell-Erkrankung, lymphoproliferative, CD30-positive, primär kutane 233
T-Zell-large-granular-Lymphozyten-Leukämie 227
T-Zell-Lymphom
- angioimmunoblastisches 234
- angiozentrisches 229
- Enteropathie-assoziiertes 230
- enteropathisches 230
- großzelliges
  - CD30-negatives 340 f
  - CD30-positives 340 f
- hepatosplenisches 230 f
- intestinales 230
- klein-/mittelgroßzelliges, pleomorphes, primär kutanes 340 f
- niedrigmalignes 201 f
- primär kutanes 339 ff

- Ganzhautbestrahlung 344
- Immuntherapie 345
- Kombinationstherapie 345 f
- Polychemotherapie 346 f
- Röntgenweichstrahlen-Applikation 344
- subkutanes 340 f
- Therapie 342 ff
- UV-Therapie 344 f

γδ-T-Zell-Lymphom, hepatosplenisches 230
T-Zell-Neoplasie 201
- reife 201
T-Zell-Reihe 56 f

# U

Überempfindlichkeitsreaktion, Asparaginase-bedingte 114
Übergangsepithelkarzinom, gastrointestinales 290
Überlebenszeitverlängerung 428
UFT s. Tegafur
UICC (Union Internationale Contre le Cancer) 7
Ultraschalluntersuchung, transrektale 401 f
Union Internationale Contre le Cancer (UICC) 7
Untersuchung
- genetische 35 ff
- immunhistologische 7 f
- zytologische 4 f
u-PA (Plasminogenaktivator, Urokinase-Typ) 63 f
Ureterosigmoideostomie 380
Urethrozystoskopie 378
Urin-Alkalisierung 118
Urinzytologie 378
Urokinase 64
Urothel 96
Uteruskarzinom, Computertomographie 31
UV-Therapie bei primär kutanem T-Zell-Lymphom 344, 346

# V

VAD-Chemotherapieschema bei multiplem Myelom 240
Vakzinierungstherapie 347
Vascular endothelial growth factor s. VEGF
VEGF (vascular endothelial growth factor) 80 ff
- Antikörper, monoklonale 83 f
VEGF-Antisense 83
VEGF-Expression 81 f
- stimulierende Faktoren 81
VEGF-Rezeptor 80
- Hemmung 83
VEGF-Rezeptor-Expression 82 f
VEGF-/VEGF-Rezeptor-System, Hemmung 83
Vena cava inferior, Tumorthrombus 28, 369
Vena-cava-superior-Syndrom 223
Venolen, hochendotheliale, Vermehrung 234
Verdopplungszeit des Tumors 90
VHL-Syndrom (Von-Hippel-Lindau-Syndrom) 361 f
Vimentin 9
Vinblastin 106 f
- Harnblasenkarzinom 381
- Hodgkin-Lymphom-Behandlung 196 f
Vinca-Alkaloide 106 ff
- Toxizität 107
- Wirkungsweise 108 f
Vincristin 106 f
- ALL-Therapie 185, 187 f
- diffuses großzelliges Lymphom 222
- Hodgkin-Lymphom 197 f
- kleinzelliges Bronchialkarzinom 285 ff
- multiples Myelom 240
- Nebenwirkung 107, 118
- Wirkungsweise 107
Vindesin 106 ff
- ALL-Therapie 185 f, 188
- nichtkleinzelliges Bronchialkarzinom 282 f
- bei Ösophaguskarzinom 296
Vinorelbin 106, 108
- bei metastasiertem Mammakarzinom 267
- bei Ösophaguskarzinom 296
Virusinfektion, Prophylaxe 412
Viscotoxine 133
Von-Hippel-Lindau-Syndrom 361 f
Von-Willebrand-Syndrom, erworbenes 66
Vorläufer-B-Zell-Neoplasie 201
Vorläufer-T-Zell-Neoplasie 201

# W

Wachstum s. auch Tumorwachstum f
Wachstumsfaktor, hämatopoetischer 117, 126 f, 413 f
- bei Hodentumor 396
Wachstumsfraktion 90
Wachstumshormon-Behandlung bei Tumorhypoglykämie 326
Waldenström-Krankheit s. Lymphom, lymphoplasmozytisches
Warfarin 69 f
Warfarin-Gabe, adjuvante 71
Wasserintoxikationssyndrom 96
Weichteilsarkom 331 ff
- Behandlung, präoperative 331 f
- Chemotherapie 331 ff, 334
- Hochrisikogruppen 333
- Kindesalter 334
- metastasiertes 332
- Nachbestrahlung 332
- Operation mit weiter Resektion 331 f
- Prognose 331
Weichteiltumor, Magnetresonanztomographie 32
Von-Willebrand-Syndrom, erworbenes 66
Wirbelkörpermetastasen 373
Woringer-Kolopp-Krankheit 339

# Z

Zellen, bestrahlte, Absterberate 145
Zelltod, programmierter s. Apoptose
Zellzyklus 89 ff
- Steuerung 91
- Zytostatikawirkung 91
Zentralnervensystem, Lymphom, primäres 203 f
Zentralnervöse Störung
- Fludarabin-bedingte 105
- Pentostatin-bedingte 104
Zentroblasten 57 f
Zentrozyten 58
Zervixkarzinom 274 ff
- Chemotherapie 277 ff
- neoadjuvante 279
- Computertomographie 30 f
- fernmetastasiertes 279

Zervixkarzinom (Fortsetzung)
- FIGO-Klassifikation 275
- FIGO-Stadieneinteilung 30
- Invasionstiefe 30
- Magnetresonanztomographie 30 f
- Metastasierung 274 f
- Radiochemotherapie 276
- Rezidiv 279
- Risikofaktor 274
- Staging 275
- Strahlentherapie 277, 279
  - Antikoagulanzientherapie, adjuvante 71
- Therapie 275 ff
  - stadiumabhängige 276 ff
- Therapieoptionen 275 f
- TNM-Stadieneinteilung 275

Zweitneoplasie
- nach allogener Stammzelltransplantation 253
- nach autologer Transplantation peripherer Blutstammzellen 250
- bei Chemotherapie 116

Zystektomie 379 f

Zystitis, hämorrhagische 96, 117
- chemotherapiebedingte 250

Zytogenetik 35
- Nomenklatursystem (ISCN) 36

Zytokeratine 8

Zytokine 125 ff
- Ansprechraten bei fernmetastasiertem Melanom 357
- Blutstammzellmobilisierung 246 f
- Freisetzung durch Mistellektine 132 f

Zytologie, Untersuchungstechnik 4 f

Zytopenie, absolute 244

Zytopeniephase
- Stammzelltransplantation, allogene 252
- Transplantation, autologe, peripherer Blutstammzellen 249

Zytostatika 89
- Ansprechraten bei fernmetastasiertem Melanom 357
- Dosisreduktion, gestaffelte 117
- emetogene Potenz 409
- Instillation, intravesikale 379
- Nebenwirkungen 115 ff
  - frühe 116
  - späte 116
- phasenspezifische 93
- Resistenzentwicklung 93
- Sensitivitätstest 93
- topische Anwendung bei primär kutanem T-Zell-Lymphom 342
- Tumorempfindlichkeit 93
- Wirkung
  - auf die Krebszellenpopulation 90 f
  - teratogene 116
  - in den Zellzyklusphasen 91
- zyklusspezifische 93
- zyklusunspezifische 93

Zytostatikatherapie s. Chemotherapie

# DIE MISTEL IN DER ONKOLOGIE

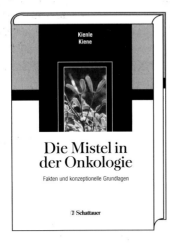

Kienle/Kiene
**Die Mistel in der Onkologie**
Fakten und konzeptionelle Grundlagen

2003. 759 Seiten, 49 Abbildungen,
123 Tabellen, kart.
€ 69,–/CHF 107,–
ISBN 3-7945-2282-6

Die Misteltherapie steht im Schnittpunkt aktueller Grundsatzthemen der modernen Medizin. Sie ist die am häufigsten angewandte Therapie in der komplementärmedizinischen Krebsbehandlung. Mistelextrakte gelten im deutschsprachigen Raum als biologisch-onkologische Standardtherapeutika. Mittlerweile gibt es hierzu eine Vielzahl wissenschaftlicher Untersuchungen. „Die Mistel in der Onkologie" liefert erstmals eine komplette, detaillierte und kritische Zusammenstellung und Diskussion der gesamten experimentellen und klinischen Mistelforschung:

- biologische und biochemische Grundlagen
- antitumorale Wirksamkeit
- Immunmodulation
- weitere wichtige Eigenschaften für die Krebsbehandlung (z.B. DNA-Schutz)
- Dosierung
- klinische Wirksamkeit
- Therapiesicherheit

In das Buch ist eine grundlegende Darstellung der relevanten Forschung zur Tumorimmunologie, Krebsbiologie und zum Thema der Gestaltentstehung und -entartung integriert. Diese Darstellung untermauert die weltweit entstehende Sicht der wissenschaftlichen Avantgarde, dass systemische Forschungskonzepte zu entwickeln seien, die über den reduktionistisch-partikularistischen Denkstil des vergangenen Jahrhunderts hinausgehen und neue Verständnisebenen eröffnen. Hierdurch bietet das Buch auch einen Brückenschlag zu dem der Misteltherapie zugrunde liegenden Konzept der anthroposophischen Medizin.

„Die Mistel in der Onkologie" ist ein Meilenstein im Dialog der Denkstile. Mit über 3000 Referenzen ist sie ein umfassendes Lese- und Nachschlagewerk.

Das Buch richtet sich an:
- onkologisch tätige Ärztinnen und Ärzte
- Biologen, Immunologen, Mediziner und Studierende der Medizin mit Interesse an wissenschaftlichen Grundsatzfragen
- Ärztinnen und Ärzte mit Interesse an Komplementärmedizin und antroposophischer Medizin

**www.schattauer.de**

Irrtum und Preisänderungen vorbehalten

# THERAPIE GYNÄKOLOGISCHER MALIGNOME
## – FÜR DIE TÄGLICHE PRAXIS –

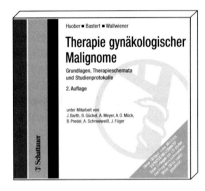

Huober/Bastert/Wallwiener (Hrsg.)
**Therapie gynäkologischer Malignome**
Grundlagen, Therapieschemata und Studienprotokolle

2. Auflage 2003. CD-ROM.
18 Abbildungen, 195 Tabellen, Jewelbox
€ 24,95*/CHF 39,90* · ISBN 3-7945-5132-X
*unverbindliche Preisempfehlung

Systemvoraussetzungen: Windows 95/98/ME/NT4/2000/XP

- **Kompakte Sammlung aller praxisrelevanten Informationen zur gynäkologischen Onkologie**
- **Topaktuelle 2. Auflage: mit allen wichtigen Therapieprotokollen und aktuellen Therapiestudien in Deutschland**
- **Einfache Handhabung durch verschiedene Suchfunktionen und viele Verknüpfungen**

Die CD-Rom „Therapie gynäkologischer Malignome" ist ein äußerst nützliches Instrument für die tägliche Praxis der gynäkologischen Onkologie. Sie enthält alle wichtigen **Therapieprotokolle** sowie die aktuellen in Deutschland aktiven **Therapiestudien** des Fachgebiets mit den jeweiligen Ansprechpartnern und Adressen. Die Neuauflage wurde um 54 Studien ergänzt und ist damit topaktuell. Außerdem werden alle weiteren für die Praxis relevanten Punkte dargestellt:

- Grundlagen und Wirkmechanismen der Chemotherapie
- Charakterisierung der gängigsten Zytostatika und Beschreibung der verschiedenen Therapieformen
- detaillierte Angaben zur praktischen Durchführung und zu Dosierungen der Chemotherapie
- Prophylaxe und Therapie der Nebenwirkungen von Zytostatika
- Arbeitsvorschriften zum praktischen Umgang und mit Zytostatika in der Klinik
- Therapie besonderer Patientenkollektive (Geronto-Onkologie, Onkologie bei Schwangeren)

Durch diverse Suchfunktionen und viele Verknüpfungen sind alle Informationen „auf einen Klick" auffindbar.

**www.schattauer.de**